ANESTESIA RIANIMAZIONE
TERAPIA INTENSIVA DOLORE

I

A. RAFFAELE DE GAUDIO
STEFANO ROMAGNOLI

GIANNI BIANCOFIORE
FRANCESCO FORFORI

FEDERICO FRANCHI
SABINO SCOLLETTA

ANESTESIA RIANIMAZIONE TERAPIA INTENSIVA DOLORE

Con 572 figure e 351 tabelle

Ristampa

I

IDELSON
GNOCCHI

Anestesia Rianimazione Terapia Intensiva Dolore
© 2020

Gli Autori rinunciano ai proventi derivanti dai diritti d'Autore per contenere il prezzo di copertina della presente edizione.

Sorbona • Athena Medica • Grasso • Morelli • Liviana Medicina • Grafite
Via M. Pietravalle, 85 - 80131 Napoli
Tel. +39-081-5453443 pbx
Fax +39-081-5464991
+39-338-6015319
E-mail: info@idelsongnocchi.it
seguici su @IdelsonGnocchi
@IdelsonGnocchi
visita la nostra pagina Facebook
https://www.facebook.com/edizioniidelsongnocchi
http://www.idelsongnocchi.it

Autori

A. RAFFAELE DE GAUDIO
Professore Ordinario di Anestesiologia e Rianimazione, Università di Firenze

STEFANO ROMAGNOLI
Professore Associato di Anestesiologia e Rianimazione, Università di Firenze

GIANNI BIANCOFIORE
Professore Associato di Anestesiologia e Rianimazione, Università di Pisa

FRANCESCO FORFORI
Professore Associato di Anestesiologia e Rianimazione, Università di Pisa

FEDERICO FRANCHI
Professore Associato di Anestesiologia e Rianimazione, Università di Siena

SABINO SCOLLETTA
Professore Ordinario di Anestesiologia e Rianimazione, Università di Siena

Coautori

CHIARA ADEMBRI
Professore Associato di Anestesiologia e Rianimazione, Università di Firenze

GABRIELE BALDINI
Professore Associato di Anestesiologia e Rianimazione, McGill University, Montreal, Canada

JACOPO BELFIORE
Dirigente Medico, UOC Anestesia e Rianimazione Trapianti, AOU Pisana, Pisa

ELENA BIGNAMI
Professore Ordinario di Anestesiologia e Rianimazione, Università di Parma

MARIA BINDI
Dirigente Medico, UOC Anestesia e Rianimazione Trapianti, AOU Pisana, Pisa

NICOLA BRIENZA
Professore Associato di Anestesiologia e Rianimazione, Università di Bari

CARLO ALBERTO CASTIONI
S.C. Anestesia e Rianimazione 2, Ospedale San Giovanni Bosco, Torino

GUGLIELMO CONSALES
Direttore SOC Anestesia e Rianimazione, Ospedale Santo Stefano, Prato

GIOVANNI CONSANI
Dirigente Medico, Anestesia e Rianimazione AOU Pisana, Pisa

ANDREA CORATTI
Direttore Struttura Complessa di Chirurgia Oncologica ad indirizzo robotico, AOU Careggi, Firenze

ANTONIO CORCIONE
Direttore Dipartimento Anestesia e Rianimazione, Ospedale "V. Monaldi", Napoli

MARCO BRAUZZI
Coordinatore Gruppo di Studio Emergenze-Urgenze Iperbariche SIAARTI

ETRUSCA BROGI
Dirigente Medico, Ospedale "M. Bufalini", Istituto di Anestesia e Rianimazione, Cesena

DARIO BUGADA
Dirigente Medico Anestesia e Rianimazione, Dipartimento di Emergenza, Urgenza e Area Critica, ASST Ospedale Papa Giovanni XXIII, Bergamo

DESY BUTTI
Medico in formazione, Scuola di Specializzazione ARTID, Università di Siena

VALENTINA CACCIOTTI
Medico in formazione, Scuola di Specializzazione ARTID, Università di Torino

IACOPO CAPPELLINI
Dirigente Medico, SOC Anestesia e Rianimazione, Ospedale Santo Stefano, Prato

SIMONE CARELLI
Dipartimento di Scienze dell'Emergenza, Anestesiologiche e della Rianimazione, UOC di Anestesia, Rianimazione, Terapia Intensiva e Tossicologia Clinica, Università Cattolica del Sacro Cuore, Roma

MATTIA CARREGA
Medico in formazione, Scuola di Specializzazione ARTID, Università di Torino

MARIA CHIARA CASADIO
Dirigente Medico UOC Anestesia e Rianimazione, Istituto Scienze Neurologiche IRCCS Ospedale Bellaria, Bologna

NICCOLÒ CASTELLANI NICOLINI
Dirigente Medico, Anestesia e Rianimazione AOU Pisana, Pisa

ROSSELLA CESCON
Medico in formazione, Scuola di Specializzazione ARTID, Università di Padova

COSIMO CHELAZZI
Dirigente Medico, Dipartimento di Anestesia e Rianimazione, AOU Careggi, Firenze

JESSICA COLLA
Medico in formazione, Scuola di Specializzazione ARTID, Università di Parma

FRANCESCO CORRADI
Ricercatore in Anestesia e Rianimazione, Dipartimento di Patologia Chirurgica, Medica, Molecolare e dell'Area Critica, Università di Pisa

ANDREA CORTEGIANI
Ricercatore in Anestesia e Rianimazione, Università di Palermo

DILETTA COZZI
Medico in formazione, Scuola di Specializzazione in Radiodiagnostica, Università di Firenze

GINEVRA DANTI
Medico in formazione, Scuola di Specializzazione in Radiodiagnostica, Università di Firenze

ALESSANDRO DEPRADO
S.C. Anestesia e Rianimazione 2, Ospedale San Giovanni Bosco, Torino

ALESSANDRA DI LIBERTO
S.C. Neurologia, Ospedale San Giovanni Bosco, Torino

LORENZO DI MAURO
Dirigente Medico UOC Anestesia e Rianimazione, Istituto Scienze Neurologiche IRCCS Ospedale Bellaria, Bologna

ILARIA FABBRI
Medico in formazione, Scuola di Specializzazione ARTID, Università di Firenze

MARIA CRISTINA FERRARO
Dirigente Medico, Dipartimento di Anestesia e Rianimazione, AOU Careggi, Firenze

ELENA FERRATO
Medico in formazione, Scuola di Specializzazione ARTID, Università di Torino

EDOARDO FLAVIANO
Dirigente Medico Anestesia e Rianimazione, Dipartimento di Emergenza, Urgenza e Area Critica, ASST Ospedale Papa Giovanni XXIII, Bergamo

LORENZO FOTI
Medico in formazione, Scuola di Specializzazione ARTID, Università di Firenze

BENEDETTA FRESCHI
Medico in formazione, Scuola di Specializzazione ARTID, Università di Firenze

ALESSANDRA GIAI VIA
S.C. Neurologia, Ospedale San Giovanni Bosco, Torino

MARIA TERESA GIGLIO
Dirigente Medico di Anestesia e Rianimazione, AOU Consorziale Policlinico, Bari

LORENZO GIGLIO VILLANI
Medico in formazione, Scuola di Specializzazione ARTID, Università di Firenze

GRETA GIULIANO
Medico in formazione, Scuola di Specializzazione ARTID, Università di Pisa

ALESSANDRO GONFIOTTI
Ricercatore in Chirurgia Toracica, Università di Firenze

CHIARA GONNELLI
Dirigente Medico, Dipartimento di Anestesia e Rianimazione, AOU Careggi, Firenze

ALESSANDRO GRAZIANO
Medico in formazione, Scuola di Specializzazione ARTID, Università di Padova

ANDREA IACONO
Medico in formazione, Scuola di Specializzazione ARTID, Università di Pisa

ALESSANDRO ISIRDI
Medico in formazione, Scuola di Specializzazione ARTID, Università di Pisa

ROSANGELA LA SALA
Medico in formazione, Scuola di Specializzazione ARTID, Università di Firenze

IACOPO LANINI
Dottorando in Scienze Cliniche, Curriculum di Psicologia e Terapia del Dolore, Università di Firenze

ENIVARCO MAGLIONI
Dirigente Medico, UOC Anestesia e Rianimazione Cardio-Toraco-Vascolare, AOU Senese, Siena

PIETRANTONIO MALDARI
Medico in formazione, Scuola di Specializzazione ARTID, Università di Torino

VIVIANA MARCELLINO
Dirigente Medico, di Anestesia e Rianimazione, AOU Careggi, Firenze

LUCA MARCHETTI
Direttore, UOC Anestesia e Rianimazione Cardio-Toraco-Vascolare, AOU Senese, Siena

RICCARDO MARCUCCI
Medico in formazione, Scuola di Specializzazione ARTID, Università di Siena

DANIELE MARIANELLO
Dirigente Medico, UOC Anestesia e Rianimazione Cardio-Toraco-Vascolare, AOU Senese, Siena

FEDERICA MARINI
Direttore UOC Anestesia e Rianimazione, Ospedale Alta Val d'Elsa, Campostaggia, Poggibonsi, Siena

EGIDIO MASTROCINQUE
Dirigente Medico, UOC Anestesia e Rianimazione DEA e dei Trapianti, AOU Senese, Siena
MARCO MENEGUZZI
Medico in formazione, Scuola di Specializzazione ARTID, Università di Siena
GIULIANO MICHELAGNOLI
Direttore SOS Anestesia e Rianimazione, ASL Toscana Centro, Ospedale del Mugello
ENRICO MARIA MINNELLA
Anestesiologia, McGill University, Montreal, Canada
GIOVANNI MISSERI
Dipartimento di Discipline Chirurgiche, Oncologiche e Stomatologiche, Sezione di Anestesia, Analgesia, Rianimazione e Terapia Intensiva, Policlinico Paolo Giaccone, Università di Palermo
ELENA MORETTINI
Medico in formazione, Scuola di Specializzazione ARTID, Università di Firenze
LORENZO MOTRONI
Medico in formazione, Scuola di Specializzazione ARTID, Università di Firenze
BENEDETTA MURA
Medico in formazione, Scuola di Specializzazione ARTID, Università di Firenze
MARINA ORLANDI
Medico in formazione, Scuola di Specializzazione ARTID, Università di Firenze
LAURA PAPARELLA
Dirigente Medico, Dipartimento di Anestesia e Rianimazione, AOU Careggi, Firenze
ANGELO PARINI
Medico in formazione, Scuola di Specializzazione ARTID, Università di Siena
MARIANNA PEGOLI
Dirigente Medico UOC Anestesia e Rianimazione, Istituto Scienze Neurologiche IRCCS Ospedale Bellaria, Bologna
FILIPPO PELAGATTI
Medico in formazione, Scuola di Specializzazione ARTID, Università di Firenze
DAVIDE PENNO
Medico in formazione, Scuola di Specializzazione ARTID, Università del Piemonte Orientale
PAOLO PERSONA
Dirigente Medico, UOC Istituto di Anestesia e Rianimazione, AOU Padova
CLAUDIA PESCARISSI
Medico in formazione, Scuola di Specializzazione ARTID, Università di Pisa
FULVIO PINELLI
Dirigente Medico, Dipartimento di Anestesia e Rianimazione, AOU Careggi, Firenze
SILVIA PRADELLA
Dirigente Medico Dipartimento di Diagnostica per Immagini, AOU Careggi, Firenze
DOLORES DANIELA PRENCIPE
Dirigente Medico, Dipartimento di Anestesia e Rianimazione, AOU Careggi, Firenze
EMMA PRUNERI
Medico in formazione, Scuola di Specializzazione ARTID, Università di Firenze
ANDREA RAMELLI
Dirigente Medico UO Prima Anestesia e Rianimazione, AOU di Parma
MATTEO ROMANI
Medico in formazione, Scuola di Specializzazione ARTID, Università di Pisa

GIOVANNI RUSCA
Medico in formazione, Scuola di Specializzazione ARTID, Università di Siena

GIANLUCA RUSSO
Dirigente Medico di Anestesia e Rianimazione, Ospedale Maggiore di Lodi

THOMAS SAITTA
Medico in formazione, Scuola di Specializzazione ARTID, Università di Firenze

GIOVANNI SBRANA
Dirigente Medico, ASL Toscana Sud Est, Dipartimento Emergenza Urgenza, UOS Elisoccorso, Grosseto

CARLA SCATTOLINI
Medico in formazione, Scuola di Specializzazione ARTID, Università di Siena

VALENTINA SELMI
Dirigente Medico di Anestesia e Rianimazione, AOU Careggi, Firenze

ANGELO SENZI
Medico in formazione, Scuola di Specializzazione ARTID, Università di Firenze

MARTINA SICURANI
Dirigente Medico di Anestesia e Rianimazione, AOU Careggi, Firenze

ANNA SIDOTI
Dirigente Medico di Anestesia e Rianimazione, AOU Pisana, Pisa

PATRIZIA SIGNORINI
Dirigente Medico di Anestesia e Rianimazione, AOU Careggi, Firenze

SAVINO SPADARO
Professore Associato di Anestesiologia e Rianimazione, Università di Ferrara

GIULIA SUPERTI
Medico in formazione, Scuola di Specializzazione ARTID, Università dell'Insubria

FRANCESCA TABANI
Medico in formazione, Scuola di Specializzazione ARTID, Università di Firenze

MATTEO TAIANA
Dirigente Medico, AOU Integrata, Verona

VALERIA TERRANOVA
Medico in formazione, Scuola di Specializzazione ARTID, Università di Siena

VITO TORRANO
Dirigente Medico, Dipartimento di Emergenza e Terapia Intensiva, ASST Grande Ospedale Metropolitano Niguarda, Milano

CECILIA TURRINI
Medico in formazione, Scuola di Specializzazione ARTID, Università di Ferrara

DUCCIO VANNINI
Medico in formazione, Scuola di Specializzazione ARTID, Università di Pisa

LORENZO VIOLA
Medico in formazione, Scuola di Specializzazione ARTID, Università di Firenze

FEDERICA ZAMA CAVICCHI
S.C. Anestesia e Rianimazione 2, Ospedale San Giovanni Bosco, Torino

NICOLA ZUGNI
Dirigente Medico UO Seconda Anestesia e Rianimazione, Ospedali Civili, Brescia

Indice generale

Volume Secondo

DIAGNOSTICA E PROCEDURE IN ANESTESIA E TERAPIA INTENSIVA

TERAPIA INTENSIVA

QR-code

Aggiornamenti

Il mio Maestro Piero Mazzoni è scomparso dieci anni fa – il 5 ottobre 1972 – ed io ho avuto l'onore di ricevere come eredità morale il compito di scrivere un "libro" di anestesia e rianimazione del quale egli aveva già assunto un impegno che non era mai riuscito a soddisfare…

Gian Paolo Novelli, 1982

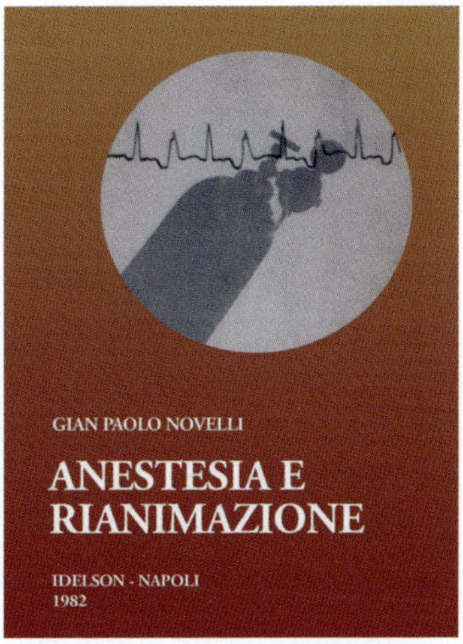

Prefazione

Questo libro nasce dopo una lunga storia che, come capita a volte, dipende dal "ritrovarsi".

Il "ritrovarsi" dopo tanti anni con il Dr. Guido Gnocchi, Editore della Idelson Gnocchi di Napoli, ha creato le premesse per arrivare alla pubblicazione di questo testo.

Siamo partiti dall'idea di un manuale pratico, sintetico e siamo approdati a questo "trattatello" per dirla come il nostro Editore.

La storia è fondamentalmente legata a Gianpaolo Novelli, che per me e per molti altri anestesiologi italiani è stato un vero Maestro.

Nel 1982 il Dr. Gnocchi contattò il Prof. Novelli, allora Ordinario di Anestesia e Rianimazione e Direttore della Scuola di Specializzazione dell'Università di Firenze, invitandolo a scrivere un libro che rappresentasse le basi dell'anestesiologia e della rianimazione. Nacque così "Anestesia e Rianimazione" a cui partecipai come autore scrivendo un capitolo sugli equilibri metabolici. Il testo ebbe il successo che meritava e con piena soddisfazione del Prof. Novelli e del Dr. Gnocchi vennero stampate nuove edizioni.

Circa quaranta anni dopo, il "ritrovarsi" con il Dr. Gnocchi ha fatto nascere l'idea di un manuale simile a quello scritto allora. La mia iniziale perplessità, anche dettata dai numerosi impegni che ci perseguitano nel quotidiano, è stata immediatamente fugata da un'intuizione vincente del sempre entusiasta Prof. Stefano Romagnoli: "… coinvolgiamo le Scuole di Specializzazione di Anestesiologia della Toscana, sono degli Amici e dei professionisti di alto livello, uniamo le forze, scriviamo un testo in comune che possa essere utile agli studenti di medicina, agli studenti che desiderano percorrere i primi passi nella nostra splendida Disciplina e ai nostri Medici in Formazione Specialistica". Il Dr. Gnocchi, insieme al suo stretto collaboratore Dr. Giuliano Bursi, ha accettato, l'idea sembrava interessante e probabilmente di più semplice realizzazione. Questa stessa idea, proposta ai colleghi di Pisa e Siena, è stata accolta con grande entusiasmo.

Ed ora, agli esordi del 2020, mi trovo quasi all'improvviso davanti alle bozze de "Il Libro delle Scuole Toscane": un libro certamente più vasto di quel manuale pratico e sintetico che ci eravamo proposti all'inizio, ma la medicina moderna è anche una medicina estesa e dettagliata che necessita di uno spazio che non le abbiamo potuto negare.

Questo trattato, nei suoi due volumi, è il prodotto di sei autori e di numerosi altri colleghi universitari, ospedalieri e medici in formazione nella nostra Disciplina, che quotidianamente svolgono la loro attività clinica in prima linea. Colleghi che si sono distinti per capacità, interesse e subito resi disponibili, affrontando i diversi argomenti con la praticità che solo chi sa e sa fare può trasmettere.

Scrivere questa prefazione è un ritorno al passato, all'inizio della mia carriera, alla passione per questo lavoro, ai lunghi anni trascorsi da assistente ospedaliero nella rianimazione dell'Ospedale di Santa Maria Nuova diretta dal Dr. Giorgio Zini, che ho lasciato nel 1992, per affrontare una nuova sfida da professore associato dell'Università di Firenze e poi, dal 2001, nel ruolo di ordinario.

Ho avuto molta fortuna, molte soddisfazioni ed ho potuto svolgere la mia professione con qualità, grazie soprattutto ai collaboratori ed ai medici specializzandi che si sono formati in questa Scuola Fiorentina. Colleghi eccezionali, che quotidianamente mi hanno seguito e sostenuto durante questo percorso, non solo professionale.

Nasce così un libro che affronta tutti gli argomenti del nostro settore disciplinare, "l'inafferrabile MED/41". Si inizia con un po' di storia per sviluppare in successione gli aspetti fondamentali della disciplina, alcuni particolari, come quelli che riguardano la legislazione attuale e la responsabilità professionale.

È noto che la prefazione di un libro per essere efficace deve essere breve, quindi non mi resta che augurare al lettore di trovare in queste pagine l'essenziale per intraprendere questa meravigliosa strada, cogliendo il messaggio che tutti noi abbiamo voluto trasmettere scrivendo i diversi capitoli: passione, professionalità, rigore, etica e soprattutto saper essere.

Prima di concludere, ringrazio Guido Gnocchi, Piera Gnocchi e Giuliano Bursi per la fiducia che ci hanno accordato; Stefano Romagnoli che ha coordinato in modo impeccabile la redazione del testo, gli "editors" di Pisa, Francesco Forfori e Gianni Biancofiore e gli "editors" di Siena, Sabino Scolletta e Federico Franchi, che hanno seguito con attenzione il lavoro di tutti i colleghi. Un grazie sentito anche a coloro che hanno scritto i diversi capitoli, alla Dott.ssa Emanuela Bedini, collaboratrice della Casa Editrice, ed al Sig. Graziano Dei, grafico e disegnatore che ha curato la parte iconografica del libro.

"Ad maiora, semper!"

A. Raffaele De Gaudio

Firenze, gennaio 2020

Post Scriptum

La prefazione di questo libro, scritta agli inizi del 2020, viene superata dagli eventi. Nel momento in cui arriviamo alla fase di stampa, ci troviamo ad affrontare un periodo drammatico, che vede gli Anestesisti-Rianimatori impegnati in prima linea contro il COVID 19. In questo momento, il pensiero di tutti noi va alle Colleghe ed ai Colleghi che in questi giorni lottano con forza e con onore nel nome della "NOSTRA DISCIPLINA".

Firenze, aprile 2020

Dedichiamo questo testo ai Medici,
agli Infermieri e a tutto il personale sanitario
che in questi primi mesi del 2020
lottano duramente contro la pandemia
da coronavirus, onorando la Medicina Italiana.

Aspetti generali

UN PO' DI STORIA

A. Raffaele De Gaudio, Antonio Corcione

1

L'Anestesiologia è una disciplina caratterizzata da un numero enorme di nozioni che ne rendono complesso l'apprendimento da parte di coloro che hanno scelto questa professione. Per tale motivo "la storia dell'anestesia" viene spesso trascurata a vantaggio di altri argomenti, senza considerare che la conoscenza dello sviluppo storico di una disciplina è indispensabile per comprendere pienamente le informazioni scientifiche del presente (**Figura 1.1**).

L'Anestesiologia si è sviluppata in modo altalenante con lunghi periodi di stasi interrotti all'improvviso da innovazioni e progressi e la sua storia è legata al nome di William Thomas Green Morton (1819-1868) (**Figura 1.2**) che il 16 ottobre 1846 somministrò l'etere a Gilbert Abbott (editore e giornalista), sottoposto ad un intervento di rimozione di un tumore della mandibola, eseguito al Massachusetts General Hospital di Boston da parte del chirurgo John Collins Warren "... *without producing any pain...*". Questo giorno viene ricordato come l'*"Ether Day"* e da quel momento nasce l'anestesia moderna, riconoscendo Morton come il "pioniere" dell'anestesia inalatoria.

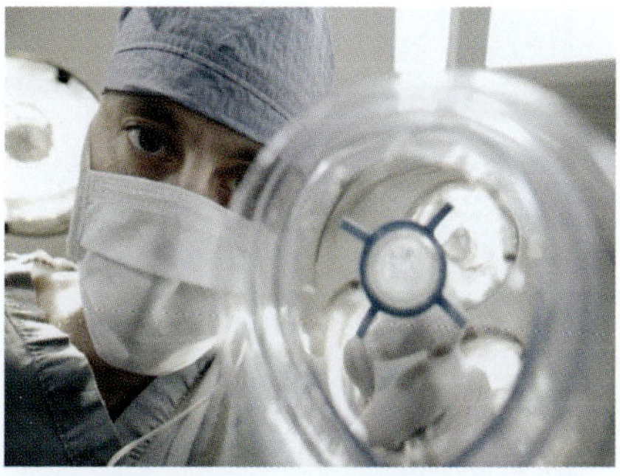

Figura 1.1

DATE IMPORTANTI NELLA STORIA DELL'ANESTESIA E DELLA TERAPIA INTENSIVA

Già anticamente l'uomo ha ritenuto che l'anestesia fosse una condizione propedeutica e necessaria per l'atto chirurgico. Numerose sono le tappe che hanno descritto e definito la scoperta e l'evoluzione dell'anestesia.

3000 a.C. in Mesopotamia si "narcotizzava" il paziente comprimendo le carotidi per fargli perdere coscienza.

Gli Egizi invece svilupparono una tecnica più raffinata, furono i primi ad intuire il potere anestetizzante del freddo e utilizzarono acqua ghiacciata per inibire la sensibilità degli arti nei casi di

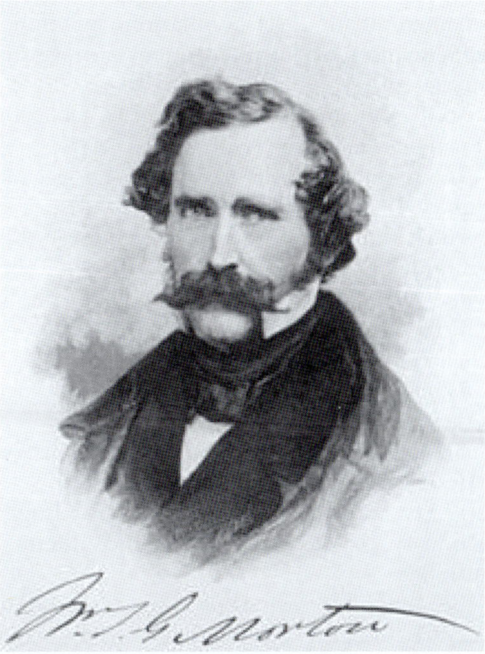

Figura 1.2 William Thomas Green Morton.

amputazione. Inoltre utilizzavano una pietra specifica (detta pietra di Melfi) che, in virtù dell'elevato contenuto di silicati, sembrava in grado di desensibilizzare la sede chirurgica.

I Sumeri utilizzavano il lattice ricavato dall'incisione delle capsule non ancora mature del Papaver somniferum per alleviare il mal di denti. Il suo utilizzo come tranquillante fu tramandato agli Egizi e successivamente a Greci e Romani.

E dopo...?

I secolo d.C. Il medico Greco Dioscoride utilizza per la prima volta la parola ***anaisthesia*** (assenza di sensazioni) in relazione agli effetti della mandragora.

Medioevo diffuso utilizzo dell'estratto di mandragora, talvolta insieme a quello di cicuta e papavero, nella preparazione delle "spugne sonnifere".

1500. Ceramiche e graffiti descrivono l'uso delle foglie di coca, Erytroxylon coca, a scopo anestetico.

1516. Angherius scopre il curaro nelle freccie degli indiani sud-americani.

1540. Valerius Cordus (**Figura 1.3** e **1.4**) aiutato da Paracelso sintetizza dal vetriolo un olio dolce: l'etere.

1543. Andreas van Wesel (**Figura 1.5**) (Andrea Vesalio) nella sua opera *"De Humani Corporis Fabrica"*, descrive l'introduzione di una canna vegetale cava nella trachea di un montone e il mantenimento della ventilazione polmonare mediante insufflazione intermittente attraverso la canna stessa.

1628. Villiam Harvey descrive la circolazione del sangue (De Motu Cordis).

1662. Robert Boyle descrive la sua legge sul volume e la pressione dei gas.

1665. Prima somministrazione endovenosa di tintura di oppio in un cane da parte di Robert Boyle.

1707. Sir John Floyer identifica, visitando il paziente, i polsi periferici.

1733. Stephen Hales inserisce un tubo nelle arterie e nelle vene di un animale.

1742. Andrea Celsius (**Figura 1.6**) dalla Svezia descrive la scala termometrica.

1751. Anestesia definita nel Bailey's English Dictionary per la prima volta come "difetto di sensibilità".

1754. Von Helmont scopre l'anidride carbonica.

1761. Joseph Leopold Auenbrugger di Vienna descrive la percussione del torace.

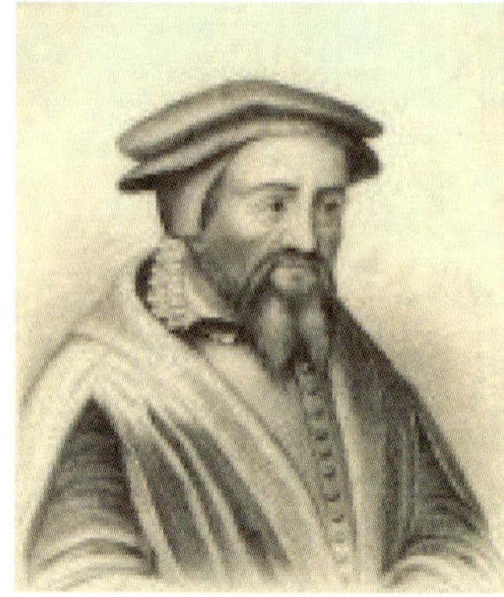

Figura 1.3 Valerius Cordus.

1771. Joseph Priestley (**Figura 1.7**) scopre l'ossigeno.

1772. Lo stesso Autore scopre il protossido d'azoto.

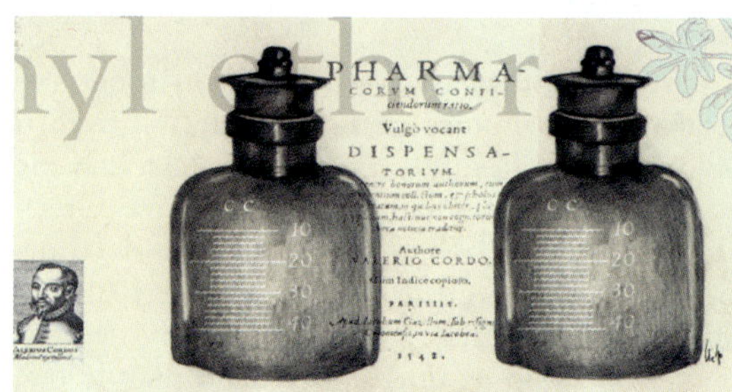

Figura 1.4

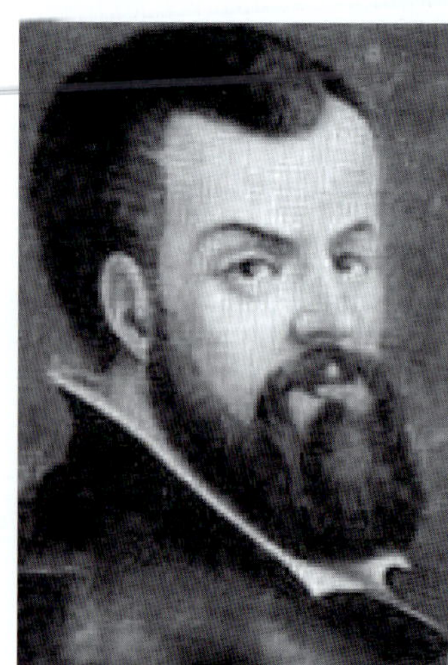

Figura 1.5 Andreas van Wesel.

1788. La legge di Charles correla la temperatura con la pressione.

1800. Davy scopre le proprietà analgesiche del protossido d'azoto.

1803. La legge di Henry regola il trasferimento e la solubilità dei gas nei liquidi.

1806. Il farmacista Adam Serturner (**Figura 1.8**) isola la morfina dall'oppio.

1807. Baron Larrey utilizza il ghiaccio come analgesico per le amputazioni.

1816. Renè Laennec a Parigi inventa lo stetoscopio.

1831. Il cloroformio viene scoperto da Justus Von Liebig (**Figura 1.9**) in Germania.

1832. Thomas Aitchison Latta utilizza una soluzione endovenosa salina nel trattamento di un "collasso" circolatorio dovuto al colera (**Figura 1.10**).

1833. Erich Mein un farmacista tedesco estrae l'atropina dall'*Atropa Belladonna* (**Figura 1.11**).

1844. Horace Wells, dentista americano, utilizza il protossido d'azoto durante una estrazione dentale.

1845-1855. Viene inventata la siringa ipodermica. Anche se Alexander Wood è individuato come lo scopritore, la siringa era stata già descritta in precedenza.

1846. William Thomas Green Morton dimostra gli effetti anestetici dell'etere (**Figura 1.12**).

1847. Marie Jean Pierre Flourens descrive le proprietà anestetiche del cloroformio e del cloruro di etile.

1848. Hannah Greener all'età di 15 anni muore per effetto del cloroformio somministrato dal Dr. Meggison a Durham USA.

1853. John Snow (**Figura 1.13**) somministra il cloroformio alla regina Vittoria durante il parto.

1855. Manuel Garcia descrive la laringoscopia indiretta.

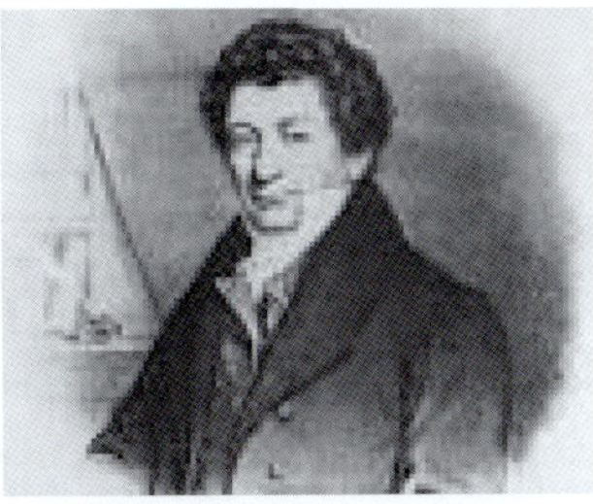

Figura 1.8 Adam Serturner.

1857. Claude Bernard (**Figura 1.14**) dimostra che il curaro agisce sulla giunzione neuromuscolare.

1861. Ignác P. Semmelweiss (**Figura 1.15**) un ostetrico ungherese descrive la sepsi puerperale.

1868. Edmund Andrews propone la miscela ossigeno/protossido.

1875. Richard Caton dimostra la presenza di correnti elettriche nel cervello: è il pioniere dell'elettroencefalografia.

1880. W. Macewen chirurgo di Glasgow introduce l'intubazione tracheale per via orale.

1884. Karl Koller (**Figura 1.16**) dimostra le proprietà analgesiche della cocaina.

1886. Ernst von Bergmann, chirurgo di Berlino introduce la sterilizzazione a caldo: inizia l'asepsi in chirurgia.

1890. Vera Redard di Ginevra introduce il cloruro di etile spray per l'analgesia locale.

1891. La puntura lombare (**Figura 1.17**) diventa una procedura clinica con la dimostrazione di H.I. Quincke.

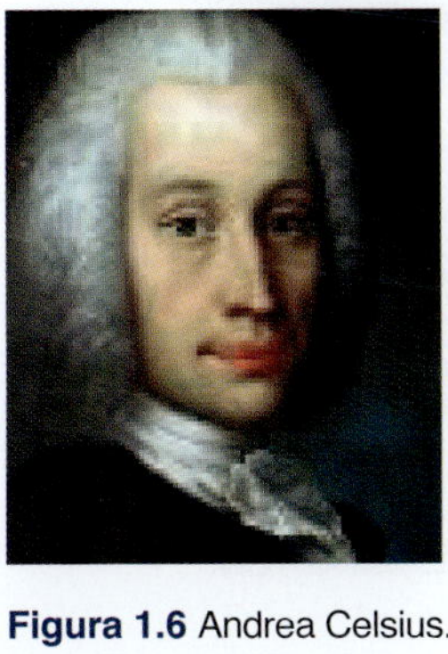

Figura 1.6 Andrea Celsius.

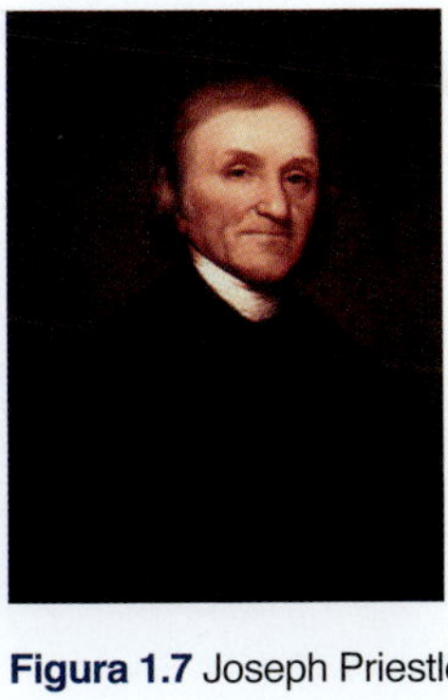

Figura 1.7 Joseph Priestley.

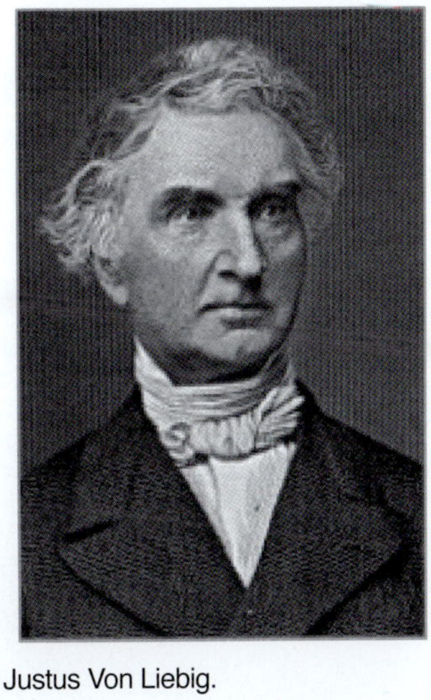

Figura 1.9 Justus Von Liebig.

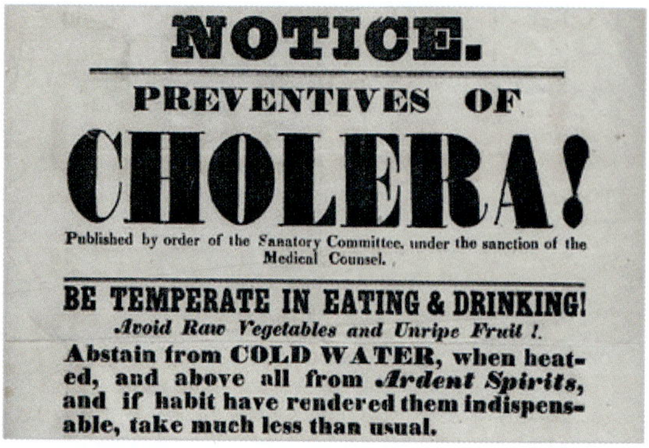

Figura 1.10

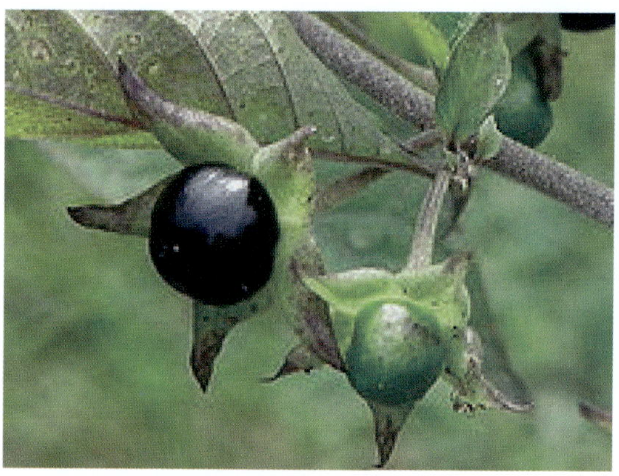

Figura 1.11 Atropa Belladonna.

1892. Karl Ludwig Schleich di Berlino introduce l'analgesia per infiltrazione.

1894. Scipione Riva Rocci di Padova misura la pressione arteriosa.

1895. Kirstein disegna e realizza il primo laringoscopio.

1898. August Bier chirurgo di Kiel prova per la prima volta l'anestesia spinale.

1900. Karl Landsteiner descrive i gruppi sanguigni ABO.

1903. Il primo barbiturico il Barbitone viene sintetizzato da Emil Fisher (**Figura 1.18**).

1904. Alfred Einhorn, chimico tedesco, sintetizza la procaina.

1907. Arthur Barker, chirurgo inglese, introduce l'anestesia spinale con soluzioni iperbariche.

1907. Chevalier Jackson descrive la tracheotomia.

1908. Louis Ombredanne, chirurgo di Parigi, descrive la prima maschera per la somministrazione dell'etere (**Figura 1.19**).

1909. S.J. Meltzer e J. Auer sperimentano l'insufflazione tracheale nell'animale.

1910. C.A Elsberg, chirurgo di New York, utilizza per la prima volta l'intubazione tracheale.

1910. Mac Kesson crea la prima macchina d'anestesia a flussi di gas controllati.

1911. Goodman Levy dimostra che il cloroformio può provocare l'arresto cardiaco per fibrillazione ventricolare durante una "anestesia leggera".

1912. A. Lawen utilizza per primo il curaro per ottenere il rilasciamento muscolare.

1913. Danis introduce l'l'analgesia trans-sacrale.

1915. Jackson utilizza per la prima volta la calce sodata.

1917. Edmund Boyle descrive il sistema portatile per somministrare ossigeno e protossido.

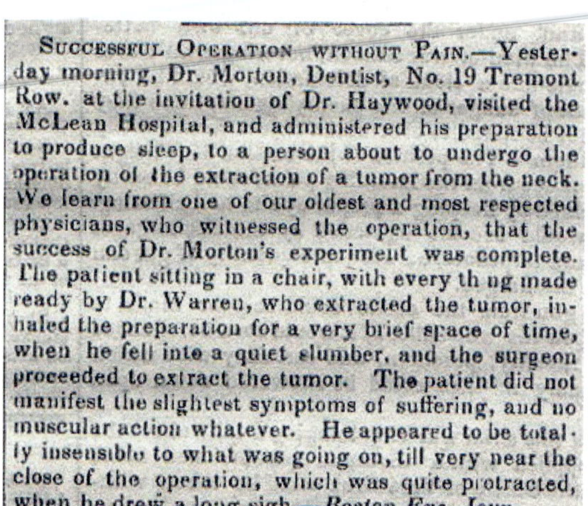

Successful Operation without Pain.—Yesterday morning, Dr. Morton, Dentist, No. 19 Tremont Row, at the invitation of Dr. Haywood, visited the McLean Hospital, and administered his preparation to produce sleep, to a person about to undergo the operation of the extraction of a tumor from the neck. We learn from one of our oldest and most respected physicians, who witnessed the operation, that the success of Dr. Morton's experiment was complete. The patient sitting in a chair, with every th ng made ready by Dr. Warren, who extracted the tumor, inhaled the preparation for a very brief space of time, when he fell into a quiet slumber, and the surgeon proceeded to extract the tumor. The patient did not manifest the slightest symptoms of suffering, and no muscular action whatever. He appeared to be totally insensible to what was going on, till very near the close of the operation, which was quite protracted, when he drew a long sigh.—*Boston Eve. Jour.*

Figura 1.12

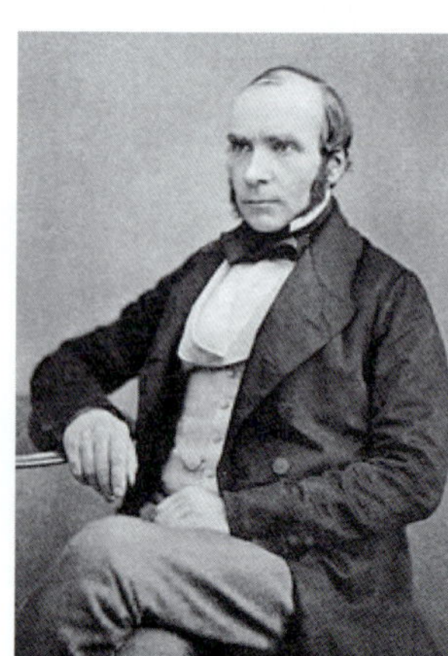

Figura 1.13 John Snow.

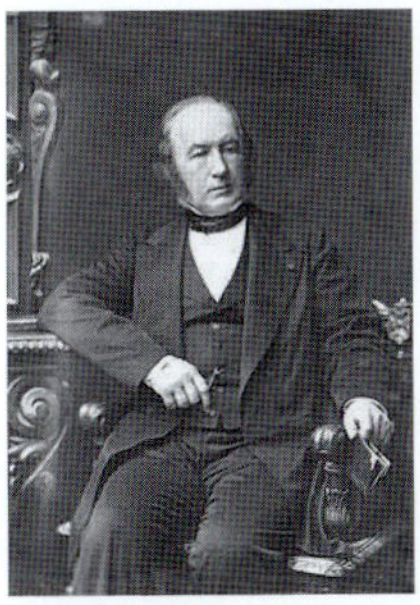

Figura 1.14
Claude Bernard.

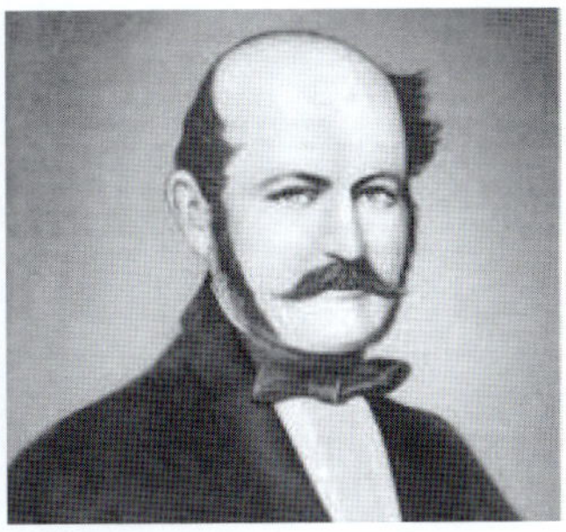

Figura 1.15
Ignác P. Semmelweiss.

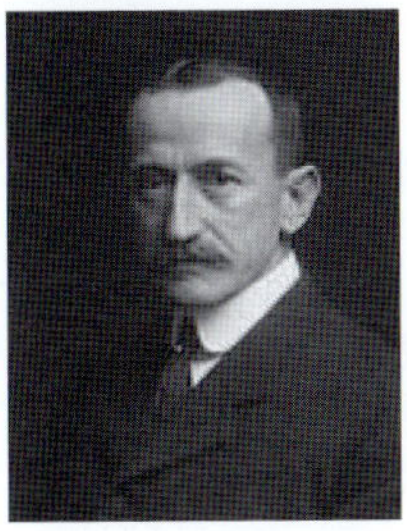

Figura 1.16
Karl Koller.

1920. Arthur Guedel (**Figura 1.20**) pubblica l'articolo sui segni clinici dell'anestesia.

1921. Magill sviluppa l'impiego dei moderni tubi per l'anestesia inalatoria.

1923. Il sistema per l'assorbimento della CO_2 viene descritto da R.M. Waters.

1926. Nasce, con Lundy, il concetto di "anestesia bilanciata".

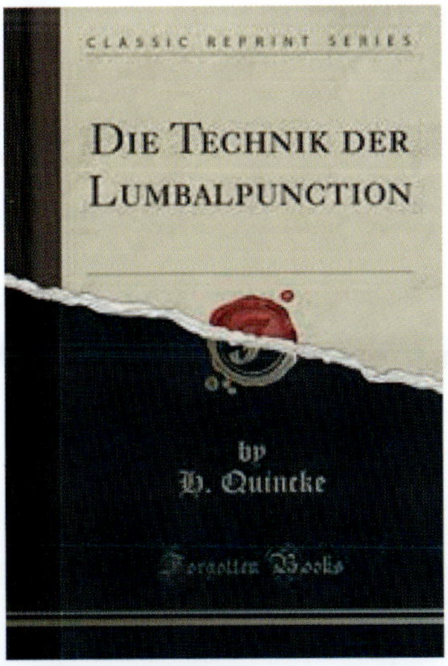

Figura 1.17 La puntura lombare.

1927. Viene utilizzata l'efedrina per prevenire l'ipotensione da anestesia spinale.

1928. Vengono dimostrate le proprietà anestetiche del ciclopropano.

1928. Viene sviluppato il primo circuito chiuso.

1931. Achille Mario Dogliotti (**Figura 1.21**) di Torino introduce l'anestesia peridurale e 4 anni dopo fonda la Società Italiana di Anestesia.

1934. John S. Lundy anestesista della Mayo Clinic introduce il tiopentone.

1937. R.R. MacIntosh (**Figura 1.22**) riceve ad Oxford la prima cattedra di Anestesia in Europa.

1938. Viene utilizzato il primo respiratore a pressione positiva durante un intervento chirurgico da Holger Crafoord: lo spiropulsator.

1940. Viene fondata la rivista Anesthesiology (**Figura 1.23**).

1942. K.D. Dussik (**Figura 1.24**) pubblica il primo studio sugli ultrasuoni in medicina.

1943. MacIntosh presenta il primo laringoscopio a lama curva.

1947. Prima utilizzazione clinica della lidocaina.

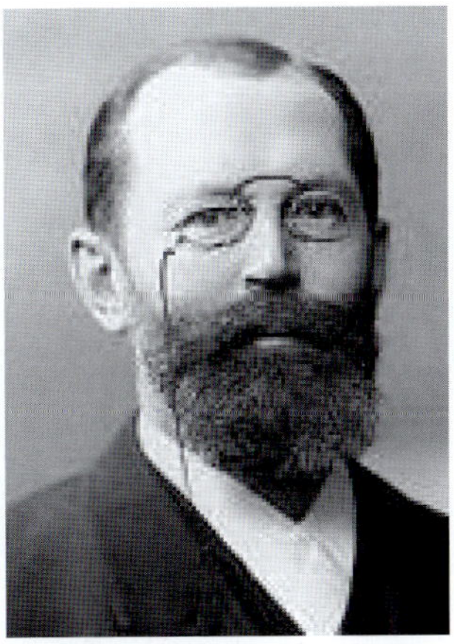

Figura 1.18 Emil Fisher.

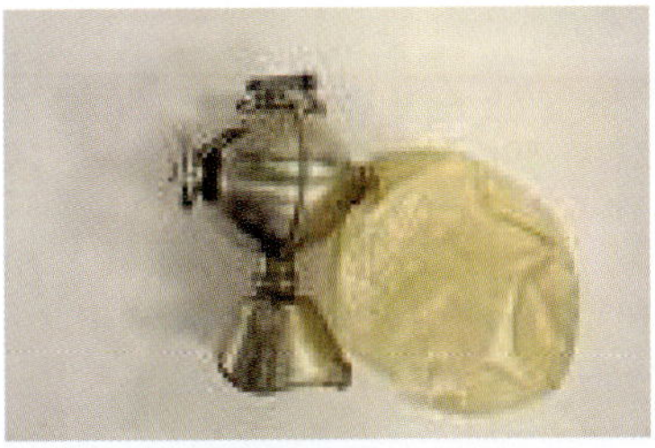

Figura 1.19 La prima maschera per la somministrazione dell'etere.

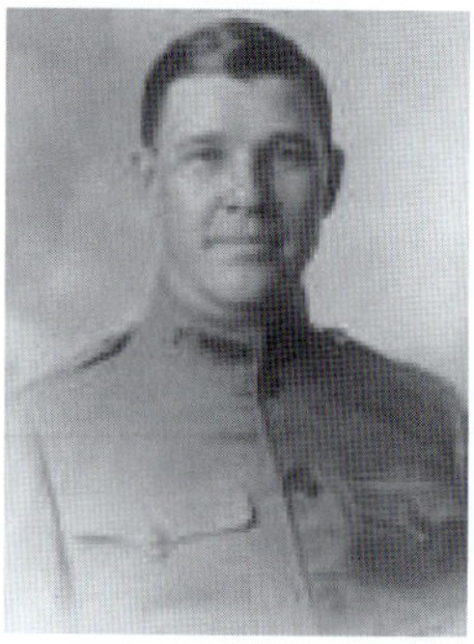

Figura 1.20
Arthur Guedel.

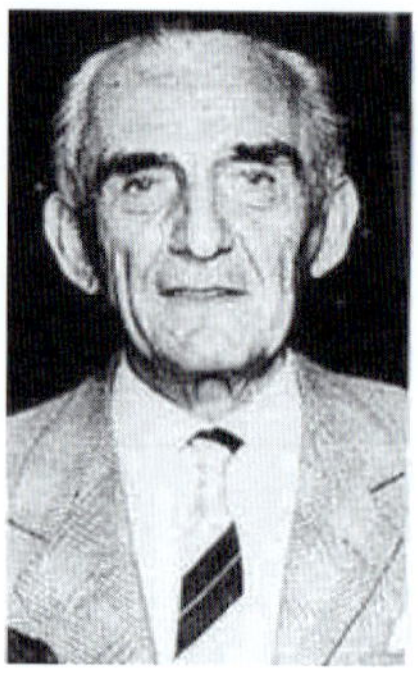

Figura 1.21
Achille Mario Dogliotti.

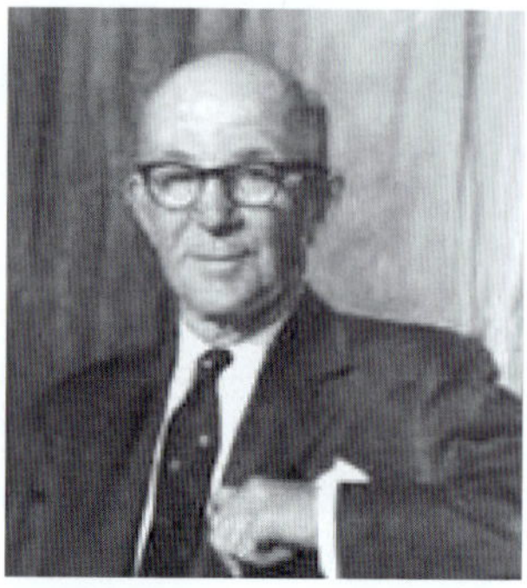

Figura 1.22
R.R. MacIntosh.

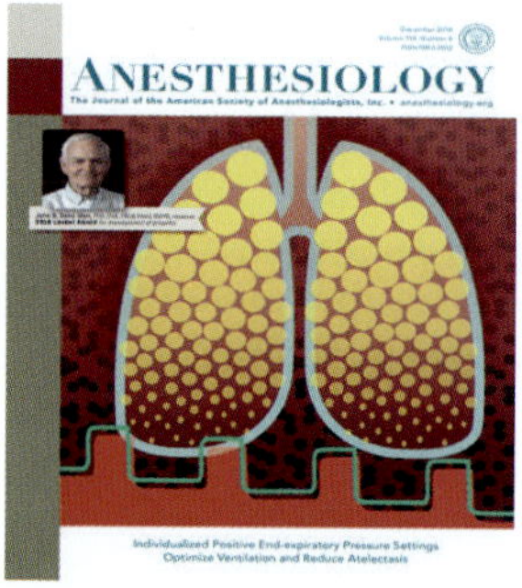

Figura 1.23 La rivista Anesthesiology.

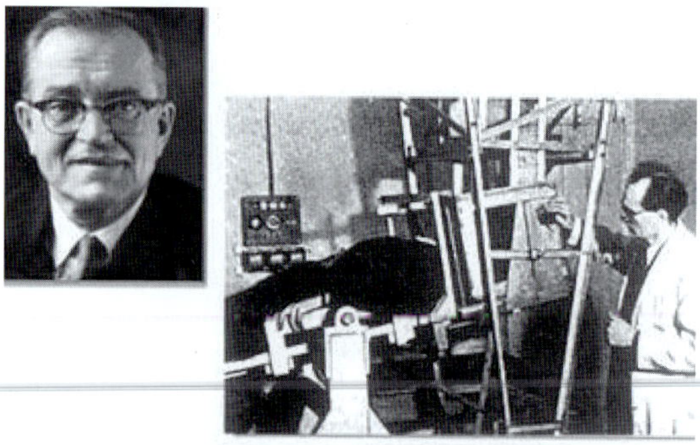

Figura 1.24 K.D. Dussik.

1949. Penta ed hexametonium vengono descritti da Paton e Zaimis.

1949. MacIntosh crea il primo, originale "gum elastic bougie".

1950. Viene utilizzata l'ipotermia indotta in cardiochirurgia da Wilfred Gordon in Toronto.

1950. Ian Donald di Glasgow diffonde le tecniche con ultrasuoni in medicina.

1951. C.W. Suckling di Manchester sintetizza l'alotano.

1952. John Heysham Gibbon propone la prima macchina per la circolazione extracorporea.

1952. Epidemia devastante di poliomielite a Copenhagen, con insufficienza respiratoria acuta. Lassen ed Ibsen utilizzano la ventilazione a pressione positiva.

1953. Ibsen organizza il primo reparto di terapia intensiva.

1953. Prima operazione a cuore aperto effettuata da Jhon Gibbon in Filadelfia.

1953. Astrup, Siggard-Anderson and Severinghhaus inventano gli elettrodi per la misura del pH, della pO_2 e della pCO_2.

1955. Olof Bjork e Carl Gunnar Engstrom descrivono la ventilazione a pressione positiva intermittente per la cura della insufficienza respiratoria acuta.

1956. Viene utilizzato in clinica l'alotano da M. Johnstone.

1959. La neuroleptoanalgesia viene descritta da De Castro.

1960. Max Harry Weil organizza 4 letti creando lo "Shock Ward".

1966. Uso clinico della ketamina da parte di Corssen e Domino.

1967. Sven Seldinger propone la sua tecnica di incannulamento dei vasi (**Figura 1.25**).

1970. Fondazione della European Society di Intensive Care in UK e Fondazione della Society of Critical Care Medicine in USA.

1971. Prima utilizzazione dell'Isofluorano.

1971. Viene inventato il catetere di Swan e Ganz per il monitoraggio emodinamico polmonare.

1975. Robert Bartlett utilizza il sistema ECMO (extracorporeal membrane oxygenation) in un neonato.

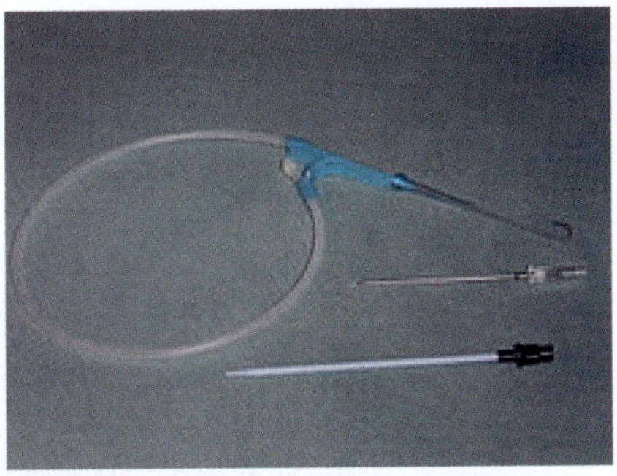

Figura 1.25

1980. Viene pubblicato il sistema di classificazione APACHE da W.A. Knaus e collaboratori.

1981. Archie Brain (**Figura 1.26**) utilizza in clinica la Maschera Laringea.

1988. Il Propofol viene presentato da John Glen (**Figura 1.27**), anestesista di Glasgow.

1989. Vengono utilizzate le prime tecniche di emofiltrazione continua.

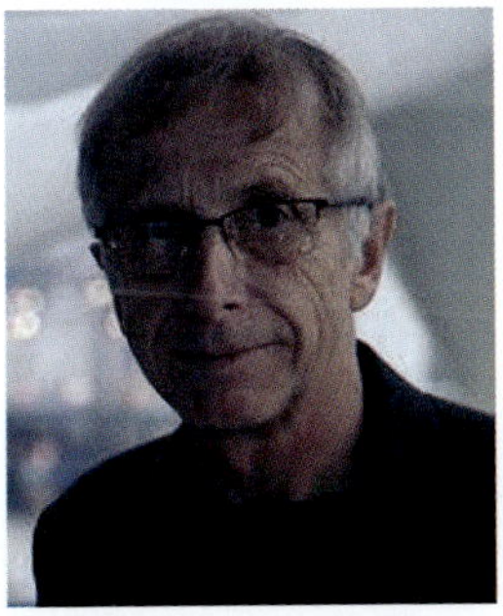

Figura 1.26 Archie Brain.

1992. Pasquale "Pat" Ciaglia presenta i primi risultati ed il follow-up a distanza della tracheostomia percutanea dilatativa.

1994. Viene introdotto il BISPECTRAL index per il monitoraggio della profondità dell'anestesia e della sedazione.

1995. Viene sintetizzata la ciclodestrina sugammadex, primo antagonista selettivo dei miorilassanti.

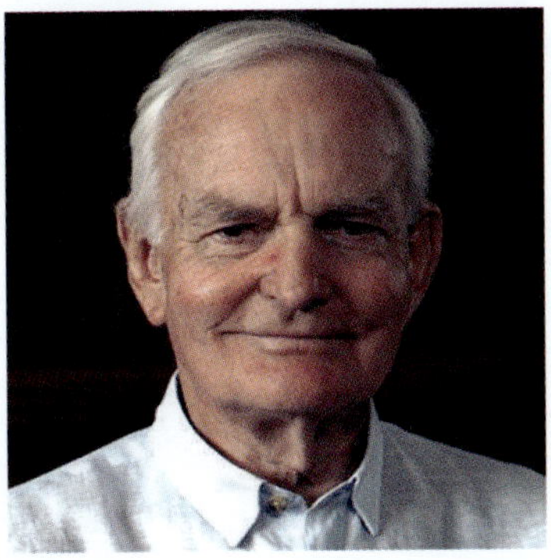

Figura 1.27 John Glen.

1996. Viene pubblicato il sistema di classificazione SOFA score da J.L. Vincent.

2001. Il chirurgo canadese John Allen Pacey, incorporando nella lama di un laringoscopio una videocamera digitale ad alta risoluzione collegata ad un monitor LCD, inventa il videolaringoscopio.

Letture consigliate

Sykes WS. Essays on the First Hundred Years of Anaesthesia. Volume 1 - Edinburgh: E & S Livingstone Ltd, 1960; Volume 2 – Edinburgh: E & S Livingstone Ltd, 1961; Volume 3 (Ed Ellis RH). Edinburgh: Churchill Livingstone, 1982.

Atkinson RS, Rushman GB, Lee JA: The history of anaesthesia in Synopsis of Anaesthesia. Wright 1987.

Armostrong DMH. The evolution of Anesthesia: Sherratt and Son eds, 1965.

Kelly FA, Fong K, Hirsch N et al: Intensive care medicine is 60 years old: the history and future of the intensive care unit. Clinical Medicine 2014; 14:376-379.

Schlich T: The history of anaesthesia and the patient - reduced to a body? The Lancet 2017; 390:1020-1021.

VALUTAZIONE PREOPERATORIA

2

Chiara Gonnelli, Valentina Selmi, Massimo Micaglio, A. Raffaele De Gaudio

L'accurata valutazione preoperatoria è raccomandata prima di ogni procedura diagnostico-terapeutica che richieda una prestazione anestesiologica.

La scelta e la condotta dell'atto anestesiologico sono di esclusiva competenza del medico anestesista che decide la tecnica di anestesia e la preparazione alla procedura, tenendo in considerazione le preferenze del paziente e le indicazioni del chirurgo.

La valutazione preoperatoria ha lo scopo di ottenere informazioni diagnostiche e prognostiche supplementari alla storia clinica del paziente con l'obiettivo di:

- fornire informazioni che possano confermare o mettere in dubbio l'iter diagnostico-terapeutico previsto (management clinico);
- identificare condizioni non manifeste che possano richiedere trattamenti prima dell'intervento chirurgico o modifiche della tecnica chirurgica o anestesiologica;
- ridurre il danno o aumentare il beneficio modificando, se necessario, il percorso clinico;
- valutare il potenziale rischio;
- prevedere le possibili complicanze post-operatorie;
- stabilire dei riferimenti di base utilizzabili per la valutazione post-operatoria.

Eventuali questionari di auto-valutazione, il cui uso è raccomandato per facilitare l'indagine anamnestica, possono integrare la visita anestesiologica, ma non la sostituiscono.

La scelta del momento più idoneo per effettuare la visita dipende dal tipo di paziente, dal tipo di procedura programmata e dall'assetto organizzativo della struttura. In ogni caso è auspicabile effettuare l'intera valutazione multidisciplinare in regime ambulatoriale (preospedalizzazione), ad una distanza di tempo dall'intervento congrua (non oltre 30 giorni).

Esami Ematochimici e Strumentali Preoperatori

L'appropriatezza della richiesta di esami preoperatori tiene conto della gravità delle patologie preesistenti e della storia clinica del paziente (Classificazione ASA) associata alla complessità dell'intervento chirurgico da eseguire. In base a questo criterio si individuano interventi di Chirurgia Maggiore, Intermedia e Minore.

Pur non sussistendo dei criteri assoluti di classificazione per "complessità" degli interventi chirurgici, la **Tabella 2.1** rappresenta un esempio di possibile suddivisione.

Per ulteriori approfondimenti si rimanda a letture ed a linee guida specialistiche per chirurgia di settore.

I test preoperatori di routine sono costosi, impegnativi e hanno un valore effettivo discutibile, in particolare perché possono aumentare la morbilità o determinare ulteriori ritardi a causa di risultati ad interpretazione non univoca.

Di seguito (**Tabella 2.2**) sono riportate le più recenti raccomandazioni per la richiesta di test pre-operatori in relazione alla complessità chirurgica ed al tipo di paziente.

Anamnesi Fisiologica

L'approccio al paziente dovrebbe sempre iniziare da una **accurata anamnesi fisiologica**, comprendente informazioni di carattere generale come età, sesso, peso ed altezza (per calcolo del Body Mass Index).

Tali dati risultano fondamentali poiché sono in grado di modificare la condotta anestesiologica intraoperatoria in termini di dosaggio e scelta dei farmaci; inoltre forniscono

Tabella 2.1 Gradi di complessità degli interventi chirurgici.

Gradi di complessità della chirurgia
Chirurgia minore • Exeresi lesione cutanea • Drenaggio ascessuale di strutture superficiali • Biopsie linfonodali superficiali • Chirurgia proctologica ambulatoriale • Chirurgia ginecologica ed urologica ambulatoriale
Chirurgia intermedia • Ernioplastica inguinale • Safenectomia e patologia venosa periferica • Toracoscopia diagnostica • Tonsillectomia o adenoidectomia • Tiroidectomia parziale • Artroscopia di ginocchio • Chirurgia testicolare (varicocele, idrocele, orchiectomia)
Chirurgia maggiore • Discectomia lombare • Tiroidectomia totale • Artroprotesi totale ed ortopedia oncologica • Chirurgia polmonare • Chirurgia del mediastino • Chirurgia esofagea • Chirurgia epatica, pancreatica, gastrica e del colon-retto • Chirurgia robotica o laparoscopica • Chirurgia del rene, surrene e prostata • Trattamento endoscopico per iperplasia prostatica (TURP/ATV) • Chirurgia dell'utero e degli annessi (isterectomia, isteroannessectomia) • Dissezione radicale del collo con ricostruzione • Chirurgia vascolare open o endoscopica per trattamento di aneurismi • Interventi demolitivi e ricostruttivi di chirurgia mammaria

indicazioni di carattere generale sullo stato di salute del paziente.

Il passaggio successivo è quello di ottenere una lista completa delle **allergie** sia farmacologiche che non farmacologiche (es: alimentari, polveri, pollini, lattice ecc.). Di ogni allergia è fondamentale descrivere la manifestazione clinica con cui si è presentata e, nel caso di allergie a farmaci, quali sono i principi attivi della medesima classe farmacologica che possono essere assunti dal paziente senza effetti collaterali.

In questo contesto si deve anche indagare l'esposizione a scopo voluttuario a **fumo, alcool e sostanze psicotrope**. Per ogni sostanza è necessario mettere in evidenza la frequenza e la modalità di assunzione nonché porre in rilievo una eventuale dipendenza.

Anamnesi Chirurgica e Anestesiologica

Le informazioni su **precedenti anestesie** ed **interventi chirurgici** sono importanti per identificare problematiche specifiche inerenti alla gestione perioperatoria del paziente.

È fondamentale fornire un elenco dettagliato dei pregressi interventi chirurgici eseguiti, redatto in ordine temporale dal più vecchio al più recente, avendo cura di specificare, se possibile, l'anno in cui è stato eseguito. È opportuno specificare il tipo di patologia che ha portato all'intervento distinguendo tra patologia funzionale ed oncologica e, nel caso di quest'ultima, è utile far rifermento all'eventuale chemioterapia e radioterapia (neoadiuvante/adiuvante) ed al successivo follow-up.

Il paziente deve essere poi interrogato sulle tipologie di anestesia precedentemente effettuate. Il colloquio deve servire a porre in evidenza eventuali complicanze insorte durante l'anestesia con particolare riferimento alla gestione delle vie aeree, alla risposta individuale allo stress chirurgico ed anestesiologico ed alla ricerca di raccordi anamnestici suggestivi per ipertermia maligna.

In questo contesto è opportuno indagare la pregressa insorgenza di nausea e/o vomito post-operatori (PONV) a seguito di anestesia generale.

Tabella 2.2 Test preoperatori.

Chirurgia minore			
Test preoperatori	ASA 1	ASA 2	ASA 3 o ASA 4
Emocromo completo	Non di routine	Non di routine	Non di routine
Test coagulazione	Non di routine	Non di routine	Non di routine
Funzionalità renale	Non di routine	Non di routine	Considerare se rischio di AKI
ECG	Non di routine	Non di routine	Considerare se eseguito > 12 mesi prima
Funzionalità respiratoria / EGA	Non di routine	Non di routine	Non di routine
Chirurgia intermedia			
Test preoperatori	ASA 1	ASA 2	ASA 3 o ASA 4
Emocromo completo	Non di routine	Non di routine	Considerare in caso di patologie cardiovascolari e renali in caso di sintomi non valutati recentemente
Test coagulazione	Non di routine	Non di routine	Considerare se epatopatia In caso di terapia anticoagulante elaborare una gestione individuale Eseguire test point-of-care per la valutazione della coagulazione immediatamente prima della chirurgia
Funzionalità renale	Non di routine	Considerare se rischio di AKI	SI
ECG	Non di routine	Considerare se eseguito > 12 mesi prima	SI
Funzionalità respiratoria / EGA	Non di routine	Non di routine	Considerare visita anestesiologica urgente se insufficienza respiratoria
Chirurgia maggiore			
Test preoperatori	ASA 1	ASA 2	ASA 3 o ASA 4
Emocromo completo	SI	SI	SI
Test coagulazione	Non di routine	Non di routine	Considerare se epatopatia In caso di terapia anticoagulante elaborare una gestione individuale Eseguire test point-of-care per la valutazione della coagulazione immediatamente prima della chirurgia
Funzionalità renale	Considerare se rischio di AKI	SI	SI
ECG	Considerare se eseguito > 12 mesi prima	SI	SI
Funzionalità respiratoria / EGA	Non di routine	Non di routine	Considerare visita anestesiologica urgente se insufficienza respiratoria

Abbreviazioni: ASA, American Society of Anesthesiologists; ECG Elettrocardiogramma; EGA Emogas analisi; AKI, Acute Kidney Injury

Fattori di rischio per lo sviluppo di PONV nell'adulto sono rappresentati da:
- genere femminile
- paziente non fumatore
- anamnesi positiva per PONV
- fattori di rischio correlati all'anestesia: anestetici inalatori e/o oppioidi
- fattori di rischio correlati alla chirurgia: durata dell'intervento (ogni 30 minuti di incremento della durata aumentano del 6% il rischio basale) e tipo di chirurgia (laparoscopica, laparotomica, chirurgia dello strabismo, chirurgia della mammella ecc.)

Una stima del rischio può essere effettuata con lo Score di Apfel (**Tabella 2.3**).
- Apfel Score 0: probabilità di PONV del 10%;
- Apfel Score 1: probabilità di PONV del 21%;
- Apfel Score 2: probabilità di PONV del 39%;
- Apfel Score 3: probabilità di PONV del 61%;
- Apfel Score 4: probabilità di PONV > del 61%.

Anamnesi Farmacologica

Terapia corticosteroidea: indipendentemente dal dosaggio e dalla modalità di assunzione (sistemica o topica), i pazienti in terapia a lungo termine (>5 giorni) con farmaci corticosteroidei sono a rischio di produzione inadeguata di cortisolo nel periodo perioperatorio.

Per questo motivo alla fase preoperatoria è opportuno non sospendere la terapia domiciliare con steroidi.

Ad oggi non è chiaro se i pazienti con Morbo di Cushing possano beneficiare o meno di una somministrazione aggiuntiva di steroidi nel perioperatorio.

A causa della risposta individuale allo stress chirurgico e della variabile soppressione del cortisolo endogeno da parte della terapia corticosteroidea, ad oggi non esistono linee guida specifiche sulla gestione perioperatoria di questi farmaci.

Di seguito sono riportate delle indicazioni basate sul consenso di esperti sulla **gestione del paziente in terapia steroidea cronica**:
- chirurgia minore: idrocortisone 25 mg immediatamente prima dell'incisione della cute;
- chirurgia maggiore: idrocortisone 100 mg/24 ore il giorno dell'intervento, ripristino della consueta terapia steroidea il giorno successivo;
- chirurgia maggiore ad elevato rischio postoperatorio di sepsi: idrocortisone 100 mg/24 ore il giorno dell'intervento, idrocortisone 50 mg/24 ore il giorno successivo, idrocortisone 25 mg in seconda giornata postoperatoria (possibilmente per os).

Tabella 2.3 Caratteristiche e punteggio dell'Apfel Score (la prevenzione va effettuata con valori ≥ 2).

Caratteristiche	Punteggio
Sesso femminile	1
Pregressa PONV	1
Paziente non fumatore	1
Oppioidi postoperatori	1

Terapia con farmaci ipoglicemizzanti: l'iperglicemia rappresenta una normale risposta adattativa del paziente allo stress che caratterizza il periodo perioperatorio. La gestione della terapia ipoglicemizzante è fondamentale per garantire il normale assetto glicometabolico e per minimizzare le complicanze postoperatorie correlate allo squilibrio glicemico.

In pazienti in terapia con antidiabetici orali (OAD) o iniettabili non insulinici è raccomandato di proseguire la terapia domiciliare e sospenderla la mattina dell'intervento a causa dei possibili effetti collaterali (**Tabella 2.4**).

La *terapia insulinica* rappresenta lo standard di trattamento in pazienti affetti da diabete di tipo 1 e diabete di tipo 2 refrattario alla terapia con OAD.

I regimi insulinici ambulatoriali includono frequentemente una preparazione di insulina basale a lunga durata d'azione somministrata una o due volte al giorno che fornisce una copertura di insulina di fondo nello stato di digiuno. Alcuni pazienti richiedono l'aggiunta di boli di insulina rapida al momento dei pasti.

In questi pazienti la gestione preoperatoria può essere effettuata in base al seguente schema:
- continuare come da schema terapeutico domiciliare fino alla sera prima dell'intervento;
- in caso di ipoglicemie notturne o a digiuno è opportuno ridurre la dose basale del 20-30%;
- per i pazienti di tipo 1 che sono ben controllati, si suggerisce una leggera riduzione della dose di insulina basale del 10-20%;
- omettere i boli prandiali una volta iniziato il digiuno preoperatorio.

I pazienti che usano combinazioni di insulina premiscelate (70/30, 75/25, 50/50) presentano più di una sfida nel periodo preoperatorio. Le formulazioni di insulina premiscelate

Tabella 2.4 Caratteristiche farmacologiche degli ipoglicemizzanti orali (OAD).

Farmaco	Azione	Effetti collaterali
Sulfaniluree e Metiglinidi	Stimolano la secrezione di insulina indipendentemente dai livelli glicemici	Ipoglicemia, soprattutto in associazione al digiuno preoperatorio
Metformina	Stimola la ricaptazione periferica del glucosio Inibisce la gluconeogenesi e/o glicogenolisi epatica Rallenta l'assorbimento gastrointestinale di glucosio	Acidosi lattica, soprattuto in pazienti affetti da insufficienza renale cronica e/o epatica. Insufficienza renale acuta per alterazione della perfusione renale
Tiazolidinedioni	Riducono l'insulinoresistenza	Ritenzione di liquidi, edemi, insufficienza cardiaca congestizia
Inibitori della peptidasi-4	Inibiscono la secrezione di glucagone Stimolano la secrezione di insulina	Rischio di ipoglicemia inferiore rispetto alle altre classi
GLP1-agonisti	Inibiscono la secrezione di glucagone Stimolano la secrezione di insulina	Rallentamento dello svuotamento gastrico
Inibitori cotrasporto SGLT-2	Inibiscono il riassorbimento renale di glucosio	Disidratazione e chetoacidosi diabetica

consistono in insulina ad azione intermedia NPH combinata con insulina ad azione rapida o a breve durata d'azione, e sono tipicamente iniettate due volte al giorno prima della colazione e prima di cena.

In questi pazienti la gestione preoperatoria può essere effettuata come di seguito riportato:

- assumere la consueta dose serale la sera prima, ma omettere la dose mattutina il giorno dell'intervento;
- poiché l'NPH ha solo una durata d'azione intermedia (10-18 ore), si dovrebbe somministrare da metà a due terzi del componente NPH della normale dose mattutina del paziente durante o immediatamente dopo la procedura per fornire un'adeguata copertura basale.

Sempre più spesso, i pazienti con diabete di tipo 1 e di tipo 2 utilizzano la terapia con pompa continua per infusione sottocutanea di insulina (CSII) come principale forma di trattamento. L'utilizzo di CSII nel perioperatorio sembra esser ragionevolmente sicuro, tuttavia i dati della letteratura ad oggi risultano essere scarsi e la scelta di avvalersi o meno dei CSII è presa caso per caso sulla base delle caratteristiche cliniche del paziente. In generale, in pazienti da sottoporre ad interventi chirurgici di lunga durata e ad alto rischio sembra opportuno convertire la terapia con CSII con l'insulina in infusione continua al momento dell'ingresso in reparto.

Terapia psichiatrica: le classi di farmaci ad azione psicotropa che devono essere tenute in considerazione nel periodo perioperatorio sono quattro:

- antidepressivi triciclici (TCA): inibitori presinaptici dell'uptake della noradrenalina e della serotonina, nonché bloccanti postsinaptici dei recettori colinergici, istaminergici e alfa1-adrenergici;
- inibitori selettivi del re-uptake della serotonina (SSRIs): incrementano la concentrazione extracellulare di serotonina inibendone il re-uptake e potenziando la trasmissione nei circuiti serotoninergici centrali;
- inibitori delle monoamino ossidasi (MAOIs): inibiscono la metabolizzazione di serotonina, dopamina, noradrenalina da parte dell'enzima monoamino ossidasi, incrementando la concentrazione dei neurotrasmettitori nelle sedi recettoriali;
- litio: inibizione della Na-K-ATPasi, con riduzione dell'eccitabilità cellulare, agisce come modulante dei circuiti dopaminergici, noradrenergici e serotoninergici.

L'interazione di questi farmaci con i comuni anestetici è da considerare sia in termini di azione farmacologica che di competizione sulle vie metaboliche mediate dal Citocromo P450.

Le più recenti linee guida sulla gestione di tali farmaci nel perioperatorio raccomandano quanto di seguito esposto:

- nei pazienti in trattamento cronico con TCA è opportuna una valutazione cardiologica completa prima di effettuare l'anestesia;

- in pazienti affetti da depressione maggiore è raccomandata la prosecuzione della terapia domiciliare nel perioperatorio;
- ad oggi non sussistono dati sufficienti in letteratura che giustifichino la sospensione degli SSRIs;
- è raccomandata la sospensione degli MAOIs irreversibili almeno 2 settimane prima dell'anestesia. Per evitare la riacutizzazione clinica della malattia sottostante è opportuna la sostituzione con MAOIs reversibili;
- è suggerita la sospensione di litio almeno 72 ore prima dell'intervento chirurgico;
- è possibile reintrodurre il litio in terapia come da schema domiciliare soltanto se sono presenti stabilità emodinamica e normali livelli di elettroliti sierici e se è stata ripristinata l'alimentazione e l'assunzione di liquidi per os. La concentrazione ematica di litio deve esser valutata entro una settimana dal ripristino della terapia;
- la terapia con litio può esser continuata in pazienti da sottoporre a chirurgia minore in anestesia locale.

Terapia con prodotti di medicina integrata: i farmaci da banco a base di erbe e gli integratori alimentari presentano un rischio crescente a causa degli effetti collaterali dovuti all'assunzione incontrollata di queste sostanze. Di seguito sono citate alcune delle sostanze più comunemente utilizzate con i rispettivi effetti:

- Gingko, Ginger, Vitamina E, Tè Verde: alterazioni emostatiche di tipo emorragico.
- Aglio, Ginseng: inibitori dell'aggregazione piastrinica.
- Gingko: antagonista del fattore di attivazione piastrinica.
- Erba di San Giovanni (Hypericum perforatum): interazione con molteplici farmaci comunemente utilizzati, compresi farmaci di comune utilizzo durante anestesia (es. alfentanil, midazolam, lidocaina, calcio antagonisti e antagonisti del recettore della serotonina).
- Valeriana Officinalis: usata per il trattamento dell'insonnia. La sua brusca interruzione ricalca all'astinenza da benzodiazepine e può essere trattata con benzodiazepine se i sintomi di astinenza si sviluppano durante il periodo di peri-operatorio.

Il significato clinico di questi effetti rimane poco chiaro, poiché la maggior parte delle relazioni citate sono case reports e piccoli casi studio di esempio.

Le più recenti linee guida raccomandano quanto segue:

- suggeriamo che ai pazienti venga chiesto esplicitamente l'assunzione di farmaci a base di erbe, in particolare quelli che possono aumentare il sanguinamento nel periodo perioperatorio e quando vi è un uso concomitante di altri farmaci che possono anche influenzare l'emostasi (es. FANS);
- suggeriamo che le medicine a base di erbe vengano sospese 2 settimane prima dell'intervento;
- non esistono prove a sostegno del posticipo della chirurgia elettiva, ma per la chirurgia ad alto rischio in "compartimenti chiusi" come le procedure intracraniche, suggeriamo che la possibile compromissione dell'emostasi da parte di questi farmaci sia presa in considerazione;
- in caso di utilizzo cronico dell'erba di San Giovanni se ne raccomanda la sospensione almeno 5 giorni prima dell'intervento;
- in caso di utilizzo cronico di valeriana se ne raccomanda la riduzione della dose per diverse settimane prima dell'intervento.

Terapia antiaggregante: una percentuale variabile tra il 5 ed il 25% dei pazienti con stents cardiaci viene sottoposto ad un intervento di chirurgica non cardiaca entro 5 anni dalla procedura di posizionamento. Di seguito un elenco dei principali antiaggreganti (**Tabella 2.5**).

La gestione dei pazienti in doppia terapia antiaggregante (DAPT) deve tener conto dei seguenti fattori:

- il rischio di trombosi intra-stent in caso di sospensione della DAPT;
- le conseguenze cliniche del ritardo della procedura chirurgica;
- l'incrementato rischio di sanguinamento intra e periprocedurale in caso di mantenimento della DAPT.

Le più recenti linee guida sulla gestione perioperatoria del DAPT raccomandano quanto segue:

- proseguire la terapia con aspirina nel periodo perioperatorio, se il rischio di sanguinamento lo consente, e ripristinare la DAPT il prima possibile;
- dopo l'impianto di stent coronarico, se l'aspirina può essere mantenuta per tutto il periodo perio-

Tabella 2.5 Caratteristiche dei principali farmaci antiaggreganti.

Principio Attivo	Meccanismo di Azione	Onset	Emivita di Eliminazione	Note
Aspirina	Inibizione irreversibile della COX-1/COX-2 piastrinica	30-40 minuti	15-30 minuti, l'effetto antiaggregante persiste fino a 4 giorni dalla sospensione	Somministrazione per os
Clopidogrel	Inibizione irreversibile del recettore P2Y12	1 ora per la molecola, circa 5-7 giorni per l'effetto terapeutico massimale	8 ore per la molecola, l'effetto antiaggregante dura fino a 10 giorni	Somministrazione per os, necessaria una dose di carico
Ticlopidina	Inibizione irreversibile del recettore P2Y12	1-3 ore	24-36 ore (dopo singola dose), l'effetto antiaggregante dura quanto la vita della piastrina	Somministrazione per os
Prasugrel	Inibizione irreversibile del recettore P2Y12	30 minuti	7 ore, l'effetto antiaggregante dura 5-7 giorni	Somministrazione per os
Ticagrelor	Inibizione irreversibile del recettore P2Y12	1,5 ore	7 ore, l'effetto antiaggregante residuo diminuisce del 30% ogni 2,5 giorni	Somministrazione per os
Cangrelor	Inibizione irreversibile del recettore P2Y12	secondi	2-5 minuti, la funzionalità piastrinica ritorna normale a 60 minuti dalla sospensione	Somministrazione esclusivamente ev

peratorio, la chirurgia elettiva che richiede l'interruzione dell'inibitore P2Y12 deve essere presa in considerazione dopo 1 mese, indipendentemente dal tipo di stent;

- la sospensione degli inibitori P2Y12 deve essere considerata secondo il seguente schema:
  - Ticagrelor: sospendere 3 giorni prima dell'intervento;
  - Clopidogrel: sospendere 5 giorni prima dell'intervento;
  - Prasugrel: sospendere 7 giorni prima dell'intervento;
- in pazienti con infarto miocardico recente o altro rischio ischemico elevato che richiedono DAPT, la chirurgia elettiva dovrebbe essere posticipata per un massimo di 6 mesi;
- se la DAPT deve essere sospesa obbligatoriamente nel perioperatorio, può essere presa in considerazione una bridge-therapy (**Figura 2.1**) con agenti antipiastrinici intravenosi (cangrelor), specialmente se la chirurgia deve essere eseguita entro 1 mese dall'impianto dello stent;
- si consiglia di non interrompere DAPT entro il primo mese di trattamento in pazienti sottoposti a chirurgia elettiva non cardiaca.

Il ripristino della terapia antiaggregante per os prevede la sospensione del cangrelor ed il reinserimento in terapia delle altre molecole come nel seguente schema:

- Tienopiridine: dose carico immediatamente dopo la sospensione del cangrelor (clopidogrel: 600 mg e prasugrel: 60 mg);
- Ticagrelor: 180 mg allo start della terapia con cangrelor (idealmente) ed immediatamente dopo la sospensione.

Sono considerati ad alto rischio ischemico le seguenti categorie:

- pregressa trombosi intra-stent nonostante terapia antiaggregante adeguata
- stenting dell'ultimo vaso coronario pervio
- patologia coronarica diffusa, specialmente in pazienti affetti da diabete mellito
- patologia renale cronica (clearance della creatinina <60 ml/min)
- impianto di almeno tre stents

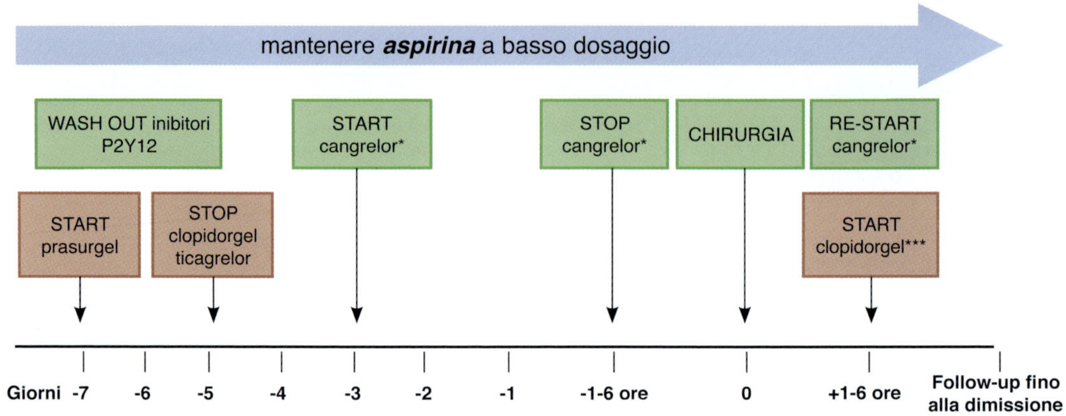

** Cangrelor: iniziare entro le 72 ore dalla sospensione degli inibitori del P2Y12, per un minimo di 48 ore fino ad un massimo di 7 giorni; dosaggio: 75 mcg/kg/min (no bolo).*
**** Clopidogrel: reinserire in terapia il prima possibile, con dose carico di 300-600 mg.*
In questo setting evitare prasugrel e ticagrelor

Figura 2.1 Schema per la "bridging therapy" in pazienti ad alto rischio da sottoporre a chirurgia non cardiaca.

- trattamento di almeno tre stenosi
- biforcazioni vascolari con impianto di due stents
- lunghezza totale degli stents > 60 mm
- trattamento di stenosi cronica completa

Terapia anticoagulante: la gestione perioperatoria della terapia anticoagulante si basa sulla valutazione clinica del paziente, sul tipo di procedura da effettuare e sul tipo di molecola. Gli approcci raccomandati mirano a semplificare la gestione del paziente ed a minimizzare gli esiti clinici avversi (**Tabella 2.6**).

La gestione perioperatoria della terapia anticoagulante si basa sulla valutazione del rischio tromboembolico, indipendentemente dalla patologia che lo genera, e del rischio di sanguinamento legato alla procedura da effettuare.

Patologie che richiedono un trattamento terapeutico con anticoagulanti sono:

- patologia tromboembolica: trombosi venosa profonda (DVT), l'embolia polmonare (PE), trombosi di devices precedentemente impiantati (es. accessi vascolari a lunga permanenza).
- patologia aritmica: fibrillazione atriale (AF)
- patologia valvolare sottoposta a trattamento chirurgico con protesi meccanica.

La stratificazione del rischio embolico perioperatorio può essere stimata come mostrato in **Tabella 2.7**.

In particolare, per quanto riguarda la fibrillazione atriale, occorre precisare che la stratificazione del rischio di eventi ischemici cerebrali è facilmente calcolabile con il CHA2DS2-VASc score (**Tabella 2.8**)

Per quanto riguarda le protesi valvolari meccaniche occorre precisare che i valori di INR target devono essere adattati ai fattori di rischio del paziente e alla trombogenicità della protesi.

Nello specifico esistono tre classi di trombogenicità delle valvole meccaniche come di seguito riportato:

- rischio basso: Carbomedics, Medtronic Hall, ATS, Medtronic Open-Pivot, St Jude Medical, On-X, Sorin Bicarbon
- rischio intermedio: valvole bileaflet
- rischio alto: Lillehei-Kaster, Omniscience, Starr-Edwards (ball-cage), Bjork-Shiley e altre valvole tilting-disc (valvole di prima generazione).

La stima del rischio emorragico implica una valutazione combinata tra le comorbidità del paziente e la natura invasiva dell'intervento proposto. Non ci sono predittori chiari o convalidati per il rischio di sanguinamento durante il periodo perioperatorio, tuttavia la presenza di neoplasia in fase attiva, la trombocitopenia, la presenza di una valvola mitrale meccanica e una storia di sanguinamento pregresso di per sé incrementano il rischio perioperatorio e periprocedurale.

Tabella 2.6 Caratteristiche farmacologiche dei principali anticoagulanti.

Principio Attivo	Meccanismo di Azione	Onset	Emivita di Eliminazione	Note/Antidoto	Dosaggio
Warfarin/Acenocumarolo	Inibizione dei fattori vitamina K dipendenti	5-7 giorni per INR a range terapeutico	36-42h per la molecola, circa 5 giorni per la normalizzazione dell'INR	Vitamina K/fattori della coagulazione	Secondo INR
Eparina non frazionata	Inibizione delle serina proteasi mediata da AT III	Immediato (per via endovenosa)	30-60 minuti	Protamina	Secondo range terapeutico dell'aPTT
Eparine a basso peso molecolare	Inibizione della serina protease mediata da AT III	3-5 ore	3-6 ore	Clearance renale prolungata in corso CKD/ parzialmente reversibile con la portamina	In relazione al peso del paziente ed alla necessità terapeutica
Fondaparinux	Inibizione AT III-mediata del fattore X attivato	2 ore	17 ore	Clearance renale prolungata in corso di CKD	In relazione al peso del paziente ed alla necessità terapeutica
Dabigatran	Inibitore diretto del fattore II attivato (trombina)	1,5-3 ore	12-14 ore	Clearance renale prolungata in corso di CKD	150 mg o 110 mg due volte al giorno
Rivaroxaban	Inibitore diretto del fattore X attivato	2-4 ore	9-13 ore	Clearance renale prolungata in corso di CKD	20 mg una volta al giorno
Apixaban	Inibitore diretto del fattore X attivato	1-3 ore	8-15 ore	Clearance renale prolungata in corso di CKD	5 mg una volta al giorno
Endoxaban	Inibitore diretto del fattore X attivato	1-2 ore	10-14 ore	Clearance renale prolungata in corso di CKD	60 mg o 30 mg una volta la giorno

COX: ciclossigenasi piastrinica, AT III: antitrombina III, CKD: chronic kidney desease.

Tabella 2.7 La stratificazione del rischio embolico perioperatorio.

Classe di Rischio	Indicazione alla Terapia Anticoagulante		
	Valvola Cardiaca con Protesi Meccanica	Fibrillazione Atriale	Tromboembolismo Venoso (VTE)
Alto Rischio	• Protesi mitralica di qualsiasi tipologia • Protesi valvolare aortica di prima generazione • Ictus o TIA entro gli ultimi 6 mesi	• CHA2DS2-VASc >5 • Ictus o TIA entro gli ultimi 6 mesi • Malattia reumatica della valvola cardiaca nativa	• Recente VTE • Trombofilia grave (es. deficit proteina C o S, deficit di AT III, Sindrome da anticorpi antifosfolipidi...)
Rischio Intermedio	Protesi valvolare aortica a due emidischi ed $\geq$ 1 tra: AF, ictus o TIA pregressi, ipertensione, diabete, CHF, età > 75 anni	• CHA2DS2-VASc 3 o 4	• VTE nei precedenti 3-12 mesi • VTE ricorrente • Trombofilia non grave (es. mutazione fattore V di Leiden) • Neoplasia attiva
Basso Rischio	Protesi valvolare aortica a due emidischi, senza AF e altro fattore di rischio per ictus	• CHA2DS2-VASc <2 e nessun ictus pregresso	Singolo VTE insorto >12 mesi e nessun altro fattore

AF: fibrillazione atriale, TIA: attacco ischemico transitorio, CHF: scompenso cardiaco congestizio, CHA2DS2-VASc: vedi di seguito.

Tabella 2.8 Calcolo del rischio di eventi ischemici cerebrali.

Fattore di Rischio CHA2DS2-VASc	Punteggio
Scompenso Cardiaco Congestizio	1
Ipertensione Arteriosa con o senza trattamento	1
Età ≥ 75 anni	2
Diabete Mellito con o senza trattamento	1
Pregresso ictus, TIA o tromboembolia	2
Malattia Vascolare	1
Età 65-74 anni	1
Sesso Femminile	1

Ipertensione Arteriosa a riposo: >140/90 mmHg
Diabete Mellito: Glicemia a digiuno >125 mg/dl (7 mmol/l)
Malattia Vascolare: pregresso infarto miocardico, arteriopatia periferica

L'evento emorragico basato sul tipo di procedura viene suddiviso in due categorie di rischio (alto e basso rischio) come mostrato nella **Tabella 2.9**.

La gestione perioperatoria di alcuni anticoagulanti necessita di una bridging therapy o "terapia ponte". Essa rappresenta una terapia sostitutiva temporanea con un anticoagulante a breve durata di azione durante il periodo in cui un anticoagulante a lunga durata d'azione viene sospeso in previsione dell'atto chirurgico. La bridging therapy deve esser mantenuta durante il periodo perioperatorio fino a quando l'anticoagulante a lunga durata d'azione non abbia raggiunto l'intervallo terapeutico target.

Numerosi studi hanno descritto un aumentato rischio di sanguinamento ed un maggior numero di eventi emorragici nei pazienti a cui era stata prescritta una bridging therapy senza una effettiva riduzione degli eventi embolici.

In assenza di ulteriori evidenze la bridging therapy a dosaggio terapeutico è da riservare soltanto ai pazienti ad elevato rischio tromboembolico:

- AF con CHA2DS2-VASc >5 con recente evento ischemico cerebrale.
- Recente VTE o trombofilia grave.
- Protesi valvolari meccaniche con anamnesi positiva per ictus o cardioembolia.

Nei pazienti che assumono l'anticoagulante per tromboembolia da trombosi venosa profonda verificatasi più di 3 mesi prima della procedura e non classificati come ad alto rischio tromboembolico, le dosi profilattiche di LMWH o UFH possono essere utilizzate come bridging therapy. Un tale approccio ridurrebbe il rischio tromboembolico e ridurrebbe al minimo il rischio emorragico perioperatorio.

La terapia ponte è riservata a trattamenti cronici con antagonisti della vitamina k (warfarin e acenocumarolo). La terapia di bridging con LMWH o UFH deve essere iniziata 24-48 ore dopo la cessazione del warfarin/acenocumarolo (3 giorni prima dell'intervento programmato).

In caso di utilizzo di UFH l'infusione continua deve esser sospesa 4-6 ore prima dell'intervento.

In caso di utilizzo di LMWH l'ultima somministrazione deve esser fatta 24 ore prima dell'intervento.

Di seguito (**Tabella 2.10**) sono riportati i dosaggi terapeutici delle comuni eparine a basso peso molecolare secondo principi attivo.

Vi sono in letteratura dati limitati per la gestione perioperatoria di coloro che assumono fondaparinux.

L'effetto farmacologico della molecola dura per 3-4 giorni. Prima di un intervento chirurgico elettivo, i pazienti che assumono fondaparinux devono sospenderlo per 72-96 ore in caso di trattamento a dosaggio terapeutico (fondaparinux ≥5 mg per via sottocutanea) e per 24 ore in caso di trattamento a dosaggio profilattico (fondaparinux 2,5 mg per via sottocutanea).

A differenza dei farmaci antagonisti della vitamina K, il rapido onset e la breve emivita dei nuovi anticoagulanti orali (DOACs) ne consentono la sospensione perioperatoria senza necessità di terapia sostitutiva.

Tabella 2.9 Valutazione del rischio emorragico in funzione della procedura.

Procedura	Basso Rischio Emorragico (<1,5%)	Alto Rischio Emorragico (>1,5% o in sedi critiche)
Anestesia	Intubazione endotracheale	Blocchi nervosi centrali
Cardiochirurgia	Nessuna	Tutte
Chirurgia generale	Suture superficiali	Chirurgia addominale con approccio laparotomico o laparoscopico
Chirurgia ginecologica	Colpoisteroscopia, biopsia endometriale, inserzione di device intrauterini	Chirurgia dell'utero e degli annessi con approccio laparotomico o laparoscopico
Chirurgia plastica	Trattamenti sottocutanei	Chirurgia ricostruttiva
Chirurgia toracica	Fibroscopie diagnostiche, posizionamento di stent	Chirurgia demolitiva del parenchima
Chirurgia vascolare	Nessuna	Tutte
Dermatologia	Procedure cutanee minori	Procedure maggiori (exeresi melanoma)
Elettrofisiologia/Emodinamica	Ventricolocoronarografia	Impianti di pacemaker, coronarografia interventistica, test elettrofisologici, ablazioni
Gastroenterologia	Procedure endoscopiche senza necessità di incisione o biopsia	Polipectomie, sfinterotomia pancreatica o biliare, trattamento di varici esofagee
Neurochirurgia	Nessuna	Tutte
Oftalmologia	Focoexeresi, iniezioni intraoculari (non retrobulbari)	Chirurgia periorbitale, chirurgia del vitreo e della retina
Odontoiatria	Estrazione dentale	Chirurgia ricostruttiva
Ortopedia	Artrocentesi	Sintesi e chirurgia protesica
Otorinolaringoiatria	Fibroscopia diagnostica	Chirurgia demolitiva e ricostruttiva del distretto oro-laringo-faringeo
Radiologia interventistica	Posizionamento di cateteri (es. gastrostomia, nefrostomia, colecistostomia)	Procedure percutanea a carico di organi parenchimatosi, biopsie
Urologia	Circoncisione, procedure endoscopiche a carico della vescica, litotrissia endoscopica	Litotrissia extracorporea, chirurgia demolitiva e ricostruttiva

Tuttavia, la bridginig therapy con LMWH deve essere considerata nei pazienti con alto rischio trombotico (es: VTE recente o FA con recente ictus).

I DOACs hanno una clearance renale ed il periodo di washout prima dell'intervento deve tener conto del rischio emorragico della procedura e della funzionalità renale del paziente.

Di seguito (**Tabella 2.11**) sono riportati i tempi di sospensione dei DOACs.

In caso di trattamento chirurgico in regime di urgenza/emergenza l'effetto dei farmaci anticoagulanti dovrebbe essere revertito prima dell'inizio dell'intervento.

Il grado di anticoagulazione per i farmaci antagonisti della vitamina K può essere valutato con l'INR, ma gli effetti del trattamento con DOACs non possono essere quantificati con i comuni test di studio della coagulazione.

Gli antagonisti della vitamina K possono esser facilmente revertiti con l'utilizzo di plasma fresco congelato (FFP) nonché con l'infusione di vitamina K. È possibile inoltre utilizzare il complesso protrombinico (PCC), o il complesso protrombinico attivato (aPCC), i cui vantaggi sono la rapida velocità di infusione, la mancanza di necessità di cross-matching, il piccolo volume di infondere e l'efficacia del trattamento, ma esiste anche un rischio più elevato di

Tabella 2.10 Dosaggio terapeutico delle eparine a basso peso molecolare.

Principio attivo	Dosaggio Terapeutico in rapporto al peso del paziente Peso	Unità (ml) e numero di somministrazioni	
Nadroparina	< 50 kg 50-69 kg 70-89 kg 90-110 kg	2850 UI (0,3 ml) 3800 UI (0,4 ml) 5700 UI (0,6 ml) 7600 UI (0,8 ml)	2 volte al giorno per via sottocutanea
Enoxaparina	< 50 kg 50-69 kg 70-89 kg 90-110 kg	2000 UI (0,2 ml) 4000 UI (0,4 ml) 6000 UI (0,6 ml) 8000 UI (0,8 ml)	2 volte al giorno per via sottocutanea
Dalteparina	50-69 kg 70-89 kg 90-110 kg	7500 UI (0,3 ml) 10000 UI (0,4 ml) 12500 UI (0,5 ml)	1 volta al giorno per via sottocutanea
Reviparina	50-89 kg 90-110 kg	4200 UI (0,6 ml) 6300 UI (0,9 ml)	2 volte al giorno per via sottocutanea
Parnaparina	< 50 kg 50-69 kg 70-89 kg	3200 UI (0,3 ml) 4250 UI (0,4 ml) 6400 UI (0,6 ml)	2 volte al giorno per via sottocutanea
Bemiparina	< 50 kg 50-69 kg 70-89 kg	3500 UI (0,2 ml) 5000 UI (0,4 ml) 7500 UI (0,6 ml)	1 volta al giorno per via sottocutanea

tromboembolismo correlato alla loro somministrazione. Un PCC a 4 fattori (fattori II, VII, IX e X) è attualmente consentito per antagonizzare il warfarin.

Di seguito sono riportarti i dosaggi dei farmaci sopra citati.

- Plasma Fresco Congelato: 10-15 ml/kg
- Vitamina K: 5-10 mg.
- aPCC (da preferire): 50 unità/kg (dosaggio massimo: 200 mg/kg/die).
- PCC (se non disponibile aPCC): 50 unità/kg con una dose addizionale di 25 unità/kg se clinicamente necessaria.

Tabella 2.11 Tempi di sospensione dei DOACs.

	Dabigatran		Apixaban-Endoxaban-Rivaroxaban	
	Basso Rischio	Alto Rischio	Basso Rischio	Alto Rischio
CrCl ≥ 80 ml/min	≥ 24 ore	≥ 48 ore	≥ 24 ore	≥ 48 ore
CrCl 50-79 ml/min	≥ 36 ore	≥ 72 ore	≥ 24 ore	≥ 48 ore
CrCl 30-49 ml/min	≥ 48 ore	≥ 96 ore	≥ 24 ore	≥ 48 ore
CrCl 15-29 ml/min	Non indicato	Non indicato	≥ 36 ore	≥ 48 ore
CrCl ≤ 15 ml/min	Nessuna indicazione all'utilizzo terapeutico			
NO bridging therapy con LMWH/UFH				

CrCl: clearance della creatinina

Considerare la rivalutazione dell'assetto coagulativo a distanza di 30 minuti dalla fine dell'antagonizzazione.

La valutazione del rischio e dell'urgenza chirurgica deve essere maggiormente considerata in corso di terapia con DOACs, poiché un ritardo di 24-48 ore concomitante alla sospensione del farmaco consente il ripristino di un normale assetto coagulativo.

Per revertire l'effetto dei DOACs esistono in commercio delle molecole in grado di antagonizzare in maniera specifica l'effetto del farmaco. Il loro utilizzo tuttavia deve esser limitato a quei pazienti che devono sottoporsi ad un intervento in regime di emergenza.

Di seguito sono riportarti i dosaggi degli antidoti con le rispettive molecole antagoniste.

- Idarucizumab: anticorpo antagonista degli inibitori diretti della trombina (dabigatran). Dosaggio: 5 g ev in due somministrazioni a distanza di 15 minuti l'una dall'altra.
- Andexanet-alfa: fattore Xa ricombinante modificato in grado di antagonizzare gli inibitori del fattore X attivato.

Dosaggio: ultima dose ≥ 74 ore: bolo ev 400 mg + IC 480 mg velocità 4 mg/min - ultima dose < 74 ore o non nota: bolo ev 800 mg + IC 960 mg velocità 8 mg/min.

Valutazione delle Vie Aeree

Complicanze legate ad una inadeguata gestione delle vie aeree risultano infrequenti. Nel Regno Unito l'incidenza di complicanze gravi legate alla procedura sono di 1 ogni 22.000 anestesie generali, con exitus o gravi lesioni cerebrali per una incidenza pari a 1:150.000. Negli Stati Uniti l'intubazione difficile o fallita è causa del 2,3% di exitus correlato all'anestesia.

La corretta e sicura gestione delle vie aeree prevede una identificazione preoperatoria di eventuali fattori di rischio e la pianificazione di strategie volte a garantire il successo della procedura e/o a minimizzare le eventuali complicanze ad essa correlate.

La valutazione delle vie aeree deve essere eseguita preoperatoriamente, indipendentemente dal tipo di anestesia previsto per il paziente, al fine di identificare i fattori che potrebbero portare a difficoltà con la ventilazione in maschera facciale, all'inserimento di presidi sovraglottici, all'intubazione tracheale o all'accesso tracheale diretto.

La valutazione preoperatoria consta di un **raccordo anamnestico** e di un **esame clinico mirato**.

Il raccordo **anamnestico** deve porre attenzione ad eventuali difficoltà nelle pregresse intubazioni, ad eventuali traumi, ustioni e precedenti atti chirurgici a carico delle strutture oro-faringo-laringee e del massiccio facciale ed a patologie potenzialmente correlate ad intubazione difficile (es. diabete, patologie reumatiche, infezioni delle prime vie aeree, lesioni discariocinetiche, patologie congenite, difetti cromosomici, dimorfismi facciali, condizioni cliniche parafisiologiche come la gravidanza).

La valutazione ***clinica*** deve essere eseguita a paziente seduto frontalmente e di profilo, a bocca aperta e a bocca chiusa e diretta alla ricerca di tutti gli elementi potenzialmente responsabili di una ventilazione, laringoscopia e/o intubazione difficili:

- Presenza di barba e/o baffi.
- Collo corto, largo, presenza di cicatrici chirurgiche e/o segni di pregressa radioterapia.
- Ridotta mobilità del collo in estensione.
- Precario stato di salute dei denti ed eventuale presenza di impianti fissi e/o protesi mobili.
- Retrognazia o prognazia, micrognazia.
- Scarsa visibilità delle strutture faringee ("Test di Mallampati").

Dovranno quindi essere eseguite le seguenti misurazioni:

- *Distanza interincisiva* (o distanza intergengivale nel caso di protesi mobili superiori ed inferiori): se < 3,0 cm, è indice di probabile difficoltà; se < 2,0 cm, non consente l'introduzione in bocca della lama del laringoscopio classico e impedisce anche il posizionamento dei più comuni presidi extraglottici.
- *Distanza tiro-mentoniera* (la misura viene effettuata tra il mento osseo ed il solco della cartilagine tiroidea in un soggetto con il collo in estensione): se < 6,0 cm, è indice di probabile difficoltà. In alternativa alcuni autori preferiscono utilizzare la *distanza sterno-mentoniera* che deve essere > 12,5 cm, perché più sensibile e specifica.
- *Motilità dell'articolazione occipito-atlantoidea* mediante la misura dell'angolo di Bellhouse e Doré. Si osserva il paziente di profilo mentre la testa passa dalla posizione neutra alla posizione di massima estensione. La massima estensione corrisponde in media ad un angolo di 35°.

- *Test di Mallampati.* La valutazione di Mallampati deve essere eseguita chiedendo al paziente (in posizione seduta) di aprire la bocca e protrudere la lingua il più possibile (**Figura 2.2**). Sulla base della visibilità delle strutture faringee si attribuisce una classe e poi si ripete l'esame in fonazione, segnalando eventuali modificazioni della classe stessa. Le classi 3 e 4, specie se non modificabili in fonazione, sono predittive di possibile intubazione difficile. La classificazione di Mallampati risulta inadeguata per la valutazione nei pazienti affetti da obesità di classe III (BMI > 40 kg/m^2).

Classi di Mallampati (Figura 2.2)
- Classe I: visibilità di palato molle, ugola, pilastri tonsillari e parete posteriore del faringe.
- Classe II: visibilità di palato molle, ugola e parete posteriore del faringe.
- Classe III: visibilità di palato molle e base dell'ugola.
- Classe IV: il palato molle è invisibile.

- *Circonferenza collo.* In presenza di BMI ≥ 30 deve essere valutata anche la circonferenza del collo: se superiore a 41 (donna) - 43 (uomo) cm potrebbe rappresentare un fattore predittivo di difficile intubazione tracheale e/o ventilazione in maschera facciale.

Lo Score di El-Ganzouri (**Tabella 2.12**) indica la probabilità di laringoscopia diretta difficile (alta o bassa) e prende in considerazione il peso corporeo, la mobilità del distretto testa-collo, l'apertura buccale, la capacità di sublussazione mandibolare, la distanza tireo-mentoniera, le Classi di Mallampati e l'anamnesi positiva per difficoltà all'intubazione. Un score ≥4 risulta maggiormente predittivo per intubazione difficile rispetto ad una Classe di Mallampati >2. Questo score è applicabile anche per la valutazione nel paziente obeso.

La valutazione di un possibile grado di difficoltà nella ventilazione in maschera facciale (**Tabella 2.13**) rappresenta uno step cruciale per il mantenimento di una adeguata ossigenazione del paziente in anestesia generale in corso di difficoltà di gestione della via aerea.

In **Tabella 2.14** sono riportati i criteri predittivi indipendenti per la difficoltà di ventilazione in maschera facciale.

Valutazione dell'Apparato Respiratorio

Le complicanze polmonari postoperatorie (PPCs) rappresentano eventi avversi comuni che aumentano i tassi di morbilità e mortalità postchirurgica, in particolare tra i pazienti affetti da patologie polmonari preesistenti.

Dopo un intervento di chirurgia maggiore non cardio-toracica, le complicanze polmonari rappresentano le complicanze più comuni, con una percentuale variabile tra il 2% ed il 19%.

Le PPCs possono essere classificate in maggiori e minori, a seconda della loro potenziale mortalità.

Tra le varie PPCs la più grave è l'insufficienza respiratoria, che è caratterizzata da una compromissione dello scambio dei gas (**Tabella 2.15**). L'insufficienza respiratoria spesso si associa a una prolungata ventilazione meccanica, a tempi di degenza prolungati in Terapia Intensiva (ICU: Intesive Care Unit) e complicanze associate ad un aumento della mortalità.

Gli strumenti più importanti per la stima del rischio per le PPCs durante una valutazione preoperatoria sono una anamnesi accurata ed approfondita e un esame obiettivo seguito da test di laboratorio mirati.

I **fattori di rischio** (**Tabella 2.16**) per lo sviluppo di PPCs possono essere *"correlati al paziente"* o *"intraoperatori"*.

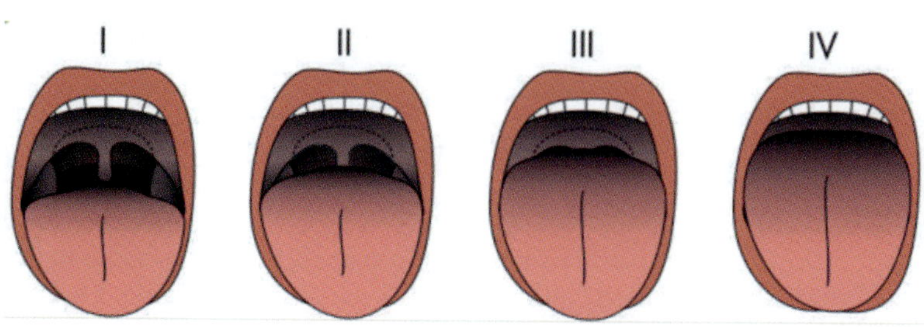

Figura 2.2 Classi di Mallampati.

Tabella 2.12 Score di El - Ganzouri.

Parametro	Score 0	Score 1	Score 2
Peso (kg)	< 90	90-110	> 110
Mobiltà testa/collo (°)	> 90	90 +/- 10	< 80
DII (cm)	≥ 4	< 4	
Sublussazione	Possibile	Non possibile	
DTM (cm)	> 6,5	6-6,5	< 6
Classe di Mallampati	1	2	3
Pregressa intubazione difficile	No	Possibile	Nota
Score ≥ 4: probabile intubazione difficile; Score < 4: improbabile intubazione difficile.			

Tabella 2.13 Gradi di difficoltà della ventilazione in maschera facciale.

Grado di difficoltà	Parametro
1	Ventilabile in maschera facciale (MF)
2	Ventilabile in MF con l'ausilio di una cannula oro-faringea, con o senza bloccanti neuro-muscolari (BNM)
3	Difficile ventilabilità in MF (inadeguata, discontinua o richiedente 2 operatori), con o senza BNM
4	Impossibile la ventilazione in maschera facciale, con o senza bloccanti neuromuscolari

Tabella 2.14 Criteri di difficoltà della ventilazione in maschera facciale.

Grado di difficoltà 3					
BMI > 30 kg/m2	Presenza di barba	Classe Mallampati III-IV	Età ≥ 57 anni	Sublussazione mandibolare molto limitata	Russamento
Grado di difficoltà 3 o 4 e intubazione difficile					
BMI > 30 kg/m2	Collo corto e tozzo	Sindrome delle apnee notturne	Sublussazione mandibolare molto limitata	Russamento	

Tabella 2.15 Classificazione delle PPCs.

PPCs maggiori:	PPCs minori:
Insufficienza respiratoria acuta	Atelectasie clinicamente significative
Necessità di ventilazione e/o intubazione ≥ 48 ore	Tracheobronchite purulenta
Polmonite	Broncospasmo e/o esacerbazione della malattia polmonare cronica sottostante
Aritmie postoperatorie e/o insufficienza cardiaca	
Instabilità emodinamica in pazienti con patologia vascolare polmonare	
Peggioramento clinico della Sindrome delle Apnee Ostruttive (OSA)	

Tabella 2.16 Fattori di rischio delle PPCs.

Fattori di Rischio Correlati al Paziente	Fattori di Rischio Intraoperatori
Età	Sito chirurgico e durata della chirurgia
Esposizione tabagica	Regime chirurgia (chirurgia di elezione, urgenza, emergenza)
BPCO	Anestesia generale (bloccanti neuromuscolari)
Classe NYHA II e/o ipertensione polmonare	
OSAS moderate/gravi	
Stato nutrizionale	

Il rischio di insufficienza respiratoria postoperatoria può essere stimata sulla base delle condizioni cliniche del paziente e sulla base della saturazione arteriosa di ossigeno (SpO_2) misurata con la pulsossimetria.

I predittori di insufficienza respiratoria postoperatoria sono elencati in **Tabella 2.17**.

La stima del rischio di PPCs può inoltre esser calcolata mediante un semplice score come indicato nella **Tabella 2.18**.

Anamnesi, esame obiettivo e le indagini laboratoristico-strumentali sono essenziali per tutti i pazienti da sottoporre a chirurgia elettiva per stimare la riserva polmonare preoperatoria e la gravità della compromissione polmonare.

Particolare attenzione deve esser posta all'indagine sull'esposizione tabagica, all'esposizione a farmaci tossici polmonari (es. bleomicina e amiodarone) oppure a contaminanti ambientali/professionali (ad es. polvere di carbone, fumo passivo, amianto).

In relazione all'esposizione tabagica sarebbe auspicabile la cessazione del fumo per **almeno 4 settimane** prima dell'intervento; una sospensione più breve non risulta associata ad una riduzione dell'incidenza delle PPCs.

Una stima della capacità funzionale prima della comparsa di dispnea è un buon indicatore delle condizioni cliniche cardiopolmonari del paziente.

Se un paziente è in grado di salire due rampe di scale o camminare 350-400 m ad un ritmo ragionevole (5 Km/h) senza dispnea, supera i quattro equivalenti metabolici che sono necessari per essere candidabili alla chirurgia elettiva. Livelli inferiori di tolleranza allo sforzo aumentano il rischio di complicanze cardiache e polmonari. Il 6 Minutes Walking Distance test (6MWD) può essere uno strumento utile di valutazione funzionale per la previsione di PPC.

La BPCO rappresenta un fattore di rischio indipendente ben noto per lo sviluppo di PPCs dopo chirurgia toracica ed extra-toracica.

In questi pazienti una alterazione dell'esame obiettivo, comprendente una riduzione del murmure vescicolare e/o la presenza di ronchi, rantoli e sibili, rappresenta il più forte predittore per lo sviluppo di PPCs.

Sebbene le patologie polmonari restrittive, siano esse intra-polmonari (es. resezioni polmonari, sarcoidosi, fibrosi polmonare idiopatica) che extra-polmonari (es. obesità, scoliosi grave, pectum excavatum), rappresentino un fattore di rischio per PPCs, le raccomandazioni per la gestione perioperatoria ad oggi risultano scarse.

In entrambi i casi **non è raccomandato** eseguire di routine la radiografia del torace ed i test spirometrici nella valutazione preoperatoria dei pazienti da sottoporre a chirurgia extra-toracica, poiché raramente modificano la gestione perioperatoria.

La fisiokinesiterapia respiratoria sembra ridurre l'incidenza di atelectasie e complicanze infettive.

Utile l'indagine emogasanalitica preoperatoria per la valutazione delle condizioni basali.

L'anestesia generale e la ventilazione meccanica possono esacerbare l'iperattività bronchiale nelle patologie ostruttive e la risposta infiammatoria nelle patologie restrittive aumentando l'incidenza di complicanze infettive post-operatorie, di weaning prolungato e di intubazione imprevista. Resta controverso il timing ottimale per l'estubazione (paziente completamente sveglio vs paziente sedato con completo recupero dell'attività respiratoria e dei riflessi di protezione delle vie aeree).

Quando possibile sarebbe opportuno privilegiare l'utilizzo di tecniche di anestesia/analgesia loco-regionale.

Tabella 2.17 Fattori di previsione della insufficienza respiratoria postoperatoria.

Fattori di rischio correlati al paziente		**Punteggio**
SpO_2	> 96%	-
	91-95%	7
	< 90%	10
Sintomi respiratori	-	10
Insufficienza cardiaca	No	-
	NYHA 1	3
	NYHA ≥ 2	8
Epatopatia cronica	-	8
Fattori di rischio correlati alla procedura		**Punteggio**
Emergenza	-	12
Chirurgia	Periferica	-
	torace/addome superiore (VL)	3
	Addome superiore open	7
	Toracica open	12
Durata della procedura (ore)	≤ 2	-
	2-3	5
	> 3	10
Rischio insufficienza respiratoria postoperatoria	**Punteggio totale**	**Incidenza (%)**
Basso	< 12	1,1 (0,7-1,5)
Modorato	12-22	4,6 (3,4-5,6)
Alto	≥ 23	18,8 (15,8-21,8)

Tabella 2.18 Fattori di rischio di PPCs correlati al paziente e relativo valore di score.

Fattori di rischio correlati al paziente	**Score di rischio**
ASA ≥ 3	3
Chirurgia in regime di emergenza	3
Procedura ad alto rischio	2
Insufficienza cardiaca	2
Patologia polmonare cronica	1
Punteggio	**Probabilità di reintubazione**
0	0,12
1-3	0,45
4-6	1,64
7-11	5,86

L'**ipertensione polmonare** (PH: pressione media polmonare $\geq$ 25 mmHg) costituisce un fattore di rischio significativo per lo sviluppo di insufficienza cardiaca cronica, instabilità emodinamica, sepsi ed insufficienza respiratoria.

Questi pazienti richiedono supporti ventilatori prolungati e presentano una più lunga degenza di Terapia Intensiva, nonché un aumento della mortalità.

L'inquadramento della patologia prevede la diagnosi eziologica e la definizione della gravità.

In caso di patologia sospetta o nel caso in cui non sia disponibile una valutazione ecocardiografica recente (entro 6 mesi) è opportuno richiedere una visita cardiologica mirata.

In caso di pazienti in classe NYHA $\geq$ 3 è auspicabile differire il più possibile l'atto chirurgico al fine di ottimizzare le condizioni basali del paziente.

La gestione perioperatoria prevede un monitoraggio emodinamico avanzato, onde evitare la vasocostrizione polmonare (es. ipossia, ipercapnia, PEEP > 15 mmHg, pressioni inspiratorie > 30 mmHg) e la riduzione iatrogena del precarico.

Tutti i candidati a chirurgia o a procedura invasiva in sedazione devono essere sottoposti a screening mirato per la **Sindrome delle Apnee Ostruttive del Sonno (OSAS)**, data l'elevata prevalenza della patologia e l'alto numero di individui senza diagnosi al ricovero. L'approfondimento diagnostico dello specialista di malattie del sonno è raccomandato per ogni paziente con sospetto di OSAS candidato a chirurgia elettiva rinviabile. Ma gli studi polisonnografici (PSG) o in seconda scelta l'uso di sistemi portatili domiciliari (PM Type 3) vengono spesso limitati da diversi fattori, quali l'inconveniente dei lunghi tempi di attesa, la necessità di dover ricorrere a strutture specialistiche e un elevato costo aggiuntivo. Strumenti di più semplice gestione nella valutazione preoperatoria sono i questionari: tra essi, lo STOP-Bang (**Tabella 2.19**) ha dimostrato la sua efficacia come triage tool nell'ambito di una strategia perioperatoria volta a ridurre il rischio.

In alcune categorie di pazienti (STOP-Bang $\geq$ 3 con BMI >35 e obesità centrale, SpO_2 <90% con FiO_2 0,21 in posizione supina e seduta, o BMI >50), un dosaggio aumentato dei bicarbonati sierici (>27 mmol/l) aumenta la specificità di predizione di OSAS moderata-grave.

Per la stratificazione del rischio postoperatorio occorre considerare:
1. la severità dell'OSAS (diagnosticata o sospetta);
2. la tipologia dell'intervento chirurgico;
3. il tipo di anestesia e la prevista richiesta di oppioidi postoperatori.

L'integrazione dei suddetti fattori determina tre differenti profili di rischio con conseguente gestione perioperatoria personalizzata, adeguata alla tipologia di paziente, alla gravità dell'OSA e alla gestione farmacologica per l'intervento programmato. Il profilo di rischio è ottenuto dalla somma dei punteggi attribuiti a singoli parametri:
- Rischio postoperatorio molto aumentato: terapia intensiva.
- Rischio postoperatorio aumentato: recovery room (o altro ambiente monitorizzato).
- Rischio postoperatorio non aumentato: reparto di degenza con monitoraggio SpO_2.

L'uso della Continous Positive Airway Pressure (CPAP) domiciliare, purché adeguatamente adattata e tollerata, quindi efficace, migliora le condizioni preoperatorie dei pazienti con OSAS; tali benefici si estendono anche al postoperatorio quando la terapia viene proseguita in RR ed in reparto.

Tabella 2.19 Questionario STOP-BANG.

Snoring	Russa rumorosamente tanto da esser sentito a porta chiusa?	SI-NO
Tiredness	Si sente spesso stanco/affaticato/assonnato nelle ore diurne?	SI-NO
Observed apnea	Sono mai stati osservati episodi di apnea?	SI-NO
Pressure	Soffre di ipertensione?	SI-NO
Body mass index	BMI > $35 kg/m^2$	SI-NO
Age	Ha più di 50 anni?	SI-NO
Neck circumference	Circonferenza collo > 41 cm per le donne e > 43 cm per gli uomini	SI-NO
Gender	Genere maschile?	SI-NO

La presenza di eventuali comorbidità mal controllate (obesità patologica, insufficienza respiratoria, cardiopatia ischemica, fibrillazione atriale o altre aritmie, ipertensione arteriosa refrattaria, ipertensione polmonare, stroke o TIA) va ad aumentare il rischio postoperatorio calcolato; la presenza di ipercapnia ≥ 50 mmHg peggiora il rischio perioperatorio potendo evidenziare una insufficienza respiratoria sottostante o Obesity Hypoventilation Syndrome (OHS). Un adeguato approfondimento diagnostico e l'eventuale ottimizzazione preoperatoria sono condizionati dal grado di urgenza dell'intervento e il percorso andrebbe condiviso con il paziente e il chirurgo: quando lo studio e l'ottimizzazione preoperatori auspicabili non siano attuabili in tempi utili, il paziente va informato in modo esaustivo della valutazione rischi-benefici e della strategia terapeutica indicata e deve esprimere un chiaro consenso informato.

Le linee guida di riferimento consigliano di riportare nella cartella anestesiologica il rischio perioperatorio del paziente e le strategie da adottare per la sua corretta gestione (**Figura 2.3**).

Valutazione dell'Apparato Cardiovascolare

La richiesta di una standardizzazione nella valutazione preoperatoria e nel trattamento di pazienti cardiopatici da sottoporre a chirurgia non cardiaca riflette l'incremento delle procedure chirurgiche in pazienti di età sempre più avanzata.

Il rischio di complicanze perioperatorie dipende infatti dalla presenza di comorbilità, dalle condizioni del paziente prima della chirurgia e dalla tipologia, dall'entità, dalla durata e dall'urgenza della procedura chirurgica. La chirurgia non cardiaca è associata ad un tasso di complicanze del 7-11% e ad una mortalità dello 0,8-1,5% in relazione alle misure di sicurezza adottate. Fino al 42% di questi eventi sono rappresentati da complicanze cardiache.

Valutazione Funzionale

La stima della capacità funzionale è un momento fondamentale nella valutazione cardiologica preoperatoria ed è misurata in equivalenti metabolici (METs) necessari allo svolgimento di alcune attività fisiche specifiche (**Tabella 2.20**).

Un MET rappresenta la domanda metabolica basale. Il discriminante metabolico è un METs <4 perché indicativo di una scarsa capacità funzionale ed associato ad una maggiore incidenza di eventi cardiaci postoperatori.

Fattori di Rischio Cardiovascolare

Tutti i pazienti possono essere raggruppati in tre categorie in base alla presenza di fattori di rischio cardiovascolari, definiti rispettivamente maggiori intermedi e minori.

Fattori di Rischio Maggiori:

- Sindromi coronariche instabili: infarto miocardico acuto (<30 giorni) con evidenza clinica o strumentale di ischemia residua, angina instabile o invalidante.
- Insufficienza cardiaca scompensata.
- Valvulopatia grave.
- Aritmie gravi: blocco atrio-ventricolare avanzato, aritmie ventricolari sintomatiche, aritmie sopraventricolari con risposta ventricolare non controllata.

Fattori di Rischio Intermedi:

- Angina stabile o controllata.
- Infarto miocardico pregresso.
- Insufficienza cardiaca compensata o pregresso scompenso cardiaco.
- Diabete mellito.

Fattori di Rischio Minori:

- Età avanzata.
- ECG anormale.
- Ridotta capacità funzionale.
- Pregresso ictus ischemico.
- Ipertensione arteriosa non controllata dalla terapia o non trattata.

Ipertensione Arteriosa

L'ipertensione isolata costituisce solo un fattore di rischio indipendente minore per eventi avversi cardiovascolari nella chirurgica non cardiaca.

Nel contesto della ipertensione isolata differire o annullare la chirurgia per eseguire test cardiaci addizionali è generalmente non necessario o non auspicabile.

Le più recenti raccomandazioni per la gestione perioperatoria del paziente iperteso sono riassunte di seguito:

- La terapia cronica con beta-bloccanti deve essere continuata nel periodo perioperatorio.
- La terapia anti-ipertensiva domiciliare deve esser mantenuta fino all'intervento.
- Nei pazienti ipertesi da sottoporre a chirurgia maggiore può essere considerata la sospensione della terapia con ACE-inibitori o sartanici.
- Nei pazienti da sottoporre a chirurgia maggiore elettiva con rilievo di PAS > 180 mmHg o PAD > 110 mmHg può essere considerato il differimento della chirurgia.

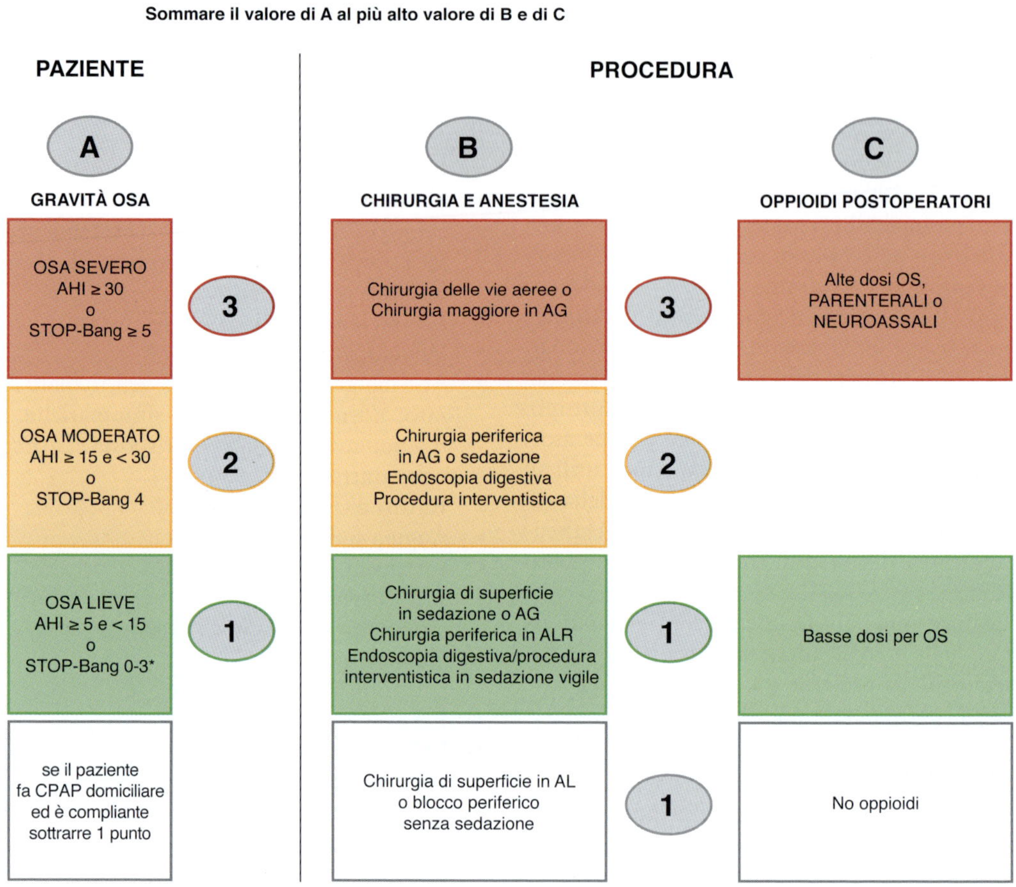

	CALCOLO SCORE DI RISCHIO POSTOPERATORIO
5-6	Molto aumentato → ICU
4	Aumentato → PACU / RR
0-3	Non aumentato → REPARTO con SpO_2 possibilmente + Frequenza respiratoria / $EtCO_2$

Figura 2.3 Calcolo score di rischio postoperatorio del paziente con OSA.
AHI: Apnea Hypopnea Index calcolato come numero complessivo di apnee/numero ore di sonno (Normale: AHI <5; Lieve: 5≤ AHI ≤15; Moderato: 15≤ AHI ≤30; Grave: AHI ≥30)
ICU: intensive care unit; PACU: post anesthesia care unit; RR: recovery room
AL: anestesia locale; ALR: anestesia loco-regionale; AG: anestesia generale
$EtCO_2$: end-tidal CO_2

- La brusca interruzione della terapia cronica con beta-bloccanti o clonidina può risultare dannosa.
- Non intraprendere una terapia con beta-bloccanti de novo il giorno stesso della chirurgia.

Scompenso Cardiaco

Il valore predittivo dello scompenso cardiaco (HF: heart failure) per eventi cardiaci perioperatori è ormai ampiamente riconosciuto. Nella valutazione di questi pazienti una anamnesi ed un esame clinico accurati sono fondamentali per determinare l'eziologia e definire la gravità dello scompenso cardiaco. Una delle classificazioni funzionali maggiormente utilizzate è la New York Heart Association (NYHA, **Tabella 2.21**).

Tabella 2.20 Equivalenti metabolici.

MET	Attività fisica
1	Accudire la propria persona (alimentarsi, vestirsi, camminare dentro casa, camminare in piano a bassa velocità)
4	Lavoro domestico poco faticoso (lavare i piatti, spolverare) Salire un piano di scale
> 4	Salire due rampe di scale, camminare in piano a velocità sostenuta, lavoro domestico faticoso (spostare i mobili e lavare i pavimenti), attività sportiva moderata (golf, ballo, tennis in doppio)
> 10	Attività sportiva intensa (nuoto, sci, calcio, tennis in singolo)

Le più recenti linee guida per la valutazione del paziente cardiopatico da sottoporre a chirurgia non cardiaca raccomandano quanto segue:

- In pazienti con HF sospetto o stabilizzato, programmati per chirurgia non cardiaca a rischio intermedio/elevato, è raccomandata la valutazione ecocardiografica transtoracica della funzionalità del ventricolo sinistro e/o la valutazione del peptide natriuretico atriale.
- In pazienti con HF sospetto o stabilizzato, programmati per chirurgia non cardiaca a rischio intermedio/elevato, è raccomandata l'ottimizzazione farmacologica con beta-bloccanti, ACE-inibitori/sartanici, anti-aldosteronici e diuretici.
- In pazienti con HF di recente diagnosi, programmati per chirurgia non cardiaca a rischio intermedio/elevato, è raccomandato procrastinare, dove possibile, la chirurgia di almeno 3 mesi al fine di ottimizzare la funzione ventricolare sinistra.
- Proseguire la terapia con beta-bloccanti durante tutto il periodo perioperatorio. La terapia con ACE-inibitori/sartanici può essere sospesa il giorno dell'intervento in relazione ai valori pressori del paziente; in alternativa è necessario un adeguato monitoraggio emodinamico.

Fattori di Rischio Chirurgico

In relazione al rischio cardiaco le procedure chirurgiche possono esser divise, in relazione alla stima dell'incidenza di eventi cardiovascolari maggiori a 30 giorni (infarto miocardico, morte cardiaca), in basso, intermedio ed alto rischio (**Tabella 2.22**).

L'incidenza di eventi cardiaci avversi è rispettivamente < 1%, 1-5%, > 5%.

Negli ultimi 30 anni sono stati sviluppati diversi indici di rischio, basati su analisi multivariate di dati osservazionali, che mettono in relazione caratteristiche cliniche del paziente con mortalità e morbilità cardiaca nel periodo perioperatorio. Tra questi si annovera il Revised Cardiac Risk Index, o Score di Lee (**Tabella 2.23**). Esso prende in considerazione sei variabili, di cui cinque cliniche ed una correlata al tipo di chirurgia, e rappresenta uno strumento di stima delle complicanze cardiovascolari del paziente cardiopatico da sottoporre a chirurgia non cardiaca.

Le complicanze cardiovascolari postoperatorie sono rappresentate dall'infarto miocardico, dall'edema polmonare acuto, dalla fibrillazione ventricolare, dall'embolia polmonare e dall'arresto cardio-respiratorio (ACR).

Recentemente è stato sviluppato un nuovo modello predittivo per valutare il rischio di

Tabella 2.21 Classificazione funzionale NYHA.

Classificazione NYHA
Classe I: nessuna limitazione all'attività fisica
Classe II: asintomatico a riposo. Lieve limitazione all'attività fisica (attività ordinaria associata a dispnea, fatica o palpitazioni)
Classe III: asintomatico a riposo. Forte limitazione all'attività fisica (attività inferiore all'ordinaria associata a dispnea, fatica o palpitazioni)
Classe IV: sintomatico a riposo.

Tabella 2.22 Classificazione del rischio chirurgico stimato sul tipo di chirurgia.

Basso Rischio	Rischio Intermedio	Alto Rischio
Chirurgia di superficie Chirurgia della mammella Chirurgia odontoiatrica Chirurgia tiroidea Chirurgia oculare Chirurgia ricostruttiva Chirurgia della carotide asintomatica (CAS/CEA) Chirurgia ginecologica minore Chirurgia ortopedica minore Chirurgia urologica minore	Chirurgia intraperitoneale (splenectomia, plastica ernia iatale, colecistectomia) Chirurgia della carotide sintomatica (CAS/CEA) Angioplastica arteriosa periferica Chirurgia vascolare endoscopica Chirurgia testa-collo Neurochirurgia e chirurgia ortopedica maggiore (chirurgia della colonna e dell'anca) Chirurgie urologica e ginecologica maggiore Chirurgia toracica minore Trapianto renale	Chirurgia aortica e vascolare maggiore Rivascolarizzazione open, amputazione, trombectomia degli arti inferiori Chirurgia duodenopancreatica Resezione epatica, resezione delle vie biliari Esofagectomia Perforazione intestinale Chirurgia surrenalica Cistectomia Pneumonectomia Trapianto di fegato o di polmone

(CAS: carotid artery stenting, CEA: carotid endarterectomy)

infarto miocardico o di arresto cardiaco intra e postoperatorio, utilizzando il database NSQIP (National Surgical Quality Improvement Program) dell'America College of Surgeons. Questo modello si presenta come un calcolatore di rischio interattivo (www.surgicalriskcalculator.com/miocardiacarrest) che mette in relazione le seguenti variabili:

- Tipo di chirurgia e regime chirurgico (elezione/urgenza/emergenza).
- Età del paziente e stato funzionale (indipendente o parzialmente/totalmente dipendente).
- Classe ASA.
- Uso cronico di terapia corticosteroidea.
- Ascite nei 30 giorni precedenti all'intervento.
- Sepsi nelle 48 ore precedenti all'intervento.
- Dipendenza dalla ventilazione meccanica.
- Patologia neoplastica disseminata.
- Diabete mellito ed eventuale terapia.
- Ipertensione arteriosa.
- Scompenso cardiaco nei 30 giorni precedenti all'intervento.
- Dispnea e sue cause di insorgenza.
- Esposizione tabagica.
- BPCO.
- Trattamento dialitico.
- Insufficienza renale acuta.
- Indice di massa corporea (BMI).

L'analisi integrata di queste variabili fornisce una stima individuale delle possibili complicanze postoperatorie tra cui le complicanze cardiovascolari maggiori, le complicanze infettive, polmonari, la probabilità di danno renale acuto, la necessità di reintervento, l'impegno infermieristico nella gestione del paziente e la durata di degenza in ospedale.

L'utilizzo dello Score di Lee e/o del NSQIP model è raccomandato per la stratificazione del rischio cardiovascolare perioperatorio.

Tabella 2.23 Score di Lee.

Score di Lee	Punteggio
Chirurgia ad alto rischio	1
Cardiopatia ischemica	1
Scompenso cardiaco	1
Malattia cerebrovascolare	1
Diabete mellito in terapia insulinica	1
Disfunzione renale (creatinina sierica > 2 mg/dl o > 170 mmol/l)	1

Aritmie Cardiache

Le aritmie sono una causa significativa di morbilità e mortalità nel periodo perioperatorio. Sebbene i meccanismi per le aritmie nei pazienti con cardiopatia strutturale siano ragionevolmente ben definiti, l'influenza dello squilibrio fisiologico transitorio nei pazienti sottoposti a chirurgia è meno certa. Le aritmie come la fibrillazione atriale (AF) e la tachicardia ventricolare (VT) spesso indicano una sottostante cardiopatia strutturale; pertanto il riscontro preoperatorio di tali aritmie dovrebbe portare ad una valutazione specialistica prima dell'intervento chirurgico.

Le aritmie ventricolari, compresi i battiti prematuri ventricolari (VPB) e la tachicardia ventricolare (VT) sono particolarmente comuni nei pazienti ad alto rischio. La VT monomorfa può derivare da cicatrici miocardiche e la VT polimorfa è un risultato comune dell'ischemia miocardica acuta. Il rilevamento preoperatorio di queste aritmie dovrebbe quindi condurre ad una valutazione specialistica.

Aritmie ventricolari sostenute ed emodinamicamente instabili (tachicardia ventricolare, torsione di punta) necessitano di un trattamento preoperatorio tempestivo secondo protocolli specifici trattati in altra sede (Protocolli Advanced Life Support).

Le più recenti linee guida per la valutazione del paziente cardiopatico da sottoporre a chirurgia non cardiaca raccomandano quanto segue:

- Proseguire la terapia anti-aritmica nel periodo immediatamente precedente alla chirurgia.
- I farmaci antiaritmici sono raccomandati per i pazienti con VT sostenuta, a seconda delle caratteristiche del paziente.
- I farmaci antiaritmici non sono raccomandati per i pazienti con battiti ventricolari prematuri.

Le aritmie sopraventricolari e la AF sono più comuni delle aritmie ventricolari nel periodo perioperatorio. L'eziologia di queste aritmie è multifattoriale.

Le più recenti linee guida per la valutazione del paziente cardiopatico da sottoporre a chirurgia non cardiaca raccomandano quanto segue:

- Non è raccomandato alcun trattamento per sopprimere i battiti prematuri sopraventricolari
- Proseguire con la terapia antiaritmica per os prima dell'intervento chirurgico.
- Effettuare la cardioversione elettrica in caso di instabilità emodinamica.
- Per la gestione della AF, i beta-bloccanti e i bloccanti dei canali del calcio (verapamil, diltiazem) sono i farmaci di scelta per il controllo della frequenza.
- L'amiodarone può essere usato come farmaco di prima linea in pazienti con insufficienza cardiaca.
- Si raccomandano manovre vagali e terapia antiaritmica in caso di tachicardia sopraventricolare emodinamicamente stabile.
- La terapia anticoagulante va valutata sulla base della clinica del singolo paziente.

Le bradiaritmie perioperatorie sono generalmente responsive alla terapia farmacologica short-term; raramente è richiesto un pacing cardiaco temporaneo. Il pacing preventivo prima della chirurgia non cardiaca non è comunemente indicato.

La stabilizzazione preoperatoria della stimolazione cardiaca temporanea o permanente può essere appropriata per i pazienti con blocco cardiaco completo o episodi asistolici sintomatici.

Le indicazioni per i pacemaker temporanei durante il periodo perioperatorio sono generalmente le stesse di quelle per i pacemaker permanenti.

I pazienti con un pacemaker (PM) permanente possono essere sottoposti ad intervento chirurgico in sicurezza se vengono prese le opportune precauzioni. L'utilizzo del bisturi monopolare rappresenta un rischio significativo, poiché lo stimolo elettrico generato può inibire o può riprogrammare il pacemaker. Questi problemi possono essere evitati o ridotti al minimo utilizzando un bisturi bipolare posizionando correttamente la piastra di messa a terra per il circuito elettrico.

In pazienti totalmente dipendenti da PM, il device dovrebbe esser impostato in modalità asincrona mediante il posizionamento di un magnete esterno.

Nei pazienti, il cui ritmo di base è parzialmente dipendente dal PM, il device dovrebbe essere rivalutato dopo l'intervento chirurgico, al fine di garantire appropriate soglie di stimolazione e di programmazione.

In caso di defibrillatore impiantabile (PM-ICD), il device deve essere disattivato durante l'intervento chirurgico per la possibile interferenza con l'elettrbisturi.

La funzione del defibrillatore di un PM-ICD può essere temporaneamente disattivata posizionando un magnete sopra il device. Mentre il dispositivo è disattivato, dovrebbe essere immediatamente disponibile un defibrillatore esterno.

Nell'ambito della corretta valutazione preoperatoria in pazienti portatori di PM o PM-ICD è necessario indagare la causa che ha portato all'impianto, la frequenza dei controlli del device (annuali o semestrali) ed è necessario reperire l'ultima visita di controllo che attesti il corretto funzionamento del device stesso, lo stato delle batterie e la modalità con cui in device è impostato.

Patologia Ischemica

L'obiettivo primario della rivascolarizzazione miocardica a scopo profilattico consiste nella pre-

venzione dell'infarto miocardico (MI) perioperatorio potenzialmente fatale. Se da un lato tale procedura è particolarmente efficace nel trattamento della stenosi coronarica di grado severo, dall'altro non è in grado di prevenire la rottura della placca vulnerabile in risposta allo stress chirurgico, responsabile di almeno la metà degli eventi fatali di MI perioperatorio.

Le più recenti linee guida per la valutazione del paziente cardiopatico da sottoporre a chirurgia non cardiaca raccomandano quanto di seguito riportato.

Raccomandazioni sul timing della chirurgia non cardiaca in pazienti con patologia cardiaca stabile/asintomatica precedentemente sottoposti a rivascolarizzazione miocardica

- Ad eccezione dei pazienti ad alto rischio, i pazienti asintomatici sottoposti a rivascolarizzazione miocardica mediante by-pass aortocoronarico (CABG) nei 6 anni precedenti alla chirurgia non cardiaca non necessitano di valutazione angiografica preoperatoria.
- Nei pazienti sottoposti a rivascolarizzazione miocardia percutanea (PTCA) con stent metallico (BMS) la chirurgia non cardiaca elettiva può esser effettuata da un minimo di 4 settimane a partire dal posizionamento dello stent e idealmente dopo 3 mesi dall'impianto.
- Nei pazienti sottoposti a rivascolarizzazione miocardia percutanea (PTCA) con stent medicato (DES) la chirurgia non cardiaca elettiva può esser effettuata a partire da 1 anno dall'impianto. Questa tempistica può esser ridotta a 6 mesi in caso di DES di ultima generazione.
- Nei pazienti che hanno avuto una recente angioplastica con sola dilatazione da palloncino (POBA), la chirurgia elettiva non cardiaca può esser effettuata dopo almeno 2 settimane dalla procedura.

Raccomandazioni per la rivascolarizzazione miocardica preventiva in pazienti con patologia cardiaca stabile/asintomatica

- La rivascolarizzazione miocardica preventiva prima di un intervento chirurgico ad alto rischio può essere presa in considerazione, a seconda dell'entità del deficit di perfusione indotto dallo stress chirurgico.
- Non è raccomandata la rivascolarizzazione miocardica preventiva prima di un intervento chirurgico ad intermedio e basso rischio in pazienti con patologia cardiaca stabile.

Raccomandazioni sulla rivascolarizzazione miocardica di routine in pazienti con sindrome coronarica acuta senza sovraslivellamento del tratto ST (NSTE-ACS)

- La priorità chirurgica deve esser discussa da un team multidisciplinare in caso di pazienti che necessitano sia di una rivascolarizzazione urgente sia di un intervento chirurgico per chirurgia non cardiaca.
- Nei pazienti sottoposti a chirurgia non cardiaca, il trattamento medico aggressivo e la rivascolarizzazione miocardica secondo le linee guida su NSTE-ACS sono raccomandati dopo l'intervento chirurgico.
- È raccomandato l'utilizzo di stents o palloncini di ultima generazione qualora la rivascolarizzazione miocardica debba essere eseguita prima della chirurgia non cardiaca.

Patologia Valvolare Funzionale

I pazienti con patologia valvolare (VHD) sono ad aumentato rischio di complicanze cardiovascolari perioperatorie durante la chirurgia non cardiaca. Il rischio è altamente variabile, in base al tipo e alla gravità del VHD e al tipo di chirurgia non cardiaca.

L'ecocardiografia deve essere eseguita in qualsiasi paziente con VHD. La determinazione della capacità funzionale è un passo fondamentale nella valutazione del rischio preoperatorio, misurata da un test ergometrico o da una valutazione funzionale (METs). Il corretto iter terapeutico dovrebbe esser condiviso da un team multidisciplinare che coinvolga anestesisti, cardiologi, cardiochirurghi e chirurghi.

Indicazioni al trattamento cardiochirurgico della VHD

Insufficienza valvolare aortica e patologia della radice aortica.

- La cardiochirurgia è indicata nei pazienti sintomatici.
- La cardiochirurgia è indicata nei pazienti asintomatici con frazione di eiezione del ventricolo sinistro (LVEF) <50%.
- La cardiochirurgia è indicata nei pazienti con sindrome di Marfan, che hanno una patologia della radice aortica con un diametro ascendente massimo ≥50 mm, indipendentemente dall'entità del rigurgito valvolare.

Stenosi valvolare aortica.

- La cardiochirurgia è indicata nei pazienti sintomatici con area valvolare <1,0 cm^2 o gradiente medio ≥40 mmHg o velocità di picco ≥4,0 m/s.
- La cardiochirurgia è indicata in pazienti sintomatici con basso flusso severo, con stenosi aortica a basso gradiente (<40 mmHg) e ridotta frazione di eiezione ed evidenza di riserva di flusso contrattile che esclude una pseudostenosi.
- La cardiochirurgia è indicata in pazienti asintomatici con stenosi valvolare grave e ridotta LVEF non dovuta ad altra causa.
- La cardiochirurgia è indicata in pazienti asintomatici con stenosi valvolare grave e test ergometrico patologico.

Insufficienza valvolare mitralica.

- La cardiochirurgia è indicata in pazienti sintomatici con LVEF > 30%.
- La cardiochirurgia è indicata in pazienti asintomatici con disfunzione ventricolare sinistra (LVESD ≥45 mm e / o LVEF ≤60%).

Stenosi valvolare mitralica.

- Il trattamento percutaneo o la cardiochirurgia sono indicati nei pazienti sintomatici con stenosi valvolare (area valvolare <1,5 cm^2) clinicamente significativa (grave o moderata).

Patologia della valvola tricuspide.

- La cardiochirurgia è indicata in pazienti sintomatici con insufficienza tricuspidalica primaria isolata con o senza grave disfunzione del ventricolo destro.
- La cardiochirurgia è indicata in pazienti sintomatici con stenosi tricuspidalica grave.

Le più recenti linee guida raccomandano quanto segue:

- La valutazione clinica ed ecocardiografica è raccomandata in tutti i pazienti con VHD nota o sospetta, che sono programmati per un intervento chirurgico elettivo non cardiaco intermedio o ad alto rischio.
- La sostituzione della valvola aortica è raccomandata nei pazienti sintomatici con grave stenosi aortica, in attesa di intervento elettivo per chirurgia non cardiaca, a condizione che non siano ad elevato rischio di un esito avverso per la chirurgia non valvolare.
- Nei pazienti asintomatici con stenosi aortica grave deve essere presa in considerazione una chirurgia elettiva non cardiaca a rischio basso o intermedio in caso di assenza di pregresso trattamento invasivo sulla valvola aortica.
- Nei pazienti sintomatici con stenosi aortica grave programmati per chirurgia elettiva non cardiaca, l'impianto di valvola percutanea (TAVI) o la valvuloplastica aortica con palloncino dovrebbero essere considerati dal gruppo di esperti se sono ad elevato rischio di esito avverso per chirurgia non valvolare.
- La chirurgia elettiva non cardiaca deve essere presa in considerazione nei pazienti con rigurgito valvolare grave, in assenza di grave insufficienza cardiaca o disfunzione ventricolare sinistra.
- La commissurotomia mitralica percutanea deve essere presa in considerazione nei pazienti con stenosi mitralica grave, che presentano sintomi di ipertensione polmonare in attesa di chirurgia non cardiaca intermedia o ad alto rischio.

Patologia Valvolare Infettiva

L'endocardite infettiva (IE) è una patologia fatale. Nonostante i progressi in ambito diagnostico-terapeutico, l'IE è ancora oggi gravata da una mortalità elevata e da gravi complicanze. Il razionale della profilassi antibiotica è quello di prevenire l'insorgenza di una batteriemia transitoria dopo una procedura invasiva e la conseguente adesione dei microrganismi sulla superficie endocardica.

A partire dal 2002 si è assistito ad una progressiva restrizione delle indicazioni alla profilassi antibiotica.

I pazienti a rischio di sviluppare IE, per cui deve esser considerata una profilassi in caso di procedura ad alto rischio, sono i seguenti:

- Pazienti con protesi valvolari (incluse le valvole trans-catetere).
- Pazienti con precedente episodio di IE.
- Pazienti con cardiopatie congenite di tipo cianogeno, siano esse riparate o meno mediante impianto di materiale protesico posizionato con accesso chirurgico o per via percutanea.

La profilassi raccomandata per i pazienti adulti ad alto rischio è la seguente:

- Amoxicillina o Ampicillina: 2 g per os/ev, in monosomministrazione 30-60 minuti prima della procedura.

In caso di allergie ad amoxicillina o ampicillina:

- Clindamicina: 600 mg per os/ev, in monosomministrazione 30-60 minuti prima della procedura.

Patologia cerebrovascolare e vascolare periferica

La maggior parte della letteratura sull'ictus perioperatorio si concentra sulla chirurgia cardiaca, con un tasso di eventi che varia dal 2 al 10%, in base al tipo di intervento. Per quanto riguarda la chirurgia non cardiaca, l'ictus perioperatorio è stato riportato nello 0,08-0,7% di pazienti sottoposti a chirurgia generale, nello 0,2-0,9% dei pazienti che necessitano di chirurgia ortopedica, nello 0,6-0,9% in chirurgia toracica e nello 0,8-3,0% in chirurgia vascolare. La mortalità associata varia dal 18 al 26%.

Gli ictus perioperatori sono principalmente dovuti ad eventi di natura ischemica e la fibrillazione atriale è spesso la principale causa eziologica. I trigger includono la sospensione della terapia anticoagulante e lo stato di ipercoagulabilità correlato alla chirurgia ed alla eventuale patologia oncologica. Altre eziologie includono l'ateroembolia, di origine aortica o epiaortica e l'aterotrombosi locale in presenza di una malattia intracranica dei piccoli vasi. L'ipoperfusione correlata all'ipotensione arteriosa perioperatoria e/o alla grave stenosi dei vasi cervico-cranici è una causa insolita di ictus perioperatorio.

Le più recenti linee guida raccomandano quanto di seguito riportato:

- L'imaging carotideo e cerebrale sono raccomandati nei pazienti con una storia di attacco ischemico transitorio (TIA) o ictus cerebri nei precedenti 6 mesi.
- In pazienti con patologia carotidea è da considerare la prosecuzione della terapia antiaggregante e delle statine del periodo perioperatorio.
- Per i pazienti con patologia dei vasi extracranici sottoposti a chirurgia non cardiaca, si dovrebbero applicare le stesse indicazioni per la rivascolarizzazione carotidea come per la popolazione generale.
- L'imaging dei tronchi sovra-aortici non è raccomandato di routine in pazienti sottoposti a chirurgia non vascolare.
- I pazienti con arteriopatia periferica (PAD) devono essere valutati clinicamente per cardiopatia ischemica e, se sono presenti più di due fattori di rischio clinici (Score di Lee), devono essere presi in considerazione test da sforzo preoperatori o valutazioni di imaging.

I pazienti con PAD devono esser trattati con terapia antiaggregante e statine in accordo con le linee guida di riferimento per la patologia. Deve inoltre essere intrapresa una terapia di controllo della pressione arteriosa.

La valutazione anestesiologica dell'apparato cardiovascolare può, e talvolta deve, essere supportata dalla consulenza cardiologica. Nelle linee guida di riferimento sia europee, sia americane non viene definito un percorso per la richiesta di consulenze cardiologiche pre operatorie, né vi sono studi di appropriatezza delle stesse, pur essendo precisato che in linea generale la richiesta dovrebbe essere inspirata a criteri di efficacia nel ridurre il rischio di complicanze. Sulla base dei già descritti predittori di rischio, e sulle caratteristiche della chirurgia, è possibile individuare dei contesti clinici nei quali la consulenza cardiologica può essere opportuna (**Tabella 2.24**).

Inoltre è possibile definire un algoritmo-guida per individuare le situazioni cliniche meritevoli di valutazione cardiologica (**Figura 2.4**).

Valutazione della funzione renale

Il danno renale acuto rappresenta il 18-47% di tutte le cause di Acute Kidney Injury (AKI) che si verificano in ambito ospedaliero ed è associato ad una elevata morbilità e mortalità. Approssimativamente il 30-40% di AKI si verifica nel periodo perioperatorio. Risulta quindi di fondamentale importanza il riconoscimento dei fattori

Tabella 2.24 Indicazioni per l'appropriatezza delle richiesta di valutazione cardiologica preoperatoria.

Predittori	Rischio cardiologico della chirurgia		
	Elevato	Intermedio	Basso
Maggiori	SI	SI	Differire comunque la chirurgia
Intermedi	SI	A descrizione (METs < 4)	NO
Minori	A descrizione (METs < 4)	Su indicazione specifica	NO
Nessuno	NO	NO	NO

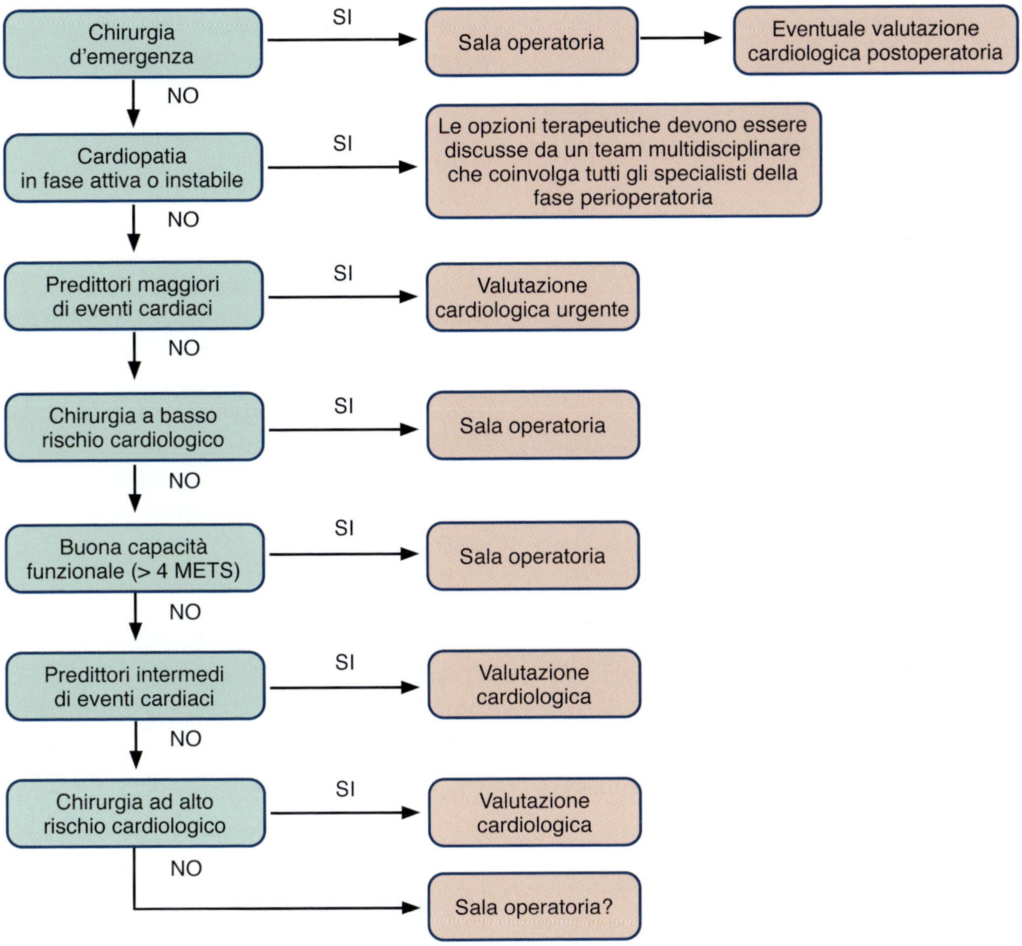

Figura 2.4

potenzialmente scatenanti e dei fattori predisponenti al fine di prevenire l'insorgenza dell'AKI (**Tabella 2.25**).

Le più recenti linee guida per la valutazione renale prevedono i seguenti punti:

- È opportuna una adeguata raccolta anamnestica per l'identificazione dei pazienti a rischio. Particolare attenzione dovrà esser posta all'utilizzo limitato di farmaci nefrotossici e dovrà esser garantita il più possibile la stabilità emodinamica.
- Dovranno esser tenuti in considerazione i risultati dei test di laboratorio (creatinina, emoglobina preoperatoria e successive variazioni

Tabella 2.25 Principali fattori di rischio per lo sviluppo di AKI perioperatoria.

Fattori di Rischio	Categoria di Rischio	Frequenza stimata di AKI
Età > 59 anni	Classe I (0 fattori di rischio)	0,3%
BMI > 32	Classe II (1 fattore di rischio)	0,5%
Chirurgia in urgenza/emergenza	Classe III (2 fattori di rischio)	1,3%
Chirurgia ad alto rischio	Classe IV (≥ 3 fattori di rischio)	≥ 4,3%
Vasculopatia periferica		
BPCO		
Patologia epatica		

nel trend) per la valutazione dei pazienti a rischio di AKI.

- È consigliato il calcolo del frazione di filtrazione glomerulare (GFR) in pazienti con alterata funzionalità renale da sottoporre a chirurgia non cardiaca.
- La somministrazione preventiva di statine non è raccomandata.

Nei pazienti con malattia renale cronica (CKD) è raccomandato quanto segue:

- In pazienti con CKD stadio 4 o 5 la terapia renale sostitutiva preoperatoria deve essere considerata per gli interventi chirurgici ad alto rischio.
- In pazienti con CKD stadio < 3 la terapia renale sostitutiva preoperatoria non è raccomandata.

In pazienti in trattamento dialitico è necessario un raccordo anamnestico mirato che vada a documentare quanto riportato di seguito:

- Timing delle sedute dialitiche.
- Presenza ed eventuale entità della diuresi residua.
- Livelli sierici di creatinina e potassio pre e post-dialitici.
- Fistola artero-venosa (FAV): sede, funzionamento, epoca di confezionamento.

Stima del Rischio Operatorio Complessivo

Come già ampiamente specificato, l'incidenza di complicanze nel periodo perioperatorio è legato principalmente alla presenza di comorbilità pre-esistenti.

L'ASA PS Score (*American Society Anesthesiologist - Physical Status*) rappresenta una classificazione internazionale che valuta il rischio anestesiologico sulla base della presenza e della gravità delle comorbilità del paziente (**Tabella 2.26**).

Nella valutazione preoperatoria occorre tuttavia valutare anche i fattori di rischio clinico (Score di Lee, NSQIP) legati alle comorbilità del paziente che, sommandosi al rischio chirurgico (chirurgia ad alto, intermedio e basso rischio), determinano l'incidenza delle possibili complicanze nel periodo postoperatorio.

Il regime (elezione/urgenza/emergenza) in cui viene effettuato l'intervento chirurgico rappresenta un ulteriore fattore aggiunto in grado di aumentare il rischio di complicanze perioperatorie. Il regime chirurgico deve essere aggiunto alla valutazione della classe ASA nel momento della valutazione preoperatoria.

Le altre malattie coesistenti

Patologie Neuro-Muscolari (NMD)

I pazienti con disturbi neuromuscolari (NMD) possono avere alterazioni delle funzioni vitali (es: debolezza dei muscoli respiratori, scoliosi, coinvolgimento cardiaco), che aumentano il rischio di procedure chirurgiche che richiedono una anestesia generale o una sedazione. Inoltre, nei pazienti con alcuni NMD i farmaci di comune utilizzo in anestesia possono scatenare reazioni potenzialmente letali come l'ipertermia maligna (MH), la rabdomiolisi o l'arresto cardiaco da iperkaliemia secondario a denervazione (**Tabella 2.27**).

Valutazione della funzionalità respiratoria in NMD

Il coinvolgimento respiratorio può variare significativamente tra diversi NMD e all'interno di ogni disturbo. La riduzione della forza dei muscoli inspiratori risulta inizialmente in una compromissione polmonare restrittiva con una diminuzione progressiva della capacità vitale forzata (FVC). Successivamente, si può manifestare una ventilazione alveolare inefficace, che porta ad una ipercapnia inizialmente notturna e successivamente estesa alle ore diurne. Inoltre, la debolezza dei muscoli espiratori porta a una clearance inadeguata delle secrezioni delle vie aeree.

L'ipoventilazione, associata a una tosse ridotta, predispone all'atelectasia e all'insufficienza respiratoria. Inoltre, i pazienti con disturbi muscoloscheletrici spesso soffrono di una disfunzione bulbare che progressivamente porta a disfagia.

In pazienti con funzione respiratoria compromessa, i farmaci utilizzati in anestesia possono ulteriormente ridurre la forza dei muscoli respiratori, esacerbando l'ipoventilazione, la ritenzione delle secrezioni nelle vie aeree, l'aspirazione, le apnee ostruttive e centrali.

Queste condizioni possono portare a infezioni nosocomiali, intubazione prolungata, tracheotomia fino all'exitus.

La valutazione polmonare preoperatoria in questi pazienti è fortemente raccomandata.

Essa dovrebbe includere un'anamnesi accurata e un esame fisico, una radiografia del torace, una polisonnografia, le prove di funzionalità respiratoria e la stima dell'efficacia della tosse.

Quando le misurazioni della funzione respiratoria e/o gli studi polisonnografici sono anormali, può essere indicata la ventilazione non invasiva (NIV) e le tecniche di tosse manuale o assistita meccanicamente.

Valutazione della funzionalità cardiaca in NMD

Le NMD sono associate in grado variabile a disfunzioni cardiache (cardiomiopatie e/o anormalità del sistema di conduzione). Tuttavia, le manifestazioni cliniche dell'insufficienza cardiaca sono spesso tardive a causa di limitazioni muscolo-scheletriche.

Tutti i pazienti con disfunzioni cardiache rilevanti hanno una limitata capacità di aumentare la gittata cardiaca in risposta allo stress. Di conseguenza, sono potenzialmente ad alto rischio di complicanze cardiache perioperatorie a causa dell'effetto inotropo negativo indotto dagli anestestici e dalla ventilazione a pressione positiva.

In questi pazienti sono necessarie una valutazione funzionale cardiologica preoperatoria e l'ottimizzazione della terapia cardioattiva.

La valutazione cardiologica comprende un ecocardiogramma recente (entro i 12 mesi precedenti) ed un ECG al fine di escludere QT lungo, BAV avanzati ed aritmie ventricolari.

Nei pazienti NMD senza disfunzione miocardica primaria, la valutazione cardiologica preoperatoria è suggerita solo se si sospetta un'ipertensione polmonare.

Valutazione generale

- Per poter valutare e definire il rischio chirurgico ed anestesiologico è essenziale avere una diagnosi dettagliata ed una recente visita neurologica che valuti il livello di progressione della malattia, ma spesso non c'è una diagnosi chiara e definita e l'unico elemento che ci fa sospettare una malattia neuromuscolare è il valore elevato della Creatinin Kinasi (CK) associato o meno a segni minori di malattia. In questi pazienti è opportuna una valutazione neurologia in ambito preoperatorio.
- Lo stato nutrizionale dovrebbe essere ottimizzato prima dell'intervento chirurgico poiché potrebbe ritardare la cicatrizzazione delle ferite o rendere inadeguata la ventilazione polmonare a causa dell'astenia.
- Per i pazienti in terapia cronica con corticosteroidi è necessario prendere in considerazione la loro somministrazione durante l'intervento chirurgico. Infatti, la terapia cronica con steroidi può sopprimere l'asse ipotalamo-ipofisi-surrene e, durante una fase di stress, come un intervento chirurgico, le ghiandole surrenali potrebbero non rispondere adeguatamente.
- La valutazione preoperatoria dovrebbe includere la ricerca di elementi sospetti per un'intubazione difficile a causa di anchilosi della mascella, atrofia del muscolo massetere e / o di altri muscoli masticatori, macroglossia o limitata mobilità del rachide cervicale.

Diabete Mellito

I pazienti affetti da diabete programmati per chirurgia elettiva hanno, relativamente alla sola patologia diabetica, una mortalità a 30 giorni del 1,5% ed a 90 giorni del 2,2%. Questi pazienti sono infatti gravati da un aumentato rischio di alterazioni metaboliche, complicanze cardiache, infezioni, deiscenza e scarsa guarigione delle ferite. Lo stress chirurgico induce il rilascio di ormoni neuroendocrini (catecolamine e cortisolo) che causano insulinoresistenza e iperglicemia. Anche il digiuno e la somministrazione di alcuni farmaci (es: cortisonici) sono fattori che contribuiscono all'iperglicemia. Anche i pazienti non affetti da diabete possono pertanto sviluppare iperglicemia in risposta ad uno stress acuto come quello perioperatorio. In questi casi livelli elevati di emoglobina glicata (HbA1c) consentono di distinguere una condizione di pre-diabete o diabete misconosciuto da una iperglicemia da stress "de novo".

Nell'ambito della visita anestesiologica verrà effettuato il bilancio delle lesioni degenerative, valutata la qualità del controllo metabolico, ottimizzati e adattati i trattamenti, e richieste, qualora necessarie, indagini complementari.

Particolare attenzione sarà necessaria per la valutazione degli indici e predittori di intubazione. È stata infatti descritta la correlazione tra diabete mellito e laringoscopia difficile, soprattutto nei pazienti diabetici da lungo tempo. Questa difficoltà dipende in parte dalla "sindrome diabetica delle articolazioni rigide" caratterizzata da bassa statura, pelle tesa e rigidità articolare. La rigidità coinvolge spesso il quarto e quinto prossimale delle articolazioni falangee, ne consegue una difficoltà nell'accostare i palmi delle mani e impossibilità a piegare le dita indietro ("segno della preghiera"). Se la rigidità coinvolge anche il rachide cervicale, la limitazione funzionale dell'articolazione atlanto-occipitale può rendere difficoltose laringoscopia e intubazione. Il coinvolgimento articolare nei pazienti diabetici può essere valutato con il "palm test" che determina la capacità del paziente a congiungere i palmi delle mani.

Per quanto riguarda la gestione anestesiologica preoperatoria del paziente diabetico le più recenti linee guida internazionali consigliano:

- valutazione della glicemia e del controllo glicemico mediante dosaggio, se già non effettuato negli ultimi 3 mesi, della HbA1c. Il dosaggio routinario della HbA1c non è indiato nei pazienti non diabetici. Oltre alle indagini di laboratorio, è opportuno eseguire un'accurata anamnesi della storia del diabete, il regime terapeutico, le misurazioni domiciliari e l'insorgenza di ipoglicemie.
- ECG a riposo in tutti i pazienti da sottoporre a chirurgia a rischio intermedio e alto e, se sospettata una patologia cardiaca, valutazione cardiologica e test provocativi.
- Idealmente il controllo glicemico dovrebbe essere ottimizzato in regime ambulatoriale prima della chirurgia elettiva.
- Minimizzare i tempi di digiuno. Ne consegue che i pazienti diabetici in lista per chirurgia elettiva dovrebbero avere la priorità nell'ordine operatorio. La chirurgia elettiva serale non è pertanto indicata. In assenza di segni di gastroparesi, il paziente diabetico può trarre beneficio, come ogni altro paziente, di un apporto di liquidi chiari fino a due ore prima dell'intervento chirurgico, perché il suo svuotamento gastrico non è modificato rispetto al soggetto sano.
- Non vi è alcun agente anestetico indicato o controindicato nel diabetico.
- Il giorno dell'intervento è indicata la misurazione della glicemia prima dell'intervento e ogni 1 o 2 ore nel periodo intraoperatorio e nell'immediato postoperatorio.
- L'American Diabetes Association (ADA) raccomanda un target glicemico perioperatorio di 80-180 mg/dL.

Patologia Tiroidea

Nella valutazione clinica del paziente affetto da patologia tiroidea, indipendentemente dalla natura della stessa, è opportuno valutare:

- Funzionalità ghiandolare.
- Vie aeree: valutare la presenza di deviazione tracheale e/o ostruzione delle vie respiratorie (gozzo) e la motilità del collo.
- Interrogare il paziente circa la presenza di disfagia e dispnea posizionale.
- Segni di ostruzione cavale.
- Altre patologie autoimmuni.

La principale causa di ipotiroidismo è di natura autoimmune. L'ipotiroidismo determina alterazioni della funzionalità di tutti i sistemi. Dal punto di vista cardiovascolare si assiste ad una riduzione della frequenza, della gittata e della contrattilità cardiaca, questa ridotta funzionalità cardiaca si manifesta clinicamente con una scarsa tolleranza all'esercizio fisico. Nei pazienti ipotiroidei il versamento pericardico è reperto di possibile riscontro. A livello respiratorio si osserva una ridotta risposta polmonare all'ipossiemia e all'ipercapnia che, in associazione alla debolezza dei muscoli respiratori, contribuiscono all'ipoventilazione. Inoltre la macroglossia, causata dal mixedema, rappresenta in questi pazienti una delle principali cause delle apnee notturne. I pazienti ipotiroidei sono frequentemente anemici, sia a causa di una ridotta produzione eritrocitaria midollare, sia, nel genere femminile, per una aumentata perdita dovuta alla polimenorrea. Sul versamente metabolico si riscontra iponatremia e ipercreatininemia.

Dal punto di vista anestesiologico queste alterazioni determinano:

- possibile difficoltà all'intubazione (macroglossia e mixedema dei tessuti molli);
- predisposizione all'ipotensione, che può essere relativamente resistente alle catecolamine;
- predisposizione all'ipotermia a causa del basso tasso metabolico;
- rallentamento del metabolismo dei farmaci con predisposizione all'accumulo (oppioidi, sedativi, miorilassanti.

Sulla base di queste premesse, sarebbe auspicabile che la valutazione dei pazienti ipotiroidei comprenda non solo la valutazione clinica, ma anche quella ormonale.

Se sussite una evidenza clinica di ipotiroidismo, sarebbe opportuno posticipare l'intervento chirurgico elettivo al raggiungimento di una condizione di eutiroidismo dopo valutazione endocrinologica.

Se l'intervento non è procrastinabile perché in regime di urgenza, considerare il trattamento con liotironina (T3) in infusione ev lenta (10-50 mcg, 5-25 mcg se patologia cardiaca nota o sospetta, sotto stretto monitoraggio ECG, seguita da 10-25 mcg ogni 8 ore).

L'ipertiroidismo è gravato da una complicanza molto importante che è la tireotossicosi. Le tre cause più comuni di ipertiroidismo sono la malattia di Graves, il gozzo multinodulare tossico funzionante e l'adenoma tossico. Queste patologie sono più frequenti nel sesso femminile.

Durante la visita anestesiologica particolare attenzione deve essere riservata all'anamnesi ed all'esame obiettivo, volti ad individuare segni di ipertiroidismo attivo. I pazienti con tireotossicosi anche moderata hanno una maggiore sensibilità a sedativi, narcotici o anestetici. Inoltre farmaci vagolitici (atropina) o simpaticomimetici (epinefrina, efedrina e ketamina) possono aggravare la stimolazione cardiovascolare; in caso di necessità la fenilefrina sembra essere un vasopressore accettabile.

Obesità

L'obesità viene classificata secondo un criterio di gravità in lieve (BMI 30-34,9), moderata (BMI

Tabella 2.26 Classificazione ASA PS.

Descrizione	Classe ASA PS
Nessuna alterazione organica, biochimica o psichiatrica	I
Patologia sistemica lieve correlata o no alla ragione dell'intervento chirurgico	II
Patologia sistemica grave ma non invalidante correlata o no alla ragione dell'intervento chirurgico	III
Patologia sistemica grave con prognosi infausta che pregiudica la sopravvivenza indipendentemente dell'intervento chirurgico	IV
Paziente moribondo con exitus entro le 24 ore successive, che viene sottoposto all'intervento chirurgico come extrema ratio	V
Ogni intervento chirurgico non dilazionabile e che non consente una completa valutazione del paziente e la correzione di ogni anomalia clinica	E

Tabella 2.27 Complicanze potenzialmente letali legate all'anestesia in NMD.

Ipertermia maligna (MH)	Rabdomiolisi	Arresto cardiaco da iperkaliemia secondario a denervazione
Disturbo raro (incidenza 1:10.000-1:250.000 anestesie) ereditario farmaco-indotto del muscolo scheletrico caratterizzato da un aumento del metabolismo muscolare con calore eccessivo, aumentata produzione di anidride carbonica e lattati, alto consumo di ossigeno, contratture muscolari ed esaurimento del muscolo, solitamente innescato quando un individuo suscettibile viene esposto ad agenti trigger (alogenati o succinilcolina) e, in rari casi, esercizio fisico intenso.	Si tratta di un raro, ma potenzialmente fatale, disordine causato dalla succinilcolina o da agenti alogenati in pazienti sensibili, caratterizzato da necrosi muscolare con rilascio di costituenti muscolari intracellulari (cioè mioglobina, potassio e creatin-chinasi) nella circolazione. Può essere acuto, con conseguente arresto cardiaco iperkaliemico o subacuto, presentandosi come urine scure o arresto cardiaco nell'unità di cura post-anaesthesia.	Arresto cardiaco dovuto a iperkaliemia innescato dalla succinilcolina in presenza di ipersensibilità da denervazione muscolare striata (sovraregolazione dei recettori nicotinici dell'acetilcolina).
Pazienti a rischio	**Pazienti a rischio**	**Pazienti a rischio**
• Pazienti con mutazione del gene RyR1 e del gene STAC3 • Miopatia congenita del Central-Core • Miopatia centronucleare • Miopatie congenite • Gruppo delle paralisi periodiche	• Distrofie • Distrofinopatie • Miopatie metaboliche	• Patologie del motoneurone • Neuropatie periferiche

35-39,9) e grave (BMI >40). L'aumento del rischio perioperatorio che caratterizza questi pazienti ha un andamento lineare con il valore di BMI e dipende dalle numerose comorbidità (ipertensione, cardiopatia ischemica, OSAS e/o sindrome metabolica).

Le più recenti linee guida raccomandano di valutare i seguenti aspetti:

- Cardiovascolare: l'obesità si associata a diversi fattori di rischio cardiovascolari quali ipertensione, dislipidemia e fumo. In circa il 60% dei pazienti obesi l'ECG preoperatorio presenta delle alterazioni della ripolarizzazione e all'ecocardiografia è riconoscibile ipertrofia del ventricolo sinistro senza, tuttavia, alcune ripercussioni sulla gestione perioperatoria.
- Respiratorio: i pazienti obesi hanno un'alta incidenza di patologie polmonari ostruttive e restrittive e di ipossemia. Le OSAS si riscontrano dal 77% al 95% dei pazienti.
- Vie aeree: tra i vari parametri esaminati il riscontro di Mallampati 3 e un'ampia circonferenza del collo (41 cm nella donna e 43 cm nell'uomo) sono tra i fattori di rischio più importanti per una ventilazione in maschera facciale e un'intubazione difficili.
- Renale: Nei pazienti di età superiore a 65 anni l'obesità è un fattore di rischio indipendente per lo sviluppo di AKI.
- Stato nutrizionale: nei pazienti obesi è stata stimata una prevalenza di carenze nutrizionali fino al 79.2% . Nello specifico si riscontra una carenza di ferro del 35% e di acido folico e ferritina del 24%, risultanti in una prevalenza significativamente maggiore di anemia. Altre carenze nutrizionali riguardano vitamina D, acido ascorbico, tocoferolo e ß-carotene.
- Endocrino: nei pazienti obesi le endocrinopatie hanno una prevalenza fino al 47%, la patologia più frequente è il diabete.
- Sanguinamento intraoperatorio: le perdite ematiche nei pazienti obesi sono maggiori rispetto ai pazienti normopeso, probabilmente perché negli obesi la preparazione chirurgica è più difficoltosa.

Nello specifico secondo le più recenti linee guida:

- è fondamentale un'accurata anamnesi e un minuzioso esame obiettivo volti ad individuare eventuali comorbidità. Particolare attenzione alla ricerca di OSAS (questionario STOP-BANG), alla valutazione della riserva cardiaca e delle vie aeree;
- non ci sono evidenze per l'esecuzione routinaria di emocromo e funzionalità renale nei pazienti obesi candidati a chirurgia minore/di superficie. Al contrario, in considerazione della maggior prevalenza di fattori di rischio cardiovascolare, come iperinsulinemia a digiuno, elevati livelli di proteina C-reattiva, dislipidemia e alterata glicemia a digiuno, l'esecuzione di test di screening preoperatori per queste condizioni può essere considerato nei pazienti obesi. Nei pazienti ad alto rischio può essere preso in considerazione il dosaggio del pro-BNP;
- è suggerita l'esecuzione dell'ECG e raccomandata se la procedura è classificata come chirurgia a rischio alto o intermedio in un paziente con scarsa capacità funzionale;
- non ci sono evidenze che supportino l'esecuzione routinaria preoperatoria dell'ecocardiogramma nei pazienti obesi;
- non ci sono evidenze per l'esecuzione routinaria della spirometria;
- secondo le raccomandazioni SIAARTI i pazienti obesi dovrebbero essere sottoposti a valutazione cardiologica (compresa l'ecocardiografia) o respiratoria, o entrambe, in caso di: score STOP-BANG ≥5; METs ≤4; saturazione periferica di O_2 (SpO_2) <94% in posizione supina e in aria ambiente; OSA accertata; intolleranza alla CPAP domiciliare;
- è suggerito l'utilizzo di CPAP/PSV/BiPAP nel perioperatorio per la prevenzione delle complicanze respiratorie.

Paziente Geriatrico

I pazienti geriatrici sono caratterizzati da un'aumentata mortalità e morbilità rispetto alla popolazione più giovane, sia per la chirurgia elettiva, sia e soprattutto per la chirurgia in regime di emergenza/urgenza. Questo aspetto è imputabile alle numerose comorbidità.

Per la valutazione del rischio chirurgico dovrebbero essere considerati i seguenti fattori:

- Stato funzionale e livello di indipendenza: la dipendenza funzionale risulta un predittore di mortalità postchirurgica e di complicanze postoperatorie cognitive e non cognitive. È pertanto necessario valutare la capacità del paziente di essere indipendente nelle attività quotidiane basali (BADL) e strumentali (IADL). Numerose autorità medico-scientifiche (Association of Anaesthetists of Great Britain and Ireland, the American College of Surgeons – National Surgical Quality Improvement Program (ACS-NSQIP)) raccomandano la valutazione multidimensionale dell'anziano attraverso la Comprehensive Geriatric Assessment (CGA) come predittore dell'outcome del paziente.

- Comorbidità: le patologie croniche (ipertensione arteriosa, cardiopatia ischemica, diabete e BPCO) si riscontrano in oltre il 50% dei pazienti ultrasettantenni. Età avanzata e comorbidità contribuiscono a ridurre la resistenza allo stress chirurgico rendendo i pazienti più anziani più vulnerabili alle complicanze cardiache e respiratorie; la presenza di comorbidità rappresenta un fattore di rischio per un aumentato tasso di complicanze e mortalità postoperatorie.
- Terapia farmacologica: il paziente geriatrico è caratterizzato generalmente dall'assunzione di molteplici farmaci, questo aspetto, in associazione con il fisiologico declino della funzionalità renale, aumenta il rischio di accumulo e overdose. L'utilizzo di molti farmaci è risultato associato ad un aumentato rischio di delirio postoperatorio.
- Disfunzione cognitiva: il deterioramento cognitivo nell'anziano correla in maniera esponenziale con l'età. La forma più frequente è la malattia di Alzheimer (50-80%) seguita dalla demenza vascolare (20-30%), altre forme di demenza rappresentano solo una piccola parte; anche altre patologie, come il morbo di Parkinson, possono essere associate a deterioramento cognitivo. La disfunzione cognitiva determina un'alterazione nella comprensione e nella capacità decisionale e rappresenta un fattore di rischio per delirum e disfunzione cognitiva postoperatoria; essa inoltre determina un prolungamento della degenza ospedaliera e un aumento della mortalità. Sulla base di queste premesse la valutazione cognitiva di base (mini-cog test e clock-test) è raccomandata in tutti i pazienti di età > 65 anni; qualora questi test risultino positivi c'è indicazione ad ulteriori accertamenti.
- Depressione: nei pazienti geriatrici si riscontra una maggiore prevalenza di depressione, in parte dovuta a fattori predisponenti come il sesso femminile, la solitudine, la disabilità e i disturbi del sonno. In questo setting la diagnosi di una ulteriore patologia che necessita di intervento chirurgico può ulteriormente aggravare la situazione psicologica. La depressione riduce la compliance del paziente ai trattamenti, e rende più difficile la gestione del dolore post-operatorio; essa inoltre costituisce un fattore di rischio per delirio postoperatorio, prolungata degenza intraospedaliera e aumento della mortalità. Durante la visita anestesiologica sarebbe opportuno fare uno screening per individuare i pazienti a rischio di depressione utilizzando le apposite scale validate come la Geriatric Depression Scale.
- *Delirium postoperatorio*: il delirio costituisce una frequente complicanza postoperatoria, soprattutto negli anziani dove ha un'incidenza variabile tra il 4 e il 53,3% e dipendente dalla presenza di fattori di rischio, dal tipo di chirurgia e di gestione perioperatoria. Esso è responsabile di un prolungamento della degenza ospedaliera e di un aumento di morbilità e mortalità. Il principale fattore di rischio è costituito dalla demenza, ma altre condizioni risultano strettamente correlate con lo sviluppo di delirio: presenza di altre comorbilità, fragilità, utilizzo di farmaci inappropriati (soprattutto anticolinergici e sedativi), deficit sensoriali, malnutrizione e abuso di alcool.
- Compromissione sensitiva: il deficit sensitivo (visivo, uditivo) che accompagna il processo di invecchiamento si ripercuote in maniera importante sulla fase di valutazione del paziente. Il deficit uditivo può infatti inficiare la comprensione delle domande anamnestiche effettuate dal medico e delle istruzioni relative alla condotta perioperatoria. La riduzione del visus rende difficoltosa la lettura delle in formazioni scritte relative al perioperatorio (informative per procedure, consensi, indicazioni terapautiche o di digiuno perioperatorio). Inoltre i deficit sensitivi costituiscono un fattore di rischio per delirio postoperatorio e depressione.
- Malnutrizione: in almeno il 6% dei pazienti ultrasettantenni si osserva uno stato di malnutrizione, nei pazienti ospedalizzati o ricoverati in case di cura questa percentuale sale a 40%. Le cause principali sono rappresentate da perdita di appetito indotta da farmaci, difficoltà nella masticazione e deglutizione, depressione, solitudine o disagio economico. Un BMI ridotto, un'involontaria perdita di peso e livelli di albumina sierica inferiori a 3 g/L rappresentano i principali fattori di rischio per lo sviluppo di malnutrizione perioperatoria. Questo fenomeno è associato ad un

aumentato rischio di complicanze infettive e non infettive (delirio postoperatorio, degenza prolungata e deiscenza delle ferite).

- Fragilità: la fragilità viene definita come un disturbo multisistemico età-dipendente causato da una ridotta resistenza agli agenti stressanti. Esso è associato a declino fisiologico, comorbilità, disabilità, rischio di istituzionalizzazione e morte. La sua prevalenza è alta nella popolazione chirurgica dove costituisce un fattore di rischio indipendente per complicanze perioperatorie; essa è infatti associata a un maggior rischio di cadute e di outcome chirurgico infausto. Poiché nella fase iniziale la fragilità può essere revertita, il riconoscimento precoce di elementi chiave (malnutrizione, terapie inappropriate, la necessità di supporto psicologico e sociale) consente di mettere in atto interventi specifici. In sede ambulatoriale la fragilità può essere valutata con tests singoli (TUG, Dinamometria hand grip stregth) o multipli (Test di Fried Score).

Le più recenti linee guida raccomandano quindi:

- la valutazione dello stato funzionale, preferibilmente attraverso strumenti geriatrici per identificare pazienti a rischio e/o per prevedere complicanze;
- la valutazione del livello di indipendenza del paziente (BADL e IADL);
- la valutazione delle comorbità e delle morbilità multiple usando punteggi aggiustati per età (es: indice di comorbidità di Charlson);
- la valutazione dell'appropriatezza della terapia farmacologica in maniera strutturata (es: riferimento ai criteri di Beers);
- la valutazione della funzione cognitiva;
- la valutazione della depressione;
- la valutazione e la gestione dei fattori di rischio per il delirio postoperatorio;
- la valutazione della compromissione sensitiva e la riduzione del tempo trascorso senza aiuti sensoriali nell'ambiente peri-operatorio;
- la valutazione dello stato nutrizionale e la riduzione al minimo del digiuno preoperatorio;
- la valutazione della fragilità in un sistema strutturato e multimodale.

Consenso informato

La legge relativa al consenso informato (Legge 22 dicembre 2017, n. 219) stabilisce che nessun trattamento sanitario può essere iniziato o proseguito se privo del consenso libero e informato della persona interessata, tranne che nei casi espressamente previsti dalla legge.

Il consenso informato è una fase fondamentale della valutazione preoperatoria. Le informazioni raccolte durante il colloquio consentiranno all'anestesista di valutare le condizioni generali basali del paziente, i possibili rischi e di conseguenza consentiranno di scegliere la tecnica anestesiologica più appropriata in relazione al rapporto rischi-benefici. Il paziente sarà inoltre informato sulle complicanze connesse e sulla possibilità che la tecnica di anestesia venga modificata nel corso della procedura; verrà inoltre avvertito sulla eventualità di ricevere trasfusioni di sangue omologo o autologo. Tutti questi aspetti dovranno essere accuratamente illustrati al paziente in modo da consentirgli di scegliere liberamente e consapevolmente di sottoporsi (o di non sottoporsi) ai trattamenti anestesiologici necessari per l'intervento in programma. Solo al termine di questa procedura il paziente potrà apporre la sua firma sul "modulo" di consenso informato, pienamente consapevole di ciò che sarà praticato e sui rischi connessi. Tale documento rappresenta la principale dimostrazione dell'avvenuta informazione e della partecipazione del paziente al processo decisionale.

Il consenso informato giuridicamente e deontologicamente valido è caratterizzato da 7 elementi fondamentali:

- Capacità decisionale. La capacità decisionale viene definita come l'idoneità a prendere specifiche decisioni in un preciso momento. Essa si basa sulla comprensione consapevole dei problemi medici, dei trattamenti suggeriti, delle alternative, della possibilità di rifiutare le terapie, delle prevedibili conseguenze secondarie ai trattamenti o del loro rifiuto. È compito del medico far sì che i pazienti possano prendere decisioni nell'ambito delle proprie capacità. Nel caso di un paziente momentaneamente privo di capacità decisionale (es. anestesia generale), l'anestesista non dovrà mettere in atto trattamenti non urgenti finchè il paziente non abbia recuperato coscienza e fornito il consenso. Solo in condizioni di emergenza l'anestesista può procedere anche in mancanza d'informazione e del consenso informato, essendo l'atto giustificato dal principio del consenso presunto, dallo stato di necessità (art.54 e 2045 c.c.) e dall'adempimento del dovere (ex art. 51 c.p.).

- Volontarietà. Il medico può eseguire procedure solo su pazienti legalmente capaci, cioè maggiorenni, capaci d'intendere e volere (se minori la decisione è di chi ha la patria potestà), che abbiano acconsentito spontaneamente. I pazienti hanno il diritto, legale e morale, di rifiutare un trattamento anche in condizioni di emergenza. L'anestesista non deve compromettere la volontà del paziente né con la manipolazione (alterazione o omissione di informazioni nel tentativo di convincere il paziente ad accettare un trattamento; es: minimizzare o tralasciare elementi per spingerlo a prendere una particolare decisione), né con la coercizione (uso di una minaccia per assicurarsi il consenso).
- Informazione. Obiettivo dell'informazione è fornire elementi rilevanti in merito alla scelta; un'informazione attenta incrementa la fiducia, aiuta a scegliere per il meglio ed è un elemento fondamentale per l'autonomia del paziente. L'informazione deve essere:
  - personalizzata, cioè commisurata alla situazione psicologica, culturale e linguistica del paziente;
  - comprensibile, cioè formulata in un linguaggio semplice e chiaro, possibilmente senza sigle o termini scientifici (se indispensabili, accompagnati da spiegazione in lingua corrente), che consenta al paziente di comprenderne il significato;
  - esaustiva, cioè finalizzata soddisfare ogni richiesta specifica inerente la procedura anestesiologica (tecniche, alternative, benefici, rischi, complicanze e possibili strategie risolutive);
  - obiettiva, cioè costruita su fonti scientifiche validate e indicativa delle effettive possibilità che il centro di cura specifico è in grado di garantire in quel preciso momento;
  - veritiera, cioè non falsamente illusoria, ma accompagnata da ragionevole importanza e serietà nelle informazioni relative a rischi e condizioni critiche;
  - non imposta, poiché il paziente, se lo desidera, ha il diritto di non essere informato e di delegare terze persone.
- Suggerimenti. L'anestesista è tenuto ad offrire il proprio parere sulla scelta preferibile e sui vantaggi o gli svantaggi di ciascuna alternativa, chiarendo il valore delle opinioni e la qualità dei dati a supporto del suo convincimento. In questo modo l'anestesista pone il paziente nelle condizioni di comprendere e conseguentemente di scegliere.
- Comprensione. Il paziente deve comprendere rischi e benefici delle procedure e le ragioni per le quali sono state proposte. Tuttavia talvolta è difficile determinare se un paziente ha completamente compreso le informazioni fornitegli. Una tecnica per migliorare la comprensione è dare risalto alla qualità di quanto viene prospettato ed agli aspetti più importanti. Informazioni scritte da sottoporre al paziente possono aumentare la concentrazione del paziente e pertanto migliorare la comprensione.
- Decisione. Dopo la valutazione delle informazioni fornite dall'anestesista, il paziente accetta la tecnica di anestesia prescelta. Il processo decisionale dipende da molti fattori (grado di malattia, sesso, età, livello culturale, precedenti esperienze), sarà compito dell'anestesista cercare di adattare al singolo paziente ed alla situazione quanto del processo decisionale spetti, in concreto, al paziente. Se un paziente non accetta quanto suggerito dall'anestesista o richiede una modalità che l'anestesista ritiene non appropriata, si entra nel capitolo del dissenso informato, di analoga valenza costituzionale, dovendo il rifiuto basarsi sugli stessi presupposti del consenso (il paziente deve essere adeguatamente informato sui rischi, sui benefici e sulle eventuali alternative, prima di esprimere la sua negazione). In tale contesto l'anestesista deve fornire ulteriori informazioni per essere sicuro che il paziente abbia tutti i possibili elementi per la scelta. Un paziente può anche rifiutarsi di ascoltare le informazioni, ma è doverosamente corretto, oltreché etico, mettere in atto ogni sforzo per istruirlo ad accettare, consapevolmente, il suo rifiuto ad essere informato. Se un paziente, in una situazione non urgente, d'elezione, sceglie una tecnica che l'anestesista ritiene inappropriata, il sanitario non è, giuridicamente ed eticamente, tenuto a prendersene cura, potendo richiedere l'intervento di un collega disponibile.
- Autorizzazione volontaria. Il paziente autorizza in modo cosciente, libero e volontario a che l'anestesista esegua specifica procedura.

Il consenso informato deve quindi risultare:

- Consapevole: quindi, espresso da soggetto che, ricevuta correttamente e completamente l'informazione, sia capace di intendere e di volere.
- Personale: nel senso che ha titolo ad esprimere il consenso esclusivamente il paziente; l'informazione a terzi (si intendono compresi anche i familiari), è ammessa soltanto con il consenso esplicitamente espresso dal paziente. Il consenso espresso dai familiari è giuridicamente irrilevante – per i minorenni e gli interdetti e per le persone sottoposte ad una amministrazione di sostegno riferita ad atti sanitari si rimanda ad uno studio a parte.
- Manifesto: nel senso che il paziente deve acconsentire o dissentire alla esecuzione delle prestazioni proposte, soprattutto per le attività che esulano dalla routine. La manifestazione di volontà deve essere esplicita ed espressa in modo inequivocabile e non può mai essere presunta.
- Specifico: cioè riferito allo specifico atto sanitario proposto. Inoltre, il consenso prestato per un determinato trattamento non può legittimare il medico ad eseguirne uno diverso, per natura od effetti, dal percorso di cura intrapreso, salvo sopraggiunga una situazione di necessità ed urgenza, non preventivamente prospettabile, che determini un pericolo grave per la salute o la vita del paziente.
- Preventivo: prestato prima dell'atto proposto. Ad ogni modo, l'intervallo di tempo tra la manifestazione del consenso e l'attuazione dell'atto sanitario non deve essere tale da far sorgere dubbi sulla persistenza della volontà del paziente; nel caso lo sia, è opportuno ottenere conferma del consenso in prossimità della realizzazione dell'atto.
- Revocabile: nel senso che il paziente può revocare il consenso in qualsiasi momento, anche nell'immediatezza dell'intervento o cura.
- Libero: a prescindere dalla natura contrattuale del consenso, per essere giuridicamente valido, esso deve inoltre essere libero, ovverosia esente da vizi, coercizioni, inganni, errori e non può essere esercitata alcuna pressione psicologica per influenzare la volontà del paziente.
- Continuato: nel senso che non può essere prestato una tantum all'inizio della cura, ma va richiesto e riformulato per ogni atto terapeutico o diagnostico che sia idoneo a cagionare autonomi rischi.

Condizioni cliniche particolari

- **Emergenza.** La difficoltà nell'acquisizione di un valido consenso informato in emergenza dipendono dalle circostanze nelle quali si svolge l'attività di emergenza-urgenza: esse sono estremamente eterogenee e caratterizzate da specificità oggettive (procedure indifferibili e talvolta eseguite in condizioni di sovraffollamento) e soggettive (gli operatori sanitari operano in uno stato di allerta/ansia). In questo setting l'anestesista dovrà fornire tante informazioni quante il tempo, la gravità della situazione e le condizioni ambientali gli consentono. Partendo da questo principio, la prima distinzione deve essere fatta tra il caso del paziente cosciente ed in grado di esprimere liberamente e consapevolmente il consenso o il dissenso al trattamento sanitario, e quello del paziente che versi in uno stato di incoscienza tale da impedirgli di esprimere la sua volontà. Nel primo caso deve valere il principio generale per cui deve essere rispettata la decisione del paziente adeguatamente informato. Con riferimento, invece, all'ipotesi del paziente incosciente, il trattamento diagnostico/terapeutico andrà praticato in base alla applicazione combinata dei già richiamati principi giuridici dello stato di necessità (art. 54 c.p. e 2045 c.c.), che opera quando vi sia il pericolo di un danno grave ed irreparabile all'assistito, e dell'adempimento del dovere (ex art. 51 c.p.). Resta il problema di comprendere quale valore possa essere attribuito alle cosiddette "direttive anticipate" (DAT), cioè alla volontà manifestata dal paziente prima dell'evento su un trattamento, per motivi il più delle volte etici, morali o religiosi. La legge n 2191 del 22 dicembre 2017, entrata in vigore il 31 gennaio 2018 definisce che "*Ogni persona maggiorenne e capace di intendere e di volere, in previsione di un'eventuale futura incapacità di autodeterminarsi e dopo avere acquisito adeguate informazioni mediche sulle conseguenze delle sue scelte, può, attraverso le DAT, esprimere le proprie volontà in materia di trattamenti sanitari, nonché il consenso o il rifiuto rispetto ad accertamenti diagnostici o scelte terapeutiche e a singoli trattamenti sanitari. Indica altresi' una persona di sua fiducia, di seguito denominata «fiduciario»,* *che ne faccia le veci e la rappresenti nelle relazioni con il medico e con le strutture sanitarie*". Il fiduciario deve essere una persona maggiorenne, in grado di intendere e volere. Le DAT mantengono efficacia anche se non indicano alcun fiduciario o se costui è deceduto o divenuto incapace di intendere e di volere. Le direttive devono essere redatte come atto pubblico o scrittura privata autenticata oppure per scrittura privata consegnata personalmente all'ufficio dello stato civile del comune di residenza, che le annota in apposito registro, oppure presso le strutture sanitarie. **NON sono valide la DAT trascritte su foglio bianco anche se firmate e datate**: non siamo infatti in grado di verificarne l'autenticità. Il medico è tenuto al rispetto delle DAT, le quali possono essere disattese, in tutto o in parte, dal medico stesso, in accordo con il fiduciario, qualora esse appaiano palesemente incongrue o non corrispondenti alla condizione clinica attuale del paziente ovvero sussistano terapie non prevedibili all'atto della sottoscrizione, capaci di offrire concrete possibilità di miglioramento delle condizioni di vita.

- **Paziente anziano**. L'acquisizione del consenso informato dal paziente anziano deve tener conto di una serie di fattori specifici inerenti sia la capacità del paziente di comprendere il trattamento medico cui dovrebbe essere sottoposto e quindi di rilasciare un valido consenso, sia il processo di comunicazione tra il medico ed il paziente. Spesso la persona anziana presenta problemi di udito o di vista, situazioni di ansia o di maggiore percezione del dolore, e talvolta una chiusura psicologica al trattamento diagnostico/terapeutico associata a preoccupazioni finanziarie o al desiderio di non pesare sul bilancio della famiglia.

Prima di procedere all'acquisizione del consenso informato, l'anestesista deve stabilire se il paziente è o meno in grado di prestarlo in modo libero e consapevole. È possibile approfondire situazioni dubbie grazie a semplici test (Mini Mental State), tuttavia, se il test fornisce un punteggio relativamente basso ciò non è di per sé sufficiente ad escludere che il paziente possa prestare un valido consenso informato. In questi casi occorre procedere ad un doveroso approfondimento, avvalendosi di una consulenza psichiatrica o neurologica. Un metodo molto utilizzato ed efficace è quello di parlare al paziente, spiegare la situazione, formulare la domanda e, dopo aver ottenuto la risposta, chiedergli di ripetere cosa gli è stato detto per accertarsi della sua corretta comprensione. Una volta conclusa l'indagine relativa all'accertamento della capacità di comprendere del paziente, di cui deve rimanere traccia nella documentazione sanitaria, l'anestesista dovrà poi concentrarsi sull'aspetto comunicativo.

Nel caso in cui sussistano ostacoli ad una corretta ed efficace comunicazione, bisogna innanzitutto chiedersi se essi siano reversibili o irreversibili. Nel primo caso, se le condizioni del paziente non necessitano di un intervento immediato, ragioni etiche e deontologiche suggeriscono di tentare di eliminare o almeno mitigare tali ostacoli. Il ricorso all'interprete può essere utile per superare barriere linguistiche di tipo dialettale. **Il ricorso al familiare** per agevolare il processo comunicativo, se da un lato è fondamentale per l'aspetto relazionale, dall'altro **non ha alcuna rilevanza giuridica in tema di validità del consenso** informato del paziente. Ovviamente, sarà preferibile ricorrere ad un mediatore esterno se il familiare è egli stesso in difficoltà a comprendere i termini medici o se sussistono reticenze a comunicare al medico informazioni in conflitto con principi o valori familiari. Nei casi, invece, dove si può attuare una comunicazione diretta è consigliabile usare un linguaggio semplice, frasi corte, parole scandite in modo chiaro, se necessario ripetute più volte. A volte, qualora siano presenti fenomeni iniziali di demenza o afasia, si può ricorrere anche a forme di comunicazione scritta, a disegni o gesti.

- **Gravidanza**. La donna in gravidanza pone delicate questioni relativamente all'ambito anestesiologico dove il caso che viene maggiormente in rilievo è quello del consenso alla partoanalgesia (es. tecnica epidurale). La donna che, adeguatamente informata, intenda avvalersi di tali tecniche, deve essere sottoposta ad un percorso informativo estremamente dettagliato ed esaustivo al termine del quale esprime il proprio consenso, che resta comunque liberamente revocabile in ogni momento. La donna che invece, dopo aver ricevuto le informazioni, decida di non avvalersi di tali metodiche dovrebbe sottoscriverne il dissenso. Tuttavia, poiché non sempre l'informazione prenatale riesce ad esprimere l'intensità del dolore del parto, capita che la richiesta di partoanalgesia venga effettuata dalla donna durante il travaglio, quando però sia la mancanza del tempo necessario a comunicare una informazione adeguata, sia la peculiare condizione emotiva della partoriente, rendono estremamente difficile l'acquisizione di un valido consenso al trattamento. Il problema di fondo è capire se la donna sottoposta a forti dolori e ad un elevatissimo stress psicologico si possa considerare competente ad esprimere un consenso valido. Ad oggi, in Italia, non vi è ancora una posizione univoca in merito. È raccomandabile indirizzare le donne in gravidanza ad un percorso anestesiologico durante il periodo pre-parto (dalla 32ª-34ª settimana di gestazione), in modo da consentir loro di poter riflettere sulle informazioni ricevute e poter decidere razionalmente se sottoporsi o meno alla partoanalgesia epidurale. Questo percorso è funzionale anche qualora le tecniche di analgesia peridurale rappresentino un'arma terapeutica per il trattamento di specifiche condizioni peripartо (es: preeclampsia) per le quali l'indicazione a tali tecniche proviene direttamente dal personale sanitario.

- **Paziente con malattia mentale**. Se è vero che la malattia mentale potrebbe compromettere le funzionalità psichiche del paziente fino al punto di renderlo incapace di intendere e volere, tale compromissione va però concretamente accertata e non può essere dedotta solo dall'esistenza di una malattia psichiatrica. Occorrerà valutare attentamente, avvalendosi eventualmente di una consulenza psichiatrica o neurologica, se la natura e la gravità della patologia siano tali da rendere il paziente incapace di esprimere il consenso al trattamento. Se la conclusione dovesse essere negativa, occorre considerare che nessuna altra persona può sostituirsi al paziente e prestare il consenso al posto di questi, al di fuori dei casi previsti dalla legge (tutore e amministratore di sostegno). Compito del medico sarà quindi, accertata l'incapacità del paziente, di verificare se è già stato nominato il tutore o l'amministratore di sostegno e, in assenza di tale provvedimento, astenersi dal praticare il trattamento anestesiologico, a meno che non ricorra l'ipotesi dell'emergenza, per la quale si rinvia a quanto detto nel relativo paragrafo.
- **Paziente pediatrico**. In caso di assistenza sanitaria ai minori il processo decisionale vede coinvolti i pazienti, i genitori, i tutori legali e i medici; esso si basa sui principi di interesse, di assenso e di autorizzazione informata. Il principio di interesse vale nei casi in cui manca la capacità di esercitare l'autodeterminazione, come nel caso di un neonato o di un bambino con grave ritardo evolutivo. Questa incapacità, perciò, richiede che qualcuno, di solito i genitori, decida in sua vece e scelga il trattamento ritenuto più idoneo all'interesse del bambino. La potestà sui figli è esercitata di comune accordo da entrambi i genitori (art. 316, comma 2, c.c.) o da un solo genitore se l'altro è deceduto o sospeso dalla potestà.

Per gli atti di ordinaria amministrazione, il consenso ai comuni trattamenti sanitari può essere espresso dai genitori separatamente (art. 320 c.c.). Nelle situazioni in cui è necessario il consenso di entrambi i genitori, occorre considerare varie situazioni:

- *Entrambi i genitori sono presenti e d'accordo*: si acquisisce il consenso e si procede al trattamento sanitario. **Il consenso comune è sempre necessario** anche in caso di genitori separati, divorziati, o non conviventi, in base al principio che le decisioni di maggiore interesse per i figli sono assunte di comune accordo (artt. 155 comma 3, e 317, comma 2 c.c.).
- *Lontananza, impedimento o incapacità (naturale o dichiarata) di uno dei genitori*: è sufficiente l'acquisizione del consenso del solo genitore presente e capace (art. 317, comma 1 c.c.). La possibilità di prescindere dal consenso del genitore lontano o impedito va valutata in relazione all'urgenza dell'atto sanitario e ai tempi che appaiono necessari per farlo partecipare alla decisione.
- *Opposizione di entrambi i genitori*: qualora il medico valuti indispensabile l'atto sanitario per il minorenne, deve procedere a segnalazione alla Procura della Repubblica affinché essa presenti ricorso al Tribunale per i minorenni per ottenere un provvedimento che sospenda la potestà dei genitori l'esercizio limitatamente a quello specifico atto sanitario.
- *Disaccordo tra i genitori*: poiché la potestà è esercitata da entrambi i genitori (Legge 8 febbraio 2006 n. 54), in caso di disaccordo la

decisione è rimessa al giudice, quindi il medico non può procedere all'erogazione dell'atto sanitario, a meno che non ricorra lo stato di necessità (art. 54 c.p.).

Con il progredire dell'età e della maturità del minore, nel processo decisionale vale il principio dell'assenso informato. Secondo quest'ultimo, sebbene la maggior parte dei bambini non possa legalmente fornire il consenso alle cure, essi devono tuttavia condividere la decisione in relazione al loro grado si sviluppo. In questo caso, il processo comunicativo deve svolgersi usando un linguaggio adatto all'età del bambino. Sebbene non esista ad oggi una definizione condivisa di "minore maturo", tuttavia, in relazione anche con quanto delineato già agli inizi degli anni '90 dal Comitato Nazionale di Bioetica (*impossibilità di un autonomo consenso prima dei 6 - 7 anni, in qualche modo concepibile tra i 7 e 10-12 anni, ma sempre non del tutto autonomo e da considerare insieme con quello dei genitori, solo entrando nell'età adolescenziale si può pensare che il consenso diventi progressivamente autonomo*), si concorda che dai 10-12 anni il minore acquisisca una crescente capacità di giudizio, per cui il medico è tenuto a coinvolgerlo direttamente nelle scelte che lo riguardano, registrandone il grado di comprensione e l'assenso-dissenso all'atto indicato. Gli adolescenti di età superiore ai 14 anni sono da considerarsi dotati di capacità decisionale completamente sviluppata motivo per cui l'anestesista, pur limitandosi formalmente a raccogliere solo l'assenso, deve fare sì che questo abbia tutti i requisiti di un vero e proprio consenso, validato giuridicamente dal/dai genitore/i, a seconda del caso.

Letture consigliate

De Hert S, Staender S, Fritsch G, et al: Pre-operative evaluation of adult undergoing elective non cardiac surgery. Eur J Anaesthesiol 2018; 35:407–65.

Baumgartner H, Falk V, Bax JJ, et al: 2017 ESC/EACTS Guidelines for the management of valvular heart disease The Task Force for the Management of Valvular Heart Disease of the European Society of Cardiology (ESC) and the European Association for Cardio-Thoracic Surgery (EACTS). European Heart Journal 2017; 38:2739-2786.

Habib G, Lancellotti P, Antunes MJ, et al: 2015 ESC Guidelines for the management of infective endocarditis. The Task Force for the Management of Infective Endocarditis of the European Society of Cardiology (ESC) Endorsed by: European Association for Cardio-Thoracic Surgery (EACTS), the European Association of Nuclear Medicine (EANM). European Heart Journal 2015; 36:3075-3123.

Khwaja A: KDIGO clinical practice guidelines for acute kidney injury. Nephron Clin Pract. 2012; 120(4):c179-84.

Ronco C, Antonelli M, Capasso G, et al: Linee guida per la prevenzione, diagnosi e terapia delle sindromi di danno renale acuto: versione italiana delle KDIGO, integrata con le nuove evidenze e i commentari internazionali. G Ital Nefrol 2015; 32(2).

Leung V, Ragbir-Toolsie K: Perioperative Management of Patients with Diabetes. Health Services Insights 2017; 10:1-5.

Valgimigli M, Bueno H, Byrne RA, et al: 2017 ESC focused update on dual antiplatelet therapy in coronary artery disease developed in collaboration with EACTS . The Task Force for dual antiplatelet therapy in coronary artery disease of the European Society of Cardiology (ESC) and of the European Association for Cardio-Thoracic Surgery (EACTS). European Heart Journal 2018; 39:213- 254.

Aidan O'Donnell, et al: The Oxford Handbook of Anaesthesia, Oxford University Press 2016.

MEDICINA PERIOPERATORIA E PREABILITAZIONE

3

Gabriele Baldini, Enrico Maria Minnella

Introduzione

Sin dalla prima metà dello scorso secolo, il concetto di salute ha assunto un orizzonte ben più ampio che la mera assenza di malattia. Un modello di medicina che tenda unicamente ad eliminare un processo patologico o prolungare la vita non garantisce di soddisfare questo paradigma. È quindi evidente che, volendo migliorare la salute, un processo di cura come quello chirurgico non può avere come unico obiettivo la resezione anatomica o l'assenza di complicanze immediate. Deve piuttosto garantire un continuum di cure efficaci e coordinate al fine di migliorare la qualità di vita e facilitare il reintegro del paziente nella società.

Questo capitolo fornisce una panormaica generale sulla medicina perioperatoria, evidenziando il ruolo dell'anestesista rianimatore nelle cure perioperatorie (**Figura 3.1**). In particolare, verrà discussa in dettaglio la Preabilitazione, approccio innovativo per preparare i pazienti all'intervento chirurgico e recentemente introdotta nella pratica clinica.

Definizione e obiettivi della Medicina Perioperatoria

Il termine medicina perioperatoria si riferisce ad un insieme di cure mediche e assistenziali pre, intra e postoperatorie, che assistono il paziente dal momento in cui viene posta l'indicazione

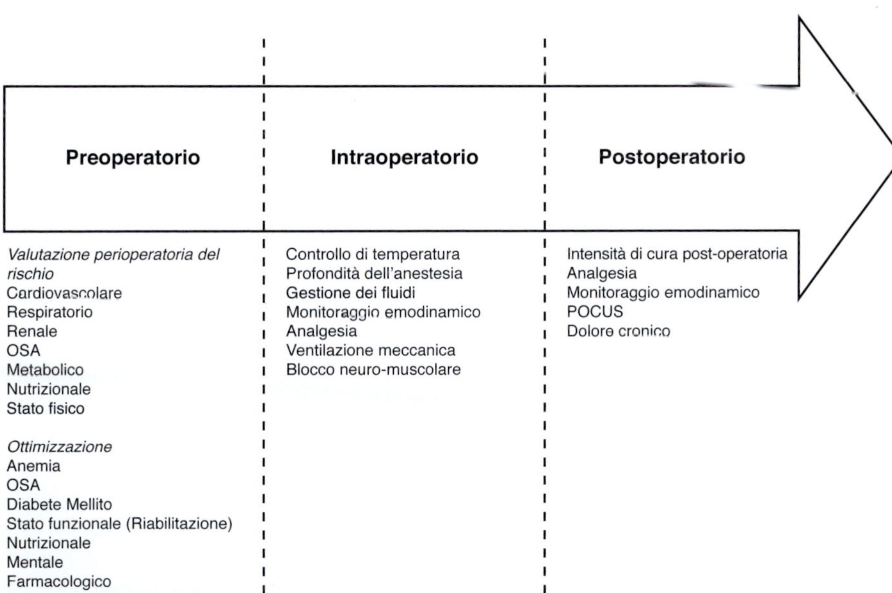

Figure 3.1 Aspetti principali della medicina perioperatoria. Figura modificata dal capitolo intitolato "Perioperative Medicine" (Baldini G.), del libro Perioperative Medicine in Pediatric Anesthesia (Springer, 2016), con permesso.

chirurgica al trattamento della patologia primaria sottostante al momento in cui il paziente viene dimesso dall'ospedale. La medicina perioperatoria è una specilità multidisciplinare e multiprofessionale che si prefigge l'obiettivo di garantire la continuità delle cure chirurgiche implementando nel periodo perioperatorio interventi basati sull'evidenza scientifica. Il suo scopo ultimo è quello di attenuare le conseguenze negative della risposta allo stress chirurgico, ridurre il rischio di complicanze perioperatorie, identificare e trattare tempestivamente pazienti che sviluppano complicanze (*timely rescue*) e facilitare il recupero postoperatorio.

La vera sfida della medicina perioperatoria moderna è il superamento del concetto di rischio chirurgico unicamente associato allo sviluppo di complicanze o mortalità nel mese successivo all'intervento. In questo contesto, l'anestesista-rianimatore ha un ruolo essenziale nel garantire la preservazione perioperatoria dello stato funzionale del paziente chirurgico, garantendone qualità di vita e continuità di cura.

Leadership

L'anestesita-rianimatore, per competenza e formazione, è considerato la figura professionale più idonea per coordinare le cure pre, intra e postoperatorie per garantire un sicuro e efficace percorso perioperatorio. Pertanto, la conoscenza delle problematiche perioperatorie e la consapevolezza del ruolo che l'anestesista svolge al di fuori della sala operatoria, sono essenziali per l'anestesista moderno e lo specialista in formazione. La condivisione delle principali problematiche perioperatorie con altre figure professionali coinvolte nel percorso perioperatorio, quali internisti, medici di famiglia e chirurghi assicura la continuità delle cure e il raggiungimento degli obiettivi ultimi.

Programmi Enhanced Recovery After Surgery (ERAS): un modello validato di Medicina Peri-operatoria

I programmi ERAS rappresentano un ottimo modello di medicina perioperatoria che negli ultimi 20 anni si è vastamente diffuso e affermato come *standard of care* in molte parti del mondo. I programmi ERAS, infatti, sono programmi perioperatori, multidisciplinari e multiprofessionali, basati sull'evidenza scientifica che hanno ridotto significativamente la variabilità clinica perioperatoria. Il loro utilizzo, all'inizio esclusivamente in chirurgia colorettale e poi diffuso in molte altre specialità chirurgiche, ha significativamente ridotto la degenza media ospedaliera, i costi ospedalieri e in molti casi lo sviluppo di complicanze postoperatorie, senza aumentare il rischio di riammissione ospedaliera.

I programmi ERAS includono una serie di interventi pre, intra e postoperatori, chirurgia-specifici, basati sull'evidenza scientifica, dei quali molti sotto il controllo dell'anestesista rianimatore (**Figura 3.2**). La qualità dell'evidenza scientifica degli elementi ERAS varia a seconda dell'elemento in considerazione e le raccomandazioni proposte si basano sulla valutazione dei rischi e benefici dei singoli elementi. Negli anni, linee guida ERAS sono state pubblicate per diversi tipi di chirurgia e aggiornate regolarmente nel tempo alla luce di nuove evidenze scientifiche (Ljungqvist, Scott, and Fearon 2017).

Periodo preoperatorio

Valutazione del rischio preoperatorio

Negli anni, la valutazione del rischio preoperatorio si è focalizzata prevalentemente sulla presenza di condizioni mediche quali malattie cardiovascolari, respiratorie, anemia, metaboliche, cerebrali e renali, ma poco sulla valutazione della capacità funzionale preoperatoria, elemento determinante nello sviluppo delle complicanze postoperatorie. La valutazione del rischio associato a queste condizioni verrà trattato in specifico in altri capitoli.

Essere in grado di stimare l'immediato rischio postoperatorio ha sicuramente un importante ruolo in termini di consenso informato del paziente, pianificazione, livello di monitoraggio e intensità di cura intra e postoperatoria. Tuttavia, il vero valore della valutazione preoperatoria sta, quando possibile, nell'essere capaci di modificare il rischio associato con condizioni mediche e stili di vita preoperatori.

Dalla valutazione al cambiamento del rischio peri-operatorio: Preabilitazione

Numerosi fattori di rischio preoperatori possono essere individuati: in parte legati alle condizioni patologiche e stile di vita dell'individuo, e in parte legati all'invasività dell'intervento chirurgico. Alcuni fattori di rischio non possono essere modificati (per esempio l'età, lo stadio di malattia, l'estensione della resezione chirurgica e la funzione renale) o hanno ristretti margini di miglioramento (per esempio patologie cardiovascolari, diabete mellito, patologie respiratorie e uso di steroidi). Tuttavia, esistono altri fattori di rischio altrettanto determinanti per lo

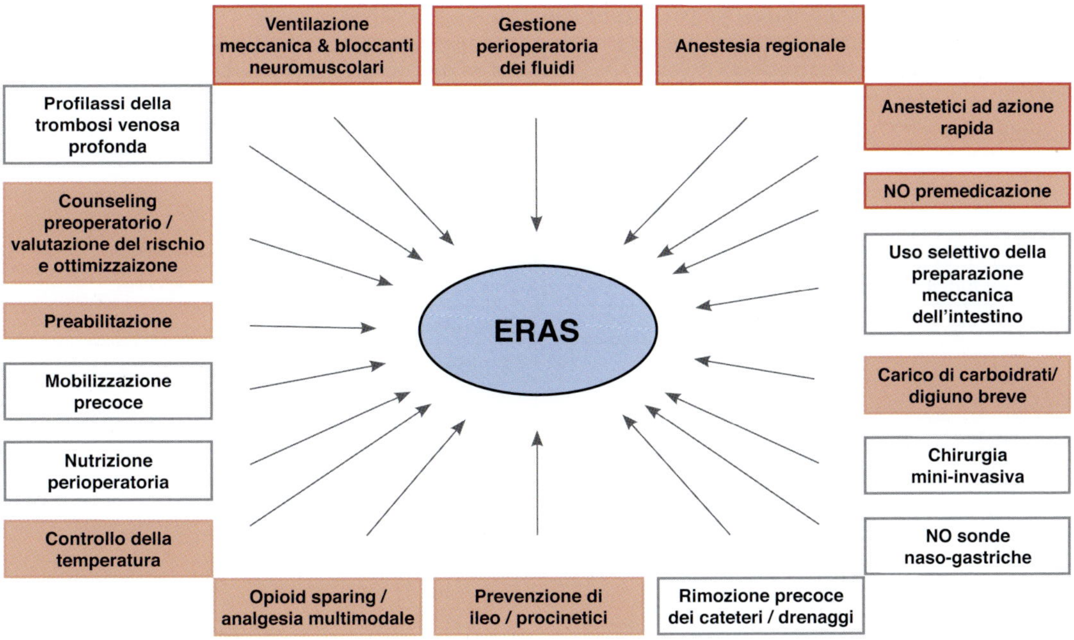

Figura 3.2 Enhanced Recovery After Surgery (ERAS). In rosa sono evidenziati gli elementi ERAS sotto il diretto controllo dell'anestesista rianimatore.

sviluppo delle complicanze postoperatorie e per il recupero postoperatorio che possono essere efficacemente modificati nel periodo preoperatorio (**Tabella 3.1**):

- stato fisico;
- stato nutrizionale;
- stato mentale;
- anemia;
- uso/abuso di alcool e fumo.

Questi fattori costituiscono quindi un elemento chiave del processo di cura chirurgico in quanto la loro ottimizzazione può significatamente modificare il decorso postoperatorio. In particolare lo stato fisico, nutrizionale e mentale, definiscono la capacità funzionale del paziente chirurgico. Esiste una robusta evidenza scientifica che associa lo scarso stato funzionale preoperatorio con lo sviluppo di complicanze postoperatorie, prolungato recupero fisico, ridotta mobilità, bassa qualità di vita, ridotto accesso a terapie adiuvanti, e aumento della mortalità perioperatoria.

In questo contesto, la Preabilitazione si configura come un intervento preoperatorio teso a ottimizzare la capacità funzionale insieme agli altri principali fattori di rischio modificabili, con l'obiettivo ultimo di prevenire il declino funzionale provocato dall'insulto chirurgico e le sue conseguenze.

Come abbiamo appena visto, stato nutrizionale, fisico e mentale sono i tre target principali della Preabilitazione. Per una più completa e dettagliata trattazione su fondamenti scientifici, attuale evidenza clinica e prospettive future della preabilitazione, suggeriamo una recente review del nostro gruppo (Minnella and Carli 2018). È necessario sottolineare come questo sia un ambito relativamente recente, e come l'attuale evidenza scientifica che supporta la preabilitazione si basi prevalentemente su studi randomizzati ma non multicentrici e con limitata numerosità campionaria. Ciononostante, i diversi studi sono concordi nel dimostrare la sicurezza e l'efficacia della preabilitazione nell'ottimizzazione dello stato funzionale perioperatorio, specialmente nei pazienti più anziani e con capacità funzionale molto ridotta. Esiste anche un'iniziale evidenza clinica che suggerisce che la Preabilitazione possa ridurre le complicanze postoperatorie in chirurgia polmonare, addominale e vascolare.

Tabella 3.1 Fattori di rischio preoperatori modificabili e non modificabili per lo sviluppo di complicanze postoperatorie. BMI = Body Mass Index; BPCO = Broncopneumopatia cronica ostruttiva.

Fattori di rischio modificabili	Fattori di rischio non modificabili
Anemia	Età & sesso
Diabete mellito	Patologie respiratorie e cardiovascolari croniche
BMI	Insufficienza renale cronica
Stato nutrizionale	Malattie infiammatorie croniche
Fumo e alcol	Indicazione chirurgica e stadio di malattia
Capacità funzionale	Chirurgia ad alto rischio
Depressione & ansietà	Chirurgia d'emergenza
Frailty	Reintervento chirurgico
Sarcopenia	
Cardiopatia ischemica instabile	
Patologie valvolari severe	
Patologie polmonari acute (es. polmonite) o riacutizzazioni recenti di pazienti con BPCO	

Un percorso preoperatorio dovrebbe quindi includere 3 fasi (**Figura 3.3**):

1. Screening: tutti i pazienti chirurgici devono essere sottoposti a screening con l'obiettivo di identificare i soggetti con fattori di rischio per una ridotta capacità funzionale. Questa fase deve includere test validati di rapida e non complessa esecuzione.
2. Valutazione: i soggetti con fattori di rischio devono andar incontro ad una valutazione approfondita; questa fase prevede un maggior impiego di risorse e un più alto grado di specializzazione.
3. Trattamento: gli specifici fattori di rischio, una volta valutati e quantificati, possono essere trattati con specifici interventi con l'intento finale di migliorare la capacità funzionale preoperatoria.

Di seguito, riportiamo una breve trattazione di come questo processo possa essere condotto nei diversi ambiti: nutrizione, esercizio e intervento psicosociale. La maggioranza degli esempi e degli studi riportati di seguito si riferiscono all'utilizzo della preabilitazione in chirurgia oncologica elettiva, ma la sua efficacia è stata anche dimostrata in ortopedia e chirurgia cardiaca, toracica e vascolare.

Nutrizione

Perché

La malnutrizione, che coinvolge due pazienti su tre in attesa di intervento chirurgico, è fra i fenomeni più riconosciuti (ma meno trattatati!) in ambito chirurgico. Nonostante non esista una definizione universalmente accettata di malnutrizione, da un punto di vista fisiopatologico si può identificare come uno stato di nutrizione non bilanciato alle richieste metaboliche (sia *over* che *undernutrition*), che esita in alterazioni fisiche strutturali e funzionali. È fondamentale non solo riconoscere e trattare i fattori preesistenti, ma anche cercare di attenuare la risposta allo stress chirurgico. Quest'ultima, dal punto di vista metabolico, consiste in una risposta stereotipata che tende alla mobilizzazione di riserve energetiche (glucidiche, adipose e proteiche) per 1) sostenere i fisiologici processi energetici, 2) promuovere la riparazione tissutale, 3) sintetizzare proteine e sostenere la risposta flogistica acuta. Dal punto di vista clinico, il catabolismo chirurgico si manifesta in primis con la riduzione della massa magra, che include anche muscoli di grandi dimensioni, dovuta alla mobilizzazione periferica di amminoacidi destinati alla sintesi di proteine di fase acuta e alla gluconeogenesi. Parallelamente lo stress chirurgico induce uno stato di insulino-resistenza che favorisce lo sviluppo di questi processi catabolici, che si basano sulla captazione epatica dei metaboliti e il loro successivo impiego nel processo flogistico. Questo avviene tramite la riduzione della captazione periferica di glucosio e la soppressione della gluconeogenesi epatica (resistenza insulinica periferica e centrale). Questo

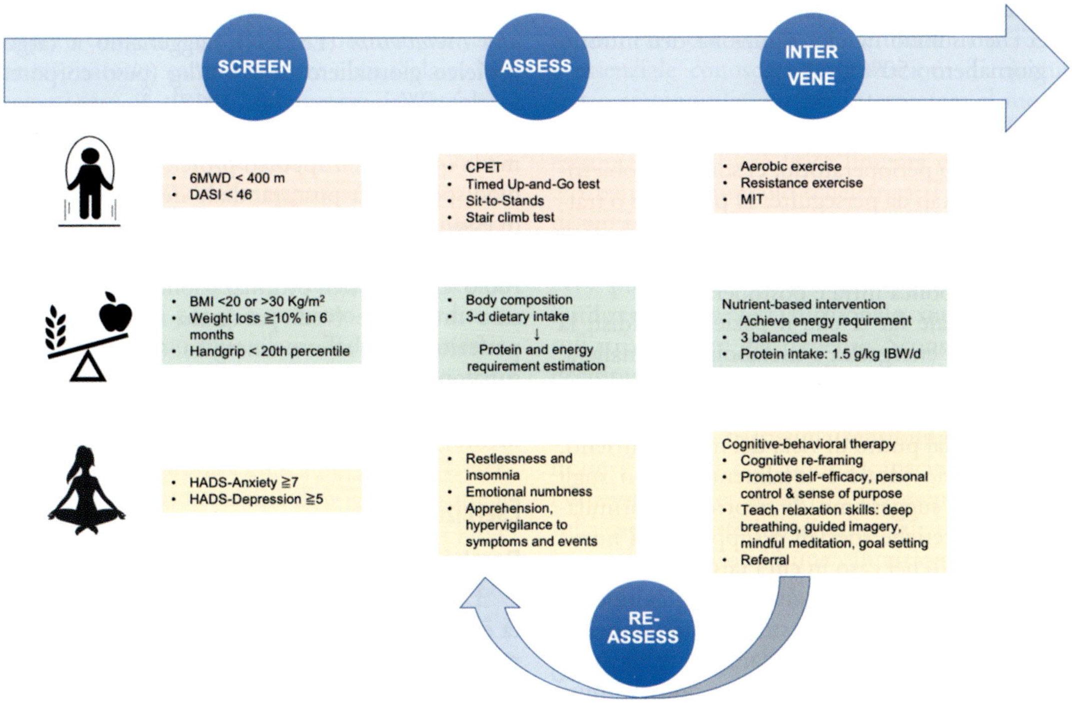

Figura 3.3 Proposta di protocollo clinico preoperatorio per ottimizzazione la capacità funzionale pre-operatoria. Adapted from Minnella EM, Carli F. Eur J Surg Oncol. 2018 Jul;44(7):919-926. 6MWD, 6-min walking distance, BMI, body mass index, CPET, Cardiopulmonary exercise testing; d = day; DASI= Duke Activity Status Index; HADS, Hospital Anxiety and Depression Scale questionnaire, Anxiety and Depression sub-scale; IBW, ideal body weight, METs, metabolic equivalent; MIT= Moderate Intensity Training; NRS-2002, Nutrition Risk Screening 2002.

stato di insulino-resistenza persiste nei primi giorni postoperatori ed è proporzionale alla durata del digiuno preoperatorio, al livello di insulino resistenza del paziente e all'invasività dell'intervento chirurgico. Inoltre può essere modulato da diverse tecniche anestesiologiche ad esempio l'anestesia o analgesia epidurale e protrarsi e amplificarsi in caso di complicanze chirurgiche.

Le aumentate richieste metaboliche associate con la chirurgia non sono l'unico elemento da considerare in ambito preoperatorio. La presenza di tumore, l'età avanzata e il limitato accesso al cibo possono ulteriormente precipitare la risposta allo stress chirurgico. Ad esempio, considerando nuovamente la biosintesi delle proteine di fase acuta, per produrre 1 grammo di fibrinogeno, pazienti con cancro e a digiuno possono catabolizzare fino a 2.6 grammi di proteine muscolari (circa 12 grammi di tessuto muscolare scheletrico).

È evidente che una scarsa riserva fisiologica preoperatoria, dovuta ad un inadeguato stato nutrizionale e scarsa massa muscolare, si identifichi con una diminuita capacità di rispondere all'insulto chirurgico e ai suoi bisogni metabolici. Difatti, non sorprende che i pazienti malnutriti siano soggetti a prolungata degenza ospedaliera e in terapia intensiva, prolungata ventilazione meccanica, minore aderenza a terapie adiuvanti, aumentata morbilità e mortalità, e maggiori costi ospedalieri. È quindi essenziale identificare e quindi ottimizzare i pazienti malnutriti o con un conclamato stato di fragilità (*frailty*) o sarcopenia in cui lo stato metabolico e nutrizionale del paziente sono altrettanto compromessi (Gillis and Carli 2015).

Chi

Nonostante non vi sia tuttora un chiaro consenso sulla definizione di malnutrizione, sarcopenia e fragilità, semplici note anamnestiche e dati fisiologici possono aiutare ad identificare un alto rischio nutrizionale:

- BMI < 18,5 (<20 se età >65 anni);
- Perdita non intenzionale >10% del peso corporeo in 6 mesi;

Tabella 3.2 Modelli di esercizio fisico più comunemente prescritti nei programmi di Preabilitazione. AT: *Anaerobic Threshold;* HIIT: *High Intensity Interval Training*; MIT: *Moderate Intesity Interval Training.* $\dot{V}O_2$: consumo di ossigeno al minuto.

	HIIT	MIT
Durata (min)	34 minuti (compresi 5 minuti di riscaldamento e 5 minuti di recupero)	40 minuti
Pattern	4 ripetizioni ad alta intensità (3 minuti), intervallate da periodi di riposo attivo (4 minuti)	Continuo
Intensità (watts)	Alta intensità 85-90% $\dot{V}O_{2peak}$ Riposo attivo: 80-85% $\dot{V}O_2$ AT	80-85 % $\dot{V}O_2$ AT
Modalità	Cicloergometro	
Frequenza	3 volte a settimana per almeno 4 settimane	
Progressione	A cicli mensili	

tarare l'intensità dell'esercizio sullo sforzo percepito del paziente (**Borg Scale**).

L'esercizio resistivo prevede che i muscoli lavorino per controbilanciare o vincere un dato carico o forza. Gli effetti negativi della perdita di massa muscolare che può verificarsi con lo stress chirurgico posso coinvolgere funzioni essenziali quali movimento, indipendenza fisica, qualità di vita, stato metabolico e risposta flogistica. Anche nella popolazione geriatrica, l'esercizio resistivo si è dimostrato essere sicuro ed efficace nell'ottimizzare forza, potenza, massa muscolare, integrità dell'unità motoria, mobilità ed equilibrio. Difatti, come esposto in precedenza, questa modalità di allenamento viene utilizzata molto spesso in associazione con interventi nutrizionali nell'ottimizzazione dello stato metabolico.

Stato socio-psicologico

Perché

Lo stato mentale è un elemento imprescindibile della salute, e più di un paziente su tre soffre di qualche forma di distress psicologico durante il processo di cura oncologico. Oltre che le evidenti ripercussioni sulla qualità di vita, ansia e depressione hanno documentati effetti negativi sulla guarigione della ferita chirurgica, incidenza di infezioni, durata della degenza, aderenza e accesso alle cure.

Chi

È necessario identificare i pazienti che soffrono di un importante distress mentale associato alla patologia o al processo di cura. L'obiettivo non è far una diagnosi di depressione o disturbo d'ansia che, qualora sospettate, necessitano di valutazione specialistica. Suggeriamo di utilizzare il questionario *Hospital Anxiety and Depression Scale (HADS)*, con HADS-A >6 come soglia di rischio di distress da ansia, e HADS-D >4 per distress da depressione.

Come

Nonostante il crescente interesse in questo ambito, la maggior parte degli studi e dell'attenzione clinica si concentra sul trattamento di questi disordini in pazienti che hanno completato le cure oncologiche. Ancora una volta, l'approccio che vogliamo proporre è di tipo preventivo.

Un programma di Preabilitazione include un intervento cognitivo-comportamentale che abbia come obiettivo la riduzione del distress psicologico associato alla patologia e al processo di cura. Questo include *re-framing* cognitivo e promozione di *self-efficacy*, oltre che tecniche base di rilassamento.

Esercizio ed attività fisica possono ridurre i sintomi di distress mentale associati con il cancro, probabilmente tramite la regolazione del metabolismo della chinurenina. Nel contesto di un approccio multimodale, è quindi indicato utilizzare l'esercizio fisico, anche con sessioni di gruppo con pazienti affetti da patologia simile.

Periodo Intraoperatorio

Il trattamento anestesiologico del paziente non deve essere finalizzato solo a garantire un'adeguata copertura anestesiologica, al trattamento del dolore perioperatorio e al mantenimento delle funzioni fisiologiche durante l'intervento chirurgico, ma anche

Tabella 3.2 Modelli di esercizio fisico più comunemente prescritti nei programmi di Preabilitazione. AT: *Anaerobic Threshold;* HIIT: *High Intensity Interval Training*; MIT: *Moderate Intesity Interval Training.* $\dot{V}O_2$: consumo di ossigeno al minuto.

	HIIT	MIT
Durata (min)	34 minuti (compresi 5 minuti di riscaldamento e 5 minuti di recupero)	40 minuti
Pattern	4 ripetizioni ad alta intensità (3 minuti), intervallate da periodi di riposo attivo (4 minuti)	Continuo
Intensità (watts)	Alta intensità 85-90% $\dot{V}O_{2peak}$ Riposo attivo: 80-85% $\dot{V}O_2$ AT	80-85 % $\dot{V}O_2$ AT
Modalità	Cicloergometro	
Frequenza	3 volte a settimana per almeno 4 settimane	
Progressione	A cicli mensili	

tarare l'intensità dell'esercizio sullo sforzo percepito del paziente (**Borg Scale**).

L'esercizio resistivo prevede che i muscoli lavorino per controbilanciare o vincere un dato carico o forza. Gli effetti negativi della perdita di massa muscolare che può verificarsi con lo stress chirurgico posso coinvolgere funzioni essenziali quali movimento, indipendenza fisica, qualità di vita, stato metabolico e risposta flogistica. Anche nella popolazione geriatrica, l'esercizio resistivo si è dimostrato essere sicuro ed efficace nell'ottimizzare forza, potenza, massa muscolare, integrità dell'unità motoria, mobilità ed equilibrio. Difatti, come esposto in precedenza, questa modalità di allenamento viene utilizzata molto spesso in associazione con interventi nutrizionali nell'ottimizzazione dello stato metabolico.

Stato socio-psicologico

Perché

Lo stato mentale è un elemento imprescindibile della salute, e più di un paziente su tre soffre di qualche forma di distress psicologico durante il processo di cura oncologico. Oltre che le evidenti ripercussioni sulla qualità di vita, ansia e depressione hanno documentati effetti negativi sulla guarigione della ferita chirurgica, incidenza di infezioni, durata della degenza, aderenza e accesso alle cure.

Chi

È necessario identificare i pazienti che soffrono di un importante distress mentale associato alla patologia o al processo di cura. L'obiettivo non è far una diagnosi di depressione o disturbo d'ansia che, qualora sospettate, necessitano di valutazione specialistica. Suggeriamo di utilizzare il questionario *Hospital Anxiety and Depression Scale (HADS)*, con HADS-A >6 come soglia di rischio di distress da ansia, e HADS-D >4 per distress da depressione.

Come

Nonostante il crescente interesse in questo ambito, la maggior parte degli studi e dell'attenzione clinica si concentra sul trattamento di questi disordini in pazienti che hanno completato le cure oncologiche. Ancora una volta, l'approccio che vogliamo proporre è di tipo preventivo.

Un programma di Preabilitazione include un intervento cognitivo-comportamentale che abbia come obiettivo la riduzione del distress psicologico associato alla patologia e al processo di cura. Questo include *re-framing* cognitivo e promozione di *self-efficacy*, oltre che tecniche base di rilassamento.

Esercizio ed attività fisica possono ridurre i sintomi di distress mentale associati con il cancro, probabilmente tramite la regolazione del metabolismo della chinurenina. Nel contesto di un approccio multimodale, è quindi indicato utilizzare l'esercizio fisico, anche con sessioni di gruppo con pazienti affetti da patologia simile.

Periodo Intraoperatorio

Il trattamento anestesiologico del paziente non deve essere finalizzato solo a garantire un'adeguata copertura anestesiologica, al trattamento del dolore perioperatorio e al mantenimento delle funzioni fisiologiche durante l'intervento chirurgico, ma anche sino ai mitocondri, l'ossigeno va incontro a diversi trasporti convettivi e diffusivi coordinati dal sistema respiratorio, cardiovascolare e muscolare. Nei soggetti sani ed allenati, il trasporto convettivo ai capillari muscolari e la diffusione ai miociti sembra essere l'unico fattore limitante. Questo non è ovviamente il caso della maggior parte dei pazienti affetti da cancro, in cui ogni passaggio del trasporto di ossigeno può essere alterato da età avanzata, comorbilità, inattività fisica e trattamenti già ricevuti. Il cancro di per sé è associato con perdita di peso e catabolismo muscolare, anoressia, anemia, soppressione midollare e induzione di uno stato flogistico. Inoltre, tumori primari e secondari del distretto toracico possono alterare direttamente la meccanica respiratoria e gli scambi gassosi. L'esercizio fisico ha la potenzialità di migliorare tutte le fasi del trasporto d'ossigeno: aumento della gittata cardiaca, del volume ematico e della concentrazione di emoglobina, della densità dei capillari muscolari, e del numero dei mitocondri, oltre a promuovere un cambiamento morfologico verso un fenotipo maggiormente ossidativo. Da un punto di vista fisiopatologico, migliorare queste componenti ha un ruolo chiave nell'affrontare le aumentate richieste metaboliche associate con la chirurgia e il periodo perioperatorio.

Chi

Nonostante le linee guida internazionali consiglino la valutazione preoperatoria dello stato fisico in tutti i pazienti, non esiste un consenso sulla modalità "ottimale" da utilizzare. Spesso, gli equivalenti metabolici (Metabolic Equivalents, METs) vengono consigliati come metodo per valutare la capacità funzionale preoperatoria del paziente chirurgico, ma un recente studio multicentrico ne ha chiaramente dimostrato la scarsa accuratezza diagnostica (Wijeysundera et al. 2018). Possiamo suggerire di impiegare, il Duke Activity Status Index (DASI) score, o il test del cammino dei 6 minuti (6MWT) utilizzando 400 metri come soglia di rischio. Tuttavia, esistono numerosi altri test strumentali o funzionali, biomarkers, o questionari direttamente compilati dal paziente *(self-reported)*, che sono stati validati in pazienti chirurgici e che possono essere utilizzati per determinare lo stato preoperatorio di forma fisica del paziente. Il test da sforzo cardiopolmonare (CardioPulmonary Exercise Test, CPET) è considerato il *gold-standard* per valutare la capacità funzionale del paziente. È importante sottolineare che indipendentemente dalla scelta, è essenziale conoscere le limitazioni di ciascun test o esame utilizzato per interpretare al meglio i risultati ottenuti. In pazienti selezionati, per esempio con attività fisica limitata da deformità e/o patologia muscolo-scheletrica, l'integrazione di più test complementari (per esempio: DASI e N-terminal (NT)-pro hormone BNP (NT-proBNP) può fornire informazioni più precise che l'utilizzo di un test funzionale singolo basato sull'attività fisica del paziente. Sconsigliamo con decisione di utilizzare esclusivamente valutazioni soggettive dello stato funzionale come i METs, che hanno una bassissima sensibilità nell'identificare i pazienti con ridotta capacità funzionale (Wijeysundera et al. 2018). Per esempio, basarsi sulla capacità (riferita) di salire due piani di scale in assenza di sintomi è una valutazione che manca del tutto di accuratezza diagnostica.

Come

Inteso come trattamento medico, la prescrizione dell'esercizio è un atto complesso che richiede il controllo di numerose variabili (**Tabella 3.2**). Le principali modalità utilizzate in modo sinergico in ambito perioperatorio sono l'esercizio aerobico, esercizio resistivo e la mobilità articolare.

L'esercizio aerobico, coinvolgendo grandi strutture muscolari per tempi prolungati, è l'intervento più efficace per migliorare la capacità sistemica di trasporto e l'utilizzo di ossigeno. Esistono due principali tipologie: *high-intensity interval training (HIIT)*, in cui brevi intervalli ad alta intensità vengono alternati a periodo di recupero attivo, or *moderate intensity continuous training (MICT)*, in cui l'esercizio viene svolto ad un'intensità minore e in modo continuo. Sebbene la prima modalità sembri essere più efficace nel controllo di patologie cardio-metaboliche, in ambito perioperatorio le due modalità sembrano essere ugualmente efficaci nell'aumentare la capacita funzionale preoperatoria. Anche in questo caso, l'elemento più importante è la metodica personalizzazione del processo di cura. Come gold standard clinico, suggeriamo di prescrivere utilizzando variabili derivate da un test da sforzo cardiopolmonare (CPET), per garantire la migliore personalizzazione, efficacia e sicurezza. In caso la valutazione oggettiva della capacità funzionale tramite CPET non sia disponibile, è possibile

- Perdita di appetito o altri sintomi gastroenterici che risultino in una riduzione dell'introito giornaliero >50%.

Come

In ambito perioperatorio, ci sono due obiettivi fondamentali da perseguire: 1) prevenire o trattare la malnutrizione, e 2) promuovere lo stato anabolico o quantomeno prevenire una eccessiva risposta catabolica intra e postoperatoria.

1) È essenziale far sì che il paziente soddisfi la domanda energetica e metabolica giornaliera. Per far ciò, è necessario garantire un'alimentazione adeguata dal punto di vista calorico e bilanciata dal punto di vista dei macronutrienti. L'approccio ideale è totalmente basato sugli alimenti; suggeriamo di ricorrere a formulazioni dietetiche speciali o supplementi nutrizionali solo nel caso in cui i targets terapeutici non possano essere raggiunti con gli alimenti. Tuttavia, anche in questo ambito, non esiste una prescrizione standard che vada bene per tutti, e spesso l'intervento non si limita alla pianificazione di una dieta perfettamente bilanciata. Si devono ricercare e affrontare condizioni associate al tumore o a terapie neoadiuvanti quali progressiva disfagia o altre forme di ostruzione del tratto digestivo, nausea e vomito, malassorbimento e insufficienza intestinale. Da considerare inoltre lo stato economico-sociale, l'isolamento sociale e l'eduzione alimentare.
2) Una volta pianificato un adeguato accesso al cibo, il passo successivo consiste nel promuovere uno stato anabolico in anticipazione delle aumentate richieste metaboliche associate con il periodo perioperatorio. Come già evidenziato, questo può essere particolarmente complesso in pazienti oncologici, in particolare se anziani, in cui una quantità maggiore di amminoacidi è necessaria per promuovere una tipica risposta anabolica (= resistenza anabolica). Il consumo di proteine e l'esercizio resistivo sono due stimoli anabolici potenti, indipendenti e additivi. Data la complessità del paziente chirurgico oncologico e il limitato tempo, suggeriamo anche in questo caso un approccio multimodale.

Il fabbisogno giornaliero di proteine dei pazienti chirurgici è difficile da stimare e, a seconda di diversi autori, varia da 1,2 a 2 grammi di proteine per kg di peso corporeo. Seguendo le linee guida della *European Society for Clinical Nutrition and Metabolism* (ESPEN), suggeriamo il target proteico giornaliero di 1,5 g/kg (peso corporeo ideale) (Weimann et al. 2017). È ovviamente fondamentale considerare non solo la quantità ma la qualità dell'apporto proteico, definita dalla biodisponibilità postprandiale degli amminoacidi essenziali in relazione alle necessità. L'esercizio fisico e, in particolare, l'esercizio resistivo ha un ruolo cruciale nell'ottimizzazione del metabolismo muscolare (vedi paragrafo successivo). Per perfezionarne l'effetto sinergico, suggeriamo l'assunzione di supplementi proteici, qualora previsti, entro un'ora dalla fine delle sessione di allenamento, per facilitarne l'uptake muscolare.

Esercizio

Perché

L'esercizio è un'attività strutturata, pianificata e ripetitiva, che ha come obiettivo il mantenimento o miglioramento dello stato fisico. Studi clinici su diverse forme di allenamento in ambito oncologico hanno coinvolto più di 50.000 pazienti, dimostrandone sicurezza ed efficacia in ambito di prevenzione secondaria, progressione di malattia, ottimizzazione preoperatoria e ampliamento delle finestra terapeutica di trattamenti medici. Esiste una robusta evidenza preclinica che dimostra come l'esercizio possa limitare la crescita tumorale e inibire la metastatizzazione tramite la mobilizzazione e ridistribuzione di cellule immuni citotossiche, la secrezione di miochine dai muscoli durante contrazione attiva e tramite l'attivazione del sistema di segnalazione "Hippo Tumor Suppressor". In attesa di una robusta evidenza clinica in questo ambito, ci limitiamo a discutere come il cancro e i trattamenti oncologici interferiscano con lo stato fisico, e come l'esercizio abbia un ruolo essenziale nel trattare e prevenire questo fenomeno.

La chirurgia e il periodo perioperatorio causano un declino dello stato fisico. Da un punto di vista fisiopatologico, la capacità fisica è determinata dall'equilibrio fra la capacità di trasporto e l'utilizzo periferico di ossigeno. L'esercizio fisico determina un aumentata richiesta energetica e quindi di ATP da parte dei muscoli. Il metabolismo aerobio è il sistema più efficiente di sintesi di ATP, e la conseguente aumentata richiesta di ossigeno deve essere corrisposta da un aumentato nel trasporto periferico di ossigeno. Dall'atmosfera

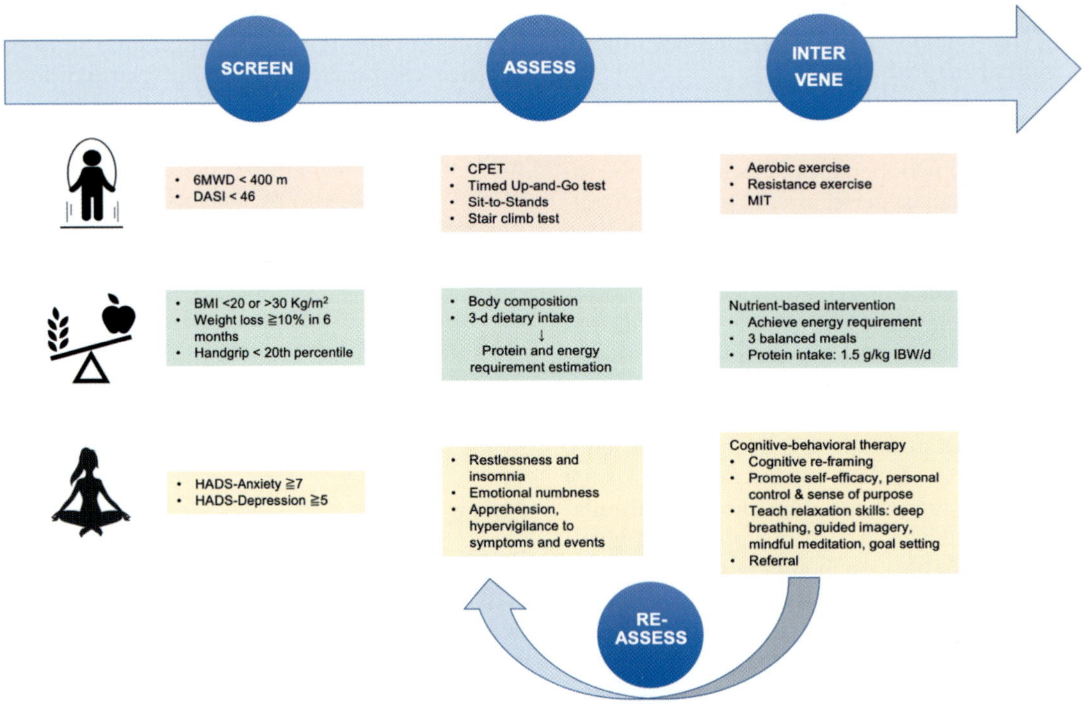

Figura 3.3 Proposta di protocollo clinico preoperatorio per ottimizzazione la capacità funzionale pre-operatoria. Adapted from Minnella EM, Carli F. Eur J Surg Oncol. 2018 Jul;44(7):919-926. 6MWD, 6-min walking distance, BMI, body mass index, CPET, Cardiopulmonary exercise testing; d = day; DASI= Duke Activity Status Index; HADS, Hospital Anxiety and Depression Scale questionnaire, Anxiety and Depression sub-scale; IBW, ideal body weight, METs, metabolic equivalent; MIT= Moderate Intensity Training; NRS-2002, Nutrition Risk Screening 2002.

stato di insulino-resistenza persiste nei primi giorni postoperatori ed è proporzionale alla durata del digiuno preoperatorio, al livello di insulino resistenza del paziente e all'invasività dell'intervento chirurgico. Inoltre può essere modulato da diverse tecniche anestesiologiche ad esempio l'anestesia o analgesia epidurale e protrarsi e amplificarsi in caso di complicanze chirurgiche.

Le aumentate richieste metaboliche associate con la chirurgia non sono l'unico elemento da considerare in ambito preoperatorio. La presenza di tumore, l'età avanzata e il limitato accesso al cibo possono ulteriormente precipitare la risposta allo stress chirurgico. Ad esempio, considerando nuovamente la biosintesi delle proteine di fase acuta, per produrre 1 grammo di fibrinogeno, pazienti con cancro e a digiuno possono catabolizzare fino a 2.6 grammi di proteine muscolari (circa 12 grammi di tessuto muscolare scheletrico).

È evidente che una scarsa riserva fisiologica preoperatoria, dovuta ad un inadeguato stato nutrizionale e scarsa massa muscolare, si identifichi con una diminuita capacità di rispondere all'insulto chirurgico e ai suoi bisogni metabolici. Difatti, non sorprende che i pazienti malnutriti siano soggetti a prolungata degenza ospedaliera e in terapia intensiva, prolungata ventilazione meccanica, minore aderenza a terapie adiuvanti, aumentata morbilità e mortalità, e maggiori costi ospedalieri. È quindi essenziale identificare e quindi ottimizzare i pazienti malnutriti o con un conclamato stato di fragilità (*frailty*) o sarcopenia in cui lo stato metabolico e nutrizionale del paziente sono altrettanto compromessi (Gillis and Carli 2015).

Chi

Nonostante non vi sia tuttora un chiaro consenso sulla definizione di malnutrizione, sarcopenia e fragilità, semplici note anamnestiche e dati fisiologici possono aiutare ad identificare un alto rischio nutrizionale:

- BMI < 18,5 (<20 se età >65 anni);
- Perdita non intenzionale >10% del peso corporeo in 6 mesi;

a minimizzare le conseguenze negative della risposta allo stress chirurgico, a prevenire le complicanze e facilitare il recupero postoperatorio immediato.

A tal fine, molti elementi chiave direttamente controllati dall'anestesista quali la prevenzione dell'ipotermia, il controllo glicemico, un'adeguata miorisoluzione, la ventilazione, la fluido terapia, il monitoraggio emodinamico, la prevenzione della nausea e vomito postoperatori, e l'analgesia, sono stati individuati come fondamentali per la prevenzione delle complicanze postoperatorie e il miglioramento del recupero postoperatorio immediato. Anche se l'evidenza recente ci dimostra che nel contesto dei programmi ERAS il singolo elemento è raramente essenziale (ovvero la sua presenza o assenza non influenza gli *outcomes*), è l'aggregazione dei benefici marginali dei singoli elementi che fa la differenza ("theory of aggregation of marginal gains") (**Figura 3.4**). Infatti, molti studi condotti nel contesto dei programmi ERAS ci dimostrano che più alta è l'aderenza (compliance) ai programmi ERAS, migliori sono gli *outcomes* postoperatori.

Periodo Postoperatorio

Intensità di cure e livello di monitoraggio postoperatorio

Stabilire l'intensità di cure che il paziente dovrà ricevere nel periodo postoperatorio è fondamentale per la prevenzione e/o il trattamento precoce delle complicanze postoperatorie. Infatti, la mancata diagnosi e/o il trattamento precoce delle complicanze postoperatorie (*failure to rescue)* aumenta significatamene la mortalità postoperatoria (Gahferi 2009 NEJM). Numerosi strumenti oggi disponibili permettono di identificare preoperatoriamente i pazienti ad alto rischio perioperatorio di complicanze e, qualora il rischio non sia del tutto modificabile, quindi di pianificare preventivamente l'ammissione postoperatoria in unità di terapia sub-intensiva o intensiva. L'utilizzo singolo o integrato di *risk-adjusted scoring systems* che valutano il rischio generale (esempio il Physiological And Operative Severity Score, POSSUM) o organo-specifico (ad esempio il Revised Cardiac Risk Index, RCRI), biomarkers (ad esempio il Brain Natriuretic Peptide), test preoperatori funzionali (ad esempio il 6MWT) o diagnostici (ad esempio il CPET) possono essere impiegati a tal fine. Ciò permette di intensificare il livello di cure monitorizzando più attentamente e precisamente i parametri fisiologici (ad esempio il monitoraggio emodinamico della gittata cardiaca e dei suoi parametri derivati) e allo stesso tempo di trattare con metodiche più invasive e efficaci le disfunzioni d'organo (ad esempio il supporto circolatorio tramite l'utilizzo di farmaci inotropi e/o vasopressori o tramite supporto extracorporeo assistito e il

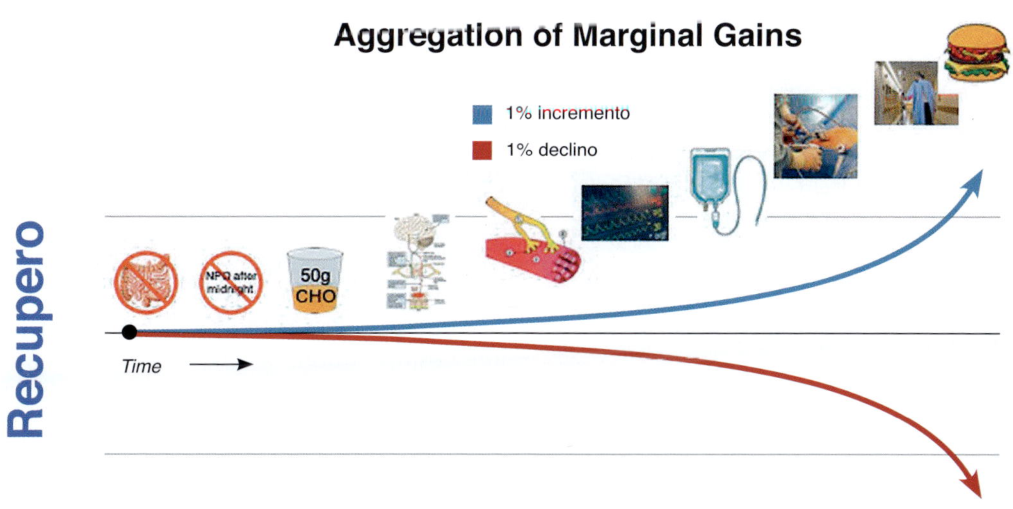

Figura 3.4 Teoria dell'"aggregation of marginal gains".

supporto renale e ventilatorio). Tuttavia, negli ultimi decenni lo sviluppo di metodiche di monitoraggio sempre meno invasive, quali ad esempio il monitoraggio non invasivo della gittata cardiaca, ha permesso di monitorizzare e trattare adeguatamente i pazienti anche al difuori di unità ad alta intensità di cura.

Nei pazienti ammessi nei reparti chirurgici, l'impiego sistematico di *scoring systems* (ad esempio il Modified Early Warning Score o il quick Sequential Organ Failure Assessment - SOFA-score nei pazienti con sospetto di sepsi) ha permesso di diagnosticare e/o trattare precocemente pazienti che sviluppano complicanze postoperatorie, evitando quindi il bisogno di ricorrere eventualmente a cure più intensive, e l'occorrenza di complicanze più gravi.

Trattamento del dolore acuto perioperatorio e analgesia multimodale

La terapia antalgica perioperatoria non deve essere finalizzata esclusivamente a ridurre al minimo l'intensità del dolore, ma anche ad attenuare la risposta catabolica indotta dall'insulto chirurgico, favorire la ripresa della funzione respiratoria e intestinale e favorire il raggiungimento di obiettivi funzionali come la mobilitazione precoce e la fisioterapia, minimizzando gli effetti collaterali e/o complicanze dei farmaci e/o delle metodiche impiegate.

A causa della complessa patogenesi del dolore acuto perioperatorio, che include diverse strutture anatomiche, recettori, e mediatori (ormonali, nervosi e flogistici), sarebbe riduttivo pensare che il dolore perioperatorio possa essere trattato con un unico farmaco o procedura. Il concetto di terapia antalgica multimodale, approccio raccomandato nelle linee guida internazionali delle società scientifiche internazionali di anestesia, si basa infatti sull'utilizzo sinergico o additivo di diverse terapie antalgiche (ad esempio l'acetaminofene, gli antifiammatori non steroidei – FANS, la lidocaina intravenosa, la ketamina e gli oppioidi) e/o procedure analgesiche locoregionali (ad esempio i blocchi nervosi centrali e periferici) per controllare i diversi tipi e aspetti del dolore acuto perioperatorio (somatico e viscerale; infiammatorio e neuro-mediato), diminuendo i dosaggi dei singoli farmaci, e quindi, in molti casi, i loro effetti collaterali. Nonostante le differenze culturali nell'utilizzo dei farmaci oppioidi fra Nord America e Europa, questi sono ampiamente utilizzati nel periodo perioperatorio, specialmente intraoperatoriamente e nei primi giorni postoperatori. Al contrario della maggior parte dei farmaci ad uso analgesico, quali ad esempio i FANS e l'acetaminofene, molti dei farmaci oppioidi comunemente usati nel periodo perioperatorio non sono gravati dal *ceiling effect,* ovvero la loro efficacia analgesica aumenta all'aumentare della dose. Tuttavia, all'aumento della dose, corrisponde in modo lineare anche un aumento dei loro effetti collaterali. È ampiamente dimostrato che la presenza degli effetti collaterali dei farmaci oppioidi prolunga la degenza ospedaliera e aumenta i costi ospedalieri, indipendentemente dal farmaco oppioide utilizzato e indipendentemente dalla via di somministrazione (sistemica, epidurale o spinale). Inoltre, i più comuni effetti collaterali quali ad esempio la nausea, la costipazione e gli effetti depressivi sul sistema nervoso centrale (presenti in circa il 22-61% dei pazienti che ricevono oppioidi) impediscono il raggiungimento di importanti obiettivi postoperatori, quali la ripresa precoce della funzione intestinale, la nutrizione e mobilizzazione postoperatoria.

È inoltre importante ricordare che lo sviluppo di protocolli antalgici multimodali deve essere basato sull'evidenza scientifica, quando disponibile, e essere *procedure-specifc*. Il sito Procedure Specific Pain Management (PROSPECT, https://esraeurope.org/prospect/) è un'utile risorsa scientifica e didattica, costantemente aggiornata, che riassume i livelli di evidenza scientifica e forza delle raccomandazioni delle metodiche analgesiche più utilizzate nel periodo perioperatorio nelle più comuni procedure chirurgiche.

Negli ultimi decenni, l'impiego di servizi per il controllo del dolore acuto perioperatorio (*Acute Pain Service*), sviluppati e coordinati da anestesisti rianimatori, ha facilitato il trattamento di pazienti con dolore acuto severo-moderato, ridotto l'incidenza degli effetti collaterali dei farmaci oppioidi, e permesso una rapida dimissione ospedaliera. Inoltre, l'ampia diffusione di tecniche di anestesia locoregionale, quali i blocchi nervosi periferici (single-shot o ad infusione continua) e centrali, ha ulteriormente ridotto il consumo dei farmaci oppioidi e migliorato la gestione del dolore postoperatorio, facilitando allo stesso modo la dimissione precoce dei pazienti operati in regime ambulatoriale.

Point Of Care Ultrasound (POCUS)

L'impiego dell'ecografia nel periodo perioperatorio ha rivoluzionato la pratica anestesiologica, fornendo numerose informazioni diagnostiche, e facilitando numerose procedure anestesiologiche. L'utilizzo dell'ecografia è ormai considerato *standard of care* per molte procedure anestesiologiche come l'anestesia locoregionale (almeno per i blocchi nervosi periferici), e l'inserimento dei cateteri venosi centrali o *peripherally inserted central catheter (PICC)*. L'ecografia cardiaca, transtoracica e esofagea, viene sempre più comunemente utilizzata nella pratica anestesiologica, anche nei pazienti chirurgici sottoposti ad interventi di chirurgica non cardiaca. Lo scopo principale non è quello di eseguire un esame cardiologico cardiaco completo, sicuramente utile in pazienti con condizioni cardiache croniche, ma è quello di fornire all'anestesista-rianimatore informazioni diagnostiche utili nella trattamento acuto del paziente chirurgico (*Focus Cardiac Ultrasound, FOCUS to Rescue*), quali le cause principali responsabili dell'instabilità emodinamica (contrattilità, volume, resistenze periferiche, patologie valvolari severe e tamponamento cardiaco), e allo stesso tempo monitorizzare l'efficacia del trattamento emodinamico proposto. Inoltre, FOCUS è frequentemente utilizzato nel periodo preoperatorio per la diagnosi di patologie cardiopolmonari gravi, fornendo informazioni utili per la pianificazione e gestione del trattamento anestesiologico e chirurgico (ad esempio il paziente con stenosi aortica severa non diagnosticata).

Sempre con lo scopo ultimo di diagnosticare e guidare il piano terapeutico nel paziente chirurgico con patologia respiratoria acuta, l'ecografia toracica (polmoni, spazio pleurico e diaframma) è stata efficacemente utilizzata nella diagnosi e trattamento di complicanze respiratorie perioperatorie come l'edema polmonare (incluso pazienti con Acute Respiratory Distress Syndrome, ARDS), atelettasie, versamento pleurico, pneumotorace e disfunzione diaframmatica.

La valutazione ecografica del contenuto gastrico fornisce importanti informazioni sulla gestione anestesiologica del paziente a rischio di aspirazione polmonare. La valutazione ecografica delle viee aeree fornisce informazioni utili sulla gestione delle vie aeree, sull'anatomia delle strutture che circondano le vie aeree, e nel confermare il corretto posizionamento di dispositivi sopraglottici o endotracheali. Considerando la natura non invasiva di questa metodica, l'ecografia perioperatoria viene impiegata sempre più frequentemente nel periodo perioperatorio come ad esempio la valutazione della funzione cerebrovascolare e/o pressione endocranica, o la valutazione della funzione renale.

Dolore cronico postchirurgico

L'incidenza del dolore cronico postchirurgico varia a seconda del tipo di chirurgia e a seconda della definizione usata. La conoscenza da parte dell'anestesista rianimatore dei principali fattori di rischio e delle tecniche perioperatorie che ne possono ridurne l'incidenza sono essenziali per minimizzare l'occorrenza di questa debilitante e persistente complicanza.

Letture consigliate

Gillis C, Carli F: Promoting Perioperative Metabolic and Nutritional Care. Anesthesiology 2015; 123:1455-72.

Ljungqvist O, Scott M, Fearon KC: Enhanced Recovery After Surgery: A Review. JAMA Surgery 2017; 152:292-98.

Minnella EM, Carli F: Prehabilitation and functional recovery for colorectal cancer patients. Eur J Surg Oncology 2018; 44:919-26.

Weimann A, Braga M, Carli F et al: ESPEN guideline: Clinical nutrition in surgery 2017; 36:623-50.

Wijeysundera DN, Pearse RM, Shulman MA, et al: Assessment of functional capacity before major non-cardiac surgery: an international, prospective cohort study. Lancet 2018; 391:2631-40.

IDENTIFICAZIONE DEL PAZIENTE CHIRURGICO AD ALTO RISCHIO, *SCORING* E APPROPRIATEZZA DI RICOVERO IN AREA CRITICA

4

Alessandro Isirdi, Gianni Biancofiore

Il ruolo della medicina perioperatoria

Gli ultimi anni hanno visto un progressivo miglioramento della gestione perioperatoria dei pazienti chirurgici. Tuttavia, in alcuni casi, si possono riscontrare tassi di complicanze ancora elevati. Il motivo va ricercato nel fatto che parallelamente ad un miglioramento delle capacità diagnostico-terapeutiche si è assistito allo sviluppo di tecniche chirurgiche sempre più complesse che vengono applicate anche nei pazienti più compromessi che in passato non sarebbero stati candidati ad intervento.

Lo scopo della Medicina perioperatoria è quello di gestire i pazienti operati supportando le insufficienze d'organo, controllando, trattando e, quando possibile, prevenendo la comparsa di complicanze post-operatorie in modo tale da ridurre il tempo di ospedalizzazione del paziente. A tal fine il medico anestesista rianimatore è chiamato a identificare il paziente a rischio durante la valutazione anestesiologica preoperatoria e a mettere in atto manovre proattive per la corretta gestione del malato al fine di minimizzare mortalità e morbilità.

Recenti ricerche condotte da vari sistemi sanitari nazionali hanno evidenziato la mancanza di correlazione tra l'ammissione in terapia intensiva e outcome favorevole in diversi tipi di chirurgia elettiva non cardiaca. Questa evidenza fa emergere la necessità di un'attenta identificazione dei pazienti ad alto rischio anche al fine di un più appropriato impiego di livelli di monitoraggio e cura ad intensità differenziata come le terapie subintensive e le recovery room che permettano di riservare il ricovero in terapia intensiva a pazienti che si sottopongono a chirurgie di emergenza o ad elevatissimo rischio (**Tabella 4.1**).

Definizione dei livelli di cura

Per gestire correttamente il decorso postoperatorio è necessario stimare i bisogni di assistenza del singolo paziente e l'intensità di cura di cui avrà bisogno (**Tabella 4.1**).

Ogni livello di cura si riconosce in un particolare ambiente di ricovero, in particolar modo i livelli 2 e 3 si identificano nella medicina di area critica che ha specifiche peculiarità indicate in **Tabella 4.2**.

Perché identificare i pazienti a rischio?

La determinazione del rischio operatorio gioca un ruolo fondamentale nella selezione della strategia gestionale più appropriata per il singolo paziente, nella raccolta del consenso informato, nella decisione dell'allocazione al livello di cura post-operatoria più adeguato al paziente in previsione alle complicanze prevedibili ed all'outcome previsto (**Figura 4.1** e **4.2**).

Come identificare i pazienti a rischio

I pazienti chirurgici ad alto rischio sono definiti come coloro che presentano una alta probabilità di morbilità e mortalità peri-operatorie per la presenza di co-patologie e/o per la natura dell'intervento.

L'identificazione di questi pazienti è possibile tramite una attenta valutazione anamnestica e clinica ed impiegando scores a ciò designati.

Anamnesi ed Esame Obiettivo

Durante la valutazione preoperatoria del paziente candidato a chirurgia è necessario raccogliere accuratamente l'anamnesi per identificare comorbidità (es: BPCO, cardiopatie, neuropatie) ed altre condizioni che ne riducano la resistenza

Tabella 4.1 Livelli assistenziali. Modificato da Nates, J. L et al ICU Admission, Discharge, and Triage Guidelines: A Framework to Enhance Clinical Operations, Development of Institutional Policies, and Further Research. Crit Care Med. 2016;44(8):1553-602.

Livello di cura	Tipologia di paziente	Rapporto infermieri -pazienti	Esempi di assistenza prestata
Livello 3 - Terapia Intensiva (alta intensità di cura)	Paziente critico che necessita di supporto vitale per insufficienza di uno o più organi vitali e monitoraggio invasivo o continuo (es. posizionamento di catetere arterioso)	Da 1:1 a 1:2	Interventi che non possono essere eseguiti in nessun altro regime di ricovero: drenaggio liquorale, ventilazione meccanica, terapia con inotropi e vasopressori, ECMO, CRRT, contropulsatore aortico, assistenza ventricolare
Livello 2 - Terapia Subintensiva (intensità di cure medio-alta)	Pazienti instabili o potenzialmente tali con singola insufficienza d'organo che necessitano di monitoraggio, assistenza infermieristica ed eventuali esami di laboratorio ogni 2-4 ore	1:3	Ventilazione non invasiva, infusione continua EV, somministrazione controllata di vasodilatatori ed antiaritmici
Livello 1 - Intensità di cura medio-bassa	Pazienti stabili che necessitano di monitoraggio ECG per aritmie non emodinamicamente significative e/o esami di laboratorio ogni 2-4 h. Questa tipologia di unità ha solo scopo di monitoraggio. Spesso si identifica con la stessa subintensiva	1:4	Infusione continua di farmaci EV, somministrazione controllata di vasodilatatori ed antiaritmici.
Livello 0 - Reparto (Bassa intensità di cura)	Pazienti stabili che non necessitano di monitoraggio	1:5 o maggiore	Antibiotici EV, Chemioterapia generica EV, indagini radiografiche, ricovero preoperatorio

allo stress chirurgico. Inoltre, una corretta anamnesi consentirà di eseguire un esame obiettivo mirato e quindi a prescrivere le giuste indagini diagnostiche che completeranno l'inquadramento del paziente (ECG, Radiografia del torace, Ecocardiografia etc.).

Età biologica

All'età biologica viene attribuito un significato controverso: infatti mentre secondo alcuni essa ha una valenza prognostica significativa, secondo altri l'età è un fattore di rischio per il possibile cumulo di patologie ma non è un fattore di rischio di per sé.

Patologie sistemiche

L'identificazione di eventuali patologie cronico-degenerative (BPCO, diabete, cardiopatie) concomitanti è di vitale importanza per poter stratificarne l'impatto globale dell'intervento chirurgico sull'organismo e quindi sulle sue capacità di riserva. Lo scopo dell'identificazione di tali patologie è anche quello di ottimizzare il più possibile la salute del paziente prima dell'intervento mediante eventuali aggiustamenti terapeutici per ridurre l'entità del rischio di morbilità peri-operatoria.

Il rischio legato al tipo di intervento chirurgico

Pur non essendo rintracciabile in letteratura una classificazione omogenea del rischio legato alla tipologia di chirurgia, in linea generale possiamo dire:

- La chirurgia in regime di emergenza espone ad un rischio maggiore di complicanze rispetto alla chirurgia elettiva;
- Gli interventi intra-cavitari (torace, addome) sono a maggiore rischio rispetto a trattamenti

Tabella 4.2 Assistenza in area critica. Modificato da Pedoto A. et al. Postoperative care after pulmonary resection: Postanesthesia care unit versus intensive care unit. Curr Opin Anaesthesiol. 2009;22(1):50-5.

	Recovery Room	SubIntensiva	Intensiva
Obiettivo	Assistenza post-anestesiologica breve termine	Cura di pazienti critici o potenzialmente tali senza necessità di UTI	Cure prolungate di pazienti in condizioni cliniche critiche con insufficienza di uno o più organi vitali
Localizzazione	Vicino o all'interno del blocco operatorio	Parte della terapia intensiva o indipendente da essa (afferente al reparto)	Area indipendente
Equipment	Monitor, CPAP, Ventilatori	Monitor, Ventilatori (ventilazione invasiva e NIV)	Monitor, Ventilatori (ventilazione invasiva e NIV), Apparecchiature per il supporto d'organo
Tipologia di Paziente	Postoperatorio	Paziente critico o potenzialmente tale che richiede monitoraggio stretto	Pazienti critici medici o chirurgici
Rapporto Infermieri / pazienti	1:2	1:2-1:4	1:1-1:2
Costi	Moderati	Moderati alti (circa il 38% del totale del costo TI)	Elevati (13.000 $ se ventilato, 6000$ se non ventilato)
Limitazioni	Incapacità di fornire supporto d'organo (CRRT)	Non supporto d'organo	Costi elevati
Permanenza	< 24 h (se c'è la necessità di monitoraggio oltre le 24 h si predispone ricovero in subintensiva o intensiva)	>24h	>24h

extra-cavitari ed anche la tipologia di intervento ha una sua mortalità intrinseca (es. l'intervento secondo Bentall ha una mortalità maggiore rispetto al CABG);

- La posizione prona intraoperatoria può associarsi ad alcune rare ma ben documentate complicanze (stroke da compressione vertebro/carotidea per rotazione della testa; compressione plesso brachiale; stasi venosa con macroglossia ed edema faringeo; evento raro ma descritto è la cecità per incremento della pressione endoculare).

A titolo esemplificativo si riporta in **Tabella 4.3** la classificazione del rischio chirurgico secondo UCLA Health.

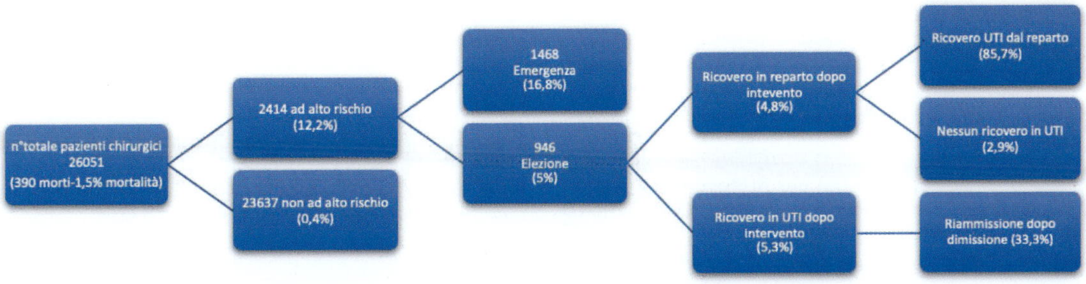

Figura 4.1 Mortalità post-operatoria nei pazienti ad altro rischio. Tra parentesi è indicato il valore percentuale di mortalità a seconda del setting. Modificato da Jhanji S, Thomas B, Ely A, et al. (2008). Mortality and utilisation of critical care resources amongst high-risk surgical patients in a large NHS trust. Anaesthesia. 2008 Jul;63(7):695-70.

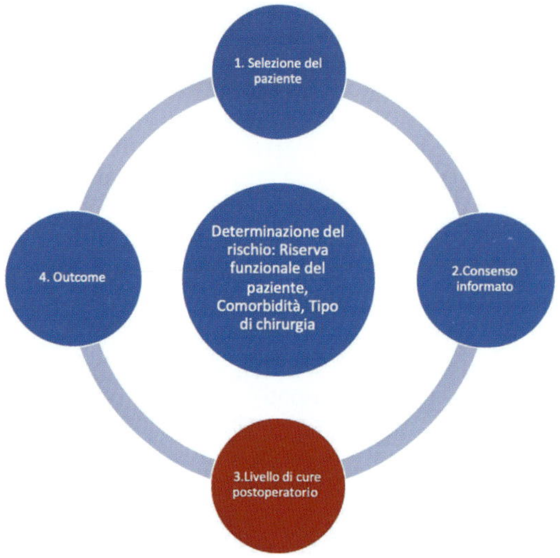

Figura 4.2 Utilità della determinazione del rischio operatorio. Modificata da Chand M, Armstrong T, Britton G, Nash GF. How and why do we measure surgical risk? J R Soc Med. 2007;100(11):508–512.

Rischio cardiaco

Qualora si abbia il sospetto di una cardiopatia di qualsiasi natura, si procede a una valutazione cardiologica specialistica articolata in una fase di valutazione clinica e, se necessario, strumentale (ECG, ecocardiografia, coronarografia). Di particolare importanza è la valutazione della funzione sisto-diastolica del cuore e quella della tolleranza allo sforzo (capacità funzionale). Quest'ultima può essere indagata secondo diverse modalità che possono essere di tipo clinico (es. questionario che indaga eventuali limitazioni funzionali nell'attività ed esercizio quotidiani) o strumentale in casi selezionati (treadmill, cyclette).

Per approfondimenti riguardo all'argomento si rimanda alle linee guida edite dalle Società Europee di Anestesia (ESA) e Cardiologia (ESC).

Scores per la valutazione del paziente chirurgico

Esistono diversi metodi per descrivere il rischio perioperatorio ma scopo comune rimane

Tabella 4.3 Stratificazione del rischio per tipologia di chirurgia (UCLA Anesthesiology and Perioperative Medicine, https://www.uclahealth.org/anes/risk-stratification#.XQEP0L_sN0Q.email, accesso 03.03.2019).

Rischio Chirurgico	Tipo di chirurgia
1 Rischio molto basso	**Procedure che richiedono blanda sedazione ed hanno effetti fisiologici trascurabili** • Chirurgia oftalmica, endoscopia digestiva (non operativa), implantologia
2 Basso Rischio	**Procedure associate con minime modificazioni fisiologiche** • Riparazione di ernia, ORL (senza dissezione del collo), radiologia interventistica, endoscopia digestiva operativa, cistoscopia
3 Rischio Intermedio	**Procedure associate con turbe dell'emodinamica e possibilità di emorragia** • Chirurgia intracranica e neuroassiale; chirurgia ginecologica, chirurgia addominale senza resezione intestinale, chirurgia intratoracica senza resezione polmonare, cateterizzazione cardiaca (ablazione, AICD, PM)
4 Alto Rischio	**Procedure con possibile instabilità emodinamica e perdite ematiche** • Chirurgia colorettale con resezione intestinale, trapianto di rene, artroprotesi, prostatectomia radicale open, cistectomia, chirurgia ginecologica oncologica maggiore, chirurgia maggiore oncologica di testa e collo
5 Rischio Molto Alto	**Procedure con impatto emodinamico importante associate a possibili perdite ematiche significative** • Chirurgia aortica, chirurgia cardiaca, resezioni polmonari, trapianti fegato e cuore

quello di stratificarlo tramite una valutazione semi-quantitativa al fine di poter individuare i pazienti più a rischio ed impostare quindi eventuali interventi correttivi pre-operatori e una sorveglianza post-operatoria adeguata. *Va però segnalato che nessuno score può da solo individuare il giusto livello assistenziale richiesto dal paziente e che l'esame clinico da parte dell'anestesista rimane sempre fondamentale.*

Di seguito sono descritti gli scores principali; mentre nella **Tabella 4.4** sono riassunti gli scores più utilizzati.

ASA Score - American Society of Anestesiologists Score

Score semplice e molto utilizzato per stratificare lo stato del paziente e quindi dedurne il rischio operatorio.

Tabella 4.4 Principali sistemi di scoring divisi secondo il loro campo applicativo.

Scoring system	Anno	N° di variabili	Inclusione di variabili intraoperatorie	Outcome predetto	Complessità di utilizzo dello score	Obiettività
Preoperatori						
ASA	1941	Non definite	No	Nessuno	Semplice	Soggettivo
Charlson comorbidity index	1987	19	No	Mortalità	Mediamente complesso	Obiettivo
RCRI	1999	6	No	Complicanze cardiovascolari maggiori	Semplice	Obiettivo
Postoperatorio						
P-POSSUM	1998	12 fisiologiche, 6 operatorie	Sì	Morbilità e mortalità	Complesso	Obiettivo
E-PASS	2001	6 preoperatorie, 3 operatorie	Sì	Morbilità e mortalità	Complesso	Soggettivo (include ASA)
NSQIP	1997	57 preoperatorie, 15 operatorie	Sì	Morbilità e mortalità	Complesso	Soggettivo (include ASA)
SAS	2007	3 operatorie	Sì	Morbilità e mortalità	Semplice	Obiettivo
Terapia intensiva						
APACHE I-III	1981-2006	>10 (variano nelle diverse versioni)	No	Mortalità	Complesso	Obiettivo
SAPS I-III	1983-2005	>10 (variano nelle diverse versioni)	No	Mortalità	Complesso	Obiettivo
MPM I-III	1985-2007	>10 (variano nelle diverse versioni)	No	Mortalità	Complesso	Obiettivo
SOFA	1994	6	No	Nessuno	Mediamente complesso	Obiettivo
MODS	1995	6	No	Nessuno	Mediamente complesso	Obiettivo

- ASA I: paziente sano;
- ASA II: paziente con lieve patologia sistemica;
- ASA III: paziente con patologia sistemica severa che limita l'attività, ma non è totalmente invalidante;
- ASA IV: paziente con una patologia sistemica grave che pregiudica la sopravvivenza;
- ASA V: paziente moribondo che non sopravviverà alle 24 ore successive, sottoposto a intervento chirurgico come ultima possibilità;

Il vantaggio dell'ASA score è la sua semplicità mentre il problema maggiore è la sua soggettività che però può essere bilanciata dalla contemporanea valutazione della tipologia di intervento, della patologia di base, delle comorbidità e della riserva fisiologica del paziente stesso.

Charlson Comorbidity Index

Il Charlson Comorbidity Index rappresenta una metodica semplice e rapida per cercare di individuare l'aspettativa di vita di un paziente con copatologie. Lo score consente in pratica di "pesare" le comorbidità e correlarle alla probabilità di sopravvivenza del paziente ed al consumo di risorse sanitarie.

Le patologie "traccianti" (22 condizioni in totale) sono raggruppate in 4 classi, valutate con un punteggio da 1 a 6. Più precisamente, per ognuna delle patologie indicate, viene assegnato un punteggio di 1, 2, 3 o 6 a seconda del rischio di morte ad essa associata. La somma dei punteggi determina l'aspettativa di vita che sarà poi oggetto di valutazione in sede di colloquio tra il paziente ed i curanti. Un risultato finale superiore a 5 è espressione di un importante impegno clinico.

RCRI - Revised Cardiac Risk Index

Questo score si prefigge lo scopo di stratificare il rischio cardiaco nei pazienti candidati a chirurgia non cardiaca.

Vengono presi in considerazione 6 variabili: chirurgia ad alto rischio, cardiopatia ischemica, scompenso cardiaco (sia pregresso che attuale), anamnesi positiva per patologia cerebrovascolare, terapia insulinica, insufficienza renale con creatinina pre-operatoria > 1,3 mg/dl o 177 mmol/l.

Sulla base del numero dei fattori risultati positivi, si determina il rischio del paziente (inteso come rischio di morte cardiaca, infarto del miocardio e arresto cardiaco): 0 fattori = 0,4%, 1 fattore = 0,9%, 2 fattori = 6,6%, 3 o più fattori = >11%.

P-POSSUM- Physiological and Operative Score for enUmeration of Mortality and Morbidity

È uno score complesso che produce una stima del rischio peri-operatorio in termini di mortalità e morbilità. Si compone di uno score fisiologico (12 variabili) ed uno score operatorio (6 variabili).

Esso è stato sviluppato come POSSUM da Copeland nel 1991 ma poi venne modificato da Prytherch che ideò il Portsmouth-POSSUM che ha evidenziato una maggiore accuratezza predittiva. Il P-POSSUM, è stato validato per diverse chirurgie quali la colorettale, vascolare, gastrica, epatica, ortopedica e di emergenza ma non nel trauma.

SAS – Surgical Apgar Score

Questo score permette di stimare il rischio del paziente al termine della chirurgia. Viene calcolato prendendo in considerazione tre variabili intraoperatorie: valore di frequenza cardiaca più basso, valore di pressione arteriosa media più basso, entità delle perdite ematiche (stimate) (**Tabella 4.5**).

Scores predittori di mortalità

Sono scores che predicono la mortalità sulla base di parametri clinico-laboratoristici. Vengono impiegati prevalentemente in ambito intensivo:

- SOFA – Sequential Organ Failure Assessment
- SAPS – Simplified Acute Physiology Score
- APACHE – Acute Physiology and Chronic Health Evaluation
- MODS – Multiple Organ Dysfunction Score
- MPM – Mortality Probability Model

I sistemi di scoring ed il loro utilizzo nella pratica clinica.

È necessario sottolineare come tutti gli scores che mirano a predire l'outcome e l'evoluzione clinica dei pazienti si basano sulle loro condizioni cliniche attuali così come risultano al momento della esecuzione della valutazione stessa e del calcolo dello score e non sono in grado di predire l'eventuale sviluppo di complicanze o l'aggravarsi delle condizioni cliniche del paziente stesso. In altre parole, non è detto che un paziente con score basso non si

Tabella 4.5 SAS: Surgical Apgar Score.

Criterio	Valore	Punti
Perdite ematiche stimate (ml)	> 1000	0
	600 - 1000	+ 1
	101 - 600	+ 2
	≤ 100	+ 3
MAP più bassa (mmHg)	< 40	0
	40 - 54	+ 1
	55 - 69	+ 2
	≥ 70	+ 3
FC più bassa (bpm)	> 85	0
	76 - 85	+ 1
	66 - 75	+ 2
	56 - 65	+ 3
	≤ 55	+ 4
Sulla base del punteggio si potrà decidere dove inviare il paziente al termine dell'intervento • SAS > 7: dimissione in reparto (salvo comorbidità preoperatorie) • SAS < 6: considerare monitoraggio in area critica • SAS < 4: pazienti ad elevato rischio di sviluppo di complicanze per i quali è altamente indicato uno stretto monitoraggio in terapia intensiva		

possa complicare così come un paziente con score elevato non possa andare incontro ad un decorso perioperatorio assolutamente normale. Pertanto, gli scores devono essere impiegati come guida e non per decidere acriticamente il ricovero in Area Critica che va, invece, sempre basato su un attento esame clinico del paziente e sulla considerazione del beneficio che costui può trarre da esso.

Le complicanze perioperatorie ed il ricovero in Area Critica

Quali sono le maggiori determinanti di complicanze?

Per tutti i pazienti, ma soprattutto per quelli classificati "a rischio", esistono due condizioni che possono aumentare la morbilità e la mortalità peri-operatoria.

- **Ischemia cardiaca**: se la richiesta d'ossigeno supera l'apporto, si può sviluppare ischemia cardiaca, con rischio conseguente di aritmie, infarto e scompenso cardiaco. Durante l'intervento chirurgico, sia l'ipossia che l'ipotermia possono promuovere lo sviluppo di ischemia soprattutto nei pazienti "a rischio" dove è importante garantire una copertura con farmaci β-bloccanti. In genere, il rischio è massimo nei primi 3 giorni di degenza post-operatoria.
- Ipovolemia: è responsabile di una ridotta perfusione tissutale. È una condizione facilmente riscontrabile utilizzando le varie metodiche di monitoraggio emodinamico invasivo e non invasivo, utili anche per la sua correzione. Una delle conseguenze temibili dell'ipovolemia è la vasocostrizione a cui conseguono la ridistribuzione del volume circolante, la riduzione del trasporto di ossigeno ai tessuti. Tale condizione si associa ad un peggioramento della perfusione multiorgano con possibile sviluppo di disfunzione multiorganica.

Timing delle complicanze chirurgiche

In base a quando una complicanza legata all'intervento chirurgico si manifesta si possono classificare:

Complicanze intra-operatorie: sono le complicanze che si verificano durante l'intervento chirurgico. Dipendono dalle condizioni cliniche pre-esistenti e dalla natura della chirurgia che, influenzando gli eventi intra-operatori, modificano anche scores come il POSSUM.

Complicanze post-operatorie: sono le complicanze che si verificano in seguito all'intervento chirurgico e possono in parte essere dovute alle complicanze intraoperatorie.

Trasferire il paziente in area critica offre il vantaggio di un monitoraggio continuo al fine di individuare precocemente eventuali disfunzioni d'organo attraverso le dignostiche più opportune eseguite con tempistica accelerata da parte di personale qualificato. In tale fase possono essere di ausilio gli scores SOFA e SAPS con lo scopo di valutare la funzione multiorgano post-operatoria e determinare la comparsa di complicanze cliniche. Quindi lo scopo della degenza in terapia intensiva è quello di un monitoraggio pro-attivo che si propone di identificare precocemente la comparsa di situazioni che possono porre il paziente a rischio di complicanze che possono essere quindi trattate precocemente.

Infine, di un qualche interesse è il Postoperative Morbidity Survey (POMS) che, ad oggi, pare essere l'unico metodo prospettico pubblicato per descrivere la morbilità a breve termine dopo un intervento chirurgico maggiore. Nel POMS sono elencate 9 possibili complicanze e per ciascuna se ne descrivono i criteri diagnostici e la metodica di monitoraggio. Risulta essere di facile impiego (**Tabella 4.6**).

Trattamenti volti alla riduzione delle complicanze

I trattamenti che riducono le morbilità e mortalità postoperatorie sono raggruppabili in: ottimizzazione delle condizioni del paziente prima, durante e dopo l'intervento mediante trattamenti specifici e, quando necessario, supporto emodinamico intra e postoperatorio.

Trattamenti specifici

Si basano sul concetto di ridurre specifiche co-morbilità post-operatorie nei pazienti operati. Non è stato chiaramente dimostrato che tale approccio riduca la mortalità, ma in misura indiretta riducono la comparsa di situazioni che possono aumentarla.

- *Normotermia:* il controllo della temperatura si è dimostrato efficace nel ridurre il tasso di infezione della ferita e ridurre la degenza ospedaliera.
- *Prevenzione TVP:* l'uso di una terapia anticoagulante preventiva si è dimostrata in grado di ridurre l'incidenza di TVP ed embolia polmonare.
- *Adeguata ossigenazione:* si è dimostrata in grado di ridurre l'entità di nausea/vomito post-operatorio ed il tasso di infezioni di ferita.
- *Trigger trasfusionale:* il trigger trasfusionale è da determinarsi sulla base del rischio emorragico dell'intervento, dell'età del paziente, delle comorbidità e del tipo di anemia che il paziente presenta. Non essendo lo scopo di tale capitolo il patient blood management si rimanda alle linee guida SIAARTI per ulteriore approfondimento.
- *Nutrizione enterale precoce:* dopo la chirurgia gastro-enterica la ripresa precoce della nutrizione enterale per os o direttamente nel piccolo intestino riduce la presenza di complicanze infettive e la durata della degenza.
- *Controllo glicemico:* diversi studi randomizzati hanno mostrato come il mantenimento di livelli costanti di glicemia sia in grado di ridurre la mortalità in terapia intensiva.
- *Scelta dei fluidi:* anche se alcuni quesiti in merito alla scelta fra cristalloidi e colloidi non sono stati ad oggi completamente chiariti, si preferisce l'uso di cristalloidi rispetto ai colloidi e alla soluzione fisiologica per l'aumentato rischio di acidosi ipercloremica, coagulopatia e nefropatia osmotica.
- *Profilassi antibiotica:* se somministrata endovena almeno 30 minuti prima dell'incisione chirurgica della cute (almeno 1 ora se somministrata per os), si è dimostrata ridurre il tasso di infezioni anche se non si sono dimostrati benefici in dosi aggiuntive post-operatorie e/o in dosi elevate.
- *Supporto emodinamico*: la mortalità associata alla chirurgia maggiore può essere ridotta in maniera sostanziale tramite l'ottimizzazione del volume circolante e con l'aggiunta di inotropi e/o vasopressori quando necessari, garantendo un'adeguata ossigenazione periferica (controllare i valori di MAP, SvO_2 e lattati). Il tutto sembra essere benefico se iniziato nel periodo intra-operatorio e con-

Tabella 4.6 POMS. Modificato da Shah, N.M. (2013). Clinical review: Can we predict which patients are at risk of complications following surgery? Crit Care. 2013; 17(3): 226.

Tipo di complicanza postoperatoria	Criteri
Respiratoria	Necessità di ossigeno terapia
Microbiologica	Antibiotici (eccettuata la profilassi) o temperatura corporea > 38°
Renale	Olioanuria, rialzo della creatininemia, necessità di nuova cateterizzazione uretrale
Gastrointestinale	Fallimento di nutrizione enterale
Cardiovascolare	Diagnosi o trattamento di IMA, ipotensione, aritmia, edema polmonare,evento trombotico
Neurologica	Evento cerebrovascolare/TIA, confusione, delirio, coma
Ematologica	Utilizzo di emazie concentrate, plasma fresco congelato, crioprecipitati nelle ultime 24h
Ferite Chirurgiche	Infezione o deiescenza che richieda revisione o drenaggio di pus
Dolore	Dolore di nuova insorgenza che richieda oppioidi o ALR

tinuato per almeno 6 ore nel post-operatorio (vale anche per chirurgia d'urgenza con arrivo in Pronto Soccorso).

Il ricovero in Area Critica

La Recovery Room

Definizione

La Recovery Room è di solito inserita nell'ambito del Blocco Operatorio o nelle sue immediate vicinanze. Essa ha lo scopo di fornire sorveglianza clinica e strumentale sia nell'immediato periodo post-operatorio di pazienti sottoposti ad intervento chirurgico che di quelli andati incontro a procedure diagnostico-terapeutiche in regime di sedazione/anestesia. La Recovery Room è quindi il luogo dove si procede alla osservazione ed eventuale stabilizzazione del paziente operato prima del suo trasferimento verso il reparto di degenza oppure, in caso di necessità, verso un reparto a maggiore intensità di cure. Essa si differenzia dalla terapia intensiva e subintensiva in quanto non prevede prolungata degenza dei pazienti che vi accedono poiché il loro trasferimento avviene in genere entro la serata della giornata operatoria.

La sorveglianza clinica dei pazienti ricoverati in Recovery Room è affidata ad infermieri coordinati da un anestesista che è anche responsabile delle seguenti attività: coordinamento clinico-organizzativo del blocco operatorio, gestione dell'emergenza, supporto ai colleghi per gli interventi di maggior complessità. In assenza di tale figura, l'infermiere fa riferimento all'anestesista di sala che ha avuto in carico il paziente.

Monitoraggio ed interventi terapeutici in Recovery Room

In Recovery Room si esegue il monitoraggio dei parametri riportati in **Tabella 4.7**.

Inoltre, si gestiscono le seguenti condizioni:

Brivido

- Cause: ipotermia postoperatoria, cattivo controllo del dolore, liberazione di citochine piro geniche in seguito al danno tissutale, alcalosi respiratoria, riduzione del tono ortosimpatico, vasoplegia in corso di anestesia spinale o epidurale.
- Conseguenze: notevole disagio per il paziente, interferenze con il monitoraggio della pressione arteriosa e dell'ECG, aumento della pressione endooculare, tachipnea, aumento del consumo di O_2 e della produzione di CO_2 aumento del lavoro cardiaco, riduzione della gittata cardiaca, aumento delle richieste metaboliche, acidosi lattica, aumento della pressione intracranica (PIC).
- Presidi e farmaci efficaci nel trattamento: mantenimento della nomotermia, Meperidina, Clonidina, Tramadolo, Nefopam, Ketamina.

Tabella 4.7 Monitoraggio in Recovery Room.

Apparato	Valutazione	Tempo	Note, score, metodologia di monitoraggio
Sistema Nervoso Centrale	Stato di coscienza, riflessi protettivi, delirium	Ogni 15 minuti	CAM – Confusion Assessment Method: 1. Insorgenza acuta del disturbo 2. Andamento Fluttuante 3. Perdita dell'attenzione 4. Disorganizzazione del pensiero 5. Alterato livello di coscienza Si associa un punteggio di 0 se negativo e di 1 se positivo. La diagnosi richiede la presenza di 1,2,3 + 4 o 5.
Apparato Respiratorio	Pervietà delle vie aeree, pattern respiratorio, Saturazione periferica O_2 (>96%)	Monitoraggio continuo	Saturimetria
Cardiovascolare	Frequenza, ritmo, pressione arteriosa (invasiva o non invasiva)	Ogni 15 minuti	Tenere vicino defibrillatore, farmaci d'urgenza
Neuromuscolare	Monitoraggio clinico a tutti i pazienti, da implementare con monitoraggio strumentale nei pazienti affetti da patologia neuromuscolare	Ogni 15 minuti	Complicanze del blocco neuromuscolare residuo: • riduzione della capacità di deglutire e quindi di proteggere le vie aeree dall'aspirazione • una maggiore incidenza di episodi ostruttivi a carico delle prime vie aeree • una riduzione della risposta ventilatoria all'ipossiemia, causata dall'effetto inibitorio diretto esercitato dal blocco neuromuscolare residuo sull'attività chemorecettoriale del glomo carotideo • un aumento della morbosità e della mortalità per complicanze respiratorie. Somministrare antagonisti dei bloccanti neuromuscolari non depolarizzanti devono essere somministrati ogniqualvolta ritenuto opportuno
Bilancio idro-elettrolitico	Valutare diuresi e bilancio idro-elettrolitico	Ogni 15 minuti	
Omeostasi termica	Temperatura corporea (sonda termica, termometro timpanico	Ogni 15 minuti	Prevenire l'ipotermia nei soggetti a rischio (perdite ematiche, corporatura esile, bambini). Le complicanze da ipotermia vanno dalle turbe del sistema emocoagulativo, alle turbe dell'equilibrio metabolico fino ad un aumento dell'incidenza di infezioni e del tasso di mortalità postoperatoria. Si previene l'ipotermia passivamente nei soggetti normotermici (evitando la dispersione del calore) o attivamente (coperte termiche, riscaldatori) nei soggetti ipotermici.
Dolore	VAS < 3 o altre scale (BPS)	Ogni 15 minuti	Per il paziente sottoposto ad ALR la valutazione del dolore deve essere eseguita alla ripresa della funzione propriocettiva e sensitiva[1].
Monitoraggio dei drenaggi chirurgici			È importante monitorare periodicamente i drenaggi chirurgici onde valutare l'entità di un eventuale perdita ematica

[1]*In letteratura non si trovano criteri univoci di definizione per la risoluzione del blocco sensitivo-motorio. I criteri più conservativi impongono una completa ripresa del movimento e della forza e una sensibilità conservata da L2. Questi criteri comunque derivano sempre anche dalla necessità di escludere contestualmente anche una residua vasoplegia da blocco simpatico, che sembra risolversi in anticipo rispetto a quello sensitivo-motorio, nonché l'eventuale persistenza di deficit sensitivo-motori.*

Nausea e Vomito postoperatorio

La nausea e il vomito postoperatorio (PONV) costituiscono tuttora una delle complicanze più frequenti e più temute dai pazienti. La PONV prolunga il tempo di permanenza del paziente in Recovery Room, è causa di discomfort e incide negativamente sulla qualità delle cure.

Sono fattori di rischio per PONV: sesso femminile, storia di PONV e cinetosi, utilizzo di anestetici inalatori (nelle prime 2h), utilizzo di oppioidi nel perioperatorio, durata della chirurgia (ogni 30' vi è un incremento del rischio del 6%), tipo di chirurgia (laparoscopica, neurochirurgica, ORL, senologica, oftalmica, plastica). Il trattamento della PONV è essenzialmente di tipo farmacologico (**Tabella 4.8**).

Dimissione dalla Recovery Room

L'anestesista, coadiuvato dall'infermiere, decide il momento della dimissione dalla Recovery Room e organizza il trasferimento nell'ambiente assistenziale più adeguato in funzione delle condizioni cliniche del paziente, delle comorbidità, del tipo e durata dell'intervento. Gli scores più usati che sono stati ideati e validati per supportare la decisione di dimettere il paziente dalla Recovery Room vengono brevemente descritti di seguito:

- Scala di Aldrete (**Figura 4.3**): è lo score più impiegato. Prevede la valutazione del paziente all'ingresso in Recovery Room, dopo 5 minuti e in seguito ogni 15 minuti. Poiché la scala di Aldrete non tiene conto del dolore, della nausea e vomito, della temperatura e di eventuali sanguinamenti, tali parametri dovranno quindi essere documentati in cartella.
- Scala di White & Song (**Figura 4.4**): è uno score di una certa diffusione. Inizialmente ideata per la chirurgia ambulatoriale, può essere convenientemente applicata per ogni tipologia di chirurgia.

I vari scores, possono essere combinati in una cartella clinica di monitoraggio in Recovery Room come mostrato, a titolo esemplificativo, nella **Figura 4.5**.

La Terapia Subintensiva

Il moderno concetto di "ospedale per acuti" prevede che esso possa assistere una popolazione prevalente di pazienti che necessita di un livello di cura superiore rispetto a quello del semplice reparto di degenza. A tale scopo è stato creato un livello di cure intermedio tra la degenza ordinaria e quella intensiva, ovvero la terapia subintensiva, dove vengono ricoverati i pazienti che, oltre che alle comuni necessità assistenziali, richiedono un monitoraggio, in genere non invasivo, delle funzioni vitali con frequenti interventi di nursing.

Caratteristiche principali della terapia subintensiva

L'unità di terapia subintensiva ha tre caratteristiche principali distintive:

- supervisione medica: la stretta interazione tra medico supervisore e lo staff infermieristico permette la pronta e rapida interpretazione dei parametri rilevati dai sistemi di monitoraggio in modo da poter immediatamente intervenire nel caso il paziente diventi clinicamente instabile;
- aumentata intensità assistenziale infermieristica: si caratterizza per un rapporto pazienti: infermieri caratteristico pari a 4:1. Ciò a seguito della maggiore e più frequente necessità di:
  - o procedere a misurazioni dei vari parametri clinici e strumentali,
  - o eseguire una efficace toilette delle secrezioni polmonari,
  - o gestire una eventuale ventilazione non invasiva,
  - o mobilizzare i pazienti,
  - o somministrare terapie ad hoc.
- presenza di sistemi di monitoraggio dei parametri vitali h24.

Criteri di ammissione

Criteri generali

- Necessità di monitoraggio frequente (6 volte / die o ogni 4h)
- Assenza di criteri di ammissione in terapia intensiva (vedi paragrafo successivo)
- Incremento del bisogno di assistenza e dell'intensità di cura (definito mediante scale apposite: es. NEMS)

Criteri specifici per pazienti post-chirurgici

- Pazienti emodinamicamente stabili sottoposti ad interventi di chirurgia maggiore che necessitano di ripristino della volemia tramite la somministrazione di fluidi e trasfusioni
- Pazienti emodinamicamente stabili con un importante rischio di sanguinamento post-operatorio (trasfusioni massive, anticoagulazione sistemica, sanguinamento rilevante al termine della procedura chirurgica)

Attività	Capace di muovere 4 estremità volontariamente o a comando	2
	Capace di muovere 2 estremità volontariamente o a comando	1
	Incapace di muovere le estremità volontariamente o a comando	0
Respirazione	Capace di respirare a fondo e di tossire liberamente	2
	Dispnea o respirazione limitata	1
	Apnea	0
Circolazione	PA ± 20% dei valori preoperatori	2
	PA ± 20 - 49% dei valori preoperatori	1
	PA ± 50% dei valori preoperatori	0
Coscienza	Completamente sveglio	2
	Risvegliabile alla chiamata	1
	Non risvegliabile	0
Saturazione d'ossigeno	In grado di mantenere una $SpO_2 > 92\%$ in aria ambiente	2
	Necessario ossigeno per mantenere $SpO_2 > 90\%$	1
	$SpO_2 < 90\%$ anche con supplemento d'ossigeno	0
	Punteggio totale	
Il paziente può essere trasferito in reparto di degenza quando ottiene un punteggio totale minimo di 8 in due valutazioni successive, in assenza di punteggio uguale a zero per le singole voci.		

Figura 4.3 Scala di Aldrete.

Livello di coscienza	Sveglio e orientato	2
	Risvegliabile con un minimo stimolo	1
	Responsivo solo alla stimolazione tattile	0
Attività fisica	Muove tutte le estremità a comando	2
	Debolezza nel muovere le estremità	1
	Incapace di muovere volontariamente le estremità	0
Stabilità emodinamica	PA ± 15% dei valori preoperatori	2
	PA ± 30% dei valori preoperatori	1
	PA > 30% dei valori preoperatori	0
Stabilità respiratoria	In grado di respirare profondamente	2
	Respiro superficiale (tachipnea) con buona capacità di tossire	1
	Dispnea con debole capacità di tossire	0
Saturazione d'ossigeno	> 90% in aria ambiente	2
	Richiede ossigeno supplementare (occhiali)	1
	< 90% con ossigeno supplementare	0
Dolore postoperatorio	Assente o lieve	2
	Moderato o grave, controllato con analgesici ev	1
	Grave persistente	0
Vomito postoperatorio	Assente o lieve nausea	2
	Vomito transitorio o conati di vomito	1
	Vomito o nausea moderata/grave persistente	0
	Punteggio totale	
Il paziente può essere trasferito in reparto di degenza quando ottiene un punteggio totale minimo di 12, con nessun punteggio di zero. Inoltre non ci deve essere brivido né sanguinamento attivo.		

La scala di White e Song è stata ideata per la chirurgia ambulatoriale, ma può essere convenientemente applicata per ogni tipo di assistenza postoperatoria.

Figura 4.4 Scala di White & Song.

- Pazienti che richiedono monitoraggio stretto nelle prime 24h dopo l'intervento

Criteri che controindicano il ricovero in ambito sub-intensivo

In genere, rappresentano criteri di esclusione dal ricovero in terapia subintensiva tutte le insufficienze d'organo che determinino instabilità clinica per la quale si richieda un trattamento intensivo:

- IMA con sopralivellamento ST
- SCA con instabilità emodinamica
- Pacemaker temporaneo
- Edema polmonare ad elevato rischio di deterioramento clinico con possiblità di intubazione tracheale
- Rischio di aritmie ventricolari con instabilità emodinamica
- Necessità di supporto cardiovascolare farmacologico/meccanico
- Necessità di monitoraggio invasivo della funzione cardiovascolare (PiCCO, catetere arterioso polmonare, cateterismo atriale destro)
- Paziente in shock (emorragico, settico, cardiogeno, anafilattico)
- Necessità di terapia sostitutiva renale
- Stato di male epilettico
- Necessità di monitoraggio della PIC
- Pazienti con PIC elevata, emorragia subaracnoidea con vasospasmo.

Criteri di dimissione

La dimissione dei pazienti da un'unità subintensiva è prevista quando:

- Lo stato fisiopatologico del paziente è stabilizzato e non necessita più di monitoraggio quindi può essere curato da un'unità di cura generale
- Lo stato fisiopatologico del paziente è deteriorato e necessita di supporto attivo quindi deve essere trasferito in un'unità intensiva
- Lo stato fisiopatologico del paziente è deteriorato, ma richiede esclusiva cura di comfort e quindi può essere trasferito in una corsia ordinaria

L'Unità di Terapia Intensiva (uti)

Introduzione

La UTI è il reparto in cui l'intensità di cure è più elevata. Il trattamento intensivo deve essere, in linea generale, riservato ai pazienti con patologie acute reversibili o patologie croniche riacutizzate in cui è ragionevole attendersi una risoluzione o un buon recupero. Per quanto possibile in ambito intensivo, l'appropriatezza clinica va sempre valutata alla luce del consenso al trattamento espresso dal paziente dopo adeguata informazione.

L'indicazione al ricovero del paziente chirurgico in terapia intensiva dipende in gran parte dalla presenza di un rischio imminente per lo sviluppo di complicanze a seguito dell'intervento cui è stato sottoposto.

Quanto riportiamo di seguito è un riassunto delle linee guida che la SIAARTI ha pubblicato sul tema.

Obiettivi della UTI

- recuperare lo stato di salute con completo reinserimento del paziente nel suo contesto sociale;
- mantenere una vita dignitosa ossia rispettosa delle volontà del paziente e del suo concetto di qualità della vita quando non è più possibile perseguire il primo obiettivo;
- controllare la sofferenza;
- evitare danni al paziente;
- garantire una morte dignitosa ossia con il minor grado di sofferenza ed in accordo con i desideri ultimi del paziente: in particolare, non devono essere praticate quelle terapie sproporzionate per eccesso che procrastinano inutilmente la morte.

Principi etici alla base del ricovero in UTI

- Autonomia: rispetto per l'autodeterminarsi del paziente rispetto alle scelte sanitarie. Ciò comporta l'acquisizione, quando possibile, del consenso informato. Va sempre ricercato il dialogo con il paziente.
- Beneficialità e non maleficialità: obbligo di non nuocere ed agire per il bene altrui. Il maggior bene del paziente va ricercato rispettando comunque la sua autonomia.
- Giustizia distributiva e risorse: tutti i pazienti devono essere trattati in modo equo ed il ricovero/dimissione in terapia intensiva – così come la limitazione dei trattamenti – sono guidati unicamente dal criterio di appropriatezza clinica (definito dalla curabilità della patologia e dall'effettiva utilità del trattamento intensivo per quel paziente) e dalla liceità etica (consenso del paziente e/o rispetto del criterio di proporziona-

VALUTAZIONE DIMISSIBILITÀ DEL PAZIENTE DALLA SALA OPERATORIA/RR

Data ________________ Ora ______________ Degenza ____________________

Nome e Cognome __________________________________ Data Nascita __________

Intervento ____

			Ore				
LIVELLO DI COSCIENZA	2	Sveglio e orientato					
	1	Risvegliabile con minimo stimolo					
	0	Responsivo solo alla stimolazione tattile					
ATTIVITÀ FISICA	2	Muove tutte le estremità a comando					
	1	Debolezza nel muovere le estremità					
	0	Incapace di muovere volontariamente le estremità					
STABILITÀ EMODINAMICA	2	PA > o < del 15% valori preoperatori					
	1	PA > o < del 30% valori preoperatori					
	0	PA > o < di più del 30% valori preoperatori					
STABILITÀ RESPIRATORIA	2	In grado di respirare profondamente					
	1	Respiro superficiale (tachipnea) con tosse valida					
	0	Dispnea con tosse debole					
SATURAZIONE OSSIGENO	2	> 90% in aria ambiente					
	1	> 90% con ossigeno supplementare					
	0	< 90% con ossigeno supplementare					
DOLORE POSTOPERATORIO	2	Assente o lieve					
	1	Moderato o Grave, controllato con analgesici ev					
	0	Grave persistente					
VOMITO POSTOPERATORIO	2	Assente o lieve nausea					
	1	Conati di vomito o vomito transitorio					
	0	Nausea e/o vomito moderato/grave persistente					
			Punteggio TOT				

Punteggio minimo per trasferimento in reparto: **12 con nessuno 0 e in assenza di:**

☐ **Brivido** ☐ **Ipotermia** ☐ **Sanguinamento attivo**

Dimissione e invio presso ☐ Reparto di degenza ☐ Terapia Intensiva ☐UTIC

Ore ___________ L'Anestesista ________________________________

Figura 4.5 Esempio di cartella clinica di Recovery Room.

lità). I sanitari che dispongono il ricovero in UTI sono responsabili dell'equa allocazione delle risorse a loro assegnate tuttavia in caso di conflitto di interesse tra giustizia distributiva e beneficio del singolo paziente sarà sempre quest'ultimo a dover essere salvaguardato. In caso di limitatezza di risorse è però giustificabile una restrizione nell'uso dei trattamenti intensivi sulla base di criteri di appropriatezza clinica.

Tabella 4.8 Farmaci impiegati nella gestione della PONV.

Farmaco e dose (evidenza) → Timing (evidenza)
1. Droperidolo 0.625 mg ev (I A) → Alla fine della chirurgia (II A)
2. Ondansetron 4 mg ev (I A) → Alla fine della chirurgia (III A)
3. Desametasone 8 mg ev (II A) → Prima dell'induzione (III A)
4. Prometazina 12.5–25 mg ev (III B) → Alla fine della chirurgia (III B)

Fattori clinici da considerare nel ricovero in terapia intensiva

Oltre ai principi etici richiamati nel paragrafo precedente saranno da tenere in considerazione peculiarità del paziente quali:

- Età anagrafica: a parità di condizione clinica, il ricovero in terapia intensiva è tanto più appropriato quanto minore è l'età del soggetto. Nel caso di soggetti particolarmente anziani una particolare attenzione va posta verso la riserva funzionale vitale e le eventuali comorbilità. In ogni caso, più che l'età anagrafica deve essere valutata quella biologica del singolo paziente considerato.
- Patologie concomitanti: valutare la presenza di patologie cronico-degenerative in stadio avanzato compresa la demenza avanzata per il grave deterioramento delle funzioni cognitive che essa determina e che va considerata come grave e invalidante patologia che ha influenza sfavorevole sulla prognosi.
- Gravità e prognosi dello stato critico attuale: non è eticamente corretto ammettere in UTI pazienti in cui l'eventuale trattamento intensivo non produca alcun effetto in termini di sopravvivenza o di qualità di vita residua o in cui i rischi e le sofferenze del trattamento siano maggiori dei benefici. La medesima considerazione può essere fatta per la limitazione alle cure. Non è eticamente lecito ammettere in UTI pazienti arrivati in una fase terminale della loro patologia.
- Qualità di vita pregressa e prevedibile.
- Biografia personale: nella decisione del ricovero in terapia intensiva è importante considerare le volontà espresse dal paziente riguardo la percezione del suo stato di salute e della qualità di vita.

Gestione del ricovero in UTI

Le evidenze attualmente disponibili mettono in luce la mancanza di dati certi ed affidabili che sostengano un criterio univoco di ammissione alla terapia intensiva e il mancato sviluppo di scores adeguati ad aiutare i medici nella decisione clinica.

Modelli di appropriatezza del ricovero in UTI

Riguardo all'ammissione in terapia intensiva esistono 3 modelli da considerare. Anche se ognuno di questi presenta dei limiti e nessuno è stato ancora adeguatamente validato possono essere utili per guidare il rianimatore nella decisione del ricovero in UTI.

Modello di priorità

Tale modello definisce la priorità dell'ammissione in UTI sulla base del beneficio atteso dal trattamento intensivo. La scala ha un andamento decrescente dalla priorità 1 (massimo beneficio atteso) alla priorità 4 (minimo o nessun beneficio atteso) (**Figura 4.6**).

Modello di diagnosi

Il modello di diagnosi definisce l'appropriatezza del ricovero in terapia intensiva in relazione ad una specifica condizione clinica. Il modello è dato da 8 raggruppamenti di condizioni cliniche che giustificano l'ammissione (**Figura 4.7**).

Modello dei parametri obiettivi

In **Tabella 4.9** sono elencati i parametri obiettivi che possono definire l'appropriatezza del ricovero in terapia intensiva. Essi sono raggruppati in: segni vitali, dati di laboratorio, diagnostica per immagini ed ECG. Appare chiaro come il singolo dato vada correlato alla situazione clinica complessiva del paziente per decidere dell'eventuale ricovero in area critica.

Dimissione dalla UTI

Il paziente può essere considerato dimissibile dalla UTI quando coesistano criteri generali di dimissione insieme a criteri organo-specifici. Le condizioni di dimissibilità dei pazienti ricoverati in terapia intensiva devono essere periodicamente rivalutate per individuare quei soggetti che non necessitano più di una permanenza in questo ambiente di cura.

Criteri generali

- mancanza della necessità di monitoraggio e di trattamento intensivo per la risoluzione dello stato critico; miglioramento della patologia che ha determinato il ricovero e stabilità delle condizioni cliniche;
- opportunità di sospendere il monitoraggio e il trattamento intensivo ormai diventati inappropriati per eccesso a causa della irreversibilità del quadro clinico e della mancata risposta al trattamento;
- revoca esplicita da parte del paziente di un consenso precedentemente espresso, o raggiungimento di un limite terapeutico precedentemente concordato.

1

Paziente critico ed instabile con massimo beneficio clinico amesso: sussistono condizioni critiche in atto potenzialmente regredibili con monitoraggio e trattamento intensivo

- Non è prevista alcuna limitazione terapeutica per questo tipo di pazienti come, ad esempio, la ventilazione meccanica, l'infusione continua di farmaci inotropi e vasoattivi, la terapia sostitutiva renale
- ESEMPI: Insufficienze vitali post-operatorie, post-traumatiche, Riacutizzazione di patologie croniche

2

Paziente in condizioni cliniche potenzialmente critiche che richiedono monitoraggio intensivo ed eventuale trattamento con intermedio beneficio clinico atteso

- In questi pazienti, in genere, non si pongono limiti all'estensione della terapia da applicare
- Esempi: pazienti con patologie croniche coesistenti (cardiopatie, BPCO, diabete, malattia renale) che hanno sviluppato un quadro clinico o chirurgico severo acuto

3

Paziente critico ed instabile in cui si deve definire la risposta al trattamento intensivo alla luce delle sue condizioni di base: la probabilità di recupero potrebbe essere ridotta per via della natura della malattia cronica sottostante e del quadro clinico acuto

- In questa tipologia di paziente va definita la risposta al trattamento intensivo ossia può ricevere cure intensive per il quadro acuto ma possono essere posti dei limiti all'estensione degli sforzi terapeutici (es. proscrizione dell'intubazione e/o della rianimazione cardio-polmonare ed alla terapia sostitutiva renale)
- Esempi: pazienti con patologia tumorale metastatica complicata da infezione, tamponamento cardiaco o ostruzione delle vie aeree; pazienti con insufficienze d'organo avanzate; pazienti molto anziani

4

Pazienti in cui il ricovero NON è appropriato:

- Condizioni cliniche non gravi "to well to benefit"
- Pazienti nella fase terminale della loro patologia "too sick to benefit"
- Rifiuto del trattamento intensivo

Figura 4.6 Ricovero in Terapia Intensiva: il modello di priorità.

Alterazioni neurologiche: Ictus acuto con alterazione dello stato di coscienza. Coma(metabolico, tossico o anossico). Emorragia intracranica con pericolo di erniazione. Emorragia subaracnoidea acuta. Meningite con alterazione della coscienza o compromissione della respirazione. Alterazioni del sistema nervoso centrale o delle funzioni neuro-muscolari con deterioramento delle funzioni neurologiche e/o respiratorie. Stato epilettico. Morte cerebrale attuale o potenziale in paziente potenzialmente donatori d'organo. Vasospasmo. Paziente con trauma cranico severo.

Sistema cardio-circolatorio: Infarto miocardico acuto complicato. Shock cardiogeno. Aritmie complesse che richiedono monitoraggio ed intervento. Insufficienza cardiaca acuta con insufficienza respiratoria che richiede supporto emodinamico. Emergenze ipertensive. Angina instabile associata ad aritmie. Instabilità emodinamica o dolore persistente. Arresto cardiaco. Tamponamento o costrizione cardiaci con instabilità emodinamica. Aneurisma disseccante dell'Aorta. Blocco cardiaco completo.

Alterazioni endocrinologiche: Chetoacidosi diabetica complicata da instabilità emodinamica, alterazione dello stato di coscienza. Insufficienza respiratoria o acidosi severa. Coma tiroideo con instabilità emodinamica. Stato di iperosmolarità con coma e/o instabilità emodinamica. Crisi adrenergica con instabilità emodinamica. Ipercalcemia severa con alterazione dello stato di coscienza che richiede monitoraggio emodinamico. Ipo- o iper-natriemia con manifestazioni epilettiche ed alterato stato di coscienza. Ipo- o iper-magnesemia con compromissione emodinamica o aritmie. Ipo- o iper-potassiemia con aritmie o debolezza muscolare. Ipo-fosfatemia con debolezza muscolare.

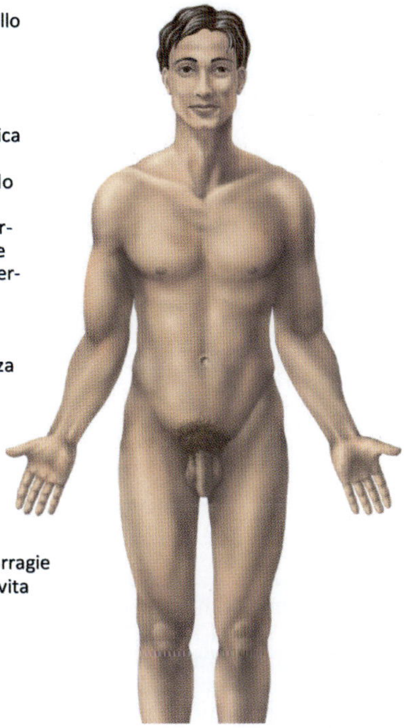

Sistema Respiratorio: Insufficienza respiratoria acuta che richiede ventilazione meccanica. Embolia polmonare con instabilità emodinamica. Pazienti dell'area sub-intensiva con deterioramento della funzione respiratoria. Necessità di nursing o assistenza respiratoria non disponibile in un reparto di degenza ordinaria. Emottisi massiva. Insufficienza respiratoria con intubazione imminente.

Alterazioni gastro-intestinali: Emorragie gastro-intestinali con pericolo di vita (ipotensione, angina, persistenza dell'emorragia o con patologie coesistenti). Insufficienza epatica fulminante. Pancreatite severa. Perforazione esofagea con o senza mediastinite.

Ingestione e overdose di farmaci: Ingestione di farmaci con instabilità emodinamica. Ingestione di farmaci con alterato stato della coscienza e della protezione delle vie aeree. Ingestione di farmaci con manifestazioni epilettiche.

Miscellanea: Shock settico con instabilità emodinamica. Monitoraggio emodinamico. Condizioni cliniche che richiedono un livello di assistenza infermieristica da area critica. Lesioni da condizioni ambientali avverse: (folgorazione, annegamento, ipo- iper-termia). Procedure terapeutiche sperimentali con potenziali complicazioni.

Condizioni chirurgiche: Paziente che nel periodo post-operatorio richiedono monitoraggio e supporto emodinamico e/o respiratorio assistenza infermieristica intensiva.

Figura 4.7 Il ricovero in terapia intensiva: modello di diagnosi.

Tabella 4.9 Il ricovero in Terapia Intensiva: modello dei parametri obiettivi.

Segni vitali
Ostruzione acuta delle vie aeree in atto o potenziale incapacità a proteggere le vie aeree;
Frequenza respiratoria < 8 atti/minuto o > 35 atti/minuto;
Arresto respiratorio;
Saturazione periferica dell'ossigeno < 90% con frazione inspiratoria di ossigeno del 50%;
Acidosi respiratoria progressivamente in peggioramento;
Frequenza cardiaca < 40 battiti/minuto o > 150 battiti/minuto;
Pressione arteriosa sistolica < 80 mmHg o 20 mmHg inferiore ai valori abituali del paziente
Pressione arteriosa media < 60 mmHg
Pressione arteriosa diastolica >120 mmHg
Arresto cardiaco
Flusso urinario < 0,5 mL/kg/h
Convulsioni prolungate e subentranti
Riduzione del livello di coscienza con perdita di 2 punti della gcs e con gcs < 10
Sopore o letargia
Irrequietezza, agitazione
Anisocoria in paziente incosciente
Dati di laboratorio
Sodiemia < 110 meq/l o >170 meq/l
Potassiemia < 2 meq/l o > 7 meq/l
PaO_2 < 50 mmHg
pH < 7,1 o > 7,7
Glicemia > 800 mg/dl
Calcemia > 15 mg/dl
Livelli tossici di farmaci o di sostanze chimiche che compromettano la stabilità emodinamica e neurologica del paziente
Diagnostica per immagini
Emorragia cerebrale, contusione o emorragia subaracnoidea con alterazione dello stato mentale o segni neurologici focali
Rottura di visceri, fegato, vescica, rottura di varici esofagee o utero con instabilità emodinamica
Aneurisma dissecante dell'aorta
ECG
Infarto miocardio acuto con aritmie complesse, instabilità emodinamica o scompenso cardiaco congestizio
Tachicardia ventricolare sostenuta o fibrillazione ventricolare
Blocco cardiaco completo con instabilità emodinamica

Criteri Organo Specifici

- SNC: assenza di coma
  - o Via aerea pervia
  - o Assente/minimo rischio di inalazione con corretta capacità di espettorazione spontanea o assistita (cough assistance)
  - o In presenza di tracheotomia/tracheostomia
    - – Consolidamento della tracheostomia (almeno un cambio cannula senza complicanze)
    - – Assenza di complicanze legate alla tracheostomia
    - – Saturazione stabile durante il cambio cannula e le tracheoaspirazioni

- APPARATO RESPIRATORIO
  - o Assenza di dispnea severa e desaturazione
  - o Adeguata stabilità della PaO_2 (> 70 mmHg o > 60 mmHg se il paziente è in O_2 terapia cronica) a FiO_2 < 0,5
  - o In caso di dipendenza a lungo termine dal ventilatore (es: malattie neurodegenerative):
    - – Settaggio stabile del ventilatore
    - – Stabilità delle compliance e delle resistenze dell'apparato respiratorio
- CARDIOCIRCOLATORIO
  - o Stabilità emodinamica in assenza di supporto farmacologico
  - o Assenza di necessità di monitoraggio emodinamico invasivo
  - o Assenza di aritmie emodinamicamente significative
  - o Assenza di scompenso cardiaco non controllato
- RENE
  - o Diuresi > 0,5 ml/kg/h a meno di insufficienza renale cronica già presente prima del ricovero
  - o Assenza di necessità di terapia sostitutiva renale (eccettuati i pazienti in dialisi cronica)
  - o Bilancio idro-elettrolitico normale
  - o Assenza di gravi alterazioni dell'equilibrio acido-base
- ALTRO
  - o Sepsi trattata e controllata adeguatamente dalla terapia
  - o Assenza di emorragie attive
  - o Terapia medica stabile:
    - – Maggior parte della terapia per os
    - – Non vi è necessità di aggiustare continuamente la terapia medica
  - o Buon controllo glicemico
  - o Assenza di coagulopatia severa
  - o Assenza di anemia grave
  - o Nutrizione enterale (preferibilmente alimentazione per os) con adeguato apporto calorico

Nella dimissione dalla terapia intensiva si deve tenere conto anche della dipendenza del paziente dall'assistenza infermieristica sulla base di score come il NEMS.

Conclusioni

L'anestesista-rianimatore è chiamato a stratificare il rischio chirurgico per ogni paziente in modo tale da garantirne l'allocazione nel giusto regime di ricovero post-operatorio, assicurando sia un adeguato grado assistenza che possa ridurre o evitare le complicanze legate all'intervento chirurgico e una corretta allocazione delle risorse disponibili.

Per far questo è necessaria un'attenta valutazione del paziente e del tipo di intervento chirurgico. Una corretta anamnesi che guidi sia l'esame obiettivo che la richiesta di indagini strumentali unita ai vari sistemi di score è fondamentale per stratificare il rischio chirurgico del paziente, predire le complicanze e prevenirle in maniera proattiva.

Alcuni scores (**Tabella 4.10**) possono coadiuvare il clinico nella decisione di ammissione del paziente

Tabella 4.10 Scores che coadiuvano le decisioni cliniche dell'anestesista rianimatore.

Timing	Fattori considerati	Score
PREOPERATORIO	Paziente Anamnesi ed esame obiettivo Ricerca di comorbidità Ottimizzazione dello stato di salute Tipo di chirurgia	ASA, Charlson, RCRI, NSQIP
INTRAOPERATORIO	Perdite ematiche Variabili emodinamiche Durata della chirurgia Contaminazione batterica peritoneale Malattia oncologica Chirurgia in regime d'emergenza	POSSUM SAS NSQIP
RECOVERY ROOM	Monitoraggio < 24 h: parametri vitali, dolore, emorragia, nausea e vomito, brivido	Scala di Aldrete Scala di White & Song
DECORSO POSTOPERATORIO	Rischio di complicanze Scores predittivi di mortalità	POMS SOFA SAPS APACHE MODS MPM

in area critica. Come già ricordato però questi scores non possono sostituire la decisione clinica che si basa sulla conoscenza del paziente, delle sue comorbilità e delle sue volontà. Quindi la decisione del ricovero in area critica e più in generale la gestione perioperatoria va, per quanto possibile, individualizzata sul singolo paziente in quanto, come ci ricordava Marcel Proust, "*una gran parte di quello che i medici sanno è insegnato loro dai malati*".

Letture consigliate

Sobol JB, Wunsch H: Triage of high-risk surgical patients for intensive care. Crit Care Med 2011; 15(2):217.

Nates JL, Nunnally M, Kleinpell R, et al: ICU admission, discharge and triage guidelines: A framework to enhance clinical operations, development of institutional policies and further research. Crit Care Med 2016; 44(8):1553-1602.

Albani A, Barbisan C, Barneschi MG, et al: SIAARTI guidelines for admission to and discharge from Intensive Care Units and for the limitation of treatment in intensive care. Minerva Anestesiologica 2003; 69:101-118.

Ghaffar S, Pearse RM, Gillies MA: ICU admission after surgery: who benefits? Curr Opin Crit Care 2017; 23:424-429.

Calderini E, et al: Gruppo di Studio SIAARTI per la Sicurezza in Anestesia e Terapia Intensiva. Raccomandazioni per l'area di recupero e l'assistenza post-anestesiologica. http://www.siaarti.it/SiteAssets/Ricerca/Raccomandazioni-per-l%E2%80%99area-di-recupero-e-l%E2%80%99assistenza-post-anestesiologica/linee_guida_file_33.pdf.

Savino JA, Del Guercio LR. Preoperative assessment of high-risk surgical patients. Surg Clin North Am 1985;65:763-91.

ESC/ESA Guidelines on non-cardiac surgery: cardiovascular assessment and management. Eur Heart J 2009; 30:2769-812.

LA VALUTAZIONE DELLE VIE AEREE E LA GESTIONE DELLA VIA AEREA DIFFICILE

5

Alessandro Di Filippo, Massimo Micaglio, Lorenzo Giglio Villani

La valutazione preoperatoria delle vie aeree

È una parte essenziale della visita anestesiologica e si avvale della raccolta della anamnesi e di un esame obiettivo specifico.

Attraverso l'**anamnesi** si possono ottenere informazioni su:

- interventi chirurgici a naso-bocca-epiglottide-trachea
- ustioni, ferite o tumori del collo; fattori limitanti la mobilità (sclerosi sistemica, artrite reumatoide, spondilite anchilosante)
- disturbi della fonazione
- difficoltà all'intubazione per pregressi interventi
- anomalie o malformazioni congenite a carico di volto - testa - collo.

L'esame obiettivo specifico ha lo scopo di evidenziare la presenza di fattori di rischio legati alla conformazione anatomica del paziente per l'esecuzione della laringoscopia diretta.

In particolare devono essere esaminate:

- la bocca: sua apertura con la classificazione modificata di Mallampati (**Figura 5.1**), l'apparato dentario, sua completezza e fissità, la presenza di protesi fisse o mobili da far rimuovere possibilmente prima dell'ingresso nel comparto operatorio;
- il rachide cervicale: sua motilità (rotazione, estensione e piegamento del collo);
- la distanza tiromentoniera (test di Patil): distanza tra mento e cartilagine tiroidea con il collo in estensione;
- la lingua: dimensioni e mobilità;
- il collo: altezza e circonferenza.

Sono fattori predittivi di difficoltà alla ventilazione in maschera facciale:

- Mallampati III-IV
- edentulia
- presenza di baffi e/o barba
- storia di roncoparia e/o OSAS
- obesità
- macroglossia e ipertrofia tonsillare.

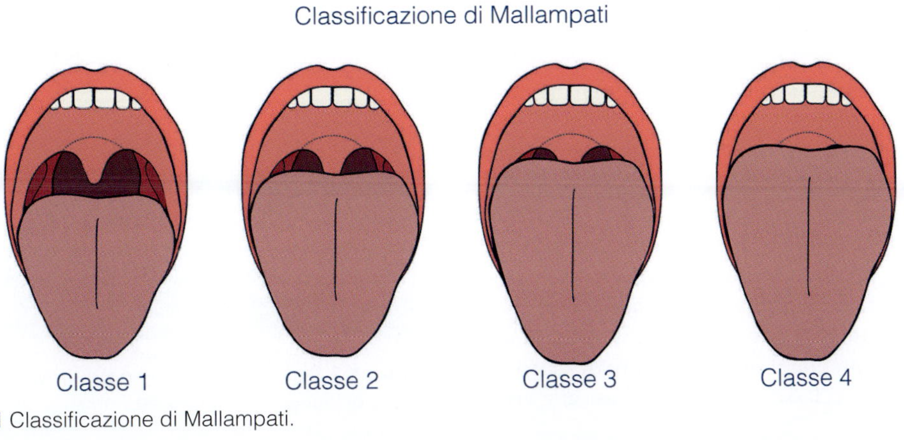

Figura 5.1 Classificazione di Mallampati.

Sono significativamente correlati con una maggiore difficoltà di laringoscopia diretta:

- la obesità grave
- la motilità limitata del collo: angolo di flesso-estensione < 90°, distanza tra mento e sterno a bocca chiusa e in estensione massimale < 13,5 cm
- il mento sfuggente (micrognatismo) che può provocare impossibilità alla esecuzione dell'upper lip bite test (il paziente non è in grado di mordersi il labbro superiore con gli incisivi inferiori)
- i denti prominenti, in particolar modo gli incisivi superiori che possono impedire la visione diretta del piano glottico
- la laringe situata anteriormente all'asse visivo della laringoscopia
- la mascella prognatica
- il palato ogivale
- la macroglossia e/o la scarsa protrusione della lingua

I valori di cut off predittivi di difficoltà nella gestione delle vie aeree maggiormente utilizzati sono:

- Mallampati III e IV
- Distanza tiromentoniera < 6,5 cm
- Mobilità del collo sul piano sagittale < 45°
- Distanza tirosternale < 12,5 cm
- Distanza interincisiva < 3 cm
- Circonferenza del collo > 40 cm

I test in generale hanno scarsa sensibilità ma alta specificità; la sensibilità aumenta se vengono associati in scores predittivi a punteggio.

I più utilizzati sono:

- lo score di Wilson che associa il peso, la mobilità del collo, la mobilità della mandibola, la dentizione
- lo score di El Ganzouri che associa l'apertura della bocca, la distanza tiromentoniera, il Mallampati, la mobilità del collo, il prognatismo, il peso e l'anamnesi
- Il Simplified Airway Risk Index modificato descritto in **Figura 5.2**.

Recentemente l'incapacità di esecuzione dell'upper lip bite test ha assunto un ruolo rilevante nella predizione di difficoltà.

La misura del successo della manovra di laringoscopia è ottenuta con uno score in 4 gradi che, dagli autori, prende il nome di Score di Cormack and Lehane. La classe 2 prevede in base alla visualizzazione solo parziale della glottide o la visualizzazione delle sole aritenoidi una suddivisione rispettivamente in A e B (**Figura 5.3**).

Sulla base dell'applicazione dei diversi test e/o delle scale a punteggio, calcolate durante la visita anestesiologica, la manovra di laringoscopia e quindi rispettivamente l'intubazione orotracheale possono essere dichiarate o meno presunte difficili.

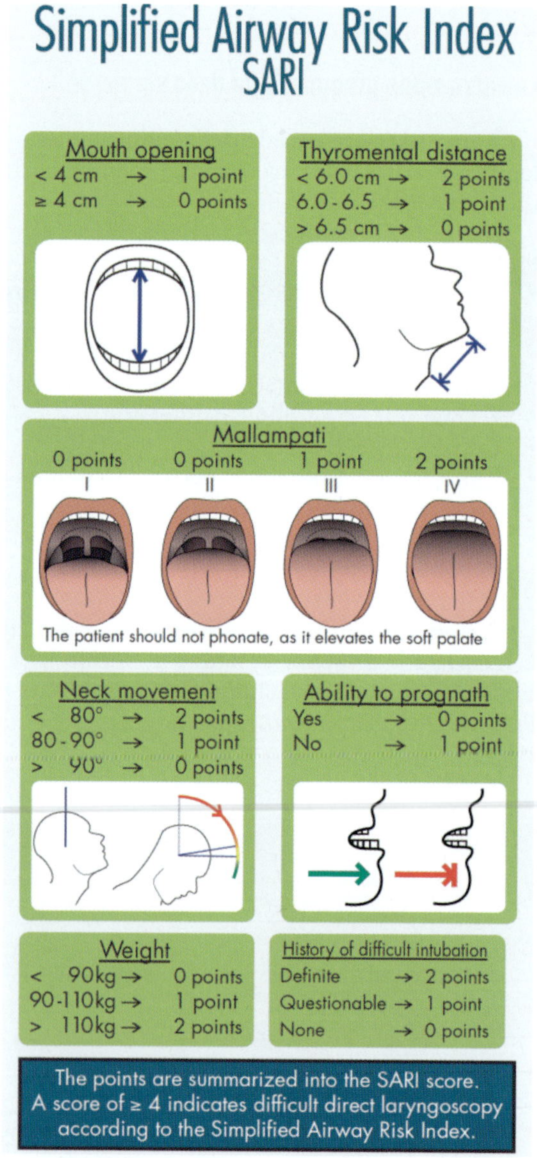

Figura 5.2 Sistema a punteggio per la valutazione del rischio di laringoscopia difficile.

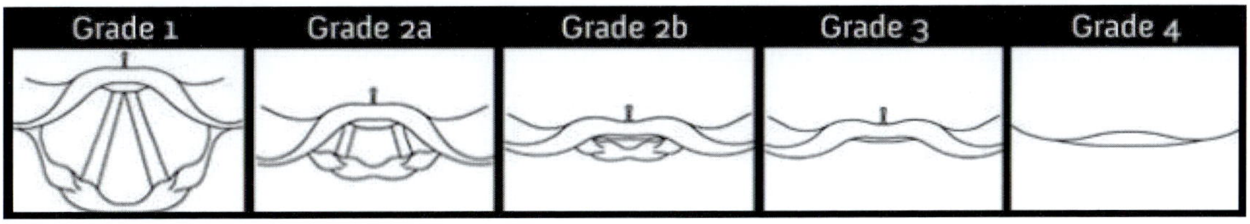

Figura 5.3 Classificazione di Cormack and Lehane.

L'approccio anestesiologico alla gestione delle vie aeree sarà sostanzialmente differente in caso di difficoltà presunta o meno. Nel tempo, tale approccio, è stato codificato da linee guida elaborate in ogni nazione e reperibili in letteratura.

Le piu recenti sono quelle della Gran Bretagna e dell'India. Quelle italiane risalgono al 2005 e sono in via di aggiornamento.

Intubazione difficile prevista

In caso di prevista intubazione difficile il gold standard per mettere in sicurezza le vie aeree è l'intubazione con il paziente in respiro spontaneo per via fibroscopica; altri casi che prevedono una gestione analoga sono un rischio severo di aspirazione del contenuto gastrico, traumi facciali o a carico delle vie aeree, severa instabilità emodinamica e instabilità patologiche a carico del rachide cervicale. Nell'intubazione con il paziente in respiro spontaneo sono state utilizzate con successo altre tecniche quali la videolaringoscopia (VLs), l'intubazione attraverso dispositivo sovraglottico iLMA o LMA Fastrach, l'uso di mandrini ottici e intubazione retrograda.

Fibroscopia

Per un'intubazione con il paziente sedato, ma in respiro spontaneo mediante fibroscopia è necessaria l'anestesia topica delle vie aeree; farmaco d'elezione è la lidocaina dati il rapido onset, l'elevato indice terapeutico e la disponibilità diffusa in numerose forme e preparazioni.

In caso di intubazione nasale è possibile usare cocaina topica oppure una combinazione di lidocaina 3% e fenilefrina 0,25% al fine di provvedere anestesia e vasocostrizione.

Prima dell'anestesia locale sarebbe opportuna la somministrazione di un anticolinergico per ridurre l'ingombro da secrezioni durante la procedura; il glicopirrolato (0,2 mg IV) viene preferito all'atropina per il minor effetto vagolitico a dosi che inibiscono le secrezioni e l'assente passaggio attraverso la barriera emato-encefalica. La mucosa orale può quindi essere anestetizzata tramite spray o tramite diretta applicazione di anestetico locale liquido o in gel.

La mucosa laringea può essere anestetizzata mediante aspirazione di anestetico locale o attraverso il metodo spray-to-go che implica l'iniezione intermittente di anestetico attraverso l'aspiratore-iniettore del fibroscopio man mano che questo viene fatto avanzare verso la trachea.

Se un tale livello di anestesia topica si rivelasse insufficiente potrebbe essere necessario eseguire un blocco nervoso del glossofaringeo, del laringeo superiore e più spesso, un blocco translaringeo. Quest'ultimo si esegue inserendo attraverso il legamento cricotiroideo un ago (20-22 G) di una siringa con 4mL di lidocaina (2%) che, una volta verificata la presenza in trachea aspirando aria, viene rapidamente iniettata provocando tosse e in tal modo anestetizzando le corde vocali oltre alla trachea.

Nonostante per questo scopo non sia stata stabilita e riconosciuta una dose massima, si consiglia di non superare i 9 mg/kg di lidocaina monitorando segni e sintomi di tossicità.

Per procedere con l'intubazione fibroscopica è desiderabile che il paziente mantenga il respiro spontaneo sebbene sia spesso necessario un piano di sedazione per facilitare la procedura. In questo modo, oltre a mantenere pervietà, ossigenazione e protezione delle vie aeree, si riesce a rendere ottimale la visualizzazione dell'adito laringeo. Sono diversi gli approcci farmacologici che consentono di ottenere questo risultato.

Il paziente potrà essere posizionato:

- supino con l'anestesista posto alla testa: la fibroscopia consente di visualizzare le strutture laringee come con una consueta laringoscopia diretta;
- seduto con l'anestesista al fianco; la fibroscopia a paziente seduto o semiseduto rappresenta la condizione di scelta perchè ottimizza la visibilità delle vie aeree e ne previene il collasso specie nell'obeso, nel pz con OSAS e in coloro che presentano ostruzione estrinseca anteriore delle vie aeree da massa mediastinica.

Obiettivi della manovra sono ottenere una visione del piano glottico, portare il fibroscopio attraverso le corde in trachea, far avanzare il tubo endotracheale fino a 2-3 cm dalla carena quindi cuffiare e rimuovere il fibroscopio senza avvertire alcuna resistenza e controllando la posizione del tubo in uscita.

Difficoltà tecniche nella manovra comprendono la difficoltà di mantenere sul piano mediale la punta del fibroscopio verso la base della lingua e lo scarso spazio per l'avanzamento tra lingua e palato molle; per ovviare a questi problemi è possibile invitare il paziente ad estrarre la lingua, oppure trazionare gentilmente la lingua con le dita o con la pinza di Magill, altrimenti utilizzare delle cannule orofaringee scanalate che però potrebbero scatenare il riflesso del vomito nel paziente cosciente.

Per evitare che durante intubazione orotracheale il tubo vada a urtare contro e lesionare le aritenoidi se si percepisse resistenza durante l'avanzamento si raccomanda di ritirarlo leggermente e ruotarlo di 90° in senso antiorario in modo da orientare il becco di flauto posteriormente. All'opposto, durante intubazione nasotracheale si raccomanda di ruotare il tubo in senso orario orientando il becco anteriormente per evitare di urtare contro l'epiglottide. Nel raro caso in cui rimuovendo il fibroscopio si avvertisse una importante resistenza ciò potrebbe essere dovuto a scarsa lubrificazione o al passaggio della punta nel Murphy Eye e non nel lume distale; importante è non forzare e rimuovere fibroscopio e tubo contestualmente, quindi ripetere la procedura.

L'intubazione fibroscopica è sconsigliata in condizioni di emergenza come misura rescue: le manipolazioni ripetute sulle vie aeree causano edema e sanguinamento, compromettendo la visualizzazione broncoscopica. La possibilità di utilizzo della tecnica fibrobroncoscopica dovrebbe quindi essere tenuta in considerazione e utilizzata prima che sangue e secrezioni rendano la tecnica impraticabile.

Airtraq

È un laringoscopio dotato di un sistema ottico ad alta definizione composto da lenti, specchi e prismi utilizzato per l'intubazione tracheale in condizioni di intubazione difficile che fornisce una visione ingrandita della glottide e non richiede un allineamento di piano orale, faringeo e laringeo.

Airtraq standard è un articolo monouso con ottica oculare, mentre Airtraq Avant consente il riutilizzo del sistema ottico e il monitoraggio e la registrazione di video esterni. La lama Airtraq è formata anatomicamente, con una fonte di luce alimentata a batteria sulla punta della lama. La lampadina è progettata per raggiungere una temperatura operativa di 40 °C al fine di sopprimere l'appannamento del sistema ottico; la sorgente luminosa dell'Airtraq viene accesa almeno 30 secondi prima dell'uso per consentire al dispositivo antiappannamento e all'unità di illuminazione di raggiungere la temperatura operativa ottimale.

L'immagine visiva viene trasmessa da una lente sulla punta distale della lama all'oculare ottico (o monitor) tramite una serie di prismi e specchi. Oltre al sistema ottico integrato, la maniglia e la lama del laringoscopio Airtraq contengono anche un canale guida per il tubo endotracheale che ne facilita l'avanzamento verso le corde senza dover usare un mandrino.

Il laringoscopio Airtraq è disponibile in quattro dimensioni, da Infant (taglia 0) a Large Adult (taglia 3). L'ampia taglia per adulto richiede un'apertura della bocca minima di 18 mm. Qualsiasi tipo di tubo endotracheale può essere utilizzato con Airtraq; i tubi endotracheali con diametro interno (ID) da 7,0 mm a 8,5 mm possono essere utilizzati con le taglie per adulti.

A differenza della laringoscopia diretta, in cui la lama del laringoscopio viene inserita lateralmente nella bocca, l'Airtraq viene inserito lungo la linea mediana e passato sopra il centro della lingua. Airtraq è risultato essere vantaggioso rispetto alla laringoscopia diretta convenzionale in situazioni in cui il rachide cervicale è stato immobilizzato da tavola spinale o collare cervicale.

Videolaringoscopia

È possibile utilizzare questa tecnica nel paziente sveglio o nel paziente anestetizzato, ma nella condizione di intubazione prevista difficile è fortemente consigliato l'uso a paziente sveglio.

Si possono distinguere tre gruppi di videolaringoscopi:

- A lama di Macintosh (es: C-MAC con lama Macintosh): prevede una tecnica analoga alla laringoscopia diretta con inserimento nell'angolo destro e caricamento della lingua; non necessita mandrinaggio del tubo ed è associato a maggior rapidità di intubazione e maggior facilità nell'uso.

- A lama molto ricurva o angolata distalmente (es: Glidescope, C-MAC con lama D-Blade): consentendo il "look around the corner" risultano particolarmente utili in pazienti con ridotta motilità cervicale, micrognatismo o limitata apertura della bocca. Vengono inseriti medialmente, necessitano di mandrini con un'angolatura variabile dai 60° ai 90° in base all'angolo della lama.
- Con un canale per il tubo endotracheale (es: KingVision, Pentax Airway Scope, VividTrac): particolarmente utili in caso di immobilizzazione cervicale, non richiedono l'uso di un mandrino.

Mentre nella laringoscopia diretta vi è una relazione lineare tra la visibilità delle corde vocali e la facilità di intubazione, diverso è il discorso per ciò che riguarda la videolaringoscopia in cui, nonostante una buona visualizzazione dell'aditus, si possono avere difficoltà anche serie nell'intubazione endotracheale. Per stabilire la visibilità dell'aditus laringeo durante videolaringoscopia è presente, oltre alla CL scale, la POGO scale che esprime la percentuale di corde vocali visibile dal solco interaritenoideo alla commissura anteriore delle corde; lo score più completo, che include anche la difficoltà di intubazione, è il Fremantle score (**Tabella 5.1**).

Intubazione attraverso LMA Fastrach

Questa particolare maschera laringea nasce dall'esigenza di ventilare il paziente in situazioni di immobilità cervicale mentre siano in atto tentativi di intubazione. La tecnica di posizionamento è diversa rispetto alle altre maschere laringee e la curva di apprendimento è significativamente più ripida.

È richiesta una posizione neutrale, la maschera viene inserita con movimento circolare quindi cuffiata; dopo aver garantito ossigenazione e ventilazione si procede con la manovra di Chandy che prevede in un primo momento la rotazione della maschera fino a identificare il punto di minor resistenza alla ventilazione a pallone quindi in un secondo momento, in cui la maschera viene delicatamente sollevata e distaccata dalla parete posteriore del faringe senza essere inclinata e viene fatto passare il tubo previa lubrificazione. Questa manovra alla cieca, nonostante l'elevato tasso di successo, andrebbe evitata preferendo il posizionamento del tubo endotracheale mediante fibroscopio.

Le misure della LMA Fastrach sono: n. 3 (30-50 kg), n.4 (50-70 kg) e n.5 (> 70 kg).

Tabella 5.1 The Fremantle Score attribuisce uno score alla visione ottenuta con un videolaringoscopio e alla sua semplicità di utilizzo. Si basa su 3 elementi.

<table>
<tr><th>1°
Miglior visione ottenuta anche con manipolazione esterna della laringe</th><th>2°
Facilità di utilizzo</th><th></th></tr>
<tr><td>F
Full
è visibile l'intero adito laringeo</td><td>1
Easy
l'intubazione avviene al primo tentativo utilizzando la tecnica raccomandata dal produttore del VLS</td><td rowspan="3">3°
Nome del videolaringoscopio e del tipo di lama utilizzata</td></tr>
<tr><td>P
Partial
è visibile solo una parte delle strutture che compongono l'adito laringeo</td><td>2
Modified
l'intubazione non avviene al primo tentativo, ma in uno successivo, utilizzando una tecnica non descritta dal produttore del VLS o ricorrendo a presidi ausiliari (es. bougie, ecc.)</td></tr>
<tr><td>N
No view
non è visibile alcuna struttura che compone l'adito laringeo</td><td>3
Unachievable
il tentativo di intubazione fallisce</td></tr>
</table>

Es. Se utilizzando il videolaringoscopio vengono visualizzate le corde vocali e l'intubazione è avvenuta al primo tentativo senza alcuna manipolazione e senza impiego di dispositivi ausiliari, lo score sarà: F 1.

Intubazione retrograda

Per intubazione retrograda si intende il passaggio di un tubo endotracheale in trachea sfruttando una guida sottile e flessibile posizionata per via percutanea all'altezza della membrana cricotiroidea o del legamento cricotracheale e passata per via retrograda attraverso laringe e faringe fuoriuscendo da bocca o naso. È possibile pungere con un ago di Tuohy o con una normale agocannula di almeno 18G e far scorrere una guida lunga almeno il doppio rispetto al tubo endotracheale; l'uso di una guida con un'estremità a J è da preferire per minore frequenza di traumatismi, minor tendenza ad arrotolarsi, annodarsi e incastrarsi, quindi maggior facilità e rapidità tecnica. Per ridurre la discrepanza di diametro tra il filo guida e il tubo è consigliato il passaggio di un catetere guida affusolato su cui poi far passare il tubo endotracheale. Vantaggio della puntura sovracricoidea consiste nel minor rischio di sanguinamento a causa alla ridotta vascolarizzazione, tuttavia lasciando solo 1 cm di spazio tra sito di puntura e corde vocali, quest'approccio rende più difficile e traumatico il passaggio del tubo oltre le corde data l'inclinazione obbligata di questo rispetto al piano tracheale e aumenta il rischio di spostamento al momento della rimozione della guida (specie in assenza di catetere conico). Vantaggi della puntura sottocricoidea sono un maggior parallelismo tra decorso del tubo e piano tracheale e una maggior penetrazione del tubo attraverso le corde; svantaggioso è il rischio aumentato di sanguinamento.

L'intubazione per via retrograda va effettuata solo in presenza di difficoltà di intubazione e possibile ventilazione a maschera. Assolutamente controindicata in caso di CICO (Can't Intubate Can't oxygenate), tumori del collo o gozzo tiroideo, stenosi tracheale a livello della CTM, coagulopatie e presenza di infezione in corrispondenza del sito d'accesso.

Intubazione difficile imprevista

Nel caso in cui la laringoscopia diretta non consenta una valida visualizzazione (Cormack 2B, 3, 4) della laringe bisogna riconoscere e dichiarare l'intubazione difficile e far **chiamare un collega in aiuto**; quindi verificare che il paziente sia nella migliore delle posizioni possibili, che il laringoscopio sia posizionato correttamente e che la lama sia della dimensione e della tipologia più indicata affinché la manovra venga effettuata correttamente. Se tali accorgimenti sono già stati seguiti, il piano di anestesia è abbastanza profondo per evitare awareness e la curarizzazione è adeguata per facilitare ventilazione e intubazione, si può effettuare in caso di Cormack 2B un tentativo di intubazione mediante mandrino o introduttore-scambiatore (Bougie; Frova) e in caso di fallimento o di immediata disponibilità dei presidi, mediante videolaringoscopia o fibroscopia; è sconsigliata caldamente l'intubazione alla cieca. Da linee guida DAS 2015 sono consentiti un massimo di tre tentativi di intubazione da parte della stessa mano, un quarto a opera di un collega con più esperienza è permesso; ciò poiché ogni tentativo di laringoscopia e intubazione può causare un trauma, perché la chance di successo si riduce a ogni tentativo e tentativi ripetuti riducono la probabilità di un salvataggio efficace mediante dispositivo sovraglottico e aumentano il rischio di sviluppare CICO.

Dichiarare quindi il fallimento dell'intubazione e procedere al mantenimento dell'ossigenazione mediante il posizionamento di un dispositivo sovraglottico (supraglottic airway device - SAD), preferibilmente di seconda generazione (es: Proseal LMA, Supreme LMA, Protector LMA, i-Gel, Aura-Gain) per aumentata efficacia e sicurezza. Un successo nel posizionamento della maschera laringea consente di porre in sicurezza il paziente garantendo l'ossigenazione e riducendo il rischio di aspirazione; quindi fermarsi per valutare in base al rapporto rischio/beneficio se:

- svegliare il paziente: in caso di chirurgia non urgente che possa essere rimandata o che possa riprendere dopo intubazione da sveglio o in anestesia locoregionale.
- intubare attraverso il dispositivo sovraglottico: se il paziente è stabile, evitare intubazione alla cieca, preferendo fibroscopia ed eventuale catetere di Aintree.
- non intubare e procedere con l'intervento: solo se l'operazione è salvavita, attenzione al possibile deterioramento delle vie aeree in seguito ai traumi delle precedenti intubazioni tentate e all'assente strategia di rescue.
- effettuare direttamente una tracheostomia o una cricotiroidotomia: in rare circostanze.

Anche in questa fase sono da linee guida ammessi massimo tre tentativi di posizionamento del presidio sovraglottico (due con il dispositivo di scelta, uno con un dispositivo alternativo) prima di dichiarare il fallimento di questa modalità di ventilazione e passare alla ventilazione in maschera; a ogni tentativo, come per l'intubazione, è aumentata la probabilità di trauma, ridotto l'outcome e ritardato il passaggio a una tecnica alternativa per mantenere l'ossigenazione. L'intubazione alla cieca tramite maschera laringea non è raccomandata.

Dichiarare quindi il fallimento della ventilazione attraverso SAD, passare alla ventilazione in maschera facciale. La ventilabilità del paziente a maschera deve essere già stata stabilita ben prima di questo step, in ogni caso dati i numerosi interventi sulle vie aeree è necessario rivalutare attentamente quest'ultima strategia di salvataggio non invasiva. In caso di successo e adeguata ossigenazione del paziente continuare a ventilare a due mani fino al risveglio, dopo antagonismo a dosaggio pieno del blocco neuromuscolare. In caso di non ventilabilità e normossia si raccomanda di garantire una completa miorisoluzione al fine di facilitare e rendere più efficace il gesto, quindi riprovare, altrimenti passare allo step successivo.

In caso di fallimento di intubazione, ventilazione tramite SAD o maschera facciale dichiarare il CICO e procedere al Front-Of-Neck-Access (FONA): indicata da linee guida DAS 2015 è la cricotiroidotomia tramite bisturi e bougie che in caso di successo consentirebbe l'ossigenazione, la ventilazione a basse pressioni utilizzando ventilatori standard, il monitoraggio con capnografia e la protezione dall'aspirazione del contenuto gastrico.

La cricotiroidotomia via cannula larga (specie se attraverso filo guida – tecnica di Seldinger) costituisce un approccio meno invasivo rispetto a quello chirurgico ed è composta da gesti tecnici propri dell'anestesista, consente di utilizzare basse pressioni di ventilazione e ventilatori di routine (per cutaneous transtracheal ventilation). Rappresenta quindi una interessante modalità di FONA.

La cricotiroidotomia via cannula stretta (< 4mm) è invece riservata solo a coloro esperti nella tecnica e presenta le seguenti limitazioni: la ventilazione può essere garantita solo attraverso una fonte ad alta pressione (transtracheal jet ventilation TTJV) con un aumento significativo del rischio di barotrauma, pneumotorace e perforazione della parete posteriore della trachea e/o dell'esofago se non venisse garantito il tempo espiratorio o se l'espirio tramite la glottide fosse ostruito; sono necessari ventilatori ad alta pressione che richiedono esperienza nell'uso; è piuttosto comune il fallimento della ventilazione per malposizionamento o dislocamento della cannula (anche con cannule disegnate e realizzate per lo scopo – cannula di Ravussin).

Controindicazioni assolute alla TTJV sono presenza di danno alla cartilagine cricoide o alla laringe e pazienti con completa ostruzione delle vie aeree superiori; controindicazioni relative includono coagulopatie, malattie polmonari ostruttive, presenza di distorsioni anatomiche.

Sebbene evidenze abbiano dimostrato che la cricotiroidotomia chirurgica sia più rapida e più affidabile, il vantaggio della tecnica via cannula (TTJV) potrebbe consistere nel condurre a un intervento più precoce proprio per una maggior confidenza nel gesto da parte dell'anestesista. Recentemente è stato commercializzato un dispositivo (Ventrain) che consente una vera ventilazione anche attraverso cannule di piccolo calibro e senza la necessità di disporre di sorgenti ad alta pressione, ma utilizzando qualunque fonte di ossigeno. È infatti in grado di rimuovere il volume di gas insufflato tramite un processo di aspirazione attiva minimizzando il rischio di barotrauma anche in presenza di completa ostruzione della glottide.

Prima di procedere con la manovra di cricotiroidotomia assicurarsi di:

- estendere il collo del paziente, che fino a questo momento sarà stato in sniffing, rimuovendo gli spessori sotto la testa e posizionandoli eventualmente sotto le spalle;
- garantire un blocco neuromuscolare completo;
- continuare a fornire ossigeno attraverso le vie aeree superiori;
- avere a portata tutto il materiale necessario (bisturi che abbia una lama larga - #20 – della stessa larghezza del tubo endotracheale; bougie con un'estremità angolata; tubo endotracheale con un diametro interno di 6mm-7mm provvisto di cuffia).

È necessario posizionarsi sul lato opposto a quello della propria mano dominante; con pollice e medio della mano non dominante scorrere i profili delle strutture laringee per figurarsene l'anatomia partendo dal corno dello ioide a scendere allo scudo tiroideo e quindi alla cartilagine cricoide fino a identificare a questa altezza, con il dito indice, la membrana cricotiroidea.

Quindi effettuare con il bisturi nella mano dominante un'incisione trasversale attraverso la cute e la membrana cricotiroidea tenendo la parte affilata del bisturi rivolta verso di sé; mantenendo il bisturi perpendicolare rispetto alla cute ruotare la lama di 90° verso i piedi del paziente, mantenere il bisturi con la mano non dominante facendo una lieve pressione verso di sé per scoprire l'incisione medialmente e consentire l'inserimento del bougie con la mano dominante, tenuto parallelo al suolo con l'estremità angolata verso il basso; una volta inserito, ruotato di 180° e allineato, farlo scorrere in trachea per 10-15 cm.

Rimuovere il bisturi mantenendo salde le strutture tracheali, passare sul bougie un tubo endotracheale di massimo diametro interno 6mm abbondantemente lubrificato quindi rimuovere il bougie, cuffiare e assicurare la via aerea ottenuta.

Se la membrana cricotiroidea non fosse palpabile, specie nell'obeso, o in caso di fallimento di questa tecnica, si dovrà utilizzare con la stessa strumentazione e nella stessa posizione (propria e del paziente), la tecnica a bisturi-dito-bougie in cui per ovviare allo spessore del sottocute verrà effettuata un'incisione verticale di 8-10 cm in senso caudo-craniale e quindi si procederà a una dissezione con le dita di entrambe le mani al fine di riconoscere e poter stabilizzare la laringe. La procedura da questo momento è identica a quella descritta precedentemente.

Il riconoscimento ecografico delle strutture laringee può essere utile se a portata e pronte all'uso ma non deve in alcun modo ritardare l'accesso alle vie aeree.

Data la presenza di strutture ghiandolari tiroidee in corrispondenza della membrana cricotiroidea, che rappresenta in questi soggetti anche la porzione più stretta della laringe, la cricotiroidotomia è controindicata nell'infante e nel bambino.

Una volta stabilizzato il paziente è richiesta un'urgente revisione chirurgica del sito di cricotiroidotomia ed è indicato rimandare l'operazione chirurgica a meno che non si tratti di un intervento salva-vita e accompagnare il paziente verso il risveglio.

È opportuno seguire il paziente in un follow-up al fine di identificare traumi a carico delle vie aeree e traumi a carico di faringe ed esofago che risultano di difficile diagnosi in quanto pneumotorace, pneumomediastino o enfisema chirurgico sono presenti solo nel 50% dei pazienti con lesioni; assai temibile è la mediastinite successiva a perforazione della parete posteriore della trachea o dell'esofago, per cui vanno valutate e riconosciute prontamente. La triade dolorosa tipica (composta da intenso dolore alla gola, dolore cervicale profondo e dolore toracico oltre a disfagia/odinofagia), febbre e crepitii. Altre complicanze precoci sono emorragia, lacerazione della ghiandola tiroide, improprio inserimento della cannula e danno alle corde vocali. Tra le complicanze tardive si annoverano disfunzioni alla deglutizione, infezioni, cambio del tono di voce e stenosi tracheale (2-8% negli adulti).

Letture consigliate

Petrini F, Accorsi A, Adrario E, et al: Gruppo di Studio SIAARTI "Vie Aeree Difficili"; IRC e SARNePI; Task Force. Recommendations for airway control and difficult airway management. Minerva Anestesiol. 2005;71:617-57.

Frova G: Do videolaryngoscopes have a new role in the SIAARTI difficult airway management algorithm? Minerva Anestesiol. 2010; 76:637-40.

Frerk C, Mitchell VS, McNarry AF, et al: Difficult Airway Society intubation guidelines working group. Difficult Airway Society 2015 guidelines for management of unanticipated-difficult intubation in adults. Br J Anaesth. 2015;115:827-48.

Roth D, Pace NL, Lee A, et al: Bedside tests for predicting difficult airways: an abridged Cochrane diagnostic test accuracy systematic review. Anaesthesia. 2019 Mar 6.

Detsky ME, Jivraj N, Adhikari NK, et al: Will This Patient Be Difficult to Intubate?: The-Rational Clinical Examination Systematic Review. JAMA. 2019;321:493-503.

PROFILASSI ANTIMICROBICA IN CHIRURGIA

Bruno Viaggi

6

Concetti base

La profilassi antibiotica perioperatoria (PAP, *Perioperative Antibiotic Prophylaxis*) si è dimostrata efficace nel prevenire gran parte delle infezioni del sito chirurgico (SSIs, *Surgical Site Infections*). Oltre 20 metanalisi su Studi Randomizzati Controllati (RCTs, *Randomized Controlled Trials*) che includevano quasi 50 mila pazienti chirurgici hanno dimostrato che, indipendentemente dalla colonizzazione del sito chirurgico e dalla procedura chirurgica, una PAP ben condotta potrebbe ridurre fino all'80% le SSIs. Per antibioticoprofilassi in chirurgia si deve intendere la somministrazione, nell'immediato preoperatorio, di un antibiotico in un paziente che non presenta segni clinici d'infezione in atto, al solo scopo di prevenire l'insorgenza di complicanze infettive del sito chirurgico. L'impatto della PAP sul consumo totale degli antibiotici è notevole come il suo contributo alla selezione di patogeni Multi Drug Resistant (MDR) se non adeguatamente praticata. È ben documentato che un uso improprio della PAP incrementi i tassi di MDR e delle infezioni da *Clostridium difficile (C diff)*. Le infezioni del sito chirurgico rappresentano un enorme problema: da dati riportati in letteratura si evince che la 3ª causa di infezione nosocomiale, più frequentemente riscontrata, è la SSI (14-16% del totale delle Hospital Acquired Infections - HAP), e, nel paziente chirurgico, addirittura, sale al 1° posto (38% del totale). Tuttavia deve passare, con forza, il concetto che la sola somministrazione di antibiotici non può prevenire le infezioni del sito chirurgico in quanto anche la PAP deve essere inserita all'interno di un percorso strutturato e virtuoso di *infection control* a 360°. La PAP dovrebbe essere somministrata solo in procedure chirurgiche a comprovato rischio di infezione del sito operatorio o negli impianti di materiali protesici e deve includere antibiotici efficaci contro i più comuni patogeni commensali aerobi ed anaerobi, essenzialmente Gram positivi, che normalmente albergano all'interno della normale flora che colonizza la cute. Tra le principali regole di base per una buona PAP troviamo il timing e la sua durata. La profilassi antibiotica deve essere di breve durata ed effettuata esclusivamente per coprire il periodo di massima esposizione, che spesso coincide con l'intervento stesso (somministrare immediatamente prima delle procedure anestesiologiche o comunque nei 30-60 minuti che precedono l'incisione della cute). Se l'intervento è di lunga durata e/o il farmaco ha breve emivita, o vi è stato un sanguinamento massivo (perdita di sangue superiore a 1.500 mL o emodiluizione oltre 15 mL/kg di peso corporeo), è necessaria una dose aggiuntiva durante l'intervento. Garantire un adeguato timing di somministrazione è fondamentale in quanto da studi condotti su animali è stato visto che esiste un periodo critico, dove la probabilità, di sviluppare una SSI è più elevata: tale periodo critico inizia e coincide appunto con l'incisione chirurgica ed è proprio per questo che la concentrazione tissutale dell'antibiotico deve essere già alta in tale momento. Infatti, procrastinare la somministrazione della PAP, oltre il tempo sopra indicato, riduce progressivamente la sua efficacia fino al suo annullamento. A tal riguardo, da una meta-analisi condotta su 4 studi, è emerso che il rischio di SSI incrementa notevolmente se la PAP viene eseguita dopo l'incisione (OR:1,89; 95% CI:1,35-3,4): in pratica si hanno 25 infezioni in più del sito chirurgico ogni 1.000 pazienti trattati. Analogo risultato è descritto se la somministrazione della PAP avviene in un tempo antecedente a 120 min dal momento dell'incisione chirurgica (OR:5,26;95% CI:3,29-8,39): 250 SSI in più ogni 1.000 pazienti trattati. Tuttavia, il timing ottimale all'interno dell'intervallo 0-120 min non è stato definito con certezza. Una seconda dose è indicata quando la durata dell'intervento è pari al doppio dell'emivita del farmaco utilizzato. Tuttavia, nella stragrande maggioranza dei casi, è del tutto sufficiente una sola dose di antibiotico somministrata nell'immediato perioperatorio: il prolungare della PAP oltre le 24h non è assolutamente giustificato, ad eccezioni di situazioni cliniche del tutto particolari che verranno trattate successivamente. La profilassi antibiotica in chirurgia in base alla classificazione degli interventi, a seconda del grado di contaminazione batterica e delle conseguenze che potrebbe avere un'infezione postoperatoria, è indicata nella chirurgia pulita con impianto di materiale protesico e nella pulito-contaminata (violazione di continuità della mucosa respiratoria, intestinale e genito-urinaria senza, però, spandimento di contenuto all'esterno). La presenza di materiale protesico, infatti, incrementa il rischio di SSI molto probabilmente a causa di un *downgrading* della risposta immunitaria alla eventuale colonizzazione batterica; anche una carica batterica più bassa può essere responsabile, se non attuata un'appropriata PAP, di SSI successiva. In caso di chirurgia contaminata e sporca (presenza di pus e/o di viscere cavo perforato) è preferibile non parlare più di antimicrobico profilassi ma di terapia antibiotica empirica precoce.

Ogni classe d'intervento, come descritto sopra, ha una probabilità diversa di sviluppare infezione e, a questa probabilità, si aggiunge un ulteriore indice di rischio che va da 0 a 3, a seconda che siano presenti 1, 2, 3 o nessuna delle seguenti: 1. durata intervento (rischio aumentato se l'intervento dura oltre il 75° percentile per la procedura in esame); 2. malattie concomitanti (rischio aumentato se ASA > 2); 3. intervento contaminato o sporco. Per esempio, in un intervento contaminato in un paziente che totalizza 3 punti nello score di rischio soprariportato, la probabilità di avere nel postoperatorio una SSI è elevata, raggiungendo il 13,2% a differenza del 3,4% in caso di un punteggio di 1 e del 6,8% in caso di un punteggio di 2 (**Tabella 6.1**). Come indicato nelle LG nazionali, negli interventi puliti senza utilizzo di protesi *non è necessaria* l'antibioticoprofilassi a meno che, per le condizioni del paziente, l'insorgenza di un'infezione possa metterlo in serio pericolo di vita. La scelta dell'antibiotico da utilizzare in profilassi rappresenta un altro elemento di grande importanza: come già evidenziato, la scelta dovrà necessariamente cadere su molecole che garantiscano la copertura verso i più comuni contaminanti, salvo considerare poi eventuali variazioni in base agli isolati più frequentemente riscontrati a livello locale sulle SSIs e i loro pattern di sensibilità. Farmaco di prima scelta è la **cefazolina**, nota cefalosporina di 1° generazione, per la sua spiccata attività battericida nei confronti dei patogeni Gram positivi che più frequentemente causano SSIs (*Staphylococcus aureus* e CoNS). Le cefalosporine di 3ª, 4ª e 5ª generazione, i monobattami, i carbapenemi e le cefalosporine associate a inibitori delle β-lattamasi sia di vecchia che di nuova generazione non sono, invece, raccomandate a scopo profilattico anzi, sono assolutamente sconsigliate. La profilassi nei pazienti allergici ai β-lattamici, quando è indicata, per qualsiasi intervento, esclusa la neurochirurgia, deve essere eseguita con **cotrimossazolo** 2 fl (ogni fl contiene trimetoprim 80 mg e sulfametoxazolo 400 mg) da infondere in 1 ora oppure **clindamicina** 600 mg +/- **gentamicina** 3 mg/kg. Attenzione alla clindamicina per rischio di colite da *C diff.* L'impiego di **glicopeptidi** (vancomicina) è da riservare solo se l'incidenza d'infezioni post-chirurgiche da stafilococchi meticillino-resistenti è superiore al 30% (nell'ambito di una frequenza complessiva di infezioni elevata, maggiore del 2%), oppure in pazienti con storia di colonizzazione nota da MRSA o infezione senza documentata eradicazione. I pazienti con tampone nasale positivo per MRSA hanno un rischio di sviluppare infezioni nosocomiali da MRSA da 3 a 6 volte superiore rispetto ai non colonizzati, pertanto, lo screening è raccomandato al momento dell'ammissione e i pazienti risultati positivi devono essere sottoposti a decolonizzazione con **mupirocina nasale** e a bagni corporei con sapone alla clorexidina. L'efficacia della decolonizzazione con mupirocina nasale è stata, soprattutto, dimostrata in chirurgia cardiaca e ortopedica. La dose della molecola che si utilizza è generalmente sovrapponibile a quella utilizzata in terapia mirata; generalmente è necessario infondere una dose medio-alta. Altro aspetto peculiare di una buona PAP è che l'antibiotico deve essere somministrato solo per via parenterale, per non incorrere nella variabilità individuale della velocità di assorbimento della molecola stessa se somministrata per via orale o della sua

Tabella 6.1 SSI Risk index + classificazione interventi in base alla contaminazione.

Score indice di rischio di sviluppo di infezione post-operatoria *adapted by* **Culver DH et al Am J Med 1991;91:152-57**	
Fattore di rischio	Punteggio
Intervento contaminato o sporco	1
Classe ASA 3,4 o 5	1
Durata dell'intervento > 75% percentile	1

Classe	**Definizione** *adapted by* **SNLG Antibioticoprofilassi 2011**
Puliti	Interventi nel corso dei quali non si riscontra alcun processo flogistico, in cui la continuità della mucosa respiratoria, intestinale o genito-urinaria non viene violata e in cui non si verifica alcuna violazione delle regole di asepsi in sala operatoria
Puliti-contaminati	Interventi nei quali la continuità della mucosa respiratoria, intestinale o genito-urinaria viene Violata, ma senza perdite di materiale verso l'esterno
Contaminati	Interventi in cui sono presenti segni di flogosi acuta (senza pus), o dove vi sia una visibile contaminazione della ferita, come per esempio perdite copiose di materiale da un viscere cavo durante l'intervento o ferite composte/aperte (verificatesi meno di 4 ore prima dell'intervento)
Sporchi	Interventi effettuati in presenza di pus o su un viscere cavo precedentemente perforato o su ferite composte/aperte (verificatesi oltre 4 ore dall'intervento)

biodisponibilità, che può variare anche di molto da formulazione a formulazione. Inoltre, la via endovenosa permette di garantire maggiormente il rispetto dello stretto *timing* indicato sopra. Unica eccezione alla via endovenosa è nelle procedure oftalmiche dove è indicato l'utilizzo di antibiotici per via topica (irrigazioni con antimicrobico o applicazione di pomate antibiotate).

Al fine di garantire una corretta strategia di antimicrobico profilassi chirurgica è mandatorio, per ogni ospedale, istituire dei team multidisciplinari che includano il chirurgo, l'anestesista, il microbiologo clinico, il farmacista e lo specialista di *infection control*, affidando a loro la responsabilità di sviluppare, implementare ed aggiornare sistematicamente i protocolli di PAP. Tali team, inoltre, hanno anche la responsabilità di analizzare regolarmente il livello di *compliance* da parte del personale all'applicazione di tali protocolli e l'efficacia dell'intero processo. Tra gli indicatori di esito più appropriati da utilizzare si riportano i seguenti: 1. frequenza di SSI (intesa come rapporto tra il n. di infezioni del sito chirurgico insorte nel postoperatorio e il n. totale delle procedure chirurgiche eseguite); 2. rapporto tra la frequenza di SSI insorte nel postoperatorio in pazienti che hanno ricevuto una PAP inadeguata e la frequenza di SSI in pazienti che invece hanno ricevuto una PAP in linea con quanto indicato dal protocollo condiviso; 3. rapporto tra la frequenza di infezioni da C diff insorte nel postoperatorio in pazienti che hanno ricevuto una PAP inadeguata e la frequenza di C diff in pazienti che invece hanno ricevuto una PAP appropriata. È di recente pubblicazione un documento dell'ECDC (*European Centre for Disease Prevention and Control*) che attribuisce all'anestesista di sala operatoria la responsabilità di esecuzione dell'antibioticoprofilassi nei tempi prescritti riconoscendo, tra i fattori di fallimento di una buona PAP, proprio il mancato corretto *timing* di somministrazione. Sempre nel documento dell'ECDC si auspica: 1. la programmazione di regolari audit tra gli attori del processo, al fine di valutare la *compliance* e l'adesione esecutiva al protocollo condiviso di PAP; 2. l'utilizzo di sistemi di supporto decisionale, per il clinico, *computer-assisted* capaci di inviare automaticamente *alert* riguardanti l'interruzione della PAP applicata nei tempi riportati sopra; 3. l'adozione di screenings preoperatori (*score*) attestanti il rischio di colonizzazione da patogeni MDR; 4. l'utilizzo di kit preconfezionati per la somministrazione della profilassi antibiotica. Strategie restrittive, come il preconfezionamento, da parte della farmacia, di kit contenenti i farmaci, in linea con il protocollo locale adottato, si sono dimostrati, al momento, quelli più efficaci nel garantire la corretta dose e durata. I dati attestanti l'esecuzione dell'antibiotico profilassi devono essere riportati con precisione in cartella.

Specifici setting clinici

- **Stomaco/Duodeno/Ileo (chirurgia gastrica/duodenale e del tenue) + Esofago (chirurgia esofagea con ricostruzione gastrica)**: farmaco di 1ª scelta: cefalosporina di 1ª gen (**cefazolina** 2 g) oppure cefalosporina di 2ª gen (**cefuroxima** 2 g). In realtà nessuna differenza, in termini di efficacia, è stata registrata nell'utilizzo delle due cefalosporine sopra citate. Per il *timing* e la dose aggiuntiva valgono le regole generali descritte in precedenza. L'antibiotico profilassi in tale *setting* è fortemente consigliata in tutti i pazienti ad alto rischio di SSI postoperatoria. Tra i principali fattori di rischio troviamo l'utilizzo di inibitori di pompa protonica e/o di antagonisti istaminici dei recettori H2, la presenza di ridotta motilità gastrica, l'alterato svuotamento gastro-duodenale, la perforazione gastro-duodenale, l'obesità patologica, il sanguinamento gastrico, un ASA > 3 e la patologia tumorale. L'antimicrobico profilassi è indicata anche in pazienti sottoposti a **PEG (Percutaneous Endoscopic Gastrostomy)**: una review sistematica della Cochrane condotta su 11 RCTs sull'efficacia della PAP in PEG ha dimostrato in modo chiaro una riduzione delle SSIs statisticamente significativa nel gruppo sottoposto a PAP (OR: 0,35; 95% CI 0,23-0,48). In chirurgia bariatrica è preferibile utilizzare alti dosaggi di antibiotico.
- **Fegato/Pancreas/Vie Biliari (VB) in chirurgia complicata o aperta**: farmaco di 1ª scelta: cefalosporina di 1ª gen (**cefazolina** 2 g), cefalosporina di 2ª gen (**cefuroxima** 2 g), aminopenicillina protetta (**amoxicillina/clavulanato** 2,2 g). Tuttavia, dati recenti evidenziano un progressivo incremento di pattern di resistenza alle cefalosporine di 1ª e 2ª generazione e ad alcune penicilline protette (ampicillina/sulbactam e amoxicillina/clavulanato) da parte delle specie più frequentemente responsabili di SSIs post procedure sulle VB (*E. coli, Klebsiella* spp e *Enterococchi*), quindi è comunque mandatorio adattare lo schema di PAP da adottare in tali procedure in base ai profili di suscettibilità della propria epidemiologia locale. Per il *timing* e la dose aggiuntiva valgono le regole generali descritte in precedenza. Fattori di rischio associati a un rischio più elevato di SSI post procedure sul Fegato/VB sono: 1. Intervento in emergenza/urgenza; 2. Diabete; 3. Rottura intraoperatoria della colecisti; 4. Età > 70 aa; 5. Colecistectomia open; 6. Conversione da laparoscopica a open; 7. Pregressa colica biliare < 1 mese dall'intervento; 8. Necessità di reintervento < 1 mese per cause non infettive; 9. Colecistite acuta; 10. Gravidanza; 11. Immunosoppressione. **Colecistectomia laparoscopica (VLC)**: *non indicata in pazienti a basso rischio* – indicata, invece, in pazienti ad alto rischio. Dal momento, però, che non sempre è possibile determinare in dettaglio i fattori di rischio sopra riportati, subito prima dell'intervento, alcuni autori discutono ancora sulla necessità di eseguire, comunque, una profilassi con una sola dose di farmaco. Una recente metanalisi, a supporto di questa ultima affermazione, conferma il dato che i pazienti sottoposti a VLC presentano un tasso di SSI ridotto se sottoposti a PAP.
- **Colon (chirurgia colorettale/ricanalizzazione colica) e Esofago (chirurgia esofagea con ricostruzione colica)**: farmaco di 1ª scelta: cefalosporina di 2ª gen ad attività antianaerobica (**cefoxetina** 2 g o **cefotetan**), oppure, cefalosporina di 1ª gen (**cefazolina** 2 g) in associazione con **metronidazolo** 500 mg, oppure aminoglicoside (**gentamicina** 3 mg/Kg) in associazione con **clindamicina** 600 mg o metronidazolo 500 mg. La sola cefazolina non è indicata: la sua efficacia, infatti, si perde in tale *setting* clinico perché è totalmente non attiva nei confronti di *Bacteroides fragilis* (tassi di SSI post-operatorie dopo solo cefazolina in PAP dal 12 al 39%). **Appendicectomia (complicata e non)**: farmaco di 1ª scelta: cefalosporina di 2ª gen ad attività antianaerobica (**cefoxetina** 2 g o **cefotetan**), oppure, cefalosporina di 1ª gen (**cefazolina** 2 g) in associazione con **metronidazolo** 500 mg.
- **Riparazione di ernia inguinale con o senza utilizzo di materiale protesico**: per le LG italiane nessuna profilassi è indicata ad eccezione d'interventi di lunga durata oppure di pazienti con un punteggio ASA ≥ 3; in quest'ultimo caso farmaco di 1° scelta: cefalosporina di 1ª gen (**cefazolina** 2 g) oppure cefalosporina di 2ª gen (**cefuroxima** 2 g). Le LG americane, invece, consigliano di effettuare sempre, in tutti i pazienti sottoposti a ernioplastica o erniorrafia, la profilassi con

una cefalosporina di 1ª gen (**cefazolina** 2 g) aggiungendo, in caso di colonizzazione nota con MRSA, 1g di **vancomicina**. La diversa strategia è dettata, principalmente, dal fatto che la probabilità di rimuovere un mezzo di sintesi (mesh) in un paziente che sviluppa una SSI è molto più elevata e che, spesso, in fase preoperatoria non è sempre possibile stabilire con certezza se la procedura di riparazione dell'ernia sarà condotta senza posizionamento di mesh.

- **Chirurgia cardiaca (impianto di device - pacemaker definitivo/defibrillatore)**: farmaco di 1ª scelta: cefalosporina di 1ª gen (**cefazolina** 2 g) oppure cefalosporina di 2ª gen (**cefuroxima** 2 g). La PAP si è dimostrata protettiva contro le infezioni *device*-correlate. La profilassi antimicrobica non è, invece, routinariamente raccomandata in caso di cateterismo cardiaco o ecocardiografia transesofagea.
- **Chirurgia cardiaca (*bypass* aorto-coronarico CABG/protesi valvolari/altri interventi a cuore aperto) + chirurgia toracica (resezioni polmonari/interventi su pleura o mediastino) + chirurgia vascolare (interventi su carotide con utilizzo di materiale protesico/endoprotesi aortica/chirurgia vascolare addominale e/o a carico degli arti inferiori)**: farmaco di 1ª scelta: cefalosporina di 1ª gen (**cefazolina** 2 g) oppure cefalosporina di 2ª gen (**cefuroxima** 2 g). In caso di impianto di materiale protesico somministrare **vancomicina** 1g alla concentrazione massima di 5 mg/mL da infondere in 1h e da terminare prima dell'inizio dell'intervento. In caso di CABG il rischio di sviluppare una SSI sternale, evento per fortuna raro ma spesso catastrofico, dipende dalla classe di rischio di appartenenza del paziente secondo l'**NHSN (*National Healthcare Safety Network*) SSI risk index**: tale *risk index* viene calcolato sul paziente al momento dell'intervento (range da 0, basso rischio, a 3, alto rischio). Più dei 2/3 degli organismi isolati sono gram-positivi (*S. aureus*, CoNS e più raramente *Propionibacterium acnes*). *L'uso routinario di vancomicina non è raccomandato* perché, da una meta-analisi comparativa tra cefalosporine e vancomicina la frequenza più alta di SSI post-operatorie a carico del torace è stata riscontrata nel gruppo che utilizzava il glicopeptidico in PAP. In tale *setting* clinico l'esecuzione di un tampone nasale per lo *screening* dei pazienti portatori di MRSA è mandatorio: i positivi andranno decolonizzati con mupirocina pomata e bagni a base di clorexetina.
- **Chirurgia toracica (VATS Video-assisted thoracoscopic surgery) + chirurgia vascolare minore (Varici/Fogarty/Interventi su carotide senza materiale protesico/Gangliectomia)**: nessuna profilassi di norma è indicata. La VATS utilizzando piccole incisioni è gravata da un tasso di SSI estremamente basso nell'ordine dell'1,5-1,7%. Se, però, il paziente è particolarmente complesso con un punteggio ASA ≥ 3 può essere indicato eseguire un'antimicrobico profilassi con una cefalosporina di 1ª gen (**cefazolina** 2 g), prima scelta, oppure con una cefalosporina di 2° gen (**cefuroxima** 2 g).
- **Neurochirurgia: chirurgia dei nervi cranici**: nessuna profilassi di norma è indicata.
- **Neurochirurgia: craniotomia con o senza impianto di materiale protesico + chirurgia della colonna con o senza impianto di materiale protesico**: farmaco di 1ª scelta: cefalosporina di 1ª gen (**cefazolina** 2 g) oppure cefalosporina di 2ª gen (**cefuroxima** 2 g). Le SSI sono associate, principalmente, a batteri gram positivi (*S. aureus* e CoNS); nel 5-8% dei casi, invece, i batteri isolati sono gram-negativi. Tra i fattori di rischio di SSI post-operatoria troviamo; 1. ASA ≥ 2,2. Presenza di monitoraggio della pressione intracranica (ICP); 3. Presenza di drenaggio di derivazione ventricolare per un tempo superiore a 5 giorni; 4. Leakage di liquor (ferita bagnata); 5. Durata della procedura > 4h; 6. Diabete; 7. Impianto di materiale protesico; 8. Reintervento; 9. Procedure eseguite in emergenza.
- **Neurochirurgia: craniotomia in intervento contaminato attraverso seni paranasali/naso/orofaringe**: farmaco di 1ª scelta: cefalosporina di 2ª gen ad attività antianaerobica (**cefuroxima** 2 g o **cefonicid** 1 g) in associazione con **metronidazolo** 500 mg oppure, come 2ª scelta, un ureidopenicillina (piperacillina 4 g) o una penicillina protetta di vecchia generazione come l'amoxicillina/clavulanato 2,2 g. **Derivazioni ventricolari esterne (DVE) e ventricolo peritoneali (DNP)**: farmaco di 1° scelta: cefalosporina di 1ª gen (**cefazolina** 2 g) oppure cefalosporina di 2ª gen (**cefuroxima** 2 g), in seconda scelta amoxicillina/clavulanato 2,2 g. **Catetere intraparenchimale per monitoraggio della pressione intracranica**

(ICP): non indicata PAP. È stato, infatti, visto che l'antibiotico profilassi prima del posizionamento di un catetere per monitoraggio dell'ICP non riduce il rischio di infezione in un setting dove il tasso di infezione stesso è estremamente basso.

- **Particolari setting sempre di pertinenza Neuro**: **Lesioni penetranti craniocerebrali**: la profilassi antibiotica è indicata nelle lesioni penetranti craniocerebrali militari e civili, protratta per 5 giorni (in questo particolare setting neurochirurgico i dati della letteratura non sono ancora sufficienti e, pertanto, si accetta di estenderne la durata): farmaco di 1ª scelta: amoxicillina/clavulanato oppure ampicillina/sulbactam. **Fratture della base cranica**: la profilassi antibiotica non è raccomandata nelle fratture della base cranica con o senza liquorrea.
- **Chirurgia ostetrica**: **parto cesareo elettivo**: farmaco di 1ª scelta: cefalosporina di 1ª gen (**cefazolina** 2 g) oppure cefalosporina di 2ª gen (**cefuroxima** 2 g) da somministrare subito dopo il clampaggio del cordone ombelicale. Le infezioni post-partum sono relativamente comuni e tra queste la più frequente è l'endometrite (fino al 24% dopo taglio cesareo elettivo e fino al 60% dopo taglio cesareo in urgenza). **Parto cesareo non elettivo**: farmaco di 1ª scelta: cefalosporina di 2ª gen (**cefuroxima** 2 g) oppure, come 2ª scelta, una ureidopenicillina (**piperacillina** 4 g) oppure una penicillina protetta (**amoxicillina/clavulanato** 2,2 g - 1,2 g se peso < 50 Kg) da infondere in 30 minuti subito dopo il clampaggio del cordone ombelicale. Tra i principali fattori di rischio di infezione post-partum troviamo il prolungato travaglio in presenza di rottura delle membrane; l'integrità della membrana corioamniotica, infatti, rappresenta un'importante barriera naturale protettiva contro le infezioni batteriche.
- **Chirurgia ginecologica (laparoscopica a scopo diagnostico, minore, conizzazione sulla cervice, annessectomie)**: per le LG italiane nessuna profilassi è indicata ad eccezione d'interventi di lunga durata oppure di pazienti con un punteggio ASA ≥ 3; in quest'ultimo caso farmaco di 1ª scelta: cefalosporina di 1ª gen (**cefazolina** 2 g) oppure cefalosporina di 2ª gen (**cefuroxima** 2 g).
- **Chirurgia ginecologica (isterectomia laparoscopica, vaginale e addominale, vulvectomia semplice o radicale, interventi uroginecologici)**: cefalosporina di 1ª gen (**cefazolina** 2 g) oppure una penicillina protetta (**amoxicillina/clavulanato** 2,2 g - 1,2 g se peso < 50 Kg) da infondere in 30 minuti. Le infezioni post-isterectomia includono sia le SSI che infezioni profonde, come quelle a carico della cuffia vaginale e del distretto pelvico. Da dati riportati in letteratura, in media le infezioni post-isterectomia avvengono nel 2,5% dei casi con un *range* che va dall'1,15 al 3,44%; anche in questo *setting* la via laparoscopica è gravata da un tasso inferiore di infezioni rispetto a quella addominale a cielo aperto. Interessante notare che la flora vaginale nel post-operatorio muta rispetto al pre-operatorio, infatti, incrementa in modo significativo la quota di enterococchi, di bacilli gram-negativi e di *Bacteroides*. Di conseguenza, generalmente, le infezioni post-isterectomia sono polimicrobiche. **Aborto indotto < 90 gg e > 90 gg:** farmaco di 1ª scelta: tetraciclina (**doxiciclina** 200 mg) oppure macrolide (**eritromicina** 900 mg) da somministrare per os 2h prima la procedura.
- **Chirurgia oftalmica**: la maggior parte dei dati riguardanti la profilassi in ambito oftalmologico riguardano le procedure sulla cataratta. Sia le cefalosporine di 1ª gen (**cefazolina** 2 g) che di 2ª gen (**cefuroxima** 2 g) hanno dimostrato un buona efficacia nel ridurre l'incidenza di endoftalmite acuta post-operatoria in combinazione, però, ad una buona antisepsi preoperatoria a base di iodio e a antimicrobici oculari topici post-operatori. L'endoftalmite acuta post-operatoria, vero bersaglio della profilassi in questo specifico *setting* clinico, è una grave infiammazione dell'occhio dovuta ad un'infezione che se non trattata può portare anche a perdita del visus; la sua incidenza varia dal 25 al 60%. Il patogeno target è lo Stafilococco coagulasi negativo e tra questi lo *Staphylococcus epidermidis*.
- **Chirurgia ortopedica non protesica (meniscectomia/sinoviectomia artroscopica)**: per le LG italiane nessuna profilassi è indicata, ad eccezione d'interventi di lunga durata oppure di pazienti con un punteggio ASA ≥ 3; in quest'ultimo caso farmaco di 1ª scelta: cefalosporina di 1ª gen (**cefazolina** 2 g).
- **Chirurgia ortopedica che coinvolge una o più articolazioni (chirurgia osteoarticolare**

non protesica, ricostruzione LCA ginocchio, sinoviectomia con artrotomia, artrodesi del piede/caviglia) e chirurgia del rachide: farmaco di 1ª scelta: cefalosporina di 1ª gen (**cefazolina** 2 g).

- **Artrodesi (anca, ginocchio e altre protesi):** farmaco di 1ª scelta: cefalosporina di 1ª gen (**cefazolina** 2 g) oppure cefalosporina di 2ª gen (**cefuroxima** 2 g): in paziente colonizzato da MRSA (importanza dello *screening* pre-operatorio mediante tampone nasale) oppure se il tasso di reparto per MRSA è superiore al 30% indicato aggiungere un glicopeptide (**vancomicina** 1 g da infondere in 1h). Le infezioni protesiche rappresentano, spesso, un evento drammatico per il paziente e richiedono la rimozione della protesi stessa, una lunga terapia antibiotica e la riprogrammazione di un nuovo reimpianto in due o tre step, non escludendo comunque reliquati importanti in termini di disabilità. La profilassi comunque non è raccomandata oltre le 24h.
- **Fissazione di frattura chiusa (sintesi percutanea/gesso, applicazione di mezzi di sintesi e/o di fissatore esterno, fratture esposte di grado 1-2 gestite entro le 6h dal trauma, artrodesi piede/caviglia, rimozione di mezzi di sintesi):** farmaco di 1ª scelta: cefalosporina di 1ª gen (**cefazolina** 2 g).
- **Fissazione di frattura aperta:** per fratture di 1° e 2° grado secondo la classificazione di Gustilo farmaco di 1ª scelta: cefalosporina di 1ª gen (**cefazolina** 2 g) per 24 ore (oltre il 90% dei microorganismi isolati sono suscettibili alle cefalosporine di 1ª generazione); per fratture di 3° grado: farmaco di 1ª scelta: cefalosporina di 1ª gen (**cefazolina** 2 g) in associazione ad un aminoglicoside (**gentamicina** 5 mg/Kg) per 72 ore (dopo *debridement* di tali fratture di solito si isolano anche gram negativi). Tra le fratture aperte più difficili da trattare e che più frequentemente sviluppano infezione troviamo quelle tibiali di grado 3° b. IMPORTANTE: eseguire una profilassi antitetanica e non ritardare mai il debridement di muscoli devascolarizzati, di tessuto sottocutaneo, cute, osso e corpi estranei oltre le 6 ore; disattendere queste regole espone il paziente ad un rischio assai più elevato di infezione. In caso di contaminazione fecale o in caso di ferite contaminate da terriccio valutare anche coperture con penicillina ad alto dosaggio per rischio potenziale di *Clostridium difficile* (**Tabella 6.2**).
- **Chirurgia urologica: interventi sul testicolo (idrocele, varicocele, orchidopessi, orchiectomia, cisti epididimo, fimosi):** per le LG italiane nessuna profilassi è indicata ad eccezione di interventi di lunga durata oppure di pazienti con un punteggio ASA ≥ 3; in quest'ultimo caso farmaco di 1ª scelta: cefalosporina di 1ª gen (**cefazolina** 2 g) oppure cefalosporina di 2ª generazione (**cefuroxima** 2 g).
- **Chirurgia urologica: interventi sul rene (nefrotomia, nefrostomia e nefrectomia) e litotrissia con onde d'urto:** farmaco di 1ª scelta: cefalosporina di 1ª gen (**cefazolina** 2 g) oppure cefalosporina di 2ª gen (**cefuroxima** 2 g). Target principale della profilassi è la prevenzione di una batteriuria post-operatoria; tra i microrganismi più frequentemente isolati troviamo *l'Escherichia coli*, anche se altri bacilli gram-negativi e/o enterococchi possono essere i responsabili delle infezioni post-procedurali.
- **Chirurgia urologica: prostata (ago biopsia trans-rettale):** farmaco di 1ª scelta: cefalosporina di 2ª generazione (**cefuroxima** 2 g) oppure penicillina protetta (**amoxicillina/clavulanato** 1,2 g

Tabella 6.2 Classificazione di Gustilo.

Classificazione di Gustilo	
Tipo I	Piccola esposizione < 1 cm, pulita, frattura con minima comminuzione
Tipo II	Esposizione > 1 cm, ma senza perdita di tessuto, moderata comminuzione e contaminazione
Tipo III	Danno cutaneo esteso con coinvolgimento muscolare, nervoso e vascolare, trauma ad alta energia, frattura comminuta, instabilità
IIIA	Frattura conseguente a trauma ad alta energia, ma senza esposizione
IIIB	Frattura complicata da esposizione ossea, danno periostale e sofferenza tessuti molli, richiede la copertura dell'osso esposto
IIIC	Frattura esposta associata a danno arterioso che richiede riparazione chirurgica

per os 2h prima della procedura). **TURP, ATV (adenomectomia trans-vescicale), prostatectomia radicale, procedure sugli ureteri, pieloplastiche, uretrotomia endoscopica, resezione transuretrale di etp vescicali)**: farmaco di 1ª scelta: cefalosporina di 2ª generazione (**cefuroxima** 2 g) *se urinocoltura negativa.* Importantissimo escludere SEMPRE la negatività dell'urinocoltura prima dell'intervento; se positiva procrastinare la procedura ad avvenuta bonifica. Tale profilassi è efficace e va fatta anche in pazienti a basso rischio. **Vescica (cistectomia con apertura dell'intestino)**: farmaco di 1ª scelta: un aminoglicoside (**gentamicina** 3 mg/Kg) in dose singola in associazione con **clindamicina** 600 mg o **metronidazolo** 500 mg. Farmaco di 2ª scelta: ureidopenicillina (**piperacillina** 4 g) oppure una penicillina protetta (**amoxicillina/clavulanato** 2,2 g - 1,2 g se peso < 50 Kg) da infondere in 30 minuti. IMPORTANTE eseguire SEMPRE una buona preparazione intestinale.

Letture consigliate

Bratzler DW, Dellinger EP, Olsen KM, et al: Clinical practice guidelines for antimicrobial prophylaxis in surgery. Am J Health-Syst Pharm 2013; 70:195-283.

European Centre for Disease Prevention and Control (ECDC). "Systematic review and evidence-based guidance on perioperative antibiotic prophylaxis". Stockholm: ECDC, 2013. June 2013: doi 10.2900/85936.

Sistema Nazionale Linee Guida (ISS) SNLG - Antibioticoprofilassi perioperatoria nell'adulto. Aggiornamento 2011.

American Society for Gastrointestinal Endoscopy (ASGE) – Guideline: Antibiotic prophylaxis for GI endoscopy. Gastrointestinal Endoscopy 2015; 81:81-89.

Global Alliance for Infections in Surgery – Prophylaxis principles. https://infectionsinsurgery.org/prophylaxis/.

FLUIDOTERAPIA

Anna Sidoti, Francesco Corradi, Francesco Forfori

7

Basi fisiopatologiche della terapia fluidica negli stati ipovolemici

Il mantenimento del bilancio idrico è fondamentale nell'omeostasi umana. L'euvolemia definisce lo stato di volume fluidico in condizioni normali.

Le risposte compensatorie all'ipovolemia mirano a mantenere un'adeguata tonicità (adeguata pressione oncotica attraverso le membrane) e a produrre un volume circolante effettivo: queste risposte fisiologiche sono indotte dal rilascio di catecolammine (via attivazione dei barocettori), che provocano una vasocostrizione del sistema di capacitanza venoso. Il conseguente aumento del ritorno venoso comporta un mantenimento della portata cardiaca. A questo si aggiunge l'instaurarsi della risposta antidiuretica a seguito dell'attivazione del sistema renina-angiotensina-aldosterone e del sistema adrenocorticotropo.

Lo shock ipovolemico si verifica quando la perdita di volume intravascolare eccede la capacità di compenso, da ciò risulta la compromissione della perfusione degli organi vitali. Le cause sono: perdita acuta di sangue, perdita di liquidi dal tratto gastrointestinale superiore e inferiore (diarrea, vomito, presenza di fistole), dal tratto urinario o dalla cute (ustioni severe ed estese). Gli stati infiammatori come la sepsi, le ustioni, la chirurgia maggiore e il trauma maggiore possono produrre un quadro misto di shock sia ipovolemico che distributivo, quest'ultimo determinato da un aumento della permeabilità vascolare con il conseguente stravaso di liquidi nel comparto extravascolare (formazione del cosiddetto "*terzo spazio*").

L'obiettivo principale della somministrazione dei liquidi è quello di restaurare e mantenere il volume intravascolare a livelli il più possibile fisiologici, contemporaneamente si devono ricercare e trattare tempestivamente le cause dell'ipovolemia.

La concomitante somministrazione di agenti vasoattivi (catecolammine esogene come la noradrenalina) aumenta la risposta neuro-ormonale endogena completando così la strategia multimodale di resuscitazione.

Tipi di fluidi: cristalloidi e colloidi

Cristalloidi

Definizione I cristalloidi sono soluzioni composte da acqua e ioni capaci di attraversare le membrane semipermeabili. La loro composizione in termini di sodio e altri anioni determina la loro tonicità relativa ai fluidi extracellulari. I cristalloidi possono essere utilizzati nella fase di resuscitazione nello stato di shock ipovolemico, ma anche come fluidi di mantenimento in tutti quei pazienti non in grado di tollerare l'introito enterale fluidico.

Del gruppo dei cristalloidi fanno parte la soluzione salina e le soluzioni cristalloidi bilanciate; le specifiche composizioni sono riportate in **Tabella 7.1**.

Soluzione salina (fisiologica)

La soluzione salina è una soluzione cristalloide isotonica molto utilizzata: rispetto al plasma contiene maggior sodio (154 vs 140 mEq/l), più cloro (154 mEq/l vs 103 mEq/l), ha un pH inferiore (5,7 vs 7,4) ed un'osmolarità più elevata (308 vs 290 mOsm/l). L'elevato contenuto di cloro induce, se somministrata in modo liberale, acidosi metabolica ipercloremica, per la cui patogenesi si rimanda all'**Approfondimento n° 1**.

La soluzione salina è largamente utilizzata come veicolo di molte soluzioni colloidi fra cui l'albumina, le gelatine e gli amidi (si veda dopo),

Tabella 7.1 Composizione dei principali cristalloidi utilizzati nella pratica clinica adattata da Finfer S, Myburgh J, Bellomo R. Intravenous fluid therapy in critically ill adults. Nature Reviews Nephrology 2018; vol. 14, 541–557.

<table>
<tr><th>Soluzione</th><th>Composizione
(espressa per litro)</th><th>Commenti</th></tr>
<tr><td>Soluzione Fisiologica (0,9%)</td><td>Osmolarità 308 mOsm/l (calcolata), 286 mOsm/l (misurata)
pH 5,7
Na^+ 154 mmol; Cl^- 154 mmol</td><td>• Infusione rapida di abbondanti volumi causa acidosi metabolica ipercloremica
• Il carico di cloro elevato potrebbe causare danno renale acuto
• È il fluido di scelta nei pazienti con danno cerebrale acuto</td></tr>
<tr><td>Ringer Lattato</td><td>Osmolarità 273 mOsm/l (calcolata), 273 mOsm/l (misurata)
pH 6,5
Na^+ 130 mmol; Cl^- 109 mmol; K^+ 4 mmol; Ca^{2+} 2.5 mmol; Lactate 28 mmol</td><td rowspan="2">• Soluzioni elettrolitiche tamponate nelle quali il cloro è rimpiazzato da altri anioni al fine di ridurne il carico
• Ridotta/assente tendenza a causare ipercloremia rispetto a SF
• Infusione rapida/abbondante può dare alcalosi metabolica
• Il loro utilizzo non è associato ad aumentato rischio di danno renale acuto</td></tr>
<tr><td>Ringer Acetato</td><td>Osmolarità 304 mOsm/l (calcolata), 254 mOsm/l (misurata)
pH 4,6-5,4
Na^+ 140 mmol; Cl^- 117 mmol; K^+ 4 mmol; Ca^{2+} 2,5 mmol; Acetato 24 mmol, Malato 5 mmol, Mg^{2+} 1 mmol</td></tr>
</table>

per cui i suoi effetti vanno tenuti in debita considerazione anche durante la somministrazione di questi.

Un setting nel quale la soluzione fisiologica (SF) è da preferire è quello del trauma cranico, affrontato nell'**Approfondimento n° 2**.

Soluzioni cristalloidi bilanciate

Teoricamente una soluzione bilanciata dovrebbe contenere gli elettroliti in concentrazioni pari a quelle plasmatiche e, inoltre, soddisfare i requisiti dell'elettroneutralità: la quantità totale delle cariche libere positive dissolte nella soluzione deve eguagliare quella delle cariche negative.

Una soluzione bilanciata ideale dovrebbe avere un minimo effetto sull'equilibrio acido base, dovrebbe possedere una quantità fisiologica di Cl^- e dovrebbe avere un'osmolarità simile a quella plasmatica. In pratica tutte queste caratteristiche, di fatto, difficilmente possono coesistere ed essere soddisfatte in un'unica soluzione.

Soluzioni bilanciate o fisiologica?

Gli studi evidenziano che la somministrazione di considerevoli quantità di SF aumenti la concentrazione plasmatica di cloro e riduca il Base Excess (BE) in modo dose-dipendente: il picco

APPROFONDIMENTO 1

Perché il carico di cloro causato dall'infusione di soluzione fisiologica provoca acidosi metabolica?

Al fine di comprendere gli effetti dell'infusione di liquidi sull'equilibrio acido base ci dobbiamo rifare necessariamente alle assunzioni di Stewart per spiegare l'equilibrio acido base (per approfondimenti si rimanda alla letteratura dedicata).
Le componenti fondamentali dei fluidi biologici sono 3: a) *l'acqua, il solvente, molto poco dissociato,* b) *gli elettroliti forti* (Na^+, K^+, Cl^-) *che sono sempre completamente dissociati nelle soluzioni;* c) *gli acidi deboli non volatili, principalmente rappresentati da albumina e fosfati, i quali sono solo parzialmente dissociati nelle soluzioni acquose in base alla loro costante di dissociazione;* d) *l'anidride carbonica, in equilibrio con l'acido carbonico e i suoi prodotti di dissociazione.*

Secondo l'interpretazione di Stewart le 3 variabili indipendenti che influenzano il pH dei fluidi biologici sono:
1. La **pCO_2**
*2. La concentrazione degli acidi deboli non volatili (**A tot**) (albumina e fosfati)*
*3. La Strong Ion Difference (**SID**) definita come la differenza fra la somma dei cationi forti (Na^+, K^+, Cl^-, Mg^{2+}, Ca^{2+}) e la somma degli anioni forti (Cl^-, lattati, altri anioni non misurati), secondo la seguente formula:*

$$SID = (Na^+ + K^+ + Ca^{2+} + Mg^{2+}) - (Cl^- + \text{altri anioni forti})$$

La SID plasmatica in condizioni normali è pari a circa 40 mEq/L.

*Quando si infonde una qualsiasi soluzione elettrolitica l'effetto che questa infusione ha sul pH plasmatico è una conseguenza della SID e della concentrazione degli A tot della soluzione infusa (**SID inf, Atot inf**), in particolare la SID e gli Atot plasmatici tenderanno verso la SID e gli Atot della soluzione infusa.*

È stato visto da studi in vitro e in vivo che la somministrazione di cristalloidi comporta, in generale, le seguenti modifiche del pH:

a. Se la SID inf è maggiore della concentrazione plasmatica di HCO_3^-, allora il pH tenderà verso l'alcalosi durante l'infusione.
b. Se la SID inf è minore della concentrazione plasmatica di HCO_3^-, allora il pH tenderà verso l'acidosi durante l'infusione.
c. Se la SID inf eguaglia la concentrazione plasmatica di HCO_3^-, allora il pH non cambierà.

Da queste evidenze si può dire che una soluzione cristalloide "bilanciata" dovrebbe avere una SID in vivo molto simile alla concentrazione plasmatica dell'HCO_3^-.
Poiché la soluzione fisiologica contiene elevate quantità di Cl^- la sua SID risulta pari a 0 (Na^+ = 154 mEq/l and Cl^- = 154 mEq/l → SID = 154 – 154 = 0), la sua infusione comporta, secondo quanto detto sopra, lo sviluppo di acidosi metabolica, che sarà tanto più importante quanto maggiore è la quantità di soluzione infusa.

Anche se spesso l'acidosi metabolica indotta dalla somministrazione di sol. fisiologica è stata considerata benigna e autolimitantesi nel paziente critico spesso ipoperfuso e già acidotico questa causa aggiuntiva di acidosi può andare a complicare il quadro clinico.

d'effetto avviene dopo qualche ora dall'infusione e dura 1-2 giorni.

Per maggiori dettagli fisiopatologici riguardanti le conseguenze dell'infusione di SF sull'equilibrio acido-base si rimanda all'approfondimento n° 1.

Soluzione fisiologica, ipercloremia e riduzione della funzione renale

L'eccessivo carico di cloro causato dalla somministrazione di SF può indurre una modificazione nella contrazione calcio- mediata delle cellule muscolari lisce renali inducendo un'alterata risposta renale agli agenti vasocostrittori che a sua volta può comportare un'alterata risposta del sistema renina angiotensina con possibile compromissione dell'adeguato controllo sistemico della pressione arteriosa.

Anche il sistema di feedback tubulo-glomerulare renale, il quale è responsabile del mantenimento della *glomerular filtration rate* pressoché costante e relativamente indipendente dalle oscillazioni della pressione arteriosa sistemica, risulta dipendente dalle concentrazioni plasmatiche di cloro: in studi su volontari sani è stato osservato che la somministrazione di SF comparata a soluzioni bilanciate è associata a minor diuresi e natriuresi, a minor flusso nell'arteria renale e a ridotta perfusione corticale renale. Alla riduzione della diuresi consegue un incremento del volume

APPROFONDIMENTO 2

Gestione dei fluidi nel paziente neurologico

La gestione della somministrazione dei fluidi nel paziente neurologico risulta difficile per diversi motivi: l'edema tissutale cerebrale che può svilupparsi in seguito a una scorretta gestione di fluidi in un paziente con un danno alla barriera emato-encefalica (BEE) non solo comporta un disturbo nella diffusione dell'ossigeno, ma può anche colpire negativamente il flusso cerebrale vista l'interdipendenza fra volume e pressione intracranica. Inoltre, data la complessità della gestione, sarebbero utili monitoraggi sofisticati del flusso ematico e dell'ossigenazione cerebrale che spesso però sono poco utilizzati nella pratica clinica.

Queste difficoltà nascono dalla complessa fisiopatologia cerebrale, di seguito sono affrontati alcuni punti chiave:.

Tonicità *In condizioni normali l'osmolarità del plasma e del fluido interstiziale cerebrale sono identiche. La somministrazione di un fluido ipotonico causa uno spostamento di acqua verso le cellule cerebrali (la BEE è permeabilie all'acqua), mentre un fluido ipertonico causa disidratazione cellulare. I neuroni rispondono a questi spostamenti di fluidi rilasciando soluti attivamente nello spazio extracellulare, la BEE e le altre cellule specializzate espellono acqua nel comparto intravascolare se necessario.*

Se la BEE è danneggiata, come nel caso di un danno neurologico acuto grave, questa fine capacità di controllo omeostatico viene meno pertanto lo shift di acqua e soluti attraverso al BEE diviene criticamente dipendente dalle differenze di pressione locali fra comparto intra- ed extra-vascolare.

Edema cerebrale *Un grave danno neurologico causa edema cerebrale che può essere citotossico e/o vasogenico. L'edema citotossico è l'edema che si sviluppa in neuroni e astrociti ed è il risultato dello spostamento di acqua e sodio verso il comparto cellulare in conseguenza della deplezione di ATP e della disfunzione mitocondriale. L'edema vasogenico si ha a seguito della distruzione delle tight junction endoteliali con shift di acqua e albumina.*

Autoregolazione cerebrale *Si definisce autoregolazione cerebrale la capacità dei vasi cerebrali di vasocostringersi o vasodilatarsi al fine di mantenere un flusso ematico cerebrale costante in un ampio range di variazione della pressione arteriosa sistemica. Nelle gravi cerebrolesioni il range di capacità di autoregolazione si restringe.*

Sistema venoso *Sia la pressione arteriosa (upstream) che la pressione venosa (downstream) sono determinanti della pressione di perfusione cerebrale, quindi sia una bassa pressione arteriosa che una elevata pressione venosa comportano una bassa pressione di perfusione. Un'elevata pressione venosa centrale (PVC) può ostacolare l'efflusso venoso cerebrale e contribuire a determinare un'elevata pressione intracranica e lo sviluppo di edema cerebrale. Questo punto è da tenere presente nelle gestione dei liquidi, in quanto una gestione troppo liberale può contribuire allo sviluppo di edema cerebrale.*

Obiettivi della gestione di fluidi e definizione di volume status nel paziente neurologico *L'obiettivo primario è rappresentato dall'ottimizzazione della perfusione e dell'ossigenazione cerebrale minimizzando e prevenendo l'insulto cerebrale secondario.*

Per raggiungere questo obiettivo e adattare, quindi, la terapia fluidica sul paziente al fine di mantenere l'euvolemia nel determinato contesto clinico è necessario il monitoraggio della portata cardiaca (ad es. con metodi basati sull'analisi del contorno del polso) da associare a monitoraggi specifici della perfusione cerebrale (ad es. il monitoraggio della pressione parziale dell'ossigeno nel tessuto cerebrale, PtO_2). Per le specifiche indicazioni di monitoraggio avanzato nei vari contesti clinici si rimanda alle linee guida i cui riferimenti sono contenuti nella reference n° 6.

Quale fluido preferire? *Di seguito sono riportati alcuni punti chiave da tenere in considerazione nella scelta del fluido più adatto nel paziente neurologico grave.*

a) *I fluidi isotonici sono il pilastro della terapia fluidica di mantenimento in questo tipo di pazienti, ad oggi il fluido più largamente usato e raccomandato è la soluzione salina date le sue*

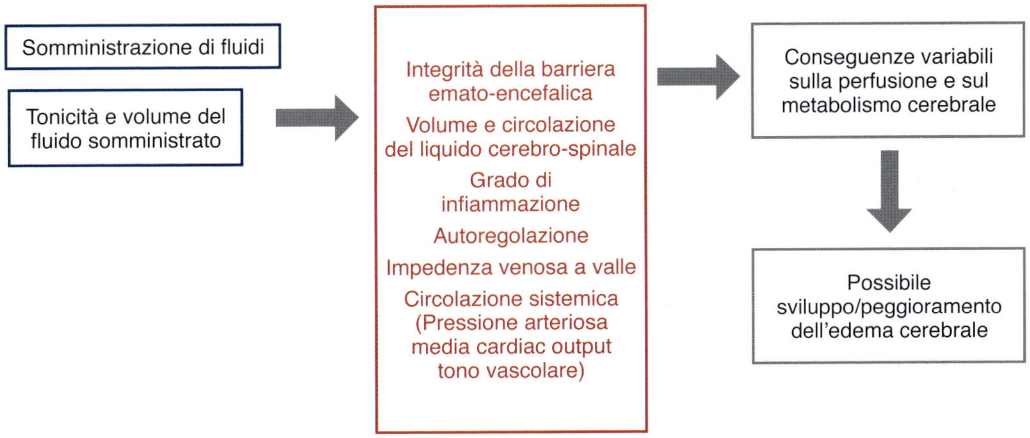

Figura 7.1 Interrelazione fra fluido somministrato, caratteristiche del paziente, e possibili conseguenze su perfusione e metabolismo cerebrali.

caratteristiche di tonicità (lievemente ipertonica rispetto al plasma). Soluzioni bilanciate come il ringer lattato sono da evitare, specialmente in larga quantità data la loro relativa ipotonicità rispetto al plasma: questa caratteristica nel contesto di un danno neurologico grave può aggravare l'edema cerebrale.

b) *I colloidi sintetici possono essere pericolosi nell'emorragia subarancoidea e non sono stati ancora estensivamente studiati nel trauma cranico*

c) *Ad oggi, ci sono evidenze contrastanti circa l'utilizzo dell'albumina nel trauma cranico. Dai risultati del Saline vs. Albumin Fluid Evaluation Study (SAFE study) è emerso che nel trauma cranico il suo uso può essere dannoso. La somministrazione di albumina può peggiorare l'edema cerebrale in due modi: da un lato è contenuta in un carrier ipotonico (soluzione al 5%), dall'altro può passare la BEE danneggiata e creare un gradiente oncotico che promuove uno shift di fluidi verso il comparto cerebrale, anch'esso causa di edema e aumento della pressione intracranica (PIC).*

d) *Il sodio lattato può essere un fluido promettente da tenere in considerazione come alternativa alla SF: un recente studio randomizzato controllato ha mostrato miglior controllo della PIC, miglior impatto sul bilancio elettrolitico e minor necessità di incrementare l'intake di fluidi in un gruppo di pazienti con trauma cranico rispetto alla soluzione fisiologica.*

extracellulare, lo sviluppo di edema interstiziale renale e, da ultimo, ipoperfusione renale. La ridotta diuresi e natriuresi hanno conseguenze sistemiche come l'aumento della pressione venosa centrale (PVC) e della pressione endoaddominale. Quest'ultima, se aumentata, può compromettere il cardiac output e, quindi, nuovamente provocare una ridotta perfusione renale.

Soluzione fisiologica e impatto negativo sulla coagulazione

Per questo punto, si rimanda al paragrafo sugli effetti avversi degli amidi.

Colloidi

Definizione Si definisce colloide una soluzione elettrolitica che contiene soluti di larghe dimensioni i quali non passano facilmente dal comparto plasmatico a quello interstiziale. Le molecole presenti nel fluido colloide creano una forza oncotica (*pressione oncotica*) che mantiene l'acqua nel comparto vascolare incrementando così il volume effettivo circolante. Le soluzioni colloidi in commercio sono *sospensioni* di grandi molecole derivate dal plasma (soluzioni di albumina umana) o semisintetiche (gelatine, amidi).

La durata dell'espansione plasmatica prodotta dai vari tipi di colloidi dipende dalla velocità del metabolismo e clearance delle molecole in essi contenute. Il vantaggio teorico dell'utilizzo dei colloidi rispetto ai cristalloidi è quello di avere necessità di minor volume di liquido da infondere per ottenere la stessa espansione volemica: tradizionalmente (equazioni originali di Starling) si dice che 3 litri di cristalloide isotonico producono le stessa espansione plasmatica di 1 litro di colloide (regola 3:1). Questo "*effetto volume sparing*" dei colloidi è stato a lungo apprezzato, tanto da far preferire l'utilizzo dei colloidi per lungo tempo come fluidi di resuscitazione in situazioni acute come trauma maggiore, sepsi, ustioni estese.

Tuttavia, dalle evidenze più recenti in merito, frutto di trials randomizzati controllati di alta qualità, è emerso che il risparmio di volume legato alla somministrazione di colloidi rispetto ai cristalloidi risulta molto più modesto con un rapporto (che dal classico 3:1 scende) di 1.4:1. Inoltre, come approfondito in seguito, la somministrazione di colloidi semisintetici è stata attribuita a effetti deleteri sulla funzione renale e coagulativa.

Le composizioni dei principali colloidi usati nella pratica clinica sono riportati in **Tabella 7.2**.

Albumina Umana

In condizioni fisiologiche l'albumina è la proteina predominate nel plasma e il principale determinate della pressione colloido osmotica. L'albumina endogena agisce come molecola tampone, come trasportatrice di sostanze endogene ed esogene e come principale antiossidante extracellulare.

L'albumina presenta dei residui di cisteina che espongono i gruppi tiolici, i quali sono importanti antiossidanti. Questi gruppi legano l'ossido nitrico neutralizzando la sua azione.

Il paziente critico è caratterizzato da un elevato stato ossidativo sistemico: l'albumina, attraverso i gruppi tiolici, neutralizza i radicali liberi dell'ossigeno e i perossidi nitrici, inoltre, riduce l'effetto vasodilatante dell'ossido nitrico, che è considerato il più importante mediatore che altera il tono vascolare durante la sepsi e in altre condizioni patologiche come la sindrome epato-renale. Il paziente critico è spesso acidotico: il

Tabella 7.2 Composizione dei principali colloidi utilizzati nella pratica clinica adattata da Finfer S, Myburgh J, Bellomo R. Intravenous fluid therapy in critically ill adults. Nature Reviews Nephrology 2018; vol. 14, 541–557.

Soluzione	Composizione (espressa per litro)	Commenti
Albumina 5%	Osmolarità 250 mOsm/l (calcolata), Osmolalità 260 mOsm/l (misurata) pH 6,4-7,4 Na^+ 130-160, K^+< 2 mmol, Cl^- 130 mmol	• Emoderivati, rischio teorico di trasmissione di malattie infettive • Costosa rispetto a cristalloidi e colloidi sintetici • Effetto *Volume Sparing* (1 l equivalente a 1.4 l di SF) • Controindicata in danno cerebrale acuto • Raccomandata in pazienti settici, non stabilizzati con cristalloidi • Effetti benefici in pazienti cirrotici • Albumina 20% meno carico di sodio e cloro per grammo rispetto ad Albumina 5%
Albumina 20%	Osmolarità 130 mOsm/l (calcolata), Osmolalità 130 mOsm/kg (misurata) pH 6,7-7,3 Na^+ 48-100 mmol	
HES 6% (130/0.4) in soluz. Fisiologica (Voluven®)	Osmolarità 308 mOsm/l (calcolata), Osmolalità 304 mOsm/kg (misurata) pH 4- 5,5 Na^+ 154 mmol; Cl^- 154 mmol	• Effetto Volume Sparing simile a quello di albumina al 4% • Nefrotossico
Succinilgelatina 4% (Gelofusine®)	Osmolarità 274 mOsm/l (calcolata) pH 7,4 Na^+ 154 mmol; Cl^- 120 mmol	• Rischio di anafilassi • Aumentato rischio di danno renale acuto in studi osservazionali
Poligelina 3,5% (Emagel®)	Osmolarità 301 mOsm/l (calcolata) pH 7,3 Na^+ 145 mmol; K^+ 5,1 mmol; Cl^- 145 mmol; Ca^{2+} 6,25 mmol	

deficit energetico cellulare comporta lo sviluppo di acidosi lattica. In queste condizioni la presenza di albumina aiuta a minimizzare le grandi variazioni di pH, specialmente a livello extracellulare dove l'albumina agisce come tampone.

Le preparazioni commerciali di albumina umana sono di due tipi: quelle al 4-5% isooncotiche, e quelle al 20%-25% iperoncotiche rispetto al plasma (queste seconde contengono una più bassa concentrazione di sodio rispetto a quelle al 4-5%).

Negli anni sono stati condotti diversi studi clinici per valutare l'efficacia e la sicurezza della somministrazione di albumina umana in vari contesti clinici nei pazienti critici. Di seguito sono citati i due più importanti.

a) SAFE trial (Saline Versus Albumin Fluid Evaluation)

Nel SAFE trial sono stati randomizzati circa 7000 pazienti da 16 terapie intensive a ricevere Albumina 4% o soluzione fisiologica. La mortalità a 28 giorni per tutte le cause nei due gruppi è risultata la stessa. Non ci sono state differenze in termini di funzionalità renale (misurata con il SOFA score) o di ricorso a terapia renale sostitutiva nei due gruppi. Da questo studio è emerso che l'albumina non riduce la mortalità nella popolazione mista di pazienti medici e chirurgici ricoverati in terapia intensiva, ma neanche che aumenti il rischio di danno renale acuto.

Nel *sottogruppo di pazienti con trauma cranico* assegnati alla terapia con albumina 4% (liquido carrier lievemente ipotonico) si è registrato, invece, un aumento significativo della mortalità a causa dello sviluppo di ipertensione endocranica: quindi in questo sottogruppo di pazienti la somministrazione di questo tipo di albumina risulta controindicata.

Per quanto riguarda la somministrazione di albumina nei pazienti settici, in un'analisi post hoc è stato visto che questa potrebbe ridurre la mortalità rispetto alla soluzione salina.

b) Studio ALBIOS (Albumin Italian Outcome in Sepsis)

Nello studio randomizzato e controllato ALBIOS è stato valutato l'uso della soluzione di albumina iperoncotica (20-25%) per la rianimazione e per il mantenimento di adeguati livelli di albuminemia.

Circa 2000 pazienti settici critici sono stati randomizzati a ricevere albumina al 20% e cristalloidi oppure soli cristalloidi. La supplementazione di albumina aveva come obiettivo quello di raggiungere concentrazione sieriche di albumina ≥ 30 g/l.

Non ci sono state differenze in termini di mortalità o di ricorso a terapia renale sostitutiva nei due gruppi. In un'analisi post hoc è emerso che il sottogruppo di pazienti con shock settico trattati con albumina aveva una ridotta mortalità.

Riassumendo, si può dire che ad oggi le evidenze suggeriscono che l'albumina è equivalente alla soluzione fisiologica come fluido da utilizzare nella risuscitazione nei pazienti critici, e che nei pazienti settici può conferire vantaggio in termini di riduzione della mortalità. Benefici sono stati riscontrati anche nel trattamento dei pazienti con peritonite batterica spontanea.

Mentre, per i risultati del SAFE study l'albumina al 4% in carrier ipotonico è controindicata nei pazienti con trauma cranico.

Amidi idrossietilici (Hydroxyethyl starch -HES)

Composizione ed effetti

Gli amidi idrossietilici (HES) sono polisaccaridi modificati chimicamente in cui le lunghe catene di polisaccaridi sono sostituiti periodicamente da gruppi -OH (radical idrossilici), che li rendono resistenti alla degradazione enzimatica. Il metabolismo e l'eliminazione degli HES avviene per idrolisi da parte delle amilasi ematiche, le molecole così modificate vengono poi escrete dal rene.

Le preparazioni hanno differenti pesi molecolari (PM), quelle a più alto PM hanno una durata d'azione maggiore e persistono in circolo per più tempo prima di raggiungere, attraverso il metabolismo ad opera delle amilasi, il peso molecolare adatto per essere eliminate dai reni. Inoltre, tanto più alto è il rapporto di sostituzione di radical idrossilici nel polimero glucidico tanto più queste molecole hanno un'attività prolungata di espansione volemica, un accumulo maggiore nel sistema reticolo endoteliale e un aumentato rischio di provocare coagulopatia (si veda in seguito).

La preparazione più largamente usata in Italia (specialmente negli anni passati) è 6% hydroxyethyl tetra starch 130/0,4 in soluzione fisiologica al 0,9% (Voluven®), caratterizzata da basso PM (130kDa) e basso grado di sostituzione di OH nella catena glucidica (0,4).

La performance del Voluven® come espansore plasmatico è simile a quella dell'albumina al 5%, la durata di azione è di circa 6 ore, ma già dopo un'ora dalla sua somministrazione l'effetto espansore plasmatico si riduce significativamente. Attualmente in Italia vige una restrizione d'uso di liquidi contenenti HES da parte di AIFA. L'utilizzo è consentito solo per il trattamento dell'ipovolemia causata da emorragia se il trattamento con cristalloidi in monoterapia non è ritenuto sufficiente e comunque non devono essere utilizzati in pazienti con sepsi, compromissione renale o in condizioni critiche.

Effetti avversi degli amidi

Emostasi alterata: Gli amidi possono alterare l'emostasi inibendo il fattore VII, il fattore di von Willebrand e l'adesività piastrinica; queste alterazioni sono tanto più significative tanto più il grado di sostituzione è elevato. La probabilità di insorgenza di coagulopatia è direttamente proporzionale al volume infuso (>50 ml/kg HES 130/0,4).

Lo sviluppo di acidosi ipercloremica legato alla somministrazione collaterale di SF quale veicolo delle soluzioni di HES spiega in parte l'effetto deleterio dell'infusione di queste soluzioni sulla coagulazione. In un trial randomizzato che comparava Hextend (6% HES in soluzione bilanciata) con 6% HES in SF è stato registrato un significativo minor sanguinamento con Hextend. Il gruppo trattato con HES in SF ha mostrato un significativo aumento del tempo di formazione del coagulo misurato con il tromboelastogramma.

Oltre all'*acidosi*, anche il *ridotto contenuto di calcio* di queste soluzioni impatta negativamente sulla coagulazione. Se a queste due alterazioni aggiungiamo l'*emodiluizione* iatrogena otteniamo una *triade* deleteria sul profilo coagulativo del paziente, la quale eserciterà maggior effetti negativi tanto più il paziente è compromesso ed ipocoagulopatico (es. paziente politraumatizzato).

Nefrotossicità: L'elevata pressione colloido osmotica di questi preparati è stata associata al rischio di danno renale, anche se ad oggi il preciso meccanismo fisiopatologico non è ancora conosciuto. Il rischio di nefrotossicità è alto soprattutto nei pazienti settici o in shock ipovolemico. Recentemente, sono stati pubblicati i risultati di due studi clinici su pazienti critici, principalmente con sepsi, in cui veniva confrontata fluidoterapia con HES e con cristalloidi questi studi hanno mostrato un maggior tasso di effetti avversi renali (nei pazienti trattati con HES) e nel sottogruppo di pazienti con sepsi ha anche mostrato un maggior tasso di mortalità.

Iperamilasemia: In corso di somministrazione prolungata di amidi è stata visto un innalzamento dei valori ematici di amilasi dovuto a una ridotta clearance renale, valori che rientrano a valori normali entro 1 settimana dalla cessazione della somministrazione di amidi.

Gelatine

Composizione ed effetti

Le gelatine sono fluidi sintetici preparati dall'idrolisi del collagene bovino o porcino. Le più comuni preparazioni sono la succinilgelatina (Succinilgelatina 4% commercializzata come *Gelofusine*®) e la Poligelina (Poligelina 3,5% commercializzata come *Emagel*®), entrambe in soluzione salina.

Sono sostanze a basso peso molecolare (30-35 kDa) e lunga conservabilità la cui durata di espansione plasmatica dopo somministrazione è pari a circa 1-2 ore. Vengono eliminate per via renale.

Effetti avversi delle gelatine

Anafilassi Una revisione sistematica della letteratura ha messo in luce un aumentato rischio di anafilassi con l'utilizzo di gelatine. Le gelatine sono associate ad aumentato rischio di reazioni anafilattoidi se confrontate con l'albumina.

Nefrotossicità Anche l'utilizzo di gelatine, come gli amidi, è associato a un possibile danno renale acuto per accumulo delle gelatine nel sistema reticolo endoteliale. In studi su animali, sia le gelatine che gli amidi provocano dilatazione dei capillari renali, danno ala lato basale cellulare e quindi sviluppo di morte cellulare.

Conclusioni

Dalle evidenze emerge che nella maggior parte dei pazienti si dovrebbero prediligere le soluzioni cristalloidi bilanciate, ad eccezione dei pazienti con grave danno neurologico centrale, nei quali è da preferire la soluzione fisiologica per la sua lieve ipertonicità rispetto al plasma.

Per quanto riguarda l'albumina umana questa è risultata equivalente alla soluzione fisiologica nei pazienti critici in generale, mentre nel sottogruppo di pazienti settici può conferire vantaggio in termini di riduzione della mortalità rispetto ai cristalloidi. D'altro canto è da evitare nei pazienti con trauma cranico. Sia per le gelatine che per gli amidi non ci sono al momento studi condotti su larga scala che comparino l'efficacia e la sicurezza rispetto ai fluidi cristalloidi di rimpiazzo, né che dimostrino quindi un reale beneficio nell'utilizzo di queste molecole rispetto ai cristalloidi.

Per gli HES si deve tenere conto la restrizione d'uso imposta da AIFA. A tutt'oggi quindi, non c'è alcuna evidenza che i colloidi siano superiori ai cristalloidi nel trattamento del reintegro di volume intravascolare nella rianimazione di pazienti critici.

Letture consigliate

Finfer S, Myburgh J, Bellomo R. Intravenous fluid therapy in critically ill adults. Nature Reviews Nephrology 2018; vol. 14, 541–557.

Langer T, Santini A, Scotti E, et al: Intravenous balanced solutions: from physiology to clinical evidence. Anaesthesiology Intensive Therapy 2015; vol. 47: s78–s88.

Marino's the ICU Book by Paul L. Marino. 2014. Chapter 12.

Stewart PA. Independent and dependent variables of acid-base control. Respir Physiol 1978; 33: 9–26.

Fencl V, Leith DE. Stewart's quantitative acid-base chemistry: applications in biology and medicine. Respir Physiol 1993; 91: 1–16.

Van der Jagt M. Fluid management of the neurological patient: a concise review. Critical Care 2016 ; 20:126.

Guidet B, Soni N, Della Rocca G, et al: A balanced view of balanced solutions. Critical Care 2010; 14:325.

Caironi P, Gattinoni L. The clinical use of albumin : the point of view of a specialist in intensive care. Blood Trasfus 2009; 7:259-67.

Finfer S, Bellomo R, Boyle N, et al: A Comparison of Albumin and Saline for Fluid Resuscitation in the Intensive Care Unit. N Engl J Med 2004; 350:2247-2256.

Caironi P, Tognoni G, Masso S, et al: Albumin Replacement in Patients with Severe Sepsis or Septic Shock. N Engl J Med 2014; 370:1412-1421.

Yunos NM, Bellomo R, Story D, et al. Bench-to-bedside review: Chloride in critical illness. Critical Care 2010; 14:226.

Perner A, Haase N, Güttormsen AB, et al: Hydroxyethyl Starch 130/0.42 versus Ringer's acetate in severe sepsis. N Engl J Med 2012; 367(2):124-134.

Myburgh JA, Finfer S, Bellomo R, et al: Hydroxyethyl starch or saline for fluid resuscitation in intensive care. N Engl J Med 2012; 367(20):1901-11.

Nota informativa importante concordata con l'agenzia europea dei medicinali (EMA) E l'agenzia italiana del farmaco (AIFA) su Restrizione d'uso di HES (medicinali contenenti amido idrossietilico).

Marik PE. Handbook of Evidence - Based Critical Care, Spinger Science Business Media, LLC 2010, Part V, 443 453.

DISTURBI IDRO-ELETTROLITICI

Greta Giuliano, Anna Sidoti, Francesco Forfori

8

I disturbi elettrolitici sono estremamente frequenti nei pazienti ricoverati in terapia intensiva per cui è necessario conoscerne le cause ed il trattamento.

Sodio

I disturbi della [Na^+] derivano nella maggior parte dei casi da alterazioni del bilancio dell'acqua (H_2O), che modificano il rapporto tra Na^+ e acqua corporea totale. Nell'iponatriemia vi è una quantità di acqua corporea totale relativamente eccessiva rispetto al contenuto di sodio e potassio corporei, al contrario nell'ipernatriemia vi è sempre un deficit di acqua libera.

Iponatriemia

È definita come una concentrazione sierica di $Na^+ < 135$ mmol/l. È uno dei disturbi elettrolitici più frequenti nei pazienti ricoverati ed è associato ad un aumento di morbilità e mortalità.

La valutazione dello stato di idratazione è un punto chiave nell'approccio alle iponatriemie e infatti le cause e il trattamento delle iponatriemie vengono tradizionalmente classificate sulla base della volemia del paziente. In realtà la valutazione clinica dello stato volemico può risultare non facile (sensibilità 50-80% e specificità 30-50%) ed è stato visto che partire dalla valutazione della volemia spesso porta ad una errata individuazione eziologica, quindi è stato proposto un algoritmo diagnostico che comprende:

1) Esclusione di iponatriemie non ipotoniche e della pseudoiponatriemia.
   - In quasi tutti i casi di iponatriemia il paziente ha anche una bassa osmolarità effettiva oltre che una bassa concentrazione di sodio. Tuttavia, esistono condizioni di incremento dell'osmolarità effettiva (per es in caso di iperglicemia, somministrazione di mannitolo, aumento della glicina conseguente a riassorbimento dei liquidi di irrigazione usati durante procedure urologiche, mezzo di contrasto iperosmolare) con richiamo di acqua libera nel comparto extracellulare e diluizione della concentrazione di Na^+ così che si ha una iponatriemia iso/ipertonica, a seconda della concentrazioni dei soluti efficaci nel siero. In caso di iperglicemia, la sodiemia reale è approssimativamente quantizzabile perché si riduce di circa 2 mEq/l ogni 100 mg/dl di incremento della glicemia rispetto al normale. Queste condizioni vanno sempre escluse anche perché in assenza di ipotonicità non vi è rischio di edema cerebrale e la gestione clinico/terapeutica è diversa.
   - La pseudoiponatriemia è la conseguenza della presenza di concentrazioni molto alte di lipidi o proteine nel siero che interferiscono con la misurazione della natriemia. Era di più frequente riscontro in passato quando la misurazione della sodiemia era effettuata con tecnica fotometrica.
2) Se è una iponatriemia non ipotonica e ci sono sintomi gravi o moderatamente gravi, iniziare il trattamento con soluzione salina 3% (si veda in seguito), altrimenti
3) Misurazione dell'osmolalità urinaria. Se < 100 mOsm/kg, la causa può essere polidipsia primaria, potomania da birra o ridotto intake di soluti. L'osmolarità urinaria > 100 mOsm/kg indica la presenza di attività dell'ADH. In questo caso si procede con
4) Misurazione della concentrazione del sodio urinario e valutazione dello stato volemico.

Se sodio urinario ≤ 30 mmol/l e ipovolemia effettiva, considera il volume extracellulare (cirrosi epatica, scompenso cardiaco e sindrome nefritica se è aumentato; perdita di fluidi ipertonici extrarenale come diarrea, vomito se è ridotto). Se sodio urinario ≥ 30 mmol/l, considera se ha patologia renale o è in terapia con diuretici, altrimenti valuta volume extracellulare se aumentato o ridotto (se aumentato SIAD, insufficienza surrenalica secondaria; se è ridotta vomito, insufficienza surrenalica primitiva, renal salt wasting, cerebral salt wasting). In caso di riduzione della volemia effettiva, la secrezione di ADH è fisiologica, mentre in caso di euvolemia si tratta in genere di sindrome da inappropriata antidiuresi.

Esistono poi altri test che possono aiutare nel percorso diagnostico tra cui la frazione di escrezione dell'acido urico e la concentrazione plasmatica di copeptina (peptide che si forma dal clivaggio del pro-ormone vasopressina, essendo più stabile della vasopressina può essere misurata più facilmente e ne rappresenta un surrogato) (**Tabella 8.1**).

Si parla di *reset osmostat* quando vi è un cambiamento del set point per la secrezione di ADH, per esempio, questo fenomeno si osserva durante la gravidanza quando la concentrazione sierica di sodio è ridotta di circa 4-5 mmol/l.

Le cause di SIAD (syndrome of inappropriate antidiuresis) possono essere molteplici. Meccanismi generali possono essere 1) secrezione di ADH indipendentemente dall'osmolarità plasmatica e dal volume circolante, 2) aumento dell'attività dell'ADH sul dotto collettore distale, 3) mutazione con guadagno di funzione del recettore V2 dell'ADH a livello del tubulo renale. Indipendentemente dal meccanismo fisiopatologico, si riscontrerà costantemente una inappropriatamente (> 100 mOsm/l) elevata osmolarità urinaria (**Tabella 8.2**).

A prescindere dalla causa dell'iponatremia le manifestazioni cliniche sono essenzialmente neurologiche e dipendono soprattutto dalla rapidità con cui la condizione si instaura. I sintomi sono aspecifici e potrebbero avere diverse possibili cause per cui è sempre necessaria molta attenzione prima di attribuirli all'iponatriemia, soprattutto se l'alterazione biochimica è lieve (**Tabella 8.3**).

Se l'iponatriemia è associata a sintomi gravi (edema cerebrale con rischio di erniazione cerebrale se non trattato), il trattamento iniziale è prioritario e indipendente dal meccanismo che ha portato all'instaurarsi del quadro e della velocità con cui si è instaurato. Al contrario se il paziente è scarsamente sintomatico o comunque quando il quadro clinico è in miglioramento, è consigliabile eseguire una correzione della sodiemia più lenta

Tabella 8.1

Cause iponatriemia			
	Ridotto volume Extracellulare	Normale volume extracellulare	Aumentato volume extracellulare
Na^+ > 30 mmol	• Perdita renale (per es tubulopatie che riducono capacità del rene di riassorbire Na^+) • Eccesso di diuretici (soprattutto tiazidici) • Iposurrenalismo primario • Chetonuria • Diuresi osmotica • Cerebral salt wasting (BNP) • Perdita urinaria di HCO_3^- con acidosi tubolare renale e alcalosi metabolica	• Sindrome da inappropriata antidiuresi (SIAD) • Ipotiroidismo • Iposurrenalismo secondario • Polidipsia primaria	• Danno renale acuto o insufficienza renale cronica (ridotta capacità di concentrare le urine e eliminare acqua libera)
Na^+ < 30 mmol	Perdita extrarenale tra cui: • Vomito • Diarrea • Ustioni • Pancreatite, trauma, sepsi, ostruzione intestinale		• Sindrome nefritica • Cirrosi • Scompenso cardiaco

Tabella 8.2

Cause di SIAD				
Neoplasie	Patologie Polmonari	Disturbi SNC	Farmaci	Cause Transitorie
• Carcinomi (in particolare del pancreas, della vescica, della prostata, microcitoma, mesiotelioma) • Linfomi	• Polmonite, in particolare da Legionella • Tubercolosi • Aspergillosi • Fibrosi cistica • Ecc	• Encefaliti • Meningiti • Ictus • ESA • Ematoma subdurale • Trauma cranico • Sclerosi multipla	• SSRI • Triciclici • Antipsicotici • Carbamazepina • FANS • Oppioidi • Barbiturici • Extasy	• Nausea • Dolore • Stress • Esercizio fisico intenso • Anestesia generale

e avviare il percorso diagnostico così da poter effettuare un trattamento causa specifico. I farmaci che possono contribuire allo sviluppo e al mantenimento dell'iponatriemia vanno sospesi il prima possibile (**Tabella 8.4**).

La sodiemia va frequentemente controllata durante il trattamento perché la capacità del rene di eliminare acqua libera da soluti può variare sostanzialmente durante il trattamento e il reale cambiamento nella concentrazione sierica di sodio può essere imprevedibile.

Ipernatriemia

È definita come una concentrazione sierica di $Na^+ > 145$ mmol/l. È sempre associata ad un deficit di acqua libera. La sete è uno dei principali meccanismi di difesa contro l'ipernatriemia, infatti l'incidenza del disturbo è molto più alta in soggetti che, per alterazioni dello stato di coscienza o motorie, non abbiano libero accesso all'acqua o negli anziani in cui spesso si osserva una riduzione dello stimolo della sete.

L'eziopatogenesi di questa condizione clinica prevede praticamente tre possibilità:

- Aumento primitivo di sodio (introito o ritenzione eccessiva): forma ipervolemica ed edematosa. In genere è iatrogena, per es. conseguente a somministrazione di bicarbonato di sodio, ma può essere dovute a iperaldosteronismo primitivo o a sindrome di Cushing. Se il

Tabella 8.3

Sintomi iponatriemia	
Acuta • Sintomi che si sviluppano in meno di 48 h ossia troppo rapidamente rispetto alla capacità dell'encefalo di compensare l'edema cerebrale. • Sono più a rischio di prognosi infausta donne in età prepubere, bambini e ipossiemici perché hanno minore capacità di compenso.	CRONICA • Si sviluppa in più di 48 h per cui l'encefalo mette in atto meccanismi di adattamento tra cui l'estrusione di elettroliti e molecole osmoticamente attive dall'interno delle cellule (volume regulatory decrease). • Asintomatica o paucisintomatica.
• Edema cerebrale e incremento della pressione intracranica con le manifestazioni associate: - Moderatamente gravi: cefalea, disorientamento, agitazione, nausea. - Gravi: vomito, convulsioni, marcata sonnolenza, alterato stato di coscienza,distress cardiorespiratorio, coma, (encefalopatia iponatriemica, mortalità complessiva 34%). • Crampi muscolari, debolezza, riflessi motori depressi	• Sintomi gastrointestinali come perdita di appetito, nausea e vomito • Cadute frequenti e instabilità posturale • Deficit di attenzione e di memoria • Osteoporosi e fratture

NOTA: se la tempistica di sviluppo dell'iponatriemia (più o meno di 48 h) non è nota, si considera cronica a meno che non ci siano evidenze cliniche o anamnestiche del contrario.

Tabella 8.4

Trattamento iponatriemia		
	Acuta	Cronica
Ipovolemica	Soluzione salina ipertonica (3%) e successivamente soluzione salina isotonica (0,9%)	Soluzione salina isotonica 0,9% o soluzione elettrolitica bilanciata (0,5-1 ml/kg/h).
Euvolemica	Soluzione salina ipertonica (3%) + furosemide	• Restrizione idrica (prima linea). • Incremento dell'assunzione di soluti (0,25-0,5 g/kg/die di urea o una combinazione di diuretico dell'ansa e NaCl per os). • Vaptani (l'unico approvato in Europa e disponibile per uso orale è il Tolvaptan). Non raccomandato univocamente dalle linee guida europee, soprattutto per il rischio di correzione troppo rapida e tossicità epatica.
Ipervolemica	Soluzione salina ipertonica (3%) + furosemide (o CRRT, soprattutto se paziente ha AKI e altri concomitanti disturbi elettrolitici)	Restrizione idrica.
Deficit di Na^+	(Na^+ target - Na^+ attuale) x LEC dove LEC = 1/3 x ACT con ACT = acqua corporea tot ossia 0,5-0,6 x kg peso corporeo	
Velocità di correzione	Nelle linee guida europee qualora siano presenti sintomi gravi o moderatamente gravi non viene fatta una distinzione tra disturbo acuto e cronico fino all'incremento della sodiemia di 5 mmol/l o al miglioramento clinico.	
Velocità correzione	• Per rendere più facile la gestione della correzione in presenza di sintomi gravi, è stato suggerito di procedere con infusione di un bolo di 150 ml (2 ml/kg) di soluzione salina al 3% in 20 min ripetibile fino all'incremento della sodiemia di 5 mmol/l o al miglioramento del quadro clinico (a seconda di quel dei due obbiettivi venga raggiunto prima). • Successivamente continuare infusione di soluzione salina in modo da incrementare la concentrazione di 1 mmol/l/h interrompendo quando si è raggiunta una correzione di 10 mmol/l o 130 mmol/l di sodiemia (se raggiunto questo obbiettivo i sintomi il quadro neurologico non è migliorato potrebbe essere causato da altro o comunque l'iponatriemia non essere l'unica causa!) • In assenza di sintomi gravi la correzione può essere più lenta. • La correzione non dovrebbe superare le 10 mmol/l/die o 18 mmol/l nelle prime 48 h (in genere 0,5-1 mmol/l/h).	• In presenza di sintomi gravi o moderatamente gravi, la correzione procede indipendentemente dal tempo di insorgenza del disturbo. • In presenza di sintomi lievi e disturbo cronico invece non è indicato eseguire boli di soluzione salina al 3%, ma si somministra soluzione salina al 0,9% cercando di mantenere una velocità di correzione massima di 0,5 mmol/l/die. • Max 10 nelle prime 24 h e non più di 18 nella prime 48 h • La correzione deve essere più lenta per consentire all'encefalo di far rientrare nelle cellule le osmoli organiche che erano state secrete per compensare l'iponatriemia. • La ODS è una sindrome che interessa principalmente il ponte (mielinosi pontina centrale) ma può colpire anche altri distrutti come i gangli della base, capsula interna, corteccia. Fattori di rischio sono: Na< 120 mmol/l, alcolismo, insufficienza epatica, ipokaliemia, malnutrizione, uso di diuretici tiazidici o antidepressivi. La forma classica si presenta dopo 2- 3 gg dalla correzione dell'iponatriemia con evidenza di deterioramento neurologico dopo l'iniziale miglioramento clinico. • In caso di correzione eccessivamente rapida, sospendere il trattamento e cominciare infusione di acqua libera (glucosata) ed eventualmente desmopressina.

paziente è cosciente, ha un normale senso della sete e ha libero accesso all'acqua, la sodiemia si normalizzerà rapidamente e, in un secondo momento, se la funzione renale è conservata, la variazione di volume rientrarà nella norma.

- Scarsa assunzione di acqua libera
- Perdita di fluidi ipotonici: forma euvolemica o ipovolemica. È la forma più frequente (**Tabella 8.5**).

Le manifestazioni cliniche sono soprattutto di tipo neurologico e derivano dalla disidratazione cellulare, e generalmente, sono associate a segni di ipoperfusione (secchezza delle mucose, tachicardia, ipotensione posturale, ecc). L'entità dei sintomi può essere ampiamente variabile, da quasi assenti ad una grave compromissione dello stato di vigilanza, in relazione sia al livello di osmolarità plasmatica e sodiemia, sia e soprattutto alla velocità con cui questo è stato raggiunto (**Tabella 8.6**).

La comprensione del meccanismo patogenetico è importante per il trattamento. Fondamentale è:

1) confermare che il valore di sodiemia rilevato sia reale: alcune metodiche, soprattutto in presenza di ipoalbuminemia possono sovrastimare la sodiemia.
2) correggere la sodiemia per i valori di glicemia
3) distinguere tra disturbo acuto e cronico
4) raccogliere un'attenta anamnesi circa le cause di perdita di fluidi ipotonici (diarrea osmotica, diuretici dell'ansa ecc) e l'uso di farmaci associati allo sviluppo di ipernatriemia (litio, aminoglicosidi, cisplatino ecc). La deplezione volemica è generalmente associata a escrezione urinaria di Na^+ < 20 mEq/l che può essere più elevata in presenza di alterata capacità di concentrazione delle urine (diuretici, diuresi osmotica, fase di recupero post necrosi tubulare acuta) per cui è utile misurare il rapporto tra creatinina e urea sierica e la determinazione del bilancio del sodio
5) anamnesi per la valutazione di ridotto intake di acqua, che è pressoché sempre presente
6) determinare l'osmolarità urinaria:
    - < 300 mOsm/kg diabete insipido (nefrogenico o centrale si differenzia con test alla desmopressina)
    - 300 - 800 mOsm/kg diuresi osmotica
    - > 800 mOsm/kg ipodipsia primaria, sovraccarico di sodio, aumentata perdita di acqua a livello gastrointestinale o attraverso la perspiratio insensibilis
7) calcolare la clearence dell'acqua libera. Clearance H_2O = Volume urinario (1 - ($[Na^+]u + [K^+]u)/[Na^+]s$) (**Tabella 8.7**). Se il valore è

Tabella 8.5

Cause ipernatriemia		
Ridotto volume Extracellulare (Perdita di liquidi ipotonici)	Normale volume Extracellulare (Perdita di acqua libera netta)	Aumentato volume Extracellulare (Aumento di liquidi ipertonici)
• Perdita renale: - Diuretici (soprattutto furosemide) - Diuresi osmotica (glicosuria, ecc.) - Fase poliurica dopo necrosi tubolare acuta • Perdita gastrointestinale - Vomito - Diarrea - Eccesso di lassativi osmotici • Sudorazione profusa • Ustioni In genere associati a riduzione della sete o ridotto accesso ad acqua libera	• Diabete insipido centrale (traumi cerebrali, tumori, sarcoidosi, TBC, encefalopatia anossica, meningite, morte cerebrale) • Diabete insipido nefrogenico (farmaci come aminoglicosidi, mdc, litio, ipokaliemia, amfotericina, ipercalcemia, foscarnet, malattia cistica ecc) • Ipodipsia o ridotto accesso all'acqua Con correzione della perdita di Na^+	• Infusione di soluzione salina ipertonica o di bicarbonato di sodio, iperalimentazione • Iperaldosteronismo primitivo • Sindrome di Cushing

Tabella 8.6

Sintomi ipernatriemia	
Acuta	Cronica
• Sintomi che si sviluppano in meno di 48 h ossia troppo rapidamente rispetto alla capacità dell'encefalo di compensare la disidratazione cellulare. • Letargia, debolezza, irritabilità, agitazione psicomotoria, delirio, convulsioni, coma.	• Si sviluppa in più di 48 h per cui l'encefalo mette in atto meccanismi di adattamento tra cui ritenzione di elettroliti e amminoacidi nonché la produzione intracellulare di osmoli idiogeniche (inositolo, glutamina, betaina). • Asintomatica o paucisintomatica.
1) Segni di ipoperfusione (secchezza delle mucose, tachicardia, ipotensione posturale, ecc). 2) Più raramente edema e ritenzione di liquidi. 3) Altre conseguenze includono: insulino-resistenza, alterata gluconeogenesi, disfunzione cardiaca, iperventilazione, rabdomiolisi, rottura vasi cerebrali.	
Letargia, debolezza, irritabilità, convulsioni, coma.	Oligo o asintomatici per lo sviluppo di meccanismi di compenso.

positivo la perdita di acqua libera è renale, se è prossima allo 0 o negativa è extrarenale.

È importante durante la correzione dell'ipernatriemia, monitorare anche l'andamento degli altri elettroliti perché la riespansione volemica potrebbe rendere manifeste alterazioni elettrolitiche prima non evidenti. In particolare l'ipokaliemia e l'ipercalcemia possono contribuire all'ipernatriemia riducendo la capacità del rene di concentrare le urine, quindi vanno prontamente corrette.

Potassio

Il potassio è il catione intracellulare più abbondante.

Il potassio riveste un ruolo essenziale nella determinazione del potenziale transmembrana delle cellule eccitabili, come quelle del miocardio, del muscolo scheletrico e liscio e delle cellule nervose. Le pompe Na^+-K^+ ATPasi che si trovano a livello della membrana cellulare spingono attivamente Na^+ all'esterno delle cellule e K^+ all'interno in modo da mantenere il gradiente transmembrana.

La $[K^+]$ è regolata soprattutto dal sistema renale che è responsabile dell'escrezione del 90% del K^+, mentre il restante 10% è eliminato tramite il sistema gastroenterico.

La normale $[K^+]$ è 3,5-5,5 mmol/l.

Ipopotassiemia

È definita come una $[K^+] < 3,5$ mmol/l. Una lieve ipopotassiemia è molto frequente, in particolare in pazienti in terapia con diuretici (**Tabella 8.8**).

Le aritmie atriali e ventricolari rappresentano le conseguenze cliniche più gravi dell'ipokaliemia. La concomitante terapia digitalica e/o il deficit di magnesio (molto frequente soprattutto se il paziente è in terapia diuretica) aumentano molto il rischio.

Le manifestazioni cliniche conseguenti all'ipokaliemia da shift di potassio dal LEC al LIC possono essere più gravi perché generalmente la riduzione è più rapida e perché più della kaliemia come numero assoluto, la sintomatologia dipende dal rapporto $[K_{est}]/[K_{int}]$ (**Tabella 8.9**).

La causa dell'ipokaliemia può essere in genere facilmente individuata sulla base dell'anamnesi del paziente, dell'esame obiettivo e degli esami di laboratorio di routine, ma un disturbo persistente può richiedere un approfondimento diagnostico. La valutazione del pH, ma soprattutto della $[K^+]$ urinaria possono fornire valide informazioni. Per esempio, se $[K^+]$ urinario > 20 mmol/l probabilmente vi è una perdita renale di potassio. In questo caso è utile anche la determinazione del $[Cl^-]$ urinario il quale, se >25 mmol/l, suggerisce deplezione potassio per uso di diuretici o deplezione di magnesio.

L'esecuzione di un ECG è sempre consigliato in caso di marcata alterazione della potassiemia (**Tabella 8.10**).

Nei pazienti con ipokaliemia cronica, in assenza di condizioni di urgenza, è utile anche la somministrazione orale di potassio, eventualmen-

Tabella 8.7

Trattamento ipernatriemia	
IPERVOLEMICA	Somministrazione di acqua per os o tramite SNG o di glucosata 5% e.v. + furosemide (la concentrazione urinaria di Na^+ durante la diuresi con furosemide è solitamente inferiore alla concentrazione di Na^+ sierica, quindi, per evitare che aggravi ulteriormente l'ipernatriemia, le perdite devono essere parzialmente corrette con un fluido ipotonico rispetto all'urina)
EUVOLEMICA	• Somministrazione di acqua per os o tramite SNG o di glucosata 5% ev • In caso di diabete insipido centrale, somministrazione di desmopressina
IPOVOLEMICA	Somministrazione di soluzione salina isotonica (0,9%) o di ringer lattato per ripristinare il volume circolante (anche se questo potrebbe associarsi a un lieve aumento della sodiemia) + successivamente correzione del deficit di acqua libera con soluzione salina ipotonica (0,45% o 0,225%) o glucosata al 5%, a seconda dell'entità del deficit di volume extracellulare
Deficit di acqua libera	TBW x ((concentrazione sierica di Na^+/140)-1) dove TBW è acqua corporea totale ossia 0,5-0,6 x kg peso corporeo
Volume di ripristino	Il volume necessario per correggere il deficit di H_2O è una funzione del Na^+ nel liquido di ripristino e della Na^+ target. Se la Na^+ target è 140: Volume (l) = Deficit di H_2O x (140/Na^+ nel liquido di ripristino) (per es nella soluzione salina ipotonica 0,45% contiene 77 mEq/l quindi se il deficit di acqua è di 3 L, il volume da somministrare sarà 3x(140/77))
Velocità di correzione	• La velocità di correzione deve essere 0,5 mmol/l/h (< 8-10 mmol/l/die) perché una correzione più rapida può portare allo viluppo di edema cerebrale, soprattutto nelle condizioni di ipernatriemia cronica. • Tuttavia, una correzione più rapida (1 mmol/l/h) per le prime 6-8 h è raccomandata in pazienti che hanno una ipernatriemia acuta sintomatica. Se il paziente ha Na^+ 158 mmol/l e la Na^+ target è 140, deve correggere 18 mmol/l a una velocità di 8 mmol/l/die ossia dovrà correggere l'ipernatriemia in 18/8 = 2 giorni e mezzo. Si calcola il deficit di acqua libera, si divide per il tempo così calcolato e si trova quanta acqua somministrare al giorno. In teoria a questa quantità andrebbe aggiunta l'acqua che sarà ulteriormente persa per la perspiratio insensibilis cioè circa 10 ml/kg/die a meno di febbre (3,5 ml/kg/die per ogni 1°C di temp).

te associando ACE-inibitori o diuretici risparmiatori di potassio per limitare le perdite renali, nonché cercare di trattare o eliminare il fattore causale.

La concomitante ipomagnesemia andrebbe sempre corretta perché il magnesio è un cofattore indispensabile per il funzionamento della Na^+-K^+-ATPasi. In presenza di ipomagnesemia i meccanismi tubulari di riassorbimento del potassio diventano poco efficienti e parte del potassio somministrato rischia di essere rapidamente escreto.

Iperpotassiemia

È definita come una concentrazione sierica di potassio maggiore di 5,5 mmol/l. Nel determinare la gravità del disturbo non è importante solo la concentrazione di K^+ ma anche la velocità con cui l'incremento è avvenuto (**Tabella 8.11**).

Le manifestazioni cliniche possono essere ampiamente variabili soprattutto in relazione alla velocità con cui l'iperkaliemia si sviluppa. Queste sono espressione principalmente della riduzione del gradiente transmembrana di K^+ con conseguente depolarizzazione della membrana cellulare, rallentamento della conduzione ventricolare e riduzione della durata del potenziale d'azione (**Tabella 8.12**).

Il primo obiettivo del trattamento dell'iperkaliemia è prevenire o trattare le aritmie; e deve essere prontamente instaurato soprattutto se $[K^+]$ > 6,5 mmol/l o in presenza di alterazioni ECG (**Tabella 8.13**).

Tabella 8.8

Cause ipopotassiemia		
Aumentata escrezione	Shift dal LIC al LEC	Ridotto intake
• Perdita extrarenale (gastroenterica, sudorazione) • Perdita renale: - Aumento flusso di preurina nel neurone distale (diuretici, diuresi osmotica) - Eccesso di mineralcorticoidi (iperaldosteronismo primitivo o secondario a contrazione della volemia, sindrome di cushing, s. adrenogenitale, ecc) - Acidosi tubolare distale, (s. Bartter, s. Gitelman) - Ipomagnesemia - Nefrotossicità da cisplatino	• Alcalosi • Condizioni anaboliche (stimolazione dell'eritropoiesi-EPO, vitB12, folati- della leucopoiesi-GM-CSF) • Cause ormonali (insulina, β2-agonisti esogeni e endogeni, α-antagonisti, teofillina) • Crisi tireotossicosica • Paralisi periodica familiare ipokaliemica	• Denutrizione • Nutrizione artificiale • Alcolismo

Tabella 8.9

Manifestazioni cliniche			
Cardiovascolari	Renali	Gastrointestinali	Muscolari
• Alterazioni ECG (onda U prominente, inversione e appiattimento onda T, prolungamento QT, sottoslivellamento tratto ST) • Aritmie (bradicardia sinusale, blocchi AV, extrasistoli, tachicardia ventricolare, FV)	• Poliuria, (nefrite tubulo-interstizile, diabete insipido nefrogenico) • Cisti renali • Insufficienza renale	• Costipazione, ileo	• Crampi, debolezza, paresi, paralisi

Tabella 8.10

Trattamento ipopotassimia	
Deficit di K^+	$([K^+]_{ideale} - [K^+]_{attuale})$ x LIC ossia 2/3x TBW dove TBW è acqua corporea totale 0,5-0,6 x kg peso corporeo
Velocità di correzione	10 - 20 mEq/h (fino a 40 mEq/h in caso di emergenza)
Max concentrazione	40 mEq/L da vena periferica, 80 mEq/L da vena centrale. (Evitare glucosata per la diluizione perché favorirebbe lo shift del potassio verso il LIC stimolando il rilascio di insulina)

Sebbene a oggi vi siano poche evidenze, tra i trattamenti per la stabilizzazione di membrana è stata proposta oltre alla somministrazione di calcio, la somministrazione di soluzione salina al 3%, soprattutto se il paziente è iponatriemico.

Il bicarbonato di sodio non è attualmente raccomandato per il trattamento dell'iperkaliemia perché sebbene in pazienti con acidosi metabolica possa avere un efficacia, non determina una riduzione significativa del $[K^+]$ in pazienti con pH normale.

Tabella 8.11

Cause iperkaliemia			
Aumento fittizio (Psudoiperkaliemia)	Shift dal LIC al LEC	Ridotta escrezione	Aumentato intake
• Va sospettata quando l'iperkaliemia è improbabile o comunque inaspettata sulla base della clinica. • È conseguente alla lisi dei globuli rossi prima che il campione sia analizzato. Solitamente si verifica quando il prelievo è stato difficoltoso e il laccio emostatico è rimasto in sede a lungo o in caso di ritardo nella processazione del campione • Leucocitosi, piastrinosi e policitemia aumentano la fragilità cellulare aumentando il rischio di iperkaliemia fittizia	• Acidemia • Farmaci: beta-bloccanti, digitale, succinilcolina • Lisi cellulare: traumi, ustioni, emolisi, rabdomiolisi, chemioterapia • Deficit di insulina • Sindromi iperosmolari (mdc, mannitolo, soluzioni ipertoniche di glucosio) • Paralisi periodica familiale iperkaliemica	• Insufficienza renale oligurica • Farmaci: ACE-inibitori, sartanici, spironolattone, amiloride, FANS, ciclosporina • Morbo di Addison • Ipoaldosteronismo primario • Ridotta risposta del tubulo contorto distale all'aldosterone (ereditaria o per malattie tubulo interstiziali come LES, amiloidosi, postumi di necrosi tubolare acuta)	• È raro e solitamente non si sviluppa se non è presente concomitante disfunzione renale

Tabella 8.12

Manifestazioni cliniche		
Aritmiche	Neuromuscolari	Gastrintestinali e metaboliche
• 5,5–6,5 mEq/L: onde T a tenda, accorciamento del QT, sottoslivellamento del tratto ST • 6,5–8,0 mEq/L: onde T a punta, Allungamento dell'intervallo PR, onde P di ridotta ampiezza o assenti, allargamento del complesso QRS, • > 8,0 mEq/L: assenza dell'onda P, blocco di branca dx o sn, blocchi AV II o III grado, onda sinusoidale, fibrillazione ventricolare, asistolia, arresto cardiaco • In realtà le alterazioni elettrocardiografie non si verificano necessariamente in modo consequenziale, il paziente può passare da un ritmo sinusale direttamente a fibrillazione ventricolare. Le alterazioni elettrocardiografie si sviluppano più frequentemente quando l'iperkaliemia si instaura rapidamente. • La concomitante presenza di ipernatremia, ipercalcemia, alcalemia riduce gli effetti elettrofisiologici dell'iperkaliemia.	• Parestesie, debolezza, paralisi. • I riflessi tendinei possono essere ridotti o assenti.	• Nausea, vomito, diarrea • Acidosi metabolica ipercloremica

Tabella 8.13

Trattamento iperkaliemia					
Meccanismo	Terapia	Dose	Inizio Dell'effetto	Durata	Commenti
1) Stabilizzazione di membrana	Calcio gluconato (se è disponibile un accesso venoso centrale o il paziente è in arresto cardiaco si può somministrare calcio cloruro)	1 g ev (10 mL)	< 3 min	30-60 min	• È ripetibile dopo 5 min se persistono alterazioni all'ECG • Evitare in caso di intossicazione da digitale (o somministrare in 100 ml di glucosata al 5% in 20-30 min per evitare la transitoria ipercalcemia)
2) Shift di potassio dallo spazio extra a quello intracellulare	Insulina + glucosio	10 UI di insulina short acting ev + 50 g di glucosio infusi 1 h se la glicemia è < 250 mg/dL (alcuni autori suggeriscono un dosaggio personalizzato 0,1 UI/kg di insulina short-acting)	< 15 min, max effetto in 25- 30 min (riduzione della [K+] attesa di 0,6–1,2 mmol/L a 1 h)	Circa 2 h. Dopo questo perido, l'effetto dell'insulina sullo shift del potassio si riduce, anzi può verificarsi un rebound.	• Agisce mediante l'attivazione della Na^+K^+ ATPase e GLUT4 • Può associarsi al rischio di ipoglicemia soprattutto quando si usa insulina regolare in pazienti con insufficienza renale cronica • Esercita un effetto sinergico con l'albuterolo
	Beta agonisti	Albuterolo aerosol 20 mg in 4 mL of di soluzione fisiologica in 10 min. (È possibile anche la somministrazione ev di albuterolo 0,5 mg o salbutamolo 2,5 mg anche se è associata a maggiori effetti collaterali e non evidenti vantaggi)	< 30 min (riduzione della $[K^+]$ attesa di 1 mmol/L a 1 h)	Circa 2 h	• Agiscono tramite l'attivazione della pompa Na^+K^+ATPase del cotrasportatore $Na^+K^+2Cl^-$ • Possono avere vari effetti collaterali tra cui tachicardia, tremori, palpitazioni, ansia soprattutto quando somministrati e.v. • Pazienti in terapia con beta-bloccanti non selettivi sono scarsamente responsivi al trattamento

segue **Tabella 8.13**

Trattamento iperkaliemia					
3) Escrezione di potassio	Furosemide	20-250 mg	< 15 min	4-6 h	• Può essere associato ad altri diuretici come i tiazidici per ottenere un effetto sinergico • Richiede una funzione renale residua • Se il paziente è ipovolemico, prima è necessario ottimizzare la volemia con soluzioni isotoniche (l'ipovolemia preesistente o la contrazione volemica diuretico-indotta riducono l'escrezione di K^+)
	Emodialisi	• È il modo più efficace per abbassare rapidamente la [K^+] (1 mmol/L nella prima h e 2 mmol/L entro la 2–3 h, ma la velocità di riduzione è variabile a seconda della [K^+] nel dialisato e della velocità del flusso di sangue). • Un effetto rebound è molto comune come conseguenza del rilascio di K^+ dal comparto intracellulare. • Dovrebbe essere considerata tempestivamente nel trattamento dell'iperpotassiemia in pazienti con nota insufficienza renale oligurica, resistenza ad altri trattamenti (diuretici) e marcata emolisi, rabdiomiolisi esteso danno tissutale.			

Il Kayexalate ha ricevuto un warning box dalla FDA per il rischio di necrosi del colon e in ogni caso determina abbassamento della [K^+] dopo diverse ore dalla somministrazione.

Calcio

Il calcio è il terzo ione più rappresentato nell'organismo. Del calcio plasmatico, la quota ionizzata è circa il 50%, mentre il 40% è legato a proteine e il restante 10% è chelato a fosfato, citrato e altre basi. In presenza di ipoalbuminemia, la calcemia totale diminuisce, ma il calcio ionizzato resta invariato quindi è clinicamente di scarsa rilevanza. Esistono varie formule per stimare il calcio ionizzato dal calcio totale in presenza di ipoalbuminemia ma nessuna è affidabile nei pazienti critici, per cui il Ca^{++} ionizzato andrebbe direttamente misurato.

La calcemia è mantenuta entro limiti molto ristretti (8,5 - 10,5 mg/dl) principalmente mediante l'azione combinata principalmente di paratormine (PTH) e vitamina D, ma anche di calcitonina, glucocorticoidi, estrogeni.

Ipocalcemia

È definita da una calcemia ionizzata inferiore a 1,1 mmol/l.

Le cause possono essere molteplici (**Tabella 8.14**).

Il calcio ionizzato, che è quello farmacologicamente attivo, si riduce anche in seguito all'innalzamento del pH che aumenta l'affinità delle proteine per il Ca^{++}, come per il Mg^{++}. Il rapido instaurarsi di alcalosi respiratoria o metabolica può comportare una significativa riduzione della quota ionizzata di entrambi questi elettroliti con la comparsa di segni di aumentata eccitabilità neuromuscolare e aritmie.

Nei pazienti critici la Ca^{++} è un marcatore di gravità di malattia e spesso il valore si normalizza con la risoluzione del processo primario

Tabella 8.14

Cause ipocalcemia			
Ridotta secrezione/attività PHT	Ridotta sintesi/azione di VIT D	Chelazione del CA	Farmaci
• Ipoparatiroidismo • Dismagnesemie (la deplezione di Mg^{++} si associa a riduzione della secrezione di PHT e a ridotta risposta degli organi bersaglio alla sua azione)	• Ridotto apporto • Malassorbimento • Insufficienza renale • Insufficienza epatica	• Citrato, EDTA • Iperfosfatemia • Pancreatite • Sepsi • Rabdiomiolisi	• Chemioterapici (cisplatino, 5-fluorouracile) • Bifosfonati • Aminoglicosidi • Diuretici dell'ansa • Eparina • Rifampicina • Propofol • Infusioni lipidiche • Foscarnet

sottostante. I bassi livelli di Ca^{++} potrebbero addirittura essere protettivi, dato per es. il coinvolgimento del Ca^{++} nei processi di apoptosi, morte cellulare e formazione di radicali liberi, e conseguentemente la loro correzione potrebbe risultare dannosa (**Tabella 8.15**). I valori di calcemia nella popolazione di pazienti ospedalizzati sono distribuiti normalmente ma con un valore medio più basso che nella popolazione generale. C'è probabilmente una sorta di "sick eucalcemia syndrome" analoga alla "sick euthyroid syndrome" in cui non ci sono sintomi attribuibili all'alterazione degli ormoni tiroidei e l'alterazione dei valori si risolve spontaneamente durante la convalescenza. Probabilmente uno dei principali meccanismi del suo sviluppo consiste nell'aumentata sensibilità delle paratiroidi alla [Ca^{++}] plasmatica indotta dalle citochine proinfiammatorie (IL-1B, IL-6, TNF-α).

Le manifestazioni cliniche dell'ipocalcemia sono correlate all'aumento dell'eccitabilità cardiaca e neuromuscolare e alla riduzione della forza contrattile del muscolo cardiaco e delle fibrocellule muscolari lisce (**Tabella 8.16**).

Il calcio somministrabile per via endovenosa esiste in due formulazioni ossia il calcio gluconato al 10% e il calcio cloruro al 10%. Entrambe hanno la stessa concentrazione di sali di calcio (100 mg/

Tabella 8.15

Cause ipocalcemia nei pazienti critici	Patogenesi
Alcalosi	Alcalosi promuove il legame del calcio all'albumina. Infusione esogena di bicarbonato di sodio: il calcio può legarsi direttamente al bicarbonato infuco
Trasfusioni	Legame del calcio all'anticoagulate citrato presente nelle sacche trasfuse provoca un'ipocalcemia transitoria che regredisce solitamente quando il citrato è metabolizzato dal fegato ma che può persistere in caso di insufficienza renale e/o epatica
Deplezione di Magnesio	Inibita produzione ed effetto paratormone; questo tipo di ipocalcemia è refrattaria alla terapia con calcio, ma risponde al reintegro di magnesio
Pancreatite	Patogenesi ancora non chiara
Insufficienza Renale	A seguito della ritenzione di fosfato e della ridotta conversione di Vit D nella sua forma attiva
Sepsi	Meccanismo poco chiaro. Possibile aumento del legame del calcio con albumina a seguito di elevati livelli di acidi grassi liberi circolanti.
Farmaci (Aminoglucosidi, Eparina, Teofillina etc)	

Tabella 8.16

Manifestazioni cliniche ipocalcemia			
Cardiovascolari	Neuromuscolari	Respiratori	Neurologici
• Ipotensione • Ridotta sensibilità alle amine • Inotropismo negativo • Aritmie (soprattutto ventricolari e torsione di punta)	• Parestesie • Tetania • Convulsioni • Manifestazioni extrapiramidali	• Laringospasmo, broncospasmo • Ridotta attività diaframmatica	• Ansia fino a psicosi • Stato confusionale

ml) ma il calcio cloruro contiene 3 volte più calcio elementare del calcio gluconato (13,6 mEq/10 ml vs 4,6 mEq/10 ml) quindi anche l'osmolarità della soluzione è differente (2000 mOsm/l vs 680 mOsm/l).

In presenza di ipocalcemia sintomatica è consigliata la somministrazione di calcio cloruro o gluconato in bolo lento ripetibile fino alla risoluzione dei sintomi. Spesso dovrà seguire un'infusione continua di calcio a 0,3-0,5 mg/kg/h perché l'effetto del bolo tende a scomparire in 20-30 minuti. È necessario monitorare accuratamente la calcemia ogni 6 h. Se il quadro clinico è molto grave può risultare utile anche assicurarsi la protezione delle vie aeree visto il rischio di laringospasmo, broncospasmo e paralisi dei muscoli respiratori. Al fine di facilitare la diagnosi eziologica prima della correzione della calcemia è ultime anche eseguire un prelievo di sangue per misurare PHT e vit D.

1) Sospendere tutti i farmaci che possano aggravare l'ipocalcemia
2) Correggere l'eventuale alcalemia
3) Reintegrare eventuali deficit elettrolitici associati come ipomagnesemia che può essere causa o fattore contribuente alla ipocalcemia, e ipopotassiemia, in quanto la transitoria ipercalcemia derivante dalla correzione potrebbe potenziare gli effetti aritmogeni dell'ipokaliemia.

Quando l'ipocalcemia si sviluppa lentamente i pazienti possono tollerare Ca^{++} estremamente basse senza mostrare sintomi. In questi casi, può essere utile considerare la somministrazione di calcio per os, Vit D, calcitriolo o diuretici tiazidici, sulla base dell'eziologia.

Ipercalcemia

Si definisce come una calcemia ionizzata > 1,3 mmol/L.

È più rara dell'ipocalcemia e solitamente è attribuibile a iperparatiroidismo o neoplasie maligne. Cause meno comuni comprendono la protratta immobilizzazione, la tireotossicosi e i farmaci (litio, tiazidici, calcio, vit A e D, teofillina), granulomatosi (sarcoidosi, TBC, istoplasmosi), deplezione di fosforo, acromegalia, insufficienza surrenalica.

Le manifestazioni cliniche dell'ipercalcemia sono solitamente aspecifiche (**Tabella 8.17**).

Il trattamento appropriato in caso di ipercalcemia dipende dal grado di ipercalcemia (sintomi e Ca^{++}), dall'eziologia, dalle comorbidità del paziente.

L'ipercalcemia solitamente si associa a ipercalciuria, che causa diuresi osmotica, e frequentemente disidratazione. Perciò è opportuno in primis somministrare fluidi per ripristinare la volemia, in particolare la soluzione fisiologica 0,9% è preferibile perché la natriuresi favorisce l'escre-

Tabella 8.17

Manifestazioni cliniche ipercalcemia			
Cardiovascolari	Gastrointestinali	Renali	Neurologiche
• Ipovolemia • Ipertensione • Accorciamento intervallo QT, blocchi AV	• Nausea, vomito • Costipazione, ileo • Pancreatite • Ulcere peptiche	• Poliuria • Nefrocalcinosi • Nefrolitiasi • Tubulopatia interstiziale • Diabete insipido nefrogenico	• Astenia • Iporiflessia • Stato confusionale • Depressione dello stato di coscienza

zione renale di calcio. Talora questo intervento si associa già ad una riduzione della calcemia di 1-2 mg/dl. A questo si può associare la somministrazione di furosemide cercando di raggiungere l'obiettivo di una diuresi oraria di almeno 200 ml, reintegrando eventualmente le perdite con SF 0,9% in modo da mantenere l'euvolemia.

In pazienti con insufficienza renale, la dialisi è un modo efficace per ottenere una rapida riduzione della calcemia.

Calcitonina, idrocortisone e bifosfonati trovano indicazione soprattutto in cronico o nelle forme neoplastiche, data la maggiore latenza di inizio dell'effetto.

Magnesio

È il secondo catione intracellulare più abbondante e il quarto catione più rappresentato nell'organismo. È il cofattore di oltre 300 reazioni enzimatiche essendo coinvolto nella sintesi di acidi nucleici e proteine, nel metabolismo intermedio (glicolisi, fosforilazione ossidativa), nell'attività neuromuscolare e nel mantenimento del potenzale d'azione cardiaco in quanto cofattore essenziale della pompa Na^+-K^+ ATP-asi.

La concentrazione plasmatica è tra 0,7 e 1,1 mmol/l di cui la quota elettrofisiologicamente attiva è mantenuta entro un range ancora più ristretto (0,54 - 0,67 mmol/l).

Ipomagnesemia

Solo l'1% del magnesio corporeo totale è localizzato nei fluidi extracellulari. Quindi la concentrazione sierica può essere normale nonostante la deplezione di magnesio sia presente nell'organismo. A differenza della [Mg^{++}] plasmatica il magnesio urinario rappresenta un buon indice della riserva corporea totale.

L'ipomagnesemia spesso si accompagna alla deplezione di elettroliti quali potassio, rendendo la ipokaliemia resistente al trattamento, fosfato e calcio. In caso di ipoalbuminemia, la [Mg^{++}] plasmatica totale può risultare falsamente bassa (**Tabella 8.18**).

Dato il ruolo di stabilizzante di membrana del magnesio, le manifestazioni cliniche associate all'ipomagnesemia acuta sono soprattutto neuromuscolari e cardiovascolari. Manifestazioni della ipomagnesemia cronica comprendono ridotta tolleranza glucidica, aterosclerosi e osteoporosi (**Tabella 8.19**).

In pazienti a rischio di ipomagnesemia o con manifestazioni cliniche compatibili si dovrebbe prendere in considerazione la supplementazione di magnesio nonostante normali livelli sierici.

In generale, l'ipomagnesemia lieve asintomatica o paucisintomatica può essere trattata mediante supplementazione orale mentre è indicata la somministrazione ev se l'ipomagnesemia è moderata (< 1 mmol/L) o grave (< 0,5 mmol/L) e se significativamente sintomatica. La formulazione usata solitamente per il reintegro ev del magnesio è il solfato di magnesio ($MgSO_4^-$). 1g di $MgSO_4^-$ contiene 97,6 mg di Mg che corrispondono a 4 mmol, ovvero 8 mEq.

L'ipomagnesemia grave può richiedere il trattamento con dosi fino a 1,5 mEq/kg, di cui 6 g $MgSO_4^-$ possono essere date in 3-6 h mentre dosi più alte dovrebbero essere somministrate in un periodo superiore alle 24 h. La lenta distribuzione del Mg^{++} nei tessuti e la rapida escrezione renale rendono infatti la durata dell'infusione cruciale.

In pratica, la velocità di infusione sarà decisa sulla base dell'indicazione alla somministrazione di magnesio e al risultato che si vuole ottenere.

Se somministrato troppo rapidamente il Mg^{++} verrà per lo più perso nelle urine, perché la soglia di riassorbimento a livello renale è bassa e viene facilmente superata. In pazienti asintomatici, per ottimizzare il reintegro, la massima velocità di infusione è 1 g/h e non si dovrebbero eccedere i 12 g nelle 12 h. In pazienti sintomatici o in condizioni come eclampsia, preeclampsia si arrivano a somministrare, sotto adeguato monitoraggio, anche 4 g di Mg^{++} in 4-5 minuti. Ed in modo simile in pazienti emodinamicamente instabili, con aritmie gravi o convulsioni generalizzate, si raccomanda l'infusione 16 mEq di Mg^{++} in 2–15 min seguito da infusione continua.

Nei pazienti con insufficienza renale i dosaggi dovrebbero essere dimezzati.

La somministrazione di magnesio non è utile solo in caso di ipomagnesemia ma trova applicazione, supportata da evidenze più o meno forti, in vari contesti clinici, per esempio 1) negli attacchi d'asma dato che rafforza gli effetti del salbutamolo mediante l'inibizione dell'ingresso di Ca^+ attraverso i canali del Ca^+ voltaggio-dipendenti e l'azione immunoregolatoria che riduce i mediatori pro-infiammatori e promuove la sintesi di prostacicline e ossido nitrico 2) nella preeclampsia 3) in anestesia come adiuvante per ridurre l'utilizzo di morfina nel periodo postoperatorio.

Tabella 8.18

Cause ipomagnesemia				
SHIFT DAL LEC AL LIC	GASTROINTESTINALI	RENALI	FARMACI	ALTRO
• Sindrome da rialimentazione • Dopo rapida correzione di acidemia • Elevati livelli di catecolamine (endogene o esogene)	• Sindromi da malassorbimento (M. Di Crohn ecc) • Diarrea secretoria • Ridotto introito • Drenaggio/fistole intestinali	• Diuresi osmotica (glicosuria, farmaci) • Diuretici dell'ansa e tiazidici • Tutte le cause di ridotto riassorbimento di Na a livello del tubulo prossimale	• Cisplatino • Ciclosporina • Aminoglicosidi • Teofillina • Foscarnet • Inibitori EGFR • Amfotericina B	• Iperparatiroidismo • Ipofosfatemia • SIADH • Iperaldosteronismo • Ipertiroidismo • Alcolismo

Tabella 8.19

Manifestazioni cliniche ipomagnesemia	
Neuromuscolari	Cardiovascolari
• Ipostenia • Tremori, crampi, vertigini, nistagmo verticale • Spasmo carpale, tetania • Convulsioni (maggior rilascio di neurotrasmettitore per il maggior ingresso di calcio a livello presinaptico) • Movimenti coreiformi e atetoidi, atassia • Depressione, delirio	• Ipertensione • Ridotta contrattilità miocardica • Alterazioni ECG (allargamento del complesso QRS, allungamento del PR, appiattimento o inversione dell'onda T) • Tachiaritmie (FA, extrasistoli ventricolare, tachicardia ventricolare polimorfa, FV) • Aumento della cardiotossicità da digitale • Ipokalimia, ipocalcemia

Ipermagnesemia

È quasi sempre iatrogena o in pazienti con compromissione della funzione renale e oliguria, dato che il rene svolge un ruolo preminente nella regolazione del bilancio del magnesio.

Le principali manifestazioni cliniche derivano dal blocco dei canali del calcio a livello del sistema cardiovascolare. In particolare si associa a ritardo della conduzione cardiaca e allo sviluppo di aritmie ipocinetiche (da bradicardia sinusale e allungamento del QT a blocchi AV di vario grado fino ad arresto cardiaco). Altre manifestazioni possono essere iporiflessia, debolezza muscolare e ridotta contrattilità diaframmatica con depressione respiratoria. L'entità delle manifestazioni cliniche dipende anche dalla velocità con cui si sviluppa l'ipermagnesemia, concomitante cardiopatia o assunzione di farmaci antiaritmici.

- Mg^{++} sierico > 4 mEq/l → iporeflessia
- Mg^{++} sierico > 5 mEq/l →Blocco AV primo grado
- Mg^{++} sierico > 10 mEq/ → Blocco AV completo
- Mg^{++} sierico > 13 mEq/ → Arresto cardiaco

Il primo intervento in caso di ipermagnesemia consiste nella somministrazione di calcio (calcio cloruro 1 g e.v. in 2-3 min se disponibile un accesso venoso centrale, calcio gluconato 1-3 g in 3-10 min da vena periferica) seguito da una infusione continua lenta così da antagonizzare temporaneamente gli effetti cardiovascolari e neuromuscolari del magnesio; nei casi gravi l'unica terapia efficace e risolutiva è l'emodialisi; abbondante idratazione e somministrazione di furosemide se il disturbo è più lieve.

Fosfato

Ipofosfatemia

Il fosforo è un componente essenziale dei fosfolipidi di membrane e degli acidi nucleici e ha un ruolo fondamentale nel metabolismo energetico. La quasi totalità si trova nel comparto intracellulare.

Il range plasmatico di fosforo è normalmente compreso tra 2,2 e 4,4 mg/dl ma questa concentrazione è un indicatore poco affidabile della quota totale in quanto esiste uno spostamento rapido e continuo fra quota intra ed extracellulare e una certa variazione circadiana.

Le cause di ipofosfatemia nel paziente critico sono le seguenti:

- Sindrome da rialimentazione dopo digiuno prolungato-Refeeding Syndrome

Causata della ripresa troppo rapida della nutrizione enterale o parenterale in un soggetto precedentemente malnutrito. Durante il digiuno, il metabolismo è diretto in senso catabolico al fine di produrre energia e glucosio; con la rialimentazione, si ha un'inversione di tendenza in senso anabolico che comporta un'improvvisa richiesta di fosfato inorganico necessario alla sintesi dell'ATP, di potassio per il trasporto intracellulare di glucosio e di tiamina per l'ossidazione dei carboidrati e degli aminoacidi.

- Alcalosi respiratoria
- Malassorbimento
- Nutrizione parenterale
- Gravi ustioni
- Alcolismo e sindrome da astinenza alcolica

Vi è scarsa correlazione fra fosfatemia e sintomi, che comunque compaiono quando il fosfato plasmatico scende sotto 2 mg/dl.

Le manifestazioni cliniche comprendono:

- Depressione miocardica
- Debolezza muscolare fino alla rabdomiolisi
- Insufficienza respiratoria
- Confusione, stupor, coma, convulsioni
- Emolisi, disfunzione leucocitaria e piastrinica

La terapia consiste nella supplementazione del fosforo con monitoraggio seriato delle concentrazioni plasmatiche e particolare attenzione nei pazienti con ridotta funzione renale, a rischio di iper-fosfatemia. Un possibile schema è quello di somministrare il fosfato a una velocità pari a 2,5-5 mg/kg/h fino al raggiungimento di una fosfatemia di 2 mg/dl (in Italia in commercio la preparazione endovenosa di Esafosfina® flaconi 0,5 g/10 ml).

Iperfosfatemia

Nei pazienti critici le cause di iperfosfatemia sono da ricondurre alla presenza di insufficienza renale o al rilascio in circolo di fosfato a seguito di necrosi cellulare diffusa come in corso di rabdomiolisi o lisi tumorale.

Clinicamente si manifesta con la formazione di complessi insolubili calcio-fosfato nei tessuti molli e sviluppo di grave ipocalcemia acuta.

La terapia consiste nel promuovere il legame del fosfato nel tratto gastrointestinale somministrando sucralfato o antiacidi a base di alluminio che legano il fosfato e ne favoriscono l'eliminazione. Nei casi più gravi può essere necessario ricorrere all'emodialisi.

Letture consigliate

Rose B, Post T: Clinical Physiology of Acid-Base and Electrolyte Disorders

Giuliani C, Peri A, et al: Effects of Hyponatremia on the Brain. J Clin Med. 2014; 3(4): 1163–1177.

Spasovski G, Vanholder R, Allolio B, et al: Clinical practice guideline on diagnosis and treatment of hyponatraemia. European Journal of Endocrinology 2014; 170(3): G1–G47.

Liamis G, Filippatos TD, Eliasaf MS, et al: Evaluation and treatment of hypernatremia: a practical guide for physicians, Postgraduate Medicine 2016; 128:3, 299-306.

Pokaharel M, Block CA, et al: Dysnatremia in the ICU. Curr Opin Crit Care, 2011; 17:581-93.

Long B, Warix JR, Koyfman A, et al: Controversies in Management of Hyperkalemia. J Emerg Med. 2018; 55:192-205.

Kardalas E, Paschou JA, Anagnotis P, et al: Hypokalemia: a clinical update. Endocr Connect. 2018; 7:135-146.

Schiraldi F, Oyvino B, et al: Equilibrio acido-base Ossigeno Fludi & elettroliti. McGraw-Hill. 2012

Bent-Are H, Oyvino B: Hypomagnesemia in critically ill patients. J Intensive Care, 2018; 6: 21.

Kraft MD, Btaiche IF, Sacks GS, et al: Treatment of electrolyte disorders in adult patients in the intensive care unit. Am J Health Syst Pharm. 2005; 62:1663-82.

Aberegg SK, et al: Ionized Calcium in the ICU: Should it be Measured and Corrected? CHEST 2016; 149:846-55.

Marik PE. Handbook of Evidence -Based Critical Care, Spinger Scince +Business Media, LLC 2010, Part V, pag 443-453 Springer science.

EQUILIBRIO ACIDO-BASE

9

Paolo Balsorano

Introduzione

L'equilibrio acido-base rappresenta il sistema preposto al mantenimento del pH corporeo entro range compatibili con l'esistenza. Il sistema è organizzato in modo da minimizzare le variazioni della concentrazione di H^+ (in realtà si tratta di H_3O^+ poiché i protoni liberi in soluzione non esistono, ma vengono legati dall'acqua; per convenzione si parla di H^+), dal momento che come ci dice l'equazione di Sorensen: $\mathbf{pH = - log_{10} [H^+]}$. A questo punto dobbiamo andare a distinguere tra i due tipi di acidi sottoposti a questo controllo:

- **acidi volatili**: per acidi volatili intendiamo la CO_2; più correttamente dovremmo parlare di acido carbonico, H_2CO_3, poiché la CO_2 non può essere considerato un acido non contenendo molecole di idrogeno (tuttavia possiamo considerare la CO_2 una stima sufficientemente esatta dell'acido carbonico presente, esistendo uno stretto equilibrio tra gli stessi). In ogni caso la CO_2 rappresenta il prodotto finale del catabolismo di carboidrati ed acidi grassi, e la chiamiamo acido volatile poiché viene eliminata attraverso i polmoni. A tal proposito la quantità di acidi volatili prodotta giornalmente e che deve essere eliminata attraverso i polmoni ammonta a circa 12.000-13.000 mmol/die;
- **acidi fissi:** con questo termine ci riferiamo a tutti gli acidi non volatili. Poiché non sono eliminati dai polmoni, questi sono denominati "fissi". Generalmente identifichiamo questi acidi attraverso i loro anioni (es. lattato, fosfato, solfato, aceto acetato etc.), benché questi anioni non siano altro che basi, e non acidi; tuttavia, poiché la dissociazione di un acido porta alla formazione di un H^+ e di un anione, la stima di questi ultimi riflette accuratamente il numero di idrogenioni che devono essere stati prodotti dalla reazione di dissociazione originale. La produzione di acidi fissi ammonta a circa 80 mmol/die e deriva dal metabolismo incompleto di carboidrati (es. lattato), grassi (chetoni) e proteine (fosfati e solfati); la loro eliminazione avviene a livello renale.

Meccanismi di controllo dell'equilibrio acido-base

La risposta fisiologica ad una variazione dell'equilibrio acido-base consta di tre elementi:

- Prima difesa: sistemi tampone;
- Seconda difesa: ventilazione, attraverso variazioni della pCO_2 arteriosa;
- Terza difesa: reni, attraverso modifiche della escrezione di HCO_3^-.

Sistemi tampone

Un tampone è una soluzione che ha la capacità di minimizzare le variazioni del pH quando un acido o una base vengono aggiunte. L'organismo possiede un'enorme capacità tampone, e questo sistema è pressoché immediato nell'effetto; la ragione di ciò sta nella natura del processo di tamponamento, che non è altro che un equilibrio chimico, quindi istantaneo nella sua attuazione. Questa enorme capacità tampone ha una ovvia implicazione nel modo in cui noi giudichiamo la severità di un disturbo acido-base. Potremmo infatti pensare di quantificare l'entità di un disturbo acido-base esclusivamente considerando la variazione di concentrazione degli H^+; tuttavia le cose non funzionano così. Infatti, grazie all'enorme capacità tampone di cui disponiamo, le variazioni della concentrazione degli H^+ è talmente piccola da poter essere ignorata; al contrario l'entità del disturbo deve essere stimata indirettamente dalle variazioni di concentrazione degli anioni coinvolti nel processo di tamponamento.

I principali tamponi del compartimento extracellulare (ECV) sono:

- Bicarbonato.
- Proteine.
- Fosfato.

I principali tamponi del compartimento intracellulare (ICV) sono invece:

- Proteine.
- Fosfati.

Il principale sistema tampone dell'ECV è costituito dal sistema CO_2-bicarbonato. Questo è infatti responsabile dell'80% della capacità tamponante extra-cellulare e i suoi costituenti li ritroviamo esemplificati nella classica equazione di Henderson-Hasselbach (H-H):

$$pH = pK'a + \log_{10} ([HCO_3] / 0{,}03 \times pCO_2)$$

Ogni tampone possiede un valore di pK che rappresenta il valore di pH per cui i costituenti del sistema si trovano in concentrazioni equimolari, ovvero il sistema è dissociato al 50%. Il valore di pK condiziona anche l'efficienza del sistema, che è massima per valori di pH tanto più vicini al pK del tampone. Per il tampone bicarbonato-acido carbonico il pK è di 6,1. A questo punto dobbiamo considerare come l'efficienza di questo tampone, che ricordo è il più importante e rappresentato nell'ECV, non risiede nelle sue caratteristiche fisico-chimiche, considerato che il pK è ben distante dai valori di pH plasmatico. La sua peculiarità sta nel fatto che questo sistema è aperto ad entrambe le estremità (sia $[HCO_3^-]$, sia pCO_2 possono essere controllate), e ciò aumenta enormemente l'efficacia di questo sistema. In particolar modo l'escrezione della CO_2 attraverso i polmoni è particolarmente importante per la rapidità con cui va ad agire.

Il tampone fosfato non rappresenta un sistema importante nel sangue dal momento che la sua concentrazione nell'ECV è molto bassa. I fosfati al contrario sono importanti tamponi intracellulari e urinari, dove le loro concentrazioni sono più elevate.

Infine, le proteine nel sangue includono essenzialmente l'emoglobina e altre proteine (albumina). Il tamponamento avviene a livello dei residui di istidina, che hanno un pKa di 6,8, un valore vicino al pH fisiologico e quindi indice di efficienza. L'emoglobina ha un ruolo quantitativamente 6 volte più importante rispetto alle altre proteine, in virtù della sua concentrazione (doppia: 150 vs 70 g/l), e del suo contenuto in residui di istidina, triplo rispetto alle altre specie proteiche.

Tutti i sistemi tampone che partecipano alla difesa contro i cambiamenti acido-base sono in equilibrio tra di loro, ovvero vengono utilizzati in maniera proporzionale; questo principio è denominato "principio isoidrico". L'importanza di tale principio sta essenzialmente nel fatto che nella pratica clinica noi non andiamo a considerare le concentrazioni dei singoli sistemi tampone per quantificare un disturbo, ma andiamo a considerare esclusivamente il sistema bicarbonato. Tuttavia in accordo con il principio isoidrico, le variazioni di questo tampone sono indici di quello che succede negli altri sistemi tampone, e ci possono dare un quadro generale dell'equilibrio acido-base corporeo totale. Un'altra considerazione da fare è che quando parliamo di equilibrio acido-base e di pH ci riferiamo essenzialmente all'ECV, dimenticando che il contributo cellulare a questi processi è enorme; basti considerare che gli acidi fissi vengono prodotti all'interno della cellula, che la CO_2 attraversa facilmente le membrane cellulari e che quello che succede nel ECV è specchio di quello che succede all'interno delle cellule. A tal proposito dobbiamo considerare come i disturbi respiratori siano tamponati prevalentemente all'interno delle cellule, mentre i disturbi metabolici ricevano un contributo tamponante importante anche dai fluidi extracellulari (acidosi metabolica viene tamponata per il 40% nel ECV; alcalosi metabolica per il 70%).

Ventilazione

L'altro meccanismo di regolazione dell'equilibrio acido-base è la ventilazione: attraverso la ventilazione andiamo a modificare la pCO_2 arteriosa. Gli effetti di ciò possono essere esemplificati andando a considerare queste due equazioni:

$$paCO_2 = 0{,}863 \times [VCO_2/V_A];$$
$$pH = pK'a + \log_{10} ([HCO_3] / 0{,}03 \times pCO_2).$$

Appare scontato come variazioni della pCO_2 vadano ad influenzare la $[H^+]$, e quindi il pH.

Reni

I reni sono responsabili dell'eliminazione degli acidi fissi, un processo anch'esso critico nonostante le quantità di acidi fissi (80 mmol/die) siano minori rispetto a quelle dei volatili. Il principale motivo dell'importanza renale sta nel fatto che non ci sono altri meccanismi che portino all'eliminazione di questi acidi fissi. Essenzialmente i reni partecipano al controllo dell'equilibrio acido-base in due modi:

- Riassorbimento del bicarbonato filtrato;
- Eliminazione degli acidi fissi.

Entrambi questi processi presuppongono l'escrezione di H^+ nel lume tubulare renale, ma solo il secondo porta alla eliminazione di H^+ dall'organismo.

Il bicarbonato filtrato giornalmente ammonta a 4320 mmol. Il 90% di questo viene riassorbito nel tubulo prossimale, mentre il resto nel tubulo distale. Il meccanismo di riassorbimento consta dei seguenti passaggi:

1. la CO_2 intracellulare reagisce con H_20 sotto l'azione dell'anidrasi carbonica per formare HCO_3^- e H^+;
2. gli H^+ formati lasciano le cellule del tubulo prossimale ed entrano nel lume del tubulo attraverso un antiporto Na^+/H^+ o una H^+-ATPase;
3. il bicarbonato filtrato non può attraversare liberamente la membrana apicale delle cellule del tubulo prossimale. Per essere riassorbito deve combinarsi con un H^+ secreto e produrre CO_2 e H_2O; la CO_2 può attraversare la membrana in virtù della sua liposolubilità;
4. la CO_2 nella cellula si combina nuovamente all'H_2O e produce HCO_3^- e H^+; l'HCO_3^- può, a questo punto, attraversare la membrana baso laterale della cellula attraverso un simporto Na^+/HCO_3^-;
5. l'effetto finale è quello di un riassorbimento di una molecola di Na^+ e di un HCO_3^- per ogni molecola di H^+ secreto nel lume tubulare. Tale meccanismo non porta all'eliminazione di protoni, dal momento che questi vengono utilizzati per il riassorbimento di bicarbonato; risulta comunque estremamente importante poiché la perdita di bicarbonati determina un effetto acidificante (**Figura 9.1**).

I 4 fattori principali che controllano il riassorbimento di bicarbonato sono:

- la concentrazione di HCO_3^- luminale;
- Il flusso di ultrafiltrato:
- la pCO_2 arteriosa;
- l'angiotensina 2 attraverso un'azione di stimolo sulla produzione dell'aldosterone.

Un aumento di questi fattori porta ad un maggior riassorbimento di bicarbonato. L'altro meccanismo renale di compenso di fronte alle alterazioni dell'equilibrio Acido-base è l'eliminazione di H^+, processo che viene attuato attraverso la produzione di ammonio e fosfati.

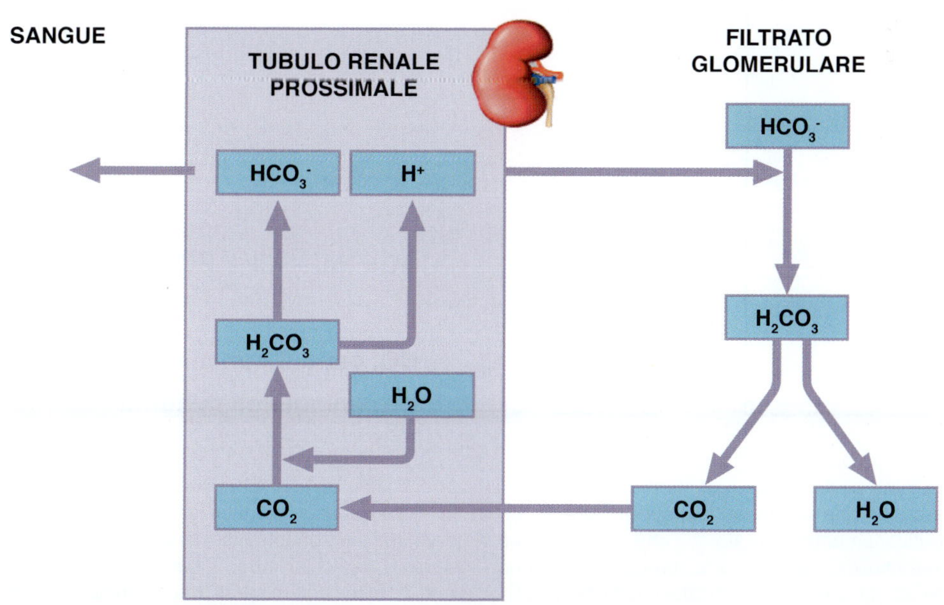

Figura 9.1 Meccanismo di riassorbimento renale del bicarbonato filtrato.

I disturbi dell'equilibrio acido-base vengono analizzati in accordo con l'equazione di H-H. In particolar modo andiamo a valutare le modificazioni della pCO_2 e dei bicarbonati, non solo per classificare i disturbi, ma anche per quantificarli. A tal proposito, prima di analizzare i singoli disturbi, dobbiamo considerare alcuni parametri che ci possono risultare utili nella identificazione dei disturbi stessi e nel loro inquadramento.

Parametri interpretativi dell'equilibrio acido-base

Anion Gap

L'anion gap (AG) rappresenta la concentrazione degli anioni non misurati nel plasma (**Figura 9.2**). Le proteine, cariche negativamente, costituiscono quasi la totalità degli anioni non misurati e quindi dell'AG in condizioni fisiologiche. Gli acidi (es. ac. lattico, acetoacetico etc) prodotti durante un'acidosi metabolica si scindono in H^+ e nei corrispettivi anioni, che come già detto non vengono routinariamente misurati. Gli H^+ prodotti reagiscono con il bicarbonato e la CO_2 prodotta viene eliminata attraverso i polmoni. L'effetto netto è quello di una diminuzione degli anioni misurati (HCO_3^-), e un aumento di quelli non misurati (lattato, aceto acetato etc). L'AG viene calcolato da questa formula:

$$\text{Anion gap} = [Na^+] - [Cl^-] - [HCO_3^-]$$

I valori di riferimento dell'AG sono 8-16 mmol/l. L'AG viene utilizzato per i seguenti motivi:

- Segnalare la presenza di un'acidosi metabolica.
- Aiutare a differenziare le cause di una acidosi metabolica: acidosi metabolica ad AG elevato vs AG normale (o ipercloremica) (**Figura 9.2**).

Tuttavia l'AG può portare a valutazioni errate. In particolar modo esso è determinato dalla misurazione di tre ioni, con il rischio cumulativo di errori nella misurazione dei singoli elettroliti; a tal proposito basti considerare come la principale causa di un AG basso è un errore di laboratorio nella determinazione degli elettroliti. A questo punto possiamo considerare che: se l'AG è > di 30 mmol/l, allora un'acidosi metabolica sarà sicuramente presente; se l'AG è tra 20 e 29 mmol/l, allora un terzo di questi pazienti non avrà un'aci-

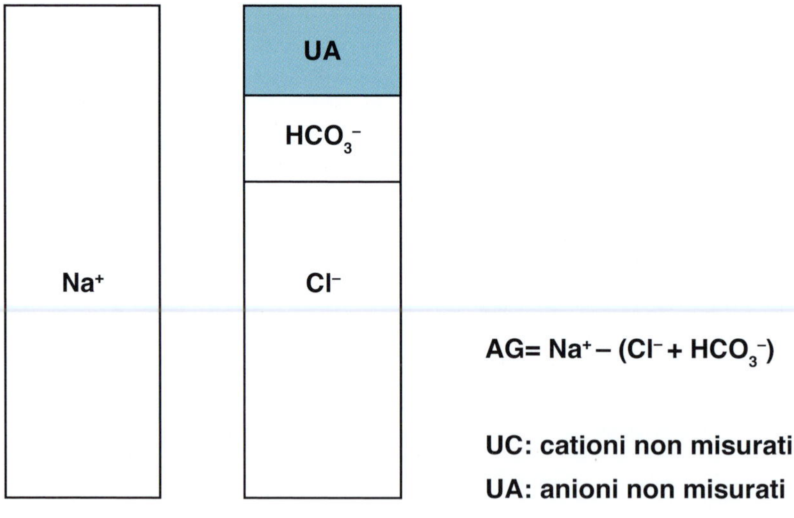

Figura 9.2 Gamblegrammi rappresentanti l'equilibrio tra specie chimiche con carica positiva e specie cariche negativamente. L'anion gap rappresenta la quota parte di specie chimiche cariche negativamente (in figura UA) che non vengono routinariamente misurate, ma che ci sono al fine di garantire l'elettroneutralità. Un aumento dell'AG in corso di acidosi metabolica è dovuto all'accumulo di anioni non misurati, i particolar modo lattati, chetoacidi etc. Acidosi metaboliche ad AG normale sono acidosi non dovute all'accumulo di anioni non misurati, ma da un aumento degli ioni cloro (dette anche acidosi ipercloremiche); in questo caso non è lo ione cloro ad avere proprietà acidificanti, ma il suo aumento determina una riduzione dei valori di HCO_3^-, al fine di garantire l'elettroneutralità.

dosi metabolica. L'AG rappresenta, quindi, uno strumento utile quando è molto elevato, o quando viene usato come conferma di altri reperti.

Molto importante è andare a considerare l'importanza delle proteine nella determinazione dell'AG. In particolar modo l'albumina rappresenta, come già detto, la quasi totalità degli anioni non misurati e quindi è il maggior determinante dell'AG. Alterazioni della concentrazione dell'albumina possono portare a modifiche dell'AG. Ogni diminuzione di un g di albumina andrà a ridurre l'AG di circa 3 mmol. Cosa significa questo? Significa che acidosi metaboliche ad AG aumentato possono presentarsi con un AG normale in presenza di una ipoalbuminemia, considerazione molto importante questa soprattutto in contesti quali la terapia intensiva, in cui ci ritroviamo a trattare con pazienti molto spesso ipoalbuminemici.

Delta Ratio

Il delta ratio **è un elemento spesso utile nella determinazione delle acidosi metaboliche. Esso è dato da:**

Delta ratio = (aumento AG/diminuzione bicarbonati)

Per interpretare questo parametro dobbiamo considerare il seguente passaggio: se una molecola di acido metabolico (HA) è messa nel ECV e si dissocia, l'H^+ liberato si legherà con una molecola di bicarbonato per produrre CO_2 e H_2O: questo è il processo di tamponamento che abbiamo già descritto. L'effetto netto sarà quello di un aumento degli anioni non misurati di una unità e la diminuzione degli HCO_3^- di una unità. A questo punto, se tutti gli acidi si dissociassero nel ECV e l'unico tampone fosse l'HCO_3^-, allora l'aumento dell'AG e la diminuzione dei bicarbonati sarebbero uguali, e il delta ratio sarebbe uguale ad uno.

Esempio: se abbiamo un AG di 26 mmol/l (ovvero + 14 dal suo valore basale di 12), ci aspetteremmo una pari caduta degli HCO_3^- (da 24 a 10 mmol/l). Se il valore di HCO_3^- fosse diverso da quello previsto, allora saremmo di fronte ad un disturbo dell'equilibrio acido-base.

In realtà circa il 60% dei processi di tamponamento in corso di acidosi metabolica avvengono all'interno della cellula. Gli H^+ prodotti non andranno a reagire con l'HCO_3^- plasmatico, e gli anioni prodotti tenderanno a rimanere al di fuori della cellula in virtù della loro carica negativa: l'effetto sarà quello di un aumento degli anioni non misurati e una diminuzione della variazione dei bicarbonati rispetto al valore previsto; tutti questi meccanismi causano, in corso di acidosi metabolica, un delta ratio maggiore di 1. L'interpretazione del delta Ratio ci può aiutare ad orientarci nelle acidosi metaboliche, ma dobbiamo sempre considerare la possibilità di errori di misurazione e bisogna correlare quanto misurato al contesto clinico (**Tabella 9.1**).

Delta ratio elevato: si ha quando il paziente presenta elevati valori di HCO_3^- all'insorgenza dell'acidosi metabolica. Un livello elevato di bicarbonati potrebbe essere dovuto ad una alcalosi metabolica preesistente, ad un compenso di un'acidosi respiratoria etc. In questo caso, considerando il valore standard di HCO_3^- pari a 24, nel misurare la diminuzione dei bicarbonati otterremo un valore basso.

Delta ratio basso: si ha nell'acidosi ipercloremica a normale anion gap; in questo caso la variazione di anion gap (nominatore dell'eq.) sarà esigua, al contrario i bicarbonati (denominatore dell'eq.) diminuiranno.

Acidosi lattica: la media dei valori di delta ratio in questa categoria di pazienti è circa 1,6. In questo caso la variazione dell'anion gap è maggiore

Tabella 9.1 Interpretazione valori di Delta Ratio.

Delta Ratio	Tabella per l'interpretazione del delta ratio
< 0.4	Acidosi ipercloremica a normale AG
0,4 - 0,8	Disturbo combinato con acidosi ad AG aumentato e normale. Nell'insufficienza renale il rapporto è spesso < 1
1 to 2	Tipico per un'acidosi ad AG aumentato Acidosi lattica: valore medio: 1,6 La chetoacidosi diabetica ha valori più prossimi ad 1
> 2	Suggerisce un valore di HCO_3^- elevato all'insorgenza del disturbo: • Contemporanea alcalosi; • Pre-esistente acidosi respiratoria compensata

della diminuzione dei bicarbonati; questo evento è spiegato dal fatto che la maggior parte del tamponamento degli acidi in eccesso avviene a livello intracellulare, e gli HCO_3^- del ECV, almeno nelle prime fasi, rimangono costanti.

Buffer Base (BB)

Il BB rappresenta la capacità tampone del sangue intero, somma del bicarbonato e dei tamponi non volatili (A^-), albumina, fosfato ed emoglobina:

$$BB= [HCO_3^-] + [A^-]$$

Il valore normale è circa 40 mEq/l. Un incremento si ha nell'alcalosi metabolica ed una riduzione nella acidosi metabolica. Numericamente il BB equivale alla Strong Ion Difference (SID). La differenza tra le due è che il BB è dato da una somma, mentre la SID è data da una differenza (**Figura 9.3**); rappresentano, quindi, la stessa variabile, ma vista da due punti divista differenti (**Figura 9.3**).

Base Excess (BE) ed il BE Standard (SBE)

Il BE è la differenza tra il BB attuale ed il BB misurato a normale pH e pCO_2. In poche parole, corrisponde alla quantità di basi o acidi che devono essere aggiunti dall'emogasanalizzatore al nostro campione di sangue per restituire un pH di 7.4 con una $PaCO_2$ di 40 mmHg. Il BE è accurato *in vitro* ma *in vivo* subisce variazioni causate dall'equilibrio tra sangue e fluido interstiziale, variazioni "attenuate" inserendo nella formula un valore "medio"di emoglobina di 5 gr/dL. Si ottiene così lo SBE (Standard Base Excess). Valori normali: 0 ± 2 mEq/L. Un BE > di 2 mEq/L indica alcalosi metabolica mentre un valore inferiore a -2 mEq/L indica acidosi metabolica. Il vantaggio di avere riportato sull'EGA lo SBE è di natura semplicistica: guardando questo parametro, abbiamo un riferimento immediato al quadro metabolico totale del nostro paziente, a prescindere dai valori di $PaCO_2$.

Anion gap urinario

L'anion gap urinario può aiutare nel definire la causa di una acidosi metabolica ipercloremica. La formula di questo parametro è la seguente:

$$AG_u= Na^+ + K^+ - Cl^-$$

Il motivo per cui vengono considerati esclusivamente questi elettroliti sta nel fatto che essi costituiscono i principali elettroliti urinari. Il significato di questo AG risiede nel principio di elettroneutralità, valido per tutti i fluidi corporei, ovvero esso ci da una stima degli anioni e cationi non misurati, ma in particolar modo dell'ammonio urinario. L'ammonio è uno ione carico

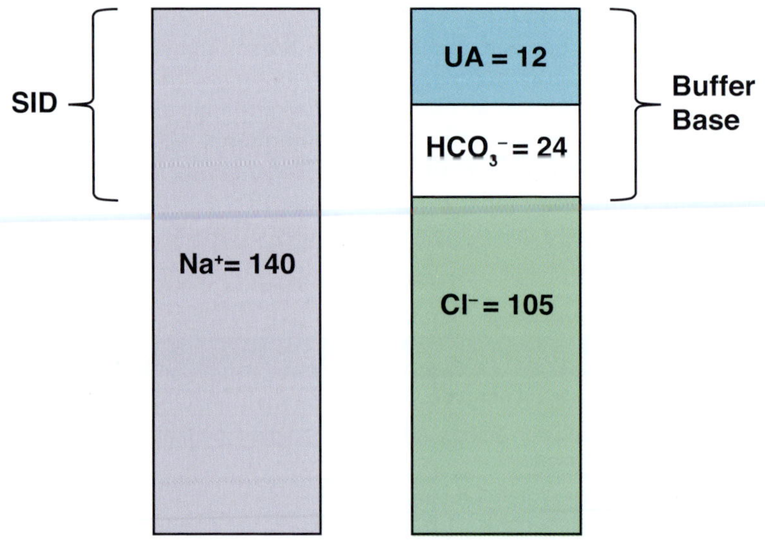

Figura 9.3 Gamblegrammi rappresentanti il rapporto tra cationi e anioni nei fluidi extracellulari e principio dell'elettroneutralità. SID e BB sono numericamente uguali ma concettualmente opposti. La SID rappresenta l'eccesso di cariche positive su quelle negative (differenza tra cationi e anioni forti). Il BB rappresenta la somma degli anioni deboli.

positivamente, quindi, come possiamo dedurre dalla formula precedentemente esposta, un suo aumento nelle urine determinerà una diminuzione dell'AG urinario. Per comprendere tale parametro dobbiamo considerare le cause di acidosi metabolica ipercloremica che, come vedremo più in dettaglio successivamente, sono:

- Perdita di basi attraverso i reni (es. acidosi tubulare renale);
- Perdita di basi attraverso l'apparato gastroenterico (es. diarrea).

A questo punto dobbiamo considerare quanto segue:

- Se l'acidosi è determinata da una perdita di basi gastrointestinali, i reni risponderanno aumentando l'escrezione di ammonio, che come detto precedentemente rappresenta il principale meccanismo attraverso cui si ha una perdita netta di H^+. Ciò significa che aumenteranno i cationi non misurati nelle urine: di conseguenza l'AG urinario diminuirà.
- Se l'acidosi è dovuta da una perdita di basi dai reni, essendo il problema i reni, questi non saranno in grado di eliminare gli H^+ in eccesso attraverso l'ammonio: l'AG urinario rimarrà invariato.

Indicativamente, in condizioni normali, l'AG urinario ha un valore positivo.

Disturbi dell'equilibrio acido-base

Acidosi respiratoria

Un'acidosi respiratoria è un disordine primitivo dell'eq. acido-base determinato da un aumento patologico della pCO_2. All'insorgenza l'acidosi è denominata 'acidosi respiratoria acuta', e in questa fase il compenso corporeo è limitato. Man mano che subentra il compenso renale, il pH torna nella norma e si parlerà, quindi, di acidosi respiratoria cronica. Un aumento della pCO_2 può essere dovuto a tre possibili meccanismi isolati o combinati tra loro:

- presenza di CO_2 nel gas inspirato;
- diminuzione della ventilazione alveolare;
- aumento nella produzione di CO_2 corporea (**Tabella 9.2**).

Effetti metabolici della ipercapnia: poiché la CO_2 penetra rapidamente attraverso le membrane lipidiche, un'acidosi respiratoria ha effetti rapidamente deprimenti il metabolismo intracellulare. I principali effetti dell'ipercapnia sono:

- Stimolazione della ventilazione.
- Vasodilatazione cerebrale con aumento del flusso ematico e della Pressione Intra Cranica (PIC).
- Stimolazione del sistema simpatico, con tachicardia, vasocostrizione periferica e sudorazione.
- Vasodilatazione periferica per azione diretta della CO_2.
- Depressione centrale per valori estremamente elevati di CO_2.

Gli effetti cerebrali sono i più importanti e possono risultare in dispnea, disorientamento, confusione, cefalea, coma; tali effetti possono essere determinati da diversi fattori associati all'ipercapnia, ovvero gli effetti anestetici di un'elevata PCO_2, l'ipossia arteriosa associata, l'aumento della PIC. Per quanto riguarda gli effetti sul sistema cardiovascolare, questi saranno dati da un bilancio tra effetti diretti e indiretti; tipicamente il paziente sarà caldo, arrossato, sudato, tachicardico; ovviamente il quadro clinico potrà essere modificato dagli effetti dell'ipossiemia o di altre patologie associate.

La risposta compensatoria ad un'acidosi respiratoria è l'aumento dei valori di HCO_3^-. Questo aumento ha essenzialmente due componenti, una immediata dovuta esclusivamente ad un'alterazione dell'equilibrio chimico con spostamento a destra della reazione di dissociazione della H_2CO_3, l'altra dovuta alla ritenzione dei bicarbonati a livello urinario. L'effetto dei reni sui livelli di HCO_3^- rappresenta il meccanismo che converte un'acidosi respiratoria acuta in cronica. Quindi, in una acidosi respiratoria acuta accadranno i seguenti passaggi:

- spostamento a destra della seguente reazione:

$$CO_2 + H_2O \leftrightarrow H_2CO_3 \leftrightarrow H^+ + HCO_3^-$$

- Tale reazione avviene rapidamente all'interno degli eritrociti per la presenza dell'anidrasi carbonica. A questo punto gli H^+ prodotti da tale reazione verranno tamponati dalle proteine intracellulari (+++ emoglobina), e il bicarbonato prodotto attraverserà la membrana eritrocitaria ed aumenterà i valori di bicarbonato plasmatico.
- Empiricamente l'HCO_3^- aumenterà di 1 mmol/l per ogni 10 mmHg di aumento di CO_2 sopra il suo valore di riferimento di 40 mmHg.

Bisogna ricordare, diversamente da quello che si pensa, che il sistema del bicarbonato può essere

Tabella 9.2 Cause di acidosi respiratoria.

Cause di acidosi respiratoria
A: Inadeguata ventilazione alveolare
Depressione del SNC
• Farmaci (oppioidi, barbiturici, anestetici) • Traumi, tumori, emorragie del SNC • Ipoventilazione nell'obeso • Lesioni midollari (al di sopra di C4) • Poliomielite • Tetano
Disordini muscolari o nervosi
• Sindrome di Guillain-Barrè • Miastenia gravis • Miorilassanti
Difetti polmonari o della gabbia toracica
• BPCO riacutizzata • Emotorace • Pneumotorace • ARDS • Patologie restrittive polmonari
Disordini delle vie aeree
• Ostruzione delle vie aeree • Laringospasmo • Broncospasmo/Asma
Fattori esterni
• Inadeguata ventilazione meccanica
B: Sovra-produzione di CO_2
Disordini ipercatabolici
• Ipertermia maligna
C: Aumentato intake di CO_2
Rebreathing di CO_2 dei gas espirati
• Insufflazione di CO_2 nelle cavità corporee (es. laparoscopia)

considerato come un trasportatore di CO_2, ma non è responsabile di alcuna forma di tamponamento nei disturbi respiratori dell'equilibrio acido-base. Il 90% del tamponamento di una acidosi respiratoria acuta avviene intracellularmente ad opera di proteine e fosfati, e l'aumento di HCO_3^- nel plasma è diretta conseguenza di questo processo.

Se l'acidosi respiratoria persiste, i valori di HCO_3^- aumenteranno ulteriormente per opera della ritenzione urinaria di HCO_3^-. Avremo un aumento di 4 mmol/l di HCO_3^- per ogni 10 mmHg di aumento di CO_2. In particolar modo la risposta renale ad una acidosi respiratoria (ricordiamo che la risposta renale insorge dopo circa 6/12 ore dall'insorgenza del disturbo) determina:

- Un aumento del riassorbimento di HCO_3^- a livello delle cellule tubulari (secondo il meccanismo esposto precedentemente);
- Aumento dello scambio Na^+ - H^+ e riduzione dello scambio con il Cl^-, che quindi diminuisce nel ECV.
- Aumento dell'escrezione di ammoniaca, che nel lume tubulare tampona gli H^+ trasformandosi in ammonio pronto ad essere eliminato con le urine.

Il trattamento di una acidosi respiratoria prevede il trattamento della causa sottostante il disturbo. Nei casi severi può essere necessario ricorrere alla ventilazione meccanica per ristabilire la ventilazione alveolare, ponendo attenzione a non normalizzare troppo bruscamente la pCO_2 (rischio cardiovascolare per collasso da riventilazione e rischio neurologico, fino al coma), e all'eventualità di una alcalosi post-ipercapnica, dovuta ad una correzione rapida della pCO_2 a cui non segue una escrezione altrettanto rapida dei bicarbonati in eccesso.

Acidosi metabolica

L'acidosi metabolica è un disturbo primitivo determinante un aumento degli acidi fissi nel sangue. Tale condizione determina una diminuzione dei bicarbonati plasmatici per effetto del tamponamento da parte del bicarbonato degli H^+ in eccesso. Come già detto, tale disturbo è un meccanismo primitivo, da non confondere con i processi secondari di compenso ad altri disturbi dell'equilibrio acido-base che possono determinare una diminuzione dell'HCO_3^- plasmatico. Una acidosi metabolica può essere determinata essenzialmente da due meccanismi:

- Un aumento di acidi forti.
- Una perdita di basi.

Le acidosi metaboliche vengono classificate in due gruppi a seconda dei valori di AG in:

- Acidosi con AG aumentato.
- Acidosi con AG normale (o anche detta ipercloremica, anche se in realtà i due termini non sono realmente sinonimi) (**Tabella 9.3**).

Una acidosi metabolica può determinare numerosi effetti fisiologici, soprattutto a livello respiratorio e cardiovascolare. In particolar modo, a livello respiratorio avremo:

- Iperventilazione (respiro di Kussmaul) come risposta compensatoria;
- Spostamento a dx della curva di dissociazione della Hb.

A livello cardiaco avremo:

- Depressione della contrattilità miocardica.
- Iperattività simpatica (tachicardia, vasocostrizione periferica, insorgenza di aritmie).
- Resistenza all'azione delle catecolamine.
- Vasodilatazione periferica.
- Effetti dell'iperkaliemia associata a livello cardiaco.

Bisogna considerare come molti degli effetti di una acidosi siano opposti in modo da antagonizzarsi; in particolar modo gli effetti dell'iperattività simpatica antagonizzano la depressione

Tabella 9.3 Cause di acidosi metabolica.

Cause di acidosi metabolica (classificazione secondo AG)
A: AG elevato
1. Chetoacidosi
• Diabetica • Alcolica • Digiuno
2. Acidosi lattica
• Tipo A (deficit di perfusione) • Tipo B (alterato metabolismo dei carboidrati)
3. Insufficienza renale
• Acidosi uremica
4. Tossine
• Glicole etilenico • Metanolo • Salicilati
B: AG normale (o acidosi ipercloremica)
1. Cause renali
• Acidosi tubulare renale • Inibitori dell'anidrasi carbonica
2. Cause gastrointestinali
• Diarrea severa • Fistole intestinali

miocardica diretta, e la vasodilatazione diretta è ridotta ad opera della vasocostrizione simpatica indiretta. Tuttavia gli effetti deprimenti la contrattilità miocardica e gli effetti vasodilatatori predominano in condizioni di grave acidosi. In aggiunta, comunemente si dice che l'acidosi determini iperkaliemia. In realtà gli effetti sui livelli di potassio sono estremamente variabili, e sono dovuti più al meccanismo alla base dell'acidosi che all'acidosi di per sé; per esempio in corso di uremia l'iperkaliemia sarà dovuta essenzialmente alla insufficienza renale, mentre in corso di chetoacidosi i valori di potassio saranno estremamente variabili e potenzialmente anche bassi per effetto della diuresi osmotica.

Nell'ambito di una acidosi metabolica il compenso principale è determinato da una iperventilazione con conseguente diminuzione dei livelli di pCO_2. L'aumento della ventilazione inizia generalmente entro pochi minuti, con una attività massimale che si esplica nell'arco delle 12-24 h. L'entità del compenso respiratorio può essere empiricamente determinata attraverso la seguente formula:

$$pCO_2 \text{ arteriosa prevista} = 1{,}5\ ([HCO_3^-]) + 8 \text{ mmHg}$$

La gestione di una acidosi metabolica prevede il trattamento della condizione alla base della stessa. Risulta prioritario il supporto delle funzioni vitali e un inquadramento diagnostico adeguato (in genere non è difficile arrivare alla diagnosi della causa del disturbo). Esempi di trattamenti specifici per i disordini sottostanti possono essere:

- Fluidi, insulina e rimpiazzo di elettroliti per la chetoacidosi diabetica.
- Bicarbonato e/o dialisi in corso di acidosi associata ad insufficienza renale.
- Rimpiazzo volemico e ottimizzazione della perfusione periferica in caso di acidosi lattica.

Lo scopo della terapia è quello di permettere ai meccanismi omeostatici corporei di andare a rimpiazzare il deficit di HCO_3^- corporeo. Sono tre le possibili fonti che possono fornire HCO_3^-, ovvero:

- Generazione renale di nuovo bicarbonato (attraverso l'escrezione di ammonio).
- Fegato: metabolismo epatico di anioni acidi per produrre bicarbonato; il fegato ha un'elevata capacità di metabolizzare gli anioni acidi organici (es. lattati, chetoanioni), con la risultante produzione di bicarbonati.
- Somministrazione esogena di bicarbonato di sodio: questo è il metodo usato classicamente per accelerare il ritorno a livelli di bicarbonato normali; tuttavia tale pratica può essere estremamente pericolosa a causa della caduta di pH intracellulare associata e la somministrazione di bicarbonati è indicata per valori di pH < 7; onde per cui, le soluzioni di bicarbonato di sodio non dovrebbero essere usate routinariamente.

Alcalosi respiratoria

L'alcalosi respiratoria è un disturbo primitivo dell'equilibrio acido-base causato da un incremento della ventilazione alveolare, con conseguente diminuzione della pCO_2 alveolare e quindi arteriosa (**Tabella 9.4**).

In tutte queste situazioni la causa alla base del disturbo è l'iperventilazione alveolare. Teoricamente un'alcalosi respiratoria si potrebbe venire a sviluppare anche in un contesto di diminui-

Tabella 9.4 Cause di alcalosi respiratoria.

1. Cause centrali (coinvolgimento diretto del centro respiratorio)
• Trauma cranico • Stroke • Iperventilazione psicogena • Dolore, febbre, stress • Farmaci (es. Intossicazione da salicilati)
2. Ipossiemia (agisce attraverso i chemorecettori periferici)
3. Cause polmonari
• Embolia polmonare • Polmoniti • Asma • Edema polmonare
4. Iatrogeno
• Eccessiva ventilazione controllata

ta produzione di CO_2 corporea con un pattern ventilatorio costante e normale, evenienza che si può riscontrare in sala operatoria nel paziente ipotermico con rallentati processi metabolici; tuttavia tale genesi del disturbo è estremamente infrequente.

L'ipocapnia può produrre importanti effetti sistemici.

A livello neurologico avremo:

- Irritabilità neuromuscolare (es. parestesie periorali, spasmo carpale etc).
- Diminuzione della pressione intracranica (secondaria a vasocostrizione cerebrale).

A livello cardiovascolare:

- Vasocostrizione cerebrale.
- Aritmie cardiache.
- Diminuzione della contrattilità cardiaca.

Altri effetti:

- Spostamento a sinistra della curva di dissociazione dell'emoglobina.
- diminuzione del K^+ plasmatico.

In una alcalosi respiratoria i sistemi tampone e il compenso renale rappresentano le misure controregolatorie volte alla stabilizzazione del pH. Nel setting di una alcalosi acuta, proteine, fosfati ed emoglobina liberano idrogenioni. Questi H^+ reagiscono quindi con l' HCO_3^- in modo da formare acido carbonico. L'effetto netto di questo sistema tamponante riduce l'HCO_3^- plasmatico di 2 mmol/l per ogni 10 mmHg di diminuzione della pCO_2. Una alcalosi respiratoria persistente andrà a stimolare la risposta renale, che porterà ad una diminuzione del riassorbimento di HCO_3^-, e ad una diminuzione nell'escrezione di H^+ sotto forma di ammonio. La risposta renale impiega circa 2-3 giorni ad entrare in pieno vigore, e l'entità di tale compenso porta ad una diminuzione di 5 mmol/l di HCO_3^- per ogni 10 mmHg di diminuzione della pCO_2 dai valori basali di 40 mmHg.

Il trattamento di una alcalosi respiratoria prevede il trattamento della condizione alla base. Bisogna considerare come l'ipossiemia sia spesso associata a tale condizione, e che il suo trattamento può essere più importante della correzione dell'alcalosi stessa.

Alcalosi metabolica

L'alcalosi metabolica è un disordine primitivo dell'equilibrio acido-base determinato da una aumento delle basi presenti, ed in particolar modo da un aumento del bicarbonato plasmatico. La severità di tale disturbo può essere quantificata osservando la differenza tra l'HCO_3^- reale e la HCO_3^- prevista. Nell'ambito di questo disturbo, bisogna stare attenti ai processi compensatori che causano un aumento del bicarbonato plasmatico, e che non dovrebbero essere confusi con il processo primitivo (es. aumento di HCO_3^- come compenso in corso di una acidosi respiratoria). È interessante considerare come il rene sia in grado di correggere rapidamente un'alcalosi metabolica, grazie alla sua capacità di eliminare prontamente HCO_3^- quando i suoi livelli salgono al di sopra dei 24 mmol/l. A questo punto ci dobbiamo aspettare come alla base della persistenza del disturbo ci debbano essere dei processi addizionali che vanno a contrastare l'eliminazione renale di bicarbonato. È per questo che quando analizziamo un'alcalosi metabolica dobbiamo considerare essenzialmente due tipi di fattori:

- Fattori che promuovono l'inizio.
- Fattori che promuovono il mantenimento (**Tabella 9.5**).

Nell'ambito dei fattori in grado di promuovere il mantenimento di una alcalosi metabolica dobbiamo considerarne essenzialmente due:

- La deplezione di cloro.
- La deplezione di potassio.

Tale mantenimento richiede un processo che va ad alterare profondamente la capacità del rene di eliminare bicarbonato. Il deficit di Cl porta ad una situazione in cui il rene riassorbe più anione bicarbonato a causa del deficit dell'anione Cl^-; tale riassorbimento è necessario per garantire

Tabella 9.5 Fattori alla base delle alcalosi metaboliche.

Cause: fattori che promuovono l'inizio
Eccesso di alcali nel ECV
• Da fonte esogena (IV $NaHCO_3$, citrato contenuto nelle sacche per le trasfusioni) • Da fonte endogena (metabolismo dei chetoanioni e trasformazione in bicarbonato)
Perdita di H^+ dall'ECF
• Renale (diuretici) • Gastrointestinale (vomito, suzione nasogastrica)

l'elettroneutralità. Perché sono coinvolti proprio Cl^- e HCO_3^- Cl^- e HCO_3^- sono gli unici anioni presenti in apprezzabili quantità nel ECV, per cui la diminuzione di uno deve portare all'aumento dell'altro e viceversa.

La deplezione di potassio ha un ruolo minore rispetto al precedente. Tuttavia tale deplezione si associa alle situazioni di eccesso di mineralcorticoidi e determina un aumento del riassorbimento di bicarbonato sia nel tubulo prossimale che in quello distale (**Tabella 9.6**).

In aggiunta nell'identificazione e nell'inquadramento di una alcalosi metabolica può risultare utile la valutazione della concentrazione di Cl^- urinario; tale determinazione ci permette di dividere le alcalosi in due gruppi:

- Cl^- urinario < 10 mmol/l: spesso associato a deplezione di volume; risponde all'infusione di souzione salina; cause comuni: terapia diuretica, vomito (rappresentano circa il 90% delle alcalosi metaboliche);
- Cl^- urinario > 20 mmol/l: spesso associata ad espansione di volume ed ipokaliemia; resistente all'infusione di sol. salina; cause: eccesso di aldosterone, severo deficit di K^+, sd. Bartter.

Gli effetti dell'alcalosi metabolica sono spesso mascherati dalle condizioni preesistenti, ovvero l'ipovolemia, la deplezione di cloro e di potassio. Tuttavia i principali effetti avversi sono:

- Diminuzione della contrattilità miocardica.
- Aritmie.
- Diminuzione del flusso ematico cerebrale.
- Confusione.
- Ottundimento mentale.
- Eccitabilità neuromuscolare.

Tale disordine è associato ad un aumento della mortalità significativo, soprattutto nel paziente critico. L'aumento compensatorio della pCO_2 tenderà a controbilanciare alcuni di questi effetti (es. effetti sul flusso cerebrale). Nell'ambito di una alcalosi severa dobbiamo considerare, inoltre, il rischio di ipossiemia, dovuta in gran parte ai seguenti fattori:

- Ipoventilazione (risposta all'alcalosi).
- Microatelettasie polmonari (dovute alla ipoventilazione).
- Aumento del mismatch ventilazione-perfusione (per inibizione della vasocostrizione ipossica).
- Spostamento a sinistra della curva di dissociazione dell'emoglobina, con compromessa cessione di ossigeno a livello tissutale.

Da qui l'importanza di somministrare ossigeno, parte spesso trascurata nella gestione di una alcalosi, metabolica.

Come già detto il compenso fisiologico ad una alcalosi metabolica è la diminuzione della ventilazione con aumento della pCO_2; tuttavia sull'entità di tale compenso si è molto dibattuto, considerata la sua variabilità nei diversi contesti clinici. Studi più recenti hanno tuttavia dimostrato una risposta compensatoria regolare e prevedibile, e la variabilità dei precedenti risultati può essere interpretata come dovuta ad una serie di fattori confondenti quali: iperventilazione (in risposta allo stimolo dolorifico al momento della puntura), iperventilazione dovuta all'ipossiemia (illustrata precedentemente, consistente per valo-

Tabella 9.6 Cause di alcalosi metabolica.

Cause di alcalosi metabolica
A: Somministrazione esogena di basi
• Milk-alkali syndrome • Eccessiva somministrazione di HCO_3^- • Trasfusione di sangue (dovuto al metabolismo del citrato)
B: Deplezione di cloro
• Vomito profuso • Diuretici • Post-ipercapnia • Eccessive perdite fecali (adenoma villoso)
C: Deplezione di potassio
• Iperaldosteronismo primitivo e secondario • Sindrome di Cushing • Diuretici kaliuretici • Sindrome di Bartter • Deplezione severa di potassio

ri di circa 50-55 mmHg) etc.; da qui, l'associazione di alcalosi metabolica e fattori determinanti iperventilazione è probabilmente responsabile della variabilità dei valori di pCO_2 riscontrati in passato.

Formula del compenso: pCO_2 prevista = 0.7 $[HCO_3]$ + 20 mmHg (range: +/- 5)

Il trattamento di una alcalosi metabolica necessita essenzialmente della correzione della condizione che l'ha promossa e della condizione che la mantiene. La gestione è riassunta in **Tabella 9.7**.

Disturbi misti dell'equilibrio acido-base

Un disturbo misto è presente quando due o più disturbi primari sono presenti simultaneamente. La loro individuazione richiede il calcolo dei compensi attesi come se il disturbo fosse primitivo e unico, e considerando la differenza tra il compenso atteso e quello reale. Ovviamente nell'ambito di un disturbo misto non tutte le combinazioni tra disturbi primitivi sono possibili, e in particolar modo, a logica, non può esistere un disturbo respiratorio misto. La gestione dei disturbi misti richiede il riconoscimento e il trattamento dei singoli disturbi alla base.

Riassunto sui compensi attesi

Acidosi respiratoria
- Acuta: **HCO_3^- = 1 mEq/L per ogni 10 mmHg $\Delta PaCO_2$**
- Cronica: **HCO_3^- = 4 mEq/L per ogni 10 mmHg $\Delta PaCO_2$**

Alcalosi respiratoria
- Acuta: **HCO_3^- = 2 mEq/L per ogni 10 mmHg $\Delta PaCO_2$**
- Cronica: **HCO_3^- = 5 mEq/L per ogni 10 mmHg $\Delta PaCO_2$**

Acidosi metabolica
$PaCO_2$= 1.5 $[HCO_3^-]$ + 8

Alcalosi metabolica
$PaCO_2$= 0.7 $[HCO_3^-]$ + 20

Approccio di Stewart

Razionale fisico-chimico

I disturbi fin qui analizzati sono stati presi in considerazione utilizzando l'approccio classico dettato dall'equazione di Henderson-Hasselbach. Tale approccio tuttavia presenta numerosi limiti, di cui, per ragioni di semplicità, il più importante è l'interdipendenza dei valori di HCO_3^- e della pCO_2. Alterazioni della pCO_2 portano infatti a variazioni della HCO_3^- e viceversa, dal momento che queste due variabili sono unite da una stretta correlazione aritmetica (vedi equazione): si tratta, cioè, di due variabili dipendenti, così come variabile dipendente è il pH, che non è libero di cambiare se non in seguito a variazioni delle due specie chimiche viste prime. A questo punto dobbiamo considerare il significato di ciò. Considerare un disturbo dell'equilibrio acido-base secondo variabili dipendenti significa considerare gli effetti di quello che succede e non le cause. Al contrario una variabile indipendente è in grado di cambiare in maniera autonoma, secondo meccanismi esterni al sistema in considerazione, e sono le variabili indipendenti a dettare i valori di quelle dipendenti. A questo punto dobbiamo considerare i fluidi corporei come delle soluzioni in equilibrio tra di loro, con caratteristiche fisico-chimiche simili, ma diverse. I fluidi corporei rappresentano il nostro sistema. All'interno di questo sistema ci sono variabili indipendenti, i cui meccanismi di regolazione sono esterni al sistema stesso, ovvero non sottostanno ai meri equilibri fisico-chimici che rego-

Tabella 9.7 Gestione delle alcalosi metaboliche.

1. Correggere la causa sottostante (ostruzione pilorica, massivo uso di diuretici etc.)
2. Correggere il deficit che determina la mancata escrezione di bicarbonato (somministrare Cl, H_2O, K^+)
3. Espandere l'ECV con soluzione salina (eventualmente con KCl in caso di deplezione di K^+)
4. Raramente si può ricorrere ad: • Infusione di HCl • Acetazolamide
5. Misure di supporto (somministrare ossigeno in vista di una ipoventilazione)
6. Evitare l'iperventilazione che può peggiorare l'alcalosi con esiti avversi

lano le concentrazioni dei singoli costituenti, e che possono variare liberamente, e variabili dipendenti (es. pH, HCO_3^-), i cui valori sono determinati dalle prime e da meccanismi interni al sistema. L'approccio di Stewart guarda a tale sistema secondo un approccio diverso dal tradizionale; in particolar modo viene riformulato il ruolo dell'acqua nella determinazione della concentrazione degli H^+. Secondo lo schema classico la concentrazione degli H^+ nel ECV è data principalmente dal riassorbimento di bicarbonato a livello renale e dalla secrezione degli H^+, principalmente sotto forma di ione ammonio; Stewart invece considera la questione diversamente: gli H^+ sono solo una variabile dipendente e la loro concentrazione non è data dai meccanismi di regolazione renale, ma semplicemente dalla dissociazione dell'acqua. L' H_2O è il principale costituente dei fluidi corporei ed anche la principale fonte di H^+ ed OH^-; in che modo si realizza ciò? Basta considerare la formula di dissociazione dell'H_2O:

$$H_2O \Leftrightarrow H^+ + OH^-$$

$$[H^+] \times [OH^-] = K'w \times [H_2O]$$

(dove K'w è la costante di dissociazione dell'acqua; H_2O è praticamente costante poiché la sua concentrazione è immensamente superiore rispetto a quella delle altre specie essendo minimamente dissociata) da cui:

$$K'w = [H^+] \times [OH^-]$$

Il modello di Stewart è fondato su alcuni postulati, ovvero:

- Elettroneutralità – in una soluzione la concentrazione totale delle cariche positive deve essere uguale alla concentrazione totale delle cariche negative.
- Conservazione di massa – in una reazione chimica la massa delle sostanze rimane invariata; la materia può trasformarsi ma, non può essere, né creata, né distrutta.

A questo punto dobbiamo considerare le specie chimiche all'interno dei fluidi in interesse. Avremo:

- Ioni forti: ioni presenti solo in forma dissociata (Na^+, K^+, Cl^-, lattato);
- Ioni deboli: specie chimiche che oscillano dalla forma indissociata a quella dissociata; ai fini dell'equilibrio acido-base dobbiamo considerare: CO_2 con relativo ione (HCO_3^-) e acidi deboli ($HA \Leftrightarrow H^+ + A^-$);
- Specie non elettrolitiche: sono le sostanze che non si dissociano in acqua e che quindi non influiscono sull'equilibrio.

L'approccio di Stewart viene ad essere espresso da questa equazione:

$$\mathbf{pH = pK'_1 + log} \frac{[SID]\text{-} \ \mathbf{K_a} \ [A_{tot}]/\mathbf{K_a} + \mathbf{10^{-pH}}}{SP_{CO_2}}$$

Da questa equazione emergono le tre variabili indipendenti:

1. SID (strong ion difference);
2. A_{TOT} (acidi deboli quali albumina, fosfati etc.; per comodità nel plasma per A_{TOT} consideriamo l'albumina data l'irrilevanza dei fosfati);
3. PCO_2 (dipende dalla ventilazione e dalla produzione di CO_2) (**Figura 9.4**).

La **SID** (**Strong Ion Difference**) rappresenta l'eccesso di basi forti presente nel plasma umano ed è espressa da:

- SIDa (apparente) = ($Na^+ + K^+ + Ca^{2+} + Mg^{2+}$) – ($Cl^-$);
- SIDe (effettiva)= $[HCO_3^-] + [A^-]$ (tiene conto degli anioni non misurati routinariamente o non presenti in condizioni normali);
- La differenza tra SIDa-SIDe = **SIG** (**Strong Ion Gap**), rappresentato dagli anioni forti non misurabili, come i lattati e i corpi chetonici [in condizioni normali è zero].

Nota riassuntiva

L'approccio di Stewart prevede le seguenti considerazioni:

- Ci troviamo in un sistema dominato dall'acqua, che rappresenta la principale sorgente di ioni H^+ e OH^-, ovvero i determinanti del pH corporeo.
- Nel plasma esistono specie chimiche completamente dissociate (ioni forti) come gli elettroliti e specie chimiche debolmente dissociate (ioni deboli) come H^+, OH^-, A^-, HCO_3^-.
- Tali specie debolmente dissociate fungono da tampone, ovvero la loro concentrazione varia (e quindi la dissociazione dei composti chimici da cui derivano) a seconda delle variazioni di alcune variabili indipendenti circostanti.
- H^+, pH e HCO_3^- rappresentano variabili dipendenti, legate da un'equazione matematica, che in quanto tali possono quantificare i disturbi dell'equilibrio acido-base, ma non valutare i meccanismi fisiopatologici alla loro base.
- Le variabili indipendenti sono:

1. *SID: differenza tra cationi e anioni forti. È considerata indipendente poiché i suoi componenti (ioni forti) non sono alterati da nessuna delle rea-*

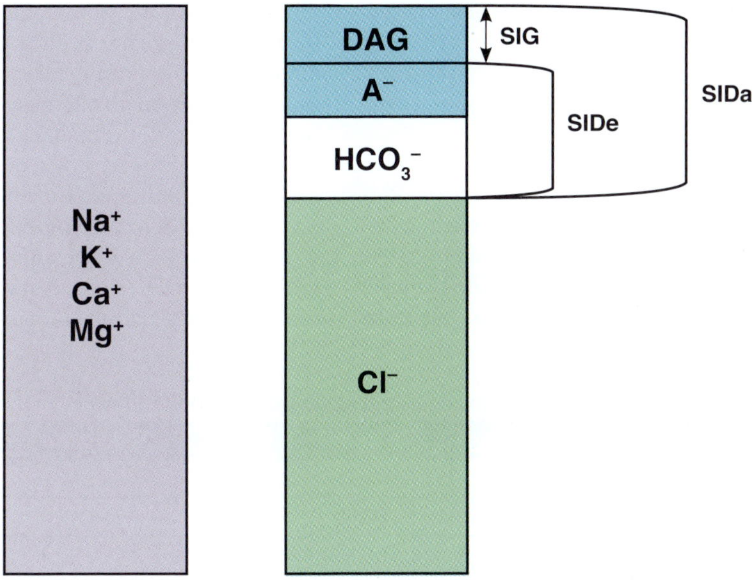

Figura 9.4 Gamblegrammi rappresentanti il principio di elettroneutralità, l'equilibrio tra cationi e anioni nei liquidi extracellulari. SIDa: strong ion difference apparente; SIDe: strong ion difference effettiva; SIG: strong ion gap; AG: anion gap.

zioni che coinvolgono il sistema. Nessuno di questi ioni viene prodotto o consumato. Le loro concentrazioni sono regolate da meccanismi esterni al sistema, e il rene rappresenta il principale regolatore di tali ioni. La SID rappresenta quell'eccesso di cationi forti sugli anioni forti che devono essere controbilanciati, per il rispetto dell'elettroneutralitá, da una eguale concentrazione di cariche negative da parte di anioni deboli.

2. A_{TOT}: *acidi deboli non volatili quali albumina, fosfati etc. Sotto tale accezione vengono incluse specie chimiche diverse, ma che vengono trattate insieme poiché si comportano in maniera sovrapponibile. L'albumina rappresenta la proteina più rappresentata nel computo degli* A_{tot}, *con i fosfati che rappresentano solo il 5% delle* A_{tot}. *Conseguenza di ciò,* **è** *che l'albumina può essere considerata come un'approssimazione delle* A_{tot} *nel plasma.*
3. PCO_2 è *considerata indipendente in virtù di tali caratteristiche:*
   a. **è** *prodotta da tutte le cellule corporee;*
   b. *attraversa tutte le membrane facilmente;*
   c. **è** *eliminata dai polmoni;*
   d. **è** *sotto il controllo di un potente feedback da parte di chemocettori centrali e periferici.*

- la SIDe è data dalla somma delle concentrazioni di HCO_3^- e A^-, dove per A^- consideriamo gli anioni deboli presenti nel plasma non appartenenti alla famiglia del bicarbonato, e che sono costituiti essenzialmente da albumina e fosfati.
  - la SIDa è invece determinata dalla differenza tra cationi e anioni forti.
  - SIDa e SIDe in condizioni normali coincidono.
  - SIDa e SIDe differiscono quando nel plasma compaiono altre specie chimiche cariche negativamente, che in condizioni normali non sono presenti e che non vengono routinariamente misurati (anioni non misurati; es lattati).

Classificazione dei disturbi

A questo punto i disturbi secondo tale modello possono essere considerati come segue:

- Acidosi metabolica:
  - o bassa SID, elevata SIG: chetoacidosi diabetica, acidosi lattica, intossicazione da metanolo, salicilati;
  - o bassa SID, SIG normale: acidosi tubulare renale, acidosi ipercloremica, diarrea, perdita succo pancreatico;
- Alcalosi metabolica:
  - o Ipoalbuminemia: sd. nefrosica, cirrosi;
  - o SID aumentata: terapia diuretica, carico di Sodio, perdita di cloro, vomito, drenaggio gastrico, eccesso di mineralcorticoidi, Sin-

drome di Cushing, corticosteroidi esogeni (**Tabella 9.8**).

Esempi concreti spiegati attraverso l'analisi quantitativa

Acidosi ipercloremica

L'acidosi ipercloremica rappresenta un'entità ben nota. Sono disparati i setting clinici dove può essere ritrovata, essendo anche conseguenza dell'infusione endovenosa di alcuni tipi di fluidi, in particolar modo la soluzione nota come 'fisiologica' o NaCl 0.9%. Classicamente si parla in termini di 'acidosi diluizionale', implicando nella sua patogenesi la riduzione del bicarbonato plasmatico su base diluizionale. In realtá, andando ad analizzare il fenomeno secondo l'approccio di Stewart, ci si rende facilmente conto di come il meccanismo sia un altro. Se consideriamo la composizione della soluzione in esame (NaCl 0.9%), si può notare come i due unici elettroliti considerati sono il Na^+ e il Cl^- in concentrazioni equimolari (154 mmol/l); ciò si traduce in una SID della soluzione considerata pari a 0. Alla luce di ciò, appare ovvio come l'infusione della soluzione fisiologica abbia un impatto sulla SID plasmatica. Infatti, come abbiamo visto la normale SID plasmatica *è* di 40-42 mEq/l. Aggiungere al plasma una soluzione con SID inferiore, significa andare a diminuire la SID plasmatica stessa, con conseguente riduzione della concentrazione di OH^-, incremento consensuale degli H^+, e conseguente acidosi metabolica. Non *è*, quindi, la diluizione dei bicarbonati a determinare acidosi, ma una variazione della SID plasmatica.

Tabella 9.8 Classificazione dei disturbi dell'equilibrio acido-base secondo Stewart.

Parametro	Acidosi	Alcalosi
Respiratorio	↑PCO_2	↓PCO_2
Non respiratorio		
SID anormale		
eccesso di acqua/deficit	↓SID, ↓ [Na]	↑SID, [Na]
imbalance di anioni forti		
eccesso/deficit di cloro	↓SID, ↑ [Cl]	↑SID, ↓ [Cl]
eccesso anioni non identificati	↓SID, ↑ [XA]	
acidi deboli non volatili		
albumina sierica	↑ [Alb]	↓ [Alb]
fosfato inorganico	↑ [Pi]	↓ [Pi]

Alcalosi da contrazione

La somministrazione di furosemide *è* notoriamente associata allo sviluppo di alcalosi metabolica, nota anche come alcalosi da contrazione. Il meccanismo attraverso cui accade sta nella proprietà della furosemide di stimolare la produzione di una urina con una SID inferiore rispetto alla SID plasmatica. Analogamente al caso dell'acidosi ipercloremica, ma in maniera diametralmente opposta, sottrarre al plasma un fluido con SID inferiore significa aumentare la SID plasmatica stessa, con conseguente alcalosi in accordo con i meccanismi già visti.

Letture consigliate

https://www.anaesthesiamcq.com/AcidBaseBook/ABindex.php.

Burton R, Post T: Clinical Physiology of Acid-Base and Electrolyte Disorders (Clinical Physiology of Acid Base & Electrolyte Disorders) 5th Edition New York. Mc Graw-Hill. 2000.

Stewart PA. Modern quantitative acid-base chemistry. Can J Physiol Pharmacol 1983;61:1444-61.

Kellum JA, Kramer DJ, Pinsky MR: Strong ion gap: a methodology for exploring unexplained anions. J Crit Care 1995;10:51-5.

Kellum J, Elbers P: Stewart's Textbook of Acid-Base. Second edition 2009.

LA RISPOSTA METABOLICA ALLO STRESS

Francesco Andorlini, A. Raffaele De Gaudio, Valentina Selmi, Antonio Corcione

10

Introduzione

Col termine stress si intende ogni forma di trauma, chirurgia o infezione che vada a scatenare un insieme di meccanismi neuro-ormonali tali da comportare una alterazione dell'omeostasi dell'organismo, il quale metterà quindi in atto una serie di reazioni tipiche, dirette in prima istanza alla sopravvivenza e quindi alla guarigione.

La risposta allo stress è stata descritta in letteratura per la prima volta nel 1932 da Cuthberson, e confermata 40 anni dopo da Moore. Questi autori osservarono una risposta metabolica bifasica: la prima fase (denominata ebb) consiste in una risposta della durata di circa 24 ore diretta ad aumentare le possibilità di sopravvivenza immediata tramite meccanismi atti a reclutare il sangue dalla periferia al circolo centrale (cuore e sistema nervoso centrale), ed a conservare il contenuto di acqua e sali dell'organismo. La seconda fase (detta flow), conosciuta anche come ipermetabolica, ha una durata di circa 6-7 giorni ed è caratterizzata da un aumento del consumo di ossigeno e della produzione di CO_2, associati al catabolismo di muscolatura scheletrica e viscerale, gluconeogenesi, e sintesi proteica. Più recentemente è stata descritta una terza fase (cronica), con una durata che può persistere per alcuni mesi e viene fatta corrispondere al periodo dello stress successivo a malattia critica. Questo periodo sembra caratterizzato da differenti risposte adattative: i livelli plasmatici di ormoni sia pituitari che periferici sono ridotti, assieme ad un'incrementata resistenza periferica agli effetti dell'ormone della crescita, dell'insulina, degli ormoni tiroidei e del cortisolo. Queste alterazioni ormonali hanno un profondo impatto a livello di bilancio energetico e metabolismo di proteine e grassi.

Le attuali evidenze suggeriscono che la risposta allo stress coinvolga, oltre ad una componente neuroendocrina e metabolica, anche meccanismi infiammatori e immunomediati. Inoltre alcuni dati dimostrano che il tessuto adiposo e gli ormoni gastrointestinali giocano un ruolo importante in questa risposta; i meccanismi finali comuni comportano un catabolismo incontrollato e una resistenza ai mediatori anabolici. La sedazione rappresenta un intervento capace di influenzare la risposta allo stress nei pazienti critici, ma i dati in letteratura sugli effetti dei farmaci sedativi o analgesici sono vecchi o addirittura mancanti; gli effetti sono sostanzialmente legati a una ridotta reazione neuroumorale, coinvolgente il sistema nervoso autonomo, con effetti anche sui meccanismi infiammatori (**Tabella 10.1**).

Risposta allo stress: l'attivazione

L'attivazione della risposta allo stress dipende dai differenti meccanismi che coinvolgono i sistemi neuroendocrino e immunitario, col rilascio di ormoni e mediatori che possono favorire l'insorgenza di insufficienze d'organo.

Meccanismi neuroendocrini

La componente neuroendocrina della risposta allo stress inizia a livello dell'ipotalamo nel nucleo paraventricolare e nel locus coeruleus, determinando un'attivazione del sistema nervoso simpatico (SNS) e dell'asse ipotalamo-ipofisario (HPA). Questo può avvenire secondariamente a differenti "tipologie" di stress: un danno periferico comporta la scarica dei nervi afferenti, ipossiemia ed ipercapnia attivano i chemocettori, l'ipovolemia attiva i barocettori. L'aumentata attività del SNS che ne consegue porta ad un aumento

Tabella 10.1 Le tre fasi della risposta allo stress.

	Fase Ebb	Fase di Flusso	Terza fase ("cronica")
Durata	circa 24 h	6-7 giorni	mesi
Obiettivi	sopravvivenza immediata	ipermetabolismo, disponibilità di substrati	ipometabolismo, risparmio di substrati
Risposte in atto	centralizzazione del circolo, mantenimento riserve acqua/sali organismo	catabolismo muscolare, gluconeogenesi, bilancio azotato negativo, iperglicemia	resistenza periferica agli ormoni, catabolismo, bilancio azotato variabile

delle concentrazioni circolanti di catecolammine; il midollo simpatico rilascia norepinefrina ed epinefrina in circolo. Contestualmente aumenta la secrezione di alcuni ormoni ipofisari: ACTH (in seguito alla stimolazione da parte del CRH ad origine ipotalamica), ormone della crescita, vasopressina. Viene incrementata a livello surrenale la produzione di glucocorticoidi, soprattutto del cortisolo che è infatti anche definito "l'ormone dello stress", mentre la produzione di insulina appare ridotta, specie se corretta per le alterazioni nella concentrazione di glucosio.

L'HPA è regolato da un meccanismo a feedback negativo per cui il cortisolo inibisce il rilascio di CRH ed ACTH. Il cortisolo è un ormone glucocorticoide catabolizzante che mobilizza le riserve di energia dell'organismo per preparare il corpo a rispondere allo stress, oltre a stimolare la gluconeogenesi a livello epatico, col risultato netto di un incremento della glicemia. L'iperglicemia riduce però la rapidità della guarigione delle ferite ed è associata ad un aumento delle infezioni e di altre comorbidità, incluse ischemia, sepsi, e morte. Durante e dopo chirurgia, il meccanismo a feedback negativo viene meno ed alti livelli di ACTH e cortisolo persistono nel sangue. In presenza di elevati livelli di cortisolo per una risposta importante allo stress, la velocità del catabolismo proteico eccede quella della sintesi proteica, risultando in una perdita netta di proteine muscolari al fine di produrre substrati per la gluconeogenesi. Ulteriori substrati per la gluconeogenesi sono reperiti tramite il catabolismo dei grassi. I trigliceridi sono infatti scomposti in acidi grassi e glicerolo. L'ormone di rilascio dell'ormone della crescita (GHRH) prodotto dall'ipotalamo va a stimolare l'ipofisi anteriore a rilasciare GH. La propagazione della cascata di segnalazione iniziata dal GH avviene tramite il fattore di crescita insulino-simile (ILGF) che regola la crescita. La segnalazione tramite questi effettori regola il catabolismo aumentando la sintesi proteica, riducendo il catabolismo proteico e promuovendo la lipolisi. Come il cortisolo, il GH aumenta i livelli di glicemia stimolando la glicogenolisi. Gli effetti iperglicemizzanti sono potenziati dall'azione antiinsulinica del GH. La vasopressina è un ormone antidiuretico rilasciato dalla neuroipofisi durante lo stress, e agisce sui recettori dell'arginina-vasopressina a livello renale, portando al trasferimento di acquaporine nelle pareti delle cellule dei dotti collettori renali. Le acquaporine favoriscono il movimento di acqua dal tubulo renale alla circolazione sistemica.

Le concentrazioni plasmatiche di tiroxina (T4) e triodotironina (T3) sono globalmente diminuite nei pazienti critici, probabilmente in seguito al calo di tireotropina. L'alterazione del feedback tra TRH e TSH si associa a letargia, ileo paralitico, versamento pleurico/pericardico, intolleranza al glucosio ed insulino-resistenza, ipertrigliceridemia e riduzione della sintesi di proteine muscolari. Questi effetti contribuiscono al perpetuarsi del catabolismo proteico. I livelli sierici di T3 e T4 nei pazienti critici ad alto rischio hanno una correlazione con la sopravvivenza (**Tabella 10.2**).

Meccanismi infiammatori/immunomediati

Il rilascio di citochine proinfiammatorie come il tumor necrosis factor-α, l'interleuchina-1 (IL-1), e l'interleuchina-6 (IL-6), promosso dallo stress, attiva le cellule dell'immunità, stimolando il rilascio di CRH, ed attivando sia l'asse ipotalamo-ipofisario che il sistema nervoso autonomo. Queste citochine proinfiammatorie hanno un effetto su alcune funzioni fisiologiche dell'organismo. Ad esempio, il TNF-α, l'IL-1, e l'IL-6 giocano un ruolo significativo nei cambiamenti metabolici associati con sepsi e shock settico. Oltre ai segni classici della sepsi (febbre, letargia), queste citochine inducono perdita di peso, proteolisi, e lipolisi. In aggiunta,

Tabella 10.2 Risposta allo stress: benefici e conseguenze dannose.

Meccanismi di risposta allo stress	Effetti positivi	Effetti dannosi
aumento frequenza cardiaca e cardiac output	mantenimento MAP e perfusione d'organo	ipertensione, ischemia miocardica, aritmie
ritenzione sodio e acqua libera	mantenimento volume intravascolare	insufficienza cardiaca congestizia, edema polmonare
iperglicemia	disponibilità substrati	insulinoresistenza
catabolismo	disponibilità substrati	malnutrizione, nitrogen wasting
attivazione endoteliale	aumentata adesione piastrinica	trombosi

queste citochine favoriscono l'anoressia a livello ipotalamico. Catecolammine e glucocorticoidi derivanti dall'attivazione dell'HPA e del SNS attivano le cellule dell'immunità per produrre anche mediatori antiinfiammatori, che sopprimono l'immunità cellulo-mediata comportando uno stato di immunosoppressione. Il ruolo dell'infiammazione è stato riconosciuto in vari studi nei quali nel paziente critico è stato dimostrato il ruolo del controllo glicemico intensivo. In alcuni esperimenti è stato dimostrato che alte concentrazioni di glucosio favoriscono la produzione di mediatori proinfiammatori (**Figura 10.1**).

Adipochine e mediatori gastrointestinali

Le adipochine (leptina, resistina, adiponectina) sono rilasciate dal tessuto adiposo e sono responsabili di alcune alterazioni metaboliche soprattutto in

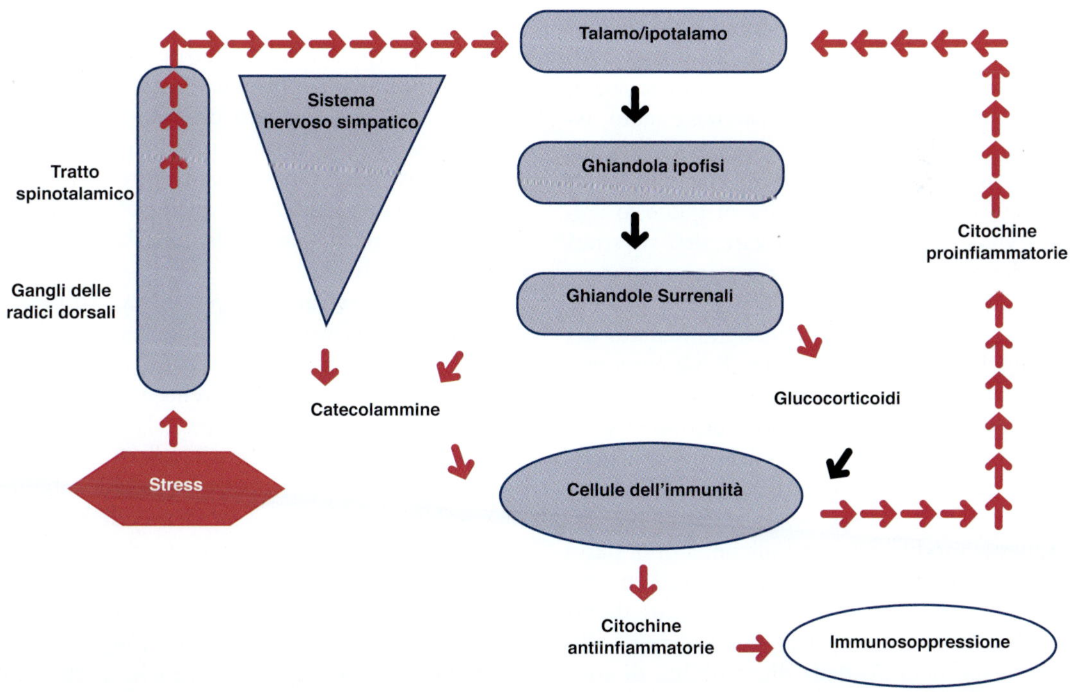

Figura 10.1 Risposta allo stress: relazione tra stimoli stressogeni (trauma, chirurgia, infezione), attivazione neuroendocrina, e meccanismi immunitari/infiammatori.

corso di sepsi. Il ruolo degli ormoni gastrointestinali in corso di stress non è pienamente definito: i livelli circolanti di grelina sono ridotti, mentre la colecistochinina aumenta. Questi cambiamenti sembrano correlarsi con l'anoressia, che è espressione dei tentativi di adattamento allo stress.

Risposta ossidativa incontrollata

L'infiammazione acuta, il danno da ischemia-riperfusione, l'ipossia e l'iperossia sono responsabili di uno sbilanciamento nel rapporto tra specie reattive dell'ossigeno (ROS) e antiossidanti, dovuto ad un'aumentata produzione di ROS, un aumento del consumo di scavengers, o entrambi. In aggiunta, lo stress ossidativo favorisce la risposta infiammatoria, instaurando un circolo vizioso. Il risultante eccesso di ROS comporta un danno a livello di varie strutture cellulari, dalla membrana fino al DNA. Alcuni studi suggeriscono una correlazione tra importanza dello stress ossidativo a livello cellulare e severità delle condizioni cliniche del paziente.

Risposta allo stress: le conseguenze metaboliche

La risposta endocrina ed i mediatori infiammatori rilasciati inducono alcune risposte metaboliche incontrollate soprattutto a livello di catabolismo dell'insulina ed insulinoresistenza. Anche il grado di insulinoresistenza è stato associato con la severità della clinica e viene considerato un meccanismo adattativo che tenta di fornire un'adeguata quantità di glucosio agli organi vitali, incapaci di utilizzare altri substrati in condizioni di stress. Questa reazione comporta un'aumentata produzione di glucosio a livello epatico e un ridotto uptake insulinomediato del glucosio. La risposta metabolica è incrementata in presenza di obesità o supporto nutrizionale. In conseguenza di queste alterazioni ormonali si ha una modificazione dell'utilizzo dei macronutrienti, nel contesto di un aumento anche del fabbisogno energetico.

Queste modifiche metaboliche fanno parte dell'insieme di risposte adattative messe in atto nella fase acuta di malattia e sono definite da un controllo dei substrati energetici utilizzati solo parzialmente definito dalla disponibilità di substrati. Invece, la produzione di energia cambia, con differenti substrati utilizzati in questo senso, comportando ad esempio perdita di massa muscolare. L'infiammazione può essere responsabile in parte di questi cambiamenti e questo concetto è stato dimostrato in diversi trials in cui il grado della risposta infiammatoria era ridotto in pazienti trattati con insulinoterapia intensiva ed aumentato in pazienti ai quali non era stato somministrato alcun tipo di nutrizione durante la prima settimana di malattia critica. Esperimenti di laboratorio suggeriscono che alte concentrazioni glicemiche favoriscano la produzione di mediatori proinfiammatori, adesione leucocitaria, alterazioni endoteliali, rilascio di ROS dai neutrofili, mentre l'insulina favorisce gli effetti opposti. Alte dosi di insulina sembrano infatti ridurre i livelli di proteina C reattiva in pazienti critici. Questi effetti possono essere correlati agli effetti antiinfiammatori dell'insulina o all'attenuazione degli effetti proinfiammatori dell'iperglicemia, o ad entrambe. I dati clinici disponibili suggeriscono che la prevenzione dell'iperglicemia severa possa ridurre il danno cellulare; tuttavia il cercare di prevenire l'iperglicemia usando alte dosi di insulina può diminuire la risposta infiammatoria precoce. L'insulinoresistenza promuove la perdita di proteine muscolari quando si attiva la risposta allo stress.

Queste alterazioni metaboliche nel complesso favoriscono la degradazione proteica maggiormente rispetto alla sintesi proteica, risultando quindi in un bilancio proteico negativo. Studi di cinetica hanno dimostrato un ridotto trasporto degli amminoacidi e un diminuito flusso sanguigno muscolare; i meccanismi sottostanti sono stati definiti parzialmente ed includono una relativa insulino resistenza amplificata dall'inattività fisica. Gli acidi grassi omega-3, l'ormone della crescita, il testosterone, e i beta-bloccanti possono proteggere la forza muscolare incidendo sul catabolismo proteico, e riducendo in tal modo le conseguenze a questo livello della risposta allo stress. Monitorare l'entità e la qualità della risposta allo stress è difficile ed in mancanza di markers specifici ci possiamo basare soltanto su segni indiretti come l'incidenza di infezioni secondarie, atrofia muscolare, la debolezza ed insufficienza respiratoria, e ritardato risarcimento delle ferite. Un'alta incidenza di complicanze secondarie suggerisce un prolungato stato catabolico. Le conseguenze cliniche includono cambiamenti nel metabolismo basale, uso di macronutrienti come forma di energia, iperglicemia da stress, e cambiamenti nella composizione corporea. Il metabolismo sembra essere ridotto durante la fase ebb, con un incremento durante la fase di flow e un leggero decremento durante la fase cronica, anche se ciò può essere difficile da valutare/predire nei pazienti critici, in quanto febbre, tachicardia, brivido, agitazione, sono tutti fattori che possono influenzare il metabolismo. Allo stesso tempo interventi terapeutici come la sedazione, la somministrazione di beta-bloccanti (specialmente non selettivi), il raffreddamento terapeutico possono influenzare il consumo calorico. Durante lo stress, le alterazioni nell'utilizzo di macronutrienti avvengono a diversi livelli: assorbimento, metabolismo intracellulare, metabolismo ossidativo. Nella malattia critica, dove può essere incrementata la necessità di nutrienti, il metabolismo di carboidrati, lipidi, proteine viene regolato dagli alterati livelli di ormoni circolanti. In particolare l'ossidazione dei carboidrati è maggiore di quella di grassi e proteine. I muscoli striati possono perdere aminoacidi a favore del fegato per favorire la gluconeogenesi, e ciò si accompagna ad una riduzione della lipogenesi. Ciò comporta un incremento della glicemia, risultando nella tipica iperglicemia da stress.

L'alterazione del metabolismo dei lattati è una delle conseguenze della risposta metabolica allo stress. Il lattato è un metabolita fisiologico prodotto dalla riduzione del piruvato durante la glicolisi. Il ciclo di Cori (conversione di lattato in glucosio) dimostra la potenzialità di utilizzo del lattato come metabolita energetico in condizioni di stress; la maggioranza degli organi è capace di produrre ed utilizzare lattato. In condizioni stabili cervello, muscoli e tratto digestivo producono lattato, mentre il fegato è responsabile per più del 70% della sua clearance. Evidenze sempre crescenti suggeriscono che questi scambi avvengano anche in condizioni di stress, nelle quali sono anzi aumentati e che durante condizioni di carenza di substrati energetici il lattato sia un substrato utilizzabile da vari organi e tessuti, in particolare cuore e SNC.

Effetti dei farmaci sedativi sulla risposta allo stress nei pazienti critici

Gli effetti dei farmaci analgesico-ipnotici sul metabolismo nei pazienti critici rimangono di difficile definizione. Studi in questo campo sono soprattutto datati e spesso di bassa qualità, molto si basa quindi sulle "expert opinion". In aggiunta questi farmaci potrebbero avere ripercussioni sulla funzione d'organo e il processo di guarigione nei pazienti critici, aspetti che sono stati spesso trascurati finora. La maggioranza degli agenti sedativi ha la capacità di influenzare la risposta neuroumorale allo stress, agendo in prima istanza sul SNS. Una sedazione inappropriata può avere un impatto sulla funzione metabolica/immunitaria e contribuire a morbidità e mortalità; gli effetti di questi farmaci possono diventare particolarmente pronunciati soprattutto qualora somministrati per un lungo periodo di tempo.

La riduzione a livello di metabolismo tissutale operata da questi farmaci sembra correlata ad una ridotta attività muscolare, anche per quanto riguarda il lavoro respiratorio, e ad una diminuzione nella temperatura corporea. Gli effetti dei sedativi sul metabolismo cellulare sembrano comunque limitati in quanto questi possono agire principalmente sulla componente funzionale, soprattutto a livello di cuore e SNC. Il controllo dell'attività simpatica può inoltre essere utile in alcuni pazienti, ma dannoso in altri. Infatti il SNS gioca un ruolo importante nella ridistribuzione del flusso sanguigno a seconda della richiesta metabolica dei tessuti, specialmente quando il delivery di ossigeno (DO_2) è ridotto. La completa attenuazione delle risposte simpatiche allo stress può quindi comportare la mancanza di questo meccanismo fisiologico riducendo le possibilità di estrazione di ossigeno a livello tissutale, e questo sbilanciamento tra domanda ed estrazione di ossigeno può condurre ad ipossia tissutale (**Tabella 10.3**).

L'utilizzo di farmaci sedativi nei pazienti critici richiede un'attenta valutazione del livello di co-

Tabella 10.3 Effetti metabolici della sedazione nei pazienti critici.

Effetti diretti	Effetti indiretti
Controllo dell'attivazione neuroendocrina	Riduzione del consumo di ossigeno
Riduzione attività muscolare	Riduzione consumo ossigeno cerebrale
Riduzione lavoro respiratorio	Riduzione metabolismo epatico e renale per decremento flusso sanguigno
Riduzione temperatura corporea	Riduzione conseguenze metaboliche della risposta allo stress

scienza, attuabile con apposite scale o strumenti di monitoraggio dell'elettroencefalogramma processato (pEEG). Nei pazienti in cui è necessario favorire una riduzione della domanda metabolica, gli effetti della sedazione sul bilancio tra DO_2 e consumi di ossigeno devono essere controllati. Mentre la stimolazione simpatica può essere favorevole in pazienti con una buona funzione di pompa cardiaca, un eccesso di catecolammine circolanti può favorire l'insorgenza di aritmie o ischemia miocardica, soprattutto in pazienti con una cardiopatia sottostante. In queste condizioni le catecolammine sono potenzialmente nocive (sono ad esempio in grado di estendere l'area infartuale) e può essere invece favorevole l'utilizzo di beta-bloccanti.

Alti livelli di ormoni dello stress possono causare anche iperglicemia, che si accompagna ad un aumento del catabolismo proteico, potendo portare ad uno stato di malnutrizione.

Contrastare le conseguenze metaboliche dello stress è spesso complesso e richiede l'uso di strategie nutrizionali aggressive. Si ipotizza che l'attivazione del sistema nervoso, la produzione di catecolammine e glucocorticoidi, e l'infiammazione con la produzione di citochine giochino un ruolo importante nella disfuzione d'organo.

I sedativi oppioidi agiscono principalmente sui loro recettori γ e k, offrono un ottimo controllo del dolore e tramite questa attività analgesica possono attenuare gli effetti metabolici associati allo stress. La morfina ha un effetto vasodilatatore e simpaticolitico; somministrata ad alte dosi riduce le dosi di catecolammine circolanti, cortisolo, e GH. Il fentanyl e l'idromorfone sono considerati possibili alternative; sono più potenti e causano minori cambiamenti dal punto di vista emodinamico. Il remifentanil, un oppiode a durata d'azione ultrabreve, ha la capacità di ridurre il dolore causato da procedure, nursing, fisioterapia, ma può comportare un incrementato dolore dopo la fine della somministrazione e causare iperalgesia quando somministrato ad alte dosi. Sono ben conosciuti gli effetti collaterali degli oppioidi, come nausea/vomito, prurito, ileo paralitico. La possibile azione immunosoppressiva degli oppioidi, potenzialmente dannosa nei pazienti critici ricoverati in terapia intensiva è tuttora dibattuta.

Le benzodiazepine (BDZ) sono state per anni il caposaldo della sedazione in terapia intensiva. Gli effetti principali di questa classe di molecole sono vari e comprendono ipnosi, ansiolisi, attività anticonvulsivante, amnesia anterograda, attività miorilassante sul muscolo scheletrico. Il midazolam è al momento la benzodiazepina di prima scelta, a causa del rapido onset del suo effetto e dei limitati effetti collaterali cardiorespiratori. L'uso di questi agenti assieme a oppioidi sembra capace di mantenere bassi i livelli endogeni di epinefrina e norepinefrina. È dimostrato in pazienti a cui erano state somministrate BDZ per lunghi periodi di tempo che l'uso di flumazenil, l'antagonista specifico delle BDZ, si associava ad un incremento delle catecolammine circolanti.

Il propofol è eliminato più rapidamente del midazolam e rimosso rapidamente dal compartimento centrale; è stato quindi ipotizzato un ritorno più rapido ad una situazione fisiologica dopo la sospensione della sua somministrazione. L'uso di propofol è associato a ipotensione arteriosa, dovuta a vasodilatazione arteriosa e ad una riduzione dell'output cardiaco per depressione del miocardio; fluidoterapia supplementare e uso di vasopressori possono essere necessari per correggere questi cambiamenti emodinamici. L'infusione continua di propofol non ha dimostrato effetti significativi sui livelli di cortisolo in circolo. La propofol infusion syndrome può essere correlata con la somministrazione di questo farmaco e la comparsa di alterazioni metaboliche. Questa sindrome rappresenta una complicanza rara e spesso fatale caratterizzata da insufficienza cardiaca, rabdomiolisi, acidosi metabolica severa, insufficienza renale, ed è riportata in pazienti trattati con catecolammine o steroidi e nei quali propofol era stato somministrato per lunghi periodi.

La dexmedetomidina è un agonista selettivo α-2 che agisce a livello del locus coeruleus ed ha dimostrato capacità sia ansiolitiche che analgesiche. La somministrazione di questo farmaco sembra accompagnarsi a un potenziale effetto inibitorio sulla sintesi di cortisolo, elevati livelli di GH, ridotti livelli di peptide C (correlato alla secrezione endogena di insulina). Ciò può essere dovuto alla soppressione della secrezione di catecolammine.

Essendo le procedure chirurgiche associate ad una reazione allo stress complessa e variabile, caratterizzata da alterazioni neuroumorali, immunologiche, e metaboliche, studi specifici riguardo l'effetto degli anestetici volatili sulla risposta neuroendocrina/metabolica allo stress non sono disponibili. In ogni caso, è stato osservato che sevoflurano e desflurano hanno un diverso impatto sulla risposta neuroendocrina allo stress chirurgico, col sevoflurano che sembra maggiormente efficace nella riduzione del rilascio di catecolammine, mentre il desflurano sembra avere una maggiore efficacia sul rilascio di ACTH e cortisolo. In uno studio prospettico randomizzato su donne sottoposte a chirurgia laparoscopica pelvica (quindi a basso stress chirurgico) sia isoflurano che fentanyl che sevoflurano più fentanyl risultavano in una diminuzione dei livelli circolanti di ACTH, cortisolo e GH, anche se i livelli di prolattina erano più alti nel primo gruppo; lo studio concludeva che cambiamenti associati ad una risposta allo stress più favorevole si osservavano quindi nel gruppo a cui veniva somministrato sevoflurano. In conclusione, anche se gli effetti degli anestetici inalatori sulla modulazione della risposta neuroormonale allo stress rimangono non perfettamente chiariti, un numero sempre crescente di evidenze suggerisce che questi farmaci sono in grado di influenzare la risposta neuroormonale e immunologica allo stress influenzando vari pathways fisiopatologici.

Conclusioni

Le conseguenze della risposta allo stress nella malattia critica non sono state ancora pienamente definite e continuano ad essere discusse. Mancano dati sulla correlazione con l'outcome dei pazienti e quelli presenti sono spesso di difficile interpretazione, in quanto ricavati da pazienti con differenti quadri clinici, nei quali spesso non è stato possibile intervenire prima dello stimolo stressogeno e con numerosi fattori di confondimento legati alle condizioni cliniche.

Alcune delle manifestazioni cliniche dovute alla risposta allo stress possono essere attenuate con l'impiego di sedativi o analgesici, ma un monitoraggio accurato del livello della sedazione è necessario; il completo abbattimento della risposta neuroumorale allo stress può essere in grado di alterare un meccanismo di compenso fisiologico e risultare in un decremento delle capacità tissutali di estrazione di ossigeno. Nel somministrare farmaci sedativi si deve cercare di mantenere un bilancio tra i suoi effetti positivi a questo livello di controllo dello stress e gli effetti collaterali potenzialmente dannosi (alterazioni emodinamiche, immunosoppressione, delirium).

Ulteriori studi in questo campo potrebbero fornire importanti nuove informazioni sulle risposte dell'organismo allo stress e consentire una maggiore comprensione della loro rilevanza clinica. In aggiunta, trials clinici specifici potrebbero tentare di dare una risposta ad alcune domande estremamente rilevanti: qual è un regime ottimale di sedazione? Quali sono le migliori associazioni di farmaci? Qual è il ruolo degli anestetici inalatori, specialmente sulla risposta immunitaria? Si rimanda il lettore ai capitoli dedicati all'analgo-sedazione.

Letture consigliate

Preiser JC, lchai C, Orban JC et al: Metabolic response to the stress of criticai illness. Br J Anaesth. 2014; 113-945-954.

Kumba P, Van der Linden P: Effects of sedative agents on metabolic demand. Ann Fr Anesth Reanim. 2008; 27:574-80.

Presier JC, VanZanten AR, Berger MM, et al: Metabolic and nutritional support in critically ill patients: consensus and controversies. Crit Care. 2015; 19:35-46.

Devlin JW, Skrobik Y, Gélinas C: Clinical Practice Guidelines for the Prevention and Management of Pain, Agitation/Sedation, Delirium, lmmobility, and Sleep Disruption in Adult Patients in the ICU. Crit CareMed. 2018; 46:e825-e873.

METODOLOGIA SCIENTIFICA IN ANESTESIA E TERAPIA INTENSIVA

11

Vincenzo Lionetti

Introduzione

La ricerca scientifica è un'indagine sistematica intrapresa per scoprire fatti o relazioni e raggiungere conclusioni usando il *metodo scientifico*. Il metodo scientifico consta di varie fasi che includono 1) la selezione e definizione di un problema, 2) la formulazione delle domande di ricerca o delle ipotesi, 3) la raccolta e analisi dei dati e 4) la comunicazione dei risultati. Due caratteristiche uniche del metodo scientifico sono l'obiettività e l'uso dei dati empirici (ottenuti attraverso l'uso dei sensi), purché evidenti e documentati. Oltre all'introspezione e all'intuizione, uno dei processi del pensiero astratto, che si fonda sulla teoria esistente e la aggiorna a sua volta, è il *ragionamento*, che può essere di tipo induttivo o deduttivo.

Il *ragionamento induttivo* cerca di portare a un'affermazione generale dall'osservazione di alcune evidenze più piccole. Aristotele sosteneva che l'induzione fosse «il procedimento che dai particolari porta all'universale». Pertanto, il ragionamento induttivo si basa sull'esperienza riproducibile e non richiede verifiche sperimentali.

Il *ragionamento deduttivo*, invece, arriva a produrre un'affermazione conclusiva da altre verità generali trattate come ipotesi. Pertanto, si rendono necessarie delle premesse e delle verifiche sperimentali riproducibili. Galileo Galilei introdusse il metodo sperimentale fondato su un *approccio induttivo-deduttivo* che è caratterizzato da due fasi induttive - *osservazione* del fenomeno e *ipotesi interpretativa* dopo un esame del fenomeno – e da due fasi deduttive – *deduzioni* ricavate da ipotesi con l'uso della matematica ed esecuzione dell'*esperimento*. Il metodo induttivo-deduttivo offre alla professione dell'anestesista e dell'intensivista lo strumento per mettere in opera solo ciò che è provato essere utile attraverso l'uso dei metodi della ricerca scientifica. I metodi di ricerca costituiscono le tecniche applicate dai ricercatori per strutturare uno studio, ma anche per raccogliere e analizzare le informazioni rilevanti.

Una distinzione metodologica essenziale sussiste tra la *ricerca quantitativa*, più vicina al paradigma positivista (secondo cui i fenomeni reali non sono casuali bensì indotti da cause antecedenti che vanno sempre cercate e misurate), e la *ricerca qualitativa*, più vicina al paradigma costruttivista (secondo cui i fenomeni reali non sono immutabili bensì interpretabili e modificabili secondo l'elaborazione operata dal ricercatore).

La *ricerca quantitativa* compie generalizzazioni sulla popolazione partendo da osservazioni obiettive effettuate su un campione utilizzando il tradizionale metodo scientifico positivista ovvero seguendo una serie di fasi secondo un piano sperimentale prestabilito. Le informazioni così ottenute sono di tipo quantitativo cioè corrispondono a informazioni numeriche derivate da un certo tipo di misurazioni sottoposte ad analisi statistica.

La *ricerca qualitativa* utilizza metodi d'indagine che enfatizzano le descrizioni verbali e i significati di un'esperienza per un singolo individuo (JM Morse PA Field 1995). Gli studi qualitativi sono fortemente focalizzati sulla comprensione dell'esperienza umana così come è vissuta, attraverso la raccolta e l'analisi scrupolosa dei materiali qualitativi, descrittivi e soggettivi. La raccolta delle informazioni e la relativa analisi, in genere, progrediscono parallelamente. Attraverso un processo induttivo (passando dallo specifico al generale), i ricercatori integrano le informazioni per elaborare una teoria o fornire una descrizione che spieghi i fenomeni osservati. I risultati derivati dalla ricerca qualitativa fondano tipicamente nelle esperienze della vita quotidiana reale di persone aventi conoscenze dirette di un dato fenomeno.

Mentre i ricercatori quantitativi stabiliscono in anticipo il numero di soggetti da includere nello studio, utilizzando formule statistiche, i ricercatori qualitativi sono indirizzati dai dati nelle decisioni riguardanti il campionamento. Molti ricercatori qualitativi adottano il *principio della saturazione*, che si osserva quando nei dati raccolti i temi e le categorie divengono ripetitivi e ridondanti, al punto che un'ulteriore raccolta dei dati non possa fornire alcuna nuova informazione.

Entrambi i tipi di ricerca metodica, anche quando applicati alla ricerca pre-clinica e a quella clinica, hanno i seguenti punti in comune: a) si pongono degli obiettivi specifici, b) raccolgono e analizzano prove anche con un approccio empirico, c) si avvalgono della cooperazione umana, d) sono sorretti da principi etici, e) presentano dei limiti. Nessun singolo studio di qualsiasi tipo, infatti, può rispondere mai in modo definitivo a un quesito di ricerca.

Molto spesso, il metodo quantitativo e qualitativo sono usati in contemporanea nella stessa ricerca essendo complementari.

La ricerca traslazionale

La traslazione efficace dei risultati della ricerca pre-clinica, in altre parole quella non condotta sul paziente, nella pratica clinica di routine è il più importante obiettivo dell'Anestesia e della Terapia Intensiva contemporanea. L'approccio sperimentale traslazionale deve essere in continuità con la gestione clinica del paziente per colmare il divario che sussiste tra il quesito clinico, nato dall'osservazione del paziente, e la dimostrazione di un'ipotesi meccanicistica, o terapeutica, presso un laboratorio di ricerca. Un approccio molto più complesso se rivolto all'identificazione di trattamenti utili ai pazienti chirurgici e/o critici, le cui specifiche caratteristiche individuali possono influire notevolmente sulla risposta a un agente patogeno o a un nuovo trattamento. Per questo scopo, la ricerca traslazionale ideale in Anestesia e Terapia Intensiva deve essere svolta da gruppi di ricerca che includono diverse discipline e deve avvalersi dell'uso di una piattaforma strumentale multimodale che include modelli sperimentali "umanizzati", tecnologie avanzate di riferimento internazionale, facilmente utilizzabili anche in ambiente ospedaliero, e approcci statistici accurati senza mai perdere di vista la complessità del paziente.

La ricerca traslazionale applicata alla medicina dell'area critica cerca di confutare quello che Voltaire scriveva sui medici nel 1760: "*Utilizzavano rimedi di cui sapevano poco, per malattie di cui sapevano di meno, in esseri umani di cui non sapevano nulla*". Oggi, rispetto al passato, sappiamo di più su come il paziente chirurgico e/o critico risponde a un agente patogeno, ad uno stress, alla ventilazione meccanica e ai farmaci salvavita. Sappiamo, inoltre, come le cellule in coltura e i roditori, la specie animale più utilizzata come modello nei laboratori di tutto il mondo, reagiscono a un danno acuto. Infine, sappiamo che l'ipotesi del meccanismo comune in ogni danno d'organo è probabilmente troppo semplicistica perché spieghi il complesso scenario fisiopatologico del paziente critico.

I tentativi convenzionali di categorizzare la malattia critica in sindromi specifiche (ad esempio, danno polmonare acuto, sepsi, trauma) non hanno avuto grande successo sino ad ora, essendo entità troppo ampie, complesse ed eterogenee. Per fare un passo in avanti, quindi, si ha bisogno di un approccio meno grossolano basato su una comprensione più completa 1) delle differenze individuali tra i pazienti affetti dalla stessa malattia, o sottoposti allo stesso tipo di chirurgia, 2) dell'influenza delle co-morbidità, dei farmaci assunti, e 3) della gravità del danno.

Il 13 maggio 2019, Sir. John B. Gurdon, professore di Biologia dello Sviluppo all'Università di Cambridge e premio Nobel per la Fisiologia o la Medicina 2012, in occasione della sua lectio magistralis alla Scuola Superiore Sant'Anna di Pisa, ha detto: "*Per lo scienziato è molto importante porsi la domanda giusta, ma perché lui possa far progredire la conoscenza occorrono tre elementi: 1) lo sviluppo tecnologico, che gli permette di lavorare, 2) i risultati e 3) la definizione di un principio applicabile alla realtà. La più importante di queste è lo sviluppo tecnologico, da cui deriva tutto il resto*".

Nonostante manchino ancora modelli sperimentali che mimano la complessità del paziente chirurgico e/o critico ed esistano importanti barriere metodologiche, i medici anestesisti e intensivisti devono essere incoraggiati a svolgere attività di ricerca traslazionale e a ottimizzare il trasferimento al paziente delle evidenze sperimentali più solide, in altre parole quelle ottenute da protocolli sperimentali metodologicamente corretti, clinicamente rilevanti, riproducibili, e confermate su larga scala. Pertanto, una buona conoscenza della metodologia scientifica è essenziale affinché la ricerca traslazionale sia di successo e, in tempi brevi, contribuisca all'innovazione tecnologica arricchendo l'esperienza clinica del medico anestesista e intensivista.

Nell'ambito dell'Anestesia e Terapia Intensiva, la ricerca traslazionale si occupa da diversi decenni della Sindrome da Distress Respiratorio dell'Adulto (ARDS), una grave forma d'insufficienza respiratoria acuta associata a disfunzione multiorgano che colpisce il 12,5% dei pazienti ventilati meccanicamente da più di 24 ore e il cui tasso di mortalità potrebbe raggiungere il 45% tra i ricoverati nelle unità di terapia intensiva. Nel tentativo di trovare soluzioni terapeutiche sempre più efficaci, un'intensa attività di ricerca, volta alla maggiore comprensione dei processi fisiopatologici e alla sperimentazione di nuovi trattamenti, è stata condotta prima *in vitro* (colture cellulari) ed *ex vivo* (modelli di polmone isolato, ventilato e perfuso), e poi *in vivo* (modelli animali) utilizzando negli anni le tecniche più avanzate e producendo risultati clinicamente rilevanti, pubblicati sin dai primi anni '90 del secolo scorso. I risultati pre-clinici sono stati essenziali al fine di disegnare studi clinici randomizzati di crescente potenza statistica, atti a confermare che la ventilazione meccanica a basso volume corrente aiuta sia a prevenire l'insorgenza di ARDS sia a ridurre le tipiche lesioni polmonari, riducendo i tassi di mortalità. In seguito, nel 2000, il grande studio multicentrico randomizzato dell'*ARDS network* ha permesso di testare su larga scala il nuovo protocollo di ventilazione meccanica protettiva. Sebbene ci siano voluti decenni e migliaia di morti, la traslazione dei risultati dal bancone sperimentale al letto del paziente sembrerebbe aver garantito un passo in avanti nella gestione clinica del paziente con ARDS, offrendo al clinico la possibilità di salvare più vite rispetto al passato. Nonostante le numerose evidenze sperimentali, il trasferimento dell'innovazione alla pratica clinica territoriale richiede nuove strategie di ottimizzazione e personalizzazione del trattamento. È noto, infatti, che non tutti i centri ospedalieri applicano quotidianamente i noti protocolli ventilatori salvavita, a causa della loro scarsa tollerabilità da parte di pazienti sempre più anziani, mentre alcuni ospedali li mettono in pratica commettendo errori e accelerando il decorso della malattia verso l'esito letale.

Per superare questo limite, non basta scrivere linee guida basate su evidenze di alta qualità tratte da grandi banche dati e protocolli facilmente accessibili, ma occorrerebbe tornare al banco sperimentale ottimizzando i modelli animali della ricerca pre-clinica e organizzando meglio i gruppi di studio in base alle caratteristiche individuali dei pazienti. In particolare, occorre raggruppare e studiare i pazienti in base 1) all'eziologia (ad esempio, ARDS che segue ad un trauma versus quella che si osserva nella sepsi; polmonite associata al ventilatore meccanico da Stafilococcus aureus resistente alla meticillina versus polmonite da pneumococco acquisita in comunità), 2) alle caratteristiche specifiche della sindrome o della risposta allo stress chirurgico, 3) alle co-morbidità predominanti (patologie associate all'abuso di alcol, diabete mellito, sindrome coronarica acuta), 4) alle interferenze con altri farmaci, 5) all'età e al sesso, 6) al genotipo (gruppo sanguigno, razza) e 7) all'ecotipo (individui che vivono in città o in aree rurali). Tutti questi fattori, infatti, possono influenzare sia i dati epidemiologici sia quelli sperimentali dando risultati finora inattesi. Per questo, urge la realizzazione di laboratori di ricerca presso ospedali garantendo un controllato flusso d'informazioni bidirezionale dal letto del paziente al laboratorio. Come ha scritto il dott. Leroy D. Vandam, anestesista dell'Harvard Medical School: *"Le professioni mediche non vivono solo grazie all'attività assistenziale, senza visioni e ricerca le professioni mediche muoiono"*, e tra queste quella dell'anestesista e dell'intensivista.

Le priorità della ricerca traslazionale in Anestesia e Terapia Intensiva

Nonostante l'eterogeneità degli scenari fisiopatologici, le difficoltà organizzative e finanziarie, le barriere formative e tecnologiche, l'obiettivo principale della ricerca traslazionale applicata alla medicina perioperatoria e dell'area critica resta quello di identificare nuovi meccanismi molecolari che regolano i processi fisiopatologici complessi e diventano potenziali bersagli terapeutici o biomarcatori di danno d'organo.

Una priorità della nostra ricerca traslazionale riguarda *l'identificazione di nuovi biomarcatori* di danno e di riparo di un organo vitale. I biomarcatori forniscono informazioni sulla fisiopatologia e sulla patogenesi delle malattie acute e degli eventi perioperatori. Essi possono fornire, inoltre, una modalità per tracciare il decorso nel tempo dei meccanismi alla base della disfunzione di tessuti o organi. Per questo motivo, il repertorio dei biomarcatori disponibili deve essere ampliato per: 1) identificare nuovi sottoinsiemi di pazienti, 2) analizzare l'influenza di fattori genetici attraverso studi di associazione *genome-wide,* 3) eseguire screening della popolazione attraverso studi di trascrittomica e proteomica e 4) identificare metaboliti e profili epigenetici che condizionano la risposta a un trattamento come l'evoluzione della disfunzione d'organo. I nuovi biomarcatori dovranno essere rigorosamente convalidati rispetto agli attuali approcci diagnostici e prognostici. Sebbene molti studi si dedichino a identificare biomarcatori sempre più precoci di danno, urgono studi focalizzati sui biomarcatori che segnano l'esordio della cronicizzazione o della riacutizzazione di una malattia oltre che biomarcatori prognostici post-operatori. Inoltre, la ricerca dovrà ricorrere a tecniche di diagnostica per immagini di tipo molecolare per rivelare, e misurare in modo non invasivo, i livelli di un fattore specifico, identificato come biomarcatore, nelle cellule dell'organo danneggiato, piuttosto che dosarne le concentrazioni nei fluidi corporei o nei tessuti biopsiati.

Altre priorità della ricerca perioperatoria o dell'area critica sono: 1) lo sviluppo di modelli preclinici più fedeli alla realtà clinica, 2) il miglioramento delle procedure di selezione dei pazienti, di accesso ai loro campioni biologici e ai loro dati, 3) la creazione di gruppi di ricerca multidisciplinari e 4) lo sviluppo e l'applicazione di una metodologia più rigorosa, in ambito pre-clinico e clinico.

In effetti, la metodologia utilizzata nella ricerca traslazionale, anche quella più innovativa, non è esente da errori e necessita continui aggiornamenti complementari al progresso tecnologico. Se le conoscenze acquisite con la ricerca non possono ispirare future attività sperimentali sullo stesso quesito clinico, allora si può affermare che la ricerca svolta sino a quel momento ha poco valore perché finalizzata a se stessa. Se la conoscenza acquisita ha grandi potenzialità di essere applicata ad altri quesiti clinici e, per qualsiasi motivo, non è messa nelle condizioni di essere trasferita, allora tale ricerca rischia di perdere valore perché non utilizzata in modo corretto. In entrambi i casi, la ricerca traslazionale rischierebbe di non essere finanziata da parte delle agenzie internazionali. Non è un caso che il tipo di ricerca maggiormente finanziato dalle principali agenzie internazionali sia quello basato sulle ipotesi più innovative e i cui risultati siano trasferibili ad altri campi di interesse scientifico e industriale, sebbene ad alto rischio realizzativo.

Il processo di ricerca traslazionale

Il processo di ricerca traslazionale che serve a verificare la realtà osservabile si fonda su dieci regole:

1. La conoscenza della specialità medica cui ci si rivolge attingendo alla formazione specialistica e all'esperienza clinica in sala operatoria e nelle unità di terapia intensiva;
2. La conoscenza del problema clinico cui ci si rivolge e l'identificazione degli scopi specifici dello studio attraverso un attento esame della letteratura scientifica;
3. L'identificazione delle variabili dello studio;
4. La formulazione di un'ipotesi clinicamente rilevante;
5. La progettazione del protocollo sperimentale più accurato;
6. L'identificazione del giusto campione di studio;
7. L'identificazione degli strumenti e delle procedure più affidabili;
8. La raccolta, la registrazione e l'organizzazione dei dati;
9. L'analisi dei dati e l'interpretazione dei risultati;
10. La comunicazione dei risultati al mondo professionale.

Fasi principali di uno studio quantitativo traslazionale

Uno studio quantitativo traslazionale richiede l'osservanza rigorosa da parte del ricercatore delle seguenti fasi:

a) **Fase concettuale**: fase preliminare durante la quale si dovrà definire il problema, elaborare un quesito di ricerca appropriato, riesaminare la letteratura correlata, definire la struttura dove sarà svolto lo studio e le risorse necessarie, e, infine, formulare l'ipotesi di studio. Il quesito di ricerca dovrà contenere il problema/intervento clinico, la popolazione di studio e l'ipotesi/obiettivo. La revisione della letteratura permetterà di escludere se ci sono già studi che rispondono al quesito di ricerca elaborato, se gli studi esistenti sono stati condotti in modo accurato e i risultati sono applicabili al problema clinico oggetto della nuova ricerca. Nel caso in cui non sia possibile escludere alcuno di questi aspetti, lo studio quantitativo si dovrà ritenere terminato.

b) **Fase di disegno e di pianificazione**: fase durante la quale si dovrà selezionare il tipo di studio, elaborare i protocolli sperimentali, identificare la popolazione d'intervento o il modello animale, definire il piano di campionamento, specificare i metodi di misurazione delle variabili, sviluppare metodi di tutela dei diritti umani/animali coinvolgendo comitati etici, riesaminare e portare a termine il piano di ricerca.

c) **Fase empirica**: fase durante la quale si dovranno raccogliere i dati e predisporli per l'analisi statistica, dopo aver selezionato il test statistico più opportuno.
d) **Fase analitica**: fase durante la quale i dati dovranno essere analizzati e interpretati.
e) **Fase divulgativa**: fase durante la quale dovrà essere scritto il manoscritto per comunicare i risultati alla comunità scientifica internazionale attraverso la loro pubblicazione su una rivista scientifica indicizzata di qualità che utilizza il metodo della revisione tra pari (peer reviewed), e presso congressi internazionali, fino a trasferirli alla pratica clinica, qualora definitivi.

Il protocollo sperimentale ideale

Gli esperimenti sono il metodo di scelta quando si vuole rispondere a una domanda o verificare un'ipotesi che coinvolge un rapporto di causalità ovvero l'effetto di una variabile su un'altra. Il protocollo sperimentale ideale è quello che isola la relazione tra la variabile che si pensa sia *la causa e quella* che si crede sia *l'effetto* in modo che solo queste due variabili siano analizzate senza l'interferenza da parte di fattori confondenti. Le variabili su cui fonda la formulazione di un'ipotesi devono essere osservabili, misurabili e analizzabili.

Perché gli esperimenti siano clinicamente rilevanti, la relazione causale deve essere sempre supportata da solide premesse teoriche. Gli esperimenti ben progettati seguono un modello deduttivo in cui la teoria costituisce la premessa maggiore, il protocollo sperimentale rappresenta la premessa minore e l'ipotesi suggerisce una risposta al quesito di ricerca quando le premesse, maggiori e minori, sono vere.

Un'adeguata base teorica, inoltre, è fondamentale per la scelta del gruppo controllo più adatto al tipo di studio e al protocollo sperimentale selezionato. Lo scopo del controllo sperimentale è stabilire condizioni tali per cui l'ipotesi fornisca una spiegazione completa a supporto del risultato. Quando l'ipotesi non è supportata dai risultati, è dichiarata falsa. Al contrario, l'ipotesi è dichiarata vera quando i risultati la confermano. Gli esperimenti ben progettati sono quelli che includono un controllo adeguato e non ammettono pronte spiegazioni alternative al successo o al fallimento dell'ipotesi. Questo accade quando (i) le condizioni sperimentali riproducono al meglio quelle reali, (ii) i trattamenti testati sono specifici, (iii) la popolazione reclutata (umana o animale) rappresenta al meglio la popolazione cui si rivolge lo studio e (iv) le misurazioni effettuate sono accurate e appropriate, ovvero tengono in considerazione le variabili dello studio.

Esistono quattro tipi di variabili che devono essere considerate nel disegno di un protocollo ideale: la *variabile sperimentale*, o indipendente, che è la causa presunta (è quella che viene manipolata negli studi sperimentali), *il criterio*, o la variabile dipendente, che è l'effetto presunto da misurare (è quella che può essere solo osservata e non deve essere mai manipolata), le *variabili covariate* o secondarie, che possono influenzare la relazione tra le variabili indipendenti e dipendenti e, infine, le *variabili di controllo*, che servono per isolare i fattori confondenti.

In un *modello induttivo-deduttivo*, la dimensione del campione dipende dai dati preliminari ottenuti (ad esempio, un trend in assenza di differenze statisticamente significative può richiedere l'aumento di dimensione del campione), dal tipo di statistica utilizzata e dal tipo di disegno sperimentale, osservazionale (in base al fattore tempo e alle caratteristiche della popolazione) o sperimentale (in base ad una stima per la dimensione del campione casuale).

Un protocollo sperimentale, quindi, è il risultato di un insieme di condizioni determinate dal ricercatore sulla base della conoscenza della teoria e degli studi precedenti, selezionati sulla base dell'effetto che l'ipotesi vuole suggerire. I protocolli sperimentali appropriati sono progettati per controllare l'influenza delle variabili non misurate e per consentire la piena espressione di quelle misurate. A tal fine, i gruppi controllo saranno introdotti nel protocollo sperimentale o per escludere la probabilità di un effetto da parte di una variabile non testata o per consentire l'esclusione del suo effetto attraverso l'analisi statistica. La progettazione di un protocollo sperimentale ideale è un approccio rigoroso perché richiede sia un'anticipazione puntuale delle possibili interferenze che la messa in atto di condizioni che ne rendono impeccabile l'esecuzione.

Un protocollo sperimentale ideale prevede la corretta gestione delle variabili, la loro descrizione, la definizione dei gruppi sperimentali e le analisi statistiche. Quasi tutte le analisi degli esperimenti implicano dati misurabili e, quindi, analisi statistiche. È bene ricordare che l'analisi statistica è sia un modo per visualizzare le caratteristiche di un insieme di dati sia un modo per determinare come dobbiamo agire verso una nuova scoperta.

La responsabilità del ricercatore è di scegliere il metodo statistico più appropriato per l'analisi dei dati in suo possesso. Si distingue, quindi, una statistica di tipo *descrittivo*, cioè che descrive e riassume un fenomeno attraverso parametri come la media, la deviazione standard (misura di dispersione) o le percentuali, e una di tipo *inferenziale* che utilizza i dati statistici, anche opportunamente sintetizzati dalla statistica descrittiva, per fare previsioni di tipo probabilistico su situazioni future, o comunque incerte.

L'etica dell'analisi statistica, infine, richiede l'inclusione di una soglia di significatività ($p<0,05$) per rifiutare l'ipotesi nulla (l'affermazione secondo la quale non c'è relazione tra due fenomeni misurati, o associazione tra due gruppi), l'analisi di tutti i dati ottenuti e l'adeguatezza delle conclusioni del test statistico in base alle dimensioni del campione. L'assenza di un risultato statisticamente significativo potrebbe indurre il ricercatore ad avanzare delle speculazioni piuttosto che delle conclusioni. Tuttavia, questo è un errore perché le speculazioni non sono mai il risultato di una sperimentazione.

Approcci di ricerca pre-clinica

La ricerca pre-clinica riguarda ogni attività sperimentale che prevede l'utilizzo di modelli in vitro (colture cellulari), ex vivo (tessuti o organi isolati) o in vivo (animali di piccola o media taglia).

La ricerca pre-clinica mira prima di tutto a indentificare quale potenziale trattamento abbia la maggiore probabilità di successo, ne valuta la sicurezza e costruisce solide basi scientifiche prima di passare alla fase di sviluppo clinico. Inoltre, durante la fase di ricerca preclinica, sono definiti aspetti di proprietà intellettuale riguardanti la nuova scoperta.

Sulla base delle linee guida ARRIVE (Animal Research: Reporting of In Vivo Experiments) dedicate alla ricerca in vivo, ciascun ricercatore, prima di iniziare un protocollo sperimentale, dovrà munirsi di un quaderno sperimentale (cartaceo o elettronico) da compilare e aggiornare quotidianamente, durante l'intera sperimentazione, seguendo quattro regole essenziali:

1) Descrivere in modo dettagliato tutti gli esperimenti svolti, anche quelli che non confermano l'ipotesi dello studio, errori e imprevisti inclusi;
2) Annotare se sono state utilizzate misure per limitare le differenze dovute alla variabilità biologica, come l'assegnazione casuale degli animali o dei pazienti ai gruppi di studio e il lavorare in cieco, e come queste misure sono state eseguite;
3) Annotare com'è stata calcolata la dimensione del campione;
4) Annotare come sono stati analizzati i dati.

Gli studi preclinici possono essere suddivisi in tre fasi: (i) scoperta e sviluppo, (ii) fase esplorativa e (iii) fase di conferma. Ogni fase dovrebbe concentrarsi sui suoi punti di forza specifici, e un'attenta considerazione dovrebbe essere rivolta alla scelta di modelli sperimentali e protocolli adeguati per affrontare una particolare domanda di ricerca (**Tabella 11.1**). Un rigoroso studio pre-clinico confermatorio dovrà avere determinate caratteristiche che lo rendono sovrapponibile a uno studio clinico di fase II e dovrà essere svolto da laboratori che aderiscono a linee guida di buona pratica sperimentale (**Tabella 11.2**).

Sviluppo di nuovo farmaco di sintesi o biologico

Lo sviluppo di un nuovo farmaco di sintesi o biologico di interesse anestesiologico e intensivologico dovrà essere condotto per definire aspetti di farmacodinamica, farmacocinetica e di sicurezza:

a) Studio pre-clinico di farmacodinamica:
   i) tipo primario: determinare in che modo il trattamento candidato causa l'effetto ipotizzato. Tale studio può essere eseguito in vivo e/o in vitro.
   ii) tipo secondario: determinare in che modo il trattamento candidato agisce su altri bersagli molecolari (effetti off-target). Può essere eseguito in vivo e/o in vitro oppure mediante lo studio della letteratura scientifica.
   iii) studio di sicurezza: identificare effetti indesiderati su funzioni fisiologiche vitali (respiratorie, cardiovascolari e del sistema nervoso centrale) entro l'intervallo di

Tabella 11.1 Classificazione delle fasi di uno studio pre-clinico di anestesia e terapia intensiva.

	Fase I	Fase II	Fase III
Scopo	Studio dei meccanismi biologici di base	Studio esplorativo	Studio di conferma
Modelli	• Colture cellulari di un singolo citotipo o co-colture (diversi citotipi) • Zebrafish • Studi di associazione *genome-wide*	Animali di piccola taglia (topi, ratti)	Animali di media taglia (pecore, maiali, primati non umani)
Obiettivo	• Comprendere i meccanismi di base • Identificare nuove proteine, microRNA e vie di segnale intra- o inter-cellulari	• Ricerca generatrice d'ipotesi di studio • Relazione dose-risposta • Relazione tempo-risposta • Relazione tipo cellulare-risposta (adattativa o di danno)	Disegno di uno studio randomizzato, placebo-controllo, in cieco per: • Confermare o rifiutare l'ipotesi • Dimostrare la sicurezza e indicare l'efficacia

dosaggio terapeutico e a dosaggi più alti. Se dovesse essere minimamente tossico, potrebbero essere necessari studi longitudinali nel tempo (detti di follow-up).

b) Studio pre-clinico di farmacocinetica:

Si occupa di indagare l'assorbimento, la distribuzione, il metabolismo e l'escrezione del nuovo composto. Inoltre si occupa di indagare la tossicocinetica ovvero misurare le concentrazioni del composto sperimentale nei singoli organi.

c) Studio pre-clinico di sicurezza:

Per ogni nuovo composto, s'indaga:

i) la tossicità a dose singola e a dose ripetuta in un periodo che va da un minimo di 7 giorni ad un massimo di 12 mesi. Sono condotti inizialmente su roditori (topi o ratti) e poi su specie animali di media taglia (cani, pecore o maiali);

ii) la genotossicità ovvero la possibile interazione del composto con il DNA o i cromosomi che portano all'induzione di mutazioni genetiche e/o a danno cromosomico;

Tabella 11.2 Caratteristiche di un rigoroso studio di conferma eseguito in consorzi multicentrici.

Solida ipotesi nulla, sulla base di	• Studi di fase II • Metanalisi e review sistematiche precliniche
Consorzio multicentrico	• Esperienza e competenza nel campo • Stabilire e ottimizzare i modelli animali • Analisi dei dati indipendente dal nucleo centrale • Riproducibilità convalidata • Protocolli standardizzati
Rigore sperimentale	• Studi multicentrici • Allocazione, prestazioni e rilevamento dei risultati in cieco • Randomizzazione • Adeguata potenza statistica • Definizione a priori della dimensione del campione, dei criteri di esclusione e della gestione dei dati mancanti • Obiettivi e tempi di follow-up paragonabili agli studi clinici di fase II • Protocolli standardizzati e valutazione dei risultati
Report	• Registrazione prospettica dello studio • Condivisione dei protocolli sperimentali • Utilizzare le linee guida ARRIVE

iii) la carcinogenicità ovvero il rischio di generare tumori. Si utilizzano topi wilde type di 2 anni, topi transgenici di 26 settimane oppure si esegue un saggio biologico in ratti di 2 anni.

La sperimentazione animale

La sperimentazione in vivo può essere *di base* oppure *applicata* utilizzando animali di piccola taglia (pesci, topi, ratti, conigli) oppure di media taglia (cani, maiali, pecore e primati non umani). La sperimentazione animale *di base* mira a comprendere le caratteristiche morfo-funzionali dell'animale selezionato e amplia lo spettro delle nostre conoscenze in campo teorico. La sperimentazione animale *applicata* usa l'animale come *modello sperimentale*, vale a dire per comprendere meglio una determinata caratteristica biologica della specie umana, come nel caso della risposta a un insulto (ad esempio, la ventilazione meccanica ad alti volumi correnti, l'inoculo di endotossina batterica, la legatura chirurgica di una coronaria) o a un trattamento sperimentale (ad esempio la somministrazione di esosomi per la cardioprotezione). Benché apparentemente distanti, i due tipi di sperimentazione animale sono complementari. Infatti, la ricerca di base fornisce informazioni utili a una corretta sperimentazione applicata. Sebbene nessun modello animale di patologia umana sia privo di limiti e riproduca fedelmente la complessità della patologia umana in tutti i suoi aspetti, la sperimentazione animale resta propedeutica a quella sull'uomo.

I modelli animali si distinguono in tre tipi:

1) *esplorativi*, quando permettono di esplorare e comprendere meccanismi biologici fondamentali, riconoscendoli come fisiologici o patologici. Ad esempio, un nuovo modello di invecchiamento che permette di identificare geni e vie di segnale che regolano la longevità.
2) *esplicativi*, quando permettono di comprendere un fenomeno biologico complesso. Ad esempio, un modello di danno acuto polmonare per definire la patogenesi dell'ARDS.
3) *predittivi*, quando si vuole scoprire l'impatto di un nuovo trattamento sulla struttura e la funzione di un organo.

Ciascuna tipologia di modelli animali, a sua volta, si distingue in:

a) *modelli animali indotti*: animali nati sani che sviluppano una malattia in modo sperimentale attraverso manipolazioni chirurgiche (ad esempio, legatura chirurgica transitoria della coronaria, legatura e puntura del cieco, trauma cranico), modifiche genetiche (ad esempio, induzione transitoria o costitutiva di geni patologici veicolati da vettori virali) o inoculo di sostanze chimiche (ad esempio, acido oleico, monocrotalina) o biologiche (ad esempio, endotossine);
b) *modelli animali spontanei*: animali che, durante la loro vita, spontaneamente si ammalano di una patologia simile a quella umana a causa di una mutazione (ad esempio, la cardiomiopatia dilatativa nei cani di grossa taglia, l'atimia dei topi nudi, l'iperlipemia ereditaria resistente a farmaci dei conigli Watanabe);
c) *modelli animali transgenici*: animali che nascono affetti da una patologia simile a quella umana a seguito della manipolazione genetica delle cellule germinali o dell'embrione mediante tecniche di ingegneria genetica che inducono la sovraespressione del gene patologico (transgenesi standard), la delezione del gene bersaglio (knock-out), la ridotta espressione del gene bersaglio (knock-down) mediata da piccole sequenze nucleotidiche di RNA naturali (microRNA) o sintetiche (short interfering RNA) e la ridotta funzione del gene bersaglio mediante sostituzione con gene analogo mutato (knock-in).

Nonostante la varietà dei modelli animali, molti trattamenti sperimentali rivelatisi efficaci negli studi pre-clinici hanno fallito negli studi clinici, come nel caso dei trattamenti anti-settici. Una possibile spiegazione è data dalle differenze di specie tra l'animale e l'uomo in:

a) *tempi e dosaggi dei trattamenti*. Ad esempio, i modelli animali sono trattati prima o entro poco tempo dal danno, mentre nell'uomo non sempre è noto l'esordio della malattia da cui dipende il tempo di somministrazione dei farmaci. Inoltre, il decorso della malattia nel modello animale è stabilito dallo sperimentatore ed è limitato nel tempo, ma non nell'uomo. Pertanto, nel modello animale si esclude l'interferenza dei meccanismi di adattamento e cronicizzazione di malattia sull'efficacia di un trattamento.
b) *gravità del danno*. Ad esempio, i roditori, i cani e i gatti sono più resistenti dell'uomo alle endotossine, mentre i primati, i conigli e le pecore sono più simili all'uomo nella risposta infiammatoria. Un aspetto metodologico rile-

vante dato che l'efficacia di alcuni trattamenti, come quelli anti-settici, è maggiore tanto quanto la gravità del danno e il rischio di morte. Pertanto, i risultati degli studi pre-clinici vanno valutati in base alla specie utilizzata e all'età degli animali, che influenza la loro resistenza a un insulto. La maggior parte degli studi pre-clinici, purtroppo, utilizza animali giovani (con un'età media che corrisponde ai 10-17 anni dell'uomo) perché più resistenti alle procedure invasive e meno costosi. Il genere è un altro fattore che influenza la gravità del danno. La maggior parte degli studi utilizza animali di sesso maschile sebbene sia stato evidenziato che i maschi rispondono meglio delle femmine a un trattamento sperimentale, come dimostrato anche dallo studio clinico PROWESS dedicato alla dimostrazione di efficacia della proteina C attivata umana ricombinante. Un'altra variabile covariata sono le co-morbidità. L'approccio riduzionistico induce a utilizzare animali sani, ma nella realtà clinica i pazienti sono affetti da altre patologie che, spesso, sono causa di complicanze letali nonostante il danno oggetto di studio sia stato risolto.

c) *ruolo dei mediatori*. La cinetica delle citochine è diversa tra le specie. Sebbene il picco del TNF-alpha sia raggiunto in 1-2 ore nei roditori e nell'uomo, esso si normalizza più tardi solo nell'uomo.

Le discrepanze, inoltre, si verificano perché molti esperimenti su animali sono mal progettati, condotti e analizzati, anche a causa della poca esperienza dei ricercatori nella sperimentazione animale. Alcuni anestetici, analgesici e antibiotici, ad esempio, possono interferire sulla funzione di alcuni organi vitali dell'animale, come il cuore, pur essendo innocui nell'uomo. Pertanto, è fondamentale che gli esperimenti siano svolti da personale esperto adottando protocolli standardizzati in ogni modello animale per quanto riguarda gli interventi farmacologici, la durata dell'esperimento, il monitoraggio emodinamico, respiratorio e del dolore, il tipo e i volumi dei fluidi somministrati e la fase del giorno entro cui si esegue l'esperimento (**Tabella 11.2**). Alcuni strumenti per migliorare la riproducibilità degli studi animali sono: i) l'analisi critica e sistematica della letteratura scientifica sperimentale, che utilizza modelli animali di specie diversa, ii) lo studio comparativo, al momento della selezione del modello animale, tra la fisiopatologia umana e quella dell'animale in risposta allo stesso insulto, iii) la realizzazione di metanalisi metodologicamente adeguate degli studi pre-clinici in vivo e, infine, iv) il rispetto scrupoloso della vigente regolamentazione sull'uso degli animali da laboratorio, fondata sul principio delle 3R, ideato dai due accademici britannici William Russell e Rex Burch. Il principio delle 3R, come descritto nella direttiva europea 1986/609/CEE e nel decreto legislativo italiano n.116 del 27 gennaio 1992, consiste in: 1) **R**impiazzare: indagare a fondo sulla possibilità di sostituire il modello animale selezionato con metodologie alternative (come volontari umani, modelli tridimensionali, sistemi di realtà virtuale e modelli matematici) (rimpiazzo completo), oppure con una specie animale caratterizzata da un sistema nervoso relativamente meno complesso di quella originariamente scelta (rimpiazzo parziale) (ad esempio, utilizzare un topo al posto di un maiale). In ogni caso, l'utilizzo o meno di un modello alternativo all'uso di un animale non dovrebbe far perdere di vista la scientificità dell'esperimento proposto originariamente e il suo specifico fine. Inoltre, aiuterebbe a progettare meglio il protocollo sperimentale sulla base esclusiva degli obiettivi specifici, limitando fattori confondenti dovuti all'invasività delle procedure e alla gestione dell'animale. 2) **R**idurre: determinare il numero minimo di animali da utilizzare in un determinato protocollo sperimentale per ottenere, comunque, una quantità di dati numericamente rilevante. Ciò è possibile mediante l'esecuzione di uno *studio pilota* con cui si determinano quantitativamente gli effetti di un certo trattamento, la facilità con la quale tali effetti possono essere identificati e le variabili covariate, estranee all'esperimento stesso, che possono influenzare i risultati ottenuti. Tali informazioni possono essere utilizzate per calcolare con precisione la dimensione del campione necessaria all'ottenimento di risultati statisticamente significativi per quel dato protocollo sperimentale. Nello studio pilota è di fondamentale importanza un uso corretto della statistica e un accurato disegno sperimentale basato su protocolli standard riconosciuti a livello internazionale. Il processo di riduzione si distingue in: i) *intrasperimentale*, cioè quella che riguarda il numero di animali all'interno di ogni singolo esperimento. L'entità della riduzione dipende dal quesito scientifico iniziale e si può applicare migliorando il disegno statistico, eseguendo studi pilota o, mediante un'analisi retrospettiva degli studi precedenti, calcolando il numero di animali strettamente necessario; ii) *sovrasperimentale*, cioè quella che si attua cambiando il modo di fare ricerca, come ad esempio, la possibilità di utilizzare gli animali come controlli di se stessi, così eliminando il gruppo controllo; oppure, scambiarsi informazioni con altri gruppi di ricerca che stanno conducendo la stessa sperimentazione con lo stesso protocollo sperimentale, così ciascuno lavora su piccoli gruppi di animali (studio multicentrico); oppure, avvalersi di comitati etici che monitorano la sperimentazione interrompendo il reclutamento degli animali in ciascun gruppo di ricerca in base ad aspetti etici; iii) *extrasperimentale*, cioè quella che si ottiene a seguito di un'evoluzione in itinere della tecnologia sperimentale ad alta sensibilità.

3) **R**ifinire: ridurre, a un minimo assoluto, il disagio imposto agli animali usati nella sperimentazione migliorando le procedure sperimentali, prediligendo approcci non-invasivi oppure minimamente invasivi somministrando, quando necessario, farmaci anestetici, analgesici e antibiotici, e ottimizzando le condizioni di vita degli animali sperimentali durante il loro trasporto e la loro stabulazione, ricorrendo a strategie di arricchimento ambientale e metodi telemetrici a distanza per rilevare parametri fisiologici in animali svegli e liberi di muoversi. Il mantenimento del benessere animale è la premessa più importante per una corretta esecuzione di un protocollo sperimentale perché riduce la variabilità biologica e permette di giungere a risultati statisticamente rilevanti in tempi brevi.

Approcci di ricerca clinica

Gli studi di ricerca clinica sono generalmente distinti in retrospettivi e prospettici. Gli studi *retrospettivi* utilizzano i dati già esistenti sui pazienti oggetto dello studio, estrapolati dai registri clinici, cartacei o informatici. Le analisi sono condotte su un ampio campione di dati riguardanti eventi clinici passati, su campioni biologici (liquidi biologici o biopsie di tessuti) raccolti nel tempo e adeguatamente conservati in biobanche, oppure, quando possibile, intervistando gli stessi pazienti e i medici che li hanno assistiti per raccogliere nuove informazioni sul periodo di ospedalizzazione. All'inizio dello studio, l'evento "esposizione" e quello clinico "finale" sono già avvenuti. Il campione di uno studio retrospettivo di adeguata potenza statistica include dati provenienti da decine di migliaia fino a milioni di pazienti. Sebbene i grandi numeri limitino di per sé gli errori, non impediscono distorsioni e confusioni nella loro interpretazione, e, talora, possono rendere difficile l'identificazione di risultati distorti. Dati provenienti da grandi popolazioni, tuttavia, supportano in modo più efficace l'applicazione di formule statistiche per controllare variabili covariate note, più di quanto sia possibile con i dati provenienti da popolazioni di piccole dimensioni. Sebbene gli studi retrospettivi forniscano una buona stima della relazione trattamento/effetto, essi tendono a sottovalutare i danni associati al trattamento, come quello perioperatorio o intensivo.

Gli studi *prospettici*, invece, rispondono a un quesito clinico raccogliendo nuovi dati, in base a selezionati criteri di inclusione ed esclusione allo studio, da pazienti già ricoverati o che saranno reclutati in futuro. All'inizio dello studio, l'evento clinico "finale" non è ancora avvenuto, mentre l'evento "esposizione" è già avvenuto o sta per avvenire. Uno studio prospettico richiede il disegno di un protocollo sperimentale standardizzato e l'accesso a strutture e risorse per il conseguimento degli obiettivi specifici. Gli studi prospettici si distinguono in *osservazionali* (non interventistici) e *sperimentali* (interventistici), quando prevedono la manipolazione del paziente con specifici trattamenti. Uno studio osservazionale, ad esempio, studia la relazione tra le concentrazioni di potenziali biomarcatori circolanti associati a un evento clinico acuto e la prognosi, oppure la relazione tra i livelli di dolore post-operatorio percepito dal paziente e i giorni trascorsi dopo un intervento chirurgico di varia invasività, così da valutare, in entrambi i casi, differenze statisticamente rilevanti. Al contrario, uno studio sperimentale analizzerà la relazione dose/effetto dopo somministrazione di un nuovo farmaco anestetico o di nuovo farmaco cardioprotettivo perioperatorio in pazienti selezionati, oppure validerà l'efficacia di un nuovo dispositivo impiantabile di monitoraggio intensivo di parametri vitali. È buona regola considerare gli studi osservazionali come studi esplorativi che aiuteranno a supportare studi sperimentali successivi.

Gli studi clinici possono anche essere distinti in base al tempo di osservazione in: trasversali, caso-controllo, caso-coorte e coorte.

Studi trasversali

Gli studi trasversali sono studi descrittivi che valutano nello stesso periodo l'esposizione al fattore causale e l'esito. Gli studi trasversali, quindi, rispondono a una domanda riferita al presente senza considerare eventi futuri o passati. Ad esempio, la fibrillazione atriale è più comune tra gli ipertesi rispetto ai non ipertesi? Oppure, il reflusso è meno comune tra i pazienti che assumono antiacidi? Gli studi trasversali, sebbene siano utili per la valutazione della prevalenza di un evento clinico, non sono efficaci nel determinare i cambiamenti cui è esposto il paziente nel tempo e quindi forniscono poche informazioni utili per distinguere il nesso causale tra il fenomeno clinico osservato e l'esposizione nel tempo a nuovi fattori causali. Un grande limite degli studi trasversali, inoltre, è quello di non includere nella popolazione campione importanti gruppi di pazienti, come quelli che muoiono rapidamente. Questi limiti giustificano lo scarso utilizzo degli studi trasversali in anestesia e terapia intensiva.

Studi caso-controllo

Gli studi caso-controllo, invece, rispondono alla domanda se i pazienti che si ammalano di una particolare malattia, o la cui patologia è progredita nel tempo, sono stati esposti a specifici fattori di rischio o a condizioni cliniche diverse rispetto ai pazienti che, a parità di condizioni, non si sono ammalati o il cui quadro clinico è rimasto stabile, o è addirittura migliorato nel tempo. Ad esempio, i pazienti chirurgici che sviluppano reazioni anafilattiche hanno maggiori probabilità di essere stati esposti al lattice. Oppure, i pazienti che presentano crisi intraoperatorie d'ipertermia maligna hanno maggiori probabilità di avere una storia d'ictus? Gli studi caso-controllo sono anche il miglior disegno sperimentale per studiare eventi clinici rari, come l'imprevista re-intubazione durante il periodo postoperatorio. Perché gli studi caso-controllo siano validi, il *gruppo-casi* e il *gruppo-controlli* devono essere selezionati secondo criteri più stringenti oppure costituiti da un numero elevato di pazienti in modo da ridurre la probabilità di due errori: il *falso positivo*, ovvero l'attribuzione al trattamento di un'efficacia che in realtà non ha (per convenzione si accetta che il caso non abbia più di 1 o 5 probabilità su 100 di determinare un risultato falso positivo: p=0,01 oppure p=0,05) e il *falso negativo,* cioè il mancato riconoscimento dell'efficacia che ha il trattamento, ma che lo studio non documenta (per convenzione si accetta che il caso abbia non più di 10 o 20 probabilità su 100 di non far emergere un vantaggio relativo al trattamento falso negativo. In questo caso si dice che lo studio ha una potenza rispettivamente del 90 o dell'80%). Tuttavia, sebbene si conducano selezioni accurate dei gruppi e si tenda ad una potenza dello studio superiore all'80%, i pazienti o i loro familiari, quando intervistati, potrebbero non ricordare alcuni dati importanti che aiutano nella valutazione corretta dei risultati. Questo è un limite maggiormente evidente nel *gruppo-controlli*, dove l'assenza di sintomi, le esperienze recenti di tipo diagnostico o l'emotività non aiutano a ricordare. Per ovviare a questo limite, è possibile condurre *studi caso-controllo entro coorti* ben definite d'individui e quindi garantire che i casi e i controlli facciano parte della stessa popolazione. A tal riguardo, un aiuto importante proviene dai sistemi di sorveglianza e dai registri regionali/nazionali di malattie che annotano a livello centrale tutti i casi verificatisi all'interno di una definita area geografica consentendo ai ricercatori di condurre studi "basati sulla popolazione" con casi tratti dal registro e controlli tratti dalla popolazione generale nella stessa area geografica.

Gli studi *caso-coorte* e *caso-controllo all'interno di una coorte* richiedono protocolli ibridi che combinano elementi di selezione della coorte convenzionale e metodi di ricerca caso-controllo. In ciascuno di questi, la coorte definisce il contesto all'interno del quale uno studio caso-controllo è condotto.

Negli studi *caso-coorte*, i casi che si registrano nel corso dello studio di coorte vengono confrontati con quelli che si verificano in un campione casuale dei membri della stessa coorte, che sono selezionati prima che si sviluppi la malattia. Negli studi *caso-controllo all'interno di una coorte*, i controlli sono associati individualmente a ciascun caso per selezione casuale nella coorte studiata e questi non si ammalano durante il tempo di studio del caso. Pertanto, i tempi di osservazione e di raccolta dei dati devono essere gli stessi per i casi e i controlli. Gli studi *caso-coorte* e *caso-controllo all'interno di una coorte* sono più accurati dello studio caso-controllo convenzionale o degli studi retrospettivi di coorte. Tuttavia, essi richiedono la continua sorveglianza della coorte per identificare i nuovi casi e i nuovi controlli, e quindi richiedono più tempo oltre ad essere più costosi nella loro gestione.

Studi di coorte

Negli studi convenzionali di *coorte*, i ricercatori guardano avanti nel tempo, dall'esposizione a fattori (genetici, ambientali o iatrogeni) che causano l'evento clinico (complicanze, progressione della malattia, morte) al risultato finale dello studio, confrontando la frequenza e la gravità degli esiti in gruppi diversi di pazienti selezionati in base al tipo o al grado di esposizione. Ad esempio, le persone con basse concentrazioni di emoglobina sviluppano più spesso gravi complicanze postoperatorie? Per rispondere a questa domanda non è detto che la raccolta dei dati debba provenire necessariamente da uno studio prospettico. Ad esempio, si può condurre uno *studio di coorte di tipo retrospettivo* attingendo ai registri dei pazienti e guardando avanti dall'esposizione all'insulto fino agli eventi clinici annotati sul registro. In questo caso, i gruppi di studio sono sottoinsiemi di un'unica coorte.

A volte, però, il disegno dello studio di coorte può sembrare meno ovvio. Ad esempio, si consideri uno studio in cui si vuole confrontare la scelta dell'anestetico in pazienti con e senza fibromialgia. Lo studio potrebbe sembrare un caso-controllo perché sono selezionati i pazienti con e senza malattia. In questo caso, però, la fibromialgia è il fattore di esposizione, mentre l'anestetico scelto è il risultato finale. Si tratta, quindi, di uno studio di coorte.

Infine, occorre fare alcune considerazioni generali. Un vantaggio degli studi prospettici è quello di consentire ai ricercatori di pianificare e gestire la raccolta in itinere dei dati, che di solito migliora la loro qualità. Gli studi prospettici, inoltre, consentono ai ricercatori di rispondere a domande in modo più diretto di quanto è generalmente possibile nella ricerca retrospettiva. Gli svantaggi degli studi prospettici, invece, sono rappresentati da costi di ricerca più elevati e dai tempi di attesa più lunghi per giungere a dei risultati accurati.

Gli studi basati sul confronto di trattamenti diversi possono essere di tipo osservazionale, poiché il ricercatore semplicemente osserva e descrive la pratica clinica corrente. Gli studi sperimentali, invece, sono generalmente meno inclini a falsi positivi rispetto agli studi osservazionali. Gli studi prospettici di coorte diventano veri esperimenti quando i ricercatori gestiscono la scelta e l'uso dei trattamenti. Quando i trattamenti sono assegnati ai pazienti in modo casuale (cioè sono "randomizzati"), si realizza uno speciale tipo di studio di coorte chiamato *studio clinico randomizzato*. La randomizzazione è spesso adottata in concomitanza con l'occultamento degli incarichi di trattamento ai partecipanti allo studio e ad alcuni ricercatori, un processo noto come *allocazione in cieco*. Gli studi clinici randomizzati in cieco forniscono la prova più chiara degli effetti di un trattamento, ma sono più difficili da gestire e, a volte, possono indurre all'errore o alla frode. Per ovviare a questi problemi metodologici, sono scelti altri approcci come gli schemi alternati d'intervento.

Conclusioni

I limiti metodologici non devono allontanare il medico ricercatore dalla dimostrazione di un'ipotesi innovativa se questa è ben supportata dalla teoria, bensì lo devono indurre a collaborare con ricercatori più esperti e afferenti a discipline diverse dalla propria per superare le barriere tecniche e concettuali. In effetti, ogni attività di ricerca, di tipo pre-clinico o clinico, ha delle limitazioni, e ogni ricercatore dovrebbe possedere le conoscenze per riconoscere i punti di forza e di debolezza dei vari disegni sperimentali, prima di riprodurli in un nuovo esperimento. Con ciò non si vuole affermare che la pratica sperimentale in anestesia e terapia intensiva sia poco fattibile perché si rivolge a scenari molto complessi, bensì che la progettazione di un protocollo sperimentale e la scelta dei metodi possono influenzare i risultati dello studio fino a compromettere la loro affidabilità a essere la migliore premessa per un loro uso clinico.

Da qui, è necessario che i medici in formazione in Anestesia e Terapia Intensiva posseggano tutte le conoscenze teorico-pratiche, di tipo metodologico e tecnico, necessarie per migliorare gli studi precedenti e per generare nuove ipotesi, le quali dovranno essere dimostrate prima in laboratorio e poi confermate al letto del paziente. Gli anestesisti e gli intensivisti del futuro, quindi, dovranno essere dei medici *traslatori*, abili nel comunicare con i biologi, i fisiologi, i genetisti, i fisici, i chimici, i bioingegneri, i medici veterinari, gli statistici e i bioinformatici, profondi conoscitori tanto delle tecniche di sala operatoria e terapia intensiva quanto dei modelli sperimentali e analitici.

Letture consigliate

Laajala TD, Jumppanen M, Huhtaniemi R, et al: Optimized design and analysis of preclinical intervention studies in vivo. Sci Rep. 2016; 6:30723.

Fergusson DA, Avey MT, Barron CC, et al: Canadian Perioperative Anesthesia Clinical Trials Group. Reporting preclinical anesthesia study (REPEAT): Evaluating the quality of reporting in the preclinical anesthesiology literature. PLoS One. 2019; 14(5):e0215221.

Kilkenny C, Browne WJ, Cuthill IC, et al: Improving bioscience research reporting: the ARRIVE guidelines for reporting animal research. PLoS Biol. 2010; 8(6):e1000412.

Dyson A, Singer M: Animal models of sepsis: why does preclinical efficacy fail to translate to the clinical setting? Crit Care Med. 2009; 37(1 Suppl):S30-7.

Chilkoti G, Sharma CS, Kochhar A, et al: An overview of clinical research for anesthesiologists. J Anaesthesiol Clin Pharmacol. 2010; 26(4):446-50.

SIMULAZIONE IN ANESTESIA E TERAPIA INTENSIVA

12

Francesco Barbani, Maria Cristina Ferraro

La Crisi in Anestesia e Rianimazione

"Ore di noia, attimi di terrore" è un detto, una sorta di mantra, che risulta pressoché riconosciuto all'unanimità da ogni anestesista nel momento in cui vuol descrivere il proprio lavoro quotidiano; con un parallelismo che ricorre in molti altri aspetti, come anche nel mondo dell'aviazione o del controllo sicurezza di molti altri ambiti tecnologici. Se con l'espressione "ore di noia" vogliamo riferirci, in modo sommario e discutibile, al tempo in cui la nostra attività professionale si svolge al di fuori del contesto dell'emergenza, con "attimi di terrore" vogliamo identificare tutti i momenti di "crisi" che possono verificarsi durante la nostra pratica quotidiana, come anestesisti o come medici di terapia intensiva. Se una crisi ha una presentazione improvvisa ed uno sviluppo molto rapido è pur vero che, in retrospettiva, è spesso possibile identificare una progressiva evoluzione, a partire da un sottostante fattore scatenante.

Che cos'è una crisi, tuttavia? Essa è un problema o un momento di grande pericolo la cui evoluzione può portare a conseguenze negative; per definizione, una crisi richiede una risposta rapida e pronta per modificarne l'evoluzione e prevenire il danno per il paziente poiché è poco verosimile che possa risolversi autonomamente. La gestione di una crisi, tuttavia, richiede l'applicazione in tempi ristretti di azioni, manovre e farmaci, spesso con l'intervento di un team di operatori da cui ci si aspetta un lavoro coordinato e condiviso, volto all'individuazione e la risoluzione del problema. All'operatore che si troverà a gestire la squadra in sala operatoria o terapia intensiva, ruolo ricoperto spesso dall'anestesista, verrà richiesto di saper creare ordine dal caos, acquisire il comando del team, sapere cosa fare in quale momento, come assicurarsi che il lavoro necessario venga svolto correttamente dai singoli operatori: è evidente che queste competenze richieste vanno ben oltre le conoscenze "tradizionali" della fisiopatologia, della tecnologia e della farmacologia.

Caratteristiche come dinamismo, rapidità e prontezza, complessità, incertezza e rischio sono parte del lavoro in anestesia durante questi "attimi di terrore" ma non sono esclusivi dell'area medica. Parallelismi possono essere condotti fino a ritrovare tali aspetti anche nel mondo dell'aviazione civile e militare, nella navigazione, in certi processi chimici industriali fino alle grandi centrali di produzione di energia elettrica. Ed è infatti nel mondo dell'aviazione che gli psicologi comportamentisti e gli ingegneri del fattore umano hanno trovato ampio spazio di studio, fino ad individuare strumenti e strategie di prevenzione del rischio e gestione dell'emergenza che sono state successivamente adottate anche nel mondo dell'anestesia. Stiamo parlando di:

1. utilizzo di checklists scritte per la prevenzione delle crisi (il miglior modo per risolvere una crisi è riuscire a prevenirla);
2. utilizzo di procedure stabilite e condivise in risposta alle crisi;
3. addestramento tecnico e non tecnico, incluso l'aggiornamento periodico, attraverso svariate modalità di simulazione.

La formazione con l'ausilio della simulazione ad alta fedeltà

La *simulazione ad alta fedeltà* riproduce situazioni reali sia in termini di casi clinici che di impatto emotivo dell'evento.

In accordo con la teoria dell'apprendimento descritta da David A. Kolb nel 1984, un laboratorio di simulazione ad alta fedeltà, inserito in un ottimale programma di addestramento, permette ai discenti di condurre scenari con un sufficiente grado di realismo, capace di evocare concentrazione ed immersione nel caso da affrontare, preservando la sicurezza psicologica dei discenti e la sicurezza del paziente *(fase 1: esperienza concreta);* la registrazione della condotta con telecamere e microfoni, nella successiva fase di debriefing, permette la messa in evidenza dei punti forza della condotta e di poter riflettere sugli aspetti da migliorare *(fase 2: osservazione riflessiva)*, così da elaborare un nuovo possibile schema di comportamento da utilizzare in futuro in un caso simile *(fase 3: concettualizzazione astratta);* infine, vi è la possibilità di condurre una nuova esperienza simulata *(fase 4: sperimentazione attiva).*

Tipicamente, l'attività di simulazione condotta nel SimLab viene proiettata in diretta in un ambiente adiacente e separato, per permettere ad altri discenti l'osservazione in diretta dello svolgimento dello scenario; sarà prezioso, durante il debriefing successivo, il loro contributo in termini di discussione tra pari, per facilitare la riflessione e l'apprendimento di tutto il gruppo. Inoltre, attraverso l'azione dei neuroni specchio (quei neuroni motori che consentono al sistema nervoso centrale di correlare le azioni osservate a quelli propri e di riconoscerne il significato), i discenti che osservano la conduzione di uno scenario hanno comunque una solida possibilità di apprendimento: attraverso l'imitazione, è possibile convertire l'osservazione di una specifica procedura o dell'applicazione di un algoritmo in un programma psicomotorio o comportamentale da attuare in situazioni simili.

In Anestesia e Terapia Intensiva la simulazione, eseguita con modalità differenti di volta in volta, si applica in tre possibili ambiti:

1. *addestramento tecnico e non tecnico* alla gestione di situazioni di crisi, sul singolo operatore, su un gruppo ristretto o su larga scala: ad esempio formazione su manichino all'esecuzione di manovre invasive o all'applicazione di algoritmi di rianimazione cardiopolmonare avanzata o, ancora, gestione di una maxi-emergenza;
2. *valutazione certificativa di competenze* specifiche dei singoli operatori o dei gruppi: certificazione di competenza alla pratica clinica in anestesia e rianimazione, già utilizzata in alcuni Paesi; certificazione periodica di una specifica competenza, esempio in rianimazione neonatale;
3. *valutazione di processi o percorsi*: ottimizzare l'ergonomia operativa di una procedura di lavoro multidisciplinare, con lo scopo di facilitare il lavoro dei professionisti ed individuare possibili fonti di errore latente *(Human Factor Engineering).*

Il ruolo della simulazione in area medica è evidentemente connesso con la *sicurezza del paziente* ossia con la *gestione del rischio clinico.* Ognuno di noi è responsabile del fornire la cura migliore al proprio paziente ed il proprio percorso di crescita e di formazione si prefigge questo scopo. Comprendere la complessità della medicina, della fisiologia e della tecnologia è fondamentale, al fine di migliorare le capacità diagnostiche e le procedure tecniche. Tuttavia, in un ambiente in cui il fattore umano è fondamentale, la sola conoscenza delle nozioni tecniche non basta a saper essere un anestesista all'altezza delle possibili situazioni; il mondo reale in cui ci troviamo a lavorare renderà infatti più difficile applicare la scienza che conosciamo alla cura dei pazienti. L'esperienza degli anni di esercizio della professione e le conoscenze acquisite sui libri, da sole, non potranno bastare a fornire la capacità di gestire certe situazioni di crisi e, d'altro canto, non potremo permetterci una finestra di rischio dovuta allo scarso addestramento alla "vita reale".

La simulazione deve perciò essere intesa come uno strumento formativo da affiancarsi in modo coordinato ed armonioso alla didattica 'tradizionale': attraverso la pratica di *scenari simulati* il discente ha la possibilità di esercitarsi nella gestione di una crisi, con un sufficiente grado di realismo, senza alcun rischio per la sicurezza del paziente o la qualità di cura. La simulazione stessa può essere utilizzata, come già descritto sopra, per valutare la capacità di eseguire procedure o gestire situazioni ad un livello superiore rispetto a metodi basati su esame orale o scritto.

A tal proposito, possiamo infatti riconoscere che il percorso di formazione di un professionista sanitario, come il cammino previsto da un medico in formazione specialistica, può essere valutato in tre modalità:

1. *valutazione basata sulle conoscenze:* esame periodico, scritto e/o orale;
2. *valutazione su conoscenze e capacità tecniche*: attraverso un numero minimo di procedure documentate, ad esempio con un logbook;
3. *valutazione della competenza*, sull'ambiente di lavoro od in un laboratorio di simulazione,

attraverso la conduzione di uno scenario standardizzato.

In letteratura, il ruolo della simulazione è riconosciuto come supporto all'insegnamento delle capacità tecniche e non tecniche.

Per *capacità tecniche* intendiamo tutte le nozioni teoriche e culturali necessarie per lo svolgimento della professione e le abilità nel compiere le procedure specifiche della disciplina di competenza; rientrano invece nel gruppo delle *Non-Technical Skills (NTS)* la capacità di lavorare in un team, gestire un team e saper esercitare la leadership, essere in grado di svolgere e pianificare in ordine di priorità i compiti e le azioni, saper leggere la situazione e prendere decisioni.

Nell'evoluzione della formazione con l'ausilio della simulazione, la tecnologia svolge un ruolo fondamentale; è molto semplice immaginare che talune situazioni, per essere simulate con sufficiente quantità di realismo, richiedono strumenti necessariamente controllati dall'elettronica e da schede computerizzate. Basti pensare, a titolo di esempio, a manichini in grado di riconoscere i volumi di fluidi somministrati, le intensità di stimolo di un pacemaker transcutaneo o l'evocazione di un riflesso pupillare fotomotore. È possibile perciò presumere che tecnologie come la realtà aumentata o strumenti in grado di fornire feedback aptici saranno in grado di aumentare ulteriormente il livello di realismo della simulazione e, auspicabilmente, aumentare in modo direttamente proporzionale le occasioni formative dei discenti.

La simulazione in Anestesia e Rianimazione e l'outcome clinico

Per comprendere quanto l'addestramento con ausilio della simulazione è in grado di migliorare la sicurezza dei nostri pazienti è necessario fare un discorso più ampio circa l'analisi complessiva di un percorso formativo. Esso può essere valutato utilizzando i consueti livelli di giudizio di un qualsiasi metodo didattico, i *quattro livelli di Kirkpatrick*, teorizzati già negli anni '50 e di seguito sintetizzati.

- *Il primo livello* rappresenta il gradimento del percorso formativo, espresso dai discenti stessi: è esso raccolto con il consueto questionario di feedback consegnato frequentemente al termine dei corsi, necessario per migliorare qualsiasi aspetto, dalla logistica ai contenuti e all'organizzazione di un qualsiasi evento didattico.
- *Il secondo livello* valuta l'apprendimento conseguente al percorso seguito: normalmente acquisito attraverso valutazione pre e post corso, tale valutazione viene generalmente eseguita da un soggetto diverso dal discente stesso e quindi è presumibilmente oggettiva.
- *Il terzo livello* osserva il cambiamento del comportamento nella vita reale: in quale quota le nozioni apprese durante l'evento formativo vengono effettivamente trasferite sulla realtà lavorativa quotidiana con un effettivo cambiamento della condotta lavorativa.
- *Il quarto livello* indaga il cambiamento dell'outcome prefisso: quanto è cambiato negli outcome clinici, in seguito all'applicazione dell'evento formativo.

Facendo un esempio: la Scuola di Specializzazione programma un corso per la gestione ed il posizionamento di accessi venosi centrali. Al primo livello si valuta quanto il corso è stato gradito dai medici che vi hanno partecipato; per il secondo livello potremo fare la comparazione tra un pre-test ed un post test per valutare l'acquisizione di nuove conoscenze. Nei mesi successivi al corso, come follow-up, andremo a valutare quanti medici eseguiranno un posizionamento di una linea venosa centrale seguendo le nozioni acquisite (terzo livello) e, infine, valuteremo il tasso di complicanze intraprocedurali sui pazienti (ad esempio pneumotorace o puntura arteriosa).

Dalle esperienze riportate in letteratura, è dimostrata l'efficacia della formazione con simulazione, fino al quarto livello di Kirkpatrick, nel ridurre le infezioni e le complicanze da posizionamento di catetere venoso centrale, migliorare la capacità di puntura lombare, nel migliorare la capacità di intubazione orotracheale e la gestione delle vie aeree e nell'utilizzo dell'ecografia nell'anestesia locoregionale.

F. Barra e coll. dell'Università del Piemonte Orientale, hanno recentemente pubblicato uno studio condotto sui medici in formazione specialistica in Anestesia, Rianimazione, Terapia Intensiva e del Dolore al primo anno di corso. Gli autori dello studio hanno proposto un programma formativo teorico e pratico (in simulazione), chiamato "Mese di induzione per specializzandi in anestesia" ai medici specialisti nel primo mese di Scuola di Specializzazione, con lo scopo di fornire le conoscenze teoriche e le capacità tecniche per affrontare al meglio l'ingresso in sala operatoria come specializzandi junior. Al fine di poter chiarire l'entità dell'impatto del programma formativo è stata condotta una valutazione pre-corso ed immediatamente post-corso nelle tre aree dell'apprendimento, ossia cognitiva, tecnica e comportamentale.

I giovani specializzandi sono stati sottoposti ad un percorso di 18 giorni lavorativi, articolato in lezioni frontali, workshops, simulazioni a media ed alta fedeltà e su skill-trainers; gli argomenti trattati erano compresi in cinque macro-aree come valutazione pre-operatoria, preparazione ed esecuzione di un'anestesia generale, gestione delle vie aeree, di eventi cardiaci maggiori, complicanze peri-operatorie e trattamento del dolore acuto.

Al termine del programma formativo, si è dimostrato un miglioramento statisticamente significativo sulle tre aree dell'apprendimento, in termini di conoscenze culturali, capacità tecniche e comportamentali (ossia capacità non-tecniche), valutati con tre sistemi di scoring presenti in letteratura e validati precedentemente. Questi dati suggeriscono le positive potenzialità dell'applicazione della metodica di simulazione come strumento formativo fin dai primi passi compiuti nel percorso di specializzazione di un giovane medico.

A conferma del dato, numerose pubblicazioni e società scientifiche riconoscono il ruolo dell'addestramento per mezzo della simulazione nel contesto della formazione specialistica in molti ambiti, come quello dell'anestesia, della terapia intensiva ma anche in pediatria, ostetricia e chirurgia, gestione del trauma; già dal 2004 l'American College of Critical Care Medicine raccomanda l'uso della simulazione per migliorare le competenze degli specializzandi in terapia intensiva e per ridurre la possibilità di errori.

In terapia intensiva il ruolo del training con l'utilizzo della simulazione è altrettanto importante e riconosciuto. Per l'intensivista infatti alcune capacità tecniche sono molto più che importanti in quanto la vita del paziente può dipendere, in certi momenti, dalla abilità ad eseguire certe procedure. Nella gestione delle vie aeree, ad esempio, la curva di apprendimento per ottenere un tasso di successo del 90% di intubazioni a buon fine, richiede l'accumulo di 30-74 casi, e non sempre tale casistica personale è ottenuta solo con l'esperienza sul campo, in ambienti intensivi non a gestione anestesiologica.

L'attuale tecnologia mette a disposizione svariati strumenti di simulazione, a seconda degli obiettivi di apprendimento che dobbiamo perseguire.

Se ad esempio vogliamo esercitarci su una procedura singola, di nuovo, come l'intubazione orotracheale o l'accesso tracheale rapido (in caso di scenario CICO – cannot intubate cannot oxygenate), avremo bisogno di uno strumento che riproduca in modo fedele l'anatomia umana adulta e/o pediatrica, possibilmente anche con una buona rappresentazione della consistenza dei tessuti od una modalità di feedback aptico. L'esercitazione di una procedura su simulatore è particolarmente utile per apprendere i passaggi tecnici prima di poterla eseguire nel mondo reale; diventa fondamentale laddove la procedura, se eseguita in modo incorretto, potrebbe essere addirittura dannosa per il paziente. Tali esercitazioni sono ancora più utili per il mantenimento e l'esercitazione periodico di tecniche di rara esecuzione ma dalla cui corretta esecuzione può dipendere la vita di un paziente come, ad esempio, l'accesso tracheale rapido in uno scenario CICO.

Tuttavia, è pur vero che i nostri pazienti richiedono una certa procedura in un determinato contesto. La *simulazione ad alta fedeltà* permette quindi di utilizzare un manichino capace di riprodurre più aspetti a livello elevato di realismo: lo strumento può essere connesso ad un normale monitor paziente per controllare i parametri vitali, riproduce correttamente l'anatomia umana, può essere cavia per numerose manovre e procedure. Al tempo stesso tale manichino può essere 'immerso' in una stanza che riproduce fedelmente l'ambiente di lavoro o, addirittura, può essere temporaneamente posizionato in una vera sala operatoria o in un box di terapia intensiva, configurando la cosiddetta *simulazione "in situ"*. Con la modalità ad alta fedeltà i discenti possono esercitarsi ad eseguire una procedura immersa nel contesto: significa approcciarsi ad esempio alla gestione di una intubazione orotracheale di un paziente in grave insufficienza respiratoria, riproducendo scenari reali con desaturazione ed allarme della saturimetria periferica o visualizzazione di vere bradiaritmie al monitor.

Al tempo stesso, la simulazione ad alta fedeltà è un prezioso ausilio per formare i discenti non soltanto nell'esecuzione di alcune procedure o nel percorrere e affrontare specifici algoritmi, ma anche nell'affinare le capacità diagnostiche di taluni quadri patologici rari che possono presentarsi come situazioni di emergenza che devono essere risolte rapidamente. Ad esempio, se ci trovassimo davanti ad una situazione di tachicardia ed ipotensione penseremmo subito ad un possibile quadro di ipovolemia, essendo questa probabilmente la situazione con cui ci siamo confrontati con maggior frequenza nella nostra esperienza che abbiamo già affrontato in precedenza. La simulazione aiuta quindi i discenti ad evitare *errori di fissazione*, a sviluppare la capacità di diagnosi differenziale in emergenza, e quindi a prendere in considerazione i quadri più rari ma comunque possibili, come, per il caso in esempio, tamponamento cardiaco, pneumotorace iperteso o embolia polmonare.

A conferma di quanto elencato sopra, ci sono dati che dimostrano l'utilità dell'addestramento con simulazione per il personale di terapia intensiva; in alcune casistiche si dimostra la superiorità della formazione con utilizzo della simulazione rispetto alle tradizionali lezioni frontali; in altre casistiche si dimostra la riduzione dello stress degli operatori sanitari durante reali situazioni di emergenza se sottoposti ad addestramento continuo in simulazione; in altre ancora si nota come la performance in simulazione in specifiche situazioni, come l'ipertermia maligna, sia migliore se preceduta, anche a distanza di qualche mese, da specifico addestramento con scenario simulato.

Tuttavia, se vogliamo conoscere l'impatto della simulazione sulla vita reale lavorativa, la situazione non è completamente chiara, ossia non è ancora presente in letteratura la dimostrazione di una positiva correlazione tra addestramento con simulazione e miglioramento generico degli outcomes sui pazienti, nei riguardi di ogni singola procedura.

Capacità Non Tecniche e Crisis Resource Management

Tale difficoltà è ancor più importante quando consideriamo la sfera comportamentale dell'apprendimento, ossia le capacità non tecniche: al momento non è stato possibile dimostrare un'efficacia provata nel trasferimento delle NTS, per la difficoltà nel rendere oggettiva la loro valutazione e determinarne l'esatto contributo al raggiungimento di determinati outcomes clinici, sebbene da alcune casistiche si stima che fino al 70-80% degli errori medici possono essere causati da una non ottimale performance nel campo delle NTS. Sappiamo che il comportamento umano gioca un ruolo chiave, in anestesia come in altre discipline mediche, nel campo delle NTS. Sebbene tipicamente non facenti parte dei tradizionali insegnamenti in medicina, i concetti che ruotano attorno alle NTS hanno raccolto sempre più interesse, fino alla realizzazione, nelle ultime decadi, di una vera e proprio tassonomia delle NTS, così da determinare nuove competenze:

- *consapevolezza della situazione*, monitoraggio, capacità di identificare un problema;
- *capacità decisionale*, giudizio, pianificazione delle azioni da compiere;
- *teamwork*, gestione dei ruoli nel team e della sua armonia di lavoro, motivazione e coordinazione, corretta comunicazione, verbale e non verbale;
- *leadership*, gestione delle risorse umane e materiali;
- resistenza allo stress;
- resistenza alla stanchezza.

Da numerose analisi condotte nel corso degli anni '80 sugli incidenti nei voli civili si palesò l'evidenza che una buona porzione di questi era da ascrivere ad errori nella capacità decisionale dei singoli individui, da una errata comunicazione trai membri dell'equipaggio e dalla loro gestione e coordinamento nelle situazioni di crisi. La reazione dell'industria dell'aviazione portò allo sviluppo di una nuova filosofia nell'addestramento dei piloti che prese il nome di "cockpit resource management" successivamente evoluta a "*crew resource management*" (CRM). Nell'approccio CRM gli equipaggi non sono formati soltanto sugli aspetti tecnici della gestione di crisi inaspettate, quanto anche su come gestire le risorse individuali e collettive, per lavorare in modo ottimale e coordinato e far sì che i membri del gruppo, insieme, possano raggiungere capacità maggiori. Da lì a breve, tale filosofia di insegnamento è andata ad estendersi anche ad altri campi di applicazione, ossia nell'operatività della marina, nell'aviazione militare e trai vigili del fuoco. Naturalmente, anche il mondo dell'anestesia ne è stato interessato, ed il concetto di *CRM applicato all'anestesia* viene pubblicato per la prima volta da David M. Gaba nel 1992, con la proposta di un corso di formazione basato sull'utilizzo della simulazione. Denominato inizialmente Crew Resource Management, esso fu successivamente cambiato in *Crisis Resource Management*.

Che ci si trovi nella fase precoce di una crisi od al suo culmine, l'approccio previsto dai principi del CRM abbraccia le capacità degli anestesisti di ordinare e controllare tutte le risorse disponibili per eseguire l'anestesia pianificata e rispondere ai problemi che possono presentarsi. Essenzialmente, il CRM consiste nella capacità di trasferire, tradurre, le conoscenze di cosa deve essere fatto in ogni situazione, nella operatività del team nella situazione reale del momento. Per dirla con le testuali parole di Gaba "il CRM ha lo scopo di coordinare, utilizzare ed applicare tutte le risorse disponibili per ottimizzare la sicurezza del paziente e il suo outcome. Le risorse sono tutte le persone coinvolte nel team con le loro capacità tecniche, abilità ed attitudini, così come i loro limiti, in aggiunta a tutti gli strumenti forniti".

I principi fondamentali del CRM si suddividono in due categorie:

1) Componenti cognitive per la capacità decisionale:
   a. conosci l'ambiente
   b. anticipa e pianifica
   c. usa tutte le informazioni disponibili ed incrocia i dati
   d. distribuisci l'attenzione con intelligenza
   e. mobilita ogni risorsa
   f. utilizza ausili cognitivi

2) Componenti di gestione del team:
   a. chiama aiuto sufficientemente presto da fare la differenza
   b. la leadership
   c. stabilisci i ruoli con chiarezza
   d. distribuisci il carico di lavoro
   e. comunica in modo efficace

Nell'ambito delle componenti cognitive, l'utilizzo degli ausili disponibili riveste una particolare importanza soprattutto nelle situazioni di stress poiché è dimostrato che migliori la performance dell'équipe; ciò nonostante, nella pratica clinica non sempre viene adeguatamente utilizzato.

La letteratura del *'fattore umano'* ha riportato da tempo, in molte casistiche, il concetto che funzioni cognitive come memoria e capacità aritmetica possono andare in crisi e fallire quando devono operare sotto particolare stress. Tanto che – ancora una volta – piloti ed altri professionisti coinvolti in operatività pericolosa utilizzano da molto tempo, ed in modo esteso, *aiuti cognitivi* in moltissime modalità: essi possono essere scritti, elettronici o meccanici ed aiutano la memoria o l'esecuzione di operazioni complesse nel modo più sicuro possibile, per minimizzare l'evenienza di errori con conseguenze pericolose. Da circa due decadi si è perciò assistito all'introduzione di svariate forme di aiuti cognitivi, per lo più sotto forma di *checklist* di pronta e rapida consultazione, preparate per riprodurre gli algoritmi ed i dosaggi dei farmaci necessari ad affrontare alcune tra le emergenze più comuni così come anche le più rare ma con outcome maggiormente insidioso. L'impatto positivo della loro introduzione è stato dimostrato in molti settings e per vari quadri patologici; in particolare è stato dimostrato che la performance del team migliora significativamente qualora un membro del team stesso viene esclusivamente dedicato alla lettura della checklist, così da annotare in ogni momento dello sviluppo della crisi che cosa viene fatto e cosa rimane da compiere.

La Simulazione e il ruolo delle Società Scientifiche

Riconoscendone l'utilità fondamentale in termini di sicurezza del paziente, nel 2018 la SIAARTI (Società Italiana di Anestesia, Analgesia, Rianimazione e Terapia Intensiva) ha pubblicato il Manuale delle Crisi in Anestesia, ausilio cognitivo da utilizzare in qualsiasi situazione se ne colga l'utilità. In particolare, al fine della maggiore implementazione possibile, dal sito della società stessa si consiglia di porre una copia del manuale su ogni apparecchio di anestesia, di dichiararne la presenza e posizionamento nella checklist di sicurezza del paziente (OMS) e di dedicare un membro del team, in caso di emergenza, alla consultazione del manuale stesso al fine di aumentare la potenzialità di ausilio dello strumento. Infine, si raccomanda l'addestramento all'utilizzo del manuale stesso attraverso lo strumento formativo della simulazione.

L'importanza della formazione per mezzo della simulazione, nel contesto della anestesia e terapia intensiva, è ulteriormente riconosciuto da SIAARTI anche attraverso l'istituzione di un registro dei Centri di Simulazione presenti sul territorio italiano (vedi link in bibliografia). La società scientifica apre così una rete di Centri che conducono attività qualificate in simulazione, consentendo ai Soci di valutare l'offerta nazionale, oramai divenuta ampia e decisamente all'avanguardia rispetto ad altri settori. L'obiettivo è quello di aiutare gli Anestesisti Rianimatori ad identificare le occasioni per mettere in pratica competenze sia tecniche che legate al fattore umano, per le quali la simulazione offre un eccellente mezzo di allenamento e apprendimento.

Take home messages

- *Una crisi è* un momento di grande pericolo che richiede una risposta rapida e pronta per modificarne l'evoluzione e prevenire il potenziale danno per il paziente, poiché è poco verosimile che possa risolversi autonomamente.
- La gestione di una crisi richiede l'intervento di un *team* con un lavoro coordinato e condiviso, volto all'individuazione e la risoluzione del problema, per l'applicazione in tempi ristretti di azioni, manovre e farmaci.
- Per la gestione di una crisi sono necessarie solide *conoscenze teoriche, competenze tecniche ed abilità comportamentali (NTS).*
- Il CRM, *Crisis Resource Management,* consiste nella capacità di tradurre e trasferire le conoscenze di cosa deve essere fatto in ogni situazione reale.
- Con la *simulazione ad alta fedeltà*, attraverso la pratica di *scenari simulati*, il discente ha la possibilità di esercitarsi nella gestione di una crisi, con un sufficiente grado di realismo, senza alcun rischio per la sicurezza del paziente o la qualità di cura. L'esercitazione di una procedura su simulatore è particolarmente utile per apprendere i passaggi tecnici prima di poterla eseguire nel mondo reale.
- È noto che funzioni cognitive come memoria e capacità aritmetica possono andare in crisi e fallire quando devono operare sotto particolare stress. I piloti ed altri professionisti coinvolti in operatività pericolosa utilizzano da molto tempo, ed in modo esteso, *aiuti cognitivi*. Essi aiutano la memoria o l'esecuzione di operazioni complesse nel modo più sicuro possibile, per minimizzare l'evenienza di errori con conseguenze pericolose.

Letture consigliate

Eisold C, Poenicke C, Pfältzer A, et al: Simulation in the Intensive Care Setting. Best Practice & Research Clinical Anaesthesiology 2015; 29(1):51-60.

Barra FL, Carenzo L, Franc J, et al: Anesthesiology Resident Induction Month: a pilot study showing an effective and safe way to train novice residents through simulation. Minerva Anestesiol. 2018 Dec; 84(12):1377-1386.

Gaba DM: Crisis Management in Anesthesiology. Elsevier Saunders. 2015 2nd Edition

Manuale delle Crisi in Anestesia (http://www.siaarti.it/Pages/formazione-e-risorse/mca.aspx)

Registro dei Centri di Simulazione (http://www.siaarti.it/Pages/formazione-e-risorse/registro-centri-di-simulazione.aspx9)

DIRITTO ALLA SALUTE E CONSENSO INFORMATO

13

Giovanni Taddei Elmi

I molteplici significati di diritto alla salute nell'art. 32 Cost.

La Costituzione dedica alla salute l'art. 32, ai sensi del quale: "*1. La Repubblica tutela la salute come fondamentale diritto dell'individuo e interesse della collettività, e garantisce cure gratuite agli indigenti. 2. Nessuno può essere obbligato a un determinato trattamento sanitario se non per disposizione di legge. La legge non può in nessun caso violare i limiti imposti dal rispetto della persona umana*".

La norma si colloca all'interno delle disposizioni dedicate ai rapporti etico-sociali e dà attuazione al comma 2 dell'art. 3 della stessa Costituzione, che sancisce il principio di uguaglianza sostanziale.

Per oltre venti anni dalla sua entrata in vigore l'art. 32 Cost. ha trovato scarsa attuazione e suscitato modesto interesse sia nella dottrina sia nella giurisprudenza, che la ritenevano una norma di carattere programmatico e circoscritta ai rapporti di lavoro, come se fosse volta esclusivamente ad assicurare l'assistenza sanitaria ai lavoratori, in combinato con l'art. 38 Cost.

A partire dagli anni '70 del secolo scorso essa ha iniziato invece ad assumere un rilievo sempre crescente, grazie soprattutto all'opera della giurisprudenza che ne ha riconosciuto il carattere precettivo, fino a raggiungere oggi un'importanza centrale nell'attuale sistema giuridico e in una società in cui il tema della salute e della libertà delle cure è divenuto fondamentale.

All'esito di tale percorso interpretativo e applicativo si può affermare che l'art. 32 Cost. è una norma dal contenuto complesso che costituisce una sintesi di posizioni giuridiche diverse.

Sulla base di tale norma possono infatti enuclearsi almeno due diversi significati fondamentali di diritto alla salute: diritto alla salute come diritto soggettivo (assoluto) all'integrità psico-fisica e diritto alla salute come diritto soggettivo (relativo) a ricevere l'assistenza sanitaria da parte dello Stato.

Nel primo significato, che emerge dal primo comma della norma, il diritto alla salute è un diritto fondamentale di libertà, che tutela l'integrità psico-fisica dell'essere umano da qualsiasi forma di condizionamento, limitazione o lesione proveniente dall'esterno e si rivolge a tutti (*erga omnes*) in quanto impone a chiunque di astenersi da ogni forma di lesione della salute altrui sia nei rapporti tra privati che nei rapporti con i pubblici poteri.

La rilevanza del diritto alla salute quale diritto soggettivo operante anche nei rapporti tra privati si è affermata in particolare grazie ad alcune note sentenze della Cassazione e della Corte Costituzionale che, superando la precedente concezione secondo cui il diritto alla salute veniva considerato come un diritto rilevante esclusivamente nei rapporti con i pubblici poteri, ne hanno invece riconosciuto l'operatività anche nei rapporti tra privati quale fondamentale diritto della persona tutelato direttamente dalla Costituzione e la cui lesione è di per sé meritevole di essere risarcita (Cass. Sez. Un., 21.3.1973, n. 796; Corte Cost., n. 88/1979 e n. 184/1986).

Nel secondo significato, che traspare dalla seconda parte dello stesso primo comma, il diritto alla salute costituisce invece una pretesa a ricevere dallo Stato le prestazioni assistenziali, anche se l'art. 32 Cost. non impone il carattere pubblico dei soggetti chiamati ad erogare dette prestazioni, consentendo anche ai privati di fornire assistenza sanitaria in forza del principio della libertà delle cure.

Quel che la norma impone allo Stato è di vigilare e fare in modo che le cure e l'assistenza sanitaria siano garantite a tutti e che queste siano gratuite per gli indigenti, intendendosi per tali, secondo l'interpretazione della Corte Costituzionale, tutti coloro che non hanno le disponibilità economiche per far fronte alle cure di cui necessitano.

Le modalità concrete con cui tale assistenza sanitaria deve essere assicurata sono rimesse alla discrezionalità del legislatore ordinario, che, a partire dalla legge istitutiva del Servizio Sanitario Nazionale (n. 833/1978), le ha disciplinate nel rispetto anche del principio di economicità, tanto che secondo la Corte Costituzionale il diritto all'assistenza sanitaria è un diritto finanziariamente condizionato.

La salute, peraltro, viene presa in considerazione dall'art. 32, primo comma, Cost. anche quale "interesse della collettività", sicché assume rilievo non solo quale diritto soggettivo individuale, ma anche nella sua dimensione collettiva e in senso oggettivo, quale bene comune, di rilievo costituzionale, che lo Stato deve garantire e tutelare tramite previsioni normative e interventi volti ad esempio a prevenire le malattie diffusive o infettive, a garantire l'igiene pubblica, etc.

Ai due significati di diritto alla salute sopra specificati, se ne può poi aggiungere un terzo che, ancorché riconducibile al primo di quelli (ossia al diritto alla salute quale diritto di libertà), merita di essere evidenziato autonomamente per l'importanza che ha assunto soprattutto negli ultimi anni, tanto da divenire la fonte costituzionale di un preciso filone legislativo (vedi su tutte la legge sul consenso informato e sulle disposizioni anticipate di trattamento, n. 219 del 22.12.2017).

Si tratta del diritto alla salute come diritto ad autodeterminarsi in ambito sanitario, ossia a decidere autonomamente se sottoporsi o meno a un trattamento sanitario nonché a scegliere i medici e le strutture sanitarie alle quali rivolgersi.

Questo significato di diritto alla salute discende direttamente dal secondo comma dell'art. 32, che pone il divieto di trattamenti sanitari obbligatori se non nei casi previsti dalla legge, ma è il frutto anche di un'interpretazione combinata con l'art. 13 Cost., che riconosce in linea generale la libertà personale quale diritto fondamentale.

Il secondo comma dell'art. 32 Cost. pone infatti una riserva di legge a garanzia della libertà personale in ambito di cure mediche e, come chiarito dalla Corte Costituzionale, impone al legislatore di limitare tale libertà solo ove ciò sia necessario a garantire la tutela di un altro diritto costituzionale di pari rango, come per esempio l'interesse alla salute pubblica. Così, per esempio, la Corte Costituzionale (sentenza n. 5 del 18.1.2018) anche di recente ha avuto modo di ribadire che le vaccinazioni obbligatorie per legge sono costituzionalmente ammissibili solo se abbiano di mira la tutela della salute pubblica e della collettività (che, come detto, l'art. 32 Cost. tutela al pari della salute individuale) e solo nei limiti in cui tale obbligatorietà sia necessaria al raggiungimento di dette finalità di interesse pubblico nell'ottica di un ragionevole bilanciamento e contemperamento dei diversi diritti costituzionali coinvolti.

Sennonché dal comma 2 dell'art. 32 Cost. non si ricava solo il divieto di trattamenti sanitari obbligatori al di fuori dei casi previsti dalla legge, ma si trae, se letto in combinato con l'art. 13 Cost., anche il più generale riconoscimento della libertà personale in ambito sanitario come libertà di rifiutare le cure.

Da tali norme si trae cioè il principio secondo cui ciascun individuo è libero di autodeterminarsi alle cure sanitarie, senza condizionamenti esterni, neppure da parte dello Stato. Non si tratta dunque del mero diritto all'integrità psicofisica inteso come diritto a non subire lesioni alla salute, ma del diritto di decidere liberamente se sottoporsi a un trattamento sanitario e perfino di rifiutarlo, anche quando ciò possa comportare un aggravio delle condizioni di salute o addirittura un esito mortale.

In questo senso, il diritto alla salute come libertà di autodeterminarsi alle cure si pone in contrapposizione con il principio solidaristico, tipico del secolo scorso e della cultura tradizionale europea, secondo il quale invece vi sono alcuni diritti indisponibili, tra i quali appunto il diritto all'integrità psico-fisica e alla vita, ai quali l'individuo non può rinunciare e in merito ai quali, dunque, il principio di autodeterminazione incontrerebbe dei limiti insuperabili.

Il terzo significato di diritto alla salute costituisce la cornice all'interno della quale va inquadrato il principio del consenso informato, oggetto di ampio e ancora attuale dibattito giurisprudenziale e dottrinario.

Il consenso informato

Dal principio di solidarietà e indisponibilità della vita e della salute al consenso informato

Il principio del consenso informato, recentemente positivizzato per effetto della Legge 22.12.2017, n. 219, costituisce il punto di equilibrio (invero piuttosto instabile) tra il diritto alla salute come diritto ad autodeterminarsi in ambito sanitario e i contrapposti principi di solidarietà e di indisponibilità della vita e della salute, che hanno caratterizzato tradizionalmente la cultura giuridica europea.

Il principio di solidarietà, che impone al medico di proteggere e curare il paziente e il principio di indisponibilità della vita, che vieta di disporre della propria integrità psico-fisica, hanno infatti radici storiche molto lontane e hanno attraversato culture anche differenti tra loro, ma tutte fondanti la tradizione comune europea. Basti pensare che, in ambito medico, il principio di solidarietà viene fatto risalire già al giuramento di Ippocrate, in base al quale il medico è sempre tenuto a curare il paziente e ad adoperarsi per la tutela della sua salute.

Fin da allora il medico è stato considerato come un soggetto dotato di poteri quasi magici – aspetto questo accentuatosi nel Medioevo – il quale per definizione era tenuto a fare il bene del proprio paziente, che doveva affidarsi completamente senza alcuna "voce in capitolo". In parallelo, per effetto della cultura cristiana, si è sviluppata l'idea che la vita e la salute siano da considerarsi beni indisponibili da parte del singolo individuo. Idea questa che si è rinnovata, in tempi più recenti, seppure per finalità di tipo completamente diverso, quando gli Stati assoluti del '900 intendevano tutelare la vita dei propri cittadini come bene indisponibile in funzione dell'interesse collettivo ad avere una popolazione più numerosa.

In questo quadro, il consenso del paziente al trattamento sanitario posto in essere dal medico è sempre stato considerato implicito, se non del tutto irrilevante.

Da un punto vista giuridico tale visione si è cristallizzata, tra l'altro, nell'art. 5 del codice civile e negli artt. 579 e 580 del codice penale.

Il primo vieta gli atti di disposizione del corpo che comportino una diminuzione permanente dell'integrità psico-fisica, con la conseguenza che è illecito vendere o donare i propri organi (se non nei casi previsti da apposite leggi speciali, che comunque riguardano parti del corpo non indispensabili per la sopravvivenza). Ciò a tutela, in particolare, dei soggetti più deboli, ossia di coloro che potrebbero essere indotti, dalle particolari circostanze economiche e di vita in cui si trovino, a compiere scelte così difficili.

Le altre due norme vietano rispettivamente l'omicidio del consenziente e l'istigazione e l'aiuto al suicidio. Anche queste si fondano sull'idea che la vita e la salute non siano completamente nella disponibilità del singolo individuo e che pertanto sia necessario tutelare in particolare i soggetti più deboli, che potrebbero essere indotti a compiere scelte apparentemente libere ma in realtà vincolate o comunque indotte da altri.

Che questa sia oggi la *ratio* di tali norme è stato del resto ribadito recentemente anche dalla Corte Costituzionale (con ordinanza n. 207/2018), la quale nell'esaminare la questione di costituzionalità dell'art. 580 c.p. (aiuto e istigazione al suicidio), ha affermato che tale norma non può di per sé considerarsi in contrasto con gli artt. 13 e 32 Cost. in quanto nell'attuale quadro costituzionale, che guarda alla persona umana come a un valore in sé, tale norma è "*funzionale alla tutela del diritto alla vita, soprattutto delle persone più deboli e vulnerabili che l'ordinamento penale intende proteggere da una scelta estrema e irreparabile, come quella del suicidio*". Essa cioè assolve allo scopo, di perdurante attualità, di tutelare le persone che attraversano difficoltà e sofferenze, per scongiurare il pericolo che le loro scelte siano frutto di interferenze esterne di ogni genere, sicché il divieto di prestare aiuto al suicidio altrui "*conserva una propria ragion d'essere*", nonostante l'erompere del principio di autodeterminazione in ambito sanitario, "*anche, se non soprattutto, nei confronti delle persone malate, depresse, psicologicamente fragili ovvero anziane e in solitudine, le quali potrebbero essere facilmente indotte a congedarsi prematuramente dalla vita*" da persone che magari agiscono per proprio personale tornaconto.

Da tali norme, che sono tutt'ora vigenti nel nostro ordinamento, emerge dunque una visione che si scontra con il principio di autodeterminazione in ambito sanitario, soprattutto se inteso nel senso più ampio, ossia come diritto a porre fine alla propria vita.

D'altronde, il principio della libertà personale, che ha origine nelle idee illuministiche che pongono al centro la ragione e quindi la volontà dell'individuo, ha assunto sempre maggiore rilevanza nei tempi più recenti anche con riferimento alle scelte mediche.

Al riguardo si è già detto che la Costituzione, entrata in vigore nel 1948, si fonda chiaramente sul principio di libertà personale sancito dall'art. 13, che si salda perfettamente con il principio di autodeterminazione in ambito sanitario ricavabile dal secondo comma dell'art. 32 Cost. Inoltre la tutela della libertà nelle cure si ritrova anche nelle disposizioni della L. 833/1978, istitutiva del SSN, che all'art. 1 stabilisce che «*la tutela della salute fisica e psichica deve avvenire nel rispetto della dignità e della libertà della persona umana*» e all'art. 33 afferma che «*gli accertamenti ed i trattamenti sanitari sono di norma volontari*».

L'emergere sempre più prepotente di tali libertà costituzionali anche a livello sociale ha quindi finito per scontrarsi con il principio di indisponibilità della vita e dell'integrità psico-fisica.

Il punto di sintesi di tale scontro è stato raggiunto nell'elaborazione del principio del cd. "consenso informato alle cure".

Tale espressione compare a livello internazionale nell'art. 5 della Convenzione sui diritti dell'uomo e sulla biomedicina (firmata ad Oviedo il 4 aprile 1997, ratificata dall'Italia con L. 28.3.2001, n. 145) secondo cui «*un trattamento sanitario può essere praticato solo se la persona interessata abbia prestato il proprio consenso libero ed informato*», viene poi ripresa dall'art. 3 della Carta dei diritti fondamentali dell'Unione europea, proclamata a Nizza il 7.12.2000, dove si parla di "*consenso libero e informato*", ed è contenuta anche nel Codice di deontologia medica, il cui art. 35 è dedicato al "*consenso e dissenso informato*".

A livello giurisprudenziale, il principio del consenso informato ha trovato riconoscimento nel nostro ordinamento interno anzitutto nella sentenza della Corte Costituzionale n. 438 del 2008, ove si afferma che è principio fondamentale che ha funzione di sintesi del diritto all'autodeterminazione e del diritto alla salute, "*in quanto, se è vero che ogni individuo ha il diritto di essere curato, egli ha, altresì, il diritto di ricevere le opportune informazioni in ordine alla natura e ai possibili sviluppi del percorso terapeutico cui può essere sottoposto, nonché delle eventuali terapie alternative; informazioni che devono essere le più esaurienti possibili, proprio al fine di garantire la libera e consapevole scelta da parte del paziente e, quindi, la sua stessa libertà personale, conformemente all'art. 32, secondo comma, della Costituzione*".

Parallelamente, anche la Cassazione civile (Sez. I, 16.10.2007, n. 21748) ha affermato che il consenso informato costituisce il fondamento legittimante degli interventi sanitari, sicché qualsiasi trattamento, senza il consenso del paziente, è da considerarsi illecito, ancorché posto in essere nel suo interesse, in quanto lesivo della sua libertà personale. Ma detto consenso, perché sia davvero utile a legittimare il trattamento sanitario, deve provenire da un paziente che sia stato informato accuratamente del suo stato di salute e delle conseguenze delle sue scelte, in quanto solo in questo modo si può ritenere che la volontà espressa da costui sia realmente libera e consapevole.

È andata così consolidandosi l'idea che la libertà personale in ambito sanitario può spingersi fino al rifiuto di cure salva-vita, purché questo sia espressione di una decisione pienamente informata.

Si è perciò affermato che l'art. 5 c.c. continuerebbe a trovare applicazione solo con riferimento agli atti di disposizione del proprio corpo che non riguardino l'attività sanitaria; mentre con riferimento all'art. 580 c.p., in attesa delle motivazioni della sentenza avente a oggetto la questione della sua legittimità costituzionale, la Corte Costituzionale, con la già ricordata ordinanza n. 207/2018 e con il comunicato del 25.9.2019 ha precisato che la norma non può essere dichiarata *tout court* incostituzionale, rimettendo al legislatore il compito di disciplinare la materia, ma anticipando che a fronte di situazioni particolari, in cui la persona, capace di prendere decisioni libere e consapevoli, sia affetta da una patologia irreversibile, fonte di sofferenze fisiche o psicologiche che trova intollerabili e sia tenuta in vita a mezzo di trattamenti di sostegno vitale, occorre garantire il suo diritto a rifiutare il trattamento sanitario che la tenga in vita in condizioni non volute e non dignitose, anche se questo richieda non solo l'interruzione delle cure ma anche un trattamento medico diretto a provocarne la morte.

Applicazioni giurisprudenziali del principio del consenso informato prima della L. 219/2017

L'applicazione concreta del principio del consenso informato ha posto tuttavia alcuni problemi assai rilevanti, per la cui soluzione è appunto intervenuta la legge n. 219 del 22.12.2017.

Prima dell'entrata in vigore di tale legge, ci si era chiesti quali dovessero essere le modalità di manifestazione del consenso informato.

Al riguardo, la giurisprudenza della Cassazione ha avuto modo di chiarire che il consenso (ovvero il dissenso) a un trattamento sanitario, soprattutto quando si tratti di un trattamento necessario per salvare la vita a un paziente, deve essere espresso, inequivoco, chiaro, attuale e informato.

Di fronte pertanto a un dissenso manifestato in maniera implicita o comunque equivoca o non chiara o addirittura frutto di informazioni inadeguate, il medico è tenuto a prestare il trattamento sanitario in quanto un atteggiamento di tal genere non può essere ritenuto giuridicamente valido e vincolante; con la conseguenza che in tal caso riemerge il dovere del medico di intervenire a tutela della salute del paziente in virtù del principio solidaristico.

Inoltre, sempre nel regime *ante* l. n. 219/2017, si è precisato che il consenso dovesse essere attuale, in quanto non può ritenersi attendibile un consenso/dissenso manifestato in un momento precedente a quello in cui si verifica la situazione di salute che rende necessario il trattamento sanitario.

È stato pertanto sulla base di queste principi che la Cassazione civile (Sez. III, 15.9.2008, n. 23676) ha respinto la domanda di risarcimento danni presentata da un testimone di Geova nei confronti della struttura sanitaria che, avendolo ricevuto in una situazione di incoscienza, lo aveva sottoposto a una trasfusione di sangue salva-vita pur in presenza di un bigliettino sul quale era scritta "niente-sangue" e dal quale si sarebbe dovuta trarre la sua volontà contraria a subire tale tipo di trattamento sanitario. Secondo la Cassazione, infatti, i medici avevano lecitamente praticato la trasfusione, dal momento che tale bigliettino non era idoneo a esprimere un dissenso inequivoco, chiaro, informato e attuale.

Sulla base degli stessi principi, la Cassazione ha poi avuto modo di precisare che ai fini della raccolta del consenso informato non è sufficiente far sottoscrivere al paziente un modulo prestampato, giacché il medico deve dimostrare di aver informato il paziente in maniera effettiva, spiegandogli dettagliatamente e con riferimento al suo caso specifico le condizioni di salute, il trattamento proposto, i rischi connessi a questo e i possibili esiti, non avendo alcun valore una volontà meramente formale come quella manifestata tramite la sottoscrizione di un modello già predisposto unilateralmente (Cass. civ. Sez. III, 20.8.2013, n. 19220). Nella stessa occasione la Cassazione ha inoltre chiarito che è onere processuale del medico dimostrare di aver informato adeguatamente il paziente.

I problemi più delicati si sono peraltro posti con riferimento ai soggetti incapaci di intendere e volere al momento del trattamento sanitario e dunque per definizione non in grado di prendere decisioni consapevoli nonché nel caso di soggetti che, pur capaci di intendere e volere, non sono in grado di interrompere autonomamente le cure, ma hanno necessità di ricevere un aiuto in tal senso da parte del medico.

Con riferimento a quest'ultima ipotesi, che presenta peraltro forti analogie con il caso già ricordato e affrontato di recente dalla Corte Costituzionale con l'ordinanza n. 207/2018, la giurisprudenza ha avuto modo di occuparsi di un anestesista che, eseguendo la volontà espressa da un paziente capace di intendere e volere, ha interrotto la ventilazione artificiale che lo teneva in vita, venendo per questo accusato di omicidio del consenziente.

Al riguardo, il Tribunale di Roma (con sentenza 17.10.2007, n. 2049), ha dichiarato il non luogo a procedere, ritenendo che il medico avesse agito nell'esercizio di un dovere in ragione del fatto che il principio di autodeterminazione del paziente ricavabile dall'art. 32 Cost. deve ritenersi prevalente sul principio di solidarietà posto alla base degli artt. 579 e 580 c.p.

Analogamente, in un caso coevo relativo a un soggetto che invece non era in grado di manifestare la propria volontà essendo in coma profondo e perciò interdetto, la Corte di Cassazione civile (Sez. I, 16.10.2007, n. 21748) ha stabilito che il consenso informato può essere manifestato solo dal paziente stesso, sicché il suo tutore (che nel caso era il padre) non può decidere al suo posto, ma deve rivolgersi al Giudice tutelare, il quale a sua volta può autorizzare l'interruzione del trattamento salva-vita solo se: a) il paziente si trova in uno stato vegetativo irreversibile; b) l'istanza del tutore sia espressiva dei convincimenti del paziente, ossia sia possibile ricostruire la volontà presunta del paziente e si possa affermare che il consenso del tutore sia corrispondente a quella che sarebbe stata la volontà del paziente nel caso in cui fosse stato capace di esprimerla.

Si è così andato formando in via giurisprudenziale un *corpus* di principi in base ai quali: il consenso del paziente non può mai ritenersi implicito, ma deve essere espressamente e inequivocamente manifestato, oltre che attuale e informato, ossia frutto di una spiegazione dello stato di salute, dei rischi e degli esiti del trattamento e delle possibili alternative; il medico, in presenza di un rifiuto di cure salva-vita può legittimamente astenersi dall'eseguire il trattamento sanitario solo se tale dissenso presenti le suddette caratteristiche; nel caso in cui il paziente non sia capace di intendere e volere al momento di esprimere il consenso/dissenso è il Giudice che, su istanza del tutore, può autorizzare l'interruzione del trattamento solo nel caso in cui le condizioni di salute siano irreversibili e tale decisione rispecchi la volontà presunta del paziente come ricavabile sulla base delle prove disponibili.

La legge 22.12.2017, n. 219

La legge 22.12.2017: il consenso informato

In questa situazione è intervenuto il legislatore con la legge 22.12.2017, n. 219, che ha regolamentato il principio del consenso informato e introdotto *ex novo* la possibilità di rendere disposizioni anticipate di trattamento a valere per il futuro (e dunque in deroga al principio dell'attualità del consenso).

L'art. 1 di tale legge riconosce formalmente il consenso informato quale principio fondamentale legittimante i trattamenti sanitari. In forza di tale norma, pertanto, nessun trattamento sanitario può essere iniziato o proseguito se privo del consenso libero e informato del paziente.

Tale principio peraltro viene inserito nel quadro di una più ampia "alleanza terapeutica" tra medico e paziente, in base alla quale questi dovrebbero collaborare al fine di arrivare a decisioni consapevoli e condivise.

Il medico, quindi, è tenuto a rispettare la volontà correttamente espressa dal paziente e in conseguenza di ciò va esente da responsabilità sia civile sia penale (art. 1 comma 6).

Il suo dovere di protezione della salute del paziente torna invece ad assumere un ruolo di primo piano allorquando si versi in una situazione di emergenza: in tal caso, infatti, la legge prevede che il medico assicuri le cure necessarie, nel rispetto della volontà del paziente se le sue condizioni consentano di recepirla.

In sostanza, anche alla luce della giurisprudenza formatasi prima della l. 219/2017, deve ritenersi che il medico sia tenuto a prestare il trattamento sanitario necessario quando, in situazioni di emergenza, l'eventuale volontà contraria del paziente non sia sufficientemente chiara e inequivoca.

Quanto alla forma che deve assumere il consenso (ovvero dissenso) alle cure, l'art. 1 della l. n. 219/2017 stabilisce che essa sia libera, ossia che non è necessaria una forma particolare, ben potendo il consenso (dissenso) essere espresso anche oralmente dal paziente, a condizione che il medico documenti la volontà del paziente nella cartella clinica o nel fascicolo sanitario elettronico.

Del resto, già sulla base della giurisprudenza formatasi prima dell'entrata in vigore della legge si era affermato che ciò che conta non è l'aspetto formale ma quello sostanziale; sicché ciò che rileva è che il paziente sia stato adeguatamente informato e abbia espresso un consenso/dissenso non equivoco e chiaro, al di là della forma utilizzata.

La scelta della forma da utilizzare per la raccolta del consenso costituisce pertanto un problema di garanzia per il medico che si voglia precostituire una prova certa da produrre in un eventuale giudizio, soprattutto se la giurisprudenza dovesse confermare che l'onere della prova di aver informato il paziente e di aver raccolto il suo consenso/dissenso ricade sul sanitario.

È per questo che la legge consente tra l'altro di videoregistrare la raccolta del consenso; il che costituisce senz'altro la migliore forma di dimostrazione di aver agito correttamente.

Ovviamente, è utile allo scopo anche far sottoscrivere al paziente una dichiarazione scritta di consenso/dissenso informato, con l'avvertenza però che sono da evitarsi i moduli prestampati (soprattutto quando eccessivamente generici e non riferiti al singolo caso) in quanto non idonei a dimostrare un'effettiva informazione. Meglio sarebbe far sottoscrivere al paziente la dichiarazione di volontà alla presenza di testimoni che possano confermare che il medico lo ha correttamente informato e che quella oggetto della sottoscrizione era la sua volontà effettiva o comunque specificare, all'interno della dichiarazione, elementi utili a dimostrare che al paziente è stata fornita un'informazione completa con riferimento al suo caso specifico e non generica.

Occorre peraltro domandarsi quale sia il professionista tenuto a informare il paziente e raccogliere il suo consenso. In proposito la legge tace, ma si tratta di quesito senz'altro rilevante, soprattutto con riferimento all'attività medica prestata in strutture sanitarie complesse o nel caso di trattamenti eseguiti in équipe o su indicazione di un professionista sanitario diverso da quello che pone in essere il trattamento.

Al riguardo, la giurisprudenza formatasi prima dell'entrata in vigore della legge n. 219/2017 ha precisato che "*l'obbligo del consenso informato è a carico del sanitario che, una volta richiesto dal paziente dell'esecuzione di un determinato trattamento, decide in piena autonomia secondo la lex artis di accogliere la richiesta e di darvi corso, a nulla rilevando che la richiesta del paziente discenda da una prescrizione di altro sanitario*" (Cass. sez. III, 14.3.2006, n. 5444).

Analogamente è dato quindi ritenere che, nel caso di trattamento eseguito da medico diverso da quello che ha informato il paziente (come per esempio può accadere in un reparto ospedaliero), colui che esegue effettivamente il trattamento sanitario deve perlomeno accertarsi che il paziente sia stato adeguatamente informato da un suo collega e che abbia espresso il proprio consenso al trattamento.

Del resto, in relazione all'attività di équipe, la giurisprudenza ha affermato che "*se è vero che la richiesta di uno specifico intervento chirurgico avanzata dal paziente può farne presumere il consenso a tutte le operazioni preparatorie e successive che vi sono connesse, ed in particolare al trattamento anestesiologico, allorché più siano le tecniche di esecuzione di quest'ultimo, e le stesse comportino rischi diversi, è dovere del sanitario, cui pur spettano le scelte operative, informarlo dei rischi e dei vantaggi specifici ed operare la scelta in relazione all'assunzione che il paziente ne intenda compiere*" (Cass., sez. III, 15/01/1997, n. 364).

Il consenso prestato genericamente all'intero trattamento sanitario non è quindi sufficiente a escludere la responsabilità dei singoli membri dell'équipe, essendo obbligo di ciascun specialista informare il paziente in merito al trattamento di propria competenza quando questo abbia una propria autonomia gestionale e presenti rischi specifici e distinti; sicché, con riferimento ai trattamenti anestesiologici connessi a un trattamento chirurgico, spetta specificamente all'anestesista informare il paziente in merito alla tipologia di anestesia che sarà praticata, nonché in relazione alle possibili alternative e ai rischi connessi.

La legge 22.12.2017, n. 219: le DAT

La disciplina delle disposizioni anticipate di trattamento (DAT), dettata dall'art. 4 della legge n. 219/2017, costituisce la vera novità introdotta dalla legge.

Tale norma stabilisce infatti che ciascuno può indicare in via anticipata, per il caso in cui non sia capace di intendere e volere, quali trattamenti sanitari intenda accettare e quali invece intenda rifiutare. Analogamente, l'art. 5 prevede la possibilità per i pazienti affetti da una patologia cronica invalidante o caratterizzata da inarrestabile evoluzione con prognosi infausta di pianificare le cure con il medico e disporre per quando non saranno in condizione di poter esprimere la propria volontà.

È evidente il superamento del principio di attualità del consenso che era stato affermato dalla giurisprudenza precedente alla legge e proprio per questo l'istituto in esame è caratterizzato da una serie di requisiti ben più rigorosi di quelli stabiliti per il consenso informato "attuale".

Anzitutto, il soggetto che intenda disporre per il futuro deve essere maggiorenne e capace di intendere e volere al momento in cui esprime le proprie volontà. Inoltre, con previsione invero foriera di difficoltà interpretative e applicative, si stabilisce che sia possibile disporre validamente per il futuro solo dopo aver acquisito adeguate informazioni sulle conseguenze delle proprie scelte.

Sennonché è evidente che tali informazioni non potranno mai essere quelle esigibili al momento del trattamento, dato che è difficile pensare che chi raccoglie le DAT sia in grado di immaginare e descrivere dettagliatamente la situazione che si verrà a creare nel futuro. Inoltre v'è da chiedersi chi debba fornire tali informazioni al paziente e in quale forma, dato che le DAT, come ora vedremo, possono essere validamente rese solo dinanzi a soggetti particolari, individuati dalla legge, ma non necessariamente dinanzi a un medico.

Quanto alla forma, l'art. 4 è assai più rigoroso dell'art. 1 della l. 219/2017, giacché richiede la forma dell'atto pubblico o della scrittura privata autenticata ovvero che le disposizioni siano rese davanti all'ufficio di stato civile comunale o presso le strutture sanitarie dotate di cartella clinica telematica o fascicolo sanitario elettronico. Non sono valide quindi DAT rese in forma orale o tramite semplice scrittura privata non autenticata.

Tali forme peraltro devono essere rispettate anche per revocare le DAT, salvo il caso di urgenza, quando è consentito al paziente manifestare la propria volontà al medico alla presenza di almeno due testimoni.

L'art. 4 l. n. 219/2017 prevede poi che il dichiarante possa nominare un fiduciario, il quale può accettare o rifiutare l'incarico senza che questo incida sulla validità delle DAT e sarà chiamato ad aiutare il medico nell'interpretazione della volontà del dichiarante.

Come per il consenso informato, anche nel caso delle DAT il medico è tenuto a rispettarne il contenuto, con esclusione conseguentemente di responsabilità civile e penale, salvo che: i) le DAT siano "incongrue"; ii) la situazione immaginata dal disponente non corrisponda alla situazione clinica concreta; iii) esistano nuove terapie che consentano la guarigione e che non erano prevedibili al momento di formazione delle DAT.

In questo modo, il legislatore ha scelto la via mediana tra la tesi di chi sosteneva che le DAT dovessero essere sempre vincolanti per il medico e quella di chi riteneva che dovessero avere un valore meramente indicativo.

Il problema, tuttavia, sarà quello di stabilire quando si verifichino in concreto le tre situazioni sopra indicate. In presenza di un fiduciario tale compito potrà essere agevolato dalle indicazioni di quest'ultimo, alle quali però la legge non attribuisce valore vincolante.

In caso di conflitto tra medico e fiduciario (ed eventuale tutore del paziente) è previsto infatti che ci si debba rivolgere al Giudice tutelare, il quale dovrà decidere se autorizzare o meno il trattamento sanitario ovvero la sua interruzione. Al riguardo è dato immaginare sia il caso in cui il tutore/fiduciario, in contrasto con il medico, intenda interrompere le terapie (come accaduto nei casi del 2007 sopra ricordati), sia il caso contrario, nel quale è il medico (o la struttura sanitaria) a ritenere opportuna l'interruzione del trattamento in contrasto con la volontà del tutore del paziente (come nel caso *Charlie Gard*, affrontato dalla Corte Europea dei Diritti dell'Uomo, Sez. I, 28.6.2017, n. 39793/17, che lo ha risolto affermando la legittimità della decisione di interrompere le cure, presa dai Giudici inglesi su richiesta della struttura sanitaria nell'interesse del paziente sulla base delle evidenze cliniche e scientifiche).

In caso di urgenza, analogamente a quanto previsto dall'art. 1, è da ritenersi che si riespanda il dovere del medico di protezione della salute, il quale sarà pertanto tenuto a prestare le cure necessarie in attesa che si chiarisca l'interpretazione della volontà del paziente/disponente.

Infine, va segnalato che l'art. 1, comma 418, l. 205/2017 è opportunamente intervenuto a prevedere che le DAT vengano raccolte in una banca dati nazionale. In mancanza di un sistema centrale che le raccolga non si vede infatti come il medico – soprattutto nei casi di urgenza – possa essere messo a conoscenza dell'esistenza di eventuali DAT.

La legge 22.12.2017, n. 219: i minori e gli incapaci

La legge affronta all'art. 3 la questione relativa alla situazione dei soggetti minorenni e dei soggetti incapaci di intendere e volere che non abbiano reso disposizioni anticipate di trattamento prima di incorrere nella causa di incapacità. Si tratta delle situazioni più problematiche.

Per questi casi l'art. 3 stabilisce che il consenso informato debba essere espresso rispettivamente dai genitori del minore ovvero dal tutore dell'interdetto; mentre nel caso di inabilitazione è lo stesso soggetto inabilitato che rimane legittimato a manifestare il proprio consenso/dissenso. Nell'ipotesi di amministrazione di sostegno è il provvedimento del Giudice che dispone l'amministrazione a dover precisare se il consenso in materia sanitaria debba essere espresso dall'amministratore di sostegno o dall'amministrato personalmente. Peraltro, nel caso dei minori e della persona sottoposta ad amministrazione di sostegno la legge prevede espressamente che si debba tener conto anche della volontà di questi ultimi in relazione alla loro effettiva capacità di intendere e volere.

La volontà espressa dai genitori, dal tutore ed eventualmente dall'amministratore di sostegno non è peraltro decisiva, in quanto la legge prevede che in queste ipotesi, in caso di contrasto tra il medico e il soggetto legittimato a manifestare il consenso/dissenso, la decisione deve essere rimessa al Giudice tutelare, analogamente a quanto previsto nel caso di contrasto tra fiduciario e medico in presenza di DAT.

Occorre però chiedersi sulla base di quali principi il Giudice tutelare sia chiamato a pronunciarsi, dal momento che la legge tace al riguardo e che, anzi, le indicazioni fornite dalla Cassazione nella sentenza n. 21748 del 16.10.2007 sopra ricordata non sembrano coerenti con le disposizioni della stessa l. n. 219/2017.

La Cassazione, infatti, in quel caso ha stabilito che il Giudice, in presenza di una situazione clinica irreversibile, debba ricostruire la volontà presunta del paziente incapace di intendere e volere. Sennonché, se così fosse, verrebbe eluso quanto adesso previsto dall'art. 4 in materia di DAT, con riferimento in particolare alla forma che queste devono presentare.

Applicando il principio affermato dalla Cassazione nel 2007, infatti, la volontà presunta del paziente potrebbe ricavarsi anche da scritture non autenticate o da testimonianze, ma è evidente che ciò si porrebbe in contrasto con la necessità di rispettare le forme previste dal comma 6 dell'art. 4 (atto pubblico, scrittura privata autenticata, etc.).

D'altronde, lo spirito della legge non appare essere quello di rendere più difficoltoso l'accertamento della volontà del paziente, né è quello di limitare la sua autonomia e il diritto ad autodeterminarsi. Sicché non resta che concludere che alla legge in esame è mancato "un verso", anche se uno sbocco interpretativo persuasivo potrebbe essere quello di ritenere che, avendo la legge n. 219/2017 introdotto la possibilità di disporre in via anticipata circa i trattamenti sanitari, chi non si avvalga di tale facoltà voglia affidarsi alle decisioni del medico.

Si potrebbe cioè affermare che il non aver reso le DAT nelle forme di legge sia da intendersi come la manifestazione della volontà del paziente di rimettersi alle valutazioni cliniche e scientifiche del medico. Il che ovviamente vale solo per coloro che, essendo già maggiorenni al momento dell'insorgere della incapacità, abbiano avuto la possibilità di disporre per il futuro, mentre non potrebbe valere per i minorenni, ai quali tale possibilità non è data.

Del resto, in una situazione di tal genere la volontà presunta del paziente apparirebbe comunque equivoca e dunque non sufficiente a manifestare un consenso/dissenso effettivo, libero e informato.

Superando quindi i principi elaborati dalla Cassazione con la sentenza n. 21748 del 2007, si può ritenere che il Giudice tutelare non debba tentare di ricostruire la volontà presunta del paziente, ma piuttosto debba dare rilievo alle indicazioni del medico, che grazie alle sue competenze professionali conosce le condizioni di salute del paziente e sa quali sono i possibili esiti dei trattamenti sanitari nel caso specifico nonché, in caso di trattamenti salva-vita, le speranze di sopravvivenza.

Letture consigliate

Gorgoni M: Libertà di coscienza v. salute; personalismo individualista v. paternalismo sanitario, in Resp. civ. e prev., 2009, 1.

Busnelli FD: Problemi giuridici di fine vita tra natura e artificio, in Riv. dir. civ., 2011, 2, p. 153.

Morana D: La salute come diritto costituzionale, Giappichelli, Torino, 2015.

Cerasoli S: Il principio di autodeterminazione al trattamento sanitario, in www.altalex.it, 31.8.2017.

Falletti E: Il best interest of the child tra fine vita e sperimentazione clinica, in Nuova giur. civ. comm., 2017, 10, p. 1354.

Baldini G: Le disposizioni anticipate di trattamento (DAT): prime riflessioni, in Diritto e salute, 2018, 4, p. 8.

Borsellino P: Consenso informato e autodeterminazione terapeutica nella legge sul testamento biologico, in Diritto e salute, 2018, 4, p. 35.

Di Majo A: La salute responsabile, Giappichelli, Torino, 2018

de Filippis B: Biotestamento e fine vita, Wolters Kluwer - Cedam, Milano, 2018

Mainardi M: (a cura di), Testamento biologico e consenso informato, Giappichelli, Torino, 2018

Bianco G: Persona e diritto alla salute, Wolters Kluwer - Cedam, 2018

LA RESPONSABILITÀ PROFESSIONALE DEI MEDICI

Giovanni Taddei Elmi

14

L'evoluzione della responsabilità medica nella giurisprudenza fino alla Legge Gelli-Bianco

La responsabilità professionale dei medici e degli operatori sanitari per molto tempo non è stata oggetto di una disciplina normativa *ad hoc*, ma è rimasta affidata esclusivamente alla giurisprudenza, che, facendo applicazione delle norme generali del codice civile in tema di responsabilità contrattuale ed extracontrattuale, ha elaborato numerosi principi valevoli con riferimento all'attività dei medici e dei professionisti sanitari.

Con il passare degli anni, tuttavia, il tema della responsabilità medica ha assunto un sempre crescente rilievo, giacché sono esponenzialmente aumentate sia le azioni risarcitorie proposte dai pazienti nei confronti dei medici, sia le condanne pronunciate a carico di questi ultimi.

Ciò è avvenuto sia per ragioni di natura culturale, che non possono essere approfondite in questa sede (basti pensare a come sia cambiato il rapporto medico-paziente nel tempo e alla diversa considerazione del ruolo del medico), sia per ragioni di natura più strettamente giuridica, legate al modo in cui la giurisprudenza ha risolto alcuni problemi relativi alla responsabilità medica.

In particolare, sono tre gli snodi fondamentali al riguardo.

Il primo punto di svolta è rappresentato dalla giurisprudenza formatasi negli anni '70 del secolo scorso in relazione alla nozione di danno risarcibile.

Fino ad allora, infatti, la giurisprudenza era solita riconoscere come risarcibili solo i danni di natura patrimoniale, con la conseguenza che i danni alla salute e all'integrità psico-fisica delle persone (che oggi definiamo "danni biologici") non erano ritenuti di per sé risarcibili se non nei limiti in cui provocassero una diminuzione patrimoniale per il danneggiato. Valeva la cd. "regola del calzolaio": il danno risarcibile era pari al valore delle scarpe che questi non poteva produrre e vendere a causa della lesione alla salute subita.

Negli anni '70 del secolo scorso inizia invece a diffondersi in letteratura l'idea – fatta propria con alcune pronunce storiche prima dal Tribunale di Genova e poi dalla Cassazione (Sez. Un., 21.3.1973, n. 796) e dalla Corte Costituzionale (sentenze n. 88/179 e n. 184/1986) – che il danno alla salute sia meritevole di essere risarcito a prescindere dalle sue conseguenze patrimoniali.

Essendo la salute un bene di rilievo costituzionale – tutelato espressamente dall'art. 32 Cost. – ci si rese conto che non si poteva subordinarne il risarcimento alla presenza di un danno patrimoniale né all'esistenza di un reato e che la sua lesione doveva essere risarcita di per sé, secondo criteri medico-legali che sono poi confluiti nelle nelle cd. tabelle del danno biologico, mediante le quali ad ogni punto di invalidità dipendente da un danno alla salute corrisponde una certa somma di denaro a titolo di risarcimento.

In secondo luogo, sulle possibilità di successo delle azioni risarcitorie ha inciso il fatto che la giurisprudenza della Cassazione, a partire da una nota sentenza del 1999 (Sez. III, 22.1.1999, n. 589), ha ritenuto di natura contrattuale anche la responsabilità del medico che agisce all'interno di una struttura sanitaria (pubblica o privata). Fino ad allora, infatti, la responsabilità medica veniva qualificata di tale natura solo nel caso di attività resa dal medico libero professionista che stipula con il proprio paziente un contratto avente a oggetto la prestazione medica (oltre che nel caso della responsabilità della struttura sanitaria), mentre veniva ritenuta extracontrattuale la responsabilità del medico che agisce all'interno di una struttura sanitaria, in quanto tra il singolo medico e il paziente non intercorrerebbe alcun rapporto contrattuale diretto.

Viceversa, secondo la ricostruzione della Cassazione del 1999, anche in questo caso dovrebbe ravvisarsi un rapporto di natura contrattuale, in quanto tra il medico e il paziente si forma comunque un "contatto sociale" qualificato, che impone al medico particolari doveri di protezione nei confronti del paziente. Sicché tale rapporto medico-paziente non potrebbe comunque equipararsi a quello che intercorre tra danneggiato e danneggiante nelle ipotesi di responsabilità extracontrattuale.

Conseguenza di questa impostazione è che la posizione processuale del medico è notevolmente più debole rispetto a quella che egli avrebbe in caso di responsabilità extracontrattuale, non soltanto perché il termine di prescrizione è doppio nel caso di responsabilità contrattuale (10 anni anziché 5) ma soprattutto per il diverso ripartirsi dell'onere probatorio che, nel caso della responsabilità extracontrattuale, ricade interamente sul paziente mentre, nell'altro caso, applicandosi la regola generale dell'art. 1218 c.c., ricade anche sul medico il quale per liberarsi della responsabilità deve dimostrare che il danno è dipeso da causa a lui non imputabile.

Infine, a favore di una maggiore risarcibilità dei danni, ha giocato l'evoluzione giurisprudenziale in punto di nesso di causalità. Si è passati infatti dal criterio della certezza scientifica (secondo cui un danno può considerarsi conseguenza di una condotta medica solo se vi sia certezza in ordine alla sussistenza del nesso di causa-effetto) al criterio probabilistico del "più probabile che non", secondo il quale è sufficiente a configurare il nesso di causa la circostanza che la condotta medica in questione sia la causa più probabile del danno lamentato dal paziente.

Tutto ciò ha fatto sì che nel corso degli anni le condanne dei medici e delle strutture sanitarie al risarcimento dei danni si siano moltiplicate esponenzialmente dando luogo al fenomeno della cosiddetta "medicina difensiva", ossia a quel modo di agire dei medici e delle strutture sanitarie volto a cercare anzitutto di evitare le azioni di responsabilità. Si sono così sviluppati atteggiamenti difensivi positivi, caratterizzati dalla prescrizione di test, esami medici e procedure in eccesso, e negativi, caratterizzati dal rifiuto di seguire pazienti in condizioni troppo complicate o di effettuare trattamenti sanitari ad alto rischio.

Le condanne al risarcimento dei danni, inoltre, hanno inciso negativamente sia sui bilanci dello Stato e delle Regioni e in particolare sulle risorse destinate al sistema sanitario, sia sui meccanismi assicurativi, dal momento che le compagnie si sono rifiutate di assicurare i rischi medici se non dietro il pagamento di premi molto elevati.

Questa situazione ha quindi indotto il legislatore a farsi carico del problema e a disciplinare normativamente la responsabilità medica.

Il primo intervento in questo senso è da attribuirsi al cd. Decreto Balduzzi (D.L. 158/2012, conv. in L. 189/2012) che, nel tentativo di circoscrivere le ipotesi di responsabilità dei medici, all'art. 3 ha per la prima volta attribuito rilievo normativo alle linee guida e alle buone pratiche accreditate dalla comunità scientifica, stabilendo che il loro rispetto da parte del medico esclude la responsabilità penale per colpa lieve e rileva ai fini della determinazione del risarcimento del danno. Al fine poi di superare la giurisprudenza della Cassazione sul contatto sociale, detto Decreto ha precisato che nei casi di responsabilità medica "*resta comunque fermo l'obbligo di cui all'art. 2043 c.c.*", ossia l'obbligo risarcitorio di natura extracontrattuale. La formulazione di tale norma non è stata però particolarmente felice, con la conseguenza che, da un lato, non è risultato chiaro quali fossero le linee guida e le buone pratiche mediche da prendersi in considerazione ai fini della sua applicazione e, dall'altro lato, la Cassazione (Sez. VI, 17.4.2014, n. 8940) è giunta a negare che la norma in questione abbia voluto attribuire natura extracontrattuale alla responsabilità dei medici che operano all'interno di una struttura sanitaria, ribadendo il principio della responsabilità contrattuale da contatto sociale.

Si è così arrivati all'approvazione della legge 8.3.2017, n. 24 (detta legge Gelli-Bianco dal nome dei suoi relatori), che ha affrontato in maniera organica il tema della responsabilità professionale dei medici e dei professionisti sanitari con l'intento, da un lato, di precisare meglio l'ambito del rinvio alle linee guida e, dall'altro, di chiarire la natura della responsabilità medica; il tutto allo scopo di contenere l'entità delle condanne al risarcimento per evitare il fenomeno della medicina difensiva, salvaguardare i bilanci dello Stato e rendere sostenibile il sistema assicurativo.

La legge 8.3.2017, n. 24 (Gelli-Bianco): le linee guida e la responsabilità professionale

Le norme della legge 8.3.2017, n. 24, possono essere suddivise in tre grandi gruppi: un primo gruppo è dedicato alla prevenzione del rischio e alle linee guida; un secondo gruppo affronta la disciplina della responsabilità medica penale e civile; un terzo gruppo disciplina alcuni aspetti processuali del giudizio di responsabilità civile e gli obblighi assicurativi.

Per quanto riguarda la prevenzione del rischio, che costituisce uno dei principi fondamentali della legge, è prevista l'istituzione di un Osservatorio nazionale delle buone pratiche sulla sicurezza nella sanità presso l'Agenzia nazionale per i servizi sanitari regionali (art. 3) il quale acquisisce dai Centri regionali per la gestione del rischio sanitario (istituiti ai sensi dell'art. 2 della legge) i dati regionali sui rischi e sugli eventi avversi nonché sul contenzioso sanitario allo scopo di individuare idonee misure per la prevenzione e la gestione del rischio.

Punto centrale della legge è poi la disciplina del sistema delle linee guida, il cui rispetto, come vedremo, vale a escludere la punibilità penale del medico che abbia agito con imperizia e, sotto il profilo civilistico, assume rilievo ai fini della determinazione del danno risarcibile.

Al riguardo, l'art. 5 è volto a individuare con maggior precisione rispetto al passato quali siano quelle rilevanti ai fini della legge, dato che esistono molteplici linee guida, dal contenuto eterogeneo e provenienti da soggetti diversi (si distinguono, ad esempio, quanto al loro contenuto, le linee guida compilative, quelle sperimentali o quelle economiche, volte cioè al contenimento della spesa sanitaria, mentre con riferimento ai soggetti che le producono si distinguono le linee guida ministeriali, regionali, delle associazioni scientifiche, internazionali, delle singole aziende sanitarie, etc.).

La norma si preoccupa pertanto di precisare che le linee guida cui devono attenersi gli esercenti le professioni sanitarie sono quelle pubblicate sul sito internet dell'Istituto Superiore di Sanità su indicazione del Sistema Nazionale per le Linee Guida (SNLG), specificando che possono essere pubblicate su tale sito internet esclusivamente le linee guida che: i) provengano da enti e istituzioni pubbliche e private nonché da società scientifiche e associazioni tecnico scientifiche delle professioni sanitarie iscritte in apposito elenco istituito e regolamentato con Decreto Ministeriale a garanzia della loro rappresentatività su tutto il territorio nazionale, dell'autonomia, dell'indipendenza e dell'assenza di scopo di lucro di tali soggetti; ii) siano prodotte con metodologia conforme agli standard definiti e resi pubblici dallo stesso Istituto Superiore di Sanità e supportate da evidenze scientifiche rilevanti.

Si è così voluto assicurare che le linee guida cui i medici devono attenersi provengano da soggetti qualificati e selezionati (per la loro rappresentatività e indipendenza) e che il loro contenuto sia verificato e conforme agli standard stabiliti dall'Istituto Superiore di Sanità.

La legge stabilisce poi che in mancanza di linee guida pubblicate ai sensi di tale norma, gli esercenti le professioni sanitarie si devono attenere alle buone pratiche clinico-assistenziali. Il che però da un lato pone il problema di individuare quali siano le buone pratiche da seguire e, dall'altro, potrebbe far assumere rilievo anche a eventuali linee guida che, pur non pubblicate nel sito dell'ISP secondo le modalità sopra indicate, siano comunque seguite dalla comunità scientifica.

Alla responsabilità penale è dedicato il solo art. 6, il quale, nell'inserire nel codice penale l'art. 590 sexies, stabilisce che il rispetto delle raccomandazioni previste dalle linee guida (come definite e pubblicate ai sensi di legge), ovvero, in mancanza, delle buone pratiche clinico-assistenziali vale a escludere la punibilità del professionista sanitario quando l'evento (ossia la morte del paziente o le lesioni personali) si sia verificato a causa di imperizia, purché le raccomandazioni seguite dal medico risultino adeguate alle specificità del caso concreto.

In sostanza, il rispetto delle linee guida fa venir meno la responsabilità penale in caso di eventi determinati da imperizia (ma non per quelli cagionati da negligenza o imprudenza) e solo se le linee guida siano adeguate al caso concreto. Il che significa anche che il medico è tenuto a discostarsene quando queste non siano adeguate alle circostanze specifiche.

Più articolata è la disciplina della responsabilità civile.

Anzitutto, l'art. 7 si occupa di definire la natura della responsabilità dell'esercente la professione sanitaria, precisando, ai commi 1 e 2, che le strutture sanitarie, pubbliche o private, rispondono a titolo contrattuale dei danni cagionati dai professionisti di cui esse si avvalgono, ancorché questi ultimi siano scelti dal paziente o non siano dipendenti della struttura e anche nei casi di prestazioni rese in regime di libera professione intramuraria o nell'ambito di attività di sperimentazione e ricerca clinica ovvero in regime di convenzione con il SSN.

In tutti questi casi, infatti, intercorre un rapporto contrattuale tra il paziente e la struttura sanitaria la quale, dunque, risponde per inadempimento contrattuale anche laddove detto inadempimento sia riconducibile all'operato del professionista che abbia eseguito la prestazione sanitaria.

Più ambigua è la formulazione del comma 3 dell'art. 7, secondo cui l'esercente la professione sanitaria che agisce nell'ambito di una struttura sanitaria ai sensi dei commi 1 e 2 dello stesso art. 7 "*risponde del proprio operato ai sensi dell'art. 2043 c.c.*", ossia a titolo di responsabilità extracontrattuale, "*salvo che l'esercente la professione sanitaria abbia agito nell'adempimento di un'obbligazione contrattuale assunta con il paziente*".

A una prima lettura sembrerebbe evidente la volontà del legislatore di stabilire che nelle ipotesi descritte nei commi 1 e 2 dell'art. 7 (ossia di attività prestata all'interno di una struttura sanitaria) la responsabilità dei singoli professionisti sia sempre di natura extracontrattuale, limitandosi la responsabilità contrattuale alla sola ipotesi di trattamenti sanitari eseguiti in regime di libera professione extramuraria sulla base di un contratto stipulato direttamente tra medico e paziente, senza l'intermediazione di alcuna struttura sanitaria.

Sennonché una parte della letteratura ha già messo in evidenza che la norma potrebbe prestarsi anche a un'interpretazione che, rifacendosi al concetto di contatto sociale, ravvisi l'esistenza di un'obbligazione contrattuale anche quando il professionista agisca nell'ambito di una struttura sanitaria, negando così qualsiasi effetto di novità alla norma in esame.

Lo stesso comma 3 dell'art. 7, nella seconda parte, introduce poi un altro elemento di ambiguità, laddove stabilisce che il giudice, "*nella determinazione del risarcimento del danno*", tiene conto del fatto che il medico abbia rispettato le linee guida nel caso in cui l'evento dannoso sia dovuto a imperizia.

È evidente l'intenzione del legislatore di dare rilevanza al rispetto delle linee guida e delle buone pratiche clinico-assistenziali (quando adeguate alle circostanze del caso concreto) anche in ambito civile; sennonché non è del tutto chiaro se ciò valga a escludere la responsabilità civile del professionista sanitario o semplicemente a ridurne la gravità, incidendo sulla quantificazione dei danni risarcibili.

Invero, il fatto che il legislatore non abbia espressamente escluso la responsabilità e abbia anzi utilizzato l'espressione "*nella determinazione del risarcimento del danno*" farebbe pensare che abbia voluto attribuire al rispetto delle linee guida semplicemente un effetto riduttivo dell'entità del risarcimento dovuto. Ma una interpretazione di questa natura pare scontrarsi irrimediabilmente con i principi fondamentali della responsabilità civile, secondo i quali il danneggiato ha diritto di vedersi risarcire interamente i danni subiti a prescindere dal grado di gravità della colpa del danneggiante.

Del resto, il successivo comma 4 dello stesso art. 7 stabilisce che il danno subito dal paziente deve essere risarcito sulla base delle tabelle previste dagli artt. 138 e 139 del Codice delle assicurazioni private, ossia sulla base delle tabelle aventi a oggetto le lesioni di lieve entità (micro-permanenti) – che sono pubblicate dal Ministero dello Sviluppo Economico – ovvero sulla base delle tabelle aventi a oggetto le lesioni di non lieve entità (macro-permanenti), che invece, in assenza di un intervento ministeriale, molti Tribunali hanno provveduto a pubblicare autonomamente (e tra queste, secondo la Cassazione, quelle del Tribunale di Milano dovrebbero costituire il punto di riferimento nazionale).

La legge precisa poi i contorni delle azioni di rivalsa e di responsabilità amministrativa.

L'art. 8 chiarisce infatti che la struttura sanitaria che sia chiamata a rispondere dei danni può rivalersi nei confronti dell'esercente la professione sanitaria responsabile solo se questo abbia agito con dolo o colpa grave (di talché in caso di responsabilità per colpa lieve il danno rimane a carico della struttura) e solo nel limite (in caso di colpa grave) del triplo del reddito professionale lordo percepito dal responsabile nell'anno in cui si è verificata la condotta dannosa o, se maggiore, nell'anno immediatamente precedente o in quello successivo.

Analogamente, nel caso in cui la struttura sanitaria chiamata a rispondere sia pubblica, il pubblico ministero presso la Corte dei Conti può esercitare l'azione di responsabilità amministrativa nei confronti dell'esercente la professione sanitaria responsabile solo se questo abbia agito con dolo o colpa grave ed entro i medesimi limiti sopra indicati. Inoltre, ai fini della quantificazione del danno, si tiene conto delle eventuali situazioni di difficoltà, anche organizzativa, in cui il professionista si trovi a operare.

Le norme sostanziali sopra richiamate sono infine accompagnate da alcune disposizioni di natura più propriamente processuale e da alcuni articoli dedicati alla copertura assicurativa.

Sotto il primo profilo è da segnalare che, al fine di creare un filtro all'introduzione di nuovi giudizi, l'azione di risarcimento dei danni deve essere obbligatoriamente preceduta dal tentativo di mediazione ovvero, in alternativa, da un procedimento di accertamento tecnico preventivo, nell'ambito del quale viene esperita una consulenza tecnica da parte di un collegio nominato dal Tribunale e composto da un medico specializzato in medicina legale e da uno o più specialisti della materia oggetto della controversia.

Sotto il profilo assicurativo si è introdotto l'obbligo della relativa copertura per le strutture sanitarie pubbliche e private anche per i danni cagionati dal personale operante a qualsiasi titolo presso dette strutture; si è confermato l'analogo obbligo già previsto per i professionisti sanitari che svolgono la propria attività al di fuori di tali strutture sanitarie ovvero al loro interno in regime di libera professione; infine si è previsto l'obbligo della copertura assicurativa per colpa grave anche per coloro che operano a qualsiasi titolo all'interno delle strutture sanitarie. Tali assicurazioni devono avere ultrattività decennale e devono coprire anche gli eventi accaduti nei dieci anni precedenti la loro stipulazione.

In parallelo, si è prevista la possibilità dell'azione diretta da parte del danneggiato nei confronti delle compagnie assicurative le quali si possono rivalere sull'esercente la professione sanitaria entro gli stessi limiti sopra specificati per l'azione di rivalsa delle strutture sanitarie.

Per i casi in cui il danno subito dal paziente sia superiore ai massimali delle polizze ovvero l'impresa assicuratrice si trovi in stato di insolvenza o comunque abbia receduto dalla polizza o abbia cessato di esistere nel corso del rapporto, è stato infine istituito un apposito Fondo di garanzia – alimentato da un contributo annuale versato dalle stesse imprese assicuratrici – volto a garantire comunque l'indennizzabilità dei danni cagionati da responsabilità sanitaria.

Gli aspetti non disciplinati dalla Legge Gelli-Bianco: l'elemento soggettivo, il nesso di causalità e i danni risarcibili

La legge Gelli-Bianco, pur avendo disciplinato in maniera organica la responsabilità medica, non ha affrontato tutti gli aspetti che regolano l'azione risarcitoria, molti dei quali rimangono quindi affidati alle norme di carattere generale in tema di responsabilità contrattuale ed extracontrattuale così come interpretate dalla prevalente giurisprudenza.

In sintesi, si può ricordare che sotto il profilo soggettivo continua a trovare applicazione l'art. 2236 c.c., secondo cui, in caso di prestazione che implichi la soluzione di problemi di particolare difficoltà, il professionista sanitario (al pari di tutti coloro che esercitano professioni intellettuali) è responsabile, per imperizia, solo se abbia agito con dolo o colpa grave, escludendosi dunque in tal caso la responsabilità per colpa lieve, che viceversa viene in rilievo in caso di attività che non presentino difficoltà particolari e dunque di natura routinaria.

Tale norma può essere adesso integrata con quanto prevede la legge Gelli-Bianco in tema di linee guida, nel senso che si può ritenere grave la colpa del medico che non abbia seguito le raccomandazioni contenute nelle linee guida quando necessario (o viceversa si sia attenuto a queste ancorché non adeguate al caso concreto), mentre sarà solamente lieve la sua colpa nel caso di corretta applicazione delle linee guida, con la conseguenza che in questa ipotesi egli potrebbe andare esente da responsabilità nella prestazione di un trattamento sanitario che presenti particolari difficoltà.

Nessuna novità emerge invece dalla legge Gelli Bianco con riferimento al nesso di causalità che, assieme alla condotta e all'elemento soggettivo, costituisce uno degli elementi costitutivi della responsabilità.

Di conseguenza, continueranno a trovare applicazione i principi dettati dalle norme del codice civile (e dagli artt. 40 e 41 del codice penale) così come interpretati dalla giurisprudenza.

In particolare, va ricordato che secondo i più recenti orientamenti la condotta del medico può ritenersi causa dell'evento dannoso quando sussistano in tal senso seri e ragionevoli criteri di probabilità scientifica (regola del "più probabile che non"), non essendo necessario che il nesso di causa sia accertato con certezza scientifica.

Così, per esempio, è stata affermata la sussistenza del nesso di causa tra una trasfusione di sangue e l'insorgere alcuni mesi dopo dell'epatite in quanto, pur mancando la prova certa che tale patologia fosse dipesa da detta trasfusione, questa costituiva comunque la causa più probabile di quell'evento dannoso alla luce del materiale probatorio emerso in giudizio (Cass., Sez. III, 15.9.2008, n. 23676).

In tema di nesso causale è opportuno inoltre evidenziare che, seppure con molte oscillazioni, la Corte di Cassazione tende ad affermare che in presenza di una concausa naturale che abbia concorso con l'errore medico a produrre il danno, non si può escludere il nesso di causalità sussistente tra la condotta del medico e il danno medesimo, se non nel caso in cui la causa naturale sia da sola sufficiente a determinare l'evento dannoso. Il medico dunque viene comunque ritenuto responsabile per intero del danno, non valendo la concausa naturale a escludere o limitare la sua responsabilità, anche se ciò può rilevare, caso per caso, ai fini della quantificazione del risarcimento (Cass. civ., Sez. III, 29.2.2016, n. 3893).

Quanto ai danni risarcibili, detto che la lesione della salute costituisce di per sé danno ingiusto ai sensi dell'art. 2043 c.c. ed è autonomamente risarcibile a prescindere dalla sua incidenza sulla capacità di produrre reddito del danneggiato, si può ricordare che la principale voce di danno è rappresentata appunto dal danno biologico, il quale, ai sensi dell'art. 138 del Codice delle assicurazioni private, richiamato dalla legge Gelli Bianco, consiste nella lesione temporanea o permanente dell'integrità psico-fisica della persona, suscettibile di accertamento medico-legale.

Oltre al danno biologico sono peraltro risarcibili sia i danni patrimoniali – consistenti nelle spese emergenti che il danneggiato deve affrontare (per esempio per ulteriori trattamenti medici o riabilitativi) e nei mancati guadagni derivanti dal danno stesso (ad esempio per la interruzione della propria attività lavorativa) – sia gli ulteriori danni non patrimoniali, come il danno morale (consistente nelle sofferenze psicologiche subite dal danneggiato in conseguenza dell'evento dannoso) e il danno esistenziale (consistente nella lesione di ulteriori interessi di rilievo costituzionale come quello al regolare svolgimento della vita familiare o al rispetto delle proprie credenze religiose). Al riguardo deve però segnalarsi la tendenza della Cassazione a valutare rigorosamente la sussistenza di queste voci di danno non patrimoniale, onde evitare che finiscano per costituire una moltiplicazione del danno biologico, il quale, pur essendo determinato in base ai valori espressi dalle tabelle richiamate dal Codice delle Assicurazioni private, può essere personalizzato dal Giudice tenendo conto delle particolarità del caso di specie.

La responsabilità per l'attività in équipe e da violazione del consenso informato

Dalla casistica giurisprudenziale emergono alcune fattispecie particolari di responsabilità, che meritano di essere trattate specificamente. Si tratta della responsabilità nell'ambito dell'attività di équipe e della responsabilità da violazione del consenso informato.

Con riferimento alla prima ipotesi – intendendosi per attività d'équipe non solo quella in cui più specialisti concorrono a fornire un unico trattamento sanitario complesso (si pensi per esempio al chirurgo e all'anestesista) ma anche quella in cui più professionisti della stessa specializzazione si alternano nella cura del paziente (come avviene ad esempio nei reparti delle strutture ospedaliere) – la giurisprudenza ha anzitutto affermato il fondamentale principio di affidamento, secondo cui ciascun membro dell'équipe (così come ciascun medico del reparto) può legittimamente fare affidamento sulla correttezza dell'operato altrui e non risponde dei danni cagionati dagli errori altrui, non essendo tenuto a un controllo generalizzato su tutte le condotte dei colleghi.

Dall'altro lato, però, ha anche precisato che siccome il fine comune (che è la salute del paziente) è unitario, ciascun medico dell'équipe ha il dovere di vigilare sull'operato altrui nei limiti delle proprie competenze e al fine di evitare o comunque ridurre danni che siano evidenti e non settoriali e quindi rilevabili con le comuni conoscenze del professionista medio. Perciò risponde dei danni anche il medico che, ancorché non sia l'autore materiale dell'errore altrui, ciononostante non sia intervenuto per evitarlo pur avendone la possibilità e pur possedendo le competenze professionali per rendersi conto di tale errore.

Si è così affermato, quanto al rapporto tra anestesista e chirurgo, che il chirurgo deve intervenire laddove l'anestesista interrompa le pratiche di rianimazione prima di 30 minuti, giacché costituisce conoscenza comune a tutti i medici che tali pratiche debbano essere continuate per un periodo di tempo così lungo e, reciprocamente, si è affermato che l'anestesista deve intervenire allorché, in base alle proprie competenze professionali, si renda conto che il chirurgo sta commettendo un errore.

Principi analoghi valgono peraltro nel rapporto tra medici e specializzandi dal momento che l'attività di questi ultimi soggiace al principio dell'autonomia vincolata, secondo il quale essi sono tenuti ad attenersi alle indicazioni del medico ma devono rifiutarsi di eseguire i trattamenti che ritengano incongrui in base alle conoscenze mediche che essi devono possedere. Laddove infatti gli specializzandi non si astenessero dall'eseguire un trattamento incongruo, sarebbero corresponsabili con il medico che abbia prescritto quel trattamento.

Il che è quanto accade anche nel rapporto tra medici e altri professionisti sanitari (ad esempio i fisioterapisti) dal momento che questi ultimi, essendo dotati di autonomia professionale, sono tenuti a non eseguire quei trattamenti che seppur prescritti dal medico, siano a loro giudizio dannosi per il paziente.

Per quanto riguarda la violazione del consenso informato, si può ricordare che qualsiasi trattamento eseguito in sua assenza è illecito anche se posto in essere nell'interesse del paziente e a tutela del suo stato di salute. Il consenso informato costituisce infatti il fondamento legittimante del trattamento sanitario che altrimenti si risolverebbe in una forma di violazione della libertà personale del paziente.

Di per sé, dunque, l'esecuzione di un trattamento sanitario in assenza del consenso informato del paziente è fonte di responsabilità civile per il professionista sanitario.

Ai fini del risarcimento del danno, tuttavia, occorre distinguere il caso di trattamento con esito favorevole per il paziente e il caso in cui, viceversa, il trattamento, ancorché eseguito correttamente, abbia un esito negativo per il paziente, a causa, per esempio, di complicazioni statisticamente prevedibili.

Nel primo caso è evidente che il paziente non potrà lamentare danni alla salute derivanti dal trattamento sanitario ma potrà esclusivamente pretendere il risarcimento di danni morali (dovuti alle sofferenze psicologiche conseguenti al trattamento da lui non voluto), di danni esistenziali (legati per esempio alla lesione di interessi di rilievo costituzionale, come quelli connessi alle credenze religiose o ai rapporti di parentela), e danni biologici esclusivamente di natura psicologica (derivanti dal trattamento non voluto: si pensi per esempio allo stato di sofferenza psicologica in cui può cadere un soggetto tenuto in vita dal trattamento sanitario non voluto ma ridotto in condizione di grave handicap). Si tratta peraltro di danni che sono risarcibili, secondo la giurisprudenza, solo se superano una soglia minima di gravità, cioè solo se oltrepassano il livello minimo di normale tollerabilità (Cass. civ., Sez. III, 22.8.2018, n. 20885; 28.2.2010, n. 2847).

Nel caso in cui, invece, il trattamento sanitario abbia avuto un esito negativo per il paziente, perché si sono verificate conseguenze avverse o complicazioni non dovute a un errore medico ma connesse a quel trattamento, allora il paziente potrà pretendere il risarcimento anche del danno biologico consistente in tali conseguenze negative, ma solo se dimostra che non avrebbe dato il consenso qualora fosse stato correttamente informato.

Trattandosi infatti di conseguenze negative non dipendenti da errore medico, il danneggiato ha diritto al risarcimento solo qualora riesca a dimostrare che avrebbe negato il proprio consenso al trattamento laddove fosse stato correttamente informato o comunque fosse stato messo in condizione di esprimere la propria volontà.

Letture consigliate

Naso M: La responsabilità del medico e i danni risarcibili, Cedam, 2012.

De Luca M: La nuova responsabilità del medico dopo la legge Balduzzi, Dike, Roma, 2012.

Alpa G (a cura di): La responsabilità sanitaria, Pacini Giuridica, Pisa, 2017.

Rossetti M: Il danno alla salute, Wolters Kluwer – Cedam, Milano, 2017.

Di Pirro M: La nuova responsabilità medica e il risarcimento del danno dopo la Legge Gelli-Bianco, Simone, Napoli, 2017.

Volpe F (a cura di): La nuova responsabilità sanitaria dopo la riforma Gelli-Bianco, Zanichelli, Torino, 2018.

Di Majo A: La salute responsabile, Giappichelli, Torino, 2018.

Castiello F, Tenore V (a cura di): Manuale di diritto sanitario, Giuffrè, Milano, 2018.

Todeschini N (a cura di): La responsabilità medica, Utet, Torino, 2019.

Anestesia e chirurgia

ANATOMIA E FISIOLOGIA ESSENZIALE DEL SISTEMA NERVOSO CENTRALE

15

Davide Penno, Elena Ferrato, Carlo Alberto Castioni

Il Sistema Nervoso è costituito dal SNC (sistema nervoso centrale), composto dall'encefalo e dal midollo spinale, e dal SNP (sistema nervoso periferico); quest'ultimo, a sua volta, si divide in sistema nervoso autonomo (deputato al controllo di organi interni, muscolatura liscia e ghiandole) e sistema nervoso somatico, formato dalle fibre nervose che conducono, in modo bidirezionale, le informazioni sensoriali dall'ambiente interno ed esterno verso il SNC e gli impulsi motori verso i muscoli scheletrici in senso inverso.

L'Encefalo

L'Encefalo è un organo parenchimatoso che pesa mediamente 1500 g, rappresenta circa il 2% del peso corporeo totale e costituisce un organo ad elevato consumo metabolico. Convenzionalmente termina a livello di un piano trasversale caudale al piano di decussazione delle piramidi, struttura anatomica attraverso cui decorre la via cortico-spinale, deputata al controllo motorio.

L'encefalo è inoltre suddiviso dal tentorio, lamina meningea della dura madre, in un compartimento sopratentoriale, più craniale, composto dagli emisferi cerebrali (telencefalo) e da talamo e ipotalamo (diencefalo), e uno sottotentoriale, che comprende il tronco encefalico (ulteriormente suddiviso in senso cranio-caudale in mesencefalo, ponte e bulbo) e il cervelletto.

Solo meno della metà del peso complessivo dell'encefalo è costituito dalle cellule neuronali, mentre la restante parte è costituita da astrociti, vasi sanguigni e strutture di sostegno.

Gli emisferi cerebrali costituiscono dal punto di vista filogenetico la struttura encefalica più recente; essi sono costituiti da una sostanza grigia superficiale, suddivisa in circonvoluzioni e giri separati da scissure e solchi, e da una sostanza bianca profonda. La scissura interemisferica si interrompe a livello del corpo calloso, struttura composta da sostanza bianca che costituisce il collegamento anatomico-funzionale tra i due emisferi.

Ciascun lobo cerebrale prende il nome dall'osso della teca cranica con cui contrae rapporti; l'unico che fa eccezione è il lobo limbico che è disposto tra lobo temporale e corpo calloso. A questa suddivisione prettamente anatomica se ne sovrappone una funzionale introdotta dal dott. Brodmann che suddivide la corteccia telencefalica in 52 aree. Per semplificazione si può considerare che ad ogni area corrisponda una funzione diversa: sensitiva, motoria, associativa (**Figura 15.1**).

Tra le aree sensitive più studiate vi sono le aree 1, 2 e 3 di Brodmann, corrispondenti alla scissura postrolandica e alla rappresentazione dell'homunculus sensoriale, e le aree 17,18,19 disposte concentricamente e coinvolte nella funzione visiva. Tra le aree effettrici, specularmente a quanto avviene per la sensibilità somatosensoriale, a livello della scissura prerolandica (area 4 di Brodmann) si colloca l'homunculus motorio (**Figura 15.2**).

La funzione di produzione del linguaggio viene elaborata a livello dell'area di Broca (44 e 45 di Brodmann), posta nel lobo frontale, mentre alla comprensione del linguaggio è deputata l'area di Wernicke, posta nel lobo temporale mesiale.

Al diencefalo appartengono invece i nuclei della base (o nuclei talamici), coinvolti nel controllo del movimento, e l'ipotalamo, posteriore all'ipofisi, coinvolto nelle funzioni neuroendocrine.

Il cervelletto è contenuto nella fossa cranica posteriore ed è anch'esso coinvolto nel controllo motorio in particolare per quanto riguarda le funzioni legate al controllo posturale, all'equilibrio, alla funzione articolatoria del linguaggio e dei movimenti complessi.

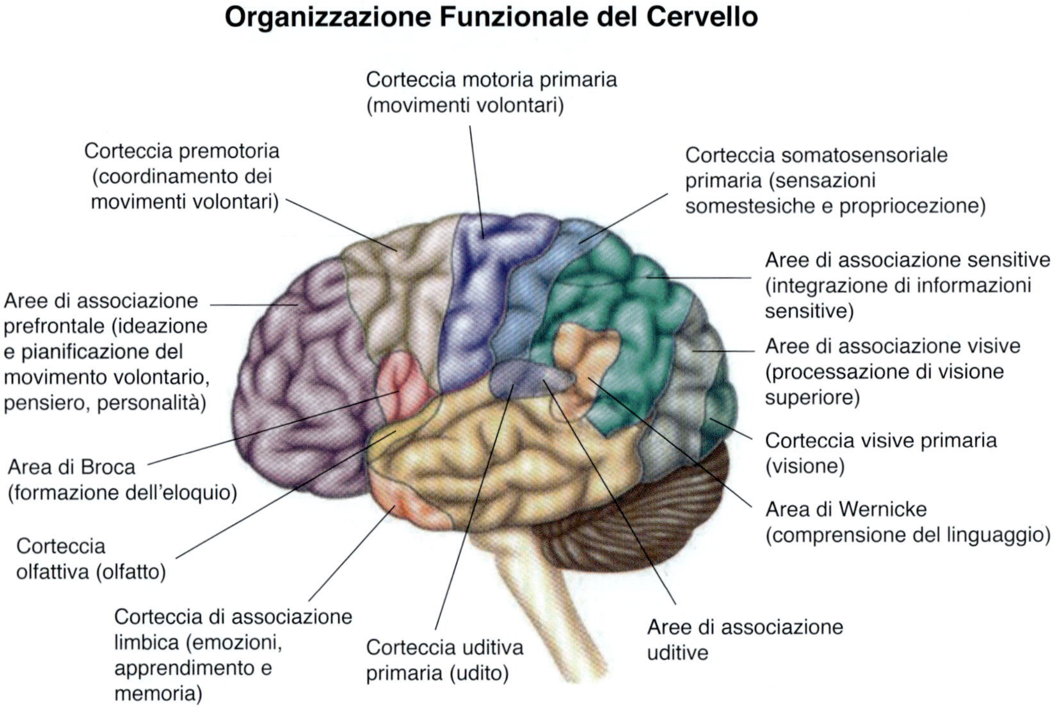

Figura 15.1

Il tronco encefalico invece costituisce dal punto di vista filogenetico la parte più antica e al suo interno si trovano i nuclei dei nervi cranici, numerati in base al loro punto di emergenza in senso cranio caudale (**Figura 15.3**).

Inoltre nel tronco encefalico risiedono le strutture anatomiche deputate alla regolazione del respiro, della funzione cardiocircolatoria e dello stato di vigilanza (sostanza reticolare attivante).

Il flusso ematico cerebrale è garantito dal circolo cerebrale, costituito da una rete anastomotica di vasi arteriosi originanti, in parte, dai tronchi sovraortici attraverso le due arterie carotidi interne (che contribuiscono con circa 2/3 del flusso cerebrale totale) e, in parte, da un circolo posteriore originante dalle arterie succlavie attraverso le arterie vertebrali che confluiscono nell'arteria basilare.

Il risultato di queste anastomosi viene definito Poligono del Willis.

Ogni emisfero cerebrale è rifornito da un'arteria carotide interna, originante dall'arteria carotide comune a livello della cartilagine tiroidea o della settima vertebra cervicale, che entra nel cranio attraverso il forame carotideo, attraversa il seno cavernoso (da cui si diparte l'arteria oftalmica), penetra la dura, e si divide quindi in arteria cerebrale media e anteriore.

Le ramificazioni superficiali dell'arteria cerebrale anteriore riforniscono la corteccia e la sostanza bianca del lobo frontale inferiore, la superficie mesiale dei lobi frontale e parietale, e il corpo calloso anteriore.

L'arteria cerebrale media irrora tutta la porzione della convessità emisferica frontale parietale e temporale costituendo un territorio di distribuzione più ampio rispetto alle altre arterie cerebrali.

Le arterie vertebrali sinistra e destra sorgono dalle arterie succlavie ed entrano nel cranio attraverso il forame magno. Ognuna dà origine all'arteria spinale anteriore e all'arteria cerebellare postero inferiore.

Le arterie vertebrali si uniscono a livello della giunzione tra ponte e midollo per formare l'arteria basilare che, a livello del ponte, dà origine all'arteria cerebellare antero-inferiore, all'arteria uditiva interna e, a livello del mesencefalo, all'arteria cerebellare superiore.

L'arteria basilare si divide quindi nelle due arterie cerebrali posteriori, che riforniscono i lobi temporale inferiore e occipitale mesiale e il corpo

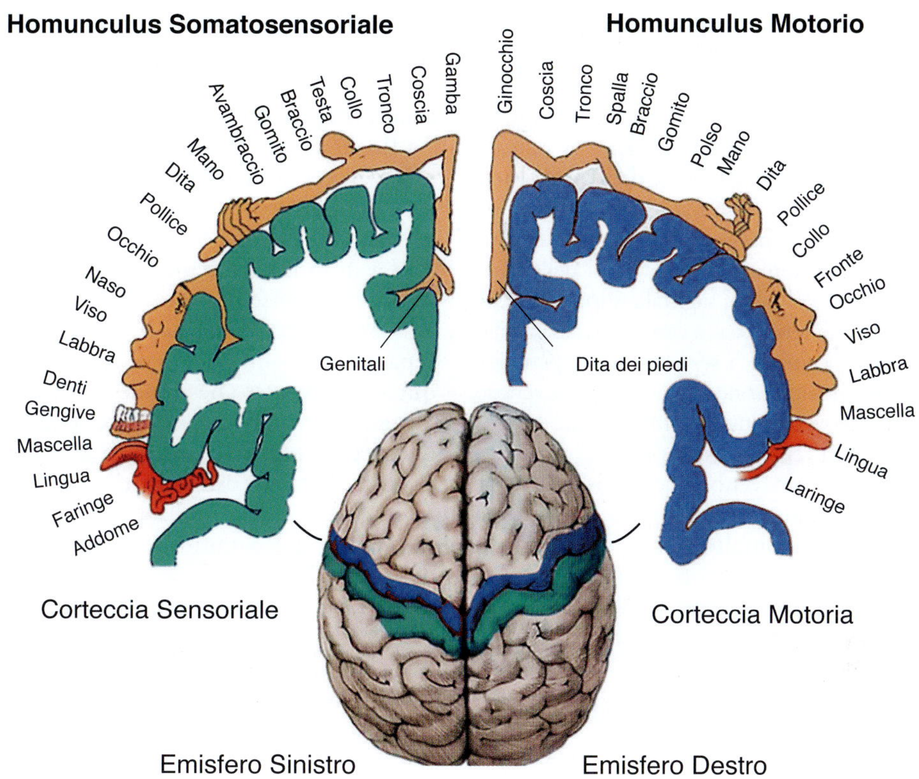

Figura 15.2

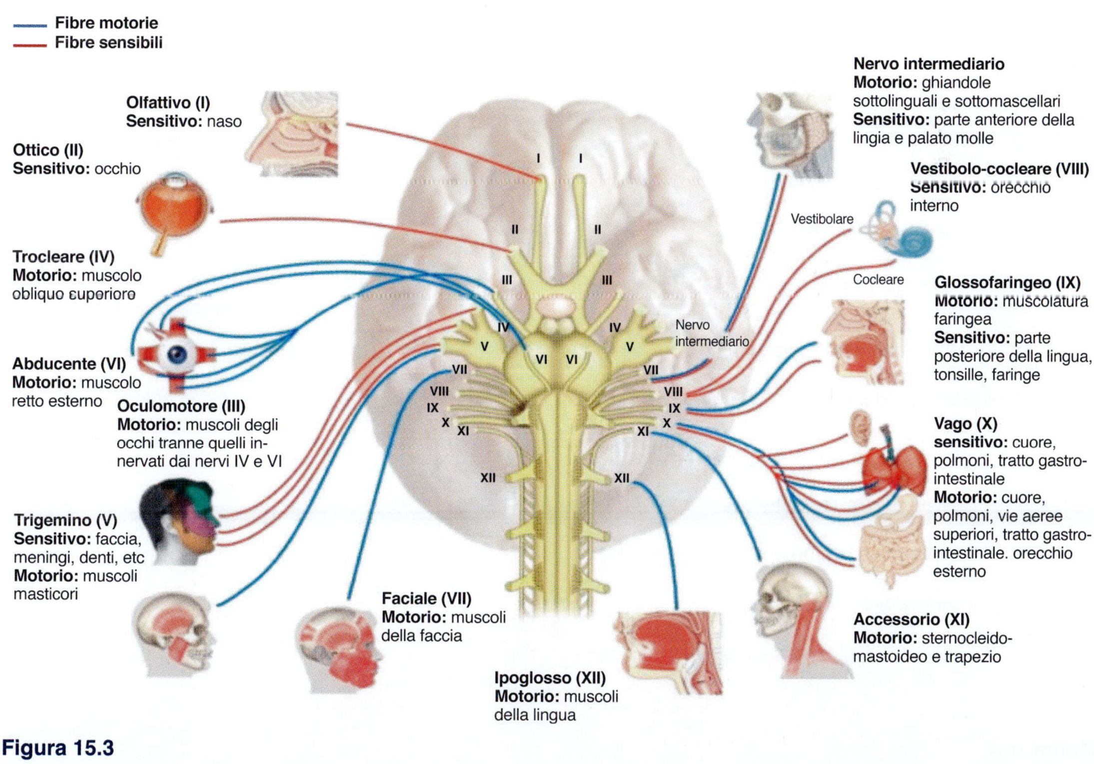

Figura 15.3

calloso posteriore. Ramificazioni ulteriori di questi vasi (le arterie talamoperforanti e talamogeniculate) riforniscono le strutture diencefaliche, incluso il talamo e i nuclei subtalamici, come anche parte del mesencefalo (**Figura 15.4**).

Il circolo venoso intracerebrale decorre all'interno dei seni venosi della dura madre, strutture rigide che ne mantengono la pervietà anche a pressioni subatmosferiche. Il sistema dei seni venosi della dura madre comprende il seno sagittale superiore, che raccoglie il sangue refluo dalle vene corticali, quello inferiore, i seni occipitali, i seni cavernosi, petrosi e i seni trasversi; il tutto concorre allo scarico venoso attraverso le due vene giugulari interne che convogliano il sangue in vena cava superiore.

Il compartimento venoso costituisce il maggior volume di sangue intracranico e, sebbene sia stato considerato per molto tempo un "contenitore" passivamente regolato dal flusso arterioso, attualmente esistono crescenti evidenze che esso sia regolato per lo più da fattori neurogeni.

Liquor, meningi e barriera ematoencefalica

Il midollo spinale decorre in senso cranio-caudale dal forame occipitale, dove è in continuità con il bulbo, fino all'altezza della seconda vertebra lombare, da cui origina un filamento fibroso, il filum terminale, che insieme alle radici degli ultimi nervi spinali, lombari e sacrali, va a costituire la cosiddetta cauda equina (**Figura 15.5**).

Il sistema nervoso centrale è avvolto dalle meningi, di cui la membrana più esterna è denominata dura madre, cui seguono l'aracnoide e la pia madre: quest'ultima aderisce alle radici nervose.

La dura madre è una membrana spessa, fibrosa e aderente al periostio, e si ripiega in alcuni sepimenti dando origine al tentorio, che separa il cervello dal cervelletto, alla falce, sia quella cerebrale, che divide i due emisferi cerebrali, che quella cerebellare, e al diaframma della sella, che si trova al di sopra della sella turcica. Essa è composta da fibre elastiche e tessuto connettivo denso, e, a livello spinale, si estende dal forame occipitale fino al cono durale della seconda vertebra sacrale. La pia madre e l'aracnoide sono costituite da collagene e cellule connettivali; tra l'aracnoide e la pia madre, in quello che viene definito spazio subaracnoideo, scorre il liquor, che è in continuità con il sistema ventricolare encefalico. La pia madre e l'aracnoide costituiscono insieme la leptomeninge. Diversamente da dura e pia madre, l'aracnoide non è vascolarizzata.

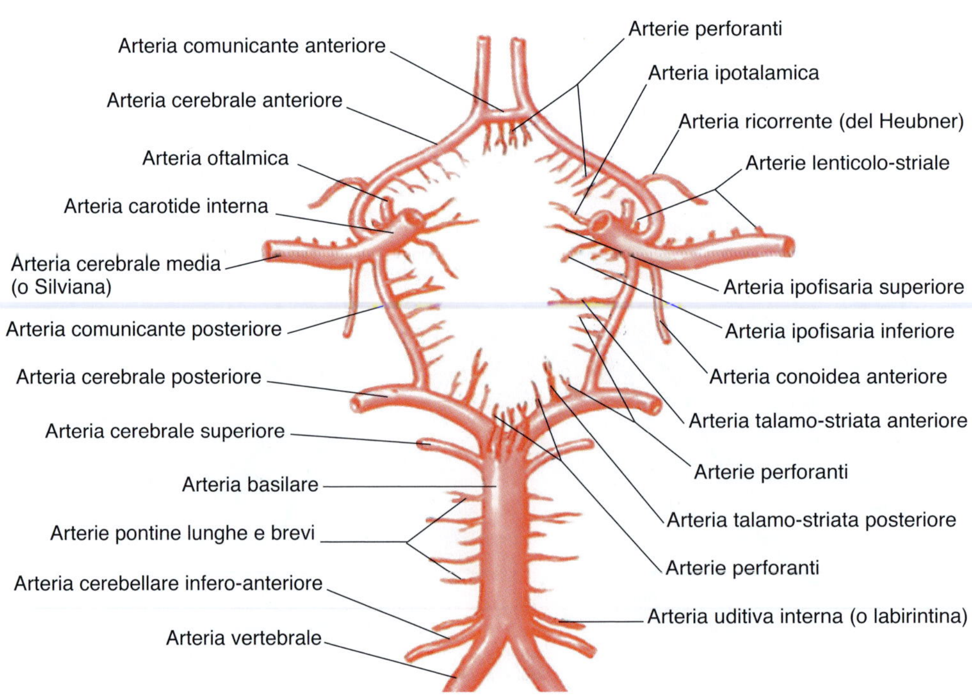

Figura 15.4

Lo spazio epidurale, altrimenti detto peridurale, è una zona situata all'interno del canale vertebrale e compresa tra il legamento giallo e le meningi.

Il legamento giallo è una struttura robusta ed è suddiviso in una porzione destra e una sinistra; esso contribuisce alla costituzione dell'articolazione intrinseca della colonna vertebrale unitamente ai legamenti interspinosi e sopraspinosi. Tali legamenti uniscono tra di loro le vertebre garantendo così la stabilizzazione e la mobilità interossea; i legamenti gialli si presentano in coppia per ogni vertebra, a partire da C1-C2 fino a L4-L5. Il colore giallastro è appunto dato dalla grande quota di tessuto elastico che li compone, ed è proprio questa elasticità che preserva la funzione di flesso-estensione della colonna. Nello spazio epidurale sono presenti tessuto adiposo, ma anche vasi linfatici e plessi artero-venosi di piccolo calibro.

Il midollo spinale occupa il canale vertebrale ed è costituito da una componente cervicale, una toracica, una lombare e una sacrale, e non possiede in tutta la sua lunghezza lo stesso spessore. In particolare sono presenti due rigonfiamenti, uno cervicale in corrispondenza del plesso brachiale, da cui origina l'innervazione per gli arti superiori, che va dal forame occipitale fino alla seconda-terza vertebra tora-

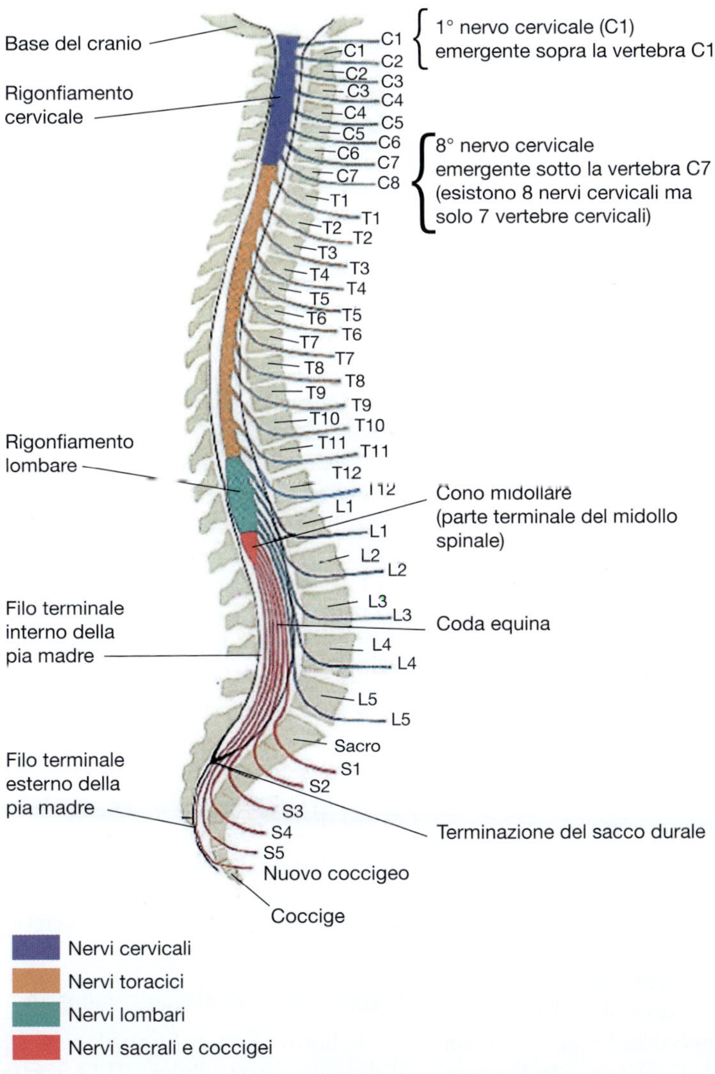

Figura 15.5

cica, e uno a livello lombo-sacrale, che si sviluppa dalla ottava-nona vertebra toracica fino alla prima vertebra lombare. L'espansione lombo-sacrale, da cui origina l'innervazione per gli arti inferiori, termina nel cosiddetto cono midollare, da cui prende origine il filamento terminale.

Facendo una sezione trasversale del midollo spinale possiamo identificare la sostanza grigia, centrale, a forma di H, e la sostanza bianca più esterna. La sostanza grigia è composta da due corni ventrali che contengono i nuclei dei motoneuroni che innervano i muscoli scheletrici, e due corni dorsali, che contengono i nuclei sensitivi. La sostanza bianca invece è costituita dai fasci di fibre ascendenti, che portano informazioni dalla periferia al cervello, e di fibre discendenti, che trasmettono informazioni dal cervello ai muscoli. I fasci midollari ascendenti che percorrono i cordoni posteriori conducono la sensibilità profonda (pallestesica, stereo gnosica, discriminatoria e localizzatoria dello stimolo tattile e della posizione degli arti ecc.) e, in parte, tattile superficiale. Nei fasci anteriori decorrono i fasci discendenti motori, il fascio piramidale diretto e, molto più importante, il fascio piramidale crociato che incrocia a livello del bulbo per decorrere nel cordone laterale del midollo ove si mette in connessione coi motoneuroni delle corna anteriori per recare gli impulsi motori volontari. Il fascio piramidale crociato svolge anche azione inibitrice sul tono muscolare e sui riflessi propriocettivi spinali motivo per cui, un'interruzione monolaterale del fascio piramidale, al di sotto del punto d'incrocio, provoca emiplegia omolaterale con aumento del tono muscolare e iperreflessia (**Figura 15.6**).

Sempre tra i fasci discendenti sono da segnalarsi quelli appartenenti al sistema extra-piramidale, in particolare, i fasci tetto-spinale, reticolo-spinale diretto, vestibolo-spinale e olivo-spinale. Inversamente al midollo spinale, a livello cerebrale, la sostanza bianca si situa a livello centrale e la sostanza grigia corticale contenente i corpi neuronali a livello più esterno.

La barriera emato-encefalica (BEE) costituisce un elemento di protezione del sistema nervoso centrale e della funzione neuronale impedendo il passaggio di determinate sostanze di provenienza ematica nel sistema nervoso centrale. Tale barriera, mantenendo stabile l'ambiente che circonda le cellule nervose, ne permette un ottimale funzionamento. Così come la barriera emato-encefalica è deputata a impedire il passaggio di molte sostanze tossiche e alla protezione dei neuroni da determinati neurotrasmettitori circolanti, nel contempo occorre che i metaboliti essenziali per le funzioni cerebrali vengano trasportati selettivamente attraverso la parete dell'endotelio. La parete dei vasi del microcircolo cerebrale è quindi costituita da cellule endoteliali unite da numerose giunzioni serrate e da periciti che hanno proprietà contrattili; gli astrociti avvolgono la quasi totalità della superficie esterna di tali vasi. L'ingresso delle sostanze nutritive nel liquido cefalo-rachidiano (LCR) avviene essenzialmente in tre modi: mediante la diffusione di sostanze solubili nei lipidi, attraverso un trasporto facilitato di sostanze idrosolubili recettore-mediato e attraverso canali ionici. Ci sono poi alcuni capillari cerebrali che non possiedono la BEE, e che risultano quindi avere un endotelio fenestrato. Questo avviene in particolare a livello dell'ipofisi posteriore e degli organi denominati circumventricolari, come ad esempio l'epifisi, l'organo subfornicale, l'eminenza mediana e la lamina terminale. Per quanto riguarda l'ipofisi posteriore, per esempio, ciò risulta importante per permettere un adeguato controllo della produzione e della secrezione degli ormoni ipofisari.

A livello della BEE, solo le piccole molecole liposolubili, quali ossigeno e anidride carbonica, sono in grado di diffondere liberamente, mentre le altre sostanze necessitano di sistemi di trasporto specifici. Il glucosio, la principale sorgente di energia per il cervello, giunge a livello liquorale tramite un sistema di trasporto facilitato, saturabile e stereospecifico, che non è in grado di agire contro gradiente di concentrazione.

Anche gli aminoacidi sono trasportati mediante un sistema di trasporto facilitato, che agisce a favore di gradiente. Vi sono poi dei sistemi di trasporto ionico che favoriscono il mantenimento dell'iso-osmolarità del sistema nervoso centrale, come ad esempio la pompa Na^+/K^+.

Molte situazioni patologiche possono alterare in maniera pericolosa l'integrità della barriera emato-encefalica, come quadri infettivi, presenza di masse intracraniche, infarti cerebrali, ecc…

Produzione e circolazione liquorale

Il liquor è in continuità e in equilibrio con il liquido extracellulare (LEC) che circonda i

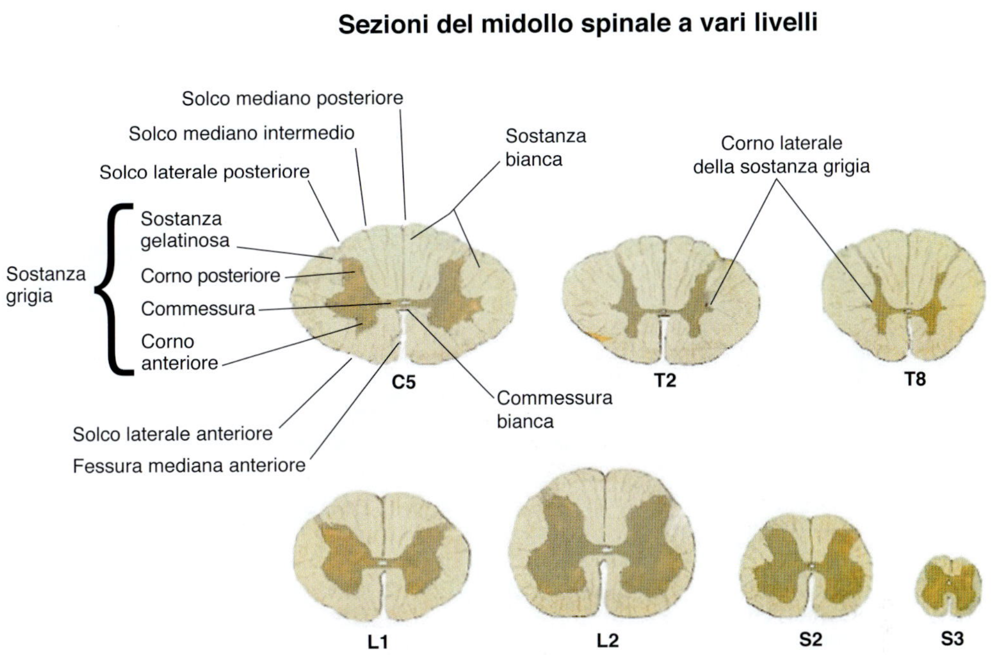

Figura 15.6

neuroni del sistema nervoso centrale; esso viene prodotto principalmente dai plessi corioidei, che si trovano all'interno dei due ventricoli laterali, del terzo e del quarto ventricolo. Sono per lo più i plessi corioidei posizionati nei ventricoli laterali ad essere deputati alla produzione liquorale. I plessi corioidei sono costituiti da capillari circondati da cellule epiteliali cuboidali, e sono in grado di riversare i propri prodotti di secrezione in entrambe le direzioni; nello specifico, da una parte producono liquor attraverso processi di ultrafiltrazione dal plasma al LEC e di secrezione all'interno dei ventricoli, dall'altra trasportano attivamente alcuni metaboliti dal sistema nervoso al sangue.

I ventricoli laterali sono quelli più rappresentati tra le cavità ventricolari, sono presenti in entrambi gli emisferi cerebrali e sono costituiti da un corpo, dal corno anteriore situato in regione frontale, dal corno inferiore in regione temporale, e dal corno posteriore in sede occipitale. Dai ventricoli laterali il liquor passa nel terzo ventricolo, che comunica con essi attraverso i fori interventricolari di Monro, e quindi giunge al quarto ventricolo tramite l'acquedotto di Silvio. Dal quarto ventricolo, per mezzo dei forami di Luschka e Magendie, il liquor raggiunge gli spazi subaracnoidei, circolando attraverso il canale spinale, risale quindi verso la convessità cerebrale e viene riassorbito tramite le granulazioni del Pacchioni e i villi aracnoidei, che fungono da valvole garantendo un flusso unidirezionale dagli spazi subaracnoidei verso il sangue venoso a livello del seno sagittale (**Figura 15.7**). Il volume totale del liquor negli adulti è costituito da circa 140 ml, mentre quello del LEC è stimato intorno ai 300-350 ml. La velocità di formazione del LCR è di circa 0,35 – 0,40 ml/min, e ogni giorno vengono prodotti circa 500-600 ml di liquor, che quindi viene completamente rinnovato quattro volte al giorno. Le modificazioni dell'omeostasi cerebrale e della pressione intracranica (PIC) possono influire sui normali processi di produzione liquorale.

Il liquor possiede numerose funzioni che risultano essere fondamentali, come quella di protezione del SNC e dell'encefalo, di cui costituisce una sorta di cuscinetto che ne diminuisce il peso esercitato sul corpo da 1500 a meno di 50 g; inoltre ha la funzione di nutrizione e di mantenimento dell'omeostasi biochimica e contribuisce anche all'eliminazione di metaboliti cerebrali che possono risultare dannosi. Infine esso funge anche da veicolo per alcuni neurotrasmettitori o per gli ormoni prodotti a livello ipotalamico.

Il liquor normalmente ha un aspetto chiaro, incolore, definito ad acqua di rocca. La cellularità del

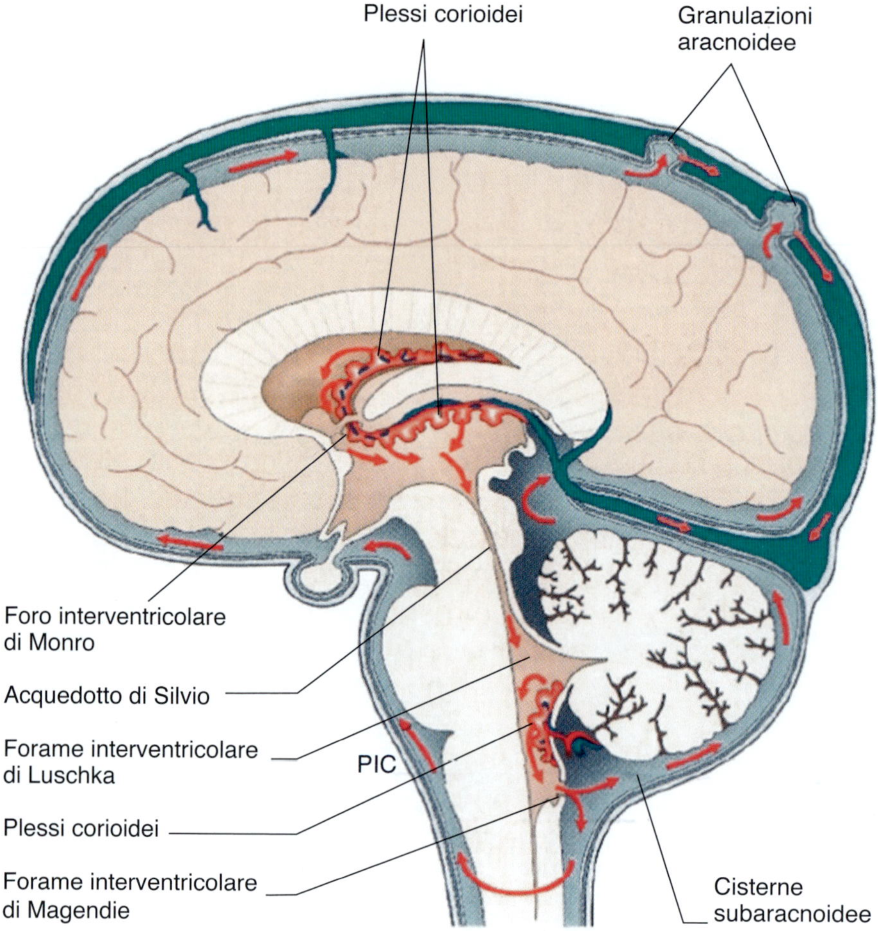

Figura 15.7

LCR di solito è molto bassa, in genere meno di 5 cellule per ml, rappresentate prevalentemente da cellule mononucleate e da linfociti. Nel corso di processi infiammatori a carico del sistema nervoso centrale le cellule possono aumentare, in maniera moderata ad esempio nelle infezioni virali, o in maniera importante, come nel caso delle meningiti batteriche, e la pleiocitosi in questi casi modifica l'aspetto del liquor, rendendolo francamente torbido.

Normalmente non sono presenti emazie all'interno del liquido cefalo rachidiano, ma a seguito di un sanguinamento, come nel caso dell'emorragia subaracnoidea, esso può assumere dapprima un colorito francamente ematico, e successivamente, a distanza di alcune ore, a causa della successiva emolisi, può apparire giallastro, xantocromico.

La quota proteica invece è indicativamente di 15-50 mg/dl, e la sua componente principale è costituita da albumina. Un incremento importante di proteine si può avere a seguito di sanguinamenti, con il passaggio di bilirubina dal plasma al liquor, di neoplasie cerebrali o di patologie infiammatorie o infettive a carico del sistema nervoso centrale.

Infine la glicorrachia normale è circa il 60% di quella plasmatica, e cioè compresa solitamente tra 40-70 mg/dl. Una diminuzione nei livelli di glucosio si riscontra in particolare nelle infezioni batteriche e tubercolari, nonché in caso di tumori meningei.

Nella **Tabella 15.1** sono riassunte le principali caratteristiche chimico-fisiche del LCR.

Plessi corioidei e ipotesi di Monro-Kellie

Come riescano il parenchima cerebrale (80% del contenuto intracranico), il Liquor (10%) e il Sangue (10%) a convivere in uno

Tabella 15.1 Paragone tra siero e liquido cerebro-spinale.

Sostanza	LCS	Siero
Acqua (%)	99	93
Proteine (mg/dl)	35	7000
Glucoso (mg/dl)	60	90
Osmolarità (mOsm/litro)	295	295
Na^{+} (meq/litro)	138	138
K^{+} (meq /litro)	2,8	4,5
Ca^{++} (meq/litro)	2,1	4,8
Mg^{++} (meq/litro)	0,3	1,7
Cl^{-} (meq/litro)	119	102
pH	7,33	7,41

Valori medi o rappresentativi (Da Fishman,1980).

spazio di soli 1.400-1.700 ml inestensibile, come la teca cranica, ce lo spiega quella che è conosciuta come ipotesi Monro-Kellie.

Tale teoria afferma che, essendo lo spazio una risorsa limitata, i componenti intracranici si trovano in uno stato di equilibrio di volume tale che l'aumento di uno di essi deve essere compensato da una diminuzione del volume di un altro. Questo meccanismo di compensazione agisce entro certi limiti. Oltre un certo incremento di volume, stimato essere circa 100-120 ml, i sistemi di compenso si esauriscono determinando un incremento incontrollato della PIC e conseguente compromissione del flusso ematico cerebrale (FEC), sebbene in caso di aumenti di volume molto rapidi si possa assistere a incrementi di PIC anche per valori inferiori.

La pressione endocranica viene misurata direttamente attraverso cateteri dedicati con sensori intraparenchimali, subaracnoidei o più raramente, preferiti in caso di turbe coagulative, epidurali, oppure attraverso derivazioni ventricolari esterne (DVE).

Le DVE sono cateteri la cui estremità intracorporea viene collocata solitamente all'interno di un ventricolo laterale encefalico mediante posizionamento neurochirurgico, mentre l'estremità extracorporea viene collegata ad un circuito sterile che permette il collegamento di un trasduttore della pressione e di un sistema per il drenaggio e la raccolta del liquor, ed eventualmente di sangue, in caso di sanguinamenti intracranici; agiscono quindi modificando e contrastando gli aumenti di PIC costituendo un presidio importante sia dal punto di vista del monitoraggio che della terapia (**Figura 15.8**).

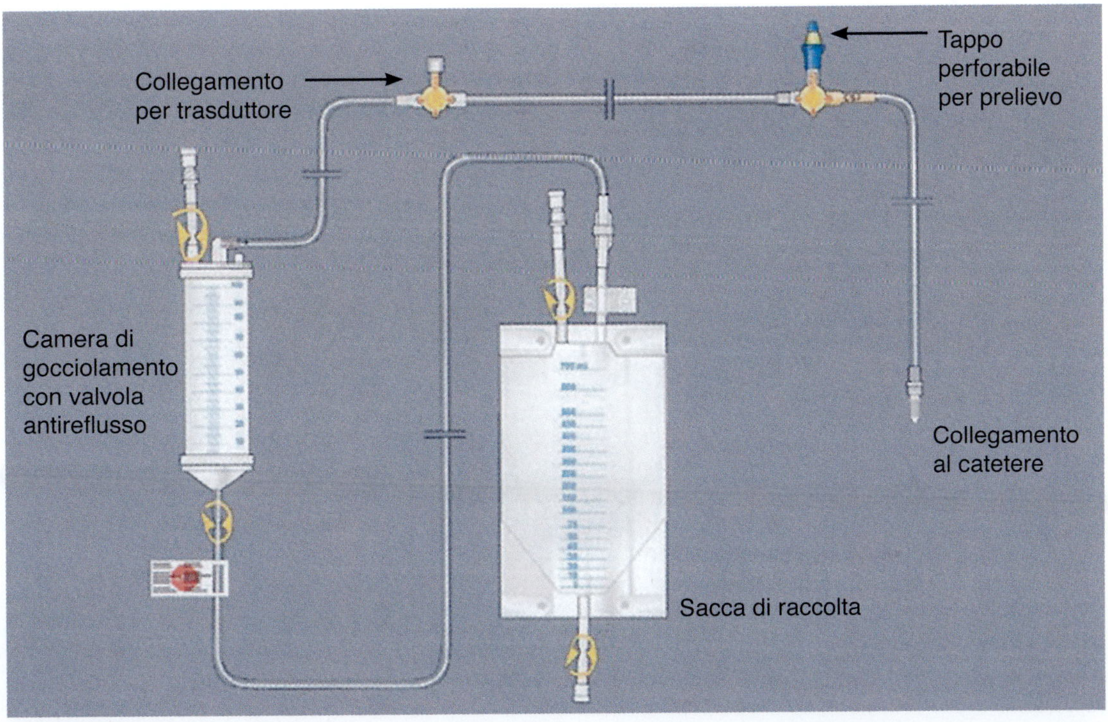

Figura 15.8

Dalla misura in continuo della PIC si ottiene un'onda a monitor, e dall'analisi della traccia fisiologica si possono riconoscere onde caratterizzate da 3 picchi: P1, o picco sistolico trasmesso attraverso i vasi arteriosi ai plessi corioidei, che costituisce la driving force di produzione del liquor, P2, determinato dalla rigidità del sistema meningeo e osseo opposta all'espansione ventricolare, P3 corrispondente all'incisura dicrota del polso arterioso ovvero alla chiusura della valvola aortica (**Figura 15.9**).

Altre variazioni cicliche della PIC sono quelle descritte da Lundberg: le onde B (breath) che seguono la frequenza respiratoria, le onde C più rapide legate al ciclo cardiaco e le onde A (plateau wave), la cui comparsa è sempre da considerarsi patologica perché associate a incremento della PIC oltre i 50 mmHg e ad esaurimento della compliance cranica.

Le cause più frequenti di aumento della PIC e/o riduzione della compliance cerebrale sono:
- Lesioni espansive intracraniche;
- Edema cerebrale;
- Ostacolo al deflusso venoso;
- Ostacolo al deflusso del liquor.

I valori normali di pressione intracranica si aggirano intorno ai 7-15 mmHg nel paziente in decubito supino, con variazioni fisiologiche causate dalla tosse, dal cambiamento della posizione del capo e dall'esecuzione della Manovra di Valsalva. Valori di pressione intracranica superiori a 20-25 mmHg necessitano di un trattamento urgente.

In corso di ipertensione endocranica può osservarsi il riflesso di Cushing, o triade, risposta riflessa che consiste in una prima fase mediata dal sistema simpatico in cui si osserva ipertensione e tachicardia a cui segue una fase mediata dal sistema parasimpatico in cui si osserva comparsa di bradicardia e infine depressione del respiro per compromissione della funzionalità del tronco encefalico.

L'idrocefalo è una condizione di dilatazione del sistema ventricolare, che può essere causata da un'eccessiva produzione di liquor, da un'ostruzione al suo normale flusso o da un'alterazione del sistema di riassorbimento liquorale. Un eccesso nei processi di sintesi del LCR può derivare dalla presenza di tumori, come nel caso dei papillomi dei plessi corioidei; viceversa, un'alterazione nel riassorbimento del liquor si può avere ad esempio in seguito ad una trombosi dei seni venosi, ad un incremento della pressione intracranica che ne ostacola il deflusso o in seguito ai processi di rimodellamento tissutale che seguono ad un'emorragia subaracnoidea e che portano ad un'estesa fibrosi dei villi aracnoidei, e quindi ad un restringimento o all'ostruzione delle vie di efflusso liquorali. Un ostacolo al normale circolo liquorale può invece derivare da neoformazioni, da patologie congenite o da forme degenerative che colpiscono le vie di deflusso del LCR, come l'acquedotto di Silvio o i forami di Luschka e Magendie; in tali casi, l'idrocefalo che ne consegue è sempre causa di ipertensione endocranica e può costituire un'emergenza neurochirurgica (il pazien-

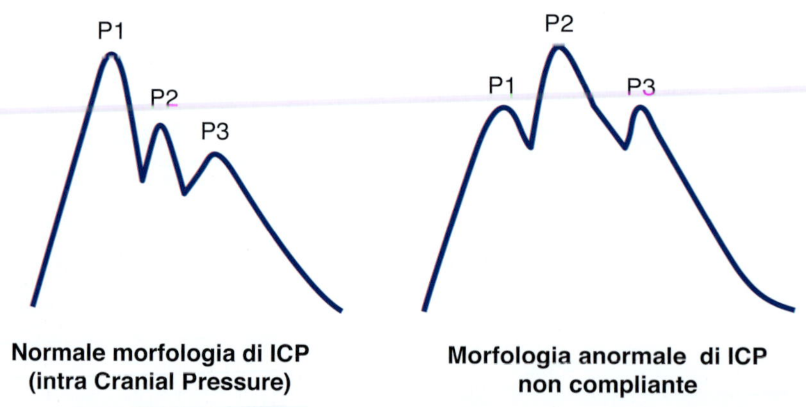

Figura 15.9 Onde di pressione intracranica: P1 rappresenta la pulsazione arteriosa, P2 la compliance del parenchima cerebrale e P3 è dovuta alla chiusura della valvola aortica. In condizioni normali P1 è maggiore di P2 ed è espressione di una normale compliance cerebrale. Nella lesione cerebrale acuta la compliance cerebrale si riduce e si ottiene una inversione del rapporto P1:P2 con un'onda P2 maggiore di P1.

te clinicamente si presenta con modificazioni più o meno repentine e ingravescenti della coscienza, vomito, convulsioni). Esistono poi forme cosiddette di idrocefalo normoteso, che si instaurano in maniera cronica, e che normalmente si verificano in condizioni di atrofia cerebrale non conducendo ad aumento di PIC. Questa tipologia di idrocefalo risulta essere una dilatazione dell'intero sistema ventricolare (idrocefalo comunicante), che, avvenendo parallelamente ad una cronica riduzione del tessuto cerebrale che diviene atrofico, generalmente non conduce ad ipertensione endocranica.

L'idrocefalo non costituisce l'unica causa di aumento di PIC; altre potenziali cause sono rappresentate ad esempio da lesioni cerebrali o, in generale, da incrementi del volume del parenchima cerebrale, che spesso contribuiscono allo sviluppo di edema (edema cerebrale). L'edema cerebrale può essere di natura extracellulare (vasogenica o interstiziale) o intracellulare (edema citotossico). La forma più comune di edema cerebrale è quella extracellulare vasogenica, causata da un aumento della permeabilità capillare che porta ad un accumulo di liquido nello spazio interstiziale. L'edema può essere esteso oppure focale e, in quest'ultimo caso, si può venire a determinare un'erniazione di tessuto cerebrale o una compressione di strutture adiacenti. Tra le maggiori cause di edema vasogenico vi sono le infezioni a carico della sostanza bianca cerebrale. Si parla invece di edema citotossico o di edema osmotico quando si verifica un rigonfiamento intracellulare che può coinvolgere neuroni, cellule gliali o l'endotelio. Questo accumulo all'interno delle cellule può essere causato da molti meccanismi patologici, tra cui l'accumulo di sodio intracellulare, con conseguente richiamo di acqua, eccessiva secrezione di ormone antidiuretico (ADH), come nel caso delle SIADH, o in seguito ad eccessiva somministrazione di liquidi ipo-osmolari. Può essere altresì causato da eventi traumatici o infettivi a carico del comparto intracellulare cerebrale. In ultimo, l'edema interstiziale può essere causato dall'idrocefalo e in questo caso si ha normalmente uno stravaso di liquor all'interno della sostanza bianca periventricolare.

PPC (pressione di perfusione cerebrale) e $CMRO_2$ (consumo cerebrale di ossigeno)

La pressione di perfusione cerebrale (PPC) non viene mai misurata direttamente ma è un dato clinico surrogato che ci permette di valutare l'adeguatezza del FEC, e si ottiene mediante differenza algebrica tra la PAM (pressione arteriosa media) e PIC (pressione intracranica).

$$PPC = PAM - PIC$$

Una PPC in range tra i 50-100 mmHg consente nei limiti di una ampissima variabilità individuale di mantenere costante il FEC (Flusso ematico cerebrale). Queste soglie sono spostate verso valori maggiori nel caso di pazienti affetti da ipertensione arteriosa cronica, nei quali, in caso di trauma o stroke è raccomandato mantenere valori di PPC più elevati per mantenere un adeguato FEC.

Questa capacità di mantenere costante il FEC a dispetto di ampie variazioni di PPC è definita autoregolazione; essa permette di rendere il nostro cervello "emodinamicamente indipendente", entro certi limiti, dallo stato emodinamico del resto del nostro corpo (**Figura 15.10**).

La circolazione cerebrale, infatti, non ha un comportamento assimilabile a quello di un tubo rigido, ma si comporta come un sofisticato sistema che risponde con un certo ritardo (definito da una costante di tempo) alle variazioni di PPC ammortizzandole mediante variazioni del diametro arteriolare.

In corso di ipotensione, il FEC risente di un transitorio decremento che si conclude quando avviene una sorta di "reset delle resistenze" che riportano il FEC entro livelli fisiologici. Al termine dell'episodio ipotensivo l'incremento della PAM e il ripristino di una PPC fisiologica determina un'altrettanto transitoria iperemia tissutale che si risolve con una nuova variazione delle resistenze vascolari.

Cosa avviene quando la PPC si riduce al di sotto della soglia di autoregolazione? Inizialmente si assiste ad un aumento dell'estrazione cerebrale di O_2 fino ad esaurimento del sistema di compenso e successivamente ad una depressione costante del $CMRO_2$ e, se la riduzione del FEC perdura, allo sviluppo di danno ischemico cerebrale.

Il $CMRO_2$ quantifica la richiesta/estrazione d'ossigeno da parte del tessuto cerebrale e riflette dal punto di vista cellulare il grado di inibizione sinaptica raggiunto dai neuroni.

La fisiopatologia del danno ischemico prevede che una caduta lineare del FEC determini una diminuzione delle resistenze fino a un plateau con conseguente incremento della massa ematica intracranica. La capacità di incremento dell'estrazione di ossigeno viene

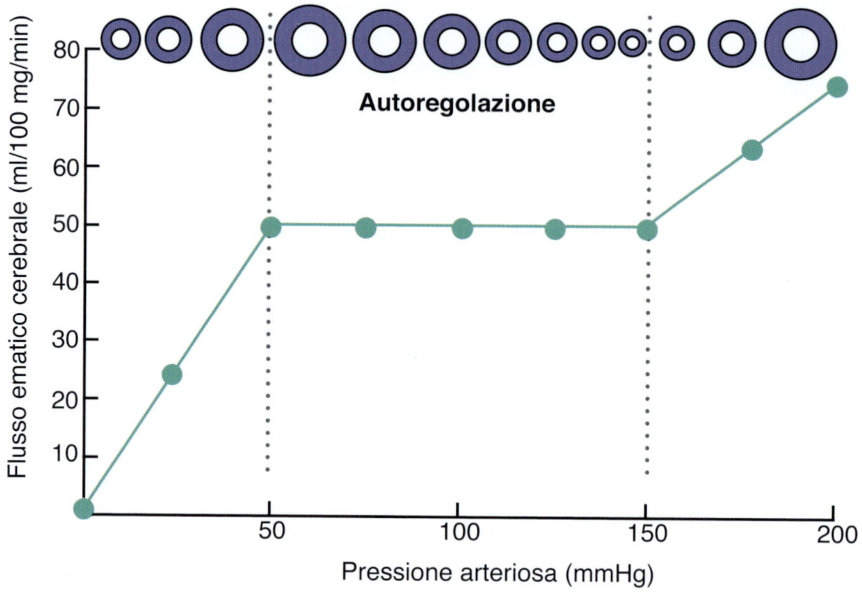

Figura 15.10

in breve saturata portando a diminuzione $CMRO_2$ fino al raggiungimento della burst suppression.

La burst suppression indotta, che si può osservare durante l'ipotermia o la sedazione con barbiturici, è una condizione caratterizzata da pattern elettroencefalografico pseudoritmico che alterna periodi di attività elettrica ad alto voltaggio a periodi di attività pressochè nulla con forte depressione dell'elettrogenesi. Questo aspetto è determinato da una risposta cerebrale alla deplezione neuronale di Ca^{2+} intracellulare tale da inibire la funzionalità sinaptica.

Una ulteriore diminuzione del FEC o un prolungamento nel tempo della condizione di ipoperfusione cerebrale, avendo esaurito tutti i meccanismi di compenso, determinano morte cellulare. Il livello di FEC che mantiene le cellule funzionalmente inattive ma vitali è tra i 18-23 ml/100g/min; al di sotto di tale soglia lo sviluppo di ischemia cerebrale è irreversibile e l'entità tempo-dipendente.

Anche l'incremento della PPC oltre i livello di autoregolazione (> 120 mmHg) determina alterazioni patologiche nel parenchima cerebrale come nel caso dell'edema in corso di encefalopatia ipertensiva.

I processi di autoregolazione funzionano correttamente quando la vascolarizzazione cerebrale è integra, fallendo, invece, in presenza di condizioni patologiche come sopra descritto (**Figura 15.11**).

Il flusso ematico cerebrale e la sua regolazione

Il flusso ematico cerebrale (FEC) costituisce circa il 15% della gittata cardiaca a riposo, normalmente viene indicizzato per unità di massa di tessuto e corrisponde a 55 ml/min x 100 g nel soggetto adulto, fino al doppio nei bambini entro la pubertà (90-100 ml/min x 100 g) e può variare a seconda del metabolismo raggiungendo fino ai 300 ml/min x 100 g in condizioni estreme come durante episodi di epilessia generalizzata (grande male).

Il flusso ematico cerebrale è influenzato da un enorme numero di variabili funzionali e metaboliche.

La maggior parte delle osservazioni sembrano comunque sostenere che FEC e attività metabolica siano strettamente interconnessi tanto da sembrare quasi contemporanei: come l'incremento di flusso nelle arterie cerebrali posteriori quando siamo impegnati nell'osservazione di un oggetto.

Il FEC rimane costante fino a PaO_2 di circa 50 mmHg. Riduzioni della PaO_2 da 50 a 30 mmHg possono raddoppiare il FEC. Essendo l'encefalo un organo sostenuto principalmente da un me-

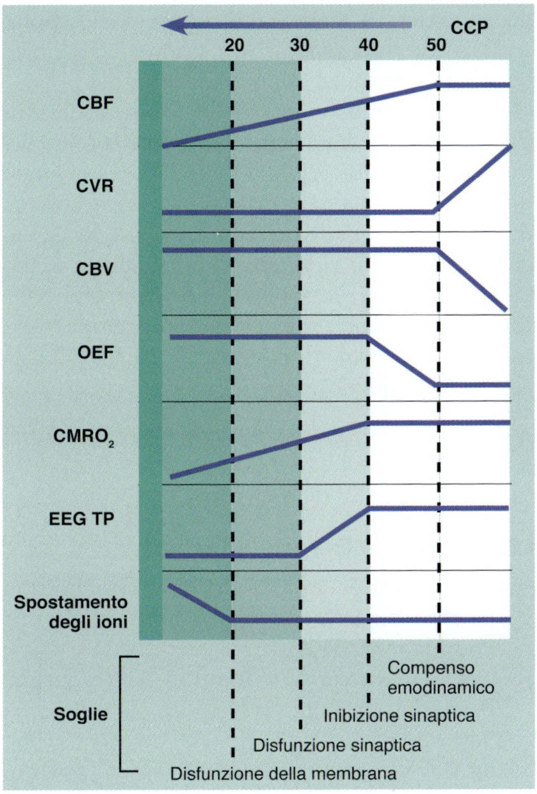

Figura 15.11 Sequenza degli eventi che occorrono in caso di fallimento dell'autoregolazione: è bene ricordare che i valori di PPC sono approssimativi e che spesso gli eventi fisiopatologici non avvengono in sequenza ma tendono a sovrapporsi.

tabolismo aerobico per la scissione del glucosio (ciclo di Krebs e fosforilazione ossidativa) e non in grado di immagazzinare quantità significative di glucosio in forma di glicogeno, è facile capire come metabolismo e flusso cerebrale istantaneo siano strettamente interdipendenti. Il $CMRO_2$, come già detto in precedenza, misura la richiesta metabolica d'ossigeno del tessuto cerebrale e si ottiene mediante la seguente formula:

$$CMRO_2 = FEC \times (CaO_2 - CvjO_2).$$

Il contenuto arterioso di ossigeno (CaO_2) si ottiene sommando la quantità di ossigeno legata all'emoglobina (che contribuisce al 97% del totale) alla quantità di ossigeno disciolto nel sangue arterioso (circa il 3%); in modo analogo si può calcolare il contenuto di ossigeno nel sangue venoso giugulare ($CvjO_2$).

$$CaO_2 = (Hb \times 1{,}36 \times SaO_2) + (PaO_2 \times 0{,}0031)$$

$$CvjO_2 = (Hb \times 1{,}36 \times SjvO_2) + (PjvO_2 \times 0{,}0031)$$

La saturazione venosa giugulare ($SvjO_2$) si misura a livello del cosiddetto "golfo della giugulare", punto in cui convergono il seno sigmoideo (tratti dei seni trasversi) e il seno petroso inferiore; viene effettuata con puntura retrograda della vena giugulare facendo progredire un catetere per circa 15 cm. La misurazione può essere eseguita ad intervalli, mediante prelievo, o in continuo, e deve avvenire a 37°C. I suoi valori normali sono tra il 75-50%; valori inferiori sono suggestivi di un'aumentata estrazione e, se protratti per più di 10 minuti, determinano ischemia cerebrale; viceversa, valori > 95% si osservano in caso di azzeramento del $CMRO_2$, condizione che avviene in corso di morte cerebrale.

La sua misurazione permette di calcolare l'estrazione di O_2 da parte del tessuto cerebrale fornendo un indicatore diretto di due parametri molto importanti: il $CMRO_2$ e il FEC. La sede di puntura preferita è quella dell'emilato patologico, mentre in caso di lesioni simmetriche si preferisce il lato in cui il drenaggio venoso sia predominante. Il limite di questo monitoraggio è quello di costituire una variabile patologica "globale" dell'encefalo e di essere poco sensibile in caso di alterazioni focali.

Il metabolismo aerobio dell'encefalo rimane quindi un dogma: senza O_2 e senza FEC l'attività e il metabolismo cerebrale sono destinati a ridursi in pochi istanti, compromettendo rapidamente il quadro neurologico dei pazienti.

L'NO (ossido nitrico o monossido d'azoto) ha un ruolo di inibitore del tono vascolare mediante l'attivazione della guanilato-ciclasi nelle cellule muscolari lisce vasali. Pressochè lo stesso effetto viene osservato a livello vascolare nel SNC. L'NO viene sintetizzato in diverse isoforme dello stesso enzima in base al distretto corporeo: eNOS (endoteliare), iNOS (inducibile) e la nNOS (nervosa). La nNOS è espressa solo a livello del SNC in risposta a stimoli neurogeni come la stimolazione glutammatergica dei recettori NMDA. Il monossido d'azoto sembra essere inoltre implicato nella risposta cerebrale alla CO_2.

La CO_2 si colloca in un range compreso tra 25-80 mmHg. Tra CO_2 e FEC esiste una relazione lineare: all'aumentare dei valori di $PaCO_2$ nel sangue, aumenta il FEC per vasodilatazione cerebrale; viceversa, l'ipocapnia determina vasocostrizione con riduzione del FEC. La variazione del FEC è di circa il 2-4% per ogni mmHg di variazione di $PaCO_2$. Questo effetto è correlato alle modifiche del pH extravascolare secondarie alla variazione dei valori di $PaCO_2$ nel sangue arterioso: la CO_2 diffonde facilmente attraverso la barriera ematoencefalica (BEE) dove reagisce con l'acqua andando a formare l'acido carbonico che si dissocia in bicarbonato e ioni idrogeno. Un aumento della concentrazione di ioni H^+ determina una riduzione nel pH extracellulare che causa vasodilatazione. L'effetto della $PaCO_2$ sul FEC è limitato nel tempo e si riduce man mano che i bicarbonati diffondono nello spazio perivascolare, in un lasso di tempo compreso tra 6 e 24 ore, con correzione del pH extracellulare. L'ipercapnia influenza inoltre l'autoregolazione cerebrale: il limite più basso della curva di autoregolazione è spostato verso destra e il plateau più ristretto. In condizioni di ipercapnia severa, il plateau scompare e la relazione FEC-PAM diventa lineare. La risposta alla pCO_2 è aumentata in caso di FEC elevato, mentre è ridotta in caso di ipotensione arteriosa: a valori PAM inferiori al range di autoregolazione cerebrale, la risposta all'ipercapnia può essere abolita.

Innervazione autonomica/controllo neurogeno

L'innervazione dei vasi cerebrali è estremamente densa, funzionalmente complessa e mediata da più neurotrasmettitori; questo sembra essere all'origine delle risposte vasomotorie presenti a livello della circolazione cerebrale.

Le prostaglandine/endoteline sono coinvolte in una sorta di stimolazione paracrina che coinvolge vasi sanguigni, astrociti e neuroni in risposta all'attivazione glutammatergica. Essa attiva, attraverso il recettore mGlutRs, l'incremento dei livelli di Ca^{2+} intracellulare e l'attivazione della fosfolipasi A2 con conseguente produzione di prostaglandine e altri prodotti del metabolismo dell'acido arachidonico all'interno degli astrociti. L'incremento del Ca^{2+} intrastrocitario sembra determinare, mediante l'attivazione di canali del K^+ /Ca^{2+} dipendenti, una transitoria iperpolarizzazione nella muscolatura liscia dei vasi vicini. A rendere più complesso il quadro, sembra che tra i prodotti dell'acido arachidonico ne esistano alcuni ad azione procontrattile.

Infine, cambiamenti nella temperatura influenzano il metabolismo cerebrale e quindi determinano modificazioni del FEC. Per ogni grado di riduzione della temperatura corporea centrale, il consumo cerebrale dell'ossigeno ($CMRO_2$) decresce del 7%, e viceversa, con riduzione in parallelo del FEC; la soppressione completa della funzione neuronale si osserva ad una temperatura tra i 17-27 °C. Si stima che a 27 °C, il FEC sia circa il 50% del normale.

Letture consigliate

Carney N, Totten Am, O'Reilly C: 4th Edition of Guidelines for severe TBI. Brain Trauma Foundation 2016.

Rosner MJ, Rosner SD, Johnson AH: Cerebral Perfusion Pressure. J Neurosurg. 1995; 83: 949-62.

Matta BF, Menon DK, Smith M: Core Topics in Neuroanesthesia and Neurointensive Care.

Cottrell J, Patel P, Cottrell and Patel's Neuroanesthesia.

Carney N, Ghajar J, Jagoda A et al: Executive Summary of Concussion guidelines Step 1. Neurosurgery 2014; 75:63-81.

Conti F, Battaglia-Meye A, Battagli PP et al: Fisiologia medica.

Mutani R, Lopiano L, Durrell L: Bergamini and Mutani, "Il Bergamini di neurologia".

Levine WC, Alston TA, Dunn PF: Manuale di procedure di anestesia clinica del Massachusetts general hospital.

Monro A: Observations on the Structure and Functions of the Nervous System.

Aldrete JA, Rowo-Salas F, Arora S et al: Reverse Arterial Blood Flow as a Pathway for Central Nervous System Toxic Responses Following Injection of Local Anesthetics. Anesth Analg. 1978; 57:428-33.

Kandel K, Schwartz JH, Jessel TM: Principi di Neuroscienze.

ANESTESIA E STATO DI COSCIENZA

16

Niccolò Castellani Nicolini, Francesco Forfori

L'utilizzo degli anestetici generali rappresenta un modello di studio dello stato di coscienza, poiché i farmaci comunemente utilizzati per indurre la narcosi sopprimono la coscienza in maniera reversibile. La conoscenza dei meccanismi d'azione degli anestetici generali sullo stato di coscienza e la misurazione degli effetti prodotti ("profondità dell'anestesia") riveste per l'anestesista un'importante rilevanza clinica poiché fornisce le basi teoriche della comprensione dei fenomeni di awareness e della possibile formazione di tracce di memoria degli eventi chirurgici (implicita e/o esplicita). Poiché spesso i fenomeni di awareness esitano nella comparsa di una sindrome da stress post-traumatico, sussiste una forte motivazione nel prevenire la possibilità di risvegli intraoperatori. Nonostante l'introduzione nella pratica clinica oltre 150 anni fa, a tutt'oggi i meccanismi con cui gli anestetici inducono perdita di coscienza non sono del tutto chiariti.

Prima di parlare degli effetti degli anestetici sulla coscienza è necessario spendere un momento per riflettere su cosa oggettivamente essa sia. La coscienza può essere definita come una consapevolezza esplicita. Viene definita esplicita poiché va distinta la consapevolezza cosciente dai processi cognitivi del cervello che sono impliciti o inconsci. La consapevolezza comporta che il cervello, una volta stimolato, fornisca ad una persona specifiche qualità percettive di una data esperienza. Essere coscienti vuol dire essere capaci di fondere in tale esperienza vissuta ed unica, comportamenti da essa derivati connessi con i ricordi del proprio passato, con il presente e con la prospettiva del futuro. Definiamo quindi la coscienza come la consapevolezza del mondo esterno e dei propri strati interni che puo essere espressa verbalmente o per mezzo di comportamenti non verbali diversi dai semplici riflessi agli stimoli. La coscienza va distinta dalla vigilanza, che denota invece la capacita di reagire in maniera integrata agli stimoli ambientali. Essere desti è una condizione necessaria per la vigilanza, ma non per la coscienza. Allo stesso modo, attività comportamentali integrate che attestano la presenza di vigilanza possono svolgersi al di fuori della coscienza come accade negli stati vegetativi indotti ad esempio da anossia o da lesioni traumatiche cerebrali. In tale condizioni si avrà vigilanza senza consapevolezza. Le funzioni di tali stati saranno dipendenti dalle attività del tronco encefalico e del diencefalo ma non si avra attivita corticale.

Nei soggetti umani viene definita perdita di coscienza indotta dagli anestetici generali una depressione reversibile del SNC che determina una perdita di risposta e percezione di tutti gli stimoli esterni, condizione che tuttavia è ancora suscettibile della possibilità di sognare.

Una chiara distinzione deve essere fatta tra le azioni degli anestetici generali ed il meccanismo dell'anestesia generale (AG). Le azioni degli anestetici generali sui recettori cerebrali sono ben note; il processo mediante il quale queste azioni si traducono in AG non è ben compreso.

Ormai appare del tutto abbandonata la teoria per cui gli effetti degli anestetici generali si esercitano attraverso un aumento/riduzione della fluidità delle membrane cellulari dove si considerava si diffondessero (teoria di Meyer–Overton), mentre è ormai uniformemente accettata l'idea che gli effetti derivino da una interazione con specifiche popolazioni recettoriali (strutture proteiche) presenti sulle membrane cellulari e distribuite all'interno di tutto il sistema nervoso centrale.

Tutti gli agenti anestetici generali devono essere in grado di attraversare la barriera emato-encefalica per interagire con il loro bersaglio. Il legame di un anestetico generale con il suo recettore porta a un'iperpolarizzazione neuronale dovuta ad un aumento dell'inibizione od ad una diminuzione dell'eccitazione, alterando cosi l'attivita neuronale stessa.

Le sinapsi neuronali rappresentano probabilmente il sito d'azione più rilevante, e sia la neurotrasmissione eccitatoria che quella inibitoria, ne risultano marcatamente alterate. Tuttavia, va evidenziato come gli effetti (eccitazione od inibizione) possano manifestarsi sia a livello pre-sinaptico che post-sinaptico a seconda del tipo di agente anestetico utilizzato.

In uno studio di Perouansky et al. su preparati ippocampali di topo, l'alotano (anestetico alogenato) era in grado di inibire il potenziale post sinaptico eccitatorio attraverso una iperpolarizzazione pre-sinaptica, ma non era capace di inibire lo stesso potenziale, evocato dalla diretta applicazione di glutammato. L'esempio vuole far capire come l'alotano agiva prevenendo il rilascio di glutammato a livello pre sinaptico, e quindi la risposta post-sianaptica, ma non era capace di inibire questa risposta una volta rilasciato il glutammato (cioè agendo direttamente come antagonista a livello post-sinaptico).

Inoltre recenti evidenze suggeriscono la possibilità che alcuni anestetici generali siano capaci di esercitare effetti diretti sui canali ionici voltaggio-dipendenti del potassio, del sodio e del calcio con conseguente azione iperpolarizzante o depolarizzante delle cellule neuronali su cui interagiscono. In particolar modo gli anestetici alogenati sono capaci di regolare il potenziale di membrana di riposo, e quindi l'eccitabilità cellulare, interagendo direttamente con i canali del K^+.

A metà degli anni '90 fu ipotizzato come l'effetto di soppressione della coscienza indotto dagli anestetici derivasse principalmente dal controllo sui nuclei sottocorticali responsabili del ciclo sonno-veglia, tuttavia negli ultimi anni si è evidenziato come la perdita di coscienza indotta dagli anestetici generali in maniera non del tutto ancora definita, coinvolga sia le strutture sottocorticali (tronco cerebrale, talamo principalmente), che le strutture corticali, e come si sviluppino complesse interazioni tra i vari sistemi recettoriali presenti nel sistema nervoso centrale.

La base neuronale della coscienza appare infatti essere costituita da una complessa interazione tra diversi sistemi recettoriali (alcuni ancora non del tutto caratterizzati) con cui interagiscono gli anestetici generali distribuiti su differenti regioni cerebrali. La neurotrasmissione colinergica (proencefalo basale), quella noradrenergica (locus ceruleus), quella serotoninergica (nucleo del raphe) e quella dopaminergica (tegmentum centrale), interagendo sulle strutture mesencefaliche e da qui integrandosi con le proiezioni talamo/corticali, modulano lo stato di coscienza, ma sono a loro volta modulate dalle proiezioni corticali superiori, in un complesso sistema finalizzato al mantenimento dello stato di veglia o di sonno a seconda delle circostanze (**Tabella 16.1**).

Durante l'AG, l'incoscienza viene generalmente mantenuta utilizzando un singolo agente titolabile endovenoso od inalatorio. Gli agenti antinocicettivi contribuiscono all'incoscienza arrestando l'eccitazione indotta dallo stimolo doloroso, quindi, la combinazione con agenti ipnotici riduce sensibilmente la dose richiesta per mantenere l'incoscienza.

Anche se la AG moderna garantisce operazioni chirurgiche sicure per milioni di pazienti ogni anno, esistono prove degli effetti collaterali postoperatori, come il delirium, la disfunzione cognitiva e la awarness. La titolazione ottimale della dose dei farmaci impiegati e fondamentale per ottenere l'analgesia, l'incoscienza e l'immobilità richieste per una determinata operazione e per ridurre le potenziali influenze negative di sottodosaggio o sovradosaggio. Purtroppo sono disponibili soluzioni limitate per affrontare efficacemente questi problemi.

Le azioni di un anestetico generale a livello molecolare si riflettono sull'attività elettrica del cervello provocando la transizione dal modello di veglia a bassa tensione passando per onde ad alta frequenza (noto come EEG attivato), fino all'EEG a onda lenta del sonno profondo, non-REM ed infine volgono verso un pattern di burst suppression elettroencefalografico ove si oltrepassa il punto in cui la coscienza e perduta.

Le raccomandazioni della SIAARTI (Società italiana di Anestesia Analgesia Rianimazione e Terapia Intensiva) consigliano, per prevenire l'insorgenza di awareness intraoperatoria, di determinare il livello di ipnosi. Sistemi di monitoraggio cerebrale basati sull'elaborazione dell'EEG o sui potenziali evocati sono stati introdotti nella pratica clinica. Tuttavia il loro impiego di routine non si è ancora diffuso come parte del monitoraggio standard. Comunque, appa-

Tabella 16.1 Riassunto delle azioni recettoriali degli Anestestici Generali.

	$GABA_A$	Glicina	nAch (neuronale)	$5HT_3$	AMPA	Noradrenalina	NMDA
Etomidate	++	+	-	0	nd	-	nd
Propofol	++	++	-	0	-	-	-
Barbiturici	++	+	- -	-	- -	-	0
Katamina	+	0	- -	+	0	+ +	- -
Isofluorano	++	++	- -	++	- -	-	-
Sevofluorano	++	++	- -	nd	0	-	-
Protossido Azoto	+	+	- -	- -	-	+	- -

++ = fortemente attivato; + = debolmente attivato; 0 = nessun effetto; - - = fortemente inibito; - = debolmente inibito; nd= dato non disponibile.
$GABA_A$ = recettore tipo A per l'acido y-amminobutirrico; nAch =recettore per acetilcolina nicotinico; $5HT_3$ =recettore serotonina tipo 3 (idrossitriptamina); AMPA = recettore per l'acido α-ammino-3-idrossi-5-metil-4-isossazol-propionico; NMDA = recettore per N-metil-D-aspartato. (AMPA-KAINATE ed NMDA sono recettori per il neurotrasmettitore glutammato).

re indicato il monitoraggio soprattutto in caso di particolari interventi e di specifici pazienti a maggior rischio di awareness intraoperatoria (ad esempio: taglio cesareo, cardiochirurgia) o per particolari tecniche di anestesia e sedazione. Una forte raccomandazione, qualora l'AG sia mantenuta con anestetici inalatori, è di misurare la concentrazione inspirata e di fine espirazione, al fine di assicurare adeguate concentrazioni anestetiche nella miscela respiratoria.

Dove agiscono gli Anestetici Generali

Immobilità

Diversi studi hanno ormai dimostrato come il midollo spinale rappresenti il sito dove gli anestetici inibiscono la risposta motoria agli stimoli dolorosi. A riprova di questa affermazione alcuni autori hanno evidenziato come il MAC degli anestetici inalatori non venga modificato, in animali da esperimento, dalla sezione completa del midollo a livello cervicale o come in animali in cui veniva separa la circolazione cerebrale da quella sistemica, il MAC dell'isofluorano somministrato solo all'encefalo era circa 2 volte maggiore del MAC dell'isofluorano somministrato a tutto il corpo, incluso l'encefalo.

Il meccanismo d'azione sembrerebbe essere rappresentato dal blocco diretto esercitato dagli anestetici sulle sinapsi eccitatorie dei neuroni spinali. Tuttavia, alcuni anestetici come il propofol esercitano il loro effetto sulle corna anteriori tramite la via GABAergica, mentre l'isofluorano (anestetico inalatorio) sembra inibire i neuroni dorsali con un meccanismo non mediato dal GABA.

Amnesia

L'ippocampo rappresenta il target più plausibile per la soppressione della formazione della memoria durante anestesia generale. La resezione di questa struttura bilateralmente provoca una condizione di grave amnesia anterograda. Diversi esperimenti hanno dimostrato come la via GABAergica sia implicata nella genesi della amnesia indotta dagli anestetici (topi deficitari del recettore del GABA α5 sono resistenti agli effetti amnesici degli anestetici).

Perdita di coscienza

Diverse strutture situate a diversi livelli del sistema nervoso centrale sono implicate nella perdita di coscienza indotta dagli anestetici generali. Non esiste una singola struttura responsabile dell'effetto indotto dall' anestesia generale, ma è l'alterazione dei vari network corticali e sottocorticali che si ritiene indurre la perdita di coscienza. Per semplicità presenteremo separatamente le singole regioni anatomiche, che devono essere immaginate in una complessa interazione multidirezionale.

Tronco Cerebrale

Il *locus coeruleus* (all'interno della formazione reticolare LC) rappresenta probabilmente la fonte del sistema noradrenergico all'interno del cervello. Le sue proiezioni raggiungono in maniera diffusa tutta la corteccia e presentano una massima attivazione, durante la veglia, riducendosi in maniera progressiva durante il sonno non REM e raggiungendo il nadir durante il sonno REM. L'attività del LC viene pertanto espressa durante gli stati di vigilanza ma non durante la fase del sonno REM come ad indicare una sorta di "coscienza connessa alle circostanze". Gli anestetici inalatori iperpolarizzano i neuroni del LC. La trasmissione noradrenergica verso il talamo ed i nuclei della base sembra essere di fondamentale rilevanza nel determinare il grado di profondità dell'anestesia generale.

La dexmedetomidina, agendo come agonista sui recettori alfa2 presinaptici, sopprime la scarica adrenergica dei neuroni del LC verso le strutture corticali, riducendo in questo modo il livello di coscienza. L'azione della ketamina dipende dalla funzione del LC.

Tegmento laterodorsale/peduncolopontino

Sono localizzati nel ponte e assieme ai ganglia ventrali basali (nucleo accumbens, pallidum) rappresentano la fonte principale di acetilcolina nel cervello. Proiettano all'ipotalamo ed al talamo. L'attività è elevata durante lo stato di veglia ma anche nelle fasi del sonno REM. L'attivazione corticale durante il ciclo sonno–veglia si associa ad un elevata concentrazione di acetilcolina. Gli anestetici generali esercitano un effetto di modulazione sulle proiezioni colinergiche. Anche il sistema GABAergico sembra intervenire nella modulazione dei neuroni del tegmento dorsale e peduncolopontino, fornendo una spiegazione sui meccanismi molecolari del sistema GABA nell'indurre lo stato di anestesia.

Formazione reticolare ascendente (PFR)

Rappresenta un ruolo fondamentale nell'eccitazione corticale. Sebbene il sistema GABAergico si associ frequentemente con la comparsa di depressione neuronale, i livelli di GABA nella PFR sono associati positivamente all'eccitazione corticale. Alcuni autori hanno dimostrato come i livelli di GABA siano ridotti all'interno della PFR durante anestesia isofluoranica. Appare interessante notare come il GABA all'interno della PFR sia coinvolto nella induzione della anestesia ma non nel risveglio.

Talamo e Sistemi Talamocorticali

Il talamo rappresenta una struttura estremamente complessa e costituita da oltre 50 nuclei. Riceve informazioni sia dalla periferia che dalla corteccia funzionando come sistema multimodale integrativo. Alkire et al ha ipotizzato che il talamo possa rappresentare una sorta di interruttore on/off per la transizione dalla veglia allo stato di anestesia (dimostrata attraverso una significativa riduzione del metabolismo indotta dai principali anestetici endovenosi od inalatori ad eccezione della ketamina). Lo switch verrebbe indotto dagli anestetici attraverso l'iperpolarizzazione dei neuroni talamici, che determinerebbe il passaggio ad una condizione di riduzione significativa delle scariche verso la corteccia.

Tuttavia non è del tutto chiaro se la depressione e l'attivazione del talamo conseguente alle diverse fasi dell'anestesia generale (induzione e recupero dello stato di coscienza) siano la causa o l'effetto della complessa risposta evocata dagli anestetici generali. Infatti se ipotizziamo come meccanismo principale della perdita di coscienza un effetto depressivo degli anestetici a livello corticale, la depressione sul talamo rappresenterebbe più un effetto della depressione sulla corteccia piuttosto che la causa. Recenti studi su animali mostrano come nella perdita di coscienza indotta dagli anestetici, le modificazioni neuropsicologiche avvengano prima nel talamo centromediale che nella corteccia anche se non sono chiarite le implicazioni di questi meccanismi.

Questa stretta integrazioni di funzioni tra il talamo e la corteccia ci permette di considerare il sistema talamo-corticale come un unico bersaglio degli effetti degli anestetici generali.

Alterazioni delle Connessioni Cortico-Corticali

La corteccia cerebrale è stata a lungo considerata come uno dei siti maggiori di azione degli anestetici generali, tuttavia opinioni discordanti esistono circa la localizzazione precisa del sito d'azione, o se i cambiamenti indotti siano primari o la conseguenza di un effetto di riduzione del network sottocorticale.

L'utilizzo della RM funzionale ha permesso di chiarire alcuni dei meccanismi della perdita di coscienza indotta dagli anestetici generali a livello corticale. Si ipotizza come l'alterazione tra le connessioni intercorticali sia tra i principali meccanismi di perdita di coscienza durante anestesia. Jordan et al hanno recentemente identificato una disconnessione funzionale tra le strutture cerebrali anteriori e quelle posteriori in corso di anestesia con propofol. La riduzione delle connettività corticali è stata evidenziata anche dopo anestesia con midazolam, infatti uno studio ha evidenziato, attraverso l'utilizzo dell'EEG e della RM funzionale, una consistente inibizione delle connettività intracorticali.

I sistemi ascendenti mandano proiezioni alle strutture superiori. I neuroni del nucleo del tegmento laterodorsale e peduncolopontino (LDT and PPT) (cerchi blu) inviano fibre colinergiche (Ach) principalmente al talamo che a sua volta regola l'attività corticale. I nuclei con proiezioni aminergiche (cerchi verdi) proiettano in maniera diffusa sulle strutture superiori regolandone l'attività. I neuroni del nucleo tuberomamillare (TMN) contengono istamina (HIST), i neuroni del nucleo del rafe contengono serotonina (5-HT) e i neuroni del locus coeruleus (LC) contengono noradrenalina (NA). I neuroni del nucleo preottico ventrolaterale (neuroni che favoriscono il sonno - cerchio rosso) contengono GABA (**Figura 16.1**).

Conclusioni

Alcune considerazioni possono esser tratte alla fine di questo capitolo. Innanzitutto gli effetti degli anestetici generali non possono essere localizzati ad uno specifico sito anatomico nel SNC, infatti diversi studi ormai supportano l'evidenza di come l'effetto finale dell'azione anestetica sia il frutto di azioni specifiche su disparati siti cerebrali che interagiscono tra loro. Inoltre, il meccanismo d'azione sembra ormai essere legato ad un effetto sulle sinapsi cerebrali piuttosto che ad una intrinseca eccitabilità neuronale. Tuttavia, lo specifico effetto (attivazione/inibizione) e la sede (presinaptico/postsinaptico) varia in funzione dell'agente e del sito. Gli anestetici endovenosi utilizzano principalmente le vie GABAergiche mentre gli inalatori presentano un effetto più diffuso.

Sarà compito della biologia molecolare, della genomica e delle neuro-immagini risolvere il puzzle dell'anestesia generale nei prossimi anni (**Figura 16.2**).

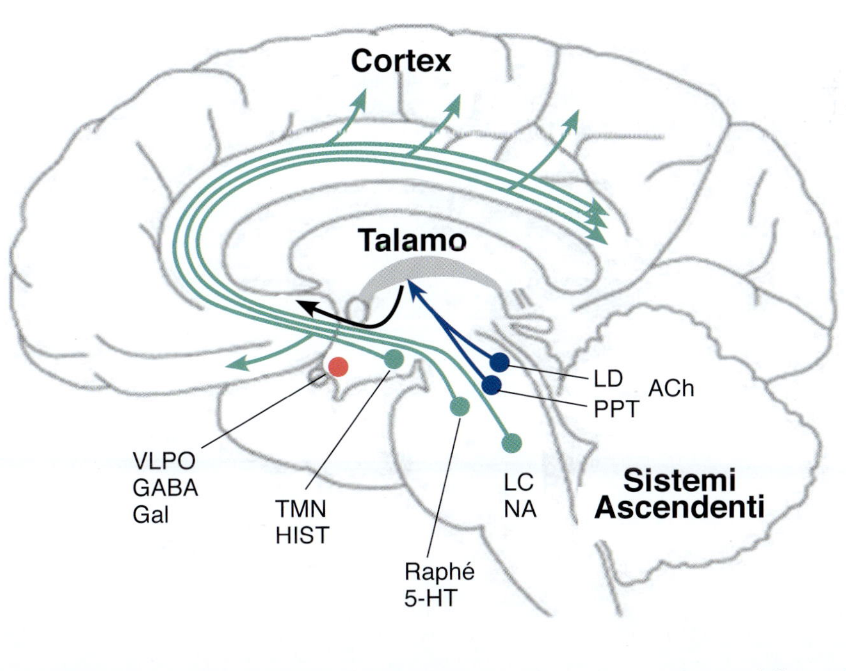

Figura 16.1 Interazioni tra i sistemi sottocorticali implicati nel risveglio e nel mantenimento della coscienza. Adattatta da Control of sleep and wakefulness. Trends Neurosci. 2001.

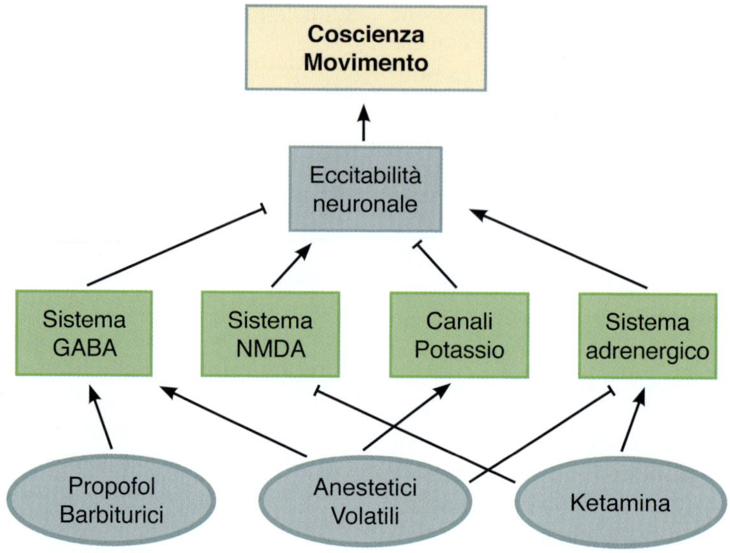

Figura 16.2 Modello multisito di anestesia che raggruppa differenti anestetici per meccanismo di azione.

Letture consigliate

Standard per il monitoraggio in Anestesia (edizione 2012) Linee Guida e Buone Pratiche Cliniche SIAARTI.

Consciousness and Anesthesia. Mashour AG: in The neurology of Consciousness Second Edition.

Consciousness and Anesthesia. Adapta Ram. Springer International Publishing 2017.

Clinical Anesthesia. Barash GP et al: 8th Edition. Wolters Kluwer.

Brown EN, Pavone KJ, Naranjo M: Multimodal General Anesthesia: Theory and Practice. Anesth Analg. 2018; 127(5):1246-1258.

Purdon PL, Sampson A, Pavone KJ: Clinical Electroencephalography for Anesthesiologists: Part I: Background and Basic Signatures. Anesthesiology. 2015; 123(4): 937-60.

ANESTESIA INALATORIA

Iacopo Cappellini, Chiara Adembri

17

Introduzione

Per anestesia inalatoria si intende il raggiungimento di uno stato di amnesia, analgesia, ipnosi e miorisoluzione attraverso la somministrazione di anestetici generali per via inalatoria. Gli anestetici inalatori (AI), una volta raggiunti gli alveoli, attraversano la membrana alveolo capillare e raggiungono il loro principale sito di azione, il sistema nervoso centrale (SNC) determinando lo stato di anestesia generale.

La prima dimostrazione di anestesia generale avvenne il 16 ottobre 1846: William Morton riuscì a portare a termine una procedura odontoiatrica senza dolore su un paziente che aveva inalato dietil-etere per tutto l'arco dell'intervento. Da allora, fino ad arrivare ai giorni nostri, l'anestesia inalatoria ha subito numerosi cambiamenti: l'introduzione di nuovi farmaci e il miglioramento dei sistemi di somministrazione degli AI, oltre che del monitoraggio, permettono oggigiorno di operare in sicurezza pazienti di età estreme e/o con molteplici comorbilità. Il numero di procedure chirurgiche è infatti progressivamente aumentato nel corso degli ultimi anni raggiungendo il valore di 312 milioni nel 2012. Ogni anno, negli Stati Uniti, circa 21 milioni di pazienti ricevono una anestesia generale con una mortalità che è notevolmente diminuita dal 1960 ad oggi (attualmente attestandosi su 1:200000 circa). Parallelamente all'uso in sala operatoria, si sta diffondendo l'utilizzo di queste molecole anche in contesti diversi, quali la terapia intensiva (T.I.).

Anestetici inalatori

Le caratteristiche degli AI, quali la farmacocinetica, la tossicità e il metabolismo, sono legate alla proprietà chimico-fisiche di queste molecole (**Tabella 17.1**). Gli AI si distinguono in vapori (o anestetici volatili) e gas. I primi sono farmaci che a temperatura ambiente e pressione atmosferica si trovano allo stato liquido e che passano allo stato gassoso al momento della somministrazione grazie ad un vaporizzatore. Tra questi si annoverano gli idrocarburi alogenati come alotano e cloroformio (oggi non più utilizzato) e gli eteri alogenati come metossiflurano, enflurano, isoflurano, sevoflurano e desflurano. Gli anestetici gassosi sono invece molecole che a temperatura ambiente e pressione atmosferica si trovano direttamente allo stato gassoso. Tra questi ricordiamo il protossido di azoto e lo xenon.

Farmacocinetica degli AI

Per descrivere le proprietà degli AI e comprendere il loro uso nella pratica clinica quotidiana è necessario introdurre alcuni concetti che sono qui di seguito riportati.

1) *Solubilità e coefficiente di ripartizione sangue/gas*

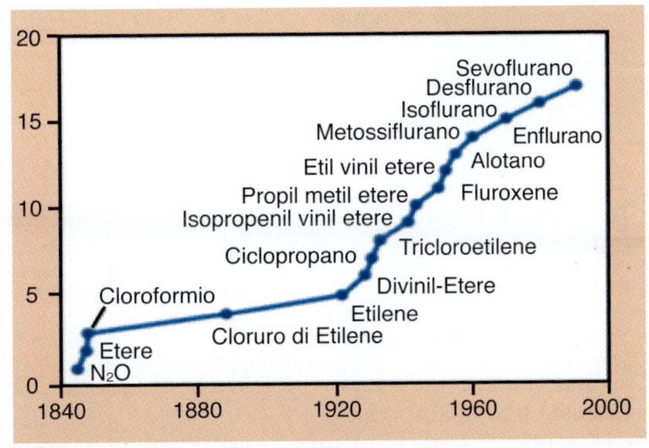

Figura 17.1 Anestetici usati nella pratica clinica. Adattato da *Miller Basics of Anesthesia* (2011).

La solubilità di un gas anestetico indica la sua capacità di sciogliersi in un solvente, quali sangue e tessuti. Il coefficiente di ripartizione sangue/gas *è una misura quantitativa della solubilità di un anestetico* nel sangue ed è definito come il rapporto tra la concentrazione di gas disciolto nel sangue e la concentrazione nella fase gassosa a parità di pressioni parziali dell'anestetico. Ad esempio, il coefficiente di ripartizione sangue/gas del sevoflurano è di 0,69 significando che la concentrazione di questo gas nel sangue è due terzi della concentrazione nell'alveolo quando entrambi i compartimenti hanno una pressione parziale uguale. In pratica, ciò significa che la pressione parziale alveolare di anestetici con un basso coefficiente di distribuzione sangue/gas aumenta più rapidamente, poiché una minore quantità di sostanza può essere sciolta nel sangue e distribuita ai vari tessuti. Il raggiungimento del SNC sarà veloce visto che rappresenta l'organo ad alta vascolarizzazione per eccellenza (Vessel Rich Group, VRG) **Tabella 17.1**.

2) Concentrazione minima alveolare (MAC)

La concentrazione minima alveolare (MAC) è definita come la più bassa concentrazione alveolare di un anestetico necessaria ad abolire la risposta motoria riflessa alla stimolazione chirurgica ("stimolo doloroso standard") nel 50% dei pazienti.

La MAC rappresenta la misura standard della potenza di un anestetico per inalazione. Oltre alla definizione classica della MAC, che in realtà riflette la risposta motoria spinale a uno stimolo algogeno, piuttosto che essere una misura della sola profondità dell'anestesia, sono state definite altre concentrazioni standard clinicamente utili. Il concetto di MAC tenta infatti di legare concentrazioni specifiche alveolari di anestetico con obiettivi clinici specifici. In tal senso si spiegano la MAC 95, che descrive la concentrazione alveolare a cui il 95% dei soggetti non mostra risposta motoria allo stimolo doloroso standard. La MAC *intubation* valuta invece la risposta motoria alla intubazione orotracheale e la MAC *awake* (che corrisponde a circa 0.3 MAC) la concentrazione a cui il 50% dei soggetti perde coscienza. Infine, le MAC BAR (*block of adrenergic response*) 50 o 95 consistono nell'abolizione della risposta cardiovascolare all'incisione chirurgica nel 50 o 95% dei soggetti.

Tabella 17.1 Caratteristiche anestetici inalatori adattato da *Miller Basics of Anesthesia* (2011).

Caratteristiche		Isoflurano	Enflurano	Alotano	Desflurano	Sevoflurano	Protossido di azoto
Coefficiente di Partizione	Sangue/ Gas	1,46	1,9	2,54	0,45	0,65	0,46
	Encefalo/ Sangue	1,6	1,5	1,9	1,3	1,7	1,1
	Muscolo/ Sangue	2,9	1,7	3,4	2	3,1	1,2
	Tessuto Adiposo/ Sangue	45	36	51	27	48	2,3
MAC (30-55 aa)		1,15	1,63	0,76	6	2	105
Tensione di Vapore a 20 °C (mmHg)		240	172	244	669	160	
Peso molecolare (g)		184,5	184,5	197,4	168	200	44
Stabilità con assorbitore CO_2 idratato		sì	sì	no	sì	no	sì
Stabilità con assorbitore di CO_2 anidro		no		no	no	no	sì
Percentuale metabolizzata		0-0,02		15-40	0-0,02	5-8	

Il valore della MAC non è fisso ed aumenta in caso di febbre, nei neonati, in presenza di elevati livelli di catecolamine, compresa l'assunzione degli inibitori delle monoaminossidasi (MAO), e l'abuso cronico di alcol. Viceversa, il valore della MAC si riduce con il progredire dell'età, nelle donne in gravidanza, in corso di ipotermia, ipotensione, anemia e di concomitante somministrazione di altri farmaci ad azione centrale (come ipnotici ed oppioidi) e in associazione alle procedure di anestesia regionale (*blended anesthesia*).

3) Equilibrio di captazione e pressioni parziali

La farmacocinetica degli AI descrive il loro passaggio dagli alveoli alla circolazione polmonare e sistemica, la distribuzione ai vari organi e l'eliminazione primaria da parte dei polmoni o attraverso il metabolismo epatico. Sebbene il meccanismo d'azione di questi agenti non sia perfettamente conosciuto, il loro effetto terapeutico dipende in ultima analisi dalla concentrazione nel SNC. L'obiettivo è quindi quello di ottenere una pressione parziale cerebrale (Brain partial pressure, P_{BR}) ottimale dell'anestetico. All'equilibrio, la pressione parziale alveolare (P_A) rispecchia la P_{BR} ed è usata come indice di profondità anestetica.

P_A (pressione parziale alveolare) ↔ Pa (pressione parziale arteriosa) ↔ P_{BR} (Pressione parziale cerebrale).

PBR (pressione parziale del cervello)

La P_A di un AI, e conseguentemente la P_{BR}, è il risultato della differenza tra input e uptake a livello alveolare. I determinanti dell'input sono la frazione inspirata di AI (Fi), la ventilazione alveolare (V_A) e le caratteristiche del sistema respiratorio; quelli che determinano l'uptake sono la solubilità, la gittata cardiaca (CO) e la differenza di pressione parziale alveolo-venosa (P_A-P_V).

Fi

Fi è la concentrazione inspirata di AI, essa dipende dalla concentrazione impostata dal vaporizzatore, dal flusso di gas fresco, dal volume del circuito respiratorio e dall'eventuale assorbimento del gas da parte del circuito.

FA

Il secondo componente nell'assorbimento di AI è la concentrazione di gas che si ottiene a livello alveolare durante l'anestesia (frazione alveolare, FA). Poiché l'agente viene assorbito nella circolazione polmonare durante l'induzione, fino a che non è raggiunto l'equilibrio, le concentrazioni alveolari rimangono inferiori rispetto alle concentrazioni inspirate. Quanto più l'assorbimento dell'agente nel sangue è elevato, tanto più lento sarà il suo tasso di aumento a livello alveolare. (**Figura 17.2**). FA/Fi è il rapporto tra la frazione alveolare di AI e quella inspirata. In un'induzione inalatoria inizialmente FA è zero mentre Fi è determinata dalla componenti dette sopra. Progressivamente il rapporto tende all'unità inducendo lo stato di anestesia. Tale incremento è più veloce nei neonati rispetto agli adulti: vi è un più elevato rapporto tra ventilazione alveolare e capacità funzionale residua (V_A/FRC) rispetto agli adulti (5:1 nei primi e 1,5:1 nei secondi).

L'effetto secondo gas afferma che un elevato volume di assorbimento di un gas accelera il tasso

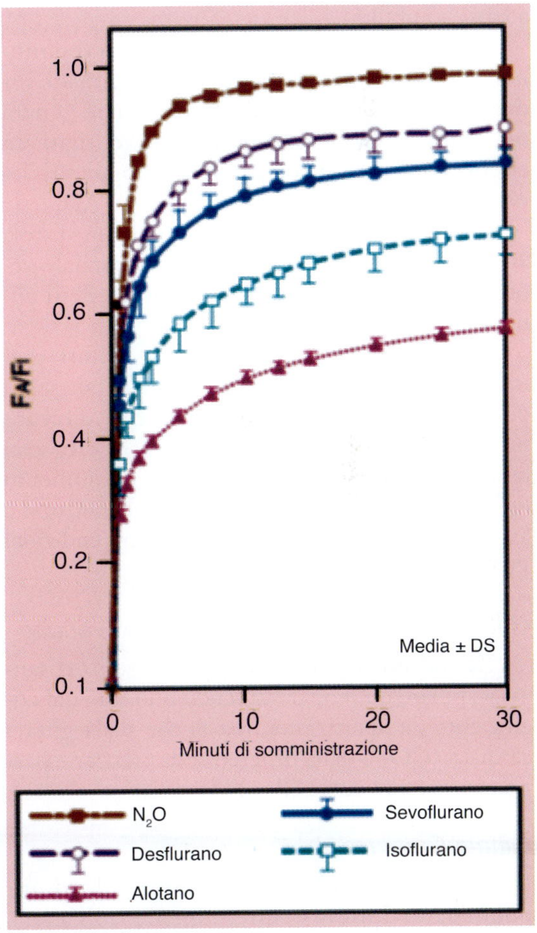

Figura 17.2 Curve FA/Fi dei vari anestetici per inalazione. Il protossido di azoto, grazie alla sua bassa solubilità, incrementa in modo molto rapido la sua FA rispetto a vapori come desflurano e sevoflurano. Adattato da Basic Anesthesia Miller 2011.

di aumento della P_A di un secondo gas somministrato contemporaneamente. Per esempio, un'elevata captazione di protossido di azoto accelera l'assorbimento di un secondo gas, come un anestetico volatile.

Rapporto ventilazione/perfusione (V/Q)

Normalmente, le pressioni parziali di anestetico a livello alveolare e arterioso dovrebbero essere identiche; in realtà c'è discrepanza fra le due. I motivi sono legati alla presenza dello spazio morto alveolare, a quella di shunt e alla non uniforme distribuzione dei gas a livello alveolare. Inoltre, la presenza di alterazioni del rapporto V/Q aumenta la differenza alveolo-arteriosa di AI. I mismatches comportano un aumento della PA (per gli AI ad elevata solubilità) e una riduzione di Pa (per gli AI a bassa solubilità).

Uno shunt destro-sinistro o intrapolmonare rallenta l'induzione della velocità di induzione della anestesia. Questo perché genera nel sangue proveniente da alveoli ventilati un effetto di diluizione da parte del sangue proveniente dallo shunt (che non contiene AI).

Uno shunt sinistro-destro (come in una fistola artero-venosa) aumenta la pressione parziale venosa di AI (P_v) ma raramente provoca effetti clinici rilevanti.

La ventilazione di alveoli non perfusi non influenza la velocità di induzione della anestesia poiché non si produce nessun effetto diluizione sulla P_a. Il principale effetto che si crea con la ventilazione dello spazio morto è un aumento della differenza tra P_A e P_a di AI. Il meccanismo è lo stesso che si vede nella differenza tra end-tidal PCO_2 e $PaCO_2$.

Gittata cardiaca e gradiente alveolo venoso

L'assorbimento degli AI dagli alveoli nel sangue capillare polmonare dipende non solo dal coefficiente di ripartizione, ma anche dalla gittata cardiaca (CO) e dalla differenza di pressione parziale alveolare-venosa (P_{A-v}).

Gittata Cardiaca

La gittata cardiaca, in assenza di shunt polmonare, influisce direttamente sull'assorbimento dell'AI. All'aumentare della gittata cardiaca, si verificherà un assorbimento più rapido, che farà rallentare la velocità di crescita della PA e diminuire la velocità di induzione. Solitamente un aumento del CO comporta una riduzione della FA e riduce la pendenza nell'aumento FA/Fi con un rallentamento dell'induzione stessa. Al contrario, la diminuzione di CO aumenta il rilascio di AI a livello degli organi molto perfusi e in questi la pressione parziale di AI si equilibra rapidamente con la FA; in tal modo la pressione parziale di AI nel sangue venoso tende ad essere in equilibrio con quella alveolare aumentando la pendenza della curva FA/Fi. L'effetto finale dipende quindi per lo più dalla solubilità delle molecole. Gli anestetici meno solubili sono meno influenzati dall'effetto dalla gittata cardiaca per il basso uptake a livello del circolo polmonare mentre anestetici più solubili sono maggiormente influenzati.

Gradiente Pressione parziale alveolo-venosa

La differenza alveolo venosa riflette l'uptake tissutale degli AI. I tessuti altamente perfusi come il VRG ricevono il 75% del CO (rappresentando solamente il 10 % della massa corporea). Si equilibrano rapidamente con la Pa. In circa 3 costanti di tempo (circa 6-12 minuti), il 75% del sangue venoso refluo da questi organi ha la stessa pressione parziale di anestetico di quella a livello alveolare. Dopo questo tempo, Fi deve essere ridotta per mantenere costante la P_A in presenza di un ridotto uptake.

Recupero dall'anestesia

Il recupero dall'anestesia può essere definito la velocità di riduzione della P_A nel corso del tempo. Alcune caratteristiche che influenzano la velocità del recupero sono comuni a quelle che influenzano la velocità dell'induzione, come ad es. la ventilazione alveolare (la principale via di eliminazione con solo una piccola percentuale biotrasformata o eliminata attraverso la cute), la gittata cardiaca, il flusso di gas freschi (FGF) e il coefficiente di solubilità delle molecole. Rispetto all'induzione, però, la pressione parziale tissutale di anestetico è diversa da zero e funziona da reservoir; la sua entità dipende dalla durata dell'anestesia e dalla solubilità del farmaco. La durata della somministrazione si chiama "contesto" e il tempo richiesto per la riduzione del 50% della concentrazione plasmatica che produce l'effetto clinico si chiama emivita contesto-sensibile. Per anestetici a solubilità intermedia, quali sevoflurano e isoflurano, la durata dell'anestesia influisce sulla velocità del risveglio mentre il suo impatto è inferiore per quelli con solubilità scarsa (desflurano e protossido di azoto). Questo ha valore soprattutto per anestesie superiori alle 2 ore (**Figura 17.3**).

Poiché il protossido di azoto viene eliminato molto rapidamente, può diluire l'ossigeno alveolare causando ***l'ipossia relativa da diffusione***. Clinicamente, questa ipossia viene evitata somministrando ossigeno al 100% per 5-10 minuti dopo aver interrotto l'erogazione di protossido di azoto.

AI: le singole molecole

Vengono qui analizzate le singole molecole più importanti in ordine di introduzione nell'uso clinico, in relazione alle caratteristiche chimico-fisiche (**Figura 17.4** e **Tabella 17.1**).

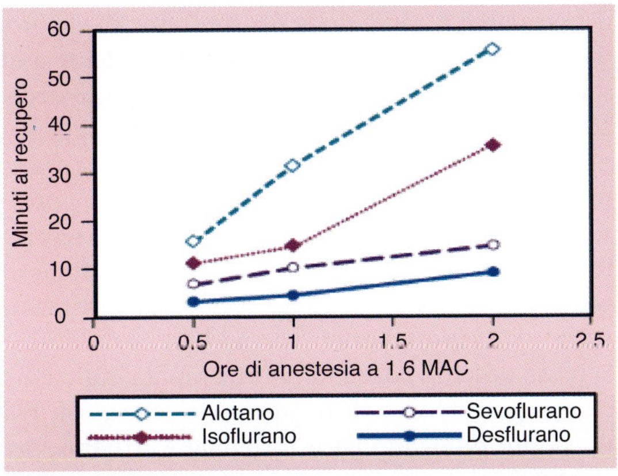

Figura 17.3 Emivita Contesto sensibile. Per anestetici con più elevata solubilità il tempo di somministrazione influisce sul recupero dall'anestesia. Adattato da Basics Anesthesia Miller 2011.

Il **protossido di azoto** (**Figura 17.4**) è un gas inorganico a basso peso molecolare, inodore e incolore. È un anestetico in uso da più di 150 anni, ha proprietà euforizzanti (gas esilarante), analgesiche ed ansiolitiche. Sebbene non sia esplosivo, è altamente infiammabile. A causa della sua bassa potenza e scarsa solubilità nel sangue, è comunemente somministrato in combinazione con altri AI per produrre lo stato di anestesia generale. Il protossido di azoto è il meno potente degli agenti inalatori, con un valore di MAC del 104%, valore non clinicamente raggiungibile a 760 mmHg (**Tabella 17.1**). È un gas nelle normali condizioni di temperatura, ma può essere conservato sotto pressione in quanto la sua temperatura critica si trova al di sopra della temperatura ambiente. Anche se ha proprietà amnesiche e analgesiche, non determina rilassamento muscolare come fanno altri agenti inalatori. Sembra avere un ruolo favorente nella nausea e nel vomito postoperatorio (PONV), attraverso l'attivazione della chemoreceptor trigger zone (CTZ). Il protossido di azoto ha effetti sui compartimenti chiusi nel nostro organismo (pneumotorace, orecchio medio e intestino). Il coefficiente di ripartizione sangue/gas è 0,46 ed è circa 34 volte più grande che quello dell'azoto (0,014). Questo significa che il protossido di azoto può raggiungere cavità piene di aria 34 volte più velocemente che l'azoto possa lasciare le cavità stesse ed entrare nel sangue. Il risultato è un aumento del volume o della pressione all'interno di queste cavità. Per quelle che hanno una certa compliance (intestino, pneumotorace, blebs) si ha un aumento di volume; mentre per quelle che non hanno compliance (come orecchio

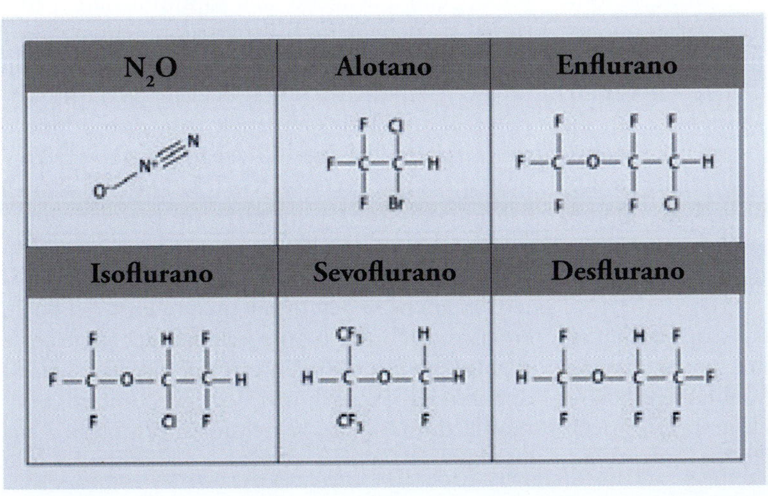

Figura 17.4 struttura molecolare anestetici inalatori. Adattato da Demers Lavelle and Kurra 2018.

medio, ventricoli cerebrali) si ha un aumento di pressione.

L'entità di aumento di volume o pressione è influenzata dalla P_A, dal flusso ematico e dalla durata della somministrazione del gas stesso. Si sconsiglia di somministrare protossido di azoto in presenza di uno pneumotorace poiché raddoppia in poco tempo il suo volume e in pazienti con trauma toracico perché potrebbe slatentizzare uno pneumotorace di piccola entità. È inoltre sconsigliato nelle procedure che riguardano l'orecchio medio e nello pneumocefalo. Nella chirurgia addominale non vi è controindicazione assoluta all'utilizzo del protossido di azoto ma si consiglia di non somministrare miscele superiori al 50% e di non considerarlo per procedure di lunga durata.

L'**alotano** è un alcano alogenato (**Figura 17.4**) che a temperatura ambiente si trova allo stato liquido. I legami carbonio-fluoruro lo rendono non infiammabile e non esplosivo. Messo in uso clinico nel 1956 ha rappresentato una svolta nella conduzione della anestesia generale proprio perché molto più maneggevole, con odore meno pungente, meno organo tossico e con proprietà farmacocinetiche e farmacodinamiche che permisero una induzione e un recupero più rapidi rispetto all'etere. Ha un'alta potenza e una solubilità intermedia. Deve essere conservato in flaconi scuri per prevenire la decomposizione ossidativa spontanea e l'aggiunta di timolo rallenta il processo di degradazione.

L'**enflurano** è un etere alogenato (**Figura 17.4**), dotato di odore etereo, che rimane allo stato liquido a temperatura ambiente. Ha una solubilità intermedia e un'elevata potenza. L'enflurano è ossidato nel fegato e può produrre ioni fluoruro con potenziale nefrotossicità. Per questo motivo è stato abbandonato.

L'**isoflurano** è un metil-etil-etere fluorurato (**Figura 17.4**); a temperatura ambiente è un liquido non infiammabile. Sebbene sia un isomero dell'enflurano, ha proprietà fisiochimiche molto diverse e diversi metodi di produzione. Come l'enflurano e l'alotano, ha una solubilità intermedia e un'elevata potenza con un odore pungente ed etereo.

Il **sevoflurano** è un metil-isopropil-etere fluorurato (**Figura 17.4**). Ha una potenza simile all'enflurano ma ha una solubilità significativamente più bassa nel sangue. Questa proprietà consente un rapido aumento della concentrazione alveolare e un rapido inizio dell'anestesia. Il suo odore non pungente lo rende un agente ideale per induzione inalatoria. La sua pressione di vapore consente l'uso di un vaporizzatore convenzionale. Il sevoflurano è suscettibile al metabolismo, con il 3-5% sottoposto a biodegradazione. A differenza di altri agenti volatili, il sevoflurano non viene metabolizzato in intermedi acilalogenici (come con alotano, enflurano, isoflurano e desflurano), che possono potenzialmente causare epatotossicità o sensibilità crociata tra farmaci. Non contiene atomi di cloro.

Anche il **desflurano** è anche un metil-etil etere-fluorurato (**Figura 17.4**); differisce dall'isofluorano solo per una sostituzione dell'atomo di cloro con un fluoruro. Tale modifica della fluorurazione aumenta la pressione del vapore, migliorandone la stabilità molecolare ma diminuisce la potenza del farmaco. A causa della sua pressione di vapore, il desflurano si trova a temperatura ambiente allo stato gassoso. Ciò richiede un vaporizzatore dedicato (ad es il Tec 6, GE Healthcare, Chicago, IL) progettato specificamente per gestire questo agente. Il vaporizzatore viene riscaldato a 39 °C e pressurizzato a 2 atm. Nessun flusso di gas fresco attraversa la pompa del vaporizzatore; il desflurano puro si unisce al flusso di gas fresco poco prima di uscire dal vaporizzatore. La sua bassa solubilità e la bassa potenza consentono una rapida induzione e un rapido tempo di recupero dall'anestesia. Ha un odore pungente ed è fortemente irritante per le prime vie aeree sconsigliandone l'utilizzo per le induzioni inalatorie.

Lo **xenon** è un gas nobile presente nell'atmosfera e riconosciuto come anestetico nel 1951. Ha un valore MAC del 71% e può essere combinato con l'ossigeno per somministrare l'anestesia. Il coefficiente di ripartizione sangue/gas è 0,12, il che si traduce in un rapido inizio e un rapido recupero. Lo xenon deprime la trasmissione eccitatoria post-simpatica attraverso il blocco del recettore N-metil-D-aspartato (NMDA) e non agisce sui recettori GABA. Non ha attività cardio-depressoria e influisce sul precondizionamento ischemico allo stesso modo degli agenti alogenati. Inoltre, può avere un'azione neuroprotettiva, anche se determina un aumento del flusso ematico cerebrale. Non è irritante per le vie aeree e potrebbe essere l'agente ideale per l'induzione di anestesia. Provoca una lieve depressione respiratoria diminuendo la frequenza respiratoria ma aumenta il volume corrente, in contrasto con gli altri agenti volatili. Lo xenon ha una densità relativamente alta con aumento delle resistenze delle vie aeree. Pertanto, si consiglia cautela nei pazienti con malattia polmonare ostruttiva cronica grave (BPCO) o nei neonati prematuri. Non è metabolizzato nel fegato o nei reni e non innesca ipertermia maligna. Lo xenon è anche un potente analgesico intraoperatorio, attenuando le risposte agli stimoli chirurgici in misura maggiore rispetto al sevoflurano. L'anestesia con xenon si caratterizza per una maggiore stabilità cardiovascolare e un recupero più rapido dall'anestesia rispetto agli agenti alogenati. Tuttavia, l'incidenza di PONV sembra più elevata. Il principale limite per un uso più ampio è l'elevato costo.

Meccanismo di azione

Il meccanismo d'azione degli AI è complesso e ancora non del tutto conosciuto, in particolare per ciò che riguarda la sequenza di eventi che seguono le interazioni tra agente anestetico/target ed i vari aspetti di quel complesso stato che viene definito "anestesia generale".

L'anestesia generale è uno stato neurofisiologico composito, risultato di una serie di componenti o "substati" che sono in parte indipendenti e in parte si sovrappongono. Sono molteplici i siti di azione degli AI e varia la potenza anestetica nelle diverse zone cerebrali.

L'abolizione della coscienza coinvolge la corteccia cerebrale, i nuclei della base ed in particolare il talamo e la formazione reticolare.

L'immobilizzazione allo stimolo chirurgico può essere ottenuta anche sperimentalmente con azione anestetica esercitata solo a livello del midollo spinale senza coinvolgimento dell'encefalo, probabilmente prolungando gli effetti inibitori dei recettori della glicina e inibendo gli effetti eccitatori postsinaptici dei recettori NMDA e AMPA.

L'amnesia, uno degli endpoints più importanti, può essere indotta senza immobilizzazione e a concentrazioni cliniche inferiori. Gli AI agiscono sui recettori nicotinici dell'acetilcolina nel cervello e compromettono il processo di memorizzazione che porta all'amnesia.

Teorie sulla azione degli AI

Inizialmente, Meyer e Overton proposero la cosiddetta "teoria dei lipidi": la forte correlazione tra la potenza degli AI e la loro solubilità in olio fece teorizzare che queste molecole avessero un meccanismo di azione aspecifico sulla membrana fosfolipidica. La teoria aspecifica presenta molti limiti, tra i quali il fatto che sostanze liposolubili non hanno proprietà anestetiche o viceversa e che gli stereoisomeri destrogiri sono circa il 40% più potenti dei levogiri.

Successivamente, è stato ipotizzato che le proteine possono essere il sito di azione per anestetici, con i canali ionici e i recettori proteici i più probabili bersagli.

Targets molecolari

Gli AI interagiscono con numerosi canali ionici presenti nel SNC e nel sistema nervoso periferico. Tra questi annoveriamo: il $GABA_A$, i recettori della glicina, i recettori della serotonina, i recettori al glutammato NMDA o AMPA (α [alfa] -ammino-3-idrossi-5-metil-4- recettori dell'acido isoxazolapropionico) (neurotrasmettitore glutammato).

L'azione anestetica sembra essere correlata al recettore $GABA_A$. La normale funzione fisiologica dei recettori $GABA_A$ e della glicina (canali Cl^-) è quella di inibire l'eccitazione dei neuroni postsinaptici. A concentrazioni cliniche efficaci, gli AI potenziano l'attività mediata dal recettore $GABA_A$ aumentando la sua sensibilità al mediatore fisiologico, l'acido gamma-aminobutirrico (GABA) prolungando l'inibizione dei neuroni eccitatori. Il protossido di azoto ha un effetto minimo sul GABA, così come lo xenon.

Inoltre, gli AI hanno un effetto di inibizione degli effetti eccitatori (azione su recettori nicotinici di acetilcolina e glutammato). Alotano e isoflurano, a concentrazioni cliniche, inibiscono l'eccitazione del recettore NMDA mediante blocchi postsinaptici o diminuzione del rilascio di glutammato presinaptico bloccando i canali del Na^+ voltaggio dipendenti.

Sembra esserci una azione anche a livello del midollo spinale che coinvolge i recettori TASK-1, TASK-3, or TREK-1 K2P (forse a livello presinaptico).

Effetti organo-specifici degli AI

Effetti neurologici

Il tasso metabolico cerebrale e il consumo di ossigeno ($CMRO_2$) sono depressi dagli AI con associata riduzione dell'attività elettroencefalografica. Per tutti gli AI, una volta ottenuto un elettroencefalogramma (EEG) isoelettrico, si presume che il $CMRO_2$ abbia raggiunto il suo punto più basso.

Il flusso ematico cerebrale (CBF) è aumentato dagli AI, con l'alotano che causa l'aumento maggiore. L'aumento del CBF provoca un conseguente aumento della pressione intracranica (ICP) in assenza di meccanismi di compenso. L'aumento di ICP segue l'aumento di CBF, il che significa che l'alotano causa il maggiore aumento di ICP. L'iperventilazione è comunemente usata prima della induzione con alotano (a differenza di altri agenti) o della intubazione nel tentativo di attenuare questo effetto.

Gli effetti degli anestetici alogenati sulla quantità di liquido cerebrospinale (CSF) sono minimi. È stato dimostrato che l'alotano riduce la formazione di CSF ma inibisce anche il suo riassorbimento, con un lieve bilancio netto positivo. L'isoflurano non causa cambiamenti noti, il sevoflurano ne riduce la produzione, mentre il desflurano può causare un leggero aumento. Gli effetti risultanti sulla ICP sono trascurabili.

Il protossido di azoto aumenta CBF, ICP e $CMRO_2$, ma gli effetti sono più lievi rispetto agli agenti volatili. A causa dell'effetto neurotossico, non è frequentemente utilizzato nei casi in cui si sospetti un aumento di ICP o in caso di ischemia cerebrale.

Il protossido di azoto e lo xenon sono gli unici AI che hanno effetti analgesici propri. Il resto degli AI ad alte concentrazioni può impedire il movimento alla stimolazione dolorosa e bloccare le risposte adrenergiche; impedisce poi la sensazione di dolore (che implica coscienza integra) ma non la nocicezione.

Effetti cardiovascolari

Gli AI causano una diminuzione dose-dipendente della pressione arteriosa.

L'alotano è un depressivo miocardico diretto e provoca una diminuzione della contrattilità cardiaca e della gittata cardiaca. Isoflurano, sevoflurano e desflurano causano una diminuzione dose-dipendente della pressione arteriosa, ma la gittata cardiaca viene solitamente mantenuta a causa di una diminuzione del post-carico e un aumento della frequenza cardiaca. La diminuzione della pressione arteriosa con questi tre anestetici si verifica diminuendo le resistenze vascolari sistemiche (SVR). L'alotano non altera le SVR.

Tachicardia si può osservare con desflurano, soprattutto per rapidi aumenti delle concentrazioni. Essa è legata all'effetto irritante a livello bronchiale, tipico per concentrazioni > 1MAC e non riflette la necessità di approfondire il piano anestetico ma anzi di diminuire la concentrazione erogata e/o di associare oppiacei, clonidina o betabloccanti. Anche l'isoflurano ha un effetto tachicardizzante simile, ma in misura minore. Il sevoflurano e l'alotano causano poca o nessuna differenza nella frequenza cardiaca.

Tutti gli agenti volatili sono vasodilatatori coronarici. L'isoflurano può essere associato a una "sindrome da furto coronarico", in cui l'ischemia miocardica regionale si verifica a causa della deviazione del sangue dalle lesioni stenotiche fisse. L'alotano non causa questa sindrome poiché l'ipotensione associata diminuisce il flusso ematico coronarico.

L'intervallo QT è prolungato da tutti gli agenti volatili. Inoltre, è stato dimostrato che l'alotano è aritmogeno; la velocità di scarica sinusale e la conduzione attraverso più vie cardiache viene rallentata lasciando il cuore sensibilizzato agli effetti degli agenti aritmogeni. Pertanto, l'epinefrina viene evitata con l'uso di alotano.

Recentemente sono stati dimostrati effetti cardioprotettivi legati agli AI. Il fenomeno si chiama *precondizionamento*: un breve periodo di ischemia dà inizio ad una cascata di cambiamenti intracellulari che determinano uno stato generale di protezione verso futuri eventi ischemici. Ci sono due momenti distinti nel precondizionamento: il primo avviene nelle prime 2 ore e poi si esaurisce, mentre il secondo riappare circa 24 ore dopo la somministrazione e può durare fino a 3 giorni. Il sito di azione per la protezione ischemica degli AI sembra essere rappresentato dai canali del potassio ATP-sensitive che generano una serie di eventi cellulari grazie ai recettori accoppiati alle proteine G. Il risultato è una riduzione del calcio all'interno del mitocondrio e la riduzione della produzione delle specie reattive dell'ossigeno.

Il protossido di azoto deprime la contrattilità miocardica, ma provoca anche la stimolazione simpatica. Questa stimolazione mantiene stabile la pressione arteriosa e la gittata cardiaca. Per tale motivo, tale gas deve essere usato con cautela nei pazienti con malattia coronarica o in condizioni di ipovolemia. Il protossido di azoto può causare una costrizione polmonare, causando in tal modo un aumento della resistenza vascolare polmonare (PVR) e delle pressioni atriali destre.

Effetti respiratori

Tutti gli AI sono broncodilatatori, ma l'effetto sulle prime vie aeree varia e ne condiziona l'uso clinico. Desflurano e, in misura minore, isoflurano non sono piacevoli da inalare e irritano le vie respiratorie superiori. Durante l'induzione possono causare tosse, laringospasmo e broncospasmo. Pertanto, questi due agenti sono da evitare in questa fase dell'anestesia. Il sevoflurano, il protossido di azoto e l'alotano sono relativamente meno irritanti e vengono utilizzati per l'induzione inalatoria dell'anestesia

A causa della riduzione della sensibilità dei centri respiratori alla CO_2, gli AI riducono il volume corrente e causano tachipnea compensatoria. Tuttavia, a concentrazioni elevate, poiché il volume corrente diminuisce significativamente e l'aumento compensatorio della frequenza respiratoria è insufficiente a mantenere la ventilazione minuto alveolare, la $PaCO_2$ aumenta. La depressione della risposta ventilatoria alla ipossia avviene per concentrazioni di AI più basse rispetto a quelle che determinano depressione di risposta alla CO_2. Questo diventa significativo nel periodo postoperatorio, in cui persistenti basse concentrazioni di anestetico volatile possono causare l'incapacità del paziente di non essere reattivo all'ipossiemia, anche se apparentemente sveglio. Questo può essere particolarmente pericoloso nei pazienti obesi, nei fumatori o in coloro che hanno una storia di apnea notturna; una attenta vigilanza e un supplemento di ossigeno sono consigliati.

La vasocostrizione polmonare ipossica è inibita dagli anestetici alogenati. Mentre normalmente il polmone limita il flusso di sangue alle aree che non vengono ventilate, sotto anestesia questa risposta fisiologica viene attenuata. Ciò causa un mismatch del rapporto ventilazione perfusione, il cui significato clinico non è però rilevante neanche in condizioni di ventilazione monopolmonare.

Effetti epatici

L'afflusso di sangue al fegato proviene dalla vena porta e dall'arteria epatica. L'isoflurano, il sevoflurano e il desflurano causano tutti un aumento del flusso dell'arteria epatica mentre causano poca o nessuna diminuzione nel flusso della vena porta. Il flusso ematico totale del fegato viene pertanto mantenuto o diminuito leggermente. L'alotano, invece, diminuisce il flusso della vena porta e causa costrizione dell'arteria epatica. Ciò porta ad una diminuzione dell'approvvigionamento di ossigeno al fegato. Anche il protossido di azoto diminuisce il flusso ematico epatico, ma i suoi effetti sono lievi.

L'esposizione clinica all'alotano può risultare in 2 diversi tipi di epatite. L'epatotossicità di tipo I è benigna e auto-limitante e si verifica nel 25-30% dei pazienti trattati con alotano. I sintomi includono nausea transitoria, febbre e livelli di transaminasi sierica. L' "epatite da alotano" o epatotossicità di tipo II, è stata riportata in 1:5000 a 1:35.000 casi di somministrazione di alotano. Si ritiene che questa reazione immuno-mediata derivi da composti delle proteine trifluoroacetilate (TFA) nel fegato. I sintomi clinici dell'epatite da alotano includono febbre, eosinofilia e ittero. I reperti di laboratorio includono aumento delle transaminasi e della bilirubina. I pazienti hanno anche IgG positive contro il TFA. Casi gravi sono associati a necrosi centro-lobulare che può portare a insufficienza epatica fulminante con un tasso di mortalità del 50%. Tassi più elevati di epatite con alotano sono associati a molteplici anestesie con alotano in un breve periodo di tempo, obesità, età > 50 anni, sesso femminile e pregressa anamnesi di febbre post-anestesia o ittero.

Effetti renali

Gli AI alogenati diminuiscono il flusso ematico renale, la velocità di filtrazione glomerulare e la produzione di urina. Gli agenti volatili sono metabolizzati a fluoruro, che ha il potenziale di provocare nefrotossicità. Tuttavia, il significato clinico della nefrotossicità da fluoruro è dubbio.

Un altro esempio di tossicità renale, non da fluoruro, è legato alla degradazione del sevoflurano nel passaggio da assorbitori di CO_2 quali la calce sodata o l'idrossido di bario, in quanto si forma un metabolita potenzialmente nefrotossico chiamato "composto A". Esso è un etere vinilico, che ha dimostrato di causare nefrotossicità e necrosi tubulare renale in studi su animali. Benché tali risultati non siano stati replicati nell'uomo, per evitare un'eccessiva formazione del composto A, potrebbe essere prudente evitare bassi FGF ed utilizzare invece FGF > 2 L/min, assorbenti di CO_2 non anidri ed evitare l'uso di sevoflurano in alte concentrazioni per anestesie di lunga durata. La sicurezza del sevoflurano è stata recentemente confermata nel suo utilizzo nel trapianto di rene, in cui non si ha nessuna conseguenza sulla funzionalità del graft.

Effetti sulla muscolatura

Tutti gli AI rilassano i muscoli scheletrici e aumentano il blocco neuromuscolare. Questo effetto è legato all'azione sui recettori nicotinici dell'acetilcolina postsinaptici. Nella popolazione pediatrica, gli agenti volatili possono essere utilizzati per raggiungere ottime condizioni di intubazione, utilizzando una tecnica di induzione inalatoria, senza utilizzare farmaci bloccanti neuromuscolari. Il protossido di azoto non provoca il rilassamento del muscolo scheletrico; può causare rigidità del muscolo scheletrico se usato ad alte concentrazioni.

Tutti gli AI alogenati riducono il tono della muscolatura delle prime vie aeree, compromettendone la pervietà.

Durante il parto cesareo, dopo la nascita del bambino e la rimozione della placenta, l'uso di più di 1 MAC di agente volatile può causare atonia uterina. Viceversa, questo effetto di rilassamento può essere impiegato in modo benefico nel caso di inversione uterina, dove l'atonia è necessaria per riposizionare l'utero.

Effetti ematologici

Il protossido di azoto inibisce gli enzimi dipendenti dalla vitamina B12 metionina sintetasi (necessaria per la formazione di mielina) e timidilato sintetasi (necessaria per la sintesi del DNA). Per esposizioni prolungate, il protossido di azoto può causare la soppressione del midollo osseo (anemia megaloblastica) e causare neuropatie periferiche.

Effetti gastrointestinali

Il protossido di azoto sembra essere associato maggiormente a nausea e vomito postoperatori, sebbene l'evidenza sia inconcludente. Può essere prudente evitare il protossido di azoto in pazienti con fattori di rischio per nausea e vomito postoperatori (precedente storia, interventi chirurgici emetogeni).

Tossicità degli AI

Benché la quota metabolizzata sia minima con le moderne molecole, gli AI subiscono una biotrasformazione che varia a seconda principalmente della loro lipofilicità e della stabilità chimica. Gli organi principali coinvolti nella biotrasformazione, fegato e reni, sono esposti alle più alte concentrazioni di metaboliti e, pertanto, sono i siti principali di tossicità.

Alotano

Il fegato è il sito principale di biotrasformazione e metabolismo per la maggior parte dei farmaci, in particolare i farmaci lipofili come l'alotano. Approssimativamente il 25% dell'alotano somministrato viene ossidato da un isoenzima di P450 (CYP2E1) nel suo principale metabolita TFA, nonché in quantità minori di bromuro e cloruro. I metaboliti del TFA reagiscono con le proteine del tessuto per formare proteine trifluoroacetilate (vedi effetti epatici).

Metossiflurano

Essendo l'anestetico più lipofilo, il metossiflurano subisce biotrasformazione per il 70%. Solo una piccola quantità del farmaco viene direttamente eliminata. Il metossiflurano è metabolizzato sia nei reni che nel fegato e il fluoruro inorganico prodotto durante il suo metabolismo risulta in quantità clinicamente significative. Il fluoruro inorganico può causare lesioni renali con una soglia nefrotossica di 50 μmol/L. Il metossiflurano, il primo anestetico etere alogenato moderno, non è più in uso clinico proprio perché è causa di insufficienza renale poliurica.

Isoflurano

Il metabolismo minimo (0,2%) dell'isoflurano ha come risultato tassi estremamente bassi di insufficienza epatica o renale: il TFA, il metabolita primario, è prodotto in minima quantità e i livelli di fluoruro sierico non hanno dimostrato di causare disfunzione renale.

Desflurano

Nell'ambito degli alogenati, il desflurano è sottoposto al minimo metabolismo (0,02%); e quindi, i livelli ematici ed urinari di fluoro sono sostanzialmente invariati rispetto ai livelli pre-anestetici. Più degli altri agenti volatili (desflurano> enflurano> isoflurano), il desflurano è suscettibile a degradazione nell'assorbitore di anidride carbonica essiccata producendo monossido di carbonio, quando il contenuto di acqua scende al di sotto dell'1,4% per la calce sodata e al 5% per il baralime. Il passaggio degli alogenati attraverso l'assorbitore di CO_2 nel circuito di anestesia, viene prodotto monossido di carbonio. La reazione è facilitata se l'assorbitore di CO_2 è anidro. Il monossido di carbonio, quando inalato dal paziente, produce carbossiemoglobina, che porta a una diminuzione del rilascio di ossigeno ai tessuti. L'interazione con il baralime produce più monossido di carbonio rispetto a quella con la calce sodata. Ciò può essere impedito evitando l'uso di assorbente anidro ed evitando di lasciare fluire flussi elevati di gas fresco quando il circuito non viene utilizzato. Come detto sopra la produzione di monossido di carbonio a concentrazione 1 MAC non è uguale per le diverse molecole, passando da un massimo ad un minimo nel seguente ordine: desflurano> isoflurano> sevoflurano = alotano.

Sevoflurano

Gli ioni di fluoruro inorganico sono prodotti dal metabolismo del sevoflurano. La velocità complessiva del metabolismo del sevoflurano è più di 10 volte quella dell'isoflurano, producendo clinicamente livelli di fluoruro di siero più elevati. Nonostante ciò, gli studi clinici non hanno dimostrato alcuna nefrotossicità clinica legata alla somministrazione di sevoflurano, anche con concentrazioni di picco di 50 μ mol/L.

La produzione di ioni fluoruro di sevoflurano avviene principalmente nel fegato e, pertanto, ha un effetto minimo sulla funzione renale. Il fegato metabolizza il 2-5% del sevoflurano. I livelli tipici di fluoruro dopo 2-3 ore MAC sono 20-30 μ mol/L. A causa del basso coefficiente di solubilità sangue/gas e la sua rapida eliminazione, le concentrazioni di fluoro diminuiscono rapidamente e la tossicità renale non è clinicamente presente. In presenza di alcali forti, come quelli in assorbitori di anidride carbonica, il sevoflurano ha dimostrato di degradarsi a composti tossici per gli animali, in particolare il composto A (fluorometil-1, 1-difluro-1 (trimetil) vinil-etere). Quantità maggiori di composto A sono prodotte con flussi di gas più bassi, temperature respiratorie elevate, alte concentrazioni di sevoflurano, anestetici di lunga durata e calce sodata essiccata. Amsorb® (Armstrong Ltd., Coleraine, Irlanda del Nord) è un nuovo assorbente che non contiene una base forte e non forma CO o composto A in vitro. Si raccomanda clinicamente di mantenere flussi di gas freschi superiori a 2 L / min per limitare la possibile produzione di composti A. Nonostante la comprovata nefrotossicità nei ratti, negli uomini non è stata osservata compromissione o danno postoperatorio della funzionalità renale. Questa differenza può essere secondaria all'attività β (beta) liasi inferiore nell'uomo. Può anche verificarsi la degradazione di sevoflurano in idrogeno fluoruro in presenza di metallo e impurità ambientali. L'acido fluoridrico può causare ustioni della mucosa respiratoria. La degradazione è inibita dall'aggiunta di acqua nella produzione e nel confezionamento in contenitori di plastica. La FDA (Food and Drug Administration) statunitense raccomanda l'uso del sevoflurano con portate di gas fresco di almeno 1 L/min per l'esposizione fino a 1 ora e almeno 2 L/min per esposizioni superiori a 1 ora.

Neurotossicità degli AI

La possibilità di effetti neurotossici di AI e di altri anestetici generali è possibile soprattutto in pazienti di età estrema. La più grande preoccupazione è l'uso di anestetici generali nei pazienti pediatrici/giovani, dove l'encefalo è in sviluppo. La ricerca continua ha dimostrato, nelle specie non umane compresi i primati, periodi sensibili di sviluppo precoce del cervello quando gli anestetici possono accelerare l'apoptosi. Gli studi clinici nell'uomo hanno dimostrato risultati misti. Sebbene in uno studio sia stata dimostrata una possibile associazione con più esposizioni anestetiche e compromissione dello sviluppo neurocognitivo, altre non hanno riscontrato differenze di esito cognitivo. I recettori GABA funzionano in modo diverso nell'encefalo in crescita nei bambini e in quello degli adulti. Nel primo caso, i recettori GABA funzionano come stimolatori mentre nel secondo fungono da inibitori; pertanto, un effetto neurotossico da anestetici può essere visto nella popolazione pediatrica. Questi recettori GABA generano potenziali d'azione che aprono direttamente i canali del calcio voltaggio-dipendenti e aumentano la concentrazione di calcio nel cervello. Questo aumento del calcio intracellulare può portare all'apoptosi. Inoltre, il mitocondrio sembra essere il mediatore tra i livelli di calcio e l'apoptosi cellulare indotti dall'anestesia, portando a danni mitocondriali. Esistono prove che suggeriscono che l'esposizione agli anestetici può essere neurotossica per il cervello in via di sviluppo e portare a effetti neurologici a lungo termine.

Ipertermia maligna

L'ipertermia maligna è una malattia ereditaria dei muscoli che innesca uno squilibrio metabolico nel muscolo scheletrico quando viene in contatto con sostanze trigger. Si può stimare che l'incidenza globale di IM si collochi intorno a 1:15.000 anestesie nella popolazione pediatrica e fra 1:50.000 e 1:100.000 in quella adulta. Tutti gli AI sono potenziali trigger, così come la succinilcolina. La caratteristica patogenetica fondamentale della malattia è una disregolazione del calcio libero citoplasmatico della muscolatura striata per un alterato rilascio di questo ione dal reticolo sarcoplasmatico. La condizione di suscettibilità si trasmette in modo autosomico dominante ed è eterogenetica: diversi difetti genici concorrono all'alterazione delle membrane che regolano la concentrazione di calcio nella cellula muscolare striata. Attualmente sono stati descritti sei loci genici associati alla malattia e localizzati su diversi cromosomi (19q 13.1; 17q 11-24; 7q 21-22; 3q 13.1;1q 32; 5p) e sono stati già individuati alcuni geni che codificano per proteine coinvolte nel complesso meccanismo della contrazione muscolare. Soltanto in due di questi geni (RYR 1 e CACNA 1S) sono stati però identificati i difetti molecolari alla base della suscettibilità: nel gene RYR 1 che codifica per un canale del calcio sono state a tutt'oggi identificate 22 mutazioni.

Clinicamente si tratta di un aumento della produzione di CO_2 e del consumo di O_2; inoltre, si descrivono la tachicardia, la rigidità muscolare fino alla rottura nonché i disturbi nell'equilibrio acido-base. Nelle fasi finali della ipertermia maligna fulminante si arriva alla insufficienza multiorgano. La mortalità è di circa il 10% per la terapia precoce con Dantrolene. L'alotano è descritto come la sostanza scatenante più potente tra tutti gli AI.

Inquinamento da AI

Tossicità per il personale esposto

Operatori sanitari, chirurghi e anestesisti nelle sale operatorie sono cronicamente esposti a tracce di concentrazioni di anestetici e ai loro potenziali effetti tossici. Aborti spontanei e difetti congeniti sono stati osservati nei ratti esposti al protossido di azoto per periodi di più giorni. Gli agenti alogenati in vitro sono letali per l'embrione e hanno prodotto effetti teratogeni negli animali

Anche negli esseri umani, sono notati potenziali rischi associati all'attività lavorativa dopo un'esposizione prolungata. Aborti spontanei e diminuzioni della fertilità si sono verificati nelle lavoratrici che sono state esposte al protossido di azoto in assenza di sistemi di scavenging durante la somministrazione di questo gas. Misure di sicurezza appropriate, come sistemi di evacuazione e sistemi di ventilazione adeguati, devono essere adottate nelle sale operatorie e nei luoghi di anestesia per prevenire i rischi legati al lavoro, specialmente nelle donne.

Tossicità ambientale

Gli anestetici alogenati ed il protossido sono responsabili di inquinamento ambientale e contribuiscono all'effetto serra. L'impatto ambientale dipende sia dalla presenza di atomi di Br, Cl, e, in misura minore, di F che dalla emivita della molecola considerata. A questo proposito, desflurano, che ha un durata di circa 21 anni e protossido di azoto che ha durata di 100, hanno un impatto ambientale maggiore degli altri.

Il protossido di azoto aumenta l'effetto serra proprio come fa l'anidride carbonica, ma è 300 volte più potente di questa, rappresentando la causa del 6% dell'effetto del riscaldamento globale e causando l'esaurimento dell'ozono.

Ogni volta che viene somministrato N2O o un anestetico volatile, per evitare l'accumulo di gas di scarico è necessario utilizzare un sistema di ventilazione o depuratore di aria fresca a flusso continuo. Le strutture sanitarie sono responsabili per garantire che tutte le apparecchiature per l'anestesia, compreso il sistema di scavenging, siano correttamente mantenute per promuovere un ambiente sano e sicuro. È consigliabile, in questa ottica, l'utilizzo del minimo flusso di gas freschi e di anestesie locoregionali quando possibile.

Evoluzione dell'anestesia inalatoria

Nel 1937 Guedel perfezionò il concetto di stadi dell'anestesia generale con l'etere realizzando uno schema dettagliato dei livelli di anestesia. Egli distinse quattro stadi: analgesia, eccitazione, anestesia chirurgica e paralisi bulbare. Nell'anestesia chirurgica, distinse, a sua volta, quattro piani di profondità in base all'entità della stimolazione chirurgica. La progressione tra gli stadi si avvaleva soltanto di segni clinici: l'attività motoria e respiratoria, i riflessi e il diametro pupillare, quest'ultimo sempre maggiore man mano che l'anestesia si approfondiva. Nel primo stadio si ha analgesia senza perdita di coscienza mentre nel secondo si ha la perdita della inibizione dei centri encefalici con agitazione psicomotoria. Nel corso del quarto stadio l'anestesia era talmente profonda che il paziente andava incontro a grave depressione respiratoria e arresto cardiocircolatorio: in quel periodo non esistevano presidi per il controllo della ventilazione. Lo schema di Guedel fu scrupolosamente seguito fino agli anni '50. Da allora infatti, grazie a Rees e Gray, si è introdotto il concetto di anestesia bilanciata dove ogni componente della anestesia generale poteva essere gestita da farmaci specifici ottenendo l'effetto clinico desiderato e riducendo notevolmente gli effetti indesiderati dei singoli farmaci.

Attualmente la somministrazione di AI prevede il loro utilizzo come:
1) Mantenimento di anestesia inalatoria in sala operatoria o in regime di not operating room anesthesia (NORA)
2) Induzione inalatoria
3) Sedazione inalatoria in terapia intensiva

Un'induzione inalatoria della tecnica di anestesia viene eseguita principalmente per pazienti pediatrici ma anche per pazienti adulti senza accesso venoso. Prima del sevoflurano, l'alotano era l'agente più popolare per l'induzione inalatoria. Sebbene l'alotano abbia un odore gradevole, ha un onset lento ed effetti diretti cardio-depressori, potenziale aritmogeno e la capacità di causare una disfunzione epatica più di qualsiasi altro agente. Pertanto, il suo uso è stato ampiamente sostituito da agenti più nuovi e più sicuri come il sevoflurano. Il sevoflurano è un agente dall'odore dolce, non irritante per le vie respiratorie, con un onset più rapido, una stabilità cardiovascolare relativamente migliore e produce un'induzione rapida e regolare dell'anestesia generale.

Tecniche di induzione inalatoria

Tecnica graduale: con il paziente sul tavolo operatorio o tra le braccia del genitore, la maschera facciale viene applicata sul paziente con flussi elevati di gas (ad esempio 7 L/min ossido protossido di azoto-66% e 3 L/min ossigeno-33%). Quindi il sevoflurano viene introdotto gradualmente, aumentando la concentrazione dell'1% ogni 2 respiri fino a quando il paziente non dorme.

Tecnica del respiro singolo di capacità vitale: il circuito di anestesia viene adescato per almeno 1 minuto con 8% di sevoflurano e fino al 70% di protossido di azoto + 30% di ossigeno a circa 6 L/min di flusso di gas fresco. In un paziente collaborante, egli espira al volume residuo e quindi inspira alla capacità vitale e tenta di trattenere il respiro finché tollerato o fino a perdere conoscenza.

Le seguenti tecniche di induzione posso essere effettuate anche senza l'ausilio di protossido ma con miscele che prevedono l'utilizzo di aria e ossigeno.

Mantenimento della anestesia

Per la fase di mantenimento si fa riferimento alla tecnica della anestesia bilanciata. Grazie all'utilizzo di oppioidi intraoperatori è possibile ottenere un adeguato livello di analgesia con la MAC BAR dell'anestetico inalatorio dimezzata di modo da ridurre la concentrazione inspirata di farmaco. La somministrazione di farmaci oppioidi raggiunge un effetto "ceiling" (tetto), ovvero oltre un certo dosaggio somministrato non si ottengono ulteriori effetti analgesici. Pertanto, è necessario mantenere comunque una concentrazione adeguata di vapore tale da impedire l'awareness intraoperatoria. La miorisoluzione invece viene ottenuta con l'utilizzo dei farmaci bloccanti neuromuscolari.

Al fine di ridurre l'inquinamento e i costi di erogazione degli AI l'anestesia moderna si basa sull'impiego di bassi FGF, in cui viene cioè utilizzato un FGF inferiore alla ventilazione minuto del paziente. In tal modo, una volta raggiunto l'equilibrio tra i tessuti e l'alveolo, il paziente reinala l'anestetico già respirato evitando che questi venga eliminato nell'ambiente circostante.

Infine con l'introduzione in commercio di nuove macchine per anestesia quali lo Zeus® (Dräger Medical, Lübeck, Germany) è stato introdotto il concetto di closed-loop system in anestesia. Impostando uno specifico target di end-tidal di AI il sistema eroga una concentrazione di farmaco e controlla il FGF, regolato in modo tale da poter mantenere il valore di FA impostato.

Sedazione inalatoria in T.I.

La sedazione in terapia intensiva con i classici farmaci endovenosi pone molti problemi, molti dei quali legati all'azione e agli effetti collaterali di queste molecole in pazienti con disfunzioni di organo multiple. L'incidenza del disturbo da stress post-traumatico, l'insorgenza di *delirium* e la sindrome da infusione di propofol comportano attenzioni particolari nella sedazione in T.I. Gli anestetici volatili da parte loro sopprimono la coscienza, ma lasciano intatte molte funzioni autonome. La motilità intestinale ad esempio non è depressa, facilitando concetti terapeutici moderni come l'alimentazione enterale precoce; a basso dosaggio non compromettono la ripresa della respirazione spontanea. Il risveglio dopo sedazione inalatoria in T.I è rapido e prevedibile, l'estubazione può essere pianificata e organizzata e il tempo durante il quale il paziente ha bisogno di un'osservazione sarà breve. I progressi tecnologici hanno notevolmente semplificato l'utilizzo degli AI in TI. L'introduzione di un filtro per la riflessione dell'anestetico volatile per la prima volta consente di eseguire una sedazione inalatoria in modo efficace e sicuro in questo setting. Il 'dispositivo per la conservazione dell'anestetico' (AnaConDa®) si collega tra paziente e un normale ventilatore da terapia intensiva e permette di conservare il 90% dell'anestetico volatile nel paziente esattamente come uno scambiatore di calore e umidità.

Conclusioni

Gli AI sono le uniche molecole in grado di produrre tutte le componenti dell'anestesia e sono perciò detti "completi". Le molecole oggi in uso, derivati dell'etere, non rappresentano l'anestetico ideale ma sono comunque farmaci in grado di permettere la gestione dell'atto chirurgico con buon margine di sicurezza in pazienti con molte comorbilità ed hanno permesso lo sviluppo della chirurgia moderna.

Le molecole differiscono tra di loro dal punto di vista chimico e fisico che ne condizionano gli aspetti clinici (potenza, velocità di induzione e recupero etc.). Essi hanno effetti collaterali (alcuni condivisi ed altri specifici), così come effetti tossici ambientali.

Letture consigliate

Miller R, Eriksson L, Fleisher L, et al: Miller's Anesthesia. Elsevier Health Sciences, 2014.

Butterworth JF, Mackey DC, Wasnick JD et al: Morgan and Mikhail's clinical anesthesiology. Lange 2013.

Demers Lavelle E, Kurra S: Pharmacology of Inhaled Anesthetics in Basic Sciences in Anesthesia. Springer, 2018; 177-193.

Deile M, Damm M, Heller A: Anaesthesist 2013; 62: 493.

Frost EAM. A Review of Mechanisms of Inhalational Anesthetic Agents. Essentials of Pharmacology for Anesthesia, Pain Medicine, and Critical Care. Springer, NY 2015.

ANESTETICI ENDOVENOSI

18

Cosimo Chelazzi, Thomas Saitta

Gli anestetici endovenosi sono farmaci che, somministrati per via parenterale, sono in grado di determinare una depressione reversibile e dose-dipendente dell'attività del sistema nervoso centrale. Oltre che in anestesia, tali farmaci vengono utilizzati anche in terapia intensiva, nell'emergenza extra-ospedaliera e per la sedazione procedurale e ambulatoriale.

Questi farmaci presentano un effetto farmacodinamico comune ma profili farmacocinetici differenti legati alla loro diversa natura chimica. In generale, l'anestetico endovenoso ideale dovrebbe avere le seguenti caratteristiche:

- determinare ipnosi, miorisoluzione, analgesia e ottundimento dei riflessi vegetativi;
- avere un rapido inizio d'azione ("onset"), senza indurre attività eccitatoria;
- garantire un rapido ritorno allo stato di veglia ("offset") una volta terminata la somministrazione;
- essere compatibili con altri farmaci e stabili in soluzione acquosa;
- non causare dolore nel sito di iniezione, flebite e/o danno tissutale da stravaso;
- non determinare istamino-liberazione o reazioni da ipersensibilità;
- essere rapidamente metabolizzati in composti farmacologicamente inattivi;
- non causare depressioni acute dei sistemi cardiovascolare e respiratorio;
- determinare neuroprotezione tramite la riduzione del metabolismo cerebrale e della pressione intracranica;
- non causare nausea o vomito post-operatori (PONV) e stato confusionale residuo.

L'anestetico endovenoso ideale non esiste ma è possibile combinare l'azione di due o più farmaci per ottenere queste caratteristiche e ridurre gli effetti collaterali dei singoli agenti.

Farmacocinetica

La farmacocinetica definisce i passaggi che determinano la distribuzione del farmaco dal sito di somministrazione al sito effettore, nonché la sua eliminazione dall'organismo.

Vi sono delle caratteristiche farmacocinetiche comuni a tutti gli anestetici endovenosi:

- sono molecole piccole, generalmente idrofobiche, con anello aromatico o eterociciclico sostituito;
- in generale hanno biodisponibilità elevata;
- le concentrazioni plasmatiche sono direttamente dipendenti alla dose somministrata;
- la concentrazione al sito effettore (o "biofase", cioè organo bersaglio) è direttamente proporzionale a quella plasmatica.

Dopo somministrazione endovenosa, gli anestetici endovenosi attraversano velocemente la barriera ematoencefalica (BEE) determinando una depressione dose-dipendente delle aree nervose deputate alla veglia, esercitando così degli effetti clinici e fisiopatologici che vanno dall'ansiolisi all'anestesia profonda, fino agli stati di "burst suppression" e silenzio elettrico cerebrale. Tali farmaci esercitano la loro attività inibitoria anche sulle altre cellule eccitabili e per questo possono determinare effetti secondari variabili sul sistema cardiovascolare e respiratorio e sul muscolo.

Somministrazione e distribuzione

Per la somministrazione endovenosa la biodisponibilità è del 100%. Vista la loro idrofobicità gli anestetici endovenosi presentano un grado variabile di legame con le proteine sieriche e solo la frazione libera del farmaco è farmacologicamente attiva; questa caratteristica è particolarmente importante in tutti gli stati ipoproteinemici in cui i loro effetti possono essere più rapidi ed intensi.

Per descrivere la farmacocinetica di un farmaco vengono utilizzati dei modelli farmacocinetici o farmacocinetici/farmacodinamici combinati (PK/PD), cioè delle simulazioni matematiche in grado di predire onset, offset e durata dell'effetto. Esistono due tipi principali di modello: quello fisiologico, che suddivide i gruppi di organi in base alla loro perfusione (gruppo ricco di vasi, gruppo di tessuti magri e gruppo povero di vasi), e quello compartimentale, più semplice ed utilizzato, che suddivide l'organismo in uno o più compartimenti teorici. Il modello compartimentale permette di ricavare dei parametri farmacocinetici (come volume di distribuzione, emivita e clearance) utili per predire le curve dose-effetto. Tali modelli presentano tuttavia dei limiti legati alla variabilità della gittata cardiaca e della perfusione epatica, principali determinanti dell'eliminazione degli anestetici endovenosi. Tipicamente, per questi farmaci, vengono utilizzati dei modelli a tre compartimenti.

Integrando il modello compartimentale con i parametri farmacodinamici è possibile ottenere i modelli combinati PK-PD. Questi prendono in considerazione anche il sito effettore (o biofase) e la relazione tra questo e gli altri compartimenti.

In pratica, durante l'anestesia endovenosa, si può somministrare un farmaco in tre modi: con uno o più boli, tramite un'infusione continua o tramite un'infusione continua preceduta da un bolo (dose carico). Vista la proporzionalità della concentrazione di farmaco tra plasma e sito effettore, al raggiungimento di un equilibrio tra i vari compartimenti e la quota di farmaco eliminata dall'organismo, è possibile mantenere stabilmente l'effetto clinico. In base alla tipologia di somministrazione scelta, l'andamento della concentrazione plasmatica del farmaco sarà diverso.

Somministrazione tramite bolo

Dopo l'iniezione endovenosa la concentrazione nel plasma (o compartimento centrale) del farmaco sale rapidamente. In questo momento iniziano contemporaneamente tre processi:

Il farmaco passa dal plasma agli altri compartimenti. Tra questi, raggiunge anche il sito effettore in modo dipendente dal gradiente di concentrazione, dalle caratteristiche della molecola e dalla sua perfusione (distribuzione), determinando l'onset dell'effetto clinico. Il tempo che la molecola impiega per attraversare la BEE, legarsi ai recettori e determinare l'effetto clinico si chiama "isteresi". A seconda della velocità della somministrazione i vari compartimenti tenderanno a raggiungere l'equilibrio con quello centrale in tempi diversi.

Contemporaneamente alla distribuzione nei tessuti periferici si ha anche un trasferimento contrario del farmaco da questi al compartimento centrale, la "redistribuzione", che determina la cessazione dell'effetto clinico del singolo bolo. Inoltre, se vengono somministrate grandi dosi di un farmaco lipofilo, questo si accumulerà nei tessuti lipidici, che agiranno da serbatoio, determinandone un lento rilascio del compartimento centrale.

Dal compartimento centrale (il plasma) avviene la rimozione irreversibile del farmaco tramite il metabolismo e l'escrezione. L'eliminazione può avvenire solo da questo compartimento e pertanto, a fine somministrazione, va tenuto conto anche del farmaco accumulato nei tessuti periferici. Da questi compartimenti il farmaco ritornerà, secondo il gradiente di concentrazione, a quello centrale e da questo una parte sarà eliminata e un'altra potrà tornare alla biofase. Questo è il motivo per cui dopo somministrazioni ripetute di farmaci liposolubili la concentrazione plasmatica del farmaco diminuisce più lentamente e l'effetto clinico dura più a lungo (**Figure 18.1** e **18.4**).

In tale modello a 3 compartimenti (compartimento centrale, compartimento superficiale a rapido equilibrio e compartimento profondo) il movimento del farmaco tra i vari compartimenti è bidirezionale ed è governato dai gradienti di concentrazione tra questi e dalle costanti di velocità k.

La rapidità della diminuzione della concentrazione plasmatica dipende da tre parametri: il volume del compartimento centrale, la clearance intercompartimentale e quella di eliminazione.

La fine dell'effetto clinico avviene quando la concentrazione al sito effettore scende al di sotto di una determinata soglia: se dopo un singolo bolo questo avviene velocemente grazie alla distribuzione del farmaco al di fuori della biofase, durante infusione continua o in caso di numerosi boli, essa dipende soprattutto dal metabolismo e

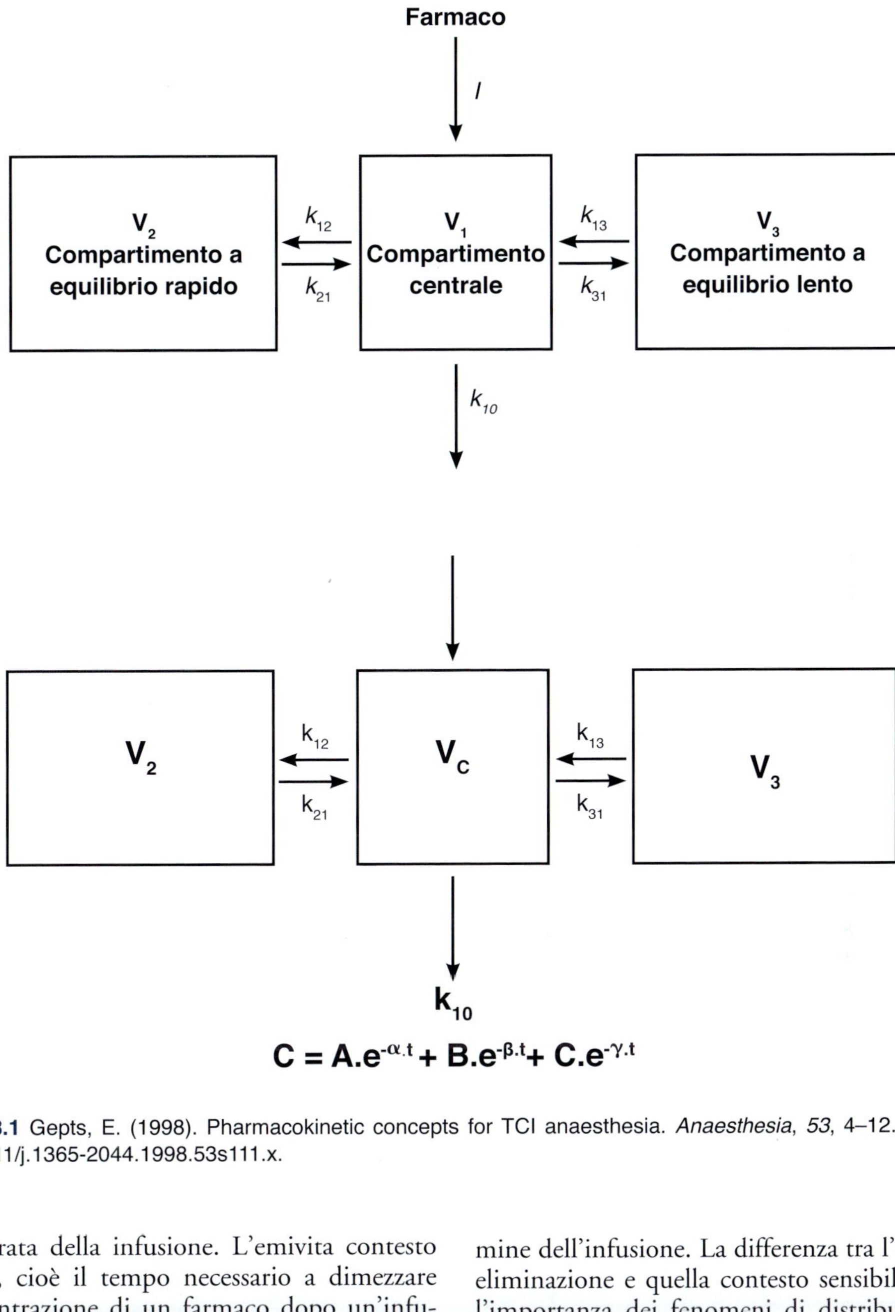

Figura 18.1 Gepts, E. (1998). Pharmacokinetic concepts for TCI anaesthesia. *Anaesthesia*, *53*, 4–12. https://doi.org/10.1111/j.1365-2044.1998.53s111.x.

dalla durata della infusione. L'emivita contesto sensibile, cioè il tempo necessario a dimezzare la concentrazione di un farmaco dopo un'infusione di durata variabile (il contesto!) (**Figura 18.2**), lega la durata della somministrazione di un farmaco al perdurare dei suoi effetti clinici anche dopo la sospensione della infusione. Tale emivita è rappresentata da una curva che lega la concentrazione ematica alla durata dell'infusione. Ogni farmaco possiede la sua emivita contesto sensibile e questa è il miglior predittore della diminuzione della concentrazione plasmatica al termine dell'infusione. La differenza tra l'emivita di eliminazione e quella contesto sensibile descrive l'importanza dei fenomeni di distribuzione nei compartimenti profondi e riflette l'efficacia dei sistemi di eliminazione del farmaco dall'organismo (**Figura 18.3**).

Somministrazione tramite infusione continua

Vista la proporzionalità tra la concentrazione plasmatica e quella al sito effettore e tra questa e l'effetto clinico è intuitivo supporre che, mante-

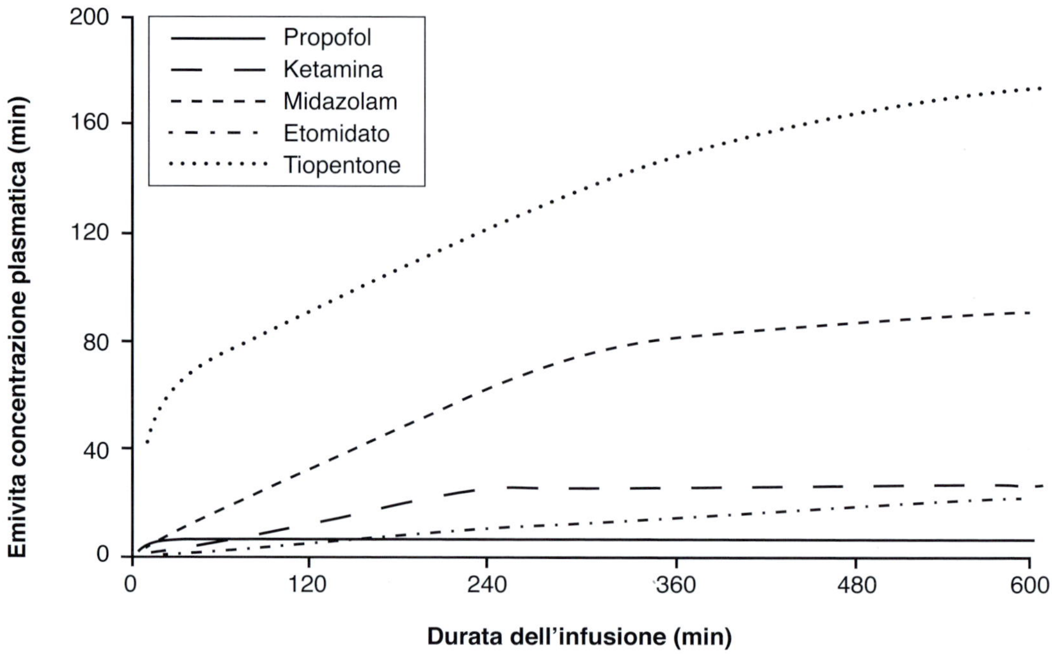

Figura 18.2 Gepts, E. (1998). Pharmacokinetic concepts for TCI anaesthesia. *Anaesthesia*, *53*, 4–12. https://doi.org/10.1111/j.1365-2044.1998.53s111.x.

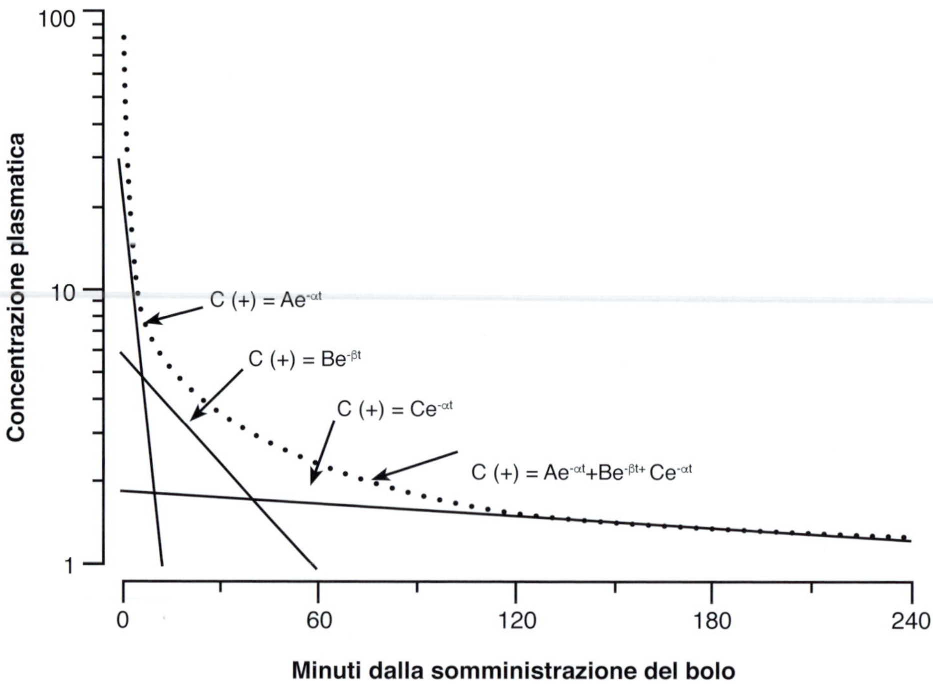

Figura 18.3 Al-Rifai, Z., & Mulvey, D. (2016). Principles of total intravenous anaesthesia: basic pharmacokinetics and model descriptions. *BJA Education*, *16*(3), 92–97. https://doi.org/10.1093/bjaceaccp/mkv021.

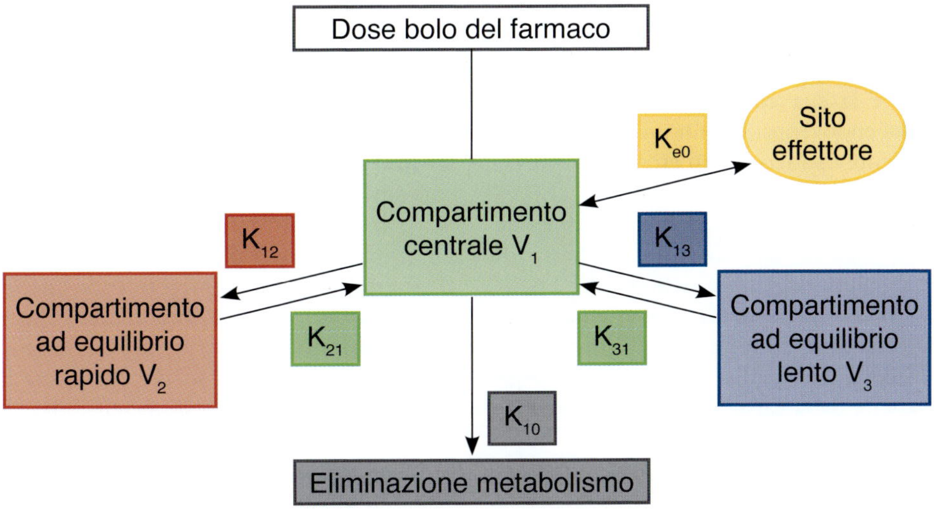

Figura 18.4 Al-Rifai, Z., & Mulvey, D. (2016). Principles of total intravenous anaesthesia: basic pharmacokinetics and model descriptions. *BJA Education*, *16*(3), 92–97. https://doi.org/10.1093/bjaceaccp/mkv021.

nendo stabili le costanti di trasferimento tra i vari compartimenti, l'effetto clinico subirà minime variazioni nel tempo (il cosiddetto "steady state"). In pratica, per fare ciò, è possibile somministrare il farmaco in modo continuo e raggiungere l'equilibrio tra la concentrazione del compartimento centrale e quella della biofase. L'infusione continua può iniziare così come tale o seguire un bolo, cioè la dose carico, che permette di raggiungere più velocemente lo steady state. È implicito che i fenomeni di distribuzione, redistribuzione ed eliminazione avvengano anche durante l'infusione continua e ne va tenuto conto per mantenere la concentrazione plasmatica voluta. Nella pratica clinica moderna sono disponibili delle pompe infusionali provviste di un software TCI ("Target Controlled Infusion") che, attraverso dei modelli matematici di popolazione, permette di calcolare il volume del compartimento centrale, la concentrazione plasmatica e la velocità di caduta sotto una certa soglia di questa e di determinare in continuo la velocità di infusione, determinando un effetto clinico costante e, entro certi limiti, prevedendo un tempo di risveglio dopo la sospensione dell'infusione.

Metabolismo

In generale, gli anestetici endovenosi sono molecole piccole e lipofile, pertanto andranno incontro ad un metabolismo epatico attraverso due tipi di reazioni:

- di Fase 1: comprendono processi di idrolisi e ossidoriduzione, che trasformano il farmaco in una molecola più idrosolubile e sono catalizzate dalla superfamiglia dei citocromi P450, il cui enzima più importante è il CYP 3A4, responsabile del metabolismo di molti farmaci utilizzati in anestesia (ad es. midazolam, ketamina, anestetici locali ed oppioidi). Gli enzimi di questa famiglia possono essere inibiti o indotti da altri farmaci e sostanze; esistono inoltre dei polimorfismi geneticamente determinati che giustificano parte della variabilità interspecifica.
- di fase 2: sono le reazioni di coniugazione o di sintesi, che utilizzando un gruppo polare del farmaco lo coniugano con diversi gruppi funzionali endogeni rendendolo idrofilo, quindi eliminabile nelle urine. Anche questi enzimi sono inducibili e possono presentare dei polimorfismi genetici.

Eliminazione ed escrezione

La "clearance" specifica di un farmaco è la quantità di volume ematico che viene depurata da tale farmaco nell'unità di tempo. Viene ricavata dal rapporto tra la dose somministrata e l'"AUC" (area under the curve) del grafico concentrazione-tempo. Essa dipende dal volume di distribuzione, dall'emivita e da altri fattori intrinseci della molecola, tra cui la frazione legata alle proteine plasmatiche e la sua costante di eliminazione. Gli anestetici endovenosi hanno un metabolismo prevalentemente epatico ed un'escrezione prevalentemente renale.

La clearance epatica di un farmaco dipende dal flusso epatico della molecola e dal tasso di estrazione di questa da parte delle cellule epatiche, a sua volta è funzione del flusso ematico al fegato (perfusione) e della clearance intrinseca di quella molecola, cioè dall'attività specifica degli enzimi epatici e dalla capacità di secrezione epato-biliare.

In base a queste due variabili la clearance epatica può essere:

- limitata dal flusso: la quantità di farmaco estratto ed eliminato dipende dal flusso ematico che entra nel fegato. Le molecole con clearance epatica intrinseca efficiente con tassi di estrazione intermedi o elevati hanno una clearance totale ridotta da tutte quelle condizioni che riducono il flusso epatico, come la chirurgia addominale e la riduzione della gittata cardiaca. Esempi di queste molecole sono il propofol, il midazolam e la ketamina;
- limitata dal parenchima: il tasso di estrazione è basso e pertanto la clearance totale è strettamente dipendente dall'attività enzimatica epatica, mentre le riduzioni di flusso epatico hanno minor importanza. Le condizioni che riducono il volume del parenchima epatico, come la cirrosi, influiscono in maniera determinate sull'eliminazione di molecole come il tiopentale ed il diazepam.

La clearance renale, infine, elimina sia le sostanze sia le molecole idrofile immodificate che quelle idrofobe modificate dai processi di trasformazione epatica. L'eliminazione avviene sia per filtrazione passiva dal glomerulo che per escrezione attiva dal tubulo ed è dipendente da numerosi fattori, tra cui: grandezza e carica della molecola, legame proteico, flusso ematico renale, pH urinario, pH plasmatico, nefropatie ecc.

Farmacodinamica

La farmacodinamica studia il processo di genesi dell'effetto clinico una volta che il farmaco sia stato distribuito al sito effettore. Per gli anestetici endovenosi, tale effetto è costituito da una inibizione variabile e reversibile della attività eccitatoria dei neuroni dei centri deputati al mantenimento dello stato di veglia. Sono state proposte varie teorie che legano la struttura chimica degli anestetici al loro effetto clinico. La teoria di Meyer-Overton (applicabile solo per i farmaci in stato gassoso) correla la potenza di un anestetico alla sua liposolubilità, determinante per penetrare attraverso le membrane neuronali. La teoria proteica di Frank e Lieb postula che gli anestetici agiscano modificando anche le proteine solubili. Quest'ultima teoria è diventata la più importante e descrive le caratteristiche che una proteina deve possedere per essere il bersaglio di un anestetico: essere sensibile a dosaggi utilizzati in clinica ed essere espressa in siti anatomici "appropriati", cioè nel SNC. Tenendo conto di queste caratteristiche i probabili targets ideali sono i recettori dei neurotrasmettitori che governano la genesi e trasmissione del potenziale d'azione tra i neuroni, cioè l'acido γ-amino butirrico (GABA) e il glutammato.

Il GABA è il principale neurotrasmettitore inibitorio presente nel SNC. Agisce su due recettori principali, il GABA B, metabotropo, di limitato interesse anestesiologico, e il GABA A. Quest'ultimo fa parte della famiglia dei recettori ionotropici pentamerici, assieme quello della glicina (inibitorio), a quelli della serotonina e ai recettori nicotinici dell'acetilcolina (eccitatori). Il GABA A è espresso nelle parti di SNC che processano le funzioni cerebrali complesse (coscienza, associazione, memoria, apprendimento). Molti anestetici hanno come bersaglio principale questo recettore. Il GABA A è costituito da cinque subunità (**Figura 18.7**) formanti un canale transmembrana che permette il passaggio di ioni cloro e determina l'iperpolarizzazione della cellula, impedendo la trasmissione del potenziale d'azione. Esistono diversi sottotipi in base a come le subunità si combinano tra loro. Il sito di legame per il GABA si trova tra le subunità α e β ed esistono alcuni siti di legame farmaco-specifici. I vari farmaci possono agire su questo recettore in maniera diretta, attivandolo direttamente, o indiretta, ad esempio potenziando il legame GABA-recettore o inibendone la dissociazione (**Figura 18.5**).

Il glutammato è il neurotrasmettitore eccitatorio principale. Presenta tre tipi di recettori ionotropici e tetramerici con un poro centrale permeabile ai cationi: i recettori NMDA (N-metil-D-aspartato) (**Figura 18.6**), AMPA (α-amin-

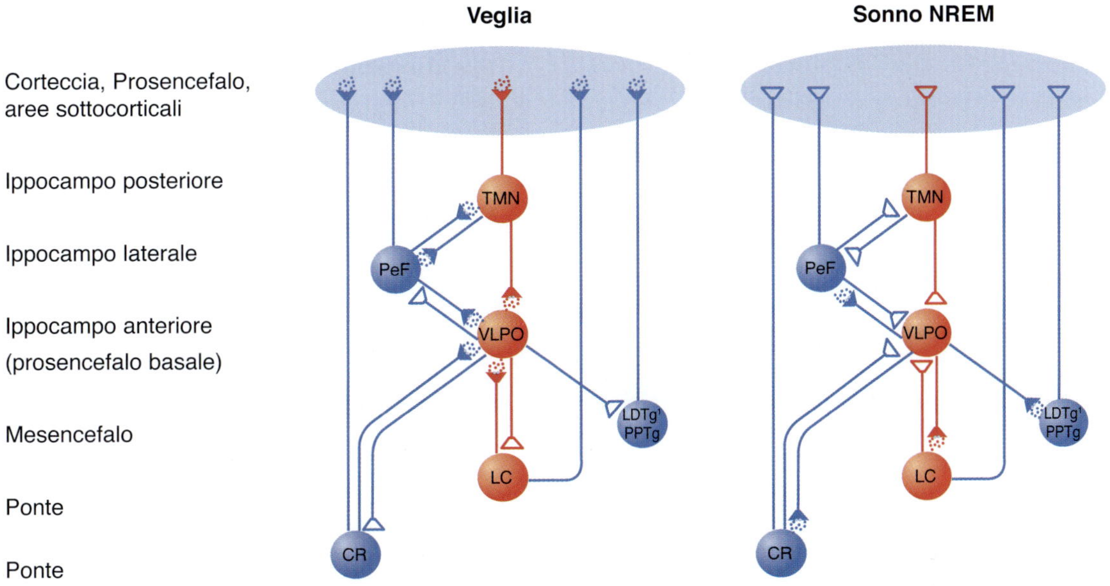

Figura 18.5 Nelson L.E., Guo T.Z., Lu J., Saper C.B., Franks N.P., & Mazel M. (2002). The sedative component of anesthesia is mediated by GABA A receptors in an endogenous sleep pathway. *Nature Neuroscience*, *5* (10), 979–984. https://doi.org/10.1038/nn913.

o-3-idrossi-5-metil-4-isoxazolone propionato) e KA (acido kainico).

Nonostante i recettori AMPA, coinvolti nella "long term potentiaton", siano i più comunemente riscontrati nell'encefalo, i recettori NMDA ricoprono un ruolo clinico centrale in anestesia e sono stati implicati nella fisiopatologia di alcune patologie psichiatriche, neurologiche e nel controllo centrale del dolore. Questi recettori, rispetto a quelli AMPA e KA, hanno delle caratteristiche particolari:

1 l'attivazione e l'apertura del canale richiede il legame simultaneo dei due agonisti glutammato e glicina;
2 l'attivazione del canale avviene più lentamente ed è regolata dal magnesio: concentrazioni extracellulari fisiologiche di questo ione bloccano l'attività del canale e impediscono un'ulteriore passaggio di ioni;
3 ha un'elevata permeabilità allo ione Ca^{++}, che rappresenta il suo secondo messaggero;
4 la composizione del recettore influenza il blocco subito dallo ione Mg^{++} e la permeabilità di quello Ca^{++}. Esistono almeno tre famiglie di geni che codificano per le sue subunità.

I farmaci NMDA-antagonisti possono determinare una modulazione della trasmissione nervosa sia a breve che a lungo termine.

La profondità dell'ipnosi ed il monitoraggio

L'azione degli anestetici endovenosi è dose-dipendete e l'ipnosi non è un fenomeno clinico dicotomico. Immaginando la coscienza come una linea continua è possibile identificare due estremi: lo stato di veglia completo, in cui il paziente è vigile ("livello di coscienza") e orientato ("con tenuto della coscienza"), ed il coma profondo a cui corrispondono burst-suppression e silenzio elettrico cerebrale. Il piano ipnotico utile e non dannoso ai fini anestesiologici corrisponde a uno stato intermedio in cui il paziente è insensibile agli stimoli esterni pur mantenendo una attività cerebrale di fondo. Il monitoraggio della profondità di anestesia consente all'anestesista di mantenere un livello di ipnosi tale da prevenire fenomeni di risveglio o coscienza intraoperatori riducendo contemporaneamente l'incidenza di effetti avversi cognitivi e cardiocircolatori. In anestesia inalatoria, la concentrazione dell'anestetico nell'espirato si lega alla profondità dell'effetto clinico ed è comunemente utilizzata per il monitoraggio indiretto della profondità dell'anestesia. Per gli anestetici endovenosi, la cui determinazione ematica in continuo non fa parte della pratica clinica comune, il monitoraggio della profondità dall'anestesia si basa sulla misurazione dell'effetto

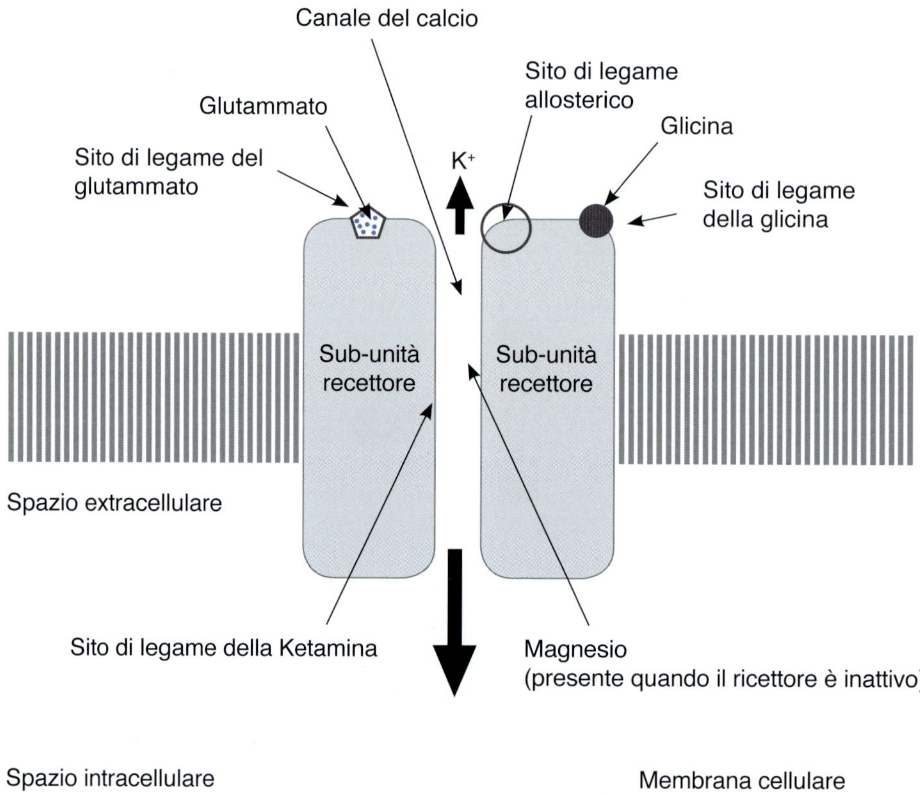

Figura 18.6 Kreutzwiser, D., & Tawfic, Q. A. (2019). Expanding Role of NMDA Receptor Antagonists in the Management of Pain. *CNS Drugs*, *33*(4), 347–374. https://doi.org/10.1007/s40263-019-00618-2.

elettrico che questi farmaci hanno sulla corteccia cerebrale grazie alla lettura intraoperatoria dell'elettroencefalogramma processato (pEEG).

Gli anestetici endovenosi possiedono effetti clinici che trovano corrispondenza in alterazioni dell'EEG, cioè determinano una riduzione dose-dipendente dell'attività corticale con un passaggio da onde ad alta frequenza e bassa ampiezza ad onde di frequenza minore e ampiezza maggiore ("sincronizzazione"), fino a raggiungere uno stato di burst-suppression, in cui si riconoscono periodi isoelettrici, che corrispondono ad inattività cerebrale, alternati a gruppi di onde a bassa frequenza. La moderna tecnologia offre dei

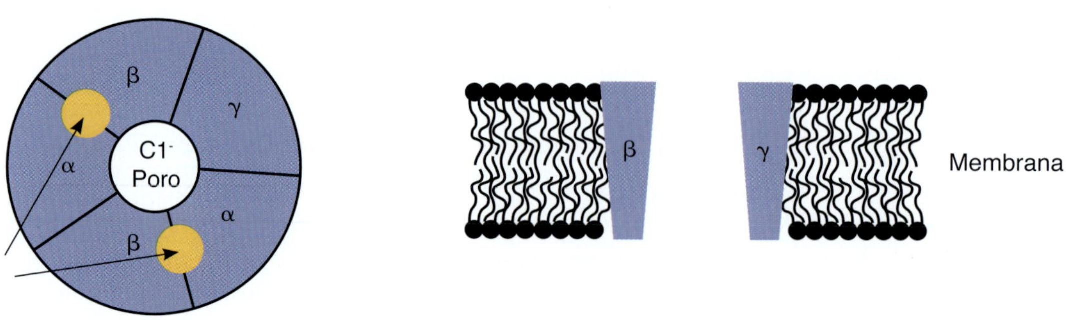

Figura 18.7 Brohan, J., & Goudra, B. G. (2017). The Role of GABA Receptor Agonists in Anesthesia and Sedation. *CNS Drugs*, *31*(10), 845–856. https://doi.org/10.1007/s40263-017-0463-7.

sistemi di monitoraggio che attraverso la determinazione di un pEEG restituiscono un parametro numerico ricavato da un modello matematico che quantifica la profondità della anestesia.

Anestetici endovenosi

Propofol

Il propofol (2,6-diisopropilfenolo) è l'anestetico endovenoso più utilizzato in assoluto. Sviluppato alla fine degli anni 70 del 1900, possiede attività ipnotiche, sedative, amnesiche e in minima parte miorilassanti. Non ha proprietà analgesiche.

È un alchilfenolo virtualmente insolubile in acqua che appare come una soluzione oleosa e lattescente a temperatura ambiente. La prima formulazione venne ritirata dal commercio per reazioni anafilattiche. Venne quindi preparato con un'emulsione lipidica (contenente olio di soia, glicerolo e lecitina d'uovo) e con il chelante EDTA, aggiunto per ridurre la contaminazione batterica.

Farmacocinetica

Disponibile solo per uso endovenoso, dopo la somministrazione si lega ampiamente alle proteine plasmatiche e ai globuli rossi, con frazione libera di farmaco inferiore al 2% (1,2-1,7%).

La farmacocinetica risente molto dell'elevata lipofilia della molecola e segue un modello a tre compartimenti. Dopo il bolo iniziale attraversa velocemente la BEE e determina rapidamente perdita di coscienza, spesso entro il tempo che impiega per transitare nella circolazione una volta sola ("arm-brain circulation time"). Il tempo necessario per indurre l'ipnosi dipende, oltre che dalle caratteristiche della molecola, anche dalla velocità di infusione e dalla gittata cardiaca.

Dopo un singolo bolo il tempo di offset è molto breve grazie alla distribuzione iniziale rapida (emivita di distribuzione rapida pari a 1-8 minuti). Il compartimento profondo possiede una grande capacità di legame per il propofol e questo giustifica la variazione del volume di distribuzione apparente che da un valore iniziale di 20-40 litri passa a 150-700 litri allo steady-state. Nonostante il grande potenziale accumulo l'emivita contesto sensibile del propofol per infusioni fino a 8h rimane inferiore ai 40 minuti.

Il suo metabolismo è principalmente epatico (clearance limitata dalla perfusione) ma a questo partecipano anche i reni, l'intestino e, in minor parte, i polmoni. Le patologie epatiche e renali hanno un minimo impatto sul metabolismo del propofol.

L'emivita di eliminazione varia da 4 a 24 h, in base alla durata dell'infusione e dell'accumulo del farmaco nel compartimento profondo, e i metaboliti inattivi vengono escreti nelle urine, alcuni dei quali possono determinarne una colorazione verdastra.

Farmacodinamica

Agonista del recettore GABA A, il propofol agisce potenziando l'attività gabaergica sia a livello post-sinaptico, agendo sul recettore, sia in maniera pre-sinaptica, inibendo il re-uptake del GABA. Ad alti dosaggi lega direttamente le subunità β determinando l'apertura del canale anche in assenza del neurotrasmettitore. Il propofol è in grado di agire anche su altri recettori (NMDA, nicotinici della colina e serotoninergici).

Effetti sul SNC

Ipnosi: determina ipnosi in circa 40-60 secondi con picco dell'effetto dopo 90-100 secondi. Il tempo dell'insorgenza delle modificazioni dell'EEG dopo la somministrazione è breve ed è età e dose indipendente, cioè a seconda della dose cambia la profondità della sedazione/ipnosi, non il tempo per ottenerla. Nei giovani adulti il propofol determina delle oscillazioni α (8-12 Hz) e δ lente (<5 Hz), quest'ultime probabilmente legate alll'iperpolarizzazione di talamo e corteccia dopo inibizione dei neuroni piramidali. Le onde δ riflettono anche l'azione del propofol sulle sinapsi gabaergiche di ipotalamo ed area preottica che questi centri esercitano sui maggiori nuclei eccitatori del tronco cerebrale, che a loro volta diminuiscono le efferenze a talamo e corteccia. Le onde α riflettono invece un'attività coerente tra il talamo e la corteccia e possono non essere evidenti nel soggetto anziano. Il propofol è in grado di determinare burst-suppression. La durata dell'effetto è dose dipendente.

Sedazione e amnesia: a dosi sub-anestetiche il propofol agisce da sedativo ed è in grado di determinare amnesia (meno potente di quella indotta dal midazolam), probabilmente per la diminuzione dell'attività serotoninergica a livello ipotalamico.

Effetto antiemetico: presente a dosi sub-anestetiche; molto potente, utilizzato anche nella nausea da chemioterapici. Deriva probabilmente dall'azione antidopaminergica a livello dell'area postrema e da un'azione antiserotoninergica a livello corticale.

Effetti neuroprotettivi: riduce il flusso ematico cerebrale (CBF), la pressione intracranica (PIC), la pressione intraoculare e il consumo cerebrale di ossigeno, mantenendo però l'autoregolazione e la risposta vascolare alla CO_2. Ad alti dosaggi, tali effetti possono essere controbilanciati dalla riduzione della pressione di perfusione cerebrale legata alla ipotensione da inibizione cardiocircolatoria. Grazie alle sue capacità antiperossidante e di diminuire i danni da eccitotossicità potrebbe possedere attività neuroprotettiva.

Effetto anticonvulsivante: è un potente agente anticomiziale. All'induzione, per una precoce azione depressiva sui circuiti inibitori rispetto quelli eccitatori a livello sia centrale che spinale, possono manifestarsi mioclonie.

Altri effetti: determina una sensazione piacevole al risveglio, probabilmente per l'aumento di dopamina a livello del nucleus accumbens; è associato inoltre a sogni vividi. Per questi motivi in alcuni paesi rappresenta una sostanza d'abuso. In seguito ad infusioni prolungate (come in ICU) si può associare a fenomeni di tolleranza e dipendenza.

Effetti sul sistema cardiovascolare

Gli effetti emodinamici del propofol possono essere clinicamente molto rilevanti e dose-limitanti.

Effetti vascolari: la riduzione della pressione arteriosa è l'effetto predominante. L'effetto emodinamico è ritardato rispetto all'insorgenza dell'ipnosi (richiede circa il doppio del tempo) ed è dose dipendente (dipende anche da altri fattori come l'età, il volume circolante, dal sinergismo con altri farmaci e dalla concentrazione delle proteine sieriche). Tali effetti sono determinati sia da un'azione periferica simil calcio-antagonista che da un'azione centrale simpaticolitica. L'ipotensione arteriosa dura più a lungo rispetto all'ipnosi e può persistere anche a paziente cosciente.

Effetti cardiaci: ha un effetto inotropo negativo dose-dipendete dovuto ad un effetto diretto sulla mobilitazione intracellulare di calcio e su altre vie, tra cui quella dell'ossido nitrico. Il propofol può inibire le risposte baroriflesse e riduce l'incidenza di tachicardia da ipotensione. Per questi effetti il propofol potrebbe possedere capacità cardioprotettive.

Altri effetti: il dolore in corrispondenza del sito di iniezione è spesso presente ed è determinato dalla quota libera di propofol che irrita l'avventizia della vena, tanto da poter causare tromboflebite. Per ridurne l'incidenza è utile scegliere una vena di calibro adeguato e co-somministrare della lidocaina appena prima.

Effetti sul sistema respiratorio

Il propofol determina apnea in base a dose, velocità d'infusione ed eventuali farmaci associati. Si osserva in circa 1/3 dei pazienti e può durare anche per più minuti. L'apnea ha una doppia componente: azione centrale con riduzione della risposta ventilatoria all'ipossia e alla CO_2 (il volume corrente si dimezza e la frequenza respiratoria aumenta) ed azione periferica sui muscoli delle prime vie aeree con rilasciamento della faringe e della base della lingua, ostruzione al flusso e russamento (risolvibile con l'iperestensione del capo). A livello bronchiale si ha un'attenuazione dose dipendente della broncocostrizione vagale.

Il propofol non inibisce la vasocostrizione ipossica polmonare e quindi non aumenta la quota di shunt. Per gli effetti potenzialmente letali cardiocircolatori e respiratori, l'uso del propofol può essere limitato a personale medico specialistico con opportune capacità di controllo delle vie aeree e gestione emodinamica.

Atri effetti: Non determina o aumenta il blocco neuromuscolare e non è un trigger per l'ipertermia maligna, anzi rappresenta una scelta appropriata per i pazienti a rischio.

Non altera la sintesi corticosteroidea o la normale risposta surrenalica alla stimolazione da parte dell'ACTH. Riduce la chemiotassi neutrofila ma non la fagocitosi. Il propofol non determina liberazione di istamina ma sono state riportate reazioni anafilattiche in seguito alla sua infusione, quasi tutte in pazienti con allergie multiple a farmaci. Visto l'alto contenuto di trigliceridi in pazienti suscettibili e per infusioni prolungate, può determinare pancreatite.

A dosi sub-anestetiche allevia sia il prurito da colestasi che quello da oppioidi. Per ridurre il rischio di contaminazione del flacone aperto una volta aspirato il farmaco dev'essere utilizzato subito.

Propofol Infusion Syndrome

La Propofol Infusion Syndrome (PRIS) è una sindrome rara ma potenzialmente fatale che compare prevalentemente in pazienti critici, più frequentemente bambini, a cui vengono somministrati elevati dosaggi di propofol (>5 mg/kg/h) per un lungo periodo (>48h). La PRIS è caratterizzata da acidosi metabolica, cambiamenti all'ECG (allargamento QRS, bradicardie, TV, FV), rabdomiolisi (aumento CPK) con o senza danno renale acuto, iperkaliemia, insufficienza cardiaca, iperlipidemia, febbre, aumento di lattati e transaminasi. È comune la colorazione verdastra delle urine. I fattori di rischio, oltre all'infusione prolungata ad alti dosaggi, sono l'obesità e la malattia critica acuta. Il meccanismo è ancora dubbio ma sembra legato alla disfunzione della catena respiratoria mitocondriale (la PRIS è più frequente nei pazienti con patologie mitocondriali). La diagnosi è clinica e la terapia è di supporto e può comprendere, oltre alla sospensione dell'infusione di propofol, la correzione dell'acidosi e dell'iperkaliemia, la terapia sostitutiva renale e, in casi estremi, l'ossigenazione extracorporea. È fondamentale la prevenzione evitando infusioni prolungate nei soggetti a rischio e sospendendole in caso di colorazione verdastra delle urine.

Barbiturici

Derivati dell'acido barbiturico e scoperti all'inizio del '900 sono stati, fino all'introduzione del propofol, gli anestetici endovenosi di scelta. Molto veloci e potenti hanno proprietà ipnotiche, anticonvulsivanti e ansiolitiche senza effetti analgesici. Le due classi principali, i tiobarbiturici (tiopentale) e gli ossibarbiturici (methohexital), condividono un nucleo pirimidinico ma differiscono in base alla presenza di un atomo di zolfo o di ossigeno sul carbonio 2, rispettivamente. Le sostituzioni del carbonio 1 e 5 producono molecole con differenti effetti sedativi e anticonvulsivi. Ormai praticamente sostituiti dal propofol ricoprono un ruolo marginale nell'anestesiologia moderna. Il principale farmaco di questa classe è il tiopentale.

Il tiopentale (5-etil-5-[1-metilbutil]-2-tiobarbiturico) è il barbiturico più usato e appare come una polvere giallastra che va ricostituita in acqua prima del suo utilizzo. In fase acquosa presenta un pKa di 7,6 e un pH tra 10 e 11 e se somministrato con composti acidi può precipitare.

Farmacocinetica

L'85% del tiopentale è legato dalle proteine, soprattutto l'albumina, e fino al 40% viene sequestrato nei globuli rossi. Il passaggio della BEE avviene in meno di 30 secondi e questa rapidità dipende dalla sua liposolubilità elevata, dal pKa vicino al pH fisiologico e dal grande gradiente di concentrazione (che a sua volta dipendente dalla dose e dalla velocità d'infusione). Cambiamenti del pH e del legame proteico influenzano in maniera importante l'inizio d'azione del farmaco.

Il metabolismo è epatico con un basso coefficiente di estrazione ed una clearance dipendente dal parenchima. I metaboliti, prevalentemente inattivi, vengono eliminati nelle urine. I barbiturici sono induttori enzimatici.

A causa del suo metabolismo epatico dopo boli ripetuti o infusioni il suo metabolismo passa da una cinetica di I ordine (in cui viene eliminata una frazione costante della dose totale) ad uno di ordine 0 (nella quale viene eliminata una quantità costante indipendentemente alla dose: maggiore è la dose minore è la quota di farmaco metabolizzato). Questa caratteristica del tiopentale spiega la sua tendenza ad accumularsi (soprattutto nel tessuto muscolare), la lunga emivita di eliminazione (circa 22h) e il ripido aumento dell'emivita contesto sensibile. Per tali motivi non viene generalmente somministrato in infusione continua.

Farmacodinamica

La depressione del SNC da parte dei barbiturici deriva da un doppio effetto: sono potenti agonisti del recettore GABA A (ad alte dosi attivano il recettore direttamente), e sono in grado di inibire la trasmissione dei neurotrasmettitori eccitatori come l'acetilcolina ed il glutammato.

Effetti sul SNC

Ipnosi: i barbiturici deprimono la sostanza reticolare e la corteccia dando perdita di coscienza in un unico tempo di circolazione braccio-cervello in circa 30 secondi (il methohexitale è anche più veloce, il paziente può addormentarsi durante l'infusione). Il picco d'azione avviene dopo 1 minuto e dopo un singolo bolo l'effetto dura 5-10 minuti. Dosi sub-anestestiche deprimono prevalentemente i circuiti polisinaptici determinando eccitazione, agitazione e ipereattività agli stimoli dolorosi (non è infrequente assistere a singhiozzo o mioclono, soprattutto con il methohexital); questi effetti si possono manifestare sia all'induzione che al risveglio. L'amnesia è meno marcata rispetto quella delle benzodiazepine.

Effetti neuroprotettivi: i barbiturici deprimono in maniera dose dipendente il consumo cerebrale di ossigeno. Riducono il metabolismo cerebrale di circa il 50% e l'EEG rallenta progressivamente fino alla burst-soppression. Con la riduzione del metabolismo si riducono anche il CBF e PIC. Quest'ultima diminuisce in maniera più marcata rispetto alla pressione media arteriosa (MAP) e permette di mantenere una buona pressione di perfusione cerebrale (CPP= MAP-PIC). Queste caratteristiche determinano l'effetto neuroprotettore dei barbiturici. Sono potenti farmaci antiepilettici e basse dosi di tiopentale risolvono velocemente lo stato di grande male.

Effetti cardiovascolari

L'entità degli effetti cardiovascolari dipende dallo stato volemico del paziente, da eventuali comorbidità (come l'ipertensione arteriosa cronica o stati di malnutrizione) e da dosaggio e velocità d'infusione.

Si osservano vasodilatazione con riduzione del ritorno venoso e della pressione arteriosa. I barbiturici sono potenti irritanti della parete vascolare e se iniettati in un'arteria possono determinare vasospasmo e necrosi tissutale. A livello cardiaco hanno effetti inotropi negativi diretti e determinano una riduzione della gittata cardiaca. La risposta riflessa all'ipotensione è mantenuta e spesso si assiste ad una tachicardia compensatoria che può essere indesiderabile nel paziente cardiopatico. È possibile un allungamento dell'intervallo QT nei pazienti predisposti (ad esempio durante acidosi).

Effetti sul sistema respiratorio

I barbiturici determinano una depressione respiratoria dose-dipendente, massima dopo 90 secondi, sia a livello centrale per inibizione dei centri del respiro che periferica per rilasciamento dei muscoli delle vie aeree superiori. Nel 20% dei pazienti si assiste alla caratteristica "doppia apnea", con due periodi di arresto respiratorio con durata variabile separati da alcuni atti con volume normale. Le risposte all'ipossia e all'ipercapnia sono diminuite. Il ritorno ad una ventilazione normale può richiedere fino a 15 minuti, ben 5-10 minuti in più rispetto alla fine dell'ipnosi.

Gli effetti eccitanti e antinocicettivi a basse dosi visti per il SNC avvengono anche a livello laringeo: a dosaggi sub-anestetici durante la manipolazione delle vie aeree (intubazione ad esempio) possono manifestarsi laringospasmo e broncocostrizione.

Effetti collaterali

Sono induttori enzimatici e influenzano molto il metabolismo degli alti farmaci (questo effetto non si manifesta dopo un singolo bolo ma richiede somministrazioni ripetute). Inducono anche l'enzima acidoaminolevulinico sintetasi (ALA-sintetasi), coinvolto nella biosintesi dell'eme, aumentano la produzione di porfirina. Possono determinare istaminoliberazione e devono essere utilizzati con cautela nei pazienti asmatici. Le reazioni anafilattiche ed anafilattoidi sono rare ma possibili. Per tutte queste ragioni i barbiturici sono assolutamente controindicati nel paziente affetto da porfiria acuta e relativamente controindicati nell'instabilità emodinamica, nel paziente asmatico o con ostruzione delle vie aeree e in quello non in grado di incrementare la portata cardiaca (come il paziente che assume β-bloccanti). Le dosi induttive vanno ridotte nell'anziano e nella gravida.

Benzodiazepine

Sono farmaci molto utilizzati, rappresentando gli ansiolitici più diffusi anche in contesti domiciliari, le benzodiazepine possiedono proprietà sedativo/ipnotiche, ansiolitiche, anticonvulsive, amnesiche e miorilassanti. Hanno un elevato indice terapeutico e sono tra i farmaci più sicuri in anestesia. Sono molecole formate da un anello benzenico e da uno diazepinico e sono generalmente piccole e solubili. Esistono moltissime benzodiazepine e derivati che esibiscono profili farmacodinamici e cinetici differenti. In anestesia le più utilizzate sono sicuramente il midazolam, il lorazepam, il diazepam e il flumazenil.

Il midazolam è una benzodiazepina a breve durata d'azione per uso parenterale con un anello imidazolico (imidazol-benzodiazepina) che gli conferisce una solubilità pH-dipendente. È la benzodiazepina più solubile in vivo. Il lorazepam è un'idrossi-benzodiazepina a media durata d'azione con diverse vie di somministrazione mentre il diazepam è meno potente del midazolam ma ha una durata d'azione decisamente più lunga, possiede molte vie di somministrazione; se somministrato per via endovenosa, come il lorazepam, può essere irritante. Le benzodiazepine sono impiegate soprattutto per la sedazione e la premedicazione, come ansiolitici e per ridurre il PONV. Il midazolam è sicuramente il più utilizzato, sia per la sedazione procedurale, grazie ai suoi rapidi onset ed offset, che per le induzioni a rapida sequenza nel paziente emodinamicamente instabile. Rappresenta la benzodiazepina di scelta per la sedazione in ICU. Il diazepam è uno dei farmaci delle emergenze neurologiche, come lo stato epilettico e la crisi eclamptica. Il lorazepam, grazie alla sua durata d'azione intermedia, può avere un ruolo nelle sedazioni prolungate, anche se queste possono associarsi ad acidosi lattica e tossicità da glicole etilenico.

Farmacocinetica

Queste molecole esibiscono diversa durata d'azione e la loro cinetica può essere descritta da un modello a due o tre compartimenti. La clearance varia notevolmente tra questa farmaci ma il legame proteico e il volume di distribuzione sono simili. I fattori che influiscono in maniera importante sulla cinetica delle benzodiazepine sono età, genere, etnia, induzione enzimatica e le patologie epatiche e renali. L'obesità, inoltre, aumenta il volume di distribuzione e prolunga l'emivita di eliminazione di questi farmaci.

Midazolam: assorbito completamente dopo somministrazione orale presenta un elevato effetto di primo passaggio epatico, con una biodisponibilità compresa tra il 30 e il 70%. Il picco di concentrazione plasmatica avviene dopo circa 30-80 minuti. La somministrazione intramuscolo offre una biodisponibilità maggiore (superiore all'80%) e il picco plasmatico viene raggiunto entro 30 minuti. Per via endovenosa avviene una rapida distribuzione con un'emivita di redistribuzione pari a 6-15 minuti. Presenta un elevato legame proteico, circa il 95%, e viene completamente metabolizzato a livello epatico in derivati idrossilati e coniugati minimamente attivi escreti nelle urine. Il tasso di estrazione è intermedio, pertanto le condizioni che alterano il flusso ematico al fegato o il parenchima epatico ne influenzano la clearance. Il metabolita principale, l'1-idrossimidazolam, possiede un'attività farmacologica simile al midazolam ma presenta una clearance più rapida e quindi, nel paziente con funzione renale normale, non tende ad accumularsi. La cirrosi epatica riduce il metabolismo e la clearance del midazolam mentre l'insufficienza renale ne altera l'escrezione. L'abuso cronico di alcol, per l'induzione enzimatica che determina, invece ne accelera il metabolismo ed a causa della sua grande liposolubilità tende ad accumularsi dopo somministrazioni ripetute o prolungate, soprattutto nel paziente obeso (lunga emivita contesto sensibile).

Nel soggetto sano presenta un'emivita di eliminazione di 1,5-3,5 h e la breve durata del suo effetto dipende dall'elevate lipofilia e clearance (fino a 9 ml/kg/min) e dalla rapida eliminazione.

Lorazepam: dopo somministrazione orale ha una biodisponibilità di cira il 90% e raggiunge il picco plasmatico dopo 2 ore. Leggermente meno liposolubile del midazolam ha un minor volume di distribuzione. Il metabolismo è epatico con la formazione di composti inattivi escreti con le urine. L'emivita di eliminazione è pari a 11-22 ore e la sua clearance viene ridotta nel paziente epatopatico. La farmacocinetica del lorazepam è indipendente da fattori come età, genere e funzionalità renale.

Diazepam: presenta una biodisponibilità elevata dopo somministrazione orale (superiore al 90%), il picco plasmatico viene raggiunto entro 60 minuti. Il legame proteico è quasi del 100% e la sua liposolubilità è intermedia tra quella del midazolam e quella del lorazepam. L'assorbimento dopo iniezione intramuscolo è lenta e poco affidabile mentre se somministrato endovena possiede un rapido onset. Il metabolismo epatico è a carico soprattutto dei CYP2C19 e 3A4 che trasformano circa l'80% del farmaco coniugandolo in composti più solubili. Alcuni metaboliti del diazepam sono farmacologicamente attivi e l'emivita totale di diazepam e derivati può superare le 100 ore. I metaboliti primari ne generano altri farmacologicamente attivi e questo ne spiega la lunga emivita contesto sensibile. L'eliminazione è renale. La cinetica del diazepam è alterata da obesità, epatopatie e soprattutto età, che ne riduce la clearance in maniera direttamente proporzionale.

Farmacodinamica

Le benzodiazepine agiscono sul recettore GABA A, modulandolo in maniera indiretta, non sono in grado di attivarlo direttamente, e questo si manifesta clinicamente con un effetto tetto. Possiedono un sito di legame specifico tra le subunità α e δ. I recettori GABA A sensibili alle benzodiazepine si distribuiscono in maniera disomogenea all'interno dell'SNC: sono densamente distribuiti a livello della corteccia, ippocampo e cervelletto mentre sono presenti in numero minore nel tronco encefalico e nel midollo spinale.

Gli effetti clinici delle benzodiazepine dipendono anche dalla percentuale di recettori che viene legata dal farmaco: 20% per l'ansiolisi, 30-50% per la sedazione e superiore al 60% per l'ipnosi. Il lorazepam è la molecola più potente, circa 5-10 volte quella del diazepam, seguito dal midazolam (3-6 volte rispetto il diazepam).

Effetti sul SNC

Ipnosi/sedazione: il midazolam è la benzodiazepina più utilizzata per indurre l'ipnosi anestetica. L'onset avviene entro 30-60 secondi con effetto picco dopo 2-3 minuti. Somministrazioni ripetute ritardano il risveglio a causa dell'accumulo nel compatimento profondo (emivita contesto sensibile). La sedazione è possibile con tutti tre i farmaci e naturalmente la sua durata è dose e farmaco dipendente.Per via endovenosa Il diazepam ha un onset lievemente più tardivo del midazolam mentre il lorazepam è più lento ancora ma mostra una durata d'azione maggiore, soprattutto per quanto riguarda l'amnesia.

Effetti neurofisiologici: riducono il consumo cerebrale d'ossigeno e BCF in modo dose dipendente mentre riducono poco la PIC. Queste modificazioni riconoscono un effetto tetto e questi farmaci non determinano burst-suppression. La risposta vasomotoria alla CO_2 è preservata. Tutte le benzodiazepine aumentano la soglia convulsiva e alcune di queste vengono utilizzate nello stato di male epilettico.

Effetti sul sistema cardiovascolare

Usate da sole hanno un minimo impatto sull'emodinamica: si assiste ad una tenue diminuzione delle resistenze periferiche con lieve aumento della frequenza cardiaca mentre la gittata cardiaca resta stabile. Deprimono poco la risposta barocettoriale ed il midazolam da solo non è in grado di ottundere la risposta vegetativa. Grazie alla riduzione di pre- e post-carico nei pazienti cardiopatici possono determinare un aumento della gittata cardiaca e una riduzione del lavoro cardiaco.

Anche gli effetti emodinamici delle benzodiazepine riconoscono un effetto tetto.

Effetti sul sistema respiratorio

Determinano una depressione respiratoria dose dipendente agendo sia a livello centrale, riducendo il drive ipercapnico (il midazolam, a dosi ipnotiche, riduce anche quello ipossico) che a livello periferico con ostruzione delle vie aeree superiori. Questi effetti sono più marcati nel paziente anziano, nell'obeso, in quello con broncopneumopatia e se vengono associati altri farmaci depressori, ad esempio gli oppioidi.

Interazioni farmacocinetiche e farmacodinamiche

I farmaci che inibiscono o inducono il sistema microsomiale epatico influenzano il metabolismo delle benzodiazepine.

Da un punto di vista farmacodinamico le benzodiazepine interagiscono in modo clinicamente importante, additivo o sinergico, con numerosi farmaci utilizzati in anestesia, come il propofol, gli oppioidi e gli anestetici endovenosi. Il midazolam permette di ridurre le dosi induttive di propofol (effetto sinergico), diminuendone anche l'impatto emodinamico mentre quando viene utilizzato in associazione alla ketamina ne riduce gli spiacevoli effetti psicotomimetici (effetto additivo). Riducono soglia epilettica durante l'utilizzo degli anestetici locali e diminuiscono la MAC di quelli volatili. Sinergismo e additività riguardano anche gli effetti cardiocircolatori e respiratori.

Effetti collaterali, indicazioni, controindicazioni

L'effetto collaterale più importante è la depressione respiratoria, cui si aggiungono, per diazepam e lorazepam, il dolore all'iniezione e la flebite. A causa della loro tendenza all'accumulo in alcuni casi possono determinare un'amnesia e una sedazione eccessivamente prolungate. Altri effetti collaterali sono tolleranza e dipendenza.

Flumazenil

Il flumazenil è una imidazobenzodiazepina in grado di legare il recettore GABA A con grandi specificità e avidità possedendo però una minima attività intrinseca. Legandosi sullo stesso sito delle benzodiazepine è il loro antagonista competitivo, prendendo il posto dell'agonista quando questo si dissocia dal recettore.

L'effetto picco viene raggiunto in 1-3 minuti e possiede un'emivita plasmatica inferiore all'ora. Il metabolismo epatico genera metaboliti inattivi escreti con le urine e la clearance è la più elevata tra le benzodiazepine utilizzate. L'azione del flumazenil è reversibile e dose dipendente con una durata inferiore all'azione delle benzodiazepine che antagonizza: al fine di garantirne un'azione duratura sono necessarie somministrazioni ripetute o l'infusione continua. È fondamentale controllare il paziente anche dopo la risoluzione dell'effetto farmacologico in quanto sono possibili dei fenomeni di "rebound". Normalmente si somministra in boli di 0,2-0,5 mg fino ad un massimo di 1-2 mg. Titolando il farmaco è possibile agire soprattutto su ipnosi e depressione respiratoria, lasciando relativamente inalterate l'ansiolisi e l'amnesia.

Ketamina

Derivato della fenciclidina è un anestetico endovenoso antagonista dei recettori NMDA del glutammato sintetizzato negli anni '60. Inizialmente è stata utilizzata come anestetico sul campo di battaglia, nel paziente pediatrico e in veterinaria.

A livello molecolare la ketamina (2-(2-chlorophenyl)-2-(methylamino)-cyclohexanone) contiene un centro chirale e si riconoscono due enantiomeri, S ed R. La S-ketamina risulta un anestetico 3-4 volte più potente rispetto l'isomero R, con un recupero migliore e più veloce. L'enantiomero S presenta inoltre affinità verso altri recettori mentre la R-ketamina riconosce recettori ad alta affinità nella muscolatura delle vie aeree. In commercio sono presenti preparazioni sia racemiche contenenti la sola S-ketamina, quest'ultima generalmente preferita per la ridotta incidenza di effetti psicotomimetici. Possiede un pKa pari a 7,5 e a pH fisiologico mostra sia idrosolubilità che liposolubilità, grazie a questa caratteristica si presta ad avere molteplici vie di somministrazione, come transnasale, parenterale, orale, epidurale ed endorettale.

Farmacocinetica

Se assunta per via orale o transnasale la ketamina mostra una bassa biodisponibilità a causa dell'elevato effetto di primo passaggio epatico. In seguito all'iniezione endovenosa la farmacocinetica può essere descritta con un modello a due compartimenti: dopo l'assorbimento sistemico vi è una prima fase di distribuzione rapida (emivita di distribuzione iniziale compresa tra i 2 e i 4 minuti). Grazie a questa rapida distribuzione, alla grande liposolubilità (5-10 volte quella del tiopentale), al basso legame proteico (10-30%) e all'assenza di azione cardiodepressiva, la ketamina attraversa velocemente la BEE e il suo onset è rapido (circa 30 secondi) con effetto picco entro un minuto. Se somministrata intramuscolo determina ipnosi dopo 2-8 minuti con una durata di 10-20 minuti.

Il metabolismo è prevalentemente epatico, a carico soprattutto dei CYP 3A4, 2B6 e 2C9. La clearance è equivalente al flusso ematico epatico e questo spiega la bassa biodisponibilità orale. Il metabolita principale, la norketamina, compare rapidamente in circolo e sul modello animale mostra attività antinocicettiva e una rapidissima clearance. La potenza della norketamina è circa 4-5 volte inferiore e i suoi livelli sono maggiori in seguito a somministrazione parenterale rispetto a quella orale. Questa particolarità potrebbe spiegare la durata maggiore dell'analgesia per via endovenosa. La norketamina, infine, potrebbe contribuire alla presenza di fenomeni eccitatori alla fine dell'infusione.

L'enantiomero R riduce l'eliminazione di quello S, la preparazione pura mostra una clearance più veloce rispetto a quella racemica. I metaboliti vengono escreti nelle urine e l'emivita di eliminazione è di 2-3 ore.

Farmacodinamica

È un agonista non competitivo del recettore NMDA e ne riduce l'attivazione in seguito al legame con i suoi ligandi. L'enantiomero S agisce inoltre su alcuni recettori degli oppioidi. Possiede, infine, anche una minima azione lidocaino-simile sui canali del sodio voltaggio dipendente.

Effetti sul SNC

Ipnosi e analgesia

L'ipnosi determinata dalla ketamina è diversa rispetto a quella degli altri anestetici ed è detta dissociativa in quanto "isola" funzionalmente la corteccia, sito dell'elaborazione delle informazioni, dal talamo, che le riceve dalla sostanza reticolare nel tronco encefalico. Il paziente appare in stato catatonico e spesso vengono anche mantenuti alcuni riflessi, come quelli faringei. È cosciente ma non contattabile, con gli occhi aperti in uno stato di profonda analgesia. Oltre ad agire a livello del sistema di proiezione talamoneocorticale, inibendolo, la ketamina stimola alcune parti del sistema limbico, come l'ippocampo, e anche altre regioni cerebrali (corteccia temporale, i gangli della base, il cervelletto e il tronco). A livello spinale agisce sui recettori NMDA posti sui neuroni delle corna posteriori e quest'azione è fondamentale nel ridurre il passaggio degli impulsi a livello rostrale e nella generazione del "wind up", fenomeno alla base del dolore cronico. In associazione all'anestesia è presente anche un certo grado di amnesia. L'analgesia viene raggiunta con dosaggi sub-anestetici (circa 1/10) e questo rende possibile l'utilizzo della ketamina come farmaco analgesico adiuvante e "opioid-sparing", anche quando somministrato a livello intratecale.

Per tali effetti, oltre che come ipnotico, la ketamina può essere utilizzata come analgesico in urgenza/emergenza (ad esempio per le fratture ossee), come sedativo durante le procedure invasive o comunque al di fuori della sala operatoria. A dosi sub-anestetiche è un ottimo analgesico che riduce fino al 50% la necessità di oppioidi nel post-operatorio

Effetti sul sistema vegetativo

Ha effetti simpaticomimetici indiretti, inibendo il re-uptake della noradrenalina e stimolando il rilascio pre-sinaptico di catecolamine. Queste azioni si manifestano con effetti simpatico-simili come salivazione, lacrimazione e midriasi, e spesso è necessaria una premedicazione con antisialogoghi. Al momento dell'induzione possono essere presenti anche nistagmo e aumento del tono muscolare, fino a movimenti veri e propri, scoordinati e afinalistici, dei quattro arti, tronco e testa. Possono essere di notevole entità, soprattutto nel giovane, e si possono antagonizzare con ulteriori boli di ketamina, altri anestetici o midazolam.

Effetti neurofisiologici

Aumenta il consumo di ossigeno cerebrale, il CBF e la PIC. L'aumento del metabolismo e del flusso dipende dall'attivazione di alcune aeree, come l'ippocampo, in cui la ketamina determina un pattern EEG ad onde tetha ed un'attività elettrica simile al piccolo male. L'aumento della pressione intracranica dipende probabilmente dall'ipertono simpatico e può essere ridotta, insieme al consumo di ossigeno, dall'associazione con barbiturici o benzodiazepine. L'autoregolazione vascolare è mantenuta e la risposta alla CO_2 è normale. Sembra possedere un certo grado di neuroprotezione, soprattutto nei confronti dell'ischemia cerebrale, forse per una riduzione dell'apopotosi in seguito all'eccitotossicità glutammato-mediata. Determina l'aumento della pressione intraoculare. Il pattern EEG caratteristico della ketamina è composto da onde γ ad alta frequenza e onde δ lente.

Effetti psicotomimetici

Il risveglio dall'anestesia si può accompagnare (10-30%) ad alcune reazioni psicologiche indesiderate, come allucinazioni, delirio e incubi, più frequenti nel sesso femminile, nell'adulto, nel paziente con psicopatica, con dosi elevate e dopo somministrazioni endovenose troppo rapide. Queste reazioni avvengono entro 60 minuti dal risveglio e possono durare anche alcune ore; probabilmente dipendono dall'azione della ketamina sui centri che interpretano le informazioni visive e uditive. Possono essere prevenute e ridotte d'intensità con una premedicazione a base di benzodiazepine e facendo svegliare il paziente in una stanza poco illuminata e povera di stimoli ambientali. Il suo utilizzo nel paziente psichiatrico è relativamente controindicato.

Effetti sul sistema cardiovascolare

La ketamina esercita due tipi di effetto sul sistema cardiovascolare: di stimolo, indiretti, e di depressione, diretti. Gli effetti stimolatori sono clinicamente prevalenti nel paziente con riserva adrenergica mantenuta e sono legati alle azioni della ketamina sul re-uptake sinaptico della noradrenalina. In caso di paziente con riserve sinaptiche esaurite, gli effetti prevalenti però sono quelli di inibizione diretta del miocardio, con ipotensione arteriosa. Per queste caratteristiche la ketamina è considerato il farmaco di scelta per indurre e mantenere l'anestesia nel paziente con instabilità cardiovascolare. L'uso della ketamina è controindicato nella cardiopatia ischemica grave, nello scompenso cardiaco congestizio e nell'ipertensione non controllata.

Effetti sul sistema respiratorio

In assenza di altri farmaci sedativi/anestetici la ketamina ha una minima azione depressiva sui centri del respiro. La risposta alla CO_2 è generalmente normale e spesso anche i riflessi di protezione delle vie aeree sono mantenuti, anche se la possibilità di inalazione non è esclusa. Essendo priva di effetti sui riflessi della faringe, la ketamina da sola è relativamente controindicata per la sedazione durante procedure che prevedono la strumentazione delle alte vie aeree. La ketamina (soprattutto l'isomero R) determina broncodilatazione, tanto da poter essere utilizzata per lo stato asmatico refrattario.

Indicazioni, controindicazioni, effetti collaterali e dosaggi

I dosaggi della soluzione racemica per l'induzione ed il mantenimento sono 0,5-2 mg/kg e 1-6 mg/kg/h se somministrata per via endovenosa, rispettivamente. Per la sedazione sono necessari 0,1-0,6 mg/kg.

Se invece si sceglie la somministrazione intramuscolo le dosi aumentano dalle 2 alle 4 volte (dose induttiva: 4-10 mg/kg).

Si associa spesso a PONV e richiede spesso l'associazione con benzodiazepine e antimuscarinici, come il glicopirrolato. Il suo utilizzo cronico può comportare sindromi dolorose e tolleranza.

Etomidate

Derivato imidazolico non correlato strutturalmente agli altri agenti ipnotici. Inizialmente concepito come farmaco antimicotico possiede un potente effetto ipnotico. In seguito agli importanti effetti collaterali nel paziente critico il suo utilizzo è molto diminuito, soprattutto nei paesi europei, mentre mantiene ancora un ruolo di induttore in quelli anglosassoni.

Farmaco ipnotico senza effetto analgesico, l'etomidate (R-1-etil1-[a-metilbenzil] imidazolo 5-carbossilato) contiene un nucleo imidazolico, come il midazolam, che permette al farmaco un riarrangiamento della struttura in base al pH della soluzione in cui si trova: a pH fisiologico l'anello imidazolico si chiude, rendendo la molecola liposolubile, mentre a pH inferiori il farmaco è più idrosolubile. Presente in soluzione come isomero R (10 volte più potente di quello S), può essere formulato sia con veicolo acquoso (contiene anche glicole propilenico responsabile di irritazione nel sito di iniezione ed emolisi) che come emulsione lipidica.

Farmacocinetica

Nonostante l'elevato legame proteico (75%), l'ampia solubilità e la grande quota non ionizzata a pH fisiologico (pKa 4,9) ne conferiscono un rapido inizio d'azione, 30-60 secondi, con picco d'azione dopo un minuto e durata dopo singolo bolo variabile tra i 3 e i 10 minuti. L'offset è dato dalla distribuzione (emivita di distribuzione iniziale di 2,7 minuti) e dopo un singolo bolo tende a redistribuirsi soprattutto al compartimento superficiale.

Il metabolismo è a carico delle esterasi epatiche e plasmatiche e la sua clearance è elevata, con un quoziente di estrazione epatico compreso tra 0,5 e 0,9. I metaboliti carbossilici inattivi e idrosolubili vengono eliminati per il 90% nelle urine e per il 10% nella bile, solo il 3% è escreto immodificato. L'emivita di eliminazione può arrivare fino a 5h e riflette la redistribuzione lenta dal compartimento profondo. Gli stati ipoproteici influenzano molto la cinetica dell'etomidate e ne aumentano l'emivita di eliminazione di circa il 50%. Anche dopo un'infusione continua il farmaco non tende ad accumularsi e mostra un'emivita contesto sensibile inferiore a quella del propofol.

Farmacodinamica

L'etomidate è l'ipnotico a cui il GABA A è più sensibile ed il suo sito di legame si trova tra le subunità α e β: a basse dosi determina una modulazione positiva del recettore mentre a dosaggi superiori è in grado di attivarlo direttamente.

Effetti sul SNC

L'ipnosi è rapida (un tempo di circolazione braccio-cervello) ma si può accompagnare movimenti involontari (fino al 50%), tremore e ipertono. Nonostante le modificazioni EEG barbiturico-simile causa un aumento dell'attività dei foci epilettogeni e questa caratteristica viene utilizzata per mappare durante la chirurgia eventuali foci prima della loro ablazione. Possiede attività anticonvulsiva, determina burst-suppression e produce un aumento dell'ampiezza dei potenziali evocati utile nella terapia elettroconvulsiva. L'etomidate riduce il BCF del 30% ed il consumo cerebrale di ossigeno del 45%. La MAP non viene modificata, la PIC diminuisce e la CPP è normale o aumentata.

Si associa frequentemente a vomito di origine centrale.

Effetti cardiovascolari

Ha minimi effetti sul sistema cardiovascolare, non ha effetto sul tono simpatico e sulla risposta dei barocettori e garantisce una buona stabilità emodinamica. La gittata cardiaca e le resistenze periferiche rimangono praticamente invariate e si assiste a tachicardia solo in seguito a dosaggi elevati. Non varia l'inotropismo e non causa un aumento del consumo di ossigeno miocardico. Se non associato ad una buona copertura analgesica determina un'importante risposta emodinamica alla laringoscopia.

Effetti sul sistema respiratorio

Ha uno scarso effetto sulla ventilazione polmonare grazie alla minor depressione del drive ipercapnico. Se utilizzato da solo saltuariamente può determinare brevi periodi di tachipnea o apnea con lieve aumento della pCO_2 ma senza variazioni della pO_2. L'apnea è più frequente se si somministrano oppioidi. L'induzione con etomidate può associarsi alla comparsa di tosse e singhiozzo.

Non determina rilascio di istamina e può essere utilizzato nel paziente broncopatico.

Effetti sul sistema endocrino

Sono gli effetti che ne limitano maggiormente l'utilizzo, anche dopo un singolo bolo determina una soppressione della genesi steroidea surrenalica. Avviene un'inibizione reversibile dose dipendente dell'enzima 11 β-idrossilasi. Bastano dosi sub-anestetiche (20 volte inferiori alle normali dosi per l'induzione) e dura molto a lungo, fino a 72h. Questi effetti hanno fortemente limitato l'utilizzo di questo farmaco nei pazienti critici in quanto alcuni studi suggerivano un'aumentata mortalità dovuta alla depressione adrenocroticale.

Effetti collaterali, indicazioni, controindicazioni e dosaggi

Gli effetti collaterali più frequenti sono la PONV e il dolore al sito di iniezione, i movimenti mioclonici ed il singhiozzo all'induzione. La formulazione lipidica si associa a minor dolore e più bassa incidenza di flebite, mentre le mioclonie possono essere ridotte con una premedicazione a base di midazolam. A livello ematico possiede una significativa attività antipiastrinica in quanto inibisce l'aggregazione indotta da ADP e collagene, inoltre può determinare emolisi.

Dexmedetomidina

Agonista del recettore α-2 delle catecolamine, la dexmedetomidina è un agente con attività ipnotica, sedativa, analgesica e simpaticolitica introdotto nell'uso clinico 2011. È l'enantiomero destro della medetomidina ed inizialmente venne usato in medicina veterinaria. La dexmedetomidina è un derivato imidazolico, come la clonidina, ma rispetto a questa possiede una selettività per i recettori α-2 circa 7 volte superiore (1620:1 rispetto a 220:1 della clonidina). La somministrazione è unicamente endovenosa e le sue indicazioni sono state recentemente estese anche al di fuori della sala operatoria.

Farmacocinetica

A causa dei suoi stessi effetti cardiovascolari, esibisce una farmacocinetica non lineare, meglio descritta con un modello a tre compartimenti. Estesamente legata alle proteine plasmatiche (94-98%), si distribuisce velocemente a tutto l'organismo passando in modo rapido la BEE. L'emivita di distribuzione è di 6 minuti e allo steady state ha un volume di distribuzione di 90-195 litri.

Il metabolismo è prevalentemente epatico, soprattutto a carico del CYP 2A6, il tasso di estrazione è alto e la clearance è dipendente dal flusso e perfusione limitata. I metaboliti sono inattivi e vengono eliminati soprattutto nelle urine (95%). L'emivita di eliminazione nel paziente sano è di 2-3 ore. La sua clearance è ridotta nell'epatopatia grave e in corso di ipotensione o riduzione della gittata cardiaca (anche indotta dallo stesso farmaco); L'eliminazione non viene influenzata dall'insufficienza renale o dall'età. L'emivita contesto sensibile varia notevolmente a seconda della durata d'infusione passando da pochi minuti per infusioni brevi fino a diverse ore per quelle prolungate.

Farmacodinamica

È un agonista completo dei recettori α-2 delle catecolamine. Questi recettori metabotropici accoppiati alla proteina G possono essere sia pre-che post-sinaptici, centrali e periferici. Esistono tre tipi di recettori α -2: i tipi A e C sono pre-sinaptici e si trovano prevalentemente nell'SNC, sia nell'encefalo che a livello spinale, mentre il tipo B è distribuito sui vasi periferici ed è responsabile dell'effetto ipertensivo del farmaco.

Effetti sul SNC

Ipnosi/sedazione: rispetto agli altri anestetici endovenosi l'ipnosi determinata dalla dexmedetomidina non deriva da un'azione bottom-up, che determina una deafferenziazione della corteccia partendo dal tronco, ma è più simile alle fisiologiche del sonno. Legando i recettori α -2 sul locus ceoruleus, la dexmedetomidina riduce l'inibizione che questo centro ha sul nucleo preottico ventrolaterale, libero di inibire a sua volta, tramite il GABA, il nucleo tuberomammillare, posto nella parte posteriore dell'ipotalamo (coinvolta nella veglia e nell'attivazione simpatica). L'inibizione di questo nucleo impedisce che venga rilasciata istamina alla corteccia e questo provoca perdita di coscienza (meccanismo analogo a quello con cui gli antistaminici inducono sonnolenza). L'ipnosi indotta dalla dexmedetomidina, dal punto di vista neurofisiologico mima il pattern del sonno non REM, mantenendo il paziente facilmente risvegliabile e capace di eseguire gli ordini e collaborare ("light sedation"). Questi effetti, assieme all'ansiolisi e alla lieve amnesia, sono dose-dipendenti.

Analgesia: è mediata dall'azione sui recettori α -2 presenti a livello delle corna posteriori del midollo spinale, mediante i quali la dexmedetomidina inibisce il rilascio di mediatori eccitatori (tra cui glutammato e sostanza P) e quindi la trasmissione dell'informazione dolorifica. La dexmedetomidina ha un effetto opioid-sparing e se viene somministrata per via intratecale dimezza le dosi di anestetico locale necessarie e quasi raddoppia la durata del blocco.

Effetti neurofisiologici: la dexmedetomidina riduce, in maniera dose-dipendente, il CBF senza però alterare l'autoregolazione vascolare, la risposta alla CO_2 e il consumo cerebrale di ossigeno. Potrebbe avere attività antiapoptotica in seguito a danno da ischemia-riperfusione. La dexmedetomidina potrebbe ridurre l'incidenza di delirium nei pazienti ricoverati in terapia intensiva (sono necessari ulteriori studi).

Effetti sul sistema cardiovascolare

La risposta emodinamica alla dexmedetomidina è generalmente bifasica: una prima fase di ipertensione legata all'attivazione dei recettori α adrenergici periferici a cui fa seguito una fase di ipotensione legata agli effetti di blocco dei recettori centrali del sistema nervoso simpatico. Si osserva frequentemente bradicardia, anche clinicamente rilevante, probabilmente legata ad un riflesso barocettoriale. Ad alte dosi si assiste alla diminuzione della gittata cardiaca. L'interruzione dell'infusione continua, anche se durata più di 24h, non si associa generalmente ad effetto rebound.

Effetti sul sistema respiratorio

La ventilazione è minimamente alterata, anche durante sedazioni profonde, e la riduzione del volume corrente che si vede a dosaggi alti è compensata dall'aumento della frequenza respiratoria. Non si assiste a cambiamenti dei valori arteriosi di pH e O_2 e non c'è alterazione nella risposta ventilatoria all'ipercapnia. L'eventuale depressione respiratoria può dipendere dall'ipoperfusione dei centri del respiro e non da un'azione diretta del farmaco. In alcuni pazienti gli effetti respiratori possono essere più evidenti e si possono osservare apnee anche a dosi ridotte.

Indicazioni, controindicazioni, effetti collaterali e dosaggi

Le indicazioni riconosciute per la dexmedetomidina sono la sedazione a breve termine in ICU e quella procedurale, può inoltre essere utilizzata come agente adiuvante durante l'anestesia generale. La sola dexemedetomidina, alle dosi usualmente impiegate, non può essere utilizzata come unico induttore di ipnosi in anestesia generale. Il farmaco è utilizzabile anche nel paziente pediatrico mentre è necessaria più cautela in quello anziano, più sensibile agli effetti sedativi ed emodinamici. Non va utilizzata nel paziente emodinamicamente instabile e in quello con blocco cardiaco avanzato; per il suo metabolismo è relativamente controindicata nel paziente con epatopatia grave. Oltre ai suoi effetti clinici può determinare lieve xerostomia. Nei pazienti già sedati la somministrazione di dexmedetemodina può iniziare con una velocità d'infusione iniziale di 0,7 μg/kg/h e successivamente può essere modificata nell'intervallo compreso tra 0,2 e 1,4 μg/kg/h. In questa tipologia di pazienti non è consigliata la dose carico in quanto si associa ad una maggiore incidenza di reazioni avverse. Per quanto riguarda la sedazione cosciente durante procedure diagnostiche o terapeutiche è possibile, prima di iniziare l'infusione continua, somministrare una carico 1 μg/kg in 10 minuti. È importante ricordare che ha una lunga emivita contesto sensibile (**Tabella 18.1-18.4**).

Tabella 18.1 Farmacocinetica.

	Onset	Durata ipnosi (minuti)	Emivita di eliminazione (ore)	Emivita contesto-sensibile (rispetto al propofol)	Clearance epatica	Legame proteico
Propofol	15-45 s	5-10	4-23	< 40 minuti fino a infusioni di 8 h	flusso-dipendente	molto elevato
Tiopentale	<30 s	5-10	11	↑↑↑	parenchima-dipendente	elevato
Midazolam	30-90 s	10-30	1,5-2,5	↑↑	intermedia	molto elevato
Diazepam	45-90 s	15-30	20-50	↑↑	parenchima-dipendente	molto elevato
Ketamina	45-60 s	10-20	2-4	↑=	flusso-dipendente	basso
Etomidate	15-45 s	3-12	3-5	↑=	flusso-dipendente	elevato
Dexmedetomidina	>10 minuti		2-2,5	↑↑	flusso-dipendente	molto elevato

Tabella 18.2 Dosaggi intesi per pazienti adulti basati sul peso ideale in assenza di premedicazione.

	Ipnosi	Mantenimento	Sedazione
Propofol	2-2,5 mg/kg	6-12 mg/kg/h	1-2 mg/kg
Tiopentale	3-5 mg/kg in dosi frazionate ogni 30-60 secondi	non indicato per procedure di lunga durata (>15 minuti)	/
Midazolam	0,15-0,35 mg/kg	0,03-0,1 mg/kg/h	sedazione cosciente: dose iniziale 2 mg seguita da boli ripetuti di 1 mg
Diazepam	/	/	2 mg ripetuti (non indicato per sedazioni di breve durata)
Ketamina (racemica)	1-2 mg/kg	0,5-1 mg/Kg ripetuti o 1-6 mg/kg/h in infusione continua	0,4 mg/kg + 1 mg/kg/h
Etomidate	0,2-0,4 mg/kg	non indicato per il mantenimento	/
Dexmedetomidina	/	/	0,2-1,4 μ/kg/h

Tabella 18.3 Effetti collaterali.

	Pressione arteriosa	Frequenza cardiaca	Depressione respiratoria	Broncocostrizione	Attività eccitatoria	Dolore all'iniezione	PONV
Propofol	↓↓	↓=	++	-	++	++	--
Tiopentale	↓	↑	++	+	+	0/+	-
Midazolam	=↓	=	+	-	0	0	--
Ketamina	↑↑	↑↑	+/-	--/+ (a seconda del dosaggio)	+	0	++
Etomidate	=	=	+/-	---	++	++	++

Tabella 18.4 Indicazioni/controindicazioni.

	Indicazioni	Controindicazioni
Propofol	ipnosi, sedazione, nausea e prurito incoercibili, male epilettico	paziente emodinamicamente instabile
Barbiturici	ipnosi, neuroprotezione, male epilettico	paziente emodinamicamente instabile, porfiria acuta, asma/ostruzione bronchiale, cardiopatia ischemica
Benzodiazepine	ipnosi, sedazione, premedicazione, male epilettico	
Ketamina	ipnosi, sedazione, analgesia, coadiuvante durante anestesia generale	ipertensione endocranica, ipertensione intraoculare, paziente psichiatrico, cardiopatia ischemica grave, scompenso cardiaco congestizio, ipertensione non controllata
Etomidate	ipnosi (solo induzione) nel paziente emodinamicamente instabile	paziente critico, piastrinopenia
Dexmedetomidina	sedazione, coadiuvante durante anestesia generale, prevenzione e trattamente crisi astinenziale (oppioidi, alcol)	paziente emodinamicamente instabile Blocco cardiaco avanzato

Letture consigliate

Al-Rifai Z, Mulvey D: Principles of total intravenous anaesthesia: basic pharmacokinetics and model descriptions. *BJA Education*, 2016; *16*(3), 92–97.

Brohan J, Goudra BG: The Role of GABA Receptor Agonists in Anesthesia and Sedation. *CNS Drugs*, 2017; *31*(10), 845–856.

Brown EN, Pavone KJ, Naranjo M: Multimodal general anesthesia: Theory and practice. *Anesthesia and Analgesia*, 2018; *127*(5), 1246–1258.

Devlin RJ, Kalil D: Etomidate as an Induction Agent in Sepsis. *Critical Care Nursing Clinics of North America*, 2018; *30*(3), e1–e9.

Franks NP: Molecular targets underlying general anaesthesia. *British Journal of Pharmacology*, 2006.

Gambús PL, Trocóniz IF: Pharmacokinetic-pharmacodynamic modelling in anaesthesia. *British Journal of Clinical Pharmacology*, 2015; *79*(1), 72–84.

Hemphill S, McMenamin L, Bellamy MC, et al: Propofol infusion syndrome: a structured literature review and analysis of published case reports. *British Journal of Anaesthesia*, 2019; *122*(4), 448–459.

Peltoniemi MA, Hagelberg NM, Olkkola KT, et al: Ketamine: A Review of Clinical Pharmacokinetics and Pharmacodynamics in Anesthesia and Pain Therapy. *Clinical Pharmacokinetics 2016;* Springer International Publishing.

MIORILASSANTI E MONITORAGGIO NEUROMUSCOLARE

19

Giovanni Consani, Guglielmo Consales

Introduzione

I miorilassanti, i cosiddetti curari, nome dell'etimologia incerta comprendente diverse varianti da ourari a urari, woorara, oorali, sono conosciuti da millenni dalle popolazioni indios dell'America Latina. Gli Indios li estraevano da diverse piante (Strychnos toxifera, S. cogens, Chondrodendron tomentosum) e li utilizzavano per cacciare e procacciarsi il cibo ed erano anche consapevoli del fatto che il veleno delle loro frecce era inoffensivo se ingerito per cui potevano cibarsi delle loro vittime senza avvelenarsi. Erano, inoltre, a conoscenza della loro potenza e dosandoli, opportunamente, potevano immobilizzare l'animale senza ucciderlo immediatamente. Dopo l'iniezione intramuscolare l'animale veniva reso incapace di eseguire qualsiasi movimento ma la sua attività respiratoria continuava poiché il diaframma non era bloccato ma funzionava ancora.

Il loro utilizzo in medicina fu introdotto nel 1932 per il trattamento degli spasmi muscolari e degli stati convulsivi ma fu nel 1942 che Harold Griffith utilizzò per la prima volta il curaro (cloridrato di d-tubocurarina, Intocostrin®) come miorilassante in un intervento di appendicectomia. Da quel momento si aprì una nuova era per la medicina e l'anestesiologia determinando una vera e propria rivoluzione nella conduzione dell' anestesia in cui si introduceva l'uso dei curari, dell'intubazione oro tracheale e della ventilazione artificiale. È importante sottolineare che con l'utilizzo dei miorilassanti si è permessa la nascita di nuove tecniche chirurgiche e l'esecuzione di interventi sempre più complessi.

Tuttavia, sebbene con l'utilizzo dei miorilassanti si siano avuti notevoli vantaggi (migliori condizioni per l'intubazione oro-tracheale, miglior esposizione del campo operatorio e assenza di riflessi in chirurgia addominale, cardiochirurgia, chirurgia toracica...), è innegabile che sono comparsi anche degli svantaggi rappresentati da un'eccessiva curarizzazione, da problemi correlati al ritardato risveglio per ritardata decurarizzazione, a curarizzazione residua (PORC), a fenomeni di inadeguato piano anestetico (paziente curarizzato ma inadeguatamente anestetizzato), a ricurarizzazioni e a inadeguato antagonismo del blocco neuromuscolare. Tutti questi fattori si possono verificare se non vi è un adeguato monitoraggio strumentale della funzione neuromuscolare e della profondità del blocco neuromuscolare che permetta di dosare in maniera corretta la somministrazione del curaro (effettuata a boli e a maggior ragione se in infusione continua) e di individuare il tempo esatto per la somministrazione del reversal (neostigmina) o dell'antagonista (sugammadex per i curari amino steroidei come il rocuronio ed il vecuronio) o per seguire un recupero spontaneo.

Paralizzanti neuromuscolari: generalità

I curari sono farmaci che esercitano la loro funzione a livello della placca neuromuscolare legandosi ai recettori nicotinici.

La durata d'azione, il suo tempo d'insorgenza e la profondità del blocco sono diversi tra le varie tipologie di curari e dipendono anche dalla dose somministrata, così come sono influenzati da fattori fisiologici (età, gravidanza), patologici (insufficienza renale, insufficienza epatica, malattie neuromuscolari, obesità) e dalla somministrazione associata di farmaci (solfato di magnesio, antibiotici, anestetici alogenati).

Classificazione dei curari

I curari sono composti quaternari dell'ammonio e un tempo venivano classificati in base alle loro dimensioni in pachicurari (molecole di grosse dimensioni) e leptocurari (molecole di piccole dimensioni). Attualmente possono essere classificati:

A) In base alla loro struttura chimica:
   Aminosteroidei (pancuronio, vecuronio, rocuronio)
   Benzilisochinolinici (atracurio, cisatracurio)
   La succinilcolina è un composto quaternario dell'ammonio formato da due molecole di acetilcolina.
B) In base al meccanismo d'azione a livello della placca motrice:
   Depolarizzanti
   Non depolarizzanti
C) in base alla durata d'azione:
   A breve durata d'azione (succinilcolina, mivacurio, rapacuronio)
   A media durata d'azione (atracurio, cisatracurio, vecuronio, rocuronio)
   A lunga durata d'azione (pancuronio, pipecuronio, doxacurio)

Meccanismo d'azione

I curari agiscono a livello della placca neuromuscolare o giunzione neuromuscolare bloccando la contrazione muscolare e determinando rilassamento e paralisi muscolare.

L'interfaccia tra la fibra nervosa e il muscolo striato è la struttura responsabile nella quale avvengono tutti i complessi meccanismi che, a seguito della trasmissione neuromuscolare dell'impulso nervoso, determinano la contrazione muscolare.

Infatti, a questo livello, a seguito di un impulso elettrico si ha la liberazione di acetilcolina nel vallo sinaptico che si lega ai recettori postsinaptici determinando l'apertura di canali ionici. Gli ioni sodio penetrano nella membrana muscolare determinandone la depolarizzazione e creando un potenziale di placca; questo si distribuisce lungo la membrana muscolare, mobilizzando il calcio intracellulare e causando la contrazione muscolare al termine della quale l'acetilcolina viene rilasciata nel vallo sinaptico ove viene idrolizzata dall'acetilcolina esterasi.

Sito d'azione dei curari

I recettori su cui si fissano sia l'acetilcolina che i curari sono distinti in recettori presinaptici e postsinaptici.

I recettori colinergici postsinaptici o postgiunzionali sono formati da 5 subunità: 2 alfa, 1 beta, 1 delta e 1 epsilon. Esistono anche dei recettori extragiunzionali, che si formano in alcune situazioni patologiche e che sono simili ai recettori fetali che al posto della subunità epsilon hanno la subunità gamma; questa differenza è sufficiente ad alterare le funzioni fisiologiche del recettore e a spiegare la sua diversa affinità di legame per l'acetilcolina che aumenta mentre si riduce quella per i curari non depolarizzanti risultandone una resistenza al blocco neuromuscolare.

Per avere l'attivazione del recettore e la contrazione muscolare è necessario che due molecole di acetilcolina si fissino alle subunità alfa, mentre basta che una molecola di curaro si fissi ad una subunità alfa per avere il blocco del canale ionico e determinare cosi la paralisi neuromuscolare (anche se una molecola di acetilcolina ha già occupato l'altra sub unità alfa).

Caratteristiche del blocco neuromuscolare

Il blocco determinato dai curari può essere di tipo depolarizzante o non depolarizzante a seconda del meccanismo d'azione del curaro.

Il blocco depolarizzante è causato dalla succinilcolina che si lega al recettore nicotinico determinando una depolarizzazione della membrana postsinaptica simile a quella dell'acetilcolina, ma di durata più prolungata in quanto non viene rapidamente distrutta dall'acetilcolinesterasi come avviene per l'acetilcolina, e può interagire ripetutamente con i recettori colinergici tenendoli aperti, creando così una persistente depolarizzazione della placca motrice. In questo modo i canali del sodio rimangono inattivi e così non si sviluppa il potenziale a livello muscolare dando origine al blocco neuromuscolare.

Il blocco depolarizzante è quindi un blocco che compare rapidamente, associato a fascicolazioni, non può essere antagonizzato da farmaci anticolinesterasici (anzi, vi è un potenziamento), vi è assenza del fenomeno del fade, simile riduzione di altezza di tutti i twitch nel train of four (TOF).

Il blocco non depolarizzante è tipico dei curari antagonisti dell'acetilcolina che competendo con essa bloccano il recettore nicotinco. Esso si differenzia dal blocco depolarizzante per l'insorgenza più lenta, per la presenza del fenomeno del fade, per l'assenza di fascicolazioni, per il potenziamento post tetanico e per la possibilità di antagonizzazione da parte dei farmaci anticolinesterasici.

Caratteristiche farmacocinetiche e farmacodinamiche dei curari

I miorilassanti neuromuscolari sono composti polari, inattivi per via orale, che vengono somministrati per via endovenosa o sottocutanea. Si differenziano per l'ED95 (dose mg/Kg efficace per ottenere un blocco del 95% dei recettori), per il diverso onset time (tempo dalla somministrazione al massimo effetto di un farmaco), per il diverso recovery index (tempo per recuperare la funzione neuromuscolare dal 25% al 75%), per la diversa durata clinica (tempo dalla somministrazione del miorilassante al recupero del 25% della funzione neuromuscolare) (**Tabella 19.1**) e per il diverso metabolismo e via di eliminazione (**Tabella 19.2**).

La durata del blocco neuromuscolare da essi indotto può essere influenzata da vari fattori: età, temperatura corporea, trattamenti farmacologici, numero di somministrazioni del farmaco e suo dosaggio, alterazioni dell'equilibrio acido-base, patologie neuromuscolari.

È quindi importante conoscere la loro farmacocinetica e farmacodinamica e monitorizzare il blocco neuromuscolare potendo cosi valutare il loro effetto a livello della placca neuromuscolare dosando le somministrazioni successive, valutando il tempo di recupero e il momento giusto per la somministrazione del reversal.

Monitoraggio del blocco neuromuscolare

Il monitoraggio del blocco neuromuscolare, nonostante la sua notevole utilità, è una tecnica ancora poco utilizzata in sala operatoria. Questa metodica di facile applicazione ci permette di: dosare in maniera accurata e precisa la somministrazione del miorilassante, stabilire il momento esatto per l'intubazione oro-tracheale, stabilire l'intensità e la profondità del blocco neuromuscolare durante l'intervento chirurgico, migliorare le condizioni del campo operatorio, usare il curaro in infusione continua senza incorrere in accumuli dello stesso, valutare il recupero del blocco neuromuscolare a fine intervento, valutare il momento migliore per utilizzare gli agenti di reversione del blocco stesso e procedere ad un'estubazione in sicurezza. Ci permette di utilizzare i curari nelle patologie neuromuscolari evitando dosi eccessive e la PORC (Post Operative Residual Curarization) o la ricurarizzazione post-operatoria in quanto i test clinici non sono affidabili.

Tabella 19.1

	ED95 (mg/Kg) Valori medi	Onset time	Durata clinica recupero del 25%	Recovery Index (25% - 75%)
Durata d'azione	min	min	min	min
Breve				
Mivacurio	0,067	2,5-4,5	15-20	5-9
Intermedia				
Atracurio	0,2-0,25	2-3	35-50	10-15
Cisatracurio	0,04	3-6	40-55	10-15
Vecuronio	0,043	2-3	30-40	10-20
Rocuronio	0,3	1,5-2,5	35-50	10-15
Lunga				
Pancuronio	0,067	3,5-6	70-120	30-50

Tabella 19.2

Curaro	Metabolismo	Metaboliti	Eliminazione Renale	Eliminazione Epatica
Succinilcolina	Butirrilcolinesterasi 98-99%	Succinilmonocolina, colina, acido succinico, colina	< 2%	No
Mivacurio	Butirrilcolinesterasi 95-99%	Monoestere e alcol quaternario	< 2%	No
Atracurio	Via di Hoffman e idrolisi estere non specifica (60-90%)	Laudanosina, acrilati metaboliti eliminati dal rene e dalla bile	10-40%	No
Cisatracurio	Via di Hoffman	Laudanosina, acrilati.	16%	NO
Vecuronio	Epatico (30-40%)	3-OH vecuronio ha l'80% della potenza del vecuronio accumulo in caso di insufficienza renale	40-50%	50-60%
Rocuronio	Nessun metabolismo	Nessun metabolita	10-25%	> 70%
Pancuronio	Epatico (10-20%)	3-OU- pancuronio, 2/3 della potenza del pancuronio acc.in caso di insuff. renale	85%	15%

Principi tecnici e sedi di stimolazione

Il monitoraggio della funzione neuromuscolare si basa sulla stimolazione di un nervo, da parte di uno stimolo elettrico, e sulla contrazione muscolare che ne consegue. Requisito fondamentale è l'intensità dello stimolo elettrico (normalmente sono sufficienti 40 mA) che deve essere capace di evocare una risposta contrattile da parte di tutte le fibre muscolari innervate. Aumentando del 20% lo stimolo erogato si ottiene una stimolazione sovra massimale e ciò garantisce che la risposta muscolare registrata dipenda esclusivamente dal grado di blocco neuromuscolare presente a seguito della somministrazione del bloccante neuromuscolare, che deve raggiungere almeno il 75-85% dei recettori postsinaptici per poter determinare la comparsa di un blocco neuromuscolare importante. Con questa percentuale di occupazione di recettori si può originare un blocco differenziale in quanto il diaframma necessita di un blocco recettoriale di almeno un 90% dei recettori per essere paralizzato per cui potremmo avere distretti muscolari bloccati e diaframma ancora funzionante. Somministrando una dose maggiore di curaro e bloccando anche il diaframma questo sarà l'ultimo muscolo a essere paralizzato ed il primo a recuperare.

Il monitoraggio della trasmissione neuromuscolare può essere distinto in:

a) Monitoraggio qualitativo (visivo o tattile)
b) Monitoraggio quantitativo.

Con il monitoraggio qualitativo è possibile vedere la contrazione muscolare (si possono contare le contrazioni durante il Train Of Four) e percepire la sua intensità e si può valutare visivamente anche il fenomeno del "fade".

Il monitoraggio quantitativo è la metodica più indicata dalla attuale letteratura e più precisa per avere una reale percezione dell'intensità, della profondità e del recupero del blocco neuromuscolare grazie alla capacità di alcuni strumenti di misurare il numero di contrazioni muscolari e di calcolare il rapporto tra di esse.

Le metodiche utilizzate sono: la meccanomiografia (misura la forza muscolare sviluppata dopo una stimolazione nervosa), l'elettromiografia (registra l'attività elettrica di un muscolo), la cinemiografia (misura lo spostamento dell'adduttore del pollice), la fonomiografia (registra l'attività di un muscolo che accompagna la contrazione muscolare), l'acceleromiografia (misura l'accelerazione muscolare in risposta ad una stimolazione nervosa); quest'ultima è la tecnica più utilizzata nella pratica clinica. L'acceleromiografia segue la seconda legge di accelerazione di Newton: F (Forza)= m (massa) x a (accelerazione), ove la massa è data dall'oggetto messo in movimento che rimane costante (es.

muscolo adduttore del pollice) e l'accelerazione è il dato misurato da un rilevatore piezoelettrico posto, in questo caso, sul pollice. Questo rileva il numero di contrazioni e può calcolare automaticamente il rapporto tra la quarta risposta e la prima (T4/T1).

Le sedi prescelte per la stimolazione neuromuscolare sono rappresentate da: nervo ulnare a livello del polso per valutare il muscolo adduttore del pollice, nervo facciale per muscolo orbicolare e sopracciliare, nervo popliteo e nervo tibiale posteriore. Le diverse sedi di stimolazione possono aiutarci per adattare il monitoraggio ai diversi obiettivi ricercati: intubazione, rilassamento muscolare durante intervento chirurgico e suo mantenimento, estubazione. Tutto questo è possibile valutando la diversa sensibilità dei vari distretti muscolari all'azione dei curari, infatti sappiamo come il diaframma, i muscoli laringei, e i muscoli retti dell'addome siano più resistenti all'azione dei curari, mentre i muscoli faringei e il muscolo genioglosso (deputati alla deglutizione e alla protezione delle vie aeree) siano più sensibili. Il muscolo adduttore del pollice si trova in una posizione intermedia. Per valutare le condizioni all'intubazione orotracheale dovrò monitorizzare il muscolo orbicolare o il muscolo corrugatore del sopracciglio, che ha una sensibilità simile ai muscoli laringei;, per l'estubazione oro tracheale dovrò valutare il muscolo adduttore del pollice che più si avvicina ai muscoli faringei (**Tabella 19.3**). Per comodità, normalmente si monitorizza sempre il muscolo adduttore del pollice in quanto se si prende in considerazione l'orbicolare all'intubazione e durante il mantenimento del blocco, al risveglio dovremmo spostare il monitoraggio a livello del nervo ulnare. Si consiglia di aspettare almeno un minuto dopo la scomparsa del TOF a livello dell'adduttore del reazionezione.

Tipologia di stimolazioni

Le stimolazioni più utilizzate nella pratica clinica sono il train of four (TOF) e la conta post tetanica, post tetanic count (PTC).(**Tabella 19.4**).

Il "reversal" del blocco neuromuscolare

La necessità di "revertire" il blocco neuromuscolare al termine delle procedure chirurgiche fu evidenziata fin dalle prime esperienze cliniche di impiego dei miorilassanti.

Nei primi casi descritti da Griffith e Johnson, l'"antidoto" contro la tubocurarina era a disposizione, ma non fu mai somministrato, né fu necessario procedere alla ventilazione controllata dei pazienti: ciò fa evidentemente supporre che furono impiegate dosi straordinariamente basse di curaro.

Nei primi report clinici, Gray raccomanda di impiegare la piridostigmina per antagonizzare il blocco residuo se "clinicamente indicato".

Verso la metà degli anni '50 del Novecento, a causa delle innumerevoli segnalazioni di recupero incompleto al termine della chirurgia, la somministrazione di 5 mg di neostigmina divenne parte integrante della "anestesia bilanciata".

Tabella 19.3

Obiettivo clinico	Sito di stimolazione	Modalità Twitch	Target
Intubazione tracheale	Orbicolare/Corrugatore del sopracciglio	Single twitch o TOF	0 twitches
Blocco profondo	Adduttore del pollice	PTC	≤ o = a 5 twitches
Rilassamento adeguato chirurgia addominale	Adduttore del pollice/ Muscolo orbicolare	TOF	1-2 twitches
Predittività della reversibilità del blocco con TOF = 0	Adduttore del pollice	PTC	Dipende dal bloccante neuromuscolare non depolarizzante
Blocco antagonizzabile	Adduttore del pollice	TOF	Almeno 2 twitches
Determinazione adeguata funzione neuromuscolare per estubazione	Adduttore del pollice	TOF	TOF ratio: T4/T1 > 90%

Tabella 19.4

Tipo	Stimolazioni	Frequenza	Durata	Ripetibilità	Applicazioni
Single twitch (ST)	Singola	0,1 - 1 Hz	0,2 msec	10 - 1 sec	Induzione (attualmente non più utilizzato da solo)
Train of four (TOF)	4 stimoli di 0,5 sec 2/s	2 Hz	2 sec	13 sec	Monitoraggio miorisoluzione
Stimolazione tetanica	Singola	50 Hz	5 sec		Valutazione recupero neuromuscolare
DBS	2 stimoli 0,2 msec	50 Hz	40 msec	> 6 min	Valutazione visiva e tattile curarizzazione residua
PTC	1 stimolazione tetanica seguita da 15 stimoli	1 Hz	15 sec	> 6 min	Monitoraggio curarizzazione profonda

Il blocco neuromuscolare residuo dopo somministrazione di miorilassanti è, infatti, un fenomeno ben conosciuto che si associa ad incremento della morbilità e della mortalità perioperatorie.

I farmaci in grado di revertire il blocco neuromuscolare appartengono a due classi fondamentali:

- **farmaci anticolinesterasici**, che antagonizzano il blocco incrementando la quantità di acetilcolina presente a livello della giunzione neuromuscolare;
- **agenti leganti selettivi**, che formano complessi molecolari farmacologicamente inattivi.

Anticolinesterasici

I farmaci inibitori delle colinesterasi antagonizzano indirettamente il blocco neuromuscolare indotto dai miorilassanti di tipo non depolarizzante. Essi non interagiscono in alcun modo con i curari, ma inattivando l'acetilcolinesterasi a livello della giunzione neuromuscolare provocano l'aumento della concentrazione di acetilcolina che compete con i miorilassanti nell'interazione con i recettori nicotinici postsinaptici. La concentrazione di acetilcolina tende successivamente a ridursi per fenomeni di metabolismo e ridistribuzione.

Il farmaco anticolinesterasico di più comune impiego in anestesia è la **neostigmina**: essa forma un legame covalente con il sito esterasico dell'acetilcolinesterasi; alla dose di 0,04 – 0.07 mg/kg ha un onset di circa 1 minuto e raggiunge il picco dell'effetto in circa 9 minuti. Tali effetti dipendono però in misura determinante dalle condizioni cliniche del blocco neuromuscolare esistenti al momento della somministrazione.

In caso di blocco intenso (PTC=0) o di blocco profondo (PTC=1, TOF=0) la somministrazione di anticolinesterasici è totalmente inefficace. Gli anticolinesterasici devono essere quindi impiegati esclusivamente dopo che il recupero spontaneo del blocco neuromuscolare è avviato.

In condizioni di blocco moderato (TOF=1) la somministrazione di anticolinesterasici determina reversione del blocco con tempi di recupero che dipendono dal tipo di miorilassante impiegato e dalla dose cumulativa somministrata prima del tentativo di reversal.

In caso di blocco minimo (TOF=4, TOF fade minimo o assente) è invece possibile che la somministrazione di anticolinesterasici induca la comparsa di debolezza muscolare, evidente anche a livello dei muscoli che assicurano il mantenimento della pervietà delle vie aeree.

Dopo la completa inibizione dell'attività dell'acetilcolina, l'ulteriore somministrazione di anticolinesterasici non ha più alcun effetto.

Questi dati confermano l'assoluta necessità del monitoraggio della funzione neuromuscolare in corso di anestesia.

L'azione degli anticolinesterasici non è selettiva sui recettori nicotinici, ma si esplica anche sui recettori muscarinici che vengono attivati ubiquitariamente. Ciò rende indispensabile la somministrazione contemporanea di farmaci antimuscarinici (atropina, glicopirrolato), per evitare l'insorgenza di bradicardia, prolungamento del tratto Q-T, broncospasmo, ipersecrezione bronchiale, nausea e vomito.

L'edrofonio ha una brevissima durata d'azione ed è quindi inadatto alle finalità d'impiego anestesiologico.

La piridostigmina, al contrario, ha un effetto più prolungato. Essa veniva impiegata in passato quando era più frequente l'uso di miorilassanti a lunga durata d'azione.

Agenti leganti selettivi

Gli agenti leganti selettivi (Selective Relaxant Binding Agents SRBA) revertono l'effetto dei miorilassanti incapsulandoli al loro interno. Essi non interagiscono con l'acetilcolina, ma inglobano le molecole di miorilassante allontanandole dai recettori e formando un complesso stabile che è successivamente eliminato a livello renale.

Appartengono a questa categoria di farmaci il Sugammadex, entrato nell'uso clinico in Europa nel 2008 e negli Stati Uniti nel 2015, e i Calabadioni ancora in fase preclinica di studio.

Sugammadex

Il sugammadex è una γ-ciclodestrina la cui molecola presenta una parte esterna idrosolubile e una parte interna lipofilica capace di accogliere e incapsulare le molecole di miorilassanti steroidei (rocuronio e vecuronio) con cui forma un complesso stabile che viene eliminato dal rene. Il sugammadex non è efficace nei confronti dei miorilassanti benzilisochinolinici né della succinilcolina.

Il sugammadex forma complessi di inclusione con i miorilassanti steroidei in proporzione 1:1. Tali complessi sono estremamente stabili: è stato stimato che per ogni 25 milioni di complessi, solo uno si dissocia.

Dopo la somministrazione, il sugammadex incapsula le molecole di miorilassante steroideo libere a livello plasmatico, creando un gradiente di concentrazione che promuove il loro allontanamento dalla giunzione neuromuscolare, il loro ritorno nel plasma e il successivo ulteriore incapsulamento. Questo fenomeno induce il rapido reversal del blocco neuromuscolare che si realizza a prescindere dal livello del blocco stesso.

Il sugammadex non ha effetti farmacologici intrinseci. La completa assenza di azione sull'acetilcolina consente di non impiegare i farmaci anticolinergici, evitando così la comparsa degli effetti collaterali ad essi associati.

Il sugammadex ha un ampio volume di distribuzione, un'emivita di eliminazione di 2,2 ore, non si lega alle proteine plasmatiche, non è metabolizzato ed è escreto immodificato con le urine.

In considerazione del suo specifico meccanismo d'azione, il sugammadex può essere somministrato in qualsiasi momento a prescindere dal livello di blocco neuromuscolare presente, purchè si proceda ad un adeguamento della dose somministrata, titolandola in rapporto al livello di blocco neuromuscolare espresso in termini di TOF Ratio e di PTC.

Il sugammadex può essere utilizzato, alla dose di 16 mg/Kg, per antagonizzare immediatamente il blocco indotto da rocuronio. Ciò significa che esso può essere impiegato in condizioni di emergenza ("cannot oxigenate cannot ventilate"); a tal riguardo va però ricordato che, ovviamente, esso non ha alcun effetto sugli altri farmaci impiegati per l'induzione dell'anestesia e che essendo l'ossigenazione del paziente la priorità assoluta, non deve mai essere ritardata la decisione di procedere, ove necessario, al controllo chirurgico della via aerea.

In condizioni di blocco profondo (PTC=1, TOF=0) il sugammadex alla dose di 4 mg/Kg permette di raggiungere un TOF Ratio > 0,9 in circa 3 minuti. Una dose di 2 mg/Kg è opportuna quando compaiono 2 risposte al TOF, mentre 1 mg/Kg è sufficiente in presenza di 4 risposte al TOF.

Sono stati riportati in letteratura casi di paralisi residua e di ricomparsa della miorisoluzione, in particolare nei pazienti obesi. Tali eventi sono estremamente rari ed in massima parte legati alla somministrazione di dosi eccessive di curaro, che, si ricorda, nel paziente obeso devono essere rapportate al peso ideale.

La risomministrazione di rocuronio o vecuronio dopo reversal con sugammadex deve essere effettuata tenendo presente la possibilità che l'onset sia ritardato e la durata d'azione dei curari steroidei ridotta. Per tale motivo è necessario, se possibile, ritardare di almeno 30 minuti tale risomministrazione incrementando la dose del miorilassante steroideo. In caso di somministrazione di dosi elevate di sugammadex (16 mg/Kg) e nei pazienti con insufficienza renale è preferibile effettuare la risomministrazione dopo 24 ore. Nell'impossibilità di attendere, è indispensabile l'impiego di un miorilassante benzilisochinolonico.

Sono stati descritti fenomeni di ipersensibilità al sugammadex o al complesso sugammadex-rocuronio, principalmente costituiti da rash cutaneo, ipotensione e tachicardia. Tali episodi possono verificarsi anche in persone non esposte in precedenza al sugammadex, in conseguenza di reazioni crociate con le ciclodestrine, il cui impiego è molto diffuso nell'industria alimentare. Il trattamento di tali reazioni non differisce da quello di tutte le reazioni da ipersensibilità.

È stata osservata in vitro l'alterazione di alcuni parametri coagulativi. Comunque non è mai stato riportato un significativo aumento clinico del sanguinamento postoperatorio e sono state escluse alterazioni coagulative di rilievo per quanto valutabili con la tromboelastografia.

L'insorgenza del reversal dopo somministrazione di Sugammadex non sembra influenzata dalla magnesemia, mentre è ritardata in caso di ipotermia.

La capacità del sugammadex di incapsulare altre sostanze steroidee (cortisone, atropina, remifentanil, verapamil, etc.) è estremamente limitata. Ciò vale anche per la capacità di incapsulare i contraccettivi progestinici; tuttavia è necessario segnalare alle donne che li assumono l'opportunità di ricorrere a metodi anticoncezionali alternativi in caso di somministrazione di Sugammadex.

Le caratteristiche farmacologiche del sugammadex e i dati relativi alla diffusa esperienza clinica dimostrano che esso rappresenta un'alternativa straordinariamente utile agli anticolinesterasici. Gli effetti collaterali ad esso associati hanno rilevanza clinica limitata e sono spesso conseguenti ad un dosaggio non ottimale del farmaco. Esiste tuttavia un oggettivo problema legato al costo del farmaco che in molti casi ha spinto le organizzazioni sanitarie a contenerne l'uso. È certamente opportuno elaborare dei protocolli di impiego del sugammadex tesi a razionalizzarne l'impiego e a giustificarlo anche in senso farmacoeconomico.

L'impiego del sugammadex in alternativa alla neostigmina può essere raccomandato in tutti i casi in cui sia identificabile un evidente vantaggio clinico.

È possibile indicare alcuni casi in cui la scelta del sugammadex sia da considerarsi preferibile:

- pazienti anziani fragili;
- pazienti con obesità patologica;
- pazienti con compromissione neurologica, neuromuscolare, respiratoria, cardiaca, renale;
- pazienti con gestione difficile delle vie aeree;–
pazienti con controindicazioni alla somministrazione di neostigmina/atropina;
- pazienti sottoposti ad interventi con protocollo fast-track;
- pazienti sottoposti ad interventi in regime di day-hospital o di chirurgia ambulatoriale maggiore.

Calabadioni

I calabadioni sono farmaci della famiglia dei cucurbiturili, la cui molecola è in grado di inglobare selettivamente i miorilassanti steroidei e benzilisochinolinici.

I calabadioni di prima generazione (**calabadion 1**) necessitano di dosaggi clinicamente inapplicabili per ottenere un efficace reversal dei miorilassanti benzilisochinolinici. Più utili sembrano essere i calabadioni di seconda generazione (**calabadion 2**). Al momento il loro impiego è limitato da una scarsa selettività d'azione.

Letture consigliate

Vincenti E: Manuale e Atlante della Curarizzazione. Lippincott Williams & Wilkins 2005.

Haberer JP: Farmacologia dei curari. Elsevier Masson SAS EMC-Anestesia e Rianimazione Vol. 1.

Baillard C: Monitoraggio della curarizzazione. Elsevier Masson SAS EMC-Anestesia e Rianimazione Vol. 2.

Fuchs-Buder T: Neuromuscolar Monitoring in Clinical Practice and Research. Springer 2010.

Vincenti E: Dalla riscoperta delle radici della curarizzazione, una nuova concezione dell'uso dei bloccanti neuromuscolari. Pharmacology. International Journal of experimental and clinica I Pharmacology. Supplement for Italy 2009.

Padmaja D, Mantha S: Monitoring of Neuromuscolar Junction. 2002; 46 (4): 279-288.

Vincenti E: Rocuronio Vecuronio Sugammadex. Una triade vincente in sala operatoria. Lippincott Williams & Wilkins 2010.

Srivastava A, Hunter JM: Reversal of neuromuscular block. British Journal of Anaesthesia 2009; 103 (1): 115-29.

Haerter F, Eikermann M: Reversing neuromuscular blockade: inhibitors of the acetylcholinesterase versus the encapsulating agents sugammadex and calabadion. Expert Opinion on Pharmacotherapy 2016; 17(6): 819-33.

VENTILAZIONE ARTIFICIALE IN ANESTESIA

Savino Spadaro, Cecilia Turrini, Carlo Alberto Volta

20

Introduzione

La ventilazione meccanica durante anestesia è richiesta per molteplici interventi chirurgici che necessitano di anestesia generale; questo a fronte della continua evoluzione della tecnica chirurgica che ha consentito negli ultimi anni una progressiva riduzione dell'invasività delle procedure e lo sviluppo di tecniche chirurgiche nuove, come per esempio le tecniche video-assistite e robotiche, che influenzano in modo diverso rispetto al passato le proprietà del sistema respiratorio. La ventilazione meccanica in anestesia deve quindi considerare le possibili influenze sulla funzione respiratoria derivanti sia dalla induzione della anestesia generale stessa che dalle diverse tecniche chirurgiche, con lo scopo di evitare le complicanze polmonari postoperatorie (postoperative pulmonary complications, PPCs). A tutt'oggi le PPCs hanno infatti un impatto notevole su mortalità e morbilità nei pazienti sottoposti a chirurgia maggiore, con una incidenza che varia da 1 a 23% ed una mortalità entro 30 giorni dall'intervento di un paziente su 5 che presenti almeno una PPCs.

Compito quindi dell'anestesista è quello di conoscere la fisiopatologia dell'apparato respiratorio e le sue modificazioni durante anestesia e chirurgia, per poter impostare una ventilazione meccanica che minimizzi il "danno polmonare indotto da ventilazione" (ventilator-induced lung injury, VILI) e l'insorgenza delle PPCs.

L'impostazione di una ventilazione cosiddetta "protettiva" è quindi fondamentale, rientrando a tutti gli effetti nell'ottica sempre più attuale dei programmi multidisciplinari, quali i protocolli ERAS (Enhanced Recovery After Surgery), che mirano a migliorare non solo in termini di tempo ma anche di qualità la ripresa postoperatoria dei pazienti.

Fisiologia dell'apparato respiratorio durante anestesia

L'anestesia generale determina cambiamenti rilevanti nella funzione respiratoria. Tutti gli anestetici inalatori ed endovenosi determinano una modificazione dei normali meccanismi di controllo del respiro con una riduzione del volume minuto se il respiro spontaneo è mantenuto. Viene ridotta la risposta ventilatoria all'anidride carbonica (CO_2) da parte dei chemocettori centrali con conseguenti ipoventilazione e ipercapnia ed in minor misura viene ridotta anche la risposta all'ipossia.

L'induzione della anestesia generale determina poi una variazione dei diametri della gabbia toracica e della posizione del diaframma che risulta più cefalica, portando complessivamente ad una riduzione della capacità funzionale residua (Functional Residual Capacity, FRC) di circa 16-20% rispetto al soggetto sveglio in posizione supina, indipendentemente dall'utilizzo o meno di bloccanti neuromuscolari. Tale variazione di FRC è destinata a risolversi solo dopo diverse ore dalla risoluzione dell'anestesia. Dal punto di vista clinico, la riduzione della FRC si associa alla formazione di atelettasie, concetto che venne proposto per primo da Bendixen nel 1963 come meccanismo di alterata ossigenazione durante anestesia. Questa problematica è stata poi approfondita da Hedenstierna e colleghi tramite scansioni TC, evidenziando la presenza di "opacità polmonari" in corso di anestesia nell'adulto e nel bambino. Le atelettasie si formano nel 75-90% dei soggetti sottoposti ad anestesia generale e sono responsabili della quota di shunt intraoperatorio che limita la capacità ossigenativa dei pazienti. Si sviluppano per diverse cause, come la riduzione della FRC che tende a spostare la ventilazione a volumi polmonari più prossimi al volume residuo con la concreta possibilità che il volume di fine espirazione possa essere inferiore alla capacità di chiusura delle vie aeree con conseguente chiusura delle stesse. Dato poi che la capacità di chiusura aumenta con l'età, saranno i pazienti più anziani o i pazienti con patologia polmonare ad essere maggiormente esposti al problema della chiusura delle piccole vie aeree durante la ventilazione a volume corrente con conseguente ipossiemia. Un'altra quota di atelettasie è poi ascrivibile all'effetto compressivo del diaframma e alla trasmissione al torace della pressione del contenuto addominale (atelettasie da compressione). Infine esistono atelettasie dette da assorbimento che sono espressione della chiusura delle vie aeree associata al riassorbimento distale dei gas presenti negli alveoli, in particolare l'ossigeno.

Ventilator induced lung injury (VILI)

La ventilazione meccanica in sé può aggravare o indurre un vero e proprio danno polmonare, meglio conosciuto come VILI. I meccanismi responsabili del VILI sono diversi, il primo dei quali è legato all'applicazione di alte pressioni nelle vie aeree, il *barotrauma*. A questo meccanismo si associa, e vi è strettamente correlato, l'utilizzo di alti volumi correnti, ovvero il *volutrauma*. Entrambe queste forze, pressione e volume, sollecitano e deformano le strutture del parenchima polmonare durante la ventilazione a pressione positiva. Le strutture del parenchima polmonare sono composte da uno scheletro fibroso, incorporato nella matrice extracellulare che dà sostegno e si completa a livello alveolare. Esso è composto da elastina, responsabile del ritorno elastico polmonare, e da fibre collagene che sono minimamente estensibili e che vengono completamente distese al raggiungimento della capacità polmonare totale. Queste strutture sono sollecitate dalle forze di distensione che inducono una loro deformazione fino al limite che sono in grado di sopportare. Quello che sollecita il parenchima polmonare tuttavia non è tanto la pressione nelle vie aeree che distende sia il polmone che la gabbia toracica, quanto la pressione transpolmonare (ΔP_L) che si impone sulle proprietà elastiche del polmone e che rappresenta il vero "stress" parenchimale. La deformazione indotta dalla variazione di volume durante la ventilazione al di sopra della FRC rappresenta invece lo "strain". Stress e strain normalmente sono in un rapporto lineare fra loro entro range fisiologici ΔP_L (stress) = E_{Lspec} x $\Delta V/FRC$ (strain), dove E_{Lspec} è l'elastanza specifica del polmone. Stress e strain sono quindi due facce della stessa medaglia. Quando stress e strain eccedono la soglia di sicurezza e sono in grado di rompere le cellule epiteliali ed endoteliali alveolari si innesca una cascata infiammatoria con rilascio di citochine proinfiammatorie e reclutamento di leucociti a livello locale determinando il cosiddetto *biotrauma*. Infine, l'ultimo meccanismo di VILI è l'*atelectrauma* ovvero la ciclica apertura e chiusura delle vie aeree e delle unità alveolari durante gli atti respiratori. Quest'ultimo meccanismo è amplificato in presenza di un parenchima polmonare disomogeneo, Mead e colleghi dimostrarono come ai confini fra zone polmonari collassate e zone areate le forze di distensione applicate venissero amplificate di quattro o cinque volte.

Questi concetti sono stati studiati soprattutto nei pazienti con acute respiratory distress syndrome (ARDS) di diversa gravità ma, dal punto di vista fisiopatologico, sono applicabili anche ai pazienti sottoposti ad anestesia generale, tanto è vero che ormai molti contributi scientifici parlano "protective lung ventilation" anche durante anestesia generale.

Modalità di ventilazione

A seconda del tipo di procedura chirurgica e necessità sedativa/anestetica si potrà mantenere il paziente in respiro spontaneo o assistito tramite ventilazione manuale oppure si avrà la necessità di inserire un presidio respiratorio e porre il paziente in ventilazione meccanica. Le modalità di ventilazione meccanica si distinguono in modalità controllate e assistite in base al tipo di interazione paziente-ventilatore e alla quota di lavoro respiratorio che viene lasciata al paziente. Si dividono poi in modalità di ventilazione volumetriche o pressometriche a seconda della variabile respiratoria direttamente controllata dal ventilatore. Diversi studi sono stati condotti per stabilire se vi sia una superiorità in termini di outcome clinici fra l'utilizzo di una ventilazione a volume controllato (volume controlled ventilation, VCV) e una ventilazione a pressione controllata (pressure controlled ventilation, PCV) durante anestesia, senza tuttavia giungere a risultati conclusivi.

Durante la fase espiratoria, quale che sia la variabile controllata dal ventilatore, è possibile controllare la pressione che rimane nelle vie aeree inserendo una pressione positiva di fine espirazione (positive end-expiratory pressure, PEEP) che nel caso dell'anestesia generale può dare dei vantaggi nel controbilanciare la riduzione della FRC.

Volume controlled ventilation

Ventilazione a controllo di volume o ventilazione intermittente a pressione positiva (Intermittent positive pressure ventilation, IPPV), cui si può aggiungere una pressione di fine espirazione, continuous positive pressure ventilation, CPPV). È una modalità di ventilazione volumetrica totalmente controllata. Il ventilatore eroga un flusso costante durante il tempo inspiratorio tale da raggiungere il volume corrente (Vt) target. In questo modo si avrà un aumento nelle pressioni delle vie aeree che sarà crescente fino ad un picco (Ppeak) **(Figura 20.1)** che dipenderà dal flusso erogato e quindi dalle resistenze al flusso e dalla compliance del sistema respiratorio. La pressione a livello alveolare sarà anch'essa crescente fino ad un massimo che corrisponderà alla pressione di plateau (Pplat) che può essere evidenziata da una piccola pausa di fine inspirazione quando il flusso inspiratorio è pari a 0.

Oltre ad impostare il volume corrente, si andranno ad impostare anche la frequenza respiratoria e il rapporto I:E (inspirazione:espirazione) che determineranno il ciclaggio del respiratore dalla fase inspiratoria a quella espiratoria che sarà passiva e determinata dal ritorno elastico del sistema respiratorio.

Con VCV è quindi garantito il volume minuto impostato ma si avranno possibili modificazioni di pressioni nelle vie aeree al modificarsi di resistenze (tubo orotracheale, secrezioni bronchiali) o compliance del sistema respiratorio (pneumoperitoneo, Trendelenburg). È quindi indispensabile impostare degli adeguati limiti di allarme di pressioni nelle vie aeree per monitorare adeguatamente la funzione respiratoria durante anestesia generale.

Pressure controlled ventilation

Ventilazione a controllo di pressione (PCV) è una modalità pressometrica controllata. La variabile controllata dal ventilatore è la pressione erogata. Il ventilatore eroga una pressione costante per il tempo inspiratorio impostato e le caratteristiche meccaniche del sistema respiratorio del paziente, quali resistenze e compliance, determineranno il volume corrente effettivamente erogato. Il flusso generato sarà dunque decrescente **(Figura 20.2)**. Vengono anche in questo caso impostate la frequenza respiratoria e il rapporto I:E, e quindi il ciclaggio dalla fase inspiratoria a quella espiratoria.

A differenza della VCV, si ha una pressione massima costante nelle vie aeree che è quella impostata ma non è garantito il volume minuto che durante le varie fasi dell'intervento chirurgico, al variare delle proprietà meccaniche del sistema, può ridursi o aumentare, determinando ipoventilazione ed ipercapnia o iperventilazione ed ipocapnia. Anche in questo caso è importante impostare dei limiti di allarme stretti sul volume minuto e sul valore di CO_2 di fine espirazione ($EtCO_2$).

Dual-controlled ventilation

Attualmente stanno guadagnando popolarità modalità di ventilazione a doppio controllo (VCV con autoflow o PCV a volume garantito) che uniscono vantaggi di ciascuna delle modalità di ventilazione sopradescritte. Infatti, viene erogato un flusso decelerato che mantiene costante la pressione nelle vie aeree e si adatta respiro per respiro per raggiungere il volume corrente target impostato. In questo modo viene garantito il volume minuto anche con variazioni delle proprietà meccaniche del sistema respiratorio. Tuttavia, queste modalità non hanno al momento ancora dimostrato una superiorità clinica rispetto alle modalità classiche. Bisogna porre un certo grado di attenzione nel loro utilizzo perché l'adattamento automatico del ventilatore può mascherare una modificazione importante delle resistenze o della compliance del sistema respiratorio.

Pressure support ventilation, syncronized intermittent mandatory ventilation

Le modalità di ventilazione assistite o parzialmente assistite come la ventilazione a supporto di pressione (pressure support ventilation, PSV) o la ventilazione mandatoria intermittente sincronizzata (syncronized intermittent mandatory ventilation, SIMV) possono essere utili quando il piano di anestesia desiderato sia leggero e quindi vi sia un'attività respiratoria da parte del paziente ancora insufficiente a mantenere un adeguato volume minuto e che quindi necessiti di un sup-

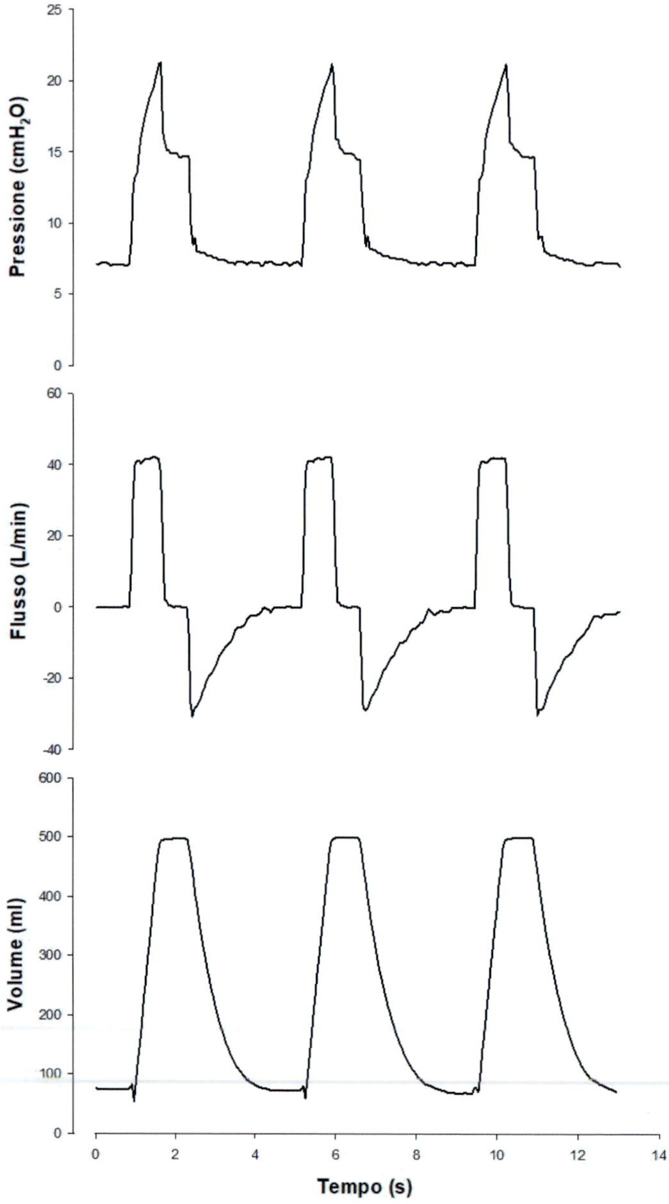

Figura 20.1 Andamento delle curve di pressione, flusso e volume durante ventilazione a volume controllato.

porto da parte del ventilatore. Oppure possono essere utili in fase di risveglio e svezzamento dal respiratore, quando riemerga una attività respiratoria che tuttavia è ancora inefficace.

Strategie di ventilazione protettiva

Diversi studi clinici randomizzati hanno dimostrato come una strategia di ventilazione protettiva possa ridurre le complicanze polmonari postoperatorie, migliorare l'outcome dei pazienti e ridurre i costi di ricovero. La ventilazione protettiva è nata come strategia di ventilazione nei pazienti con acute respiratory distress syndrome e acute lung injury (ARDS/ALI) per prevenire il VILI ed è basata essenzialmente sull'uso di bassi volumi correnti, di una PEEP adeguata e di eventuali manovre di reclutamento. Quando poi si è dimostrato che la ventilazione meccanica poteva innescare il VILI anche in polmoni sani, la ventilazione protettiva è stata traslata in ambito anestesiologico.

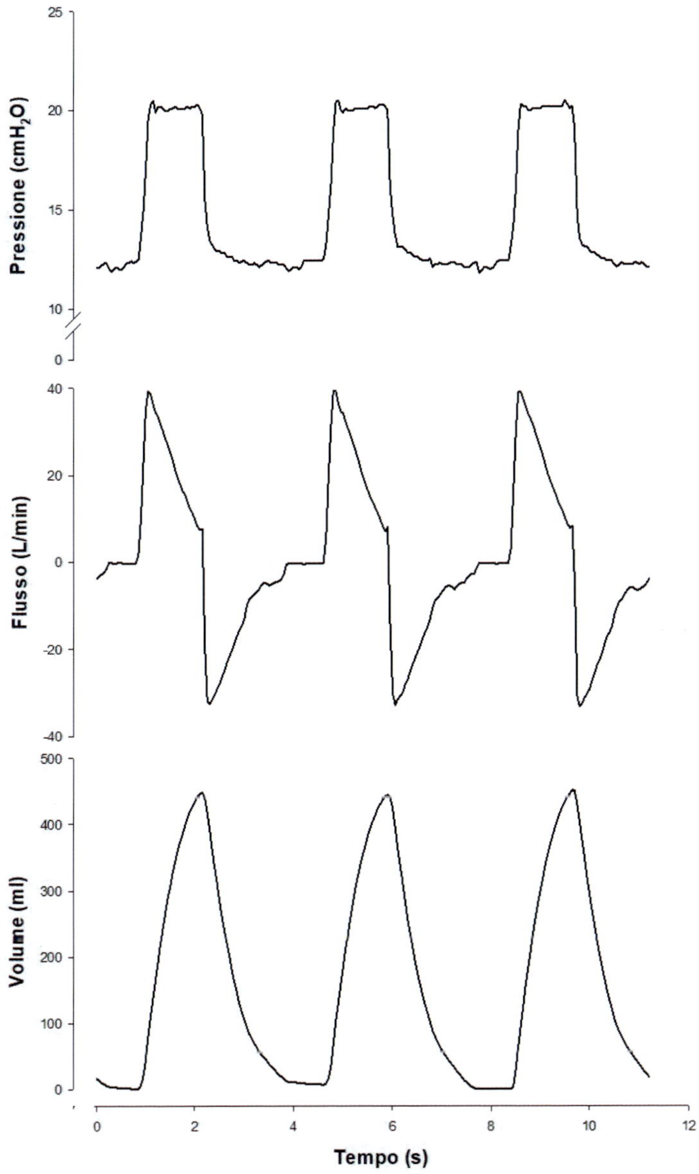

Figura 20.2 Andamento delle curve di pressione, flusso e volume durante ventilazione a pressione controllata.

Volume corrente

Cardine della ventilazione protettiva è l'uso di un basso volume corrente, che dovrebbe essere nell'ordine di 6-8 ml/kg di peso predetto in quanto si è dimostrato essere protettivo rispetto a volumi maggiori. Il volume corrente da applicare andrebbe calcolato sul peso predetto del paziente (predicted body weight, PBW) piuttosto che sul peso attuale. Il basso volume corrente si è associato ad una riduzione delle PPCs in diversi trial clinici che confrontavano una strategia di ventilazione protettiva a quella convenzionale. Una recente metanalisi ha dimostrato poi una linearità fra il volume corrente utilizzato e la riduzione delle complicanze polmonari postoperatorie, più basso il volume corrente, minori le PPCs. Tuttavia esiste un limite nella riduzione del volume corrente in quanto, se inferiore a 5-6 ml/kg PBW può rendere difficoltoso mantenere degli scambi respiratori accettabili nel paziente chirurgico a causa di una progressiva riduzione del parenchima polmonare ventilato. Pertanto un volume corrente pari a 6-8 ml/kg di PBW sembra rappresentare il migliore compromesso tra la necessità di evitare il VILI e quella di evitare il collabimento alveolare dovuto a basse pressioni intrapolmonari.

Pressione positiva di fine espirazione (PEEP)

Ruolo centrale nella strategia di ventilazione protettiva, a fianco del basso volume corrente, è quello della pressione positiva di fine espirazione (Positive End-Expiratory Pressure, PEEP). L'applicazione di una PEEP in anestesia ha un forte razionale fisiopatologico in quanto contrasta il collasso alveolare e la formazione di atelettasie, riduce quindi lo shunt intrapolmonare e migliora gli scambi respiratori. Inoltre, può ridurre la ciclica apertura e chiusura alveolare e la conseguente reazione infiammatoria, meccanismi noti di danno polmonare. Allo stesso tempo però l'applicazione indiscriminata di un alto livello di PEEP può essere deleteria sia in termini emodinamici (riduzione del ritorno venoso e gittata cardiaca) che in termini di aumento del rischio stesso di VILI. Un'alta PEEP può infatti sovradistendere alcune aree polmonari aumentando lo stress e strain delle regioni non dipendenti. La selezione del livello di PEEP ottimale deve tenere presente il bilancio complessivo fra i suoi effetti benefici e non.

Durante l'anestesia generale con la paralisi dei muscoli respiratori, la chiusura delle vie aeree in espirazione avviene ad una pressione transpolmonare di circa 6 cmH_2O. Assumendo che la pressione pleurica sia prossima a 0 cmH_2O dovrebbe essere applicata una pressione di fine espirazione di almeno 6 cmH_2O per mantenere aperte le vie aeree, in un soggetto normopeso con polmoni sani; in un soggetto obeso è necessario un livello di PEEP maggiore.

Studi clinici hanno indicato come un livello di PEEP pari a 10 cmH_2O sia in grado di ridurre o eliminare le atelettasie, migliorare la compliance del sistema respiratorio senza aumentare lo spazio morto e mantenere il volume polmonare di fine espirazione (end-expiratory lung volume, EELV) sia in pazienti obesi che non obesi. Vi è inoltre da sottolineare come gli studi che hanno confrontato una strategia ventilatoria con alta e bassa PEEP si basavano anche sul confronto di strategie di ventilazione protettive e non protettive, quindi comprendevano, in associazione alla PEEP, altre variabili che possono influenzare l'outcome, come il volume corrente, e l'eventuale utilizzo di manovre di reclutamento. Questi studi hanno dimostrato la superiorità di una strategia di ventilazione protettiva in termini di outcome postoperatori anche se ancora non è dato sapere l'effetto delle singole variabili.

La selezione dell'adeguato livello di PEEP va quindi basata sulle caratteristiche individuali del paziente nell'ottica di una strategia ventilatoria personalizzata. I metodi di selezione proposti sono molteplici e non vi sono evidenze di superiorità di un metodo rispetto ad un altro. Il target può essere il miglioramento degli scambi respiratori in termini di ossigenazione; il miglioramento delle proprietà meccaniche del sistema respiratorio, in particolare un aumento della compliance o una riduzione della driving pressure; una maggiore omogeneità nella distribuzione della ventilazione sui campi polmonari; la scomparsa di una preesistente flusso-limitazione espiratoria (EFL).

Manovre di reclutamento

Il reclutamento può essere definito come il processo volto alla riapertura di alveoli precedentemente non aerati tramite un aumento transitorio della pressione transpolmonare. L'esecuzione di manovre di reclutamento (RM) va di pari passo con l'applicazione di un adeguato livello di PEEP che mantenga aperte le aree appena reclutate. Le pressioni raggiunte con i normali volumi correnti applicati non sono in grado di riaprire il tessuto collassato in quanto sono necessarie pressioni delle vie aeree fino a 30 cmH_2O per ridurre le atelettasie alla metà e fino a 40 cmH_2O per riaprire l'intero tessuto polmonare collassato. Questa manovra è da considerarsi rischiosa per il possibile barotrauma e volotrauma e la sicura sovradistensione delle aree polmonari non dipendenti già aerate (col rischio di eventi avversi quali lo pneumotorace); inoltre l'aumento della pressione intratoracica causa una riduzione del ritorno venoso e quindi una riduzione della gittata cardiaca che può risultare in una severa ipotensione e desaturazione.

Esistono diversi metodi per effettuare una manovra di reclutamento. La più comune utilizzata in anestesia è l'utilizzo della ventilazione manuale con pallone e valvola di limitazione di pressione (airway-pressure limiting, APL) del ventilatore. Questa manovra tuttavia non consente un controllo accurato delle pressioni di insufflazione e perciò ad essa andrebbero preferiti altri tipi di RM. Fra le altre manovre di reclutamento vi sono: il *sigh*, ovvero la somministrazione intermittente (1 o più volte in un minuto) di un volume corrente elevato in grado di raggiungere pressioni nelle vie aeree di 40 cmH_2O; l'insufflazione sostenuta, in genere ottenuta in CPAP con una pressione nelle vie aeree di 30-40 cmH_2O che viene mantenuta per 30-40 secondi sotto stretto monitoraggio dei parametri vitali del paziente; RM incrementale, ottenuta mediante un aumento progressivo dei livelli di PEEP in modalità volume-controlled o pressure-controlled mantenendo invariati il Vt e la driving pressure, fino al raggiungimento di una pressione di plateau di 40 cmH_2O.

Studi su pazienti non obesi e obesi dimostrano l'efficacia delle manovre di reclutamento della chirurgia laparoscopica nel migliorare l'ossigenazione. Tuttavia, un altro studio sembra contraddire questi risultati dato che una strategia comprendente RMs ed alta PEEP rispetto ad una strategia con bassa PEEP senza RM non si è dimostrata efficace nel ridurre le PPCs ed era associata ad un aumento del rischio di instabilità emodinamica. Sono in corso studi che investigano se una strategia con RMs e alta PEEP possa ridurre le PPCs nell'ambito della ventilazione monopolmonare in chirurgia toracica. Le evidenze attuali quindi non consentono di raccomandarne l'uso di routine e per ora le RMs sono da considerarsi una manovra di salvataggio per il trattamento di una severa ipossiemia intraoperatoria.

Frazione inspirata di ossigeno (FiO_2)

La preossigenazione con un'alta frazione inspirata di ossigeno durante l'induzione dell'anestesia è frequentemente utilizzata perché aumenta il tempo di tolleranza all'apnea riducendo il rischio di ipossiemia nella fase di messa in sicurezza della via aerea, in particolare quando ci si trovi di fronte ad una via aerea difficile. Tuttavia, l'alta FiO_2 aumenta la formazione di atelettasie con il meccanismo del riassorbimento. Studi dimostrano la comparsa di atelettasie in tutti i pazienti preossigenati con il 100% di FiO_2, le atelettasie erano molto minori con l'utilizzo di 80% di FiO_2 e quasi assenti con 60% di FiO_2. Durante l'induzione dell'anestesia, l'utilizzo di CPAP può aiutare a prevenire la riduzione della FRC e la formazione di atelettasie e favorire l'utilizzo di più basse FiO_2.

Durante il mantenimento dell'anestesia andrebbero utilizzate FiO_2 del 30-40%, incrementabili con l'obiettivo di mantenere una saturazione accettabile.

Alcuni studi sperimentali hanno messo in evidenza come l'iperossia possa essere associata ad una riduzione dell'incidenza delle infezioni del sito chirurgico tanto che l'utilizzo di alte FiO_2 durante anestesia generale è stato inserito nelle raccomandazioni WHO per la riduzione delle infezioni del sito chirurgico. Tuttavia, questa raccomandazione non tiene conto dell'indubbio ruolo dell'utilizzo di alte FiO_2 nello sviluppo delle PPCs che rappresentano una delle maggiori cause di morbilità e mortalità perioperatorie e quindi non viene ritenuto giustificabile.

Driving pressure e mechanical power

Si definisce driving pressure (DP) la differenza fra la pressione di plateau e la PEEP totale ottenute rispettivamente con una occlusione di fine inspirazione e fine espirazione ed è la forza dinamica che distende il polmone durante ciascun atto respiratorio. Durante anestesia, oltre che con le manovre di occlusione inspiratoria ed espiratoria, le sue variazioni possono essere monitorizzate utilizzando come surrogato la pressione di plateau ottenuta inserendo una pausa inspiratoria durante la ventilazione in VCV. La driving pressure è uno dei due elementi per il calcolo della compliance del sistema respiratorio insieme al volume corrente (Crs = Vt/DP) e quindi mantenendo invariato il Vt le variazioni delle DP riflettono le variazioni in compliance del sistema respiratorio. La driving pressure ha acquisito un ruolo rilevante nell'impostazione di una ventilazione protettiva perché si è dimostrato che un suo aumento sopra 14 cmH_2O si associa ad un incremento nella mortalità nei pazienti con ARDS.

Durante anestesia una recente metanalisi ha evidenziato come una driving pressure elevata si associ ad un aumento delle PPCs. I pazienti, indipendentemente dal tipo di chirurgia, che avevano una DP ≤13 cmH_2O avevano un rischio ridotto del 20% di sviluppare PPCs. Inoltre, un aumento del livello di PEEP associato ad un aumento della driving pressure stessa esitava in maggiori complicanze polmonari postoperatorie.

Quindi, sebbene manchino ancora studi randomizzati e controllati che ne dimostrino l'efficacia, sembrerebbe ragionevole cercare di ridurre la driving pressure durante l'impostazione della ventilazione protettiva in corso di anestesia. Non bisognerebbe usare un livello di PEEP che determini un aumento della DP e se, nonostante l'utilizzo di bassi volumi correnti, 6-8 ml/kg PBW, la DP risultasse elevata sarebbe opportuna una ulteriore riduzione del volume corrente.

Un nuovo concetto sta emergendo per quanto riguarda la patofisiologia del VILI: il carico energetico o la potenza meccanica (mechanical power), nato da studi sull'ARDS, ha un forte razionale fisiopatologico per essere traslato anche al polmone sano. Il danno da ventilazione sarebbe prodotto dal carico di energia o potenza che il ventilatore trasmette al polmone. Questa energia può essere calcolata a partire dall'equazione di moto, moltiplicandola per il volume corrente e la frequenza respiratoria:

$$Power,rs = RR \times (\Delta V^2 \times (1/2 \times EL,rs + RR \times (1 + \cdot I:E)/(60 \times I:E) \times Raw) + \Delta V \times PEEP).$$

A partire da questa equazione l'energia che subisce il sistema respiratorio aumenta esponenzialmente con il volume corrente, la driving pressure, il flusso (esponente 2) e la frequenza respiratoria (quest'ultima con esponente 1,4) e aumenta linearmente con la PEEP. Studi clinici devono ancora essere condotti per trasferire questo concetto alla pratica clinica; tuttavia si comprende come mantenere volume corrente e driving pressure più bassi possibili riducano esponenzialmente l'energia applicata al sistema e quindi il rischio potenziale di VILI.

Monitoraggio della funzione respiratoria in anestesia

Meccanica respiratoria

Come precedentemente detto, l'anestesia e le variazioni di posizione intraoperatoria, nonché le tecniche chirurgiche possono avere un importante effetto sulle variabili di funzionalità polmonare come la compliance e le resistenze, la cui conoscenza può dare importanti informazioni cliniche indispensabili per ottimizzare la ventilazione intraoperatoria.

Tradizionalmente la funzione respiratoria era monitorizzata grazie alla rilevazione in continuo della pressione delle vie aeree (Paw), del flusso inspiratorio ed espiratorio ($\dot{V}$) e dei volumi correnti erogati.

In realtà, nel paziente completamente paralizzato e posto in ventilazione a flusso costante (VCV) è molto semplice avere informazioni cliniche rilevanti ed approfondite rispetto alla sola visione delle curve di flusso, volume e pressione che ciascun ventilatore rende disponibili. La pressione di picco delle vie aeree è la risultante di due componenti, una elastica e l'altra resistiva. Per valutare la pressione che realmente distende il parenchima polmonare e quindi che è determinata dalle proprietà elastiche del sistema bisogna eliminare la componente pressoria spesa per vincere le resistenze al flusso. È quindi necessario effettuare una pausa di fine inspirazione (di almeno 3 secondi) per individuare la pressione di plateau (**Figura 20.3**) che corrisponde alla pressione alveolare di fine inspirazione. Con una pausa di fine espirazione (di almeno 3 secondi) è invece possibile individuare la pressione di fine espirazione totale, PEEP tot, che è data dalla PEEP estrinseca da noi applicata e dalla PEEP intrinseca (PEEPi) o auto-PEEP; quest'ultima è la PEEP generatasi autonomamente nel sistema respiratorio quando sia presente una iperinflazione dinamica (es. pazienti BPCO).

Con le pause di fine inspirazione e fine espirazione possiamo calcolare la compliance statica del sistema respiratorio (Cst,rs) che è una misura della distensibilità del sistema respiratorio. La Cst,rs è data dal rapporto fra il volume corrente e la driving pressure, ovvero la pressione di plateau meno la PEEP totale: $Crs = Vt/(Pplat - PEEPtot)$. Molti ventilatori riportano sul display il valore compliance dinamica (Crs,dyn) che differisce da quella statica perché al posto del valore di pressione usato nella precedente formula, Pplat, usa la pressione rilevata al punto di zero flusso (**Figura 20.3**) e quindi non tiene conto della redistribuzione intraparenchimale del flusso che si verifica quando non vi è variazione di volume polmonare e cioè quando sia la valvola inspiratoria che espiratoria sono chiuse, come durante le manovre di occlusione di fine inspirazione ed espirazione. Normalmente la Crs,dyn è maggiore della Cst,rs.

È possibile poi calcolare le resistenze totali (Rrs,max) che si dividono in resistenze al flusso (Rrs,min) e in resistenze addizionali (Rrs,add) che danno ragione della disomogeneità del parenchima polmonare e della presenza di alveoli a costanti di tempo differenti e soggetti al fenomeno del pendelluft, la redistribuzione della quota ventilata in condizioni di zero flusso.

Le resistenze totali sono date dal rapporto fra la differenza di pressione di picco meno pressione di plateau e il flusso (L/sec): $Rrs,max = (Ppeak - Pplat)/\dot{V}$. Le resistenze al flusso sono date dal rapporto fra pressione di picco meno P1 (che è la

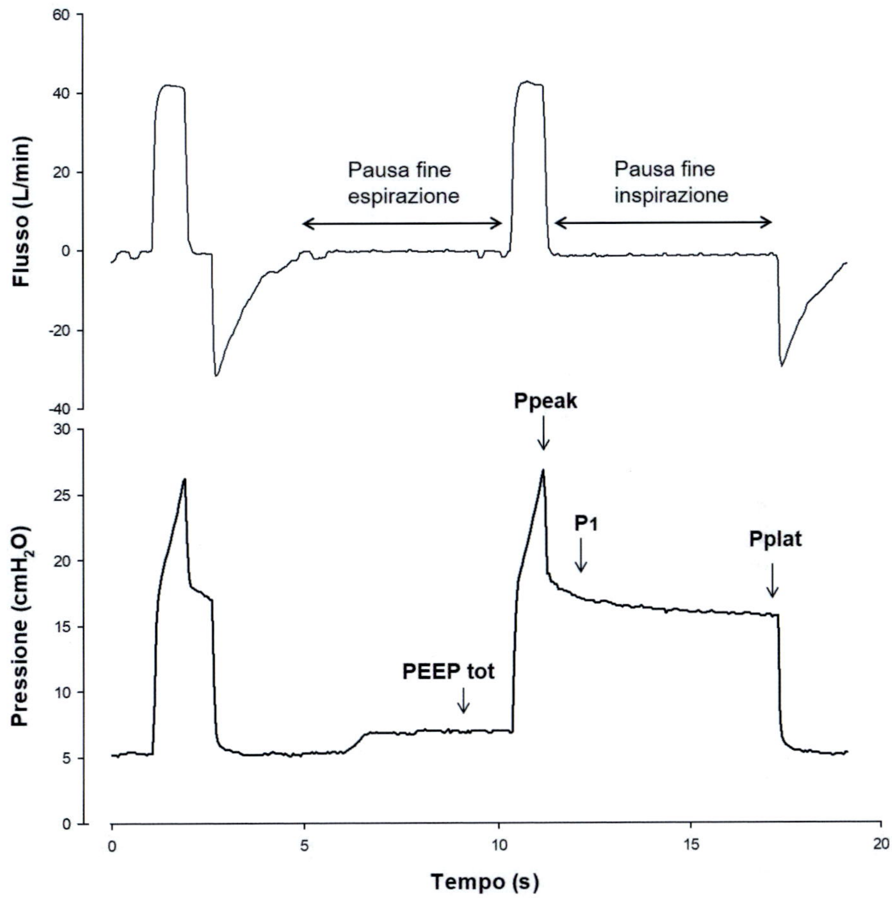

Figura 20.3 Misure di meccanica respiratoria classica ottenute mediante una doppia manovra di occlusione delle vie aeree: una pausa di fine espirazione che consente di individuare la PEEP totale (PEEP tot) e una pausa di fine inspirazione con la quale si individuano la pressione di picco (Ppeak), la P1 (ovvero la pressione nelle vie aeree appena il flusso va a 0) e la pressione di plateau (Pplat).

pressione nelle vie aeree rilevata quando il flusso va a zero) e il flusso: Rrs,min = (Ppeak – P1)/$\dot{V}$. Invece le Rrs,add = (P1-Pplat)/$\dot{V}$ = Rtot – Rflow.

Altra modalità di monitoraggio della funzione respiratoria nel paziente curarizzato è basata sulla curva pressione-volume (P/V) del sistema respiratorio. La costruzione di una curva P/V può essere effettuata con varie metodiche (super siringa, tecnica a interruzioni, tecnica a flusso costante) e consente di avere informazioni importanti per, ad esempio, settare una corretta PEEP. La curva è generalmente lineare tranne che ai suoi estremi, dove possono essere individuati due punti di variazione della linearità, un punto di flesso inferiore, il lower inflection point (LIP) e un punto di flesso superiore (upper inflection point, UIP). Il LIP è caratterizzato da un aumento della pendenza della curva e quindi della compliance dovuta al reclutamento alveolare. L'UIP invece è caratterizzato da una diminuzione della pendenza della curva e quindi da una riduzione della compliance che questa volta avviene ad alti volumi polmonari e che quindi è potenzialmente dovuta alla sovradistensione del polmone stesso. In linea teorica e seguendo un razionale fisiopatologico evidente, si dovrebbe cercare di mantenere la ventilazione nella parte lineare della curva P/V, fra LIP e UIP, usando quindi una PEEP appena superiore al LIP ed un volume corrente che non raggiunga il UIP; ciò dovrebbe garantire la ventilazione alla migliore compliance e prevenire atelettasie e sovradistensione. Tuttavia, recenti evidenze dimostrerebbero che il reclutamento alveolare può proseguire lungo tutta la curva P/V indipendentemente da LIP e UIP e non in tutti i casi l'utilizzo di una PEEP superiore al LIP è ottimale o previene il rischio di barotrauma e sovradistensione. Studi futuri dovrebbero aiutarci a capire quanto attendibile possa essere l'uso della curva P/V nel settare la ventilazione durante anestesia.

Un altro parametro che si può valutare è lo stress index; durante la ventilazione a volume controllato, la variazione della pendenza della curva inspiratoria pressione-tempo indica una modifica della compliance nel range di volume corrente usato. Quindi una riduzione della pendenza della curva, che assume concavità verso il basso, indica un aumento della compliance dovuto ad un reclutamento alveolare e lo stress index sarà < 1; in questo caso l'applicazione di una PEEP più alta dovrebbe evitare il dereclutamento alla fine della espirazione. Viceversa, un aumento della pendenza della curva e quindi una concavità verso l'alto, porta ad uno stress index > 1 che è indicativo di una riduzione progressiva della compliance dovuta a sovradistensione; un setting ventilatorio ottimale dovrebbe realizzare uno stress index di 1 (**Figura 20.4**).

È possibile testare la presenza di una flusso-limitazione espiratoria (EFL) durante anestesia generale tramite il PEEP test, che si basa sul comportamento del flusso espiratorio alla riduzione improvvisa della resistenza espiratoria. Si è in presenza di EFL quando passando rapidamente da 3 cmH_2O di PEEP a zero PEEP non si osserva nei loop dinamici flusso-volume l'aumento del flusso espiratorio (**Figura 20.5**).

Ventilazione artificiale in condizioni particolari

Chirurgia toracica

La chirurgia toracica rende necessario escludere dalla ventilazione il polmone da operare e quindi procedere ad una ventilazione monopolmonare (one-lung ventilation, OLV). Ciò comporta potenzialmente due rischi, il primo legato alla distribuzione della ventilazione su un polmone solo con il rischio di potenziale VILI; il secondo causato dalla esclusione dalla ventilazione del polmone patologico e la sua necessaria riespansione a fine intervento che può essere responsabile di una attivazione di processi di infiammazione, fattori entrambi che rendono il paziente sottoposto a chirurgia toracica maggiormente a rischio di complicanze polmonari postoperatorie.

Come detto precedentemente, l'induzione della anestesia determina nel paziente supino uno spostamento craniale del diaframma che riduce ulteriormente la capacità funzionale residua e le aree ventilate, spostamento a cui in decubito laterale si aggiunge il peso del mediastino; questo determina una redistribuzione della ventilazione che tenderà ad essere maggiore nel polmone non dipendente, proclive. Anche il flusso ematico medio è influenzato dal decubito es-

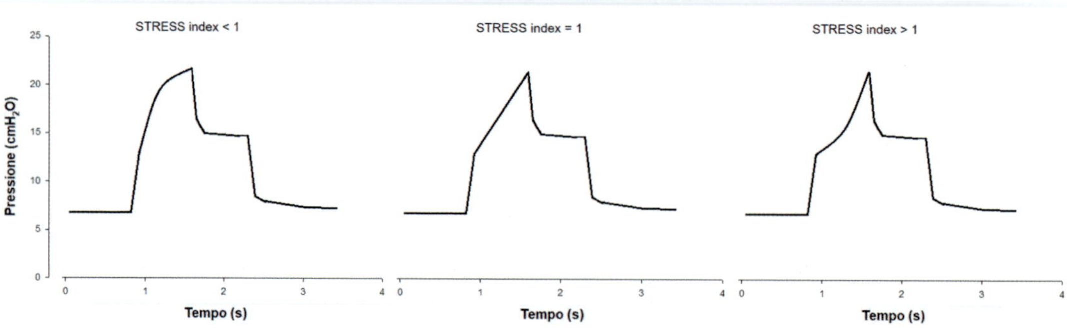

Figura 20.4 Durante una ventilazione in volume controllato a flusso costante la forma della curva pressione-tempo durante l'inspirazione ci dà informazioni su fenomeni di reclutamento o di sovradistensione che avvengono durante l'inspirazione. Uno stress index <1 è indicativo di un reclutamento intra-tidal, viceversa uno stress index >1 è indicativo di una sovradistensione.

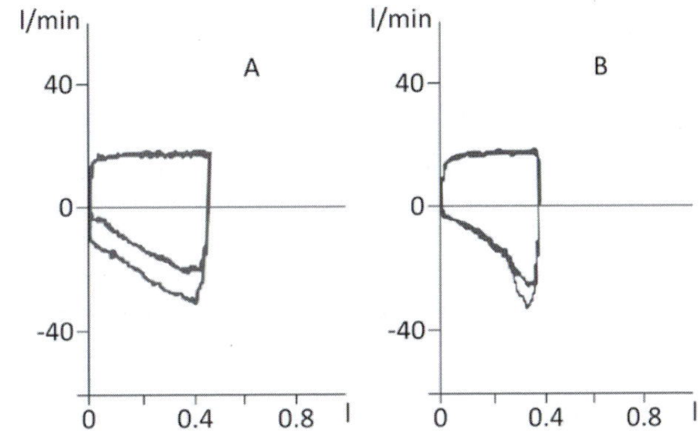

Figura 20.5 PEEP test EFL. Loop flusso-volume di 2 pazienti sottoposti ad anestesia generale per chirurgia addominale maggiore. In entrambi veniva applicato il PEEP-test, che consisteva nella rapida sottrazione di 3 cmH_2O di PEEP durante la fase espiratoria. Nel caso A, la sottrazione di 3 cmH_2O di PEEP portava ad un aumento del flusso espiratorio, ragione per la quale il paziente non è da considerarsi flusso limitato. Al contrario, nel caso B, la sottrazione della PEEP non aumentava il flusso espiratorio configurando la condizione di expiratory flow limitation. (Tratto, con permesso, da: Spadaro S, Rizzuto C, Caramori G, Mojoli F, Zani G, Ragazzi R, Valpiani G, Verri M, Marangoni E, Volta CA. Expiratory flow limitation is the main predictor of pulmonary complications after major abdominal surgery. Anesth Analg 2017; 124(2):524-530).

sendo maggiore a livello del polmone declive rispetto al polmone proclive. Con la OLV si ha un collasso del polmone proclive, superiore, non ventilato che determina una ulteriore quota di shunt intrapolmonare. Lo shunt è parzialmente ridotto dall'attivazione della vasocostrizione ipossica che riduce il flusso ematico al polmone non dipendente.

Il risultato di queste modificazioni fisiopatologiche è la compromissione più o meno grave degli scambi respiratori in corso di OLV con una maggiore tendenza all'ipossiemia rispetto ad altri tipi di chirurgia.

Va da sé che in questo tipo di chirurgia, soprattutto durante la ventilazione monopolmonare, sarebbe consigliata una strategia protettiva con basso volume corrente, nell'ordine di 4-5 ml/kg PBW. A questo dovrebbe essere associata una PEEP ≥ 5 cmH_2O in quanto in grado di ridurre le PPCs. L'uso di una più alta PEEP e di RMs migliorano senza dubbio l'ossigenazione e la meccanica respiratoria ma l'impatto sull'outcome non è chiaro. Non vi sono al momento studi che dimostrino quale sia la PEEP ottimale durante OLV e non si sono dimostrate differenze significative fra l'utilizzo di una ventilazione in PCV e VCV.

Cardiochirurgia

Durante bypass cardiopolmonare (cardio-pulmonary bypass, CPB) si assiste ad una attivazione di meccanismi proinfiammatori legati in parte alla circolazione extra-corporea, in parte al collasso e all'esclusione dei polmoni da ventilazione e perfusione. I pazienti sottoposti a cardiochirurgia hanno una incidenza maggiore di PPCs rispetto ad altre chirurgie. Prima e dopo il CBP una strategia di ventilazione protettiva con basso volume corrente, PEEP moderata e bassa FiO_2 sembra essere ragionevole. Durante CBP si può fermare la ventilazione, opzione che migliora l'esposizione del campo e favorisce l'atto chirurgico, oppure si può applicare una CPAP o una ventilazione a bassi volumi correnti e basse frequenze respiratorie. Queste ultime due opzioni riducono la quota di collasso alveolare che potenzialmente espone ad un maggior rischio di PPCs. Le manovre di reclutamento in questi pazienti vanno condotte con attenzione per la possibile compromissione emodinamica e quindi evitate se non strettamente necessarie. Al termine del CBP possono essere applicate manovre di reclutamento prima di ripristinare la ventilazione e questo correla con un minor numero di PPCs.

L'estubazione precoce e l'utilizzo di una ventilazione non invasiva postoperatoria hanno dimostrato di ridurre il numero di PPCs e di reintubazioni.

Chirurgia laparoscopica e robotica

La chirurgia laparoscopica viene oggi ampiamente utilizzata per un sempre maggior numero di patologie. I suoi vantaggi risiedono nella minore invasività e nella più breve durata della ripresa postoperatoria e quindi del ricovero intraospedaliero. Tuttavia, l'induzione dello pneumoperitoneo causa notevoli modificazioni della funzione cardio-respiratoria dei pazienti, in modo particolare nei pazienti che presentano già patologie croniche del sistema respiratorio oppure che abbiano un indice di massa corporea (Body Mass Index, BMI) elevato. Inoltre, generalmente questo tipo di procedure ha una durata maggiore rispetto ad una chirurgia laparotomica. Questo determina l'importanza di una buona condotta intraoperatoria della ventilazione meccanica.

L'insufflazione di gas nella cavità peritoneale determina delle pressioni intraddominali di circa 10-12 cmH_2O e ciò può essere responsabile di un ulteriore spostamento craniale del diaframma, riduzione della FRC e maggiore formazione di atelettasie. Vi è anche un irrigidimento del diaframma, a tutti gli effetti una delle componenti della gabbia toracica, che spiega una riduzione della compliance di tutto il sistema respiratorio. Questo si traduce in un aumento delle pressioni nelle vie aeree dovuto ad una maggiore quota di pressione spesa per vincere la riduzione di compliance della gabbia toracica.

La ventilazione protettiva con bassi volumi correnti va dunque associata ad una PEEP che consenta di evitare la ciclica apertura e chiusura di aree alveolari dipendenti che tendono al collasso e recluti le aree atelettasiche, riducendo il rischio di insorgenza di PPCs. Recentemente è stata studiata una strategia "open lung" che associ una RM all'applicazione di una alta PEEP; tale strategia ha determinato un miglioramento della ossigenazione intraoperatoria e della compliance della gabbia toracica, migliorando così la meccanica del sistema respiratorio.

Chirurgia bariatrica/paziente obeso

L'obesità, definita come un BMI ≥ 30 kg/m^2, è una patologia multisistemica cronica e pro-infiammatoria che sta acquistando sempre maggiore prevalenza in particolare nei Paesi occidentali. Il paziente obeso pone nuove sfide poiché presenta un aumentato numero di comorbidità quali diabete, ipertensione arteriosa, sindrome delle apnee ostruttive del sonno (OSAS), sindrome da ipoventilazione e ipertensione polmonare. I pazienti obesi presentano anche una alterazione della funzione respiratoria e delle proprietà meccaniche polmonari che li rendono a rischio aumentato di sviluppare complicanze polmonari postoperatorie. Il paziente obeso presenta una riduzione della FRC che è ulteriormente aggravata dall'anestesia generale e dalla posizione supina durante la chirurgia. Risulta quindi un aumento della quota di atelettasie e di chiusura delle piccole vie aeree, una riduzione della compliance polmonare e della gabbia toracica, con un aumento delle resistenze; in definitiva il paziente obeso presenta una maggiore tendenza all'ipossiemia moderata o severa. Queste alterazioni sono ancor più rilevanti nel paziente con OSAS.

Diventa quindi chiaro come la gestione perioperatoria e la strategia di ventilazione intraoperatoria risultino fondamentali nel ridurre i rischi di PPCs in questi pazienti.

Per prima cosa bisogna tenere presente che nel paziente obeso tutte le fasi dell'anestesia presentano delle potenziali difficoltà. Durante l'induzione vi è un rischio aumentato di ipossiemia così come di un difficile controllo della via aerea. Data la riduzione della riserva di ossigeno la preossigenazione è necessaria e andrebbe considerato l'utilizzo non invasivo di CPAP.

Durante il mantenimento dell'anestesia vi è un razionale fisiopatologico nell'utilizzo di un più alto livello di PEEP rispetto al paziente non obeso, intorno ai 10-15 cmH_2O eventualmente preceduto da manovre di reclutamento. È dimostrato come questa strategia aumenti l'ossigenazione, riduca la quota di atelettasia e migliori le proprietà meccaniche polmonari. Tuttavia, l'utilizzo di un alto livello di PEEP non è scevro da rischi quali la sovradistensione alveolare e complicanze sul versante emodinamico. Uno studio recente (PROBESE) ha infatti suggerito come anche nel paziente obeso non siano necessari né alti livelli di PEEP né manovre di reclutamento per prevenire le PPCs, anche se riteniamo che il vero problema clinico sia rappresentato dalla necessità di avere un livello di PEEP individualizzato sulle condizioni cardio-respiratorie e quindi cliniche del paziente obeso e che quindi valori aprioristici di Vt o di PEEP non siano auspicabili.

Infine, nella gestione postoperatoria del paziente obeso andrebbe preso in considerazione l'utilizzo di CPAP o ventilazione non invasiva (NIV), che sicuramente deve essere proseguita nei pazienti con OSAS che già erano in terapia con CPAP notturna.

Letture consigliate

Miskovic A, Lumb AB: Postoperative pulmonary complications. Br J Anaesth 2017; 118(3): 317-334.

Slutsky AS, Ranieri VM: Ventilator-induced lung injury. N Engl J Med 2014; 370(10): 980.

Bali L, Costantino F, Orefice G, et al: Intraoperative mechanical ventilation: state of art. Minerva Anestesiol 2017; 83(10): 1075-1088.

Serpa Neto A, Cardoso SO, Manetta JA, et al: Association between use of lung-protective ventilation with lower tidal volumes and clinical outcomes among patients without acute respiratory distress syndrome: a meta-analysis. JAMA 2012; 308(16): 1651-1659.

Futier E, Costantin JM, Pelosi P, et al: Intraoperative recruitment maneuver reverses detrimental pneumoperitoneum induced respiratory effects in healthy weight and obese patients undergoing laparoscopy. Anaesthesiology 2010; 113(6): 1310-1319.

Gattinoni L, Tonetti T, Cressoni M, et al: Ventilator-related causes of lung injury: the mechanical power. Intensive Care Med 2016; 42(10): 1567-1575.

Bignami E, Guarnieri M, Saglietti F, et al: Mechanical Ventilation During Cardiopulmonary Bypass. J Cardiothorac Vasc Anesth 2016; 30(6): 1668-1875.

ANESTESIA IN DAY-SURGERY

21

Rocco Rago, Francesco Forfori

Premesse

La Day Surgery (DS) si sviluppa, in Italia, come modello assistenziale in grado di razionalizzare e riorganizzare l'attività chirurgica, definita ad "alto grado di inappropriatezza", attraverso un approccio innovativo, che colloca il paziente al centro del percorso assistenziale, riducendo i costi sanitari pur erogando un'assistenza di alta qualità e con livelli di sicurezza elevati. Infatti, ricovero breve non corrisponde a una riduzione qualitativa delle cure, bensì a una loro concentrazione in un tempo breve. Per questa sua prerogativa, è necessario implementare protocolli e procedure caratterizzati da un forte rigore operativo, affinché il paziente sia dimesso nell'arco di poche ore.

I vantaggi offerti dalla DS sono noti e includono:

- riduzione del disagio connesso all'ospedalizzazione, cui conseguono recupero postoperatorio e ritorno alle attività della vita quotidiana rapidi
- limitazione delle complicanze collegate al prolungato allettamento (trombo-embolie) e al ricovero ordinario (infezioni nosocomiali)
- possibilità di effettuare un maggior numero di interventi in un tempo ristretto con scorrimento veloce delle liste d'attesa
- contenimento della spesa sanitaria (costi di erogazione del servizio e minor richiesta di personale).

Sono tuttavia da considerare anche possibili svantaggi, in particolare:

- eventuale insorgenza di complicanze (soprattutto dolore e nausea e vomito postoperatori [PONV]) in caso di dimissione precoce o di protocolli inadeguati
- maggiore peso sociale a carico dei familiari

Nondimeno, la DS ha riscosso ampio consenso internazionale, soprattutto nei paesi anglosassoni, dove la percentuale di procedure eseguite in DS raggiunge, in alcuni casi, il 75% dei ricoveri chirurgici. In Italia, il ritardo culturale, organizzativo e strutturale, ha consentito di raggiungere, nel 2007, una percentuale del 35,2% degli interventi totali, con enormi disparità regionali (Trentino 53,5%; Lazio e Puglia meno del 29%).

Approccio diverso alle cure

Già nel 2006, uno studio della Mayo Clinic dimostrava che i pazienti intervistati riguardo alle cure ricevute, sottolineavano il desiderio che i loro medici fossero fiduciosi, empatici, umani, schietti e rispettosi. Non c'era menzione alcuna sulle competenze cliniche, dando per scontato che le avessero. Questo "desiderio" è fortemente perseguito in DS, attraverso quello che potremmo definire "**l'ospedale a impatto lieve**". In questo approccio, è valorizzato il concetto personale del ricovero, oltre a quello biologico, attraverso una forte riduzione, per quanto possibile, della percezione negativa dell'ospedalizzazione. La **standardizzazione personalizzata** di tutta la fase perioperatoria, consente di raggiungere l'obiettivo, grazie alla riduzione dello stress connesso al ricovero e il rapido recupero postoperatorio. I punti chiave valorizzati sono:

- controllo dell'ansia
- tecniche anestesiologiche con basso impatto sul Sistema Nervoso Vegetativo (SNV) e scarsi effetti collaterali
- tecniche chirurgiche mini-invasive
- limitazione di drenaggi, tubi e cateteri
- mantenimento dello stato normotermico
- rapida ripresa della deambulazione
- digiuno breve anche dopo anestesia generale

- controllo del dolore
- attenzione ai bisogni individuali

Affinché ciò si realizzi è necessario costituire un gruppo medico-infermieristico affiatato, di elevato standard professionale, dotato di competenze scientifiche e cultura organizzativa, e motivato al miglioramento continuo della prestazione. In questo contesto, l'anestesista esercita un ruolo fondamentale, perché centrale rispetto ai processi clinico-organizzativi e trasversale rispetto alle chirurgie specialistiche. Pertanto ha competenze per perseguire la direzione dei centri di DS.

Selezione e informazione

L'**istruzione** del paziente e dei suoi familiari, ai processi che li coinvolgeranno, è contestuale alla valutazione preoperatoria. L'obiettivo è di ridurre lo stress peri-operatorio, valutare i suoi bisogni, personalizzare l'informazione e facilitare il recupero domiciliare. Tuttavia, in alcuni casi, le indicazioni fornite, pur apparendo minuziose ed esaurienti per gli operatori, sono percepite come lacunose e insufficienti dai pazienti. Per questo motivo, in quelli con maggiori necessità (presenza di dolore cronico, abuso di farmaci, co-morbilità, fattori sociali), sono stati introdotti programmi educativi e di supporto personalizzati, con ottimi risultati in termini di:

- riduzione dell'ansia pre-operatoria
- minori richieste di sedativi
- ridotto consumo di oppioidi post-operatori
- ridotta degenza

Tra gli approcci informativi sono da ricordare, oltre alle comunicazioni verbali e alle prescrizioni scritte, l'utilizzo di materiali video, audio e documentazione online.

La **selezione** del paziente è il cardine del processo di cura, poiché consente di identificare eventuali fattori di rischio e, conseguentemente, di ottimizzare le sue condizioni pre-operatorie ovvero di escluderlo da questo regime di ricovero. Sebbene nessuno studio abbia specificamente valutato l'utilità della *raccolta anamnestica* e dell'*esame clinico*, una indagine sul dolore (uso di farmaci e loro risposta) e sulla presenza di co-morbilità (disturbi emo-coagulativi, depressione,...) sono elementi essenziali allo sviluppo di un adeguato piano assistenziale. Di contro, per alcuni studi, non vi sono differenze qualitative nei risultati di pazienti, operati in DS, anche nel caso in cui tutte le indagini preoperatorie siano omesse.

Una strategia impiegata con successo, che agevola questa fase, è la somministrazione di un questionario anamnestico, da consegnare in tempo utile (almeno 30 giorni prima) e comunque prima della valutazione anestesiologica. Le risposte possono aiutare a determinare, non solo se il paziente deve presentarsi a visita o se un colloquio telefonico è sufficiente, ma anche a fornire indicazioni su quali indagini richiedere.

Come per la **valutazione** dei pazienti in regime di ricovero ordinario, l'anamnesi dovrebbe comprende, oltre alle caratteristiche dell'intervento:

- presenza di allergie
- elenco dei farmaci aggiornato e accurato
- precedente storia clinica
- lista di problemi correnti

Per ciò che riguarda l'*esame obiettivo*, sono indispensabili valutazioni approfondite delle vie aeree e del sistema cardiopolmonare.

I tempi della valutazione sono la chiave del successo, affinché: sia fornita un'assistenza qualitativamente elevata, si consegua il risultato pianificato e siano evitati l'annullamento o il ritardo della procedura. Quindi, deve essere programmata con adeguato anticipo rispetto al ricovero, per disporre di tempo sufficiente alla revisione della documentazione clinica, all'identificazione di potenziali fattori di rischio e alla loro riduzione, attraverso la pianificazione di ulteriori esami diagnostici o programmi terapeutici.

I risultati dei **test** entro 6 mesi dall'intervento sono generalmente accettabili. Risultati più recenti sono auspicabili quando il quadro clinico è cambiato o giocano un ruolo nella scelta di una particolare tecnica anestesiologica. In ogni caso, la richiesta di esami dovrebbe essere individualizzata e basata su informazioni ottenute da:

- documenti in possesso del paziente e colloquio
- esame obiettivo
- tipo e invasività della procedura prevista

Per semplificare l'iter diagnostico sarebbe opportuno sviluppare una *griglia degli esami*, basandosi sulla classe ASA, sul tipo di anestesia e sulle condizioni cliniche del paziente (il grading chirurgico è sempre 1-2). Un esempio è fornito dalla tabella successiva, nella quale sono indicati: in giallo gli esami che possono essere omessi, in blu quelli da richiedere in base al giudizio clinico, in rosso quelli obbligatori (**Tabella 21.1**).

Criteri di idoneità

Sociali

- il paziente deve comprendere ed accettare il percorso assistenziale e osservarne le prescrizioni terapeutiche e le indicazioni comportamentali
- dopo la procedura, un adulto responsabile deve accompagnare il paziente a casa e fornire supporto per 24 ore
- i pazienti che vivono da soli sono esclusi
- disponibilità di contatto telefonico
- distanza dell'abitazione dalla sede dove è stato eseguito l'intervento, o da un'altra struttura di riferimento, non superiore ad un'ora di automobile.

Particolarmente rilevante per i pazienti è il loro sistema di supporto sociale postoperatorio, a cui spesso non viene data sufficiente considerazione. È essenziale sapere chi accompagna il paziente a casa e se l'ambiente domiciliare è adeguato a garantire la sua sicurezza e la sua cura. Alcuni Centri esteri, hanno iniziato a valutare la reale necessità di un adulto responsabile dopo un intervento minore e a fornire badanti ai pazienti che vivono da soli.

Clinici

Poche condizioni mediche, quando completamente ottimizzate, rappresentano motivo di esclusione dalla DS. È importante sottolineare che lo stato di salute deve essere valutato durante la visita anestesiologica e non subordinato a limiti arbitrari (ASA, età, BMI).

- *Malattie croniche*: i pazienti con malattia cronica stabile sono spesso meglio gestiti in DS (minima interruzione della routine quotidiana)
- *Obesità*: gli obesi traggono vantaggio dal ricovero diurno, grazie all'uso di anestetici a breve durata d'azione e alla mobilizzazione precoce; l'obesità è comunque un fattore di rischio importante, pertanto deve essere attentamente valutata, escludendo, orientativamente, i pazienti con BMI (indice di massa corporea) ≥ 40, mentre tra 35 e 40 devono essere considerate le condizioni generali, il tipo di procedura chirurgica e di anestesia.
- *Classificazione ASA* (American Society of Anesthesiology): sono idonei i pazienti che appartengono alle classi I e II, mentre i pazienti

Tabella 21.1 Griglia degli esami pre-operatori.

ANESTESIA LOCALE (eseguita dal chirurgo)

Esami	*ASA I*	*ASA II*			*ASA III*		
	abs	CV	Polm	Ren	CV	Polm	Ren
Ematici	ndir	ndir	ndir	ndir			
ECG	>60		>60	>60		>60	>60
Rx							

ANESTESIA LOCO-REGIONALE E MAC

Esami	*ASA I*	*ASA II*			*ASA III*		
	abs	CV	Polm	Ren	CV	Polm	Ren
Ematici							
ECG	>60		>60	>60		>60	>60
Rx	ndir	ndir	ndir	ndir	ndir	ndir	ndir

ANESTESIA GENERALE

Esami	*ASA I*	*ASA II*			*ASA III*		
	abs	CV	Polm	Ren	CV	Polm	Ren
Ematici							
ECG	>60		>60	>60			
Rx							

Il colore giallo indica esami non di routine, il rosso esami indispensabili ed il blu gli esami in base al giudizio clinico.

ASA III lo sono solo se la patologia concomitante è stabilizzata e compensata e l'intervento non interferisce con essa
- *Età*: non vi sono limiti superiori, ma è da porre in rapporto alle condizioni generali, tenendo presente che tornare velocemente nel loro ambiente familiare può ridurre la disfunzione cognitiva postoperatoria degli anziani; il limite inferiore, invece, è di 3 anni
- *Previsione di intubazione difficile*: non è un criterio di esclusione assoluto, ma deve essere valutata attentamente in relazione alla procedura da effettuare e alle possibilità clinico-organizzative disponibili per far fronte a tale circostanza.
- *Apnee notturne*: esistono questionari per la valutazione e linee guida per la gestione dei pazienti affetti da questa condizione.

Chirurgici

Se l'intervento è elencato nell'accordo Stato-Regioni e successive modifiche è probabilmente appropriato per la DS. In ogni caso, va considerato quanto segue.
- *Procedura*: non deve determinare un rischio rilevante per complicanze gravi (emorragia, instabilità cardiovascolare)
- *Postoperatorio*: non deve essere necessaria alcuna cura o osservazione specialistica postoperatoria prolungata
- *Sintomi postoperatori*: devono essere controllabili con l'associazione di farmaci orali e tecniche loco-regionali
- *Normali funzioni* (nutrizione orale, mobilizzazione sicura): dovrebbero essere ripristinate in breve tempo.

Digiuno

Le prescrizioni sul digiuno prolungato, pre e post-operatorio, sono controproducenti per il recupero del paziente dopo chirurgia maggiore. Ancor di più, tale atteggiamento, appare ingiustificato nel ricovero breve. L'intervento chirurgico produce una risposta metabolica allo stress, caratterizzata da insulino-resistenza postoperatoria (IRP), associata ad un aumento della morbilità e del prolungamento della degenza. Pertanto, il digiuno da cibo solido non deve essere >6 ore, mentre l'assunzione di 150 ml di liquidi chiari (acqua, succo di mela trasparente, 7-up/Sprite, Gatorade o simile), fino a 2 ore prima del ricovero, favorisce lo svuotamento gastrico e migliora il recupero.

Dopo l'intervento, i pazienti sono incoraggiati all'alimentazione e alla deambulazione rapida, senza esserne obbligati, elementi che contribuiscono ad alleviare il disagio della ospedalizzazione e il dolore. Utili sono anche sistemi di distrazione: ascoltare musica, leggere riviste, guardare la televisione.

Anestesia

La tecnica anestesiologica prescelta dovrebbe garantire: uno stress minimo e il massimo comfort per il paziente, una bassa incidenza di effetti collaterali, ma anche, considerando il breve ricovero, il rapido ripristino delle condizioni psico-fisiche di base.

Anestesia Generale (TIVA, Bilanciata). Con il progressivo aumento della complessità dei casi trattati (anche non compresi nell'Accordo Stato-Regioni), l'anestesia generale trova sempre maggior impiego nelle procedure eseguite in regime di ricovero breve. I farmaci disponibili, con una emivita contesto sensibile breve, permettono una rapida reversibilità della profondità dell'anestesia; in aggiunta sono caratterizzati da una bassa incidenza di effetti collaterali. La maschera laringea è ampiamente utilizzata per il controllo delle vie aeree: è sicura e meno invasiva rispetto all'intubazione oro-tracheale. Da ultimo, va sempre presa in considerazione, in tutti i casi possibili, l'associazione con blocchi anestetici centrali o periferici, i quali contribuiscono a un ridotto uso di anestetici e una migliore analgesia postoperatoria.

Anestesia Locoregionale Trova indicazione in ambito DS purché opportunamente utilizzata. Per quanto riguarda l'anestesia sub aracnoidea, sono consigliate le varianti selettiva e superselettiva, che non impongono l'espansione volemica, possibile causa di distensione vescicale. Per di più, evitando il blocco motorio e grazie alla breve durata, permettono il ripristino precoce della deambulazione e una dimissione affidabile. Se invece si esegue un blocco periferico, la dimissione è condizionata dalla regressione completa del blocco motorio, in particolare se ha interessato agli arti inferiori. I blocchi ecoguidati della parete addominale, come il TAP-block (blocco del piano trasverso dell'addome) o il blocco della guaina del muscolo retto, sono sempre più utilizzati in chirurgia addominale (es. ernioplastiche), soprattutto per il controllo del dolore postoperatorio.

Anestesia Locale Assistita (MAC). È indicata, in tutti i casi possibili, per il ridotto impatto sul SNV e i minimi effetti collaterali. La sedo-analgesia è associata all'anestesia locale o locoregionale, utilizzando farmaci versatili e facilmente modulabili rispetto al contesto. Il risultato è una maggiore compliance e comfort intraoperatorio del paziente, che permettono procedure chirurgiche agevolate e più rapide. Il monitoraggio è sovrapponibile a quello consueto (ecg, SaO_2, PA). Per valutare il livello di sedazione si ricorre alla Scala di Ramsey (**Tabella 21.2** e **21.3**).

I farmaci (oppioidi, anestetici endovenosi, benzodiazepine) possono essere utilizzati a vario dosaggio e associazione, purché:

- abbiano proprietà sedative, ipnotiche ed amnesiche
- determinino bassa incidenza di effetti collaterali
- permettano un pronto ripristino dell'autonomia psico-fisica.

Anestesia Pediatrica. La DS si presta ottimamente alla chirurgia pediatrica, perché caratterizzata da interventi con basso grading e di breve durata, su pazienti tendenzialmente sani. Inoltre, il ricovero breve è meno dirompente per la vita familiare ed è, oltretutto, promosso dalla Carta europea dei diritti dei bambini: *"I bambini dovrebbero essere ricoverati in ospedale solo se le cure di cui hanno bisogno non possono essere ugualmente bene forniti a casa o in un giorno"*. Tuttavia, alcuni pazienti non sono idonei a questo regime assistenziale:

- neonati a termine (oltre le 38 settimane) con un età inferiore ad un mese (maggior incidenza di complicanze respiratorie)
- pretermine o ex-pretermine <60 settimane post concezionali per l'aumentato rischio di apnea e bradicardia postoperatorie, pertanto, solo ospedali di alta specialità, dotati di strutture per il monitoraggio intensivo postoperatorio, possono ricoverare questi pazienti.
- ASA III
- pazienti che al ricovero presentano segni e sintomi di infezione, soprattutto dell'apparato respiratorio.

Ipotermia. È un aspetto spesso trascurato, causa di diversi effetti negativi, tra cui:

Tabella 21.2 Scala di Ramsey.

Livello sedazione	Paziente
1	Ansioso, agitato, irrequieto
2	Tranquillo, orientato e collaborante
3	Risponde al comando
4	Addormentato con pronta risposta a lieve stimolazione della glabella o a forte stimolo uditivo
5	Addormentato con risposta rallentata agli stimoli precedenti
6	Addormentato senza risposta agli stimoli precedenti (anestesia)

Tabella 21.3 Tipi di sedazione.

Sedazione	Clinica
Minima (1-2)	- il paziente risponde a tono ai comandi verbali senza (livello 1: sveglio) o con una lieve stimolazione tattile (livello 2: assonnato) - la ventilazione spontanea e la funzione cardiocircolatoria sono mantenute
Moderata (3-4)	- il paziente è addormentato ma risvegliabile al comando (livello 3), ovvero dopo una leggera pressione sulla glabella o un forte stimolo uditivo (livello 4) - la pervietà delle vie aeree, la ventilazione spontanea e i riflessi protettivi sono solitamente mantenuti, così come la funzione cardiocircolatoria
Profonda (5)	- il paziente presenta una risposta rallentata ad una leggera pressione sulla glabella o ad un forte stimolo uditivo (livello 5) - la pervietà delle vie aeree, i riflessi protettivi possono essere compromessi e la ventilazione spontanea può essere inadeguata, mentre la funzione cardiocircolatoria è solitamente mantenuta.

- alterata interazione farmacologica di numerosi farmaci
- aumento dell'incidenza di complicanze infettive e vascolari
- prolungamento dell'ospedalizzazione.

La ridistribuzione del calore corporeo (annullamento gradiente termico cute/core) nella prima ora dall'induzione dell'anestesia provoca ipotermia. Ne consegue la necessità di contrastarla da subito negli interventi con previsione di durata superiore all'ora, utilizzando materassini e coperte termiche e/o riscaldando i liquidi da infondere. Attualmente, si sta affermando il concetto di *riscaldamento preventivo*, per almeno 10 minuti prima dell'anestesia, che darebbe migliori risultati rispetto ai protocolli consueti. Alcun strategie, come la deambulazione pre e post intervento possono contribuire a ridurre l'ipotermia. Da ultimo, va sottolineato che il paziente pediatrico, a causa della labilità del sistema della termoregolazione, deve essere riscaldato sempre, indipendentemente dalla durata della procedura chirurgica.

PONV. Considerando che, insieme al dolore, è la prima causa di mancata o ritardata dimissione e di ricovero non programmato, è essenziale che siano adottati protocolli analgesici che scoraggino l'uso degli oppioidi (in particolare morfina), causa di aumentato rischio di PONV. La letteratura non evidenzia la necessità di linee guida restrittive in DS su questo argomento. Ciononostante è consigliata l'applicazione di misure generiche per la sua prevenzione:

- idratazione endovenosa perioperatoria (almeno 10-20 ml/Kg)
- uso di tecniche anestesiologiche a basso impatto (es. MAC, ALR, TIVA)
- evitare l'uso di oppiodi
- dieta leggera precoce.

Si può valutare il rischio di PONV con la scala APFEL (**Tabella 21.4**).

Oltre ai fattori elencati in tabella, va ricordato che per ogni 30 min di durata dell'intervento, il rischio di PONV aumenta del 6%. Per ciò che riguarda la profilassi polifarmacologica si possono associare due o tre farmaci con diverso meccanismo d'azione: Droperidolo, Ondansetron e Promezina alla fine della chirurgia; Desametasone prima dell'induzione dell'anestesia.

Trombosi Venosa Profonda (TVP). Sebbene la mobilizzazione precoce preservi il paziente da questa eventualità, estendendo la gamma e la complessità delle procedure chirurgiche nel ricovero breve, può essere necessario valutare il rischio di TVP. Le linee guida della Regione Toscana, aggiornate nel 2017, evidenziano che la letteratura internazionale non dirime la questione sulla profilassi trombo embolica in DS, pertanto, sconsigliano l'applicazione automatica delle schede di rischio, suggerendo una scelta individualizzata, in base ai due criteri clinici (**Tabella 21.5**).

Assistenza post-operatoria

Dopo anestesia generale, il paziente deve essere sorvegliato in recovery room fino a quando non abbia recuperato i riflessi di protezione delle vie aeree, l'orientamento temporo-spaziale e si siano stabilizzati i parametri vitali. Soddisfatti questi criteri, può essere trasferito in una zona a minore intensità di cura (degenza).

Digiuno e deambulazione. In funzione del tipo di procedura anestesiologica, è appropriato considerare quanto segue:

- i pazienti sottoposti ad *anestesia locale o sedazione* possono mangiare e bere senza divieti e camminare liberamente, inizialmente seguiti dal loro accompagnatore
- i pazienti sottoposti ad *anestesia locoregionale* possono mangiare su richiesta e deambulare dopo la regressione del blocco

Tabella 21.4 Scala di APFEL.

Fattori di rischio	Rischio PONV (%)	Terapia
Nessuno 0 fattori	10	-
Sesso femminile 1 fattore	20	-
Non fumatore 2 fattori	40	monofarmacologica
Storia di PONV 3 fattori	60	polifarmacologica
Oppioidi Post operatori 4 fattori	80	polifarmacologica

Tabella 21.5 Valutazione rischio TVP.

Anamnesi	Risposta
Pregresso episodio di TEV	sì ❑ no ❑
Previsione di ipomobilità	sì ❑ no ❑

- i pazienti sottoposti ad *anestesia generale* possono assumere una dieta leggera (tè, biscotti, marmellata, gelato, yogurt) dopo circa 2 ore dalla fine dell'intervento e, successivamente, camminare insieme all'accompagnatore.

Prima di deambulare è necessario misurare la PA, i cui valori non devo subire variazioni del 10-20% rispetto a quelli basali.

Controllo del dolore. Ancora oggi, dopo un intervento chirurgico, un dolore da moderato a severo può essere percepito in una percentuale compresa tra il 50% e 70% dei pazienti. Inoltre, circa il 50% di essi, soffre dello stesso dolore nelle 24-48 ore successive, spesso, per scarse conoscenze del sintomo, per l'errata valutazione dell'intensità dello stesso o per la mancanza di protocolli adeguati. Il dolore aumenta il rischio di complicanze post-operatorie, con vari meccanismi, e interferisce con il recupero e il ritorno del paziente alle normali attività quotidiane. Dunque, il suo controllo è cruciale. Nondimeno, in regime di ricovero breve, l'impostazione della terapia appare di non facile gestione, soprattutto in quei pazienti con una storia di dolore preesistente e in quelli che abusano di farmaci. Recentemente sono state pubblicate raccomandazioni, a cura delle più importanti società americane, nelle quali sono esaminati varie aspetti:

1. *l'informazione* deve essere precisa e approfondita
2. *la raccolta anamnestica* deve avvenire in maniera dettagliata
3. *gli aggiustamenti* del piano antalgico devono essere subordinati all'efficacia della terapia
4. *l'analgesia multimodale* deve essere perseguita sempre, con la somministrazione di più classi di analgesici associati anche a tecniche non farmacologiche; l'uso simultaneo di farmaci che agiscono su diversi recettori ovvero somministrati per vie diverse (es. sistematica e neuroassiale) produce un sollievo dal dolore superiore e un diminuito consumo di oppioidi
5. *l'uso di strategie cognitivo-comportamentali* (tecniche di rilassamento, ipnosi e suggerimenti intra-operatori, musica) che, tuttavia, ha fornito risultati contrastanti

Nella scelta dei farmaci e della loro somministrazione, va ricordato che:

1. non è raccomandato l'uso pre-operatorio di oppioidi allo scopo di diminuire il dolore e il loro consumo nel post-operatorio
2. gli analgesici non devono somministrarsi per via intramuscolare a causa del dolore nel sito di inoculazione ed dell'assorbimento imprevedibile
3. è fortemente raccomandata l'associazione di paracetamolo e FANS in tutti i pazienti nei quali non siano controindicati
4. va perseguito l'uso di tecniche di anestesia regionale e locale

Per concludere, ogni unità di DS dovrebbe attuare protocolli e procedure per il controllo del dolore, le quali risultano efficaci se, nelle 48 ore successive alla dimissione, solo una percentuale <5% dei pazienti presenta un dolore severo (**Tabella 21.6**).

Tabella 21.6 Protocollo analgesico peri-operatorio.

Contesto	Farmaci
In SO prima dell'intervento	Paracetamolo 1 gr Ketorolac 30 mg
In RR dopo l'intervento	Oppioide a basse dosi (se VAS maggiore di 3)
Corsia	Paracetamolo 1 gr Ketorolac 30 mg
Se allergia a FANS	Paracetamolo 1 gr Oppioide a basse dosi

Dimissione e follow-up

L'idoneità alla dimissione del paziente, dovrebbe essere valutata in base alla clinica e non al tempo. Tuttavia, salvo controindicazioni, in caso di:

- **sedazione** (midazolam, bolo di propofol), i pazienti possono essere dimessi entro 2 ore
- **anestesia loco regionale**, sono dimissibili alla regressione del blocco
- **anestesia generale**, entro 6 ore

Oltre le 6 ore di osservazione, in presenza di sintomi che ne pregiudicano la sicurezza a domicilio, il paziente deve essere trasferito nella UO di riferimento. L'anestesista e il chirurgo (o un delegato) devono essere contattabili per risolvere eventuali problemi clinici e organizzativi fino alla dimissione, la quale è appropriata anche se effettuata dall'infermiere, purché si usino protocolli concordati. Lo score maggiormente utilizzato per la dimissione è il PADSS modificato (Post Anaesthetic Discharge Scoring System), riportato in **Tabella 21.7**. Il paziente è considerato idoneo alla dimissione se il punteggio ottenuto è ≥9 (max. 10).

Alcuni dei tradizionali criteri di dimissione, come la tolleranza ai liquidi e la diuresi sono sempre meno applicati, anche perché, forzare l'alimentazione può essere concausa di PONV e, quindi, di ritardata dimissione.

Anche il trasferimento va attentamente valutato, identificando i pazienti a rischio di sviluppare problemi a domicilio (es. intervento prolungato o manipolazione della vescica). Inoltre, i protocolli possono essere adattati per consentire ai pazienti, a basso rischio o sottoposti a intervento chirurgico minore ovvero con contesti sociali favorevoli, di essere dimessi anche se i criteri non sono pienamente soddisfatti: ad esempio la confusione postoperatoria lieve negli anziani dopo l'intervento è evenienza possibile.

Come regola generale, si consiglia ai pazienti di non bere alcol, di non utilizzare macchinari o guidare per 24 ore dopo anestesia generale. Oltre a ciò, devono essere dimessi con una terapia analgesica appropriata e le istruzioni per l'uso (**Tabella 21.7**). Una copia della lettera di dimissione, per il MMG, deve essere consegnata ai pazienti dal chirurgo. In essa sono descritti: intervento, anestesia, decorso postoperatorio, prescrizioni e istruzioni, effetti collaterali possibili e complicanze, numeri di telefono per consulenze e urgenze, appuntamento di follow-up chirurgico.

È necessario allestire un servizio di assistenza per le prime 24 ore dopo la dimissione oltre a sviluppare protocolli per la gestione dei ricoveri non programmati.

Il follow-up telefonico, 24 ore dopo la dimissione, molto apprezzato dai pazienti, fornisce supporto per eventuali complicanze immediate ed è utile per controllare il decorso. L'outcome è valutato con un questionario telefonico dopo 4 settimane (**Tabella 21.8**).

Tabella 21.7 PADSS.

Fattore	Valore	
Segni vitali	· entro il 20% dei valori preoperatori · tra il 20 e il 40% dei valori preoperatori · >40% rispetto ai valori preoperatori	2 1 0
Abilità a camminare	· andatura costante senza vertigini (come pre-op) · richiede assistenza · incapace a camminare	2 1 0
Nausea e/o vomito	· assente o minimo controllabile con farmaci orali · moderato, richiede trattamento con farmaci im · continuo nonostante la terapia	2 1 0
Controllo dolore con terapia per os	· non necessario · accettabile · inaccettabile	2 1 0
Sanguinamento chirurgico	· assente · minimo o moderato · grave	2 1 0

Tabella 21.8 Analgesia a domicilio.

Chirurgia/Dolore	Intensità dolore	Prescrizione farmaci
A basso	Nessuno	Nessuna
B medio	Lieve	Paracetamolo 1 g os per 3
C medio	Moderato	Paracetamolo 1 g os per 3 embricato a Ibuprofene 600 mg os per 3
C^+	Se allergia a FANS	Tachidol 500/30 mg os per 3
D alto	Severo	Tachidol 500/30 mg os per 3 embricato a Ibuprofene 600 mg os per 3
D^+	Se allergia FANS	Paracetamolo 1 g os per 3 embricato a Tramadolo 20-40 gtt/die

Letture consigliate

Anderson T, Canelo R, Walls M: Day case surgery guidelines. Surgery. Elsevier 2016 35:2

Andy YM, Vickers AP: Postoperative analgesia and discharge criteria for day surgery. Anestesia and intensive care medicine. 2013; 3(110-13).

SARNePI-SICP. Linee Guida per la Day Surgery Pediatrica. www.sarnepi.it/p=3924. 11 gennaio 2018.

Royal College of anaesthetists (RcoA) Chapter 6 Guidelines for the Provision of Anaesthesia Services for Day Surgery (2018)

The American Pain Society. Management of Postoperative Pain: A Clinical Practice Guideline From the American Pain Society, the American Society of Regional, Anesthesia and Pain Medicine, and the American Society of Anesthesiologists Committee on Regional Anesthesia, Executive Committee, and Administrative Council. The Journal of Pain, 2016; 17(131-157).

NICE guideline Routine preoperative tests for elective surgery. 5 April 2016 nice.org.uk/guidance/ng45

Guidelines For Ambulatory Anesthesia And Surgery. Committee of Origin: Ambulatory Surgical Care (Approved by the ASA House of Delegates on October 15, 2003, last amended on October 22, 2008, and reaffirmed on October 17, 2018)

Stierer T, Collop N: Preoperative testing and risk assessment: perspectives on patient selection in ambulatory anesthetic procedures. Ambulatory Anesthesia. 2015; 2(67-77).

ASA, Task Force on Preanesthesia Evaluation. Practice advisory for preanesthesia evaluation. Anesthesiology. 2012;116(3):522–538

ASA. Basic Standars For Preanesthesia Care. Committee of Origin: Standards and Practice Parameters (Approved by the ASA House of Delegates on October 14, 1987, and last affirmed on October 28, 2015)

Kutschar P, Nestler N, Pogatzki-Zahn E, et al: A Prospective Multicentre Study to Improve Postoperative Pain: Identification of Potentialities and Problems. Plos One Journal. 2015; 10:11-22.

Campanelli G. Day Surgery. Torino: Edizioni Minerva Medica. 2012

Commissione SIAARTI/AAROI sull'anestesia in day surgery. Raccomandazioni Clinico-Organizzative. Minerva Anestesiol 2000;66:915-26

Di Marco P, Canneti A: Normotermia Perioperatoria, Buone pratiche cliniche. www.siaarti.it - 13/03/2017

Antonielli D'Oulx, Berchialla P, Campagna S: et al. Postoperative Pain, an Unmet Problem in Day or Overnight Italian Surgery Patients: A Prospective Study. Pain Research and Management, 2016; 4(1-8).

De Rijke JM, Granke H-S, Kessels AGH, et al: Predictive Factors of Postoperative Pain After Day-case Surgery. Clinical Pain, 2009; 25(455-460).

Dyer RA, Hauser ND, Pepler T, et al: An observational audit of pain scores post-orthopaedic surgery at a level two state hospital in Cape Town. South Afr J Anaesth Anal, 2014; 2(110-116)

Tan M, Law LS, Gan TJ: Enhanced After Surgery. Journal canadien d'anesthesie 2015; 62:203-18.

Dunkman WJ, Manning MW: Enhanced Recovery After Surgery and Multimodal Strategies for Analgesia. Surg Clin North Am. 2018; 98:1171-1184.

Wick EC, Grant MC, Wu CL: Postoperative Multimodal Analgesia Pain Management With Nonopioid Analgesics and Techniques: A Review. JAMA Surg. 2017; 152(691-697).

Canet J, Raeder J, Rasmussen LS, et al: Cognitive dysfunction after minor surgery in the elderly. ActaAnaesthesiologica Scandinavica. 2003; 47 (1204-10).

Ward B, Imarengiaye C, Peirovy J, et al: Cognitive function is minimally impaired after ambulatory surgery. Canadian Journal of Anesthesia. 2005; 52:1017-21.

Chung F, Kayumov L, Sinclair DR, et al: What is the driving performance of ambulatory surgical patients after general anesthesia? Anesthesiology 2005; 103:951-6.

ANESTESIA IN CHIRURGIA GENERALE

22

Emma Pruneri, Paolo Boninsegni

La chirurgia generale comprende la chirurgia epatobiliopancreatica, la chirurgia digestiva e la chirurgia endocrina. Essa viene svolta sia con tecniche laparotomiche, cosiddette “open”, sia mininvasive (laparoscopiche o robotiche).

Le tecniche anestesiologiche utilizzate sono ampie e vanno dalle più semplici anestesie locali, con o senza sedazione, alle anestesie generali o locoregionali, siano esse blocchi centrali o periferici, fino alle più complesse tecniche di anestesia generale abbinate a blocco centrale epidurale o cosiddette “blended”. In linea di principio generale gli obiettivi, indipendentemente dalla tecnica e dalla procedura chirurgica, sono quelli di:

a) non interferire o ottimizzare la perfusione d’organo;
b) ridurre al *minimo* la risposta allo stress chirurgico;
c) impattare il meno possibile con il sistema immunitario;
d) inserirsi in un programma di approccio multimodale che ha lo scopo di migliorare e accelerare il percorso perioperatorio del paziente applicabile sia nelle tecniche chirurgiche open che mininvasive (così detto E.R.A.S Enhanced Recovery After Surgery). La “filosofia” E.R.A.S, partita dalla chirurgia colo-rettale, sta via via estendendosi anche alle altre specialità chirurgiche applicando, su un substrato comune, le peculiarità che ogni specialità richiede. Attualmente le più complete e aggiornate al 2018 sono quelle della chirurgia colorettale proprio perché capostipite di questo programma. Sinteticamente i punti salienti sono:

- COUNSELLING PREOPERATORIO: spiegazione dettagliata della procedura chirurgica e del decorso previsto con gli obiettivi giornalieri per il recupero post-operatorio.
- ASTENSIONE ALCOL e FUMO: utile se fatta per almeno 4 settimane preintervento.
- SUPPORTO NUTRIZIONALE PREOPERATORIO: preferibilmente per os nei 7-10 gg che precedono l’intervento.
- ANEMIA: Hb da mantenere > 8 mg/dl in pazienti con comorbidità eventualmente aiutandosi con terapia marziale. Ricorrere alle emotrasfusioni solo se strettamente necessario.
- PREVENZIONE NAUSEA e VOMITO POSTOPERATORIO (PONV): considerare in tutti i pazienti un approccio multimodale per prevenire il PONV.
- PREMEDICAZIONE: evitare soprattutto le benzodiazepine e in particolare negli anziani.
- ANTIBIOTICO PROFILASSI: da fornire 60’ prima dell’incisione in singola dose e da integrare con antibiotico per os in coloro che ricevono la preparazione intestinale.
- DISINFEZIONE CUTE: da effettuare con clorexidina 2%.
- PREPARAZIONE INTESTINALE: nella chirurgia del colon non ha dimostrato vantaggi ma anzi provoca disidratazione e disagio al paziente. Può essere utilizzata nella chirurgia rettale.
- DIGIUNO PREOPERATORIO e CARICO di CARBOIDRATI: i pazienti devono potersi alimentare fino a 6 ore prima dell’intervento e bere liquidi chiari (acqua, the, caffè, camomilla) ricchi di carboidrati fino a 2 ore prima. Ciò ha dimostrato una riduzione del catabolismo e della insulino-resistenza nel postoperatorio. Un digiuno di almeno 6 ore va previsto in regime di urgenza o in pz con ritardato svuotamento gastrico.
- STANDARD ANESTESIOLOGICI: non ci sono dati a sostegno di una tecnica ane-

stesiologica rispetto ad un'altra. Vi è indicazione ad usare monitoraggi per la profondità dell'anestesia (tipo Bi-spectral Index BIS) per evitare sovradosaggi dell'anestesia e ridurre, soprattutto nella popolazione anziana, al minimo l'incidenza di delirio postoperatorio e disfunzione cognitiva. Altrettanto raccomandato il monitoraggio del blocco neuromuscolare per consentire di avere basse pressioni addominali intraoperatorie e rapido e certo recupero al termine dell'intervento.

- FLUIDOTERAPIA: da evitare bilanci positivi > 2.5 Kg e optare per un bilancio zero tendendo ad una gestione personalizzata e guidata dei fluidi. Utilizzare soluzioni elettrolitiche bilanciate anziché saline allo 0.9%. Preferire l'utilizzo dei vasocostrittori per controbilanciare gli effetti di un blocco simpatico anziché rischiare un sovraccarico fluidico.
- IPOTERMIA: utilizzare ogni presidio per mantenere la normotermia.
- TECNICA CHIRURGICA: preferire le tecniche mininvasive.
- DRENAGGI ADDOMINALI: l'uso routinario non ha dimostrato vantaggi.
- SONDINO NASO-GASTRICO: se inserito durante la chirurgia va rimosso al termine.
- ANALGESIA POSTOPERATORIA: cercare di ridurre gli oppioidi tendendo ad azzerarli sfruttando farmaci adiuvanti (lidocaina, α2-agonisti, Ketamina, magnesio, steroidi, gabapentinoidi) e abbinando blocchi centrali o blocco del muscolo trasverso dell'addome (TAP block).
- EPIDURALE TORACICA: raccomandata nelle tecniche open.
- TROMBOPROFILASSI: meccanica fino alla dimissione. utilizzare eparine a basso peso molecolare (lmwh) per 28 gg dopo la chirurgia.
- CATETERISMO VESCICALE: da utilizzare nell'intraoperaorio ma da rimuovere entro 1-3 gg.
- MOBILIZZAZIONE PRECOCE: i pazienti vanno educati sin dalla fase preoperatoria al fatto che dovranno mobilizzarsi precocemente.

Valutazione preoperatoria

La valutazione preoperatoria, intesa anche come quantificazione del rischio perioperatorio, è un argomento di grande attualità e ancora alla ricerca di una risposta che soddisfi le esigenze di tutti. Realizzare una valutazione preoperatoria tale da offrire anche una quantificazione dei rischi permette agli operatori di esprimersi più correttamente con i pazienti, senza doversi semplicemente affidare alle proprie esperienze soggettive, e consente ai pazienti di avere un quadro più chiaro e condiviso del loro percorso perioperatorio. Sono stati identificati dei singoli parametri indipendenti predittori di mortalità e morbidità a loro volta inseriti in score predittivi a variabile multipla, i più significativi sono 5:

1. *Età.*
2. Presenza di una *dichiarazione di "non rianimazione" (DNR).*
3. Intervento in regime di *urgenza.*
4. *Sarcopenia* definita come perdita di massa e funzione muscolare.
5. *La fragilità* intesa come uno stato e una sindrome che conferisce una particolare vulnerabilità del paziente.

Fra i predittori di rischio a variabile multipla la classificazione A.S.A dell'American Society of Anesthesiologist, sviluppata negli anni '40, risulta ampiamente validata. Essa comprende 5 classi di rischio che vanno dal benessere alla morte cerebrale e si basa sulla valutazione clinica preoperatoria del paziente senza considerare né il tipo di chirurgia né le comorbidità, risulta tuttavia inserita all'interno di molti score di valutazione (**Tabella 22.1**).

In passato sono stati proposti molteplici sistemi di punteggio a variabile multipla mirati alla chirurgia generale. Tra questi vi sono il Physiologic and Operative Severity Score for the enUmeration of Mortality and Morbidity (POSSUM), il SurgicalRisk Score (SRS), e molti altri. Tuttavia ognuno di questi, oltre a fornire previsioni sovra o sottostimate in termini di mortalità o morbidità per alcune categorie di età di pazienti o in caso di intervento di urgenza o elezione, non è in grado di predire accuratamente la morte o la sopravvivenza al letto del paziente con il solo utilizzo dei dati preoperatori e senza variabili tra ospedale e ospedale. L'American College of Surgeon (ACS) con il suo National Surgical Quality Improvement Program (NSQIP) Preoperative Mortality predictor (PMP) risulta attualmente lo strumento più accurato, semplice e fruibile per predire la mortalità, la sopravvivenza perioperatoria e le principali complicanze. È uno strumento che sfrutta un ampio database che coinvolge oltre 200 ospedali degli Stati Uniti i cui dati riguardanti fattori di rischio preoperatori, di morbidità postope-

Tabella 22.1

Classe	Condizione del paziente
ASA I	Paziente sano.
ASA II	Presenza di una lieve malattia sistemica senza nessuna limitazione funzionale: bronchite cronica, obesità moderata, diabete ben controllato, infarto del miocardio di vecchia data, ipertensione moderata.
ASA III	Presenza di una malattia sistemica grave con limitazione funzionale di grado moderato: angina pectoris ben controllata dalla terapia, diabete insulino-dipendente, obesità patologica, insufficienza respiratoria moderata.
ASA IV	Presenza di una malattia sistemica grave che costituisce un pericolo costante per la sopravvivenza: insufficienza cardiaca severa, angina pectoris instabile poco sensibile al trattamento, insufficienza respiratoria, renale, epatica o endocrina di grado avanzato.
ASA V	Paziente moribondo la cui sopravvivenza non è garantita per 24 ore, con o senza l'intervento chirurgico come nel caso di shock da rottura di aneurisma, politraumatizzato grave ... viene sottoposto ad intervento chirurgico come ultima possibilità.
E	Ogni intervento chirurgico non dilazionabile e che non consente una completa valutazione del paziente e la correzione di ogni anomalia. La lettera E viene aggiunta alla corrispettiva classe ASA.

ratoria e mortalità sono stati raccolti da personale appositamente addestrato eliminando così un bias tipico dei database chirurgici; esso, inoltre, si comporta come una *"learning machine"* potendo così accrescersi ed evolversi nel tempo man mano che viene arricchito dei dati provenienti dagli ospedali di riferimento. Il calcolatore è gratuito, è on line e disponibile al sito https://riskcalculator.facs.org/RiskCalculator/.

Un'accurata valutazione dello status funzionale del paziente è indispensabile per poter pianificare con l'équipe chirurgica il tipo e la tecnica dell'intervento più idonei e mettere in atto strategie perioperatorie volte a ridurre un eventuale rischio, in particolare l'ottimizzazione della terapia domiciliare cronica nei pazienti cardiopatici e diabetici, la fisioterapia respiratoria nei pazienti con ridotta riserva respiratoria e un'adeguata nutrizione nei pazienti debilitati. L'ottimizzazione della condizione clinica, infatti, riduce considerevolmente le complicanze intra- e post-operatorie.

Tecniche mini invasive e lo pneumoperitoneo

Le tecniche mini-invasive, iniziate negli anni '80 con la colecistectomia laparoscopica, hanno oggi preso larga diffusione avendo ormai confermato benefici quali: ridotto dolore postoperatorio, limitate giornate di degenza, soddisfazione dei pazienti e, non ultimo, ottimo risultato estetico. Ecco che oggi si svolgono con questa tecnica resezioni intestinali, resezioni gastriche, gastrectomie totali con e senza ricostruzioni esofagee, ernie diaframmatiche, resezioni epatiche e pancreatiche, splenectomie oltre a innumerevoli interventi urologici e ginecologici sia in elezione che, spesso, anche in urgenza. Controindicazioni assolute per l'applicazione di questa tecnica sono rare.

La chirurgia mininvasiva richiede l'insufflazione nella cavità addominale di un gas, generalmente anidride carbonica (CO_2), per creare lo pneumoperitoneo (10-15 mmHg); a questo, spesso, si associano cambiamenti di posizione quali Trendelenburg (inclinazione del paziente anche di 30° rispetto al pavimento in cui il bacino è più in alto rispetto alla testa), anti Trendelenburg (inclinazione del corpo con la testa più in alto rispetto al bacino) e/o lateralità. Tutto ciò provoca un aumento della pressione endoaddominale (IAP) tale da avere ripercussioni sul sistema respiratorio, cardiovascolare e renale talora importanti, soprattutto in pazienti molto anziani o con comorbidità. I cambiamenti di posizione sono un artificio utilizzato dall'operatore per allontanare la matassa intestinale dal sito operatorio, di conseguenza prevarrà il Trendelenburg nella chirurgia del distretto sottomesocolico, mentre l'anti Trendelenburg nella chirurgia del distretto sovramesocolico.

L'impatto cardiovascolare dell'aumentata IAP si ripercuote sul ritorno venoso (VR), sulle resistenze vascolari sistemiche (SVR) e sulla funzione miocardica. Lo pneumoperitoneo provoca inizialmente un'autotrasfusione del sangue del circolo splancnico che si estrinseca in un aumentato ritorno venoso e successivo incremento della gittata cardiaca (CO). Ulteriori incrementi della IAP possono comprimere la vena cava inferiore riducendo il ritorno venoso e provocando diminuzione del CO. Il valore delle SVR è aumentato sia per effetto diretto della IAP sia per la liberazione di catecolamine, adrenalina e noradrenalina, secrete per controbilanciare l'eventuale caduta pressoria legata alla ridotta CO. Tutto questo comporta necessariamente un aumento del lavoro cardiaco, direttamente proporzionale alla velocità di insufflazione del gas nella cavità peritoneale. È buona norma, quindi, iniziare gradualmente l'insufflazione e aggiungere i posizionamenti necessari all'operatore solo una volta stabilizzato lo pneumoperitoneo.

A livello respiratorio lo pneumoperitoneo, soprattutto se associato alla posizione in Trendelenburg, innalzando il diaframma provoca un'ulteriore riduzione della Capacità Funzionale Residua (FRC) con possibile collasso delle vie aeree, atelettasie, alterato rapporto ventilazione-perfusione (V/Q) e potenziale ipossia e ipercapnia. Si verifica, inoltre, un aumento delle resistenze delle vie aeree con riduzione della compliance toracopolmonare che, assieme all'utilizzo di tecniche di ventilazione controllata a pressione positiva, possono favorire barotraumi. A livello renale l'aumento della IAP provoca un aumento delle resistenze vascolari renali con riduzione della velocità di filtrazione glomerulare. La funzionalità renale può, quindi, diminuire, soprattutto in caso di alterata riserva funzionale. A livello gastrointestinale, specialmente in pazienti obesi, l'aumentata IAP accentua il rischio di rigurgito con successiva possibile inalazione; a livello cranico può provocare un aumento della pressione intracranica (ICP) con possibile riduzione della pressione di perfusione cerebrale.

Le posizioni che interferiscono maggiormente con la fisiologia cardio-respiratoria sono il Trendelenburg e l'antiTrendelenburg. Nel primo caso si accentuano le ripercussioni sulla FRC, sul rapporto V/Q e aumenta il rischio di atelettasie. Inoltre il possibile innalzamento del diaframma e della carena tracheale, espongono alla possibilità di sposizionamento del tubo endotracheale con possibile intubazione accidentale del bronco destro. Nel secondo caso gli effetti sono di minor impatto e tutti relativi al sistema cardiovascolare traducendosi in un minor VR con conseguente diminuzione della CO, tanto più evidente se il paziente è ipovolemico o con compromissione cardiovascolare (**Tabella 22.2**) (**Figura 22.1**).

La CO_2 è il gas più frequentemente utilizzato per creare lo pneumoperitoneo in quanto incolore, atossico, non infiammabile e, essendo altamente solubile, con elevato margine di sicurezza in caso di accidentale immissione nel circolo venoso. Essa viene rapidamente assorbita dalla superficie peritoneale provocando un innalzamento della pressione parziale arteriosa della CO_2 ($PaCO_2$). L'innalzamento della $PaCO_2$ determina un'aumentata secrezione di catecolamine che, a sua volta, può giustificare effetti diretti e indiretti sul sistema cardiovascolare. La tachicardia, l'aumentata contrattilità miocardica e la riduzione del tempo di riempimento diastolico possono provocare uno sfavorevole rapporto trasporto/consumo di ossigeno con rischio di ischemia miocardica. Le principali complicanze legate all'insufflazione del gas sono: aritmie indotte dallo stiramento del peritoneo, enfisema sottocutaneo in caso di non corretto posizionamento dei trocar e, infine, l'embolia gassosa. Quest'ultima evenienza, legata al passaggio di CO_2 nel circolo venoso, è a rapida risoluzione e risulta meno grave rispetto all'analogo evento causato dall'aria grazie all'elevata solubilità della CO_2. Clinicamente si manifesta con ipotensione, desaturazione e improvvisa caduta della CO_2 espirata ($EtCO_2$). Il trattamento consiste nella messa in opera di manovre di supporto delle funzioni vitali, rapida desufflazione dell'addome e aspirazione del gas attraverso la vena centrale, se disponibile.

Gestione dei fluidi

La fluidoterapia è un punto nodale della gestione peri-operatoria del paziente ed è dimostrato che influisce sull'outcome, sia negativamente che positivamente.

Abbiamo a disposizione due tipologie di fluidi: cristalloidi e colloidi. I primi si dividono in soluzioni elettrolitiche bilanciate (Ringer Lattato ed Acetato, Soluzione elettrolitica o reidratante), e soluzione salina isotonica (NaCl 0.9%, impropriamente definita soluzione fisiologica). Le soluzioni elettrolitiche bilanciate si caratterizzano per avere una composizione simile a quella del liquido extracellulare (ECF): in realtà il contenuto in sodio di queste soluzioni è di poco inferiore rispetto all'ECF e questi fluidi risultano blandamente ipotonoci. La soluzione salina isotonica è una soluzione di NaCl allo 0.9%, risulta così isotonica rispetto all'ECF. Allo 0.9% la soluzione di NaCl presenta una concentrazione di ioni sodio e cloro pari a 154 mEq/L ciascuno e quindi più

Tabella 22.2

Effetti fisiologici dello pneumoperitoneo	
CARDIOVASCOLARI	
IAP < 10 mmHg	↑VR → ↑CO
IAP >10 mmHg	↑IAP → ↓VR → ↓CO
	↑IAP → ↑SVR
	PA = ↓CO x ↑↑SVR
	↔ ↑PA
RESPIRATORI	
Capacità funzionale residua	↓
Resistenza vie aeree	↑
Compliance polmonare	↓
Pressione nelle vie aeree	↑
Rischio di barotrauma	↑
V/Q alterato	↑
RENALE	
Funzionalità renale	↓
GASTROINTESTINALE	
Rischio di rigurgito	↑
NEUROLOGICO	
Pressione intracranica	↔↑
Perfusione cerebrale	↔↓
IAP = pressione intraddominale; VR=ritorno venoso; CO=gittata cardiaca; SVR= resistenze vascolari sistemiche; PA=pressione arteriosa	

Effetti fisiologici del posizionamento		
	Trendelenburg	Anti-Trendelenburg
CARDIOVASCOLARI		
VR	↑	↓
CO	↑	↓
PA	↔	↓
RESPIRATORI		
Volume polmonare	↓	↔
V/Q mismatch	↑	↔
Atelettasie	↑	↔

alta rispetto a quella plasmatica (rispettivamente 140 mEq/L e 100 mEq/L). Questa discrepanza elettrolitica tra NaCl 0.9% e ECF fa sì che la sua somministrazione diminuisca la Strong Ion Difference (SID) alterando l'equilibrio acido base con conseguente acidosi metabolica ipercloremica e le relative complicanze (riduzione della contrattilità miocardica, diminuzione della perfusione renale e gastrica, riduzione della motilità gastrica).

La letteratura è ormai concorde nel dire che le soluzioni elettrolitiche bilanciate devono essere la prima scelta in quanto non sono gravate dagli effetti collaterali della soluzione salina isotonica. La soluzione salina isotonica rimane la prima scelta nei casi in cui vi sia edema cerebrale, situazione in cui è necessario evitare le soluzioni ipotoniche, e nei pazienti con nausea/vomito o aspirazione gastrica prolungata in cui vi sia alcalosi ipocloremica. I colloidi, invece, sono da evitare sempre in quanto gravati da effetti collaterali quali alterazioni della coagulazione e insufficienza renale. Controindicazione assoluta ai colloidi sono: sepsi, ustioni, insufficienza renale o terapia sostitutiva renale, emorragia cerebrale, pazienti critici, pazienti dis-/iper-idratati, grave iponatriemia, grave ipocloremia, coagulopatie, funzionalità epatica compromessa, insufficienza cardiaca congestizia, pazienti sottoposti a trapianto d'organo. Ad oggi il loro uso è strettamente limitato a forme di ipovolemia non responsive ai cristalloidi e di emorragia acuta intra-operatoria.

La quantità di fluidi da somministrare è sempre stato un argomento di ampio dibattito anestesiologico. Negli ultimi decenni sono stati confrontate diverse strategie (liberale, restrittiva, bilancio idrico zero), ma è ormai assodato che quella che un bravo clinico dovrebbe mettere in atto è la Goal Directed Fluid Therapy individualizzata (iGDFT). Con iGDFT ci si riferisce alla razionale somministrazione di fluidi pilotata da parametri emodinamici, la Stroke Volume Variation (SVV), il Cardiac Index, la Pulse Pressure Variation (PPV), e la frazione di estrazione dell'ossigeno, per mantenere un'adeguata perfusione tissutale. Questa strategia si è dimostrata essere in grado di ridurre la degenza ospedaliera e la morbidità postoperatoria.

Rispetto al passato, nell'era dell'Enhanced Recovery Program, i pazienti non necessitano di digiuno pre- e post-operatorio prolungati o di preparazioni intestinali invalidanti permettendo così di arrivare all'intervento con uno status volemico migliore. La stabilità circolatoria è comunque necessaria per evitare importanti cambi

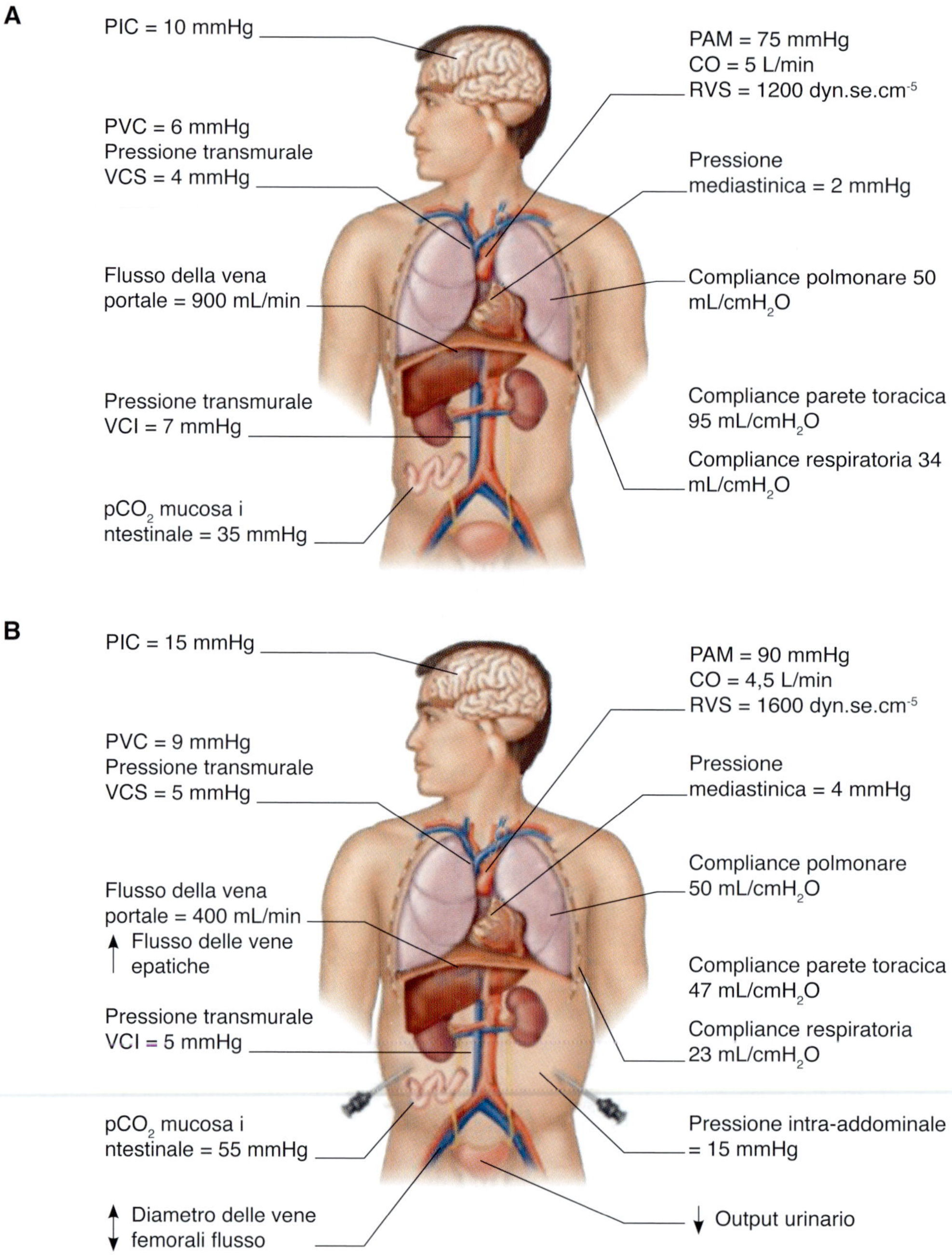

LEGENDA

PIC = pressione intracranica
PVC = pressione venosa centrale
VCS / VCI= vena cava superiore / inferiore
CO = cardiac output
PAM = pressione arteriosa media
RSV = resistenze vascolari sistemiche

Figura 22.1 Ripercussioni fisiologiche/fisiopatologiche durante lo pneumoperitoneo.

emodinamici dovuti ai farmaci anestetici e allo stress chirurgico. A questo proposito risulta di fondamentale importanza il mantenimento di un adeguato piano anestesiologico, guidato dal monitoraggio pEEG, per evitare sia piani troppo profondi con relative ipotensioni che potrebbero indurre un'impropria somministrazione di fluidi sia troppo leggeri in cui lo stress chirurgico non venga adeguatamente coperto.

Nell'intra-operatorio, scelta ragionevole può essere quella di mantenere una base di 5 ml/kg/h tenendo presente tutti gli elementi in causa (età del paziente, comorbidità, tipo di anestesia utilizzata, tecnica chirurgica, tipo di intervento, gas secchi nelle chirurgie che prevedono l'uso dello pneumoperitoneo, l'esposizione dei visceri, etc…), da associare all'esecuzione di piccoli fluid challenge (e.g. 250 ml di soluzione cristalloide) in caso di sospetta ipovolemia.

Nel post-operatorio è raccomandato riprendere il prima possibile l'idratazione e l'alimentazione per os anche dopo chirurgia addominale maggiore (sempre non sussistano controindicazioni).

È ormai dimostrato che sia l'ipovolemia sia l'overload fluidico sono causa di importanti complicanze che influiscono negativamente sull'outcome dei pazienti. In particolare sia un'inadeguata perfusione (nell'ipovolemia) sia l'edema tissutale (nell'overload fluidico) portano a deiscenza dell'anastomosi con complicanze spesso gravi e/o fatali. Nell'immagine sottostante sono riportate le principali complicanze dovute ad un'inadeguata fluidoterapia (**Figura 22.2**).

In alcuni interventi (es. resezioni epatiche, interventi in ventilazione monopolmonare) la fluidoterapia deve adattarsi al tempo chirurgico per non creare sovraccarichi specifici, tali modalità verranno trattate specificatamente nei capitoli dedicati.

Anestesia nell'esofagectomia

L'esofagectomia è una procedura chirurgica già di per sé ad elevato rischio sia per l'estrema invasività dell'intervento, che coinvolge sia l'addome che il torace, sia perché spesso si tratta di pazienti in condizioni fisiche compromesse già in fase preoperatoria. Fattori di rischio identificati come predisponenti mortalità e morbidità preoperatoria sono:

- Insufficienza cardiopolmonare.
- Età.
- Stadio tumorale.
- Diabete mellito.

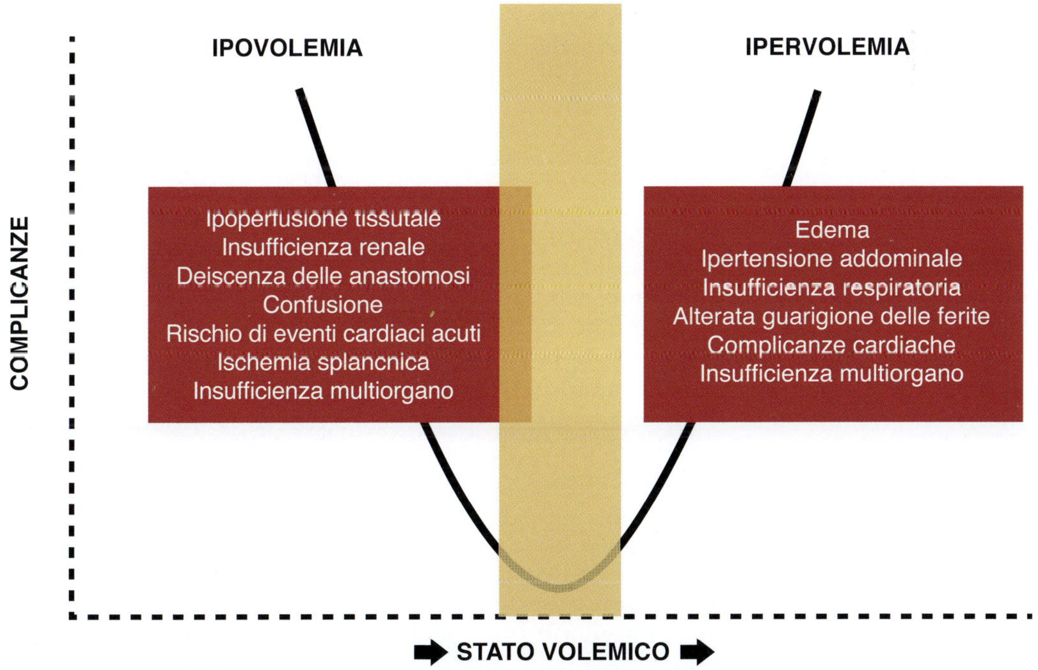

Figura 22.2

- Disfunzione cardiaca.
- Insufficienza epatica.
- Stato generale scadente.

Sebbene gli scores predittivi siano un buon punto di partenza per selezionare e valutare adeguatamente i pazienti, spesso, occorre una valutazione più accurata e personalizzata. L'incremento del consumo di ossigeno che si verifica nel postoperatorio di circa il 50% fa sì che i pazienti che non siano in grado di rispondere a questa aumentata richiesta metabolica si espongano a rischio di complicanze perioperatorie. Ci sono vari modi per predire la performance cardiopolmonare e, tra questi, il test di esercizio cardiopolmonare (CPET) è il più utilizzato. I valori proposti come predittivi per complicanze postoperatorie nell'esofagectomia sono:

- AT (Soglia aerobia) <10.1 ml/Kg/min
- VO_2 (Consumo di ossigeno) max < 800 mL/min/m^2.

Le complicanze polmonari sono le più comuni e l'incidenza oscilla tra il 10% e il 25% con una mortalità che può raggiungere il 50%. Fattori di rischio perioperatorio comprendono l'età, parametro predittivo indipendente per morbidità, un basso indice di massa corporea, storia di fumo di sigaretta, preesistente insufficienza respiratoria, l'esperienza del chirurgo, la durata dell'intervento, il tempo di ventilazione monopolmonare (OLV) e il verificarsi di una deiscenza anastomotica. Varie strategie sono state sviluppate per ridurre l'incidenza di queste complicanze nelle varie fasi del percorso perioperatorio.

Preabilitazione

Il periodo di tempo che precede l'intervento rappresenta un'opportunità per assicurare al paziente di giungere all'intervento nelle migliori condizioni possibili ottimizzando le preesistenti comorbidità così da modificare in senso favorevole i fattori di rischio. Questo è il concetto di preabilitazione (Prehabilitation) ovvero un'area di interesse multidisciplinare che consiste nella correzione dell'eventuale anemia preesistente, fornire un adeguato supporto nutrizionale, l'astensione dal fumo, l'ottimizzazione delle terapie domiciliari e la fisioterapia preoperatoria. Quest'ultima consiste, nel concetto di preabilitazione, nel sottoporre il paziente ad una serie costante di esercizi tali da allenare e adattare il fisico così da resettare l'organismo che considererà quell'attività non come cosa straordinaria ma come la normalità. In questo modo il paziente sarà in grado di rispondere allo stress postchirurgico avendo così migliori possibilità di recupero.

Fase intraoperatoria

L'intervento di esofagectomia necessita di OLV con conseguente collasso e reinsufflazione del polmone a fine intervento, ciò induce una risposta infiammatoria locale e sistemica con liberazione di mediatori. Si rende così indispensabile l'adozione di strategie ventilatorie, emerse da importanti trial internazionali, quali mantenere una pressione di plateau <35 cmH_2O riducendo il volume corrente (TV) a 5-6 mL/kg e ottimizzare il livello di pressione di fine espirazione (PEEP) per evitare lo stress sul parenchima polmonare. Vi è evidenza che anche gli anestetici alogenati (sevoflurano e desflurano) producano un effetto benefico locale immunomodulatorio nei pazienti in OLV in chirurgia toracica, riducendo i mediatori infiammatori.

Prevenzione complicanze polmonari postoperatorie (PPCs)

Il possibile reflusso gastrico passivo provocato dalla denervazione dello stomaco e dall'asportazione dello sfintere esofageo inferiore predispone i pazienti a complicanze polmonari postoperatorie. Il posizionamento di un sondino nasogastrico a scopo decompressivo può proteggere dal reflusso e dalla distensione dell'anastomosi. Un'estubazione precoce evita le complicanze della ventilazione meccanica prolungata e riduce la degenza in terapia intensiva.

Fluidoterapia

Un'oculata gestione dei fluidi nel perioperatorio è un punto nodale per questo tipo di pazienti. Un'eccessiva restrizione fluidica può compromettere la perfusione degli organi vitali e dell'anastomosi chirurgica, ma un sovraccarico di fluidi può portare all'edema polmonare, ad un danno polmonare acuto (ALI), all'edema e alla possibile successiva deiscenza anastomotica. Cruciale è quindi l'ottimizzazione dei fluidi per massimizzare la pressione di perfusione e il trasporto di ossigeno agli organi vitali e alla mucosa intestinale.

Problemi cardiovascolari

Dopo le polmoniti e le deiscenze anastomotiche, le complicanze cardiache sono al terzo posto. La fibrillazione atriale è l'aritmia più frequentemente riscontrata (incidenza del 5%), seppur in riduzione negli ultimi anni grazie ad una migliore selezione e preparazione dei pazienti oltre che all'aumentata esperienza chirurgica e anestesiologica. La genesi è multifattoriale: può essere direttamente indotta dagli effetti della dissezione intratoracica e dall'irritazione pericardica, dall'età, dalla preesistenza di cardiopatie, dall'ipovolemia, da infezioni, da una coesistente deiscenza anastomotica oppure può essere epifenomeno di altre problematiche patologiche intercorrenti.

Analgesia

L'epidurale toracica (TEA) rappresenta il gold standard essendo associata oltre che ad un ottimo controllo del dolore anche alla riduzione dell'incidenza delle deiscenze, verosimilmente influenzando positivamente la perfusione del tubulo gastrico. La tecnica risulta perciò inserita nell'ambito di un percorso di approccio multimodale per questo tipo di chirurgia, provvedendo al miglioramento della prognosi. Tuttavia non va considerata una panacea: essa, anche in mani esperte, riporta fino al 12% di insuccessi oltre che problemi di instabilità emodinamica dovuta alla simpaticolisi. Recentemente il blocco paravertebrale continuo sta dimostrando un controllo del dolore sovrapponibile alla peridurale con però minori complicanze.

Dolore cronico postchirurgico

Il dolore cronico nell'esofagectomia è dato dal dolore della toracotomia che si protrae per 3-6 mesi dopo l'intervento ed ha un'incidenza del 25%-60%. Fattori favorenti sono condizioni psicosociali quali l'ansia, la depressione, la patologia oncologica, il contesto e lo stato sociale. Gli anziani sono meno vulnerabili mentre le donne hanno un'incidenza più elevata. Come per altre sindromi dolorose croniche postchirurgiche la tendenza è ad avvalorare l'uso di tecniche di analgesia multimodale combinando blocchi regionali a neuroassiali con sempre maggior interesse all'utilizzo di adiuvanti. Il magnesio ha dimostrato di ridurre il dolore postoperatorio e il consumo degli oppioidi e altrettanto la Ketamina e i gabapentinoidi quest'ultimi proprio con l'obiettivo di prevenire sindromi dolorose croniche.

Anestesia nella chirurgia epatobiliare

La chirurgia epatobiliare, spesso associata alla chirurgia del pancreas e perciò definita epatobiliopancreatica, ha nell'ultimo decennio fatto enormi progressi abbattendo la mortalità che attualmente è <5%. Ciò è legato alla concentrazione di questa specialità in centri selezionati, all'adozione di trattamenti dedicati preoperatori radiologici e chemioterapici, all'acquisizione di nuove tecniche e di nuove strumentazioni chirurgiche. L'obiettivo della chirurgia epatica resettiva è quello di rimuovere la lesione tumorale lasciando adeguati margini liberi da malattia e assicurando un'adeguata quantità di parenchima tale da garantirne la perfetta funzionalità. Un fegato sano può essere resecato anche dell'80% confidando sulle sue capacità rigenerative. I processi rigenerativi iniziano dopo 3 giorni dalla resezione, impiegano 2-3 settimane per raggiungere il recupero funzionale e fino a 3-6 mesi per reintegrare tutto il parenchima. L'embolizzazione dei rami portali viene utilizzata per stimolare la rigenerazione del fegato residuo prima di praticare la resezione. Oltre alla chirurgia, della quale beneficiano solo il 10-20% dei pazienti oncologici, esistono tecniche alternative quali la radiofrequenza, la crioablazione o terapie radianti che possono essere praticate per via percutanea, laparoscopica o laparotomica. Nella valutazione preoperatoria particolare attenzione meritano i pazienti cirrotici. Qui l'insufficiente funzione epatocitaria può limitare di molto le possibilità resettive oltre ad aumentarne le complicanze. In termini di rischio non esistono score ideali. La classificazione Child-Pugh (**Tabella 22.3**) è tuttora utilizzata e, in base a questa, solo i pazienti in classe A sono da considerare suscettibili di chirurgia.

Fase intraoperatoria

La principale problematica intraoperatoria riguarda la gestione del sanguinamento. Oltre all'utilizzo di strumentazioni che con il passare degli anni sono state fornite ai chirurghi (bisturi bipolari, bisturi a radiofrequenza, bisturi ad ultrasuoni, bisturi misti radiofrequenza ed ultrasuoni oppure strumenti che sfruttano la forza vibratoria della soluzione salina), vengono messe in pratica delle manovre e adottate delle strategie da entrambe le parti, chirurgica e anestesiologica, con il medesimo scopo finale. La manovra di Pringle consiste nella esclusione vascolare epatica clam-

Tabella 22.3

Classificazione di Child-Pugh

	1 punto	2 punti	3 punti
Bilirubina totale µmol/L /mg/dL)	<34 (<2)	34-35 (2-3)	>50 (>3)
Albumina sierica (g/dL)	>3.5	2.8-3.5	>2.8
INR	<1.7	1.71-2.30	>2.30
Ascite	assente	lieve	moderata-grave
Encefalopatia Epatica	assente	Grado I-II trattabile	Grado III-IV Refrattaria

STADIO	
A	5-6
B	7-9
C	>=10

pando il legamento epatoduodenale occludendo così sia i vasi sistemici, arteria e vena epatica, che i vasi portali. Un fegato sano può tollerare ischemie anche oltre 60' mentre un fegato cirrotico solo 30'-40'. Si è visto che praticando questa manovra in modo intermittente alternando 15'-20' di ischemia a 5' di riperfusione, si riduce il rischio di ischemia-riperfusione oltre a servire da meccanismo di precondizionamento per l'organo. Nei pazienti cirrotici è possibile ridurre il danno da ischemia-riperfusione occludendo selettivamente i rami vascolari. La combinazione della manovra di Pringle al clampaggio cavale sovra e sottoepatico si definisce esclusione vascolare totale del fegato. È, a differenza della sola manovra di Pringle, ad enorme impatto emodinamico ed è riservata o a complicanze emorragiche intraoperatorie d'emergenza o a neoplasie coinvolgenti la vena cava. In quest'ultimo caso la programmazione chirurgica prevede, generalmente, l'adozione di un bypass veno-venoso che viene preventivamente allestito; la morbidità si aggira intorno al 50% e la mortalità oltre il 10%.

Fluidoterapia

Da parte anestesiologica la gestione dei fluidi è essenziale tanto quanto la tecnica chirurgica. La congestione venosa epatica beneficia di una bassa pressione venosa centrale (PVC) che si ottiene limitando l'apporto dei fluidi prima e durante la resezione. Questo può comportare un'ipovolemia intraoperatoria che può sfociare nella riduzione del flusso renale ed epatosplancnico oltre ad esporre al rischio di embolia polmonare. Un giudizioso utilizzo di vasocostrittori può essere indicato in questa fase per mantenere la perfusione d'organo, giungere fino alla fine del tempo resettivo per poi reintegrare il volume mancante. Altro punto fondamentale è la gestione della coagulazione: dato per scontato un'adeguata valutazione preoperatoria, la tromboelastografia è attualmente una metodica affidabile, veloce e completa per seguire questi pazienti in tutto il percorso perioperatorio. Infine, sempre nella fase intraoperatoria, altrettanto importante risulta il monitoraggio della temperatura e il monitoraggio della calcemia visto che, in caso di importanti emorragie, grandi volumi di citrato vengono trasfusi assieme al sangue.

Post-operatorio e analgesia

Le principali complicanze postoperatorie riguardano la possibilità di sanguinamento, di aggravamento della coagulopatia, di manifestazione o aggravamento della patologia epatica, dell'insufficienza renale e dell'insorgenza di fistole biliari.

La gestione del dolore postoperatorio bandisce l'utilizzo di farmaci antinfiammatori non steroidei poiché gastrolesivi ed emorragipari. Gli oppioidi possono essere utilizzati fermo restando ci sia una buona funzionalità epatica e renale visto che vengono metabolizzati dal primo ed escreti dal secondo; l'epidurale toracica conferisce un'ottima protezione antalgica con la remota possibilità, in caso di coagulopatia, di sviluppare un'ematoma epidurale o, più probabilmente, di non riuscire a rimuovere nei tempi canonici il catetere per il prolungamento dell'INR.

Anestesia nella chirurgia endocrina

Tiroidectomia – Paratiroidectomia

È una chirurgia che riguarda qualsiasi età e che, non costituendo mai un'urgenza assoluta, offre la possibilità di ottimizzare l'assetto ormonale dei pazienti (eutiroidismo), condizione essenziale per evitare complicanze quali la temutissima crisi tireotossica (evento raro).Viene eseguito solitamente in anestesia generale: il paziente giace sul letto operatorio in posizione supina con la testa iperestesa per esporre il campo chirurgico all'operatore. Per favorire il posizionamento solitamente si posizionano degli spessori sotto le spalle o un pallone pneumatico, detto pilet, che gonfiato all'altezza delle scapole permette l'iperestensione del capo. Grande attenzione va posta in questa fase poiché, pur cercando di mettere a proprio agio l'operatore, dobbiamo accertarci che la nuca poggi sempre sul tavolo operatorio oltre a valutare, in caso di patologie della colonna cervicale o del circolo vertebrale, quale sia l'iperestensione raggiungibile senza arrecare danni al paziente. Come tutta la chirurgia testa-collo l'anestesista, una volta avviato l'intervento, perde ogni contatto con la testa e quindi con le vie aeree del paziente. Per cui tubi e raccorderie di ogni genere vanno controllati e ricontrollati perché non ostacolino il chirurgo ma soprattutto si mantengano in sede e non si angolino per tutta la durata dell'intervento. In questo tipo di chirurgia è necessaria un'accurata valutazione delle vie aeree, anche con imaging (Rx, TC) in quanto la massa tiroidea potrebbe provocare deviazione e/o restringimenti tracheali rendendo difficile un'intubazione che, con i soli indici clinici, si prospetterebbe semplice. Alternativa all'intubazione oro-tracheale è l'utilizzo della maschera laringea (LMA), soprattutto nei pazienti in cui si deve costantemente controllare la funzionalità delle corde vocali negli interventi ad alto rischio di lesione del nervo laringeo ricorrente. Viene lasciato in posizione il fibroscopio e si ottiene così una visione real-time della glottide. In alcuni pazienti è necessaria l'intubazione oro-tracheale, in questi casi, se è necessario mantenere sotto visione le corde vocali, si può utilizza un tubo di piccolo diametro unito alla LMA. Durante la valutazione della mobilità delle corde vocali non ci si deve dimenticare di valutare la possibile interferenza del curaro, il suo utilizzo, quindi, deve essere congruo con le necessità chirurgiche. Momento cruciale nella chirurgia del collo è il risveglio: un significativo attacco di tosse durante l'estubazione può contribuire al sanguinamento e alla formazione di un importante ematoma. L'infusione di remifentanil a bassi dosaggi o la somministrazione di una singola dose di dexmedetomidina riducono il rischio di questa evenienza.

Alternativa, seppur poco utilizzata, all'anestesia generale è l'anestesia regionale con o senza infiltrazione locale di anestetico. I vantaggi di questa tecnica sono il mantenimento del paziente in respiro spontaneo e la ricerca di variazioni nella voce per valutare eventuali danni al nervo laringeo ricorrente. Le tecniche utilizzate sono il *blocco del plesso cervicale profondo*, il *blocco del plesso cervicale superficiale + infiltrazione locale*, l'*anestesia epidurale cervicale.*

Possibili complicanze in questo tipo di chirurgia sono: lesione del nervo laringeo ricorrente, ipocalcemia, emorragia, lesioni da posizionamento. La *lesione bilaterale del nervo laringeo ricorrente* è una temibile complicanza che si manifesta precocemente con ostruzione delle vie aeree da blocco in posizione addotta di entrambe le corde vocali. L'incidenza della lesione unilaterale temporanea è dell'1,2-8.7%, mentre della lesione permanente 0.4-1.4%. Se la lesione è unilaterale l'ostruzione potrebbe non essere clinicamente significativa, mentre la lesione di entrambi richiede l'immediata intubazione. L'identificazione intra-operatoria del danno permette un trattamento immediato con minor rischio di paralisi nel post-operatorio. Fattori associati ad un aumentato rischio di lesione sono la patologia neoplastica o il morbo di Graves, re-interventi, l'asportazione estesa di linfonodi e l'esperienza dell'operatore.

L'*ipocalcemia* è dovuta all'asportazione o alla lesione accidentale delle paratiroidi, questo causa una diminuzione della secrezione di paratormone (PTH) e conseguente ipocalcemia. Manifestazioni acute di ipocalcemia sono parestesie, crampi muscolari, stridore respiratorio, aritmie o crisi epilettiche.

L'*emorragia* spesso necessita di una rapida intubazione e una revisione chirurgica immediata. In caso la compressione tracheale causata dall'ematoma provochi dispnea grave al paziente e non lasci il tempo di recarsi in sala operatoria, si deve procedere alla decompressione bed-side dell'ematoma.

Asportazione di Feocromocitoma o di Paraganglioma

Il feocromocitoma e il paraganglioma sono rari tumori neuroendocrini che secernono sostanze vasoattive, incluse le catecolamine (dopamina, noradrenalina e adrenalina), ciò porta alle tipiche manifestazioni cliniche: ipertensione, tachicardia, aritmie. Entrambi originano dalle cellule cromaffini: il feocromocitoma dalla midollare del surrene, mentre il paraganglioma al di fuori di essa.

Da un punto di vista anestesiologico le caratteristiche salienti di questi tumori sono la capacità che essi hanno di provocare ipertensione, tachicardia e/o aritmie, ischemia o disfunzione miocardica, insulino-resistenza con iperglicemia, deplezione di volume intravascolare e acidosi lattica. La valutazione e la gestione di questo tipo di pazienti deve essere multidisciplinare (anestesista, chirurgo ed endocrinologo). La visita anestesiologica deve essere eseguita almeno 7-14 giorni prima dell'intervento per permettere un'adeguata preparazione pre-operatoria che si ponga i seguenti obiettivi: controllo dei valori pressori, euvolemia, valutazione di eventuali conseguenze su altri organi (es. cardiomiopatia), individuazione di ulteriori condizioni associate al feocromocitoma (es. MEN tipo II, Sindrome di Von Hippel-Lindau), euglicemia e normalizzazione degli elettroliti. Per controllare i valori pressori spesso vengono utilizzati più classi di farmaci che vanno ad agire su più fronti: bloccanti α-adrenergici selettivi e non, β-bloccanti, calcio antagonisti, magnesio. La fenossibenzamina, farmaco da noi non disponibile ma molto utilizzato negli Stati Uniti, è un bloccante α-adrenergico non selettivo, irreversibile e a lunga durata d'azione; risulta molto efficace per la prevenzione dell'ipertensione intra-operatoria ma, vista la sua lunga durata d'azione, spesso è necessario un supporto emodinamico dopo l'intervento. I bloccanti α-adrenergici selettivi (doxazosina, prazosina e terazosina) sono reversibili, a breve durata d'azione e sono i più utilizzati alle nostre latitudini. Studi comparativi tra i due tipi di farmaci hanno mostrato come quest'ultimi siano meno soggetti a effetti collaterali pur mantenendo una buona efficacia intra-operatoria, inoltre, nel post operatorio non è necessario supporto emodinamico. I β-bloccanti sono particolarmente importanti nei pazienti con tumore secernente adrenalina che causa tachicardia e aritmie. La terapia iniziale prevede un farmaco a basso dosaggio a breve durata d'azione (es propanololo), se questo è ben tollerato viene aumentato il dosaggio e si passa ad un bloccante a lunga durata d'azione. È importante ricordare che è necessario somministrare **un α-bloccante prima dei β-bloccanti perché un incontrastato beta-2-bloccante può causare un paradossale aumento della pressione sanguigna, bloccando la vasodilatazione beta-mediata.**

Oltre ai farmaci sopra esposti, alcuni centri utilizzano la metirosina, un inibitore competitivo dell'enzima tirosina idrossilasi, in questo modo viene inibita la sintesi di catecolamine. Il più comune effetto collaterale nelle terapie di breve durata è la sonnolenza, mentre nei trattamenti a lunga durata gli effetti collaterali potrebbero essere disabilitanti; inoltre potrebbe potenziare gli effetti extrapiramidali dell'aloperidolo.

Dal punto di vista emodinamico l'intervento può essere diviso in due fasi:

I) La vena non è ancora clampata ed un rilascio di catecolamine dal tumore può portare a ipertensione ed aritmie. In questa fase ogni stimolo può favorire la liberazione di amine vasoattive: l'intubazione oro-tracheale, l' insufflazione peritoneale e la manipolazione chirurgica.

II) La vena è clampata e in seguito al calo improvviso di catecolammine circolanti, all'alterata regolazione dei recettori α-adrenergici e all'ipovolemia si può verificare, ma non è detto, una precipitosa ipotensione. Nel caso in cui rimanessero alti i valori tensivi il chirurgo deve porsi alla ricerca di possibili vene accessorie.

Durante l'intervento la titolazione di uno o più dei seguenti farmaci permette un adeguato controllo emodinamico:

- Trattamento ipertensione: nitroprussiato (0,5 to 5 mcg/kg/min.), fentolamina (1mg/5min o infusione continua 0,5-1mg/min.), nicardipina (5 mg/h da aumentare di 2,5 mg ogni 15 minuti, massimo 15 mg/h), labetalolo (5-20 mg), esmololo (10-50 mg o infusione continua 25-250 mcg/kg/min), magnesio (in caso di ipertensione refrattaria, 2-4 g in 20 minuti).
- Trattamento ipotensione: fenilefrina (40-160 mcg o infusione continua 10-200 mcg/minuto), efedrina (5-25 mg), noradrenalina (tito-

lare in mcg/Kg/minuto), vasopressina (1-3 U/h).

La tecnica anestesiologica più utilizzata è l'anestesia generale, a questa si potrebbe associare l'anestesia neuroassiale soprattutto se l'intervento venisse eseguito open. L'adozione di un blocco simpatico impone grande prudenza poiché potrebbe, dopo la legatura dei vasi, aggravare l'ipotensione che spesso accompagna questa fase operatoria. Si devono evitare i farmaci che stimolano il rilascio di catecolamine quali la ketamina, l'efedrina, la meperidina il desflurano, il glucagone.

Il monitoraggio deve prevedere un catetere arterioso per valutare la pressione in continuo ed in caso di cardiomiopatia considerare l'utilizzo dell'eco-cardiografia transesofagea. Una via centrale potrebbe essere utile in caso di somministrazione di agenti vasoattivi.

Surrenectomia: ipercortisolismo (M. di Cushing) iperaldosteronismo (M. di Conn)

Come nel feocromocitoma, la tecnica può essere laparoscopica o laparotomica.

Dal punto di vista anestesiologico il M.di Cushing è quello che ci impegna di più. Si tratta di pazienti che giungono al tavolo operatorio dopo storie, spesso di anni, in cui l'incontrollato ipercortisolismo senza alcun ritmo circadiano ha colpito e danneggiato tutti gli organi bersaglio. Questi pazienti si presenteranno al nostro cospetto ipertesi, diabetici, obesi e con grave osteoporosi. Sono spesso delle difficili sfide per l'accesso venoso, l' intubazione orotracheale, il posizionamento sul letto operatorio (la surrenectomia laparoscopica si esegue con il paziente posto su un fianco e esponendo quest'ultimo abbassando sia la testa che le gambe) oltre al fatto che essendo immersi nel cortisolo sono di fatto immunodepressi e a rischio di complicanze perioperatorie infettive oltre che tromboemboliche. La loro valutazione necessita di un team endocrinologo-cardiologo così da cercare di ottimizzare l'assetto metabolico e da avere una chiara valutazione della cardiopatia spesso presente. Il M. di Conn a parte l'ipertensione con l'eventuale ipopotassiemia offre minori difficoltà.

Dal punto di vista anestesiologico non ci sono particolari provvedimenti da adottare nell'immediato peri-operatorio se il deficit o eccesso di ormoni mineralcorticoidi sono ben controllati dalla terapia medica.

Nella tabella sottostante sono elencati le principali problematiche dovute all'eccesso/deficit di ormoni steroidei (**Tabella 22.4**).

In caso di ipercorticosurrenalismo dopo l'asportazione del surrene monolaterale spesso è necessaria la somministrazione di mineralcorticoidi perché la funzionalità del surrene controlaterale potrebbe essere soppressa.

In caso di insufficienza surrenalica è necessario somministrare steroidi per anticipare lo stress chirurgico. Nella tabella sottostante è indicato un possibile schema terapeutico fermo restando che laddove si esegue questa chirurgia i consulenti endocrinologi, che solitamente sono i curanti di questi pazienti, creano degli schemi personalizzati

Tabella 22.4

Eccesso di glucocorticoidi	
Miopatia prossimale	Osteoporosi
Debolezza muscolare	Obesità tronculare
Intolleranza glucidica, diabete mellito	Mancata guarigione delle ferite
Ipertensione	Immunosoppressione
Coronaropatia e vasculopatia periferica	Perforazione intestinale
Ipervolemia	Ulcera gastrica
Ipernatriemia	Pancreatite
Ipokaliemia	Ipercoagulabilità
Deficit di glucocorticoidi	
Ipotensione posturale	Risposta alle catecolamine depressa
Dolore addominale	Nausea/Vomito
Febbre	Iperpigmentazione

per le terapie sostitutive nel perioperatorio (**Tabella 22.5**).

Analgesia in chirurgia addominale

Una adeguata analgesia postoperatoria non solo migliora il comfort del paziente, ma permette di mobilizzarlo rapidamente così come indicato nei protocolli ERAS. Centrale nella filosofia ERAS è la riduzione della risposta fisiologica allo stress chirurgico con la conseguente reazione catabolica e, in questo senso, se pur insieme ad altri elementi, le tecniche di analgesia rappresentano un ruolo chiave. Inoltre, c'è un crescente interesse nella funzione immunomodulatrice che quest'ultime svolgono così da poter influenzare anche la storia oncologica direttamente. Più di 20 anni fa Kehlet e colleghi parlavano di analgesia multimodale con lo scopo di risparmiare l'uso di oppioidi: utilizzando tecniche analgesiche che agiscono attraverso meccanismi diversi si possono ridurre gli effetti collaterali risparmiando così il consumo di oppioidi. Sebbene l'utilizzo di quest'ultimi sia inevitabile, un uso eccesivo può condurre ad effetti collaterali quali depressione della tosse e della funzione respiratoria, nausea e vomito postoperatori, ritenzione urinaria e ritardo della ripresa della canalizzazione (**Tabella 22.6**).

Oppioidi

Se pur l'analgesia con oppioidi non sia attualmente il gold standard essa rappresenta il termine di paragone con tutte le altre tecniche presenti. D'altro canto, l'uso della morfina, non deve neppure incutere una paura irrazionale visto che, seppur il suo utilizzo debba essere minimizzato, tuttavia non è detto che debba essere bandita. È assolutamente inaccettabile avere pazienti sofferenti per cui gli oppioidi possono essere utilizzati come terapia principale o come rescue nel caso in cui le altre tecniche di analgesia falliscano o non siano state applicate. Peraltro un uso precoce e limitato nel tempo degli oppioidi ha dimostrato avere scarsi effetti sull'outcome dei pazienti. Per utilizzare la morfina la miglior tecnica di somministrazione è l'analgesia controllata dal paziente (PCA).

Analgesia epidurale

La metodica principe nella chirurgia addominale open è l'epidurale toracica i cui vantaggi sono elencati nella figura sottostante. Nelle tecniche di chirurgia mininvasiva, robotiche o laparoscopiche, ci sono meno evidenze e si cerca di privilegiare metodiche meno invasive. Tuttavia non è scevra da effetti collaterali e/o complicanze (**Tabella 22.7**).

La qualità analgesica che un catetere epidurale può fornire per le prime 48-72 ore dall'intervento chirurgico è superlativa, tuttavia bisogna focalizzare alcuni aspetti:

- Il catetere deve essere posizionato al giusto livello per quel tipo di chirurgia. Da evitare posizionamenti a livello lombare che potrebbero provocare debolezza degli arti inferiori ostacolando tentativi di mobilizzazione precoce.

Tabella 22.5 Dose di idrocortisone in pazienti con insufficienza surrenalica cronica.

Stress Chirurgico	Preoperatorio	Intraoperatorio	Postoperatorio
Minore Ernioplastica inguinale, interventi urologici minori o procedure ginecologiche, chirurgia del cavo orale, chirurgia plastica	25 mg o dose usuale	Nessuna se non ci sono complicanze	Ricominciare lo schema terapeutico in GPO1
Moderato Protesi articolare, colecistectomia open, rivascolarizzazione degli arti inferiori	50-75 mg o dose usuale se è elevata	50 mg	20 mg in GPO1, po ricominciare lo schema terapeutico in GPO2
Maggiore Toracotomia, cardiochirurgia, chirurgia addominale maggiore	100-150 mg o dose usuale se è elevata, 2 ore prima di iniziare la procedura	50 mg ogni 8 h dopo la prima dose	50 mg ogni 8 h oppure 150 mg/24 h in infusione continua per i primi 2-3 giorni, poi ridurre del 50% al giorno fino al raggiungimento della dose usuale

Tabella 22.6

Effetti collaterali della morfina
• Riduzione della motilità gastrica • Nausea e vomito • Soppressione della tosse • Depressione respiratoria e ridotta sensibilità alla $PaCO_2$ • Ritenzione urinaria • Euforia, disforia, allucinazioni • Rilascio di istamina (può causare prurito, ipotensione e broncospasmo) • Bradicardia • Tolleranza nel tempo

- Farmaci utilizzati: generalmente anestetici locali i cui effetti collaterali quali blocco motorio e simpaticolisi possono essere mitigati dall'abbinamento con farmaci quali oppioidi o adiuvanti (α-agonisti o adrenalina).
- Bisogna avere un sistema adeguato di gestione che segua l'infusione dei farmaci e l'eventuale comparsa degli effetti collaterali (APS-Acute Pain Service).
- La controindicazione più comune al posizionamento del catetere peridurale, oltre al rifiuto del paziente, è la presenza di alterazioni della coagulazione: piastrinopenie e alterazione dell'International Normalized Ratio (INR), oltre alla presenza nella terapia domiciliare di farmaci antiaggreganti o anticoagulanti. A questo proposito si rimanda alle raccomandazioni e alle linee guida internazionali presenti in letteratura.

Nell'ambito delle problematiche è importante sottolineare i seguenti aspetti:

- Infusioni epidurali che non funzionano o funzionano poco. Tale evenienza è molto frequente, da qui l'importanza dell'APS, servizio che sta prendendo sempre più piede nei diversi presidi ospedalieri, in grado di identificarla e correggerla prontamente. L'ideale sarebbe verificare il buon funzionamento del catetere prima dell'inizio della chirurgia, ma se questo non fosse possibile o se il problema fosse sopraggiunto tardivamente si può risolvere aumentando la velocità di infusione dell'anestetico locale, aggiungendo degli adiuvanti se non già presenti, riposizionando nuovamente il catetere oppure rimuovendolo definitivamente passando ad un'altra tecnica di analgesia, per esempio morfina endovensa (PCA).
- Ipotensione. Questa può essere legata alla simpaticolisi, alla deplezione volemica o ad entrambe le cause. Mentre il deficit volemico può essere più facilmente compensato con adeguata fluidoterapia, un blocco simpatico

Tabella 22.7 Vantaggi e svantaggi dell'analgesia peridurale.

Vantaggi	Svantaggi e complicanze
• Riduzione di alcuni aspetti della risposta allo stress: – Neuroendocrino – Metabolica • Miglioramento della funzione respiratoria: – Ridotta incidenza di ipossia post-operatoria – Ridotta incidenza di atelettasie e infezioni • Gastro-intestinali – Riduce l'ileo – Precoce alimentazione • Ridotta incidenza di tromboembolia polmonare • Ridotta perdita di sangue • Riduzione di infarto miocardico, insufficienza renale e mortalità.	• Insuccesso del peridurale: – Sito di inserzione sbagliato – Catetere dislocato – Dosaggio di farmaco inadeguato • Ipotensione • Ridotta mobilità: – Blocco motorio – Blocco sensitivo – Ipotensione • Danno neurologico temporaneo o permanente: – Spazio occupato da lesioni del canale vertebrale – Errore nella somministrazione del farmaci – Trauma diretto all'inserzione • Puntura della dura • Nessuna riduzione sull'infiammazione mediata dalle citochine

è più difficile da trattare e potrebbe indurre l'operatore ad un sovraccarico di liquidi che potrebbe compromettere il buon esito chirurgico. In questo caso meglio optare per un sostegno aminico per mantenere un'adeguata pressione di perfusione, si rende però necessaria le gestione del paziente in un ambiente protetto (terapia intensiva o subintensiva).

- Una rara ma disastrosa complicanza è l'ematoma o l'ascesso vertebrale con compressione del canale midollare. Essenziale è la precoce identificazione del quadro clinico che si manifesta con dolore dorsale e debolezza agli arti inferiori. Bisogna sospendere l'infusione epidurale e, in caso di mancato recupero della funzionalità degli arti inferiori, eseguire una diagnostica per immagini con conseguente urgente decompressione midollare in caso di positività.
- Puntura durale accidentale. In mani esperte è un evento raro (0.5%). Può provocare una cefalea posturale e talora effetti collaterali più importanti finanche l'ematoma sottodurale. Di solito senza particolari conseguenze in pazienti anziani sottoposti a puntura a livello toracico. In pazienti ostetriche la puntura a livello lombare talora necessita di patch con sangue autologo per porre fine alla cefalea insistente.

Analgesia intratecale

Funzionalmente è simile all'epidurale ma, poiché la tecnica è più frequentemente eseguita single shot che non con il posizionamento di un catetere, il suo utilizzo nella chirurgia open è limitato. Il suo uso può essere tenuto in considerazione nella chirurgia mininvasiva dove la reazione dolorosa è più modesta. Le controindicazioni sono simili alla tecnica epidurale, ma le sequele e gli effetti collaterali sono meno importanti essendo la tecnica più semplice e sicura (verosimilmente perché l'ago è molto più piccolo e perché non si posiziona un catetere).

Somministrazione periferica di anestetici locali

Riguarda tutta una serie di tecniche quali: Trasversus Abdominis Plane (TAP) block, instillazioni intraperitoneali e nella ferita chirurgica, blocco del retto dell'addome.

Il *TAP block* si riferisce all'instillazione di anestetico locale tra la fascia del muscolo obliquo interno e trasverso, preferibilmente con tecnica ecoguidata. Può essere prolungato utilizzando dei cateteri multiforo e ha dimostrato di ridurre l'uso di oppioidi, la nausea e il vomito postoperatorio e la degenza ospedaliera, sia utilizzandolo in chirurgia open che laparoscopica. La sua efficacia è migliore se praticato preoperatoriamente.

Analgesici sistemici

Sempre nell'ottica di ridurre o azzerare l'utilizzo di oppioidi vengono utilizzati diversi farmaci.

Paracetamolo: utilizzato da oltre un secolo esso svolge un ottimo effetto opioid-sparing. La dose massima è 1 gr per 4 volte al dì per un paziente con peso > 50 kg. Ci sono evidenze che sostengono una dose carico di 2 gr con buoni risultati e senza aumentare la tossicità.

Farmaci antiinfiammatori: gli inibitori delle cicloossigenasi sono comunemente usati anche se per il loro rischio trombotico oltre ad essere controindicati in pazienti cardiopatici e a rischio di accidenti cerebrovascolari vengono visti con giusta riluttanza sia dagli ortopedici che dai chirurghi addominali.

Lidocaina endovenosa: la sua azione analgesica è stata descritta più di 50 anni fa. Una dose di 1.5-2 mg/kg viene somministrata prima dell'incisione chirurgica seguita da un'infusione al dosaggio di 1.5-2 mg/kg/h per le successive 24 ore in un ambiente monitorizzato. Oltre ad aver dimostrato di ridurre la richiesta di oppioidi fino al 60%, riduce la durata del PONV, l'ileo e la degenza ospedaliera. Inoltre, provoca una riduzione della risposta allo stress dimostrata dalla conta leucocitaria, dal dosaggio della proteina C-reattiva e dai dosaggi dell'interleuchina 6 (IL-6) oltre ad avere un'azione anticancro.

Gabapentinoidi: sono farmaci noti a chi è afflitto da dolore cronico ma possono trovare qui una loro collocazione proprio nella prevenzione della cronicizzazione del dolore. Principali effetti collaterali, che probabilmente ne limitano l'uso sono, la sedazione, le vertigini e i disturbi visivi (pregabalin). Utilizzabile una dose singola di pregabalin da 150-300 mg preoperatoria (gli effetti collaterali si hanno a dosaggi più elevati).

Ketamina e Magnesio: essendo antagonisti dei recettori dell'N-Metil-d-Aspartato sono coinvolti in vari aspetti del dolore acuto. La ketamina utilizzata a basso dosaggio (bolo 0.5 mg/kg seguito da infusione 2 μg/kg/min) riduce il consumo di oppioidi fino a dimezzarlo senza i tipici effetti collaterali quali sedazione e allucinazioni. Riduce anche la risposta infiammatoria.

Clonidina e Dexmedetomidina: questi farmaci hanno molteplici effetti tra cui l'inibizione delle vie del dolore. Il loro uso è limitato dalla possibilità di bradicardia e ipotensione.

Corticosteroidi: solitamente utilizzati come antiemetici hanno anche altre azioni tra cui un moderato effetto opioid-sparing.

Letture consigliate

Miller TE, Scott MJ: Anesthetic Care for Abdominal Surgery. Anesthesiology Clinics 2015; 33:1-232.

De Hert S, Stefan S, Staender S: Pre-operative evaluation of adults undergoing elective noncardiac surgery: Updated Guideline from the European Society of Anaesthesiology. EJA 2018; 35:407-65.

Perrin M, Fletcher A: Laparoscopic Abdominal Surgery. Continuing Education in Anaesthesia Critical Care & Pain 2004; 4:107-10.

Kinney MA, Narr BJ, Warner MA: Perioperative Management of Pheochromocytoma. J Cardiothoracic Vasc Anesth 2002; 16:359-69.

Gustafsson UO, Scott MJ, Hubner M: Guidelines for perioperative care in Elective Colorectal Surgery: Enhanced Recovery After Surgery (ERAS) Society Recommendations: 2018. World J Surg 2019; 43:659-695.

ANESTESIA IN CHIRURGIA GINECOLOGICA ED OSTETRICA ANALGESIA FARMACOLOGICA IN TRAVAGLIO DI PARTO

23

Massimo Micaglio, Viviana Marcellino, Alessandro Di Filippo

Linee guida e raccomandazioni hanno individuato nella "medicina perioperatoria", vale a dire nello studio della fisiopatologia perioperatoria e nella creazione di percorsi multidisciplinari condivisi, il miglior approccio per ridurre le sequele indesiderabili del danno chirurgico. Tale visione moderna determina necessariamente una revisione di tutto il percorso del paziente nell'ambito di un lavoro integrato tra chirurgo, anestesista, infermiere, ostetrica e paziente stesso. A tale scopo nei presidi ospedalieri più virtuosi sono da tempo proposti e attuati i protocolli *Enhanced Recovery After Surgery (ERAS)*, a cui faremo riferimento nel seguente capitolo, suggerendo al lettore percorsi applicabili nei pazienti candidati a chirurgia ginecologica ed ostetrica.

Anestesia in chirurgia ginecologica

Tutte le pazienti candidate all'intervento chirurgico dovrebbero ricevere, al primo contatto con la preospedalizzazione, materiale informativo sul percorso che dovranno affrontare. Situazioni di possibile denutrizione verranno trattate adeguatamente nei giorni antecedenti l'intervento.

- *Giorno precedente l'intervento chirurgico:*
  - nessuna preparazione intestinale
  - cena completa; raccomandata assunzione di integratori a base di maltodestrine (800 ml)
  - profilassi antitrombotica secondo le linee guida locali, se prevista.
- *Giorno dell'intervento chirurgico:*
  - consentita assunzione di cibi solidi non grassi o latte fino a 6 ore prima dell'intervento chirurgico, di liquidi chiari (acqua, the, succhi di frutta senza polpa, bibite reidratanti, ecc.) fino a 2 ore prima
  - consigliata l'assunzione di integratori a base di maltodestrine (300-400 ml) fino a 2 ore prima dell'intervento
  - premedicazione farmacologica con benzodiazepine a spiccata attività ansiolitica (ad es. il Delorazepam 0,5 – 1 mg corrispondenti a X – XX gtt.) solo in casi specifici
  - posizionamento calze elastiche prima del trasferimento in sala operatoria
  - profilassi antibiotica a dose singola secondo protocolli locali
  - l'anestesia *locoregionale* deve essere preferita alla anestesia *generale*; sono consigliate anche tecniche anestesiologiche che prevedano la combinazione delle due. Obiettivo della condotta anestesiologica dovrebbe essere di minimizzare l'uso perioperatorio degli oppioidi e degli anestetici inalatori e di iniziare e poi proseguire una analgesia con modalità multifarmacologica
  - tecniche di anestesia locoregionale utilizzabili sono rappresentate da:
    - *epidurale* con inserimento del catetere a livello di T10-11/T11-12 se incisione laparotomica longitudinale o di L1-2/L2-3, se incisione trasversale bassa (sec. Pfannestiel)
    - *subaracnoidea* (spinale) antalgica con morfina 0,15-0,2 mg/3 ml (eventuale miscela con bassi dosaggi di anestetico locale, es. 2,5 mg di levobupivacaina 0.5%) consigliata per procedure laparoscopiche o procedure laparotomiche su patologie benigne (prima dell'induzione dell'anestesia generale) per limitare l'utilizzo endovenoso di morfina nel periodo post-operatorio

- *subaracnoidea* (spinale) con bupivacaina 0,5% iperbarica 15 mg + morfina 0,1 mg per isterectomia vaginale o per interventi sulla vulva
- *blocchi nervosi periferici*: Transversus Abdominis Plane block, Quadratus Lumborum block, Erector Spinae block

– monitoraggio *profondità dell'anestesia,* del *blocco neuromuscolare*, della *temperatura*
– in caso di anestesia generale e se non controindicata preferibile una Total Intra-Venous Anesthesia (TIVA), se possibile in modalità Target Controlled Infusion (TCI)
– inserimento del catetere urinario
– se non controindicata, opportuna una gestione mininvasiva delle vie aeree con presidi extraglottici
– nessun posizionamento del SNG (o limitato solo alla fase intraoperatoria)
– anestesia mantenuta con TIVA o TCI + curarizzazione; nel caso di chirurgia laparoscopica potrebbe risultare utile il mantenimento di un blocco neuromuscolare profondo (TOF 0; PTC 1-2) fino alla desufflazione dell'addome
– ventilazione a pressione controllata e volume garantito con target di $EtCO_2 < 40$ mmHg o comunque "protettiva"; nel caso di uso di maschere laringee di II generazione limitare la pressione di picco a 25-30 cmH_2O, limite di tenuta per questi dispositivi; PEEP impostata a 5 cmH_2O
– utilizzo di sistemi di riscaldamento ad aria calda forzata e sistemi di riscaldamento per via endovenosa dei fluidi per mantenere normotermia
– velocità di infusione dei liquidi: 2-3 ml/kg/ora (rapporto di espansione plasmatica/cristalloidi 1:2); diuresi intraoperatoria > 0,5 ml/kg/h; fluidi aggiuntivi in caso di perdita ematica > 500 ml e/o emodinamica instabile
– recupero della contrattilità muscolare in modo da prevenire la PostOperative Residual Curarization (PORC)
– profilassi postoperatoria antitrombotica con eparine a basso peso molecolare a partire da 6-10 ore dopo la fine dell'intervento chirurgico e continuata sino alla completa mobilizzazione della paziente (7-21 giorni) e sulla base del suo grado di rischio
– profilassi della Postoperative Nausea and Vomiting nei pazienti con punteggio Apfel ≥ 3 (ondansetron 4 mg e.v. + desametasone 4 mg e.v.)
– profilassi dell'ulcera da stress con ranitidina 50 mg x 3/die iniziando intraoperatoriamente (al momento attuale AIFA ha disposto il ritiro di tutti i farmaci contenenti il principio attivo ranitidina; *https://www.aifa.gov.it/revisione-ranitidina*). Inibitori della pompa protonica vengono somministrati al posto della ranitidina

- *Gestione in reparto:*
  – soluzione elettrolitica 1-2 ml/kg/h nelle prime 24 ore dopo l'intervento
  – liquidi per os a partire da 6 ore dopo la fine dell'intervento senza limitazioni
  – mobilizzazione precoce
  – analgesia fornita con:
    o paracetamolo endovenoso 1 g x 3/die (peso <50 kg) o x 4/die (peso > 50 kg) + ketorolac 30 mg x 3/die (salvo insufficienze renali e pazienti a rischio di sanguinamento); pazienti anziane 15 mg x 3/die; durata max. 48 ore
    o dose rescue: tramadolo 50 mg se NRS > 3 ripetibile ogni 6 ore
    o se analgesia epidurale: in modalità Programmed Intermittent Epidural Boluses (PIEB) con bolo di ropivacaina 0,2 % (o levobupivacaina 0,125%) 8-10 ml + 0,5 mcg di sufentanil/ml ogni 60-90 minuti.
- *Prima giornata postoperatoria:*
  – sospensione della somministrazione di liquidi ev
  – controllo del dolore con analgesici per via orale
  – assunzione di cibo solido a partire dalla colazione del primo mattino
  – rimozione del catetere urinario
  – protocollo di mobilizzazione precoce continuato (cura di sé; cammina almeno per 500 m)
- *Giornate successive alla prima:*

Dalla 2ª giornata postoperatoria (chirurgia laparotomica) le azioni da intraprendere sono:

– test di sospensione della PIEB (fortemente consigliata la somministrazione contemporanea di FANS): rimozione del catetere epidurale solo se il dolore è inferiore a 5 su una scala NRS dopo 4-6 ore senza somministrazione di farmaci epidurali

- *Valutazione dei criteri di dimissione:*
  - adeguata alimentazione orale
  - recupero della funzione intestinale
  - adeguato controllo del dolore con analgesici orali
  - capacità di mobilizzazione e auto-cura
  - nessuna evidenza di complicanze postoperatorie o necessità di cure mediche.

Se tutti i criteri sono rispettati, considerare la dimissione della paziente.

Anestesia in chirurgia ostetrica

Le sale parto e le aree nascita sono spesso isolate dalle sale operatorie principali e questo isolamento può rallentare l'introduzione e l'accettazione dell'innovazione, ma in teoria molti dei principi ERAS dovrebbero essere applicati alla chirurgia ostetrica, **taglio cesareo (TC)** in primis, che ne potrebbe viceversa trarre enormi benefici.

- *Educazione della donna gravida e dei familiari:* gli operatori sanitari dovrebbero fornire alla donna informazioni complete, basate su evidenze scientifiche e buone pratiche cliniche che includano le indicazioni, i rischi e i benefici del TC: la richiesta di un TC senza una precisa indicazione medica andrebbe discussa alla luce dei potenziali rischi per la donna e il feto. Il trattamento di alcune comorbidità andrebbe ottimizzato prima dell'intervento. L'**obesità** materna (in particolare se BMI>40 kg/m^2), l'**Ipertensione,** il **diabete,** l'**anemia** aumentano in modo significativo il rischio di complicanze materne/fetali (emorragia post-partum, parti pretermine, neonati di basso peso, aumentata mortalità perinatale) e le donne affette da tali patologie devono ricevere un monitoraggio e un'adeguata terapia durante tutta la gravidanza. Essenziale è la cessazione del **fumo** prima della gravidanza perché aumenta il rischio di distacco di placenta, di basso peso alla nascita e di morte improvvisa in culla (SIDS).
- *Periodo preoperatorio:*
  - nessuna preparazione intestinale; possibilità di assumere liquidi chiari (acqua, the, succhi di frutta senza polpa, bibite reidratanti, ecc.) o integratori liquidi a base di carboidrati in modeste quantità (accettabili volumi fino a 200 ml) fino a 2 ore prima dell'intervento
  - raccomandata profilassi antibiotica 30-60 minuti prima dell'incisione cutanea con *cefalosporine di 1° generazione* in caso di procedura elettiva, da integrare con *azitromicina* in caso di TC in corso di travaglio o con rottura delle membrane
  - nessuna premedicazione con farmaci ansiolitici (potenziali effetti negativi su neonato)
  - considerare sempre la profilassi della sindrome da inalazione con H_2 antagonisti (N.B. si veda precedente riferimento a nota AIFA; *https://www.aifa.gov.it/revisione-ranitidina*), antiacidi non particolati (30 ml di sodio citrato 0,3 M poco prima dell'anestesia – di difficile reperimento in Italia); alcuni AA. suggeriscono anche impiego di procinetici (es. metoclopramide).
- *Periodo intraoperatorio:*
  - se non controindicata, **prediligere *l'anestesia locoregionale (ALR) perimidollare*** per la maggior sicurezza e soddisfazione materna, miglior controllo del dolore, minori perdite ematiche, miglior mobilizzazione nel postoperatorio, minor incidenza di nausea e vomito: si tratta dell'anestesia ***subaracnoidea*** "single shot", dell'anestesia ***epidurale*** o della ***combinata*** Spino-Epidurale (CSE).

Anestesia *subaracnoidea* (cosiddetta "***spinale***"): la più utilizzata, tecnicamente più semplice delle altre, possiede rapido onset time, fallisce raramente (<1%), è gravata dal minimo rischio di tossicità da anestetici locali e produce minima esposizione fetale. Ha però durata limitata nel tempo e per la sua rapidità d'azione produce più frequentemente ipotensione da simpaticoplegia. Si utilizzano aghi atraumatici (tipo "Sprotte" o "Whitacre"), di piccolo calibro (25-27 G) e una miscela di anestetici locali (bupivacaina 0.5% o levobupivacaina 0.5%, al dosaggio di 10-12,5 mg) e oppioidi (morfina 100-150 mcg e/o sufentanil 2,5-3 mcg o fentanyl 25 mcg) attraverso un'iniezione praticata a livello di interspazio L3-L4 (o L4-L5 o L2-L3): è possibile in tal modo ottenere un'anestesia spinale ideale (estesa da T4 a S5). Si raccomanda di testare sempre il livello del blocco raggiunto (es. pin-prick test) prima di consentire l'avvio dell'intervento chirurgico.

Anestesia *epidurale*: prevede l'inserimento di un catetere a livello di interspazio L3-L4 (o L4-L5 o L2-L3) attraverso un ago di Tuohy. Gli anestetici oggi più impiegati sono la levobupivacaina allo 0,5 % o la ropivacaina allo 0,5 – 0,75%. Il volume utilizzato varia tra i 15 e i 20 ml.

Anestesia *combinata* (CSE): la tecnica prevede che una volta individuato lo spazio epidurale con ago di Tuohy modificato, attraverso lo stesso si introduca l'ago per la puntura spinale (tecnica "dell'ago nell'ago"); successivamente all'iniezione di anestetico nel canale midollare, si posiziona il catetere epidurale che consentirà di aumentare l'estensione del blocco perimidollare o di prolungarne la durata; potrà essere utilizzato per garantire l'analgesia postoperatoria.

Le tecniche di ALR possono essere eseguite con la paziente in posizione seduta o laterale, ma sempre comunque monitorizzata (SpO_2, NIBP, ECG). I vantaggi della posizione laterale sono: minor frequenza di ipotensione ortostatica, maggior comfort (nelle pazienti non obese), minor rischio di puntura durale o vasale accidentale e possibilità di mantenere un monitoraggio cardiotocografico durante la procedura. La posizione seduta è associata ad una maggior incidenza di ipotensione ortostatica, ma anche a maggior facilità e rapidità d'esecuzione; può essere indispensabile nella partoriente obesa

Anestesia *generale*: è riservata a poche condizioni che controindichino in modo assoluto un blocco perimidollare (ad es. patologie della colonna, pregressa estesa chirurgia vertebrale, situazioni di ipertensione endocranica, discoagulopatie, ecc.) o in caso di fallimento della tecnica di ALR. È, all'opposto, la tecnica più indicata nelle situazioni di grave instabilità emodinamica materna (es. emorragia massiva per distacco intempestivo di placenta) o di distress fetale in assenza di un catetere epidurale ben funzionante. La gestione di tale metodica può rivelarsi complessa per le importanti variazioni "fisiologiche" che subiscono tutti gli apparati durante la gravidanza. Di particolare difficoltà può risultare la gestione delle vie aeree (1 caso ogni 250-300). Le società scientifiche raccomandano:

- o preossigenazione-denitrogenazione in head-up position (20-30°) e cannule nasali (O_2 a 4-5 l/min)
- o induzione con dosi piene di ipnoinduttore (es. propofol 2.5 mg/kg) e bloccante neuromuscolare (es. rocuronio 1-1,2 mg/kg);
- o raccomandata la somministrazione di oppioidi (fentanyl 0,5-1 mcg/kg, alfentanil 7,5-10 mcg/kg, remifentanil 0,5-1 mcg/kg) per ridurre la risposta emodinamica alla laringoscopia, all'intubazione e all'incisione chirurgica
- o manovra di Sellick (dibattuta, non routinariamente praticata)
- o attesa della miorisoluzione ottimale (ca. 60 secondi); nell'attesa raccomandabile ventilazione in maschera facciale con piccoli volumi e basse pressioni di picco (APL<20-25 cmH_2O)
- o laringoscopia (considerare eventuale impiego di bougie o introduttore tracheale o videolaringoscopio) e intubazione oro-tracheale (DI 6.0-7.0 mm), max 2 tentativi
- o in caso di fallimento, ventilazione con maschera facciale e ricorso a presidi extraglottici (PEG) preferibilmente di 2ª generazione (con accesso gastrico)
- o in caso di fallimento dei PEG, ventilazione in maschera facciale con piccoli volumi e basse pressioni di picco (APL<20-25 cmH_2O)
- o in caso di fallimento, reperimento di una via di accesso rapida alla trachea per mantenere la condizione di normossia. In caso di successo nell'ossigenazione, ma senza una via aerea "sicura" sarà il grado di benessere materno/fetale rilevato in quel momento che dovrà orientare il team di sala parto sul da farsi (es. proseguire comunque o risvegliare la donna e riprogrammare)
- o per il mantenimento dell'anestesia la miscela inalatoria "classica" prevede l'erogazione di ossigeno (50%) e protossido d'azoto (50%) con < 1 MAC di sevoflurano per minimizzare l'effetto tocolitico dell'alogenato (N.B. la richiesta di anestetici inalatori in gravidanza è ridotta del 20-40%); possibile e descritto in letteratura anche l'utilizzo del propofol

– a prescindere dalla tecnica impiegata vanno evitate ipotensioni prolungate (PAS < 100 mmHg) che potrebbero ridurre il flusso utero-placentare, non soggetto ad autoregolazione e strettamente dipendente dalla PA materna ed avere ripercussioni sul benessere fetale: impiegare al bisogno senza indugio farmaci vasopressori (efedrina, fenilefrina, etilefrina)

– a prescindere dalla tecnica impiegata, a paziente supina, dislocare sempre l'utero

gravido a sinistra per ridurre il rischio di compressione aorto-cavale
- evitare ipotermia; riscaldare la paziente con sistemi ad aria calda forzata e scalda liquidi
- mantenere paziente euvolemica nel pre- ed intraoperatorio.

• *Periodo postoperatorio:*
- minimizzare nausea/vomito postoperatori (es. ondansetron ± droperidolo ± desametasone)
- analgesia multimodale che includa FANS e paracetamolo ad orari fissi (ketorolac 30 mg x 3 e.v. + paracetamolo 1 g x 4 e.v. per le prime 24 ore; ibuprofene 600 mg x 3 per os + paracetamolo 1 g x 3 per os per le successive 24 ore) ad integrare l'effetto della morfina somministrata per via intratecale; se non utilizzata morfina intratecale, possibile impiego di PCA endovenosa con morfina (bolo di 1 mg; lock out 8-10 min)
- al rientro in reparto di degenza (2 ore dalla fine del taglio cesareo), se utilizzata ALR prevedere la ripresa dell'alimentazione (prima liquida e, se tollerata, dieta leggera); raccomandato un attento controllo della glicemia
- tromboprofilassi: nei TC elettivi non tutti i protocolli ostetrici raccomandano di attuarla necessariamente con eparine a basso peso molecolare (EBPM) in assenza di fattori di rischio (quali età > 35anni, BMI > 30, parità ≥ 3, pre-eclampsia, perdita ematica > 1.000 ml o necessità di ricorso a trasfusione, fumo, estese vene varicose, infezioni sistemiche intercorrenti, immobilità), ma di utilizzare calze a compressione graduate o meglio dispositivi per la compressione pneumatica intermittenete degli aa. inferiori; fondamentale stimolare la precoce mobilizzazione della donna. Nelle suddette situazioni di rischio o se TC non elettivo, EBPM per 7 – 40 giorni
- rimuovere il catetere vescicale il prima possibile.

• *Prima della dimissione:*
- fornire alla neo-mamma e alla sua famiglia istruzioni scritte riguardanti raccomandazioni nutrizionali, posologie di farmaci, gestione del dolore, controlli della pressione arteriosa, della glicemia, eventuali esercizi riabilitativi prescritti e altro in funzione della situazione clinica della paziente nel pre- e post-partum; vanno indicate date di futuri controlli ospedalieri e fornite informazioni da condividere con il medico di base.

Anestesia in gravidanza per chirurgia NON ostetrica

Data la frequenza non del tutto trascurabile con cui l'anestesista potrebbe imbattersi in un intervento chirurgico non ostetrico in donna gravida (es. appendicectomia 0.05%, colecistectomia 0.01-0.05%, occlusione intestinale 0,03-0,06% di tutte le gravidanze, ma anche traumi, asportazioni cisti ovariche, cerchiaggio cervicale, ecc.), forniamo al lettore alcuni suggerimenti pratici per affrontare questa eventualità:
- ove possibile rinviare la chirurgia al *2° trimestre* di gravidanza e preferire l'anestesia loco-regionale (evitare ipotensione); se anestesia generale, considerare quanto già riportato nel paragrafo dedicato
- eseguire sempre registrazione battito cardiaco fetale prima e dopo la procedura
- garantire buona analgesia postoperatoria
- considerare sempre la profilassi tromboembolica.

Analgesia farmacologica in travaglio di parto

Fra le diverse e ben note condizioni di dolore acuto sperimentabili anche all'interno di una struttura ospedaliera, quella legata al "parto" è incredibilmente la più tollerata e giustificata. Giudicato "insopportabile" dal 60% delle partorienti alla loro prima gravidanza, superando per intensità quello neoplastico, quello da arto fantasma o da frattura ossea, il dolore da parto può essere associato a svariate turbe psicologiche indesiderabili. ***Il suo trattamento sistematico, cioè ogniqualvolta la donna lo richieda, non è mai stato realmente ritenuto di primaria importanza.***

Effetti sistemici del dolore del parto

Nell'organismo materno dolore e stress innescano delle risposte riflesse segmentarie e soprasegmentarie che a loro volta possono produrre importanti modificazioni endocrine, cardiovascolari, respiratorie e metaboliche. Tali modificazioni materne possono ripercuotersi anche sul feto, potendone incrinare l'omeostasi ed esponendolo all'ipossia ed all'acidosi.

Un'efficace analgesia in travaglio di parto permette di evitare queste possibili complicanze e deve essere considerata un ***diritto basilare per tutte le partorienti***.

La richiesta della donna in travaglio, ***precedentemente*** *ed* ***esaurientemente informata*** all'interno di un percorso di "partoanalgesia" strutturato, è la "conditio sine qua non" per dare inizio alla terapia antalgica che deve comunque essere concordata con il medico ginecologo e con l'ostetrica.

Esistono inoltre situazioni particolari che devono essere considerate vere e proprie ***indicazioni*** all'analgesia cosiddetta ***perimidollare***, con particolare riferimento all'epidurale, quali ad esempio la presentazione occipito-posteriore, l'ipertensione indotta dalla gravidanza, il travaglio indotto, il travaglio prolungato, il travaglio di prova dopo precedente parto cesareo, l'obesità, il diabete mellito, le malattie cardiache o respiratorie della madre, alcune patologie neurologiche, la morte fetale intrauterina, l'interruzione terapeutica di gravidanza ed un'obiettività sospetta per difficile gestione delle vie aeree. A seconda del periodo in cui interviene, l'anestesista è comunque in grado di dare una risposta adeguata al dolore, sempre nel rispetto della massima sicurezza materno-fetale.

Tecniche di analgesia farmacologica

Attualmente ***l'analgesia perimidollare (o neurassiale)***, con le sue differenti metodiche di esecuzione (*epidurale, combinata spinale-epidurale* (CSE), *subaracnoidea single shot*), è considerata la tecnica più efficace per il controllo del dolore del travaglio e del parto, capace di apportare sicuri benefici sia alla madre (eccellente controllo del dolore, riduzione dell'ansia, riduzione del consumo di ossigeno, dell'iperventilazione, dell'increzione di catecolamine e di ormoni dello stress, miglioramento del circolo placentare) che al feto (ridotta acidosi metabolica, riduzione del consumo di O_2 e miglioramento dell'ossigenazione).

Tale approccio antalgico utilizza differenti farmaci, a diverse concentrazioni e volumi. Si tratta di oppioidi, anestetici locali, adiuvanti somministrati ad intermittenza (***top-up***), in ***infusione continua***, in modalità "controllata dal paziente" (Patient Controlled Epidural Analgesia, ***PCEA***) o ad orari e volumi erogati automaticamente da una pompa elettronica microinfusionale, ma in tempi e modalità pre-programmate dall'operatore (Programmed Intermittent Epidural anesthetic Bolus technique, ***PIEB***) in relazione all'entità del dolore ed alla situazione ostetrica della donna in travaglio.

L'analgesia perimidollare è considerata l'attuale "gold-standard" per efficacia (riduce sensibilmente il dolore associato alle contrazioni uterine che risultano però sempre percepibili), sicurezza (grazie alle ridotte dosi di farmaci utilizzate), flessibilità (è possibile adattare la quantità di anestetico in base alla fase del travaglio e all'intensità del dolore), scarsa interferenza sulla fisiologia.

Analgesia epidurale

Per gli aspetti tecnici relativi all'esecuzione dei blocchi centrali di seguito descritti, si rimanda il lettore al capitolo dedicato ai Blocchi Neuroassiali. Porremo qui invece l'accento sugli aspetti più peculiari di tali blocchi nell'ambito della partoanalgesia.

L'analgesia ***epidurale***, in questo contesto proposta solo con posizionamento di un catetere nello spazio epidurale, è la più utilizzata. Utilizzando il più diffuso approccio mediano:

- si individua lo spazio interspinoso compreso tra la 2ª-3ª o la 3ª-4ª vertebra lombare: la linea di Tuffier nella gravida attraversa di solito il corpo di L4; inoltre sta guadagnando popolarità oggi anche l'utilizzo degli ultrasuoni;
- si procede ad adeguata disinfezione della zona e si infiltrano con anestetico locale la cute e i piani tissutali più profondi dello spazio prescelto;
- si punge la zona di cute anestetizzata con ago di Tuohy (16-18 G) e lo si introduce "alla cieca" sino al ligamento interspinoso/giallo;
- si raccorda l'ago con una siringa contenente soluzione fisiologica e poi lentamente si avanza il sistema ago-siringa esercitando una pressione costante sul pistone della siringa (con il pollice della mano dominante) fino ad avvertire un'improvvisa perdita di resistenza (tecnica LOR, Loss Of Resistance); si esegue "Test Del Rimbalzo (TDR)" (si iniettano pochi ml di aria per evidenziare falsi spazi "non epidurali" che, diversamente dallo spazio epidurale, restituirebbero immediatamente l'aria alla siringa);
- se TDR negativo si posiziona il catetere peridurale (più diffusi quelli a punta chiu-

sa con 3 fori laterali) per non più di 4 cm e lo si fissa alla cute con apposita medicazione;

- all'estremità del cateterino si collega un filtro antibatterico di sicurezza e si esegue Test Di Aspirazione (TDA) con siringa da 2,5 ml (circa 30 secondi, per escludere posizionamento intravasale o intratecale del catetere);
- se TDA negativo, si somministra la prima dose di anestetico che fungerà da test per evidenziare un accidentale malposizionamento intravascolare o intratecale e confermare il corretto funzionamento del catetere: si tratta in realtà della stessa dose (preferibilmente frazionata) di anestetico locale a bassa concentrazione con cui si proseguirà poi la partoanalgesia (5+5+5+5 ml di levobupivacaina 0,0625% o ropivacaina 0,1%);
- si esegue pin-prick test dopo circa 15 minuti per valutare la buona estensione dell'analgesia. Nel caso infatti sia opportuno ricorrere ad un parto cesareo urgente, la presenza del catetere peridurale ben posizionato consentirà di convertire agevolmente l'analgesia in anestesia.

Analgesia subaracnoidea single shot

Il blocco si ottiene con l'introduzione di ridotte dosi di anestetici locali e/o oppioidi (*levobupivacaina* 2-2,5 mg +/- *sufentanil* 2-3 mcg diluiti in un volume di 3-5 ml di soluzione salina 0.9%) direttamente nel liquido cefalo rachidiano, utilizzando per la puntura un ago a punta "atraumatica" di piccolo calibro (25-27 Gauge). L'analgesia in questo caso è garantita da un'unica somministrazione di farmaco/i e mal si adatta all'imprevedibile durata di un travaglio di parto.

Analgesia combinata spino-epidurale (CSE)

Questa tecnica prevede la combinazione delle procedure utilizzate per l'analgesia epidurale e subaracnoidea single shot.

Effetti collaterali - Complicanze

Sono essenzialmente rappresentati dal maggior ricorso al parto operativo con ventosa ostetrica (10%), da un allungamento dei tempi della fase espulsiva del travaglio (12-20 minuti), da un lieve aumento della temperatura corporea (meno del 20% delle partorienti), da dolore o alterata sensibilità intorno alla sede di puntura e/o su una zona della coscia o della gamba, lombalgia (passeggeri e risolvibili in qualche giorno, raramente possono residuare per periodi più lunghi), dalla ***puntura accidentale della dura madre*** con l'ago di Tuohy (circa 5-20 casi/1000 procedure): può causare cefalea intensa, tipicamente localizzata a livello frontale e occipitale, che compare 24-48 ore dopo il parto, che si acuisce con la posizione eretta e che si attenua o scompare con il riposo a letto. Contenibile con farmaci adeguati (FANS, paracetamolo + caffeina) e con alcune precauzioni, talora impone invece una degenza ospedaliera più lunga ed eventuali ulteriori procedure sanitarie invasive (epidural "blood patch"). In caso di puntura accidentale considerare contestualmente: di non rimuovere l'ago di Tuohy; di somministrare lentamente 10 ml di soluzione salina 0,9% sterile nello spazio subaracnoideo; di introdurre il cateterino peridurale in sede subaracnoidea; di fissarlo con attenzione per evitarne la dislocazione e di somministrare oppioidi a dosaggi intratecali; di eseguire antibiotico-profilassi; di rimuovere il cateterino a 24-36 ore dal suo posizionamento.

Controindicazioni

La grande maggioranza delle partorienti può ricevere un'analgesia epidurale. Le controindicazioni assolute sono limitate a patologie della coagulazione, infettive o neurologiche (disturbi significativi della coagulazione, somministrazione di eparine a basso peso molecolare, non adeguatamente distanziata dalla procedura peridurale, condizioni cliniche caratterizzate da importanti patologie a carico del sistema nervoso centrale che provochino un aumento della pressione endocranica, sepsi).

Schemi terapeutici

L'analgesia perimidollare può essere iniziata senza attendere una determinata dilatazione cervicale, ma con attività contrattile presente e regolare, di norma con 2-3 contrazioni uterine in 10 minuti, collo uterino appianato e centralizzato.

A dilatazione completa dopo che è avvenuta la rotazione della testa fetale, si possono somministrare 5 – 8 ml di lidocaina 2% per l'analgesia perineale o per l'episiotomia/raffia (**Tabelle 23.1** e **23.2**).

Tabella 23.1

Somministrazione farmaci con tecnica peridurale - nullipara					
		DOSE INIZIALE		DOSE SUCCESSIVA	
Dilatazione cervicale	**Progressione fetale**	**Farmaco/ dose**	**Volume totale**	**Farmaco/dose**	**Volume totale**
2 – 3 cm	- 2/ - 1	sufentanil 10 mcg	5 ml	levobupivacaina 0.0625%	20 ml
3 – 5 cm	-1	levobupivacaina 0.0625 % + sufentanil 10 mcg	15 – 20 ml	levobupivacaina 0.0625%	20 ml
> 6 cm	-1	levobupivacaina 0.0625 % + sufentanil 10 mcg	20 ml	levobupivacaina 0.1-0.125%	10-15 ml
Dilatazione Completa	-1 / 0	levobupivacaina 0.1-0.125%	20 ml		

Tabella 23.2

Somministrazione farmaci con tecnica peridurale - pluripara					
		DOSE INIZIALE		DOSE SUCCESSIVA	
Dilatazione cervicale	**Progressione fetale**	**Farmaco/ dose**	**Volume totale**	**Farmaco/dose**	**Volume totale**
4 – 5 cm	-2 /-1	levobupivacaina 0.0625 - 0.1% + sufentanil 10 mcg	20 ml	levobupivacaina 0.1%	15 - 20 ml
6 - 7 cm	- 1	levobupivacaina 0.0625 - 0.1% + sufentanil 10 mcg	15 ml	levobupivacaina 0.125%	10-15 ml
Dilatazione Completa		levobupivacaina 0.125%	15 ml		

Altre opzioni terapeutiche farmacologiche: il remifentanil

In caso di ***controindicazioni*** all'analgesia neuroassiale qualora la partoriente richieda un controllo farmacologico del dolore in travaglio di parto, può venire proposta l'analgesia ENDOVENOSA. Prevede la somministrazione di un farmaco oppiaceo sintetico, il ***remifentanil,*** non registrato per l'uso in ostetricia (***utilizzo off-label***). Si tratta di un farmaco a rapido onset ed offset time e quindi particolarmente adatto al controllo del dolore durante il travaglio di parto. Per le sue caratteristiche farmacocinetiche, una volta sospesa la somministrazione, il farmaco scompare rapidamente dal sangue della madre e del bambino (qualche minuto), senza quindi prolungare i suoi effetti. La somministrazione endovenosa di remifentanil viene effettuata mediante una pompa infusiva, dispositivo che consente la somministrazione del farmaco in modo ***continuo*** oppure ad intermittenza con metodica Patient Controlled Analgesia (***PCA***) in modo tale che la partoriente possa somministrarsi la dose in prossimità delle contrazioni.

Letture consigliate

http://perioperativeitaliansociety.org/wp-content/uploads/2017/05/PROTOCOLLO-ERAS-IN-ginecologia-0613.pdf

Scheib SA, Thomassee M, Kenner JL. Enhanced Recovery after Surgery in Gynecology: A Review of the Literature. J Minim Invasive Gynecol. 2019;26:327-343.

Wilson RD, Caughey AB, Wood SL, et al: Guidelines for Antenatal and Preoperative care in Cesarean Delivery: Enhanced Recovery After Surgery Society Recommendations (Part 1). Am J Obstet Gynecol 2018; 219: 523.e1–523.e15.

Caughey AB, Wood SL, Macones GA, et al: Guidelines for Antenatal and Preoperative care in Cesarean Delivery: Enhanced Recovery After Surgery Society Recommendations (Part 2). Am J Obstet Gynecol 2018; 219: 533–544.

Macones GA, Caughey AB, Wood SL, et al: Guidelines for Antenatal and Preoperative care in Cesarean Delivery: Enhanced Recovery After Surgery Society Recommendations (Part 3). Am J Obstet Gynecol 2019; in press; https://doi.org/10.1016/j.ajog.2019.04.012.

Mushambi MC, Kinsella SM, Popat M, Swales H, Ramaswamy KK, Winton AL, Quinn AC: Obstetric Anaesthetists' Association; Difficult Airway Society. Obstetric Anaesthetists' Association and Difficult Airway Society guidelines for the management of difficult and failed tracheal intubation in obstetrics. Anaesthesia. 2015;70(11):1286-306.

WHO Reproductive Health Library. WHO recommendation on epidural analgesia for pain relief during labour (February 2018). The WHO Reproductive Health Library; Geneva: World Health Organization.

Anim-Somuah M, Smyth RMD, Cyna AM, Cuthbert A. Epidural versus non-epidural or no analgesia for pain management in labour. Cochrane Database of Systematic Reviews 2018, Issue 5. Art. No.: CD000331. DOI: 10.1002/14651858.CD000331.pub4.

Capogna G. (ed.). Epidural Labor Analgesia, Springer International Publishing Switzerland 2015. DOI 10.1007/978-3-319-13890-9_4

Lee M, Zhu F, Moodie J, et al: Remifentanil as an Alternative to Epidural Analgesia for Vaginal Delivery: a meta-analysis of randomized trials. J Clin Anesth 2017;39:57–63.

ANESTESIA IN CHIRURGIA MINI-INVASIVA

24

Rosangela La Sala, Andrea Coratti, Stefano Romagnoli

Introduzione

La laparoscopia è una tecnica chirurgica moderna che ha iniziato ad affermarsi con Raoul Palmer. Nata e sviluppata inizialmente in ginecologia, ha successivamente investito e sconvolto tutti i campi della chirurgia, introducendo il concetto di chirurgia minimamente invasiva. In linea di principio, consiste nell'operare nella cavità addominale senza la necessità di creare un'apertura parietale, a differenza della laparotomia. La visione del campo operatorio è realizzata su uno schermo grazie a un'ottica fine (endoscopio) passata attraverso la parete e collegata a una sorgente luminosa e a una telecamera. La laparoscopia richiede l'insufflazione di un gas nella cavità peritoneale per creare uno spazio di lavoro denominato pneumoperitoneo. I gesti sono realizzati utilizzando una strumentazione specifica anch'essa passata in transparietale mediante trocars che misurano, in genere, tra i 5 e i 12 mm.

I suoi vantaggi sono numerosi: carattere minimamente invasivo, riduzione della morbilità post-operatoria, riduzione delle perdite ematiche, e della degenza postoperatoria, complessiva riduzione delle spese sanitarie, beneficio estetico, visione ingrandita del campo operatorio, precisione ed efficienza delle procedure chirurgiche e rispetto dell'anatomia e della fisiologia.

Accanto a tali vantaggi, la tecnica laparoscopica porta con sé tutta una serie di conseguenze che vanno a modificare la fisiologia del paziente, di cui le principali sono:

- incremento della pressione intra-addominale per formazione dello pneumo-peritoneo;
- interferenza con l'omeostasi della capnia per insufflazione di anidride carbonica (CO_2).

Inoltre la chirurgia laparoscopica prevede l'adozione da parte del paziente di posizioni "estreme" sul tavolo operatorio (quali ad esempio la posizione di Trendelenburg) parimenti in grado di interferire con la fisiologia respiratoria, cardiovascolare e del sistema nervoso centrale.

Tutti questi elementi sono in grado, se non adeguatamente conosciuti, di condurre all'insorgenza di complicanze intra- e post-operatorie, e rappresentato pertanto una delle principali sfide per l'anestesista in questo campo.

L'ulteriore evoluzione della tecnica chirurgica si è sviluppata dopo circa una decade, e consiste nella chirurgia laparoscopica robot-assistita, che rappresenta la piattaforma più avanzata per la chirurgia mini-invasiva disponibile oggi a livello mondiale.

Il robot chirurgico da Vinci, nato negli Stati Uniti nel 1995, anno in cui viene fondata la Intuitive Surgical Inc., è stato il primo sistema robotico utilizzato in chirurgia mini-invasiva. Il primo utilizzo nell'uomo avviene nel 1997 e nel 1998 viene commercializzata la prima versione del sistema. L'ultima release – 1.1 – risale al 2014 con il sistema Xi e ha visto portate a regime le innovazioni precedentemente introdotte.

La vera innovazione del robot è stata quella di aver collocato tra chirurgo e paziente una piattaforma hardware e software implementabile all'infinito; ciò consente al chirurgo di operare con tecnologia, dati e modalità che non hanno precedenti. Inoltre, la chirurgia robotica offre molti vantaggi, tra cui:

- ampliamento delle capacità dell'operatore: il comando degli strumenti con semplici movimenti del polso consente al chirurgo di superare i limiti delle tecniche chirurgiche "open" e delle tecniche mini-invasive standard (sebbene quella open rimanga uno standard di riferimento, specie in alcune procedure molto complesse);

- eliminazione dei tremori fisiologici delle mani del chirurgo grazie all'uso di bracci robotici collegati alla consolle di comando;
- aumento della precisione dei gesti chirurgici spesso a discapito di una maggiore durata della chirurgia ad eccezione di casi particolari;
- visualizzazione 3D in alta definizione inserita nella consolle del chirurgo.

Sebbene le due tecniche, laparoscopica e robotica, differiscano tra loro per precisi aspetti tecnici, entrambe condividono il concetto di un approccio chirurgico minimamente invasivo.

Oltre ai vantaggi sopra citati che derivano dalla mini-invasività, le due tecniche sono accomunate anche da quelle che sono le implicazioni sull'organismo del paziente: in entrambe le tecniche infatti sono presenti lo pneumoperitoneo, l'insufflazione della CO_2 e la necessità di particolari posizionamenti del paziente, con tutto ciò che ne consegue in termini di rischi intra- e post-operatori a carico del paziente.

Alla luce dell'importanza che riveste oggigiorno la chirurgia robot-assistita e della sua diffusione capillare, nella presente trattazione faremo riferimento principalmente alle implicazioni anestesiologiche di tale tipo di approccio; occorre tuttavia sottolineare come le considerazioni che seguiranno siano altrettanto applicabili anche alla chirurgia laparoscopica, la quale condivide con la tecnica robot-assistita gli elementi responsabili delle alterazioni fisiopatologiche del paziente.

Componenti del robot

Il sistema chirurgico da Vinci (**Figura 24.1**) è principalmente costituito dai seguenti componenti:

- consolle chirurgo che integra un sistema di visione stereo 3D e i due manipolatori detti master ad uso del chirurgo;
- carrello chirurgico provvisto del braccio porta-ottica e di tre bracci porta-strumenti fissati su una colonna che eseguono i comandi del chirurgo. Il sistema consente di muovere gli strumenti utilizzando gli accessi praticati chirurgicamente (1-2 cm) senza appoggiarsi sul paziente e minimizzando quindi i danni sui tessuti;
- strumentazione Endowrist® che comprende una gamma completa di strumenti a supporto del chirurgo e delle procedure disponibili. Tali strumenti sono progettati per consentire 7 gradi di movimento che simulano, ampliandoli, quelli del polso e della mano. Ogni strumento ha una destinazione d'uso definita per consentire clampaggi, suture e manipolazione di tessuti;
- sistema di visualizzazione (InSite®Vision), con endoscopi 3D ad alta risoluzione (HD nel sistema da Vinci S) e processori di immagine che forniscono una reale immagine tridimensionale del campo operatorio; le immagini sono potenziate e ottimizzate con l'utilizzo di sincronizzatori e di filtri, di sistemi di illuminazione ad alta intensità e operando sul sistema di controllo della videocamera. Il sistema consente di articolare in modo continuo tutti i movimenti della mano e del polso umani all'interno del paziente, e mette a disposizione del chirurgo una visione stereoscopica. Questo sistema di ingrandimento in tempo reale ad alta risoluzione permette al chirurgo di disporre di una notevole qualità di immagine rispetto alla chirurgia tradizionale. Consente inoltre lo *scaling* del moto degli strumenti e il filtraggio dei tremori delle mani del chirurgo.

Il robot è anche dotato del sistema di visualizzazione in fluorescenza utile in specifiche condizioni (e.g. controllo della perfusione viscerale o della mappatura linfatica).

Riorganizzazione degli spazi in sala operatoria

Il sistema robotico è relativamente grande e, assieme alle restanti componenti quale la workstation di anestesia, occupa una quota significativa dello spazio della sala operatoria. Le moderne sale operatorie, progettate per accogliere i sistemi atti ad applicare la chirurgia mini-invasiva, sono infatti dotate di elementi quali monitors montati sul soffitto, carrelli etc che facilitano la gestione dello spazio per l'équipe operatoria, e sono facili da gestire qualora si renda necessaria l'adozione di particolari (ed inusuali) posizioni del tavolo operatorio (**Figura 24.2**).

Nella chirurgia robot-assistita è frequente l'assunzione della posizione di Trendelenburg (inclinazione del letto operatorio di 30-40 gradi), con inevitabili conseguenze delle quali l'anestesista deve essere precisamente consapevole. Va comunque precisato che le posizioni impiegate in chirurgia robotica sono spesso meno spinte di quelle usate in laparoscopia standard. Questo perché il sistema consente di lavorare anche in campi anatomici ridotti. Inoltre, una volta completato il "docking" del robot, anche pic-

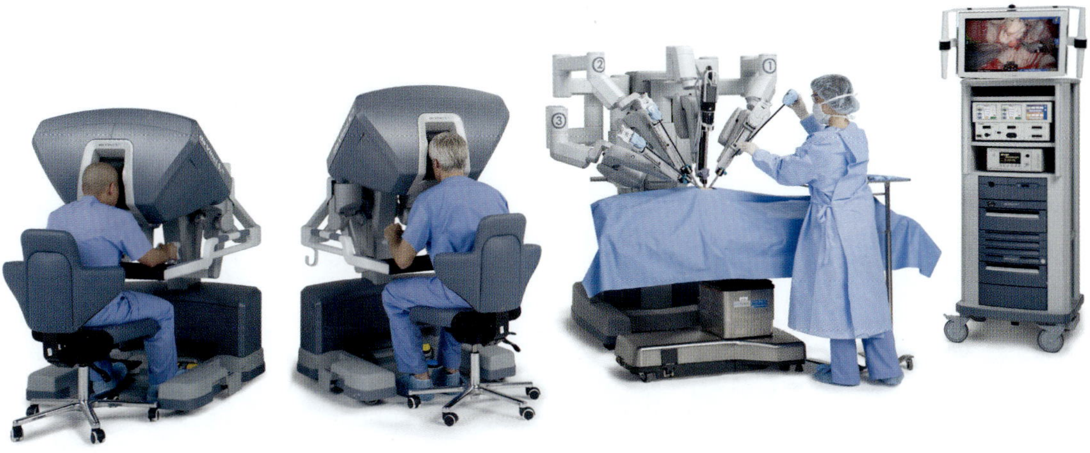

Figura 24.1 Componenti del robot.

cole modifiche della posizione del tavolo operatorio e/o del paziente divengono difficili se non addirittura impossibili. Allo stesso modo l'accesso al paziente da parte dell'anestesista diventerà particolarmente complicato, e pertanto richiede una adeguata pianificazione. Occorre precisare come il problema dello spazio sia stato sostanzialmente ridimensionato con il sistema Xi, che lascia molto più spazio per il controllo del paziente (specialmente nelle procedure sull'addome superiore). Inoltre, è possibile modificare la posizione del letto operatorio con il robot agganciato al paziente laddove sia disponibile la tecnologia "Table Motion".

Per ottimizzare il lavoro dell'anestesista la workstation di anestesia deve essere posizionata in maniera tale da consentire una adeguata visione del monitor del paziente ed un rapido accesso agli strumenti in caso di necessità. La posizione del ventilatore dovrà consentire l'accesso al campo chirurgico da parte degli operatori e non interferire con i movimenti delle braccia del robot. In virtù della posizione della workstation rispetto al letto operatorio, si rende necessario l'utilizzo di un circuito del ventilatore di sufficiente lunghezza. L'anestesista deve infine porre attenzione alla lunghezza ed al posizionamento delle linee infusive oltre che dei sistemi di monitoraggio, e valutare prima dell'inizio dell'intervento la necessità di posizionare un secondo accesso venoso o un catetere arterioso, operazioni che potrebbero risultare difficoltose una volta avviata la procedura chirurgica.

Anestesia in chirurgia robot-assistita

Le tecniche di chirurgia robot-assistita al giorno d'oggi vengono impiegate per un'ampia gamma di specialità, dall'urologia alla ginecologia, ma anche in cardiochirurgia, chirurgia toracica e chirurgia generale. La condotta anestesiologica viene ovviamente adattata al tipo di chirurgia. Tuttavia l'approccio robotico implica delle considerazioni di natura anestesiologica che sono condivise da tutte le specialità, e riguardano principalmente il posizionamento del paziente e le possibili complicanze ad esso correlate, la scarsa accessibilità al paziente da parte dell'anestesista una volta completato il docking del robot e le alterazioni fisiopatologiche intrinseche della chirurgia robot-assistita. Tutti questi elementi sopra citati rappresentano le principali sfide dell'anestesista in questo tipo di chirurgia, e pertanto devono essere adeguatamente conosciute.

Accesso al paziente

Un elemento che risalta immediatamente allo sguardo di ogni anestesista coinvolto in una procedura robot-assistita sono le ragguardevoli dimensioni dell'equipaggiamento necessario e la peculiare configurazione dello spazio in sala operatoria: ciò che ne deriva, in ultima analisi, è una scarsa accessibilità da parte dell'anestesista al tavolo operatorio, questione di non poca importanza, specie nella malaugurata ipotesi di un'emergenza (un esempio tra tutti l'arresto cardiaco del paziente). Appare quindi evidente come un'adeguata conoscenza degli spazi ed una meticolosa pianificazione ed organizzazione siano l'elemento chiave di una sicura condotta anestesiologica.

L'accesso alle vie aeree può non essere sempre garantito, ad esempio nei casi in cui il robot

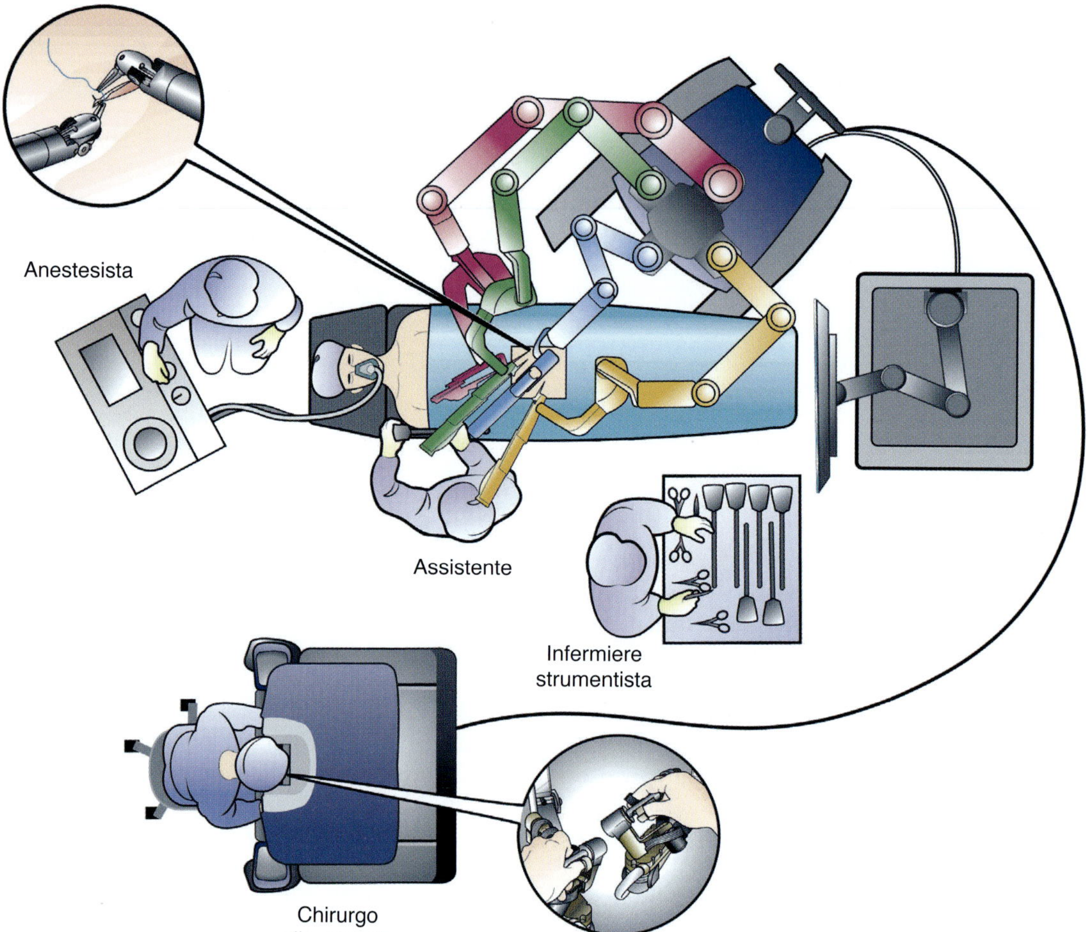

Figura 24.2 Organizzazione dello spazio in sala operatoria per la chirurgia robot-assistita.

venga posizionato in prossimità della testa del paziente, con necessità di allontanare anche la work-station di anestesia. Occorre sottolineare come la questione dell'ingombro vari a seconda del modello di robot considerato, e che in tal senso gli ultimi sistemi (e.g. sistema Xi) siano sensibilmente meno ingombranti rispetto ai precedenti. In tali casi, grande attenzione dovrà essere posta nel fissaggio del tubo endotracheale, così come dovrà essere verificata l'adeguata lunghezza del circuito di ventilazione.

Anche negli interventi a carico di addome e pelvi, il robot assieme alle sue componenti occupa comunque una quota considerevole dello spazio della sala operatoria, risultando in un potenziale ostacolo per l'anestesista nel raggiungimento del paziente.

Nella maggior parte delle chirurgie robotiche, gli arti superiori del paziente vengono posizionati allineati al tronco, e diventano pertanto inaccessibili all'anestesista una volta avviata la procedura chirurgica.

Le vie infusionali (fluidoterapia, anestetici, vasoattivi) dovranno essere di sufficiente lunghezza, poiché spesso è necessario posizionare le pompe infusionali a distanza dal letto operatorio.

Qualsiasi operazione dell'anestesista sul paziente (posizionamento catetere arterioso, posizionamento SNG,...) dovrà pertanto essere attentamente valutata nel periodo preoperatorio, in quanto potrebbe divenire di pressoché impossibile realizzazione dopo l'inizio della procedura chirurgica.

Posizionamento del paziente

Il corretto posizionamento del paziente è quello che da un lato permette di preservarne la sicurezza evitando le lesioni da posizionamento, e che al tempo stesso consente un sicuro docking del robot ed un adeguato accesso da parte dei trocars e dello staff chirurgico che opera al tavolo operatorio.

Il posizionamento del paziente rappresenta un aspetto delicato in ogni tipo di procedura chirurgica robot-assistita. Si tratta di un procedimento dinamico nel quale devono essere coinvolte tutte le figure operative in sala operatoria: anestesista, chirurgo ed infermieri.

Aspetti fisiopatologici della chirurgia robot-assistita

I principali elementi fisiopatologici della chirurgia robot assistita sono collegati innanzitutto alla posizione che il paziente deve assumere per lo svolgimento dell'intervento. Per la maggior parte delle chirurgie sull'addome inferiore/pelvi, infatti, il letto operatorio viene posizionato in quello che viene definito *steep* Trendelenbug (comunque meno spinta che in chirurgia laparoscopica), vale a dire un Trendelenburg "spinto" che comporta una serie di implicazioni che vanno a guidare la gran parte delle accortezze della condotta anestesiologia in questo ambito. Per le procedure in addome superiore viene impiegata solitamente la posizione in anti-Trendelenburg, circa 10°-15° (molto meno che in laparoscopia standard).

Altro elemento è lo pneumoperitoneo, necessario al chirurgo per "creare" la cavità all'interno della quale condurre la procedura, ma gravata da una serie di ripercussioni sulla fisiologia di diversi organi ed apparati.

Trendelenburg

La posizione di Trendelenburg (anche nota come "posizione anti-shock") consiste nel posizionamento del paziente con la testa situata inferiormente alle ginocchia ed al bacino.

Nella chirurgia robot-assistita, la posizione di Trendelenburg è finalizzata al dislocamento in direzione craniale della anse intestinali, portandole al di fuori del campo operatorio ed ottenendo in questo modo un'esposizione ottimale della pelvi e del basso addome, cruciale per lo svolgimento della procedura chirurgica.

Rispetto all'approccio laparoscopico, in chirurgia robot-assistita è richiesto un Trendelenburg pronunciato, quantomeno negli interventi di chirurgia ginecologica e/o urologica: si parla infatti di Trendelnburg spinto o "*steep* Trendelenburg", definito come una inclinazione del letto operatorio con un angolo di 30°. Meno spinto rispetto a quello laparoscopico è invece il grado di Trendelenburg richiesto addominale e pelvica.

Le implicazioni fisiologiche dell'assunzione e del mantenimento per ore di questa posizione riguardano l'intero organismo, ma gli apparati più vulnerabili risultano essere il sistema nervoso centrale (SNC), il sistema respiratorio ed il sistema cardiovascolare (**Figura 24.3**).

A livello respiratorio, la posizione di Trendelenburg determina, attraverso la risalita del diaframma, una riduzione della capacità funzionale residua (CFR) e della compliance polmonare. Inoltre, determinando uno spostamento in senso craniale della trachea, può causare sposizionamento del tubo endotracheale. Il mantenimento del Trendelenburg per periodi prolungati può condurre anche ad edema delle vie aeree per aumento della pressione venosa.

Per quanto concerne il sistema cardiovascolare, la posizione di Trendelenburg induce un incremento della pressione venosa centrale (PVC), della pressione in arteria polmonare (PAP) e nei capillari polmonari (P di *wedge*); la rilevanza clinica di questi incrementi va di pari passo con l'entità dell'inclinazione.

Sebbene di per sé l'assunzione del Trendelenburg comporti un incremento del *cardiac output* (CO) per un aumento del ritorno venoso, questo può essere parzialmente contrastato

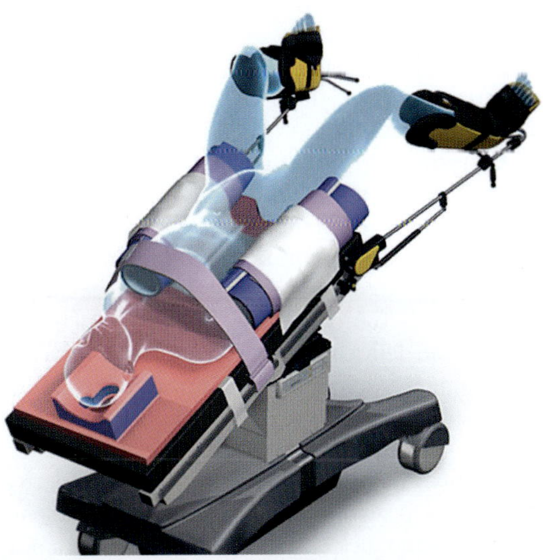

Figura 24.3 Posizione di Trendelenburg.

dall'aumento delle resistenze vascolari sistemiche (SVR) per compressione aortica da parte dello pneumoperitoneo; il risultato dipenderà da un insieme di variabili (volemia, tono vascolare, posizione, pressione di pneumoperitoneo etc.). Tali ripercussioni cardiovascolari devono essere tenute a mente in quanto conducono ad un aumento della richiesta miocardica di ossigeno; pertanto maggiore attenzione dovrà essere posta nei confronti dei pazienti con ridotta riserva cardiaca o con alterazioni dei riflessi barocettoriali, in quanto risulteranno maggiormente vulnerabili alle variazioni dei suddetti parametri emodinamici.

A livello del sistema nervoso centrale, la posizione di Trendelenburg, associata allo pneumoperitoneo, determina un aumento della pressione venosa centrale con conseguente incremento della pressione intracranica. Se la posizione viene mantenuta a lungo e contestualmente si verifica un sovraccarico fluidico, il rischio è lo sviluppo di edema cerebrale.

Pneumoperitoneo

Con il termine pneumoperitoneo si intende l'insufflazione nella cavità addominale di gas (CO_2) necessario alla visualizzazione e alla manovra degli strumenti operativi.

Generalmente, la creazione dello pneumoperitoneo viene eseguita quando il paziente è posizionato in Trendelenburg con un'inclinazione variabile da 15° a 20°. È opportuno sottolineare che con il robot si può ridurre la pressione dello pneumoperitoneo, sfruttando l'azione di "*lift up*" esercitata dai bracci robotici sulla parete addominale. In particolare, per gli interventi in addome superiore è possibile lavorare anche con 3-4 mmHg se necessario.

Le principali conseguenze dello pneumoperitoneo si realizzano a carico di:

- *Parete toracica*: l'incremento della pressione addominale determina uno spostamento verso l'alto del diaframma, accentuato dalla posizione di Trendelenburg, con conseguente riduzione delle dimensioni della cavità toracica. L'aumento della pressione intratoracica rende la parete rigida e meno espansibile, riducendo la compliance.
- *Polmone*: la risalita in senso craniale del diaframma peggiora le atelettasie che tipicamente si formano nel polmone ventilato meccanicamente durante l'anestesia generale, riducendo la capacità funzionale residua ed alterando il rapporto ventilazione/perfusione. La principale conseguenza è l'ipossia. Inoltre si verifica un aumento dello spazio morto, con alterata distribuzione della CO_2. Infine, la riduzione della cavità toracica per salita del diaframma riduce i volumi polmonari riducendone pertanto la compliance, esponendo il paziente ad un maggior rischio di *Ventilator Induced Lung Injury* (VILI).
- *Riassorbimento di anidride carbonica (CO_2)*, che associata ad un aumento delle pressioni di ventilazione e dello spazio morto, può provocare acidosi respiratoria.

Oltre alle potenziali complicanze respiratorie e cardiovascolari, vi sono tutte le cosiddette "*gas-related complications*", che variano dall'enfisema sottocutaneo (non pericoloso e solitamente reversibile al termine dell'insufflazione) allo pneumotorace o pneumomediastino, sino alle temibili embolie gassose.

La pressione intraperitoneale che si sviluppa come conseguenza dello pneumoperitoneo ha un ruolo di rilievo nello sviluppo della "*peritoneal inflammatory response*", oltre che sull'entità del dolore post-operatorio. È stato osservato come con minori pressioni di insufflazione l'impatto dello pneumoperitoneo sia drasticamente ridotto. Ciò è confortato dal riscontro di un miglior controllo del dolore nel periodo post-operatorio e dalla ridotta incidenza di dolore alla spalla. Con un adeguato livello di miorisoluzione, è possibile ottenere sufficiente spazio di lavoro anche con pressioni inferiori a 10 mmHg. La profondità del blocco neuromuscolare dovrà pertanto essere attentamente monitorizzata.

Il ruolo dell'anestesista nelle tre fasi del percorso chirurgico

Fase preoperatoria

Stratificazione del rischio preoperatorio

Non esistono specifiche controindicazioni cliniche alla chirurgia robot-assistita diverse da quelle applicate alla chirurgia laparoscopica.

Pertanto nella valutazione del paziente candidato a chirurgia robotica occorre fare riferimento alle linee guida ESA/ESC per la valutazione pre-operatoria del paziente candidato alla chirurgia laparoscopica, specie per quanto riguarda il paziente obeso o il paziente cardiopatico.

Sicurezza del paziente e prevenzione delle complicanze

I prolungati tempi operatori tipicamente osservati negli interventi di chirurgia robot-assistita espongono il paziente ad un aumentato rischio di complicanze iatrogene, principalmente imputabili ad un cattivo posizionamento sul tavolo operatorio.

Inoltre, poiché dopo il docking del robot non è possibile effettuare aggiustamenti della posizione senza disconnettere le braccia del robot, occorre prestare la massima attenzione durante le manovre di posizionamento.

I rischi connessi con uno scorretto posizionamento possono essere prevenuti con l'utilizzo di specifici presidi.

Lo scivolamento del paziente sul lettino operatorio dopo l'assunzione della posizione di Trendelenburg si associa al rischio di sviluppo di neuropatie periferiche da stiramento. Esiste, allo scopo di prevenire tale complicanza, un'ampia varietà di presidi che possono essere utilizzati per ancorare il paziente al letto operatorio: *straps*, appositi supporti per le spalle e per gli arti inferiori, supporti morbidi (gelatine) da posizionare a livello delle zone di protrusione ossea, materassini anti-scivolo (**Figura 24.4**).

Un esempio è il cosiddetto "*vacuum mattress*", un materassino che si posiziona tra paziente e tavolo operatorio. Questo materassino è disegnato per adattarsi alla superficie corporea del paziente quando la pressione al suo interno è vicina a quella atmosferica, ed irrigidirsi quando sottoposto ad una pressione interna inferiore (*vacuum*). In questo modo, adattandosi al paziente, consente la distribuzione del peso e delle forze in maniera uniforme lungo il corpo, così da prevenire la comparsa di lesioni da decubito e da compressione. Inoltre, essendo costituito di un materiale esterno soffice e flessibile, fornisce una superficie anti-scivolo (**Figura 24.5**).

In sintesi, si evince come il corretto posizionamento del paziente rappresenti il punto di partenza dell'intera condotta anestesiologica. L'anestesista dovrà dunque partecipare attivamente alle manovre di posizionamento, verificare l'assenza di posizioni viziate (ad esempio in corrispondenza delle articolazioni, specie qualora un arto superiore sia abdotto) ed assicurarsi del mantenimento della posizione assunta, in virtù della successiva difficoltà nel riposizionare il paziente una volta ultimate le operazioni di docking.

Infine, seppur non sempre facilmente accessibile, compito dell'anestesista è sorvegliare per l'intera durata della procedura chirurgica la stabilità della posizione, al fine di evidenziare e correggere precocemente eventuali malposizionamenti (**Tabella 24.1**).

Fase intraoperatoria

Una volta considerata e garantita la sicurezza del paziente, l'obiettivo della condotta anestesiologica è quella di contribuire ai vantaggi della chirurgia robot-assistita attraverso un adeguato monitoraggio intraoperatorio, calibrato sui fattori di rischio individuali del paziente ed un'attenta gestione della fluidoterapia.

Monitoraggio intraoperatorio

Durante le procedure di chirurgia robot-assistita, il paziente deve essere sottoposto al monitoraggio intraoperatorio delineato dalle linee guida ASA, comprensivo di:

- Elettrocardiogramma (ECG), pressione arteriosa (PA), saturazione periferica di ossigeno (SpO_2);

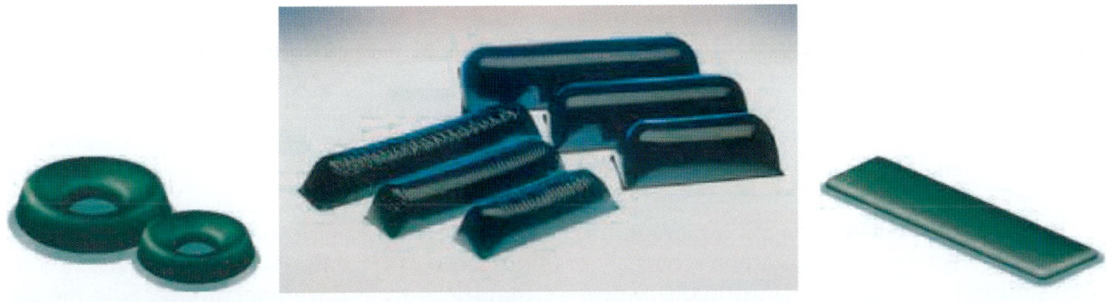

Figura 24.4 Gelatine per il posizionamento del paziente sul letto operatorio.

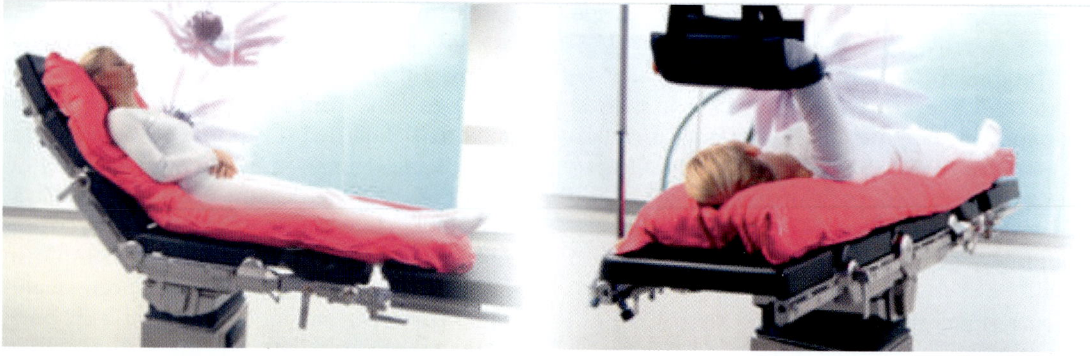

Figura 24.5 Materasso a decompressione.

- Frazione inspirata di ossigeno (FiO_2), capnometria, volumi e pressioni di ventilazione;
- Profondità del blocco neuromuscolare;
- Concentrazione degli anestetici inalatori;
- Temperatura;
- Profondità dell'anestesia.

Monitoraggio del blocco neuromuscolare

Particolare attenzione merita il monitoraggio della profondità del blocco neuromuscolare, poiché per ottenere un'adeguata visualizzazione della cavità addominale con le più basse pressioni di insufflazione possibili è spesso necessaria una profonda miorisoluzione. Risulta pertanto indicato il monitoraggio continuo del blocco neuromuscolare (**Figure 24.6** e **24.7**).

Temperatura

È noto come le procedure robot-assistite siano classicamente caratterizzate da lunga durata, durante la quale si mantiene un'insufflazione continua di CO_2 a livello addominale. Entrambi questi fattori espongono il paziente ad un aumentato rischio di sviluppare ipotermia. L'ipotermia nel periodo perioperatorio può modificare gli effetti clinici ed il metabolismo di gran parte dei farmaci impiegati in anestesia. Inoltre contribuisce ad aumentare l'incidenza di complicanze infettive, eventi ischemici cerebrovascolari e di sanguinamento, con il risultato di aumentare la durata dei tempi di ospedalizzazione e della mortalità nel post-operatorio.

Pertanto appare di cruciale importanza il monitoraggio della temperatura corporea centrale e l'adozione di presidi di riscaldamento del paziente (**Figure 24.8** e **24.9**).

Monitoraggio emodinamico e fluidoterapia

Il livello di invasività del monitoraggio emodinamico deve essere calibrato su quelle che sono le comorbidità ed i fattori di rischio del paziente.

Particolare attenzione merita la gestione della fluidoterapia; in chirurgia robot-assistita, trattandosi tipicamente di procedure di lunga durata, anche minimi squilibri fluidici possono esitare in significativa ipovolemia o sovraccarico volemico, con serie ripercussioni sul paziente.

In assenza di complicanze di natura emorragica, e nei pazienti con adeguato compenso volemico, è raccomandato un bilancio idrico "in pareggio", con lo scopo di ottenere un "*near-zero fluid balance*". Questo perché gli effetti avversi classicamente associati al *fluid overload* risultano ancora più evidenti in questo contesto chirurgico, con aumentato rischio di edema a carico di strutture quali gli organi addominali (fegato, rene, intestino), le vie aeree ed il SNC.

Il monitoraggio emodinamico offre in questo contesto un valido supporto decisionale, in quanto consente di individuare precocemente stati di ipotensione e di definire se siano ascrivibili o meno ad una condizione di ipovolemia (ad esempio attraverso la valutazione di parametri quali stroke volume e cardiac output).

Modalità di ventilazione meccanica

Non ci sono strategie di ventilazione meccanica specifiche per la chirurgia robot-assistita, al contrario valgono i principi di ventilazione protettiva che universalmente si applicano alla ventilazione in sala operatoria. Tuttavia, in tale contesto, risulterà necessario adeguare la strategia ventilatoria per contrastare gli effetti negativi di Trendelenburg e pneumoperitoneo sulla meccanica respiratoria.

Tabella 24.1 Considerazioni peri-operatorie in chirurgia robotica.

Fase Perioperatoria	Considerazioni	Razionale
Periodo pre-operatorio	Considerazioni in merito all'ambiente operatorio e di carattere ergonomico	Necessità di riorganizzazione degli spazi per le componenti del robot e per le figure professionali coinvolte
	Formazione di un team multidisciplinare; considerare la necessità di sedute di simulazione	La conoscenza della configurazione del robot e del posizionamento del paziente richiedono tempo ed esperienza. La capacità di gestire possibili incidenti (ad esempio l'arresto cardiaco) merita adeguata attenzione
	Valutazione preoperatoria e processo decisionale multidisciplinare riguardo ai benefici e ai rischi del robot	Il numero di pazienti ad alto rischio candidati alla chirurgia robot-assistita è in continua crescita, e deve essere chiaro l'impatto di questa tecnica sulla fisiopatologia del paziente
Induzione	Induzione sul tavolo operatorio	Evitare trasferimenti aumenta l'efficienza
	Considerare l'esecuzione di un blocco neurassiale con oppioidi	
	Posizionare le linee venose nella posizione più facilmente accessibile e distante dal robot	Migliorare l'ergonomia e l'accessibilità per ridurre le complicanze
	Posizionare monitoraggi In base alla stratificazione del rischio	Assicurarsi che il paziente tolleri il grado di Trendelenburg prima del docking del robot
	Provare la posizione prima dell'induzione	
	Il sondino naso-gastrico (SNG) non è sempre necessario	
Mantenimento	Attenzione al posizionamento ed all'uso di supporti per i punti di contatto tra tavolo operatorio ed articolazioni Protezione dei globi oculari	Le principali complicanze sono lesioni dei nervi periferici, sindrome compartimentale degli arti inferiori, complicanze oftalmiche
	Posizionare supporti per le spalle e barre orizzontali per proteggere il volto del paziente dalle braccia del robot	Protezione del paziente dallo scivolamento e dalle componenti del robot
	Garantire un'adeguata miorisoluzione	Potenziali benefici nel trattamento di patologie neoplastiche
	Near-zero fluid balance	
		Il movimento del paziente può esitare in gravi lesioni
		Evitare le complicanze dell'edema
Risveglio	In pazienti ad elevato rischio di edema delle vie aeree, considerare la possibilità di una estubazione tardiva o somministrare corticosteroidi sistemici (desametasone)	Evitare il rischio di una reintubazione difficile in emergenza
Periodo post-operatorio	Considerare la necessità di monitoraggio in PACU (*Post Anesthesia Care Unit*) o il ricovero in terapia intensiva in base alla categoria di rischio del paziente	Consolidare i benefici della chirurgia mini-invasiva e garantire risultati ottimali in particolare per i pazienti ad alto rischio o fragili

È consigliata l'applicazione di bassi volumi correnti (6-8 ml/kg peso ideale), associata ad una PEEP, efficace nel ridurre l'incidenza di atelettasie e nell'aumentare la capacità funzionale residua.

Nel paziente obeso o nei pazienti con comorbidità respiratorie (es. BPCO) può risultare utile l'esecuzione di manovre di reclutamento con il fine di migliorare l'ossigenazione alveolare.

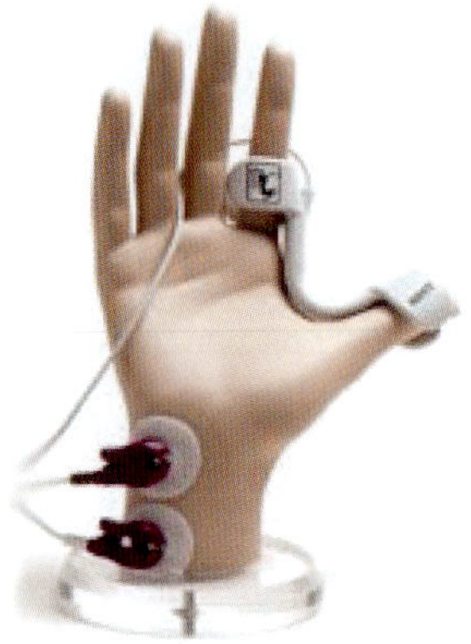

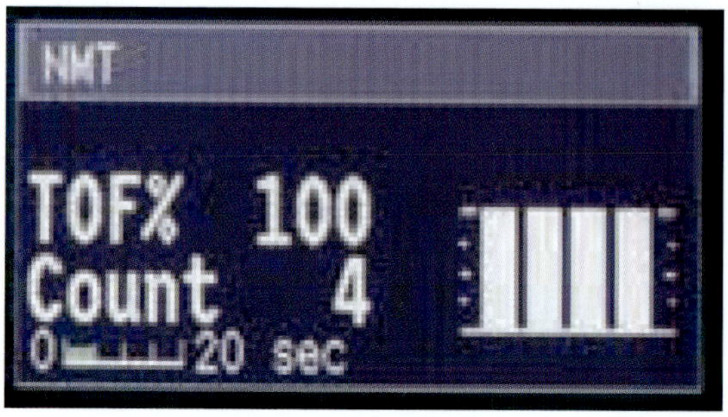

Figure 24.6-24.7 Monitoraggio del blocco neuromuscolare.

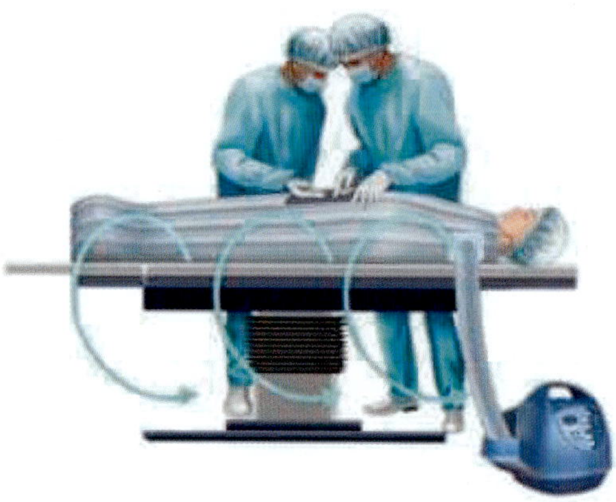

Figura 24.8 Sistema di riscaldamento attivo esterno ad aria forzata.

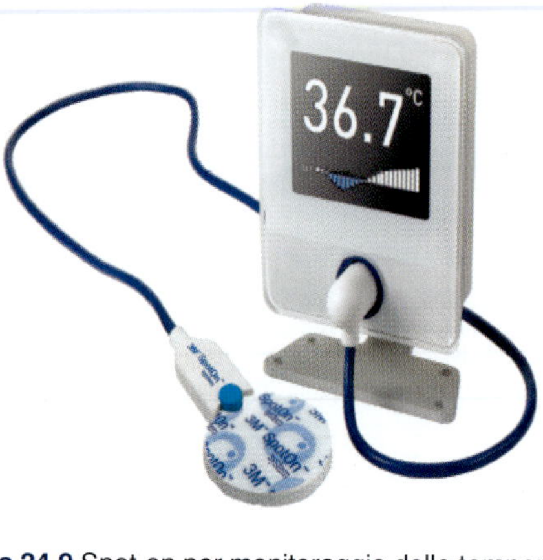

Figura 24.9 Spot-on per monitoraggio della temperatura corporea.

Fase post-operatoria

Gestione dell'analgesia in chirurgia robot-assistita

Si raccomanda un approccio multimodale come lo standard per la gestione del dolore post-operatorio, basato sull'impiego di oppioidi (preferibile la modalità Patient Controlled Analgesia PCA) e di antinfiammatori non steroidei (FANS), in assenza di condizioni che ne controindichino l'impiego.

È consigliata altresì l'infiltrazione del sito di ingresso dei trocar e della cicatrice chirurgica, impiegando anestetici locali a lunga emivita.

Il ruolo dell'analgesia peridurale è ancora oggetto di studi ed approfondimenti: allo stato attuale non vi sono evidenze a supporto di un suo utilizzo routinario; occorre pertanto valutare singolarmente per ogni caso l'effettivo rapporto rischio/beneficio di tale modalità di analgesia.

Prevenzione del delirium post-operatorio

Come esposto in precedenza, le procedure di chirurgia robot-assistita prevedono solitamente lunghi tempi operatori e l'assunzione del Trendelenburg "spinto". Tale posizione, associata allo pneumoperitoneo ed alla ventilazione meccanica, può provocare un aumento della pressione intra-toracica, con conseguente riduzione del *cardiac output* e dunque della perfusione cerebrale. Inoltre, l'aumento della $PaCO_2$ per riassorbimento della CO_2 insufflata, può ugualmente determinare un ulteriore incremento della stasi venosa a livello cerebrale con aumento della pressione intracranica, a causa della vasocostrizione polmonare e dell'aumento della pressione venosa centrale. Tutti questi elementi rendono i pazienti, specie se anziani, più vulnerabili di fronte alla possibilità di sviluppare disturbi cognitivi post-operatori quali ad esempio il delirium.

Nell'ottica di ridurre l'incidenza di tale complicanza, gravata da rilevanti sequele in termini sia prognostici che di durata dell'ospedalizzazione, si può intervenire nella fase intraoperatoria riducendo al minimo possibile la durata di mantenimento della posizione del Trendelenburg, e l'ottenimento dello pneumoperitoneo con le minori pressioni di insufflazione. Nell'immediato post-operatorio, già durante il periodo di osservazione in Recovery Room/Post Anesthesia Care Unit (PACU), sarà fondamentale un'attenta valutazione del paziente, monitorando la comparsa di eventuali segni precoci indicativi di delirium, così da avviare nel minor tempo possibile il trattamento più adeguato.

Complicanze di interesse anestesiologico in chirurgia robot-assistita

Il rischio anestesiologico delle procedure di chirurgia robot-assistita deriva principalmente dai lunghi tempi operatori e dal posizionamento del paziente.

Le complicanze più frequenti sono le neuropatie periferiche, le abrasioni corneali, le complicanze vascolari (che includono sindrome compartimentale, rabdomiolisi e malattia tromboembolica) e gli effetti dell'edema (principalmente a carico di encefalo, occhio e vie aeree).

Complicanze neurologiche

Le complicanze neurologiche, sia legate al posizionamento che a fattori intrinsecamente connessi alla procedura chirurgica, risultano essere le più frequenti. Tra queste, spiccano le lesioni dei nervi periferici provocate da posizionamenti incongrui (**Tabella 24.2**).

Lesioni dei nervi periferici

Il danno a carico dei nervi periferici come complicanza di una procedura chirurgica robot-assistita è una evenienza complessivamente poco frequente, ma tuttavia potenzialmente debilitante per il paziente. I fattori di rischio per lo sviluppo di neuropatie periferiche sono quelli che derivano dall'assunzione della posizione di Trendelenburg e dai prolungati tempi operatori.

I meccanismi patogenetici alla base dello sviluppo delle lesioni ai nervi periferici sono la

Tabella 24.2 Riassunto delle complicanze neurologiche della chirurgia robot-assistita.

Categoria	Complicanza	Incidenza	Fattori di rischio	Prevenzione
Sistema Nervoso Periferico	Lesioni nervose a carico degli arti superiori	0,25-1,8%	Pressione esercitata sull'articolazione acromio-claveare da parte dei supporti per le spalle Abduzione degli arti superiore a 90°	Imbottitura dei supporti per le spalle (con gelatine)
	Lesioni nervose a carico degli arti inferiori	0,3-2%	Basso BMI Prolungato mantenimento della posizione litotomica Insufficiente padding degli arti inferiori	
	Lesioni da posizionamento non precisate	0,4-6,6%	Durata prolungata dei tempi operatori Comorbidità	
Sistema Nervoso Centrale	Edema cerebrale	Non riportata	Steep Trendelenburg Durata prolungata dei tempi operatori Steep Trendelenburg prolungato Pressioni di insufflazione dello pneumoperitoneo di 16 mmHg	Limitare la durata del Trendelenburg ripido Limitare lo steep Trendelenburg a max 30° Restrizione fluidi Limitare i tempi operatori Limitare le pressioni di insufflazione a 8 mmHg

compressione, lo stiramento e l'ischemia. Tutti questi elementi contribuiscono, specie se mantenuti a lungo nel tempo, al danno delle cellule di Schwann, con conseguente demielinizzazione e danno nervoso permanente.

A carico degli arti superiori le neuropatie interessano principalmente il nervo ulnare, seguito dal plesso brachiale e dal nervo mediano, e sono generalmente dovute alla compressione a carico dell'articolazione acromio-claveare.

La posizione litotomica frequentemente richiesta per la chirurgia robot-assistita espone allo sviluppo di lesioni ai nervi periferici degli arti inferiori: ad esempio può verificarsi compressione del nervo peroneale tra l'epifisi prossimale della fibula e i supporti per la gamba. Il mantenimento di questa posizione per periodi prolungati aumenta il rischio di sviluppare neuropatie; un altro fattore di rischio pare essere un basso indice di massa corporea (Body Mass Index, BMI).

Lesioni Sistema Nervoso Centrale

La più temibile complicanza a carico del sistema nervoso centrale è lo sviluppo di edema cerebrale; il meccanismo patogenetico consiste nell'aumento della pressione intracranica con conseguente stravaso capillare come risultato di aumento della pressione venosa centrale per l'effetto sinergico dello pneumoperitoneo e del Trendelenburg.

Complicanze non neurologiche

Oftalmiche

Le più frequenti complicanze di natura oftalmica sono le abrasioni corneali, con un'incidenza di casi riportata in letteratura variabile dallo 0,3% al 13%. L'incompleta chiusura della palpebra, associata alla ridotta lacrimazione, entrambe conseguenze dell'anestesia generale, predispongono il paziente allo sviluppo di lesioni corneali. Concorrono alla patogenesi di tali complicanze altri fattori quali l'edema congiuntivale, l'inappropriata protezione degli occhi ed il sovraccarico fluidico. In taluni casi, l'abrasione si verifica per danno diretto a carico dell'occhio per contatto con elementi del robot o decubito di cavi del monitoraggio.

Risulta pertanto fondamentale un'adeguata strategia preventiva: verificare la corretta chiusura delle palpebre, protezione dei bulbi oculari con appositi presidi (mascherine) che mantengano un corretto livello di umidità degli occhi, posizionamento scrupoloso e adeguata gestione della fluidoterapia.

Meno frequenti sono complicanze oculari quali la lesione del nervo ottico o gradi variabili di riduzione dell'acuità visiva.

Cardiovascolari

In aggiunta ai sopra citati effetti emodinamici, una complicanza di natura cardiovascolare è lo sviluppo di bradicardia in risposta all'insufflazione dello pneumoperitoneo. La patogenesi di tale alterazione del ritmo è verosimilmente da ascriversi ad una reazione vagale riflessa in risposta allo stiramento del peritoneo. Si tratta generalmente di un fenomeno transitorio e comunque responsivo alla somministrazione di atropina.

Polmonari

Le complicanze polmonari comprendono lo sposizionamento del tubo orotracheale all'assunzione del Trendelenburg o l'estubazione accidentale, con conseguente desaturazione, ma prive di conseguenze a lungo termine.

Le alterazioni anatomo-fisiologiche dell'apparato respiratorio indotte dalla posizione in Trendelenburg associata allo pneumoperitoneo predispongono allo sviluppo di atelettasie, che specie nei pazienti obesi o con patologia respiratoria, possono provocare estubazione ritardata o necessità di reintubazione. Appare dunque utile una adeguata valutazione della riserva respiratoria nelle suddette categorie di pazienti, al fine di ottenere un'ottimizzazione dell'ossigenazione in fase post-operatoria, ad esempio con cicli di ventilazione non invasiva.

Vascolari

Tra le complicanze vascolari, la più frequente è rappresentata dalla sindrome compartimentale degli arti inferiori, seguita dal sanguinamento del sito chirurgico e dalla trombosi venosa profonda.

Conclusioni

Negli ultimi due decenni, la chirurgia mini-invasiva (prima la laparoscopia e poi quella robot-assistita) si è progressivamente affermata, e la sua applicazione si è estesa a numerose specialità chirurgiche (chirurgia generale, chirurgia toracica, urologia e ginecologia). L'esecuzione degli interventi chirurgici con le suddette tecniche ha consentito di migliorare sensibilmente l'outcome clinico anche in gruppi di pazienti considerati ad elevato rischio, in termini di sopravvivenza al cancro e di qualità della vita.

La mera disponibilità dei robot non è in grado di per sé di garantire il successo del programma chirurgico. Il lavoro di squadra è essenziale per risultati positivi per i pazienti.

L'anestesista deve essere pronto ad affrontare le conseguenze della ripida curva di apprendimento, e deve essere adeguatamente preparato a gestire quelle che sono le sfide proprie della chirurgia robotica, a partire dalla corretta selezione del paziente, proseguendo con un'adeguata condotta anestesiologica intra- e post-operatoria. Affinché ciò sia possibile, l'anestesista dovrà essere consapevole delle implicazioni della chirurgia mini-invasiva potenzialmente in grado di influenzare il proprio operato, quali il posizionamento del paziente, il prolungamento dei tempi operatori e le modificazioni fisiopatologiche che occorrono nel paziente sottoposto a tale tipo di chirurgia. Cruciale, soprattutto in caso di emergenze, sarà una efficace comunicazione tra tutte le figure professionali coinvolte.

Risulterà dunque essenziale l'instaurazione di un vero e proprio team, costituito da chirurghi, anestesisti ed infermieri, all'interno del quale la comunicazione e l'applicazione di protocolli stilati secondo strategie condivise, avranno l'obiettivo di minimizzare le complicanze ed ottimizzare le condizioni chirurgiche, col fine ultimo di migliorare l'outcome del paziente. A tale scopo, l'applicazione di programmi di simulazione può risultare vantaggiosa in termini di acquisizione di competenze (tecniche e non).

Allo stato attuale, la chirurgia robotica possiede le potenzialità tali da poter diventare una delle più grandi innovazioni nell'ambito dell'assistenza sanitaria. Il futuro di questo settore implica l'esposizione a continue innovazioni, e questo richiede un programma di training continuo, per acquisire e consolidare esperienza e competenze necessarie per poter gestire le note complessità e le possibili complicanze.

Tali competenze dovranno pertanto entrare a far parte del programma di formazione del personale sanitario coinvolto, tanto quello chirurgico quanto l'équipe anestesiologica, e divenire oggetto di aggiornamento continuo.

Infine, nell'ottica di un'ulteriore implementazione della chirurgia robot-assistita, sarà necessaria la stesura di vere e proprie linee guida in grado di supportare l'operato degli operatori coinvolti, stabilendo standard di qualità comuni e protocolli di azione condivisi, volti a facilitare la gestione di tutto il percorso del paziente candidato a questo tipo di chirurgia, dalla valutazione pre-operatoria sino alla dimissione (**Figure 24.10 - 24.11 - 24.12 - 24.13**).

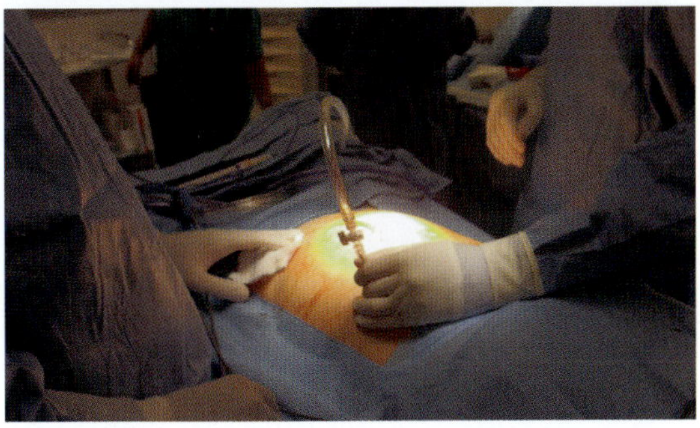

Figura 24.10 Esecuzione dello pneumoperitoneo mediante ago di Veress.

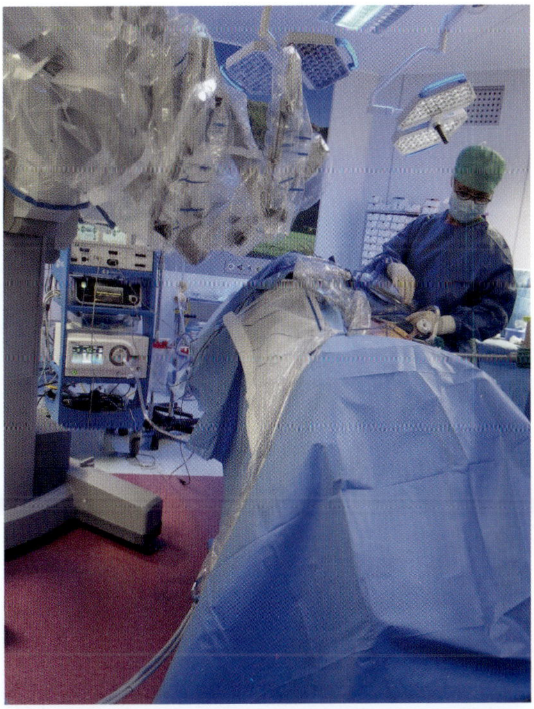

Figura 24.11 Posizione di Trendelenburg pre-docking del Da Vinci.

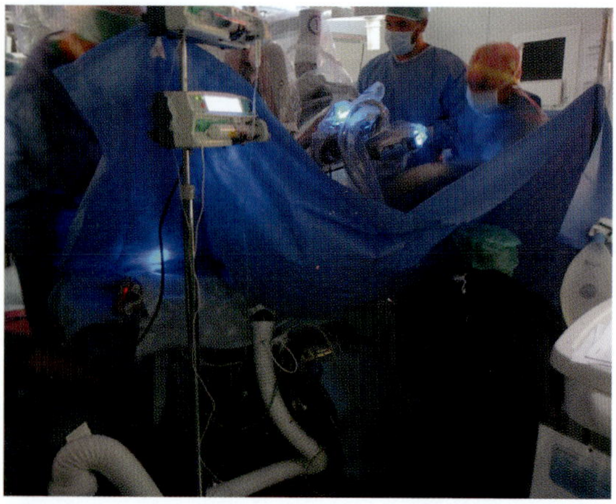

Figura 24.12 Prostatectomia robot-assistita.

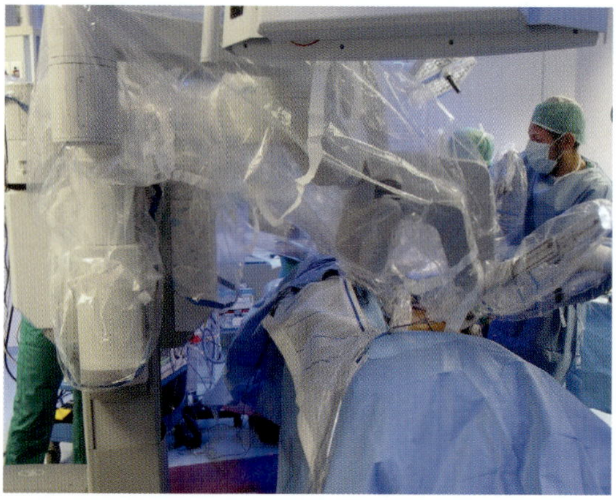

Figura 24.13 Docking del Da Vinci al paziente.

Letture consigliate

Cordone A, Angelini P, Bencini L, et al: Joint consensus on abdominal robotic surgery and anesthesia from a task force of the SIAARTI and SIC. *Minerva Anestesiol.* 2018; 84:1189-1208.

Aceto P, Beretta L, Cariello C, et al: Joint consensus on anesthesia in urologie and gynecologic robotic surgery: specific issues in management from a task farce of the SIAARTI, SIGO, and SIU. *Minerva Anestesiol.* 2019; 85:871-885.

Lee JR: Anesthetic considerations far robotic surgery. *Korean J Anesthesiol.* 2014; 66:3-11.

Maerz DA, Beck LN, Sim AJ, et al: Complications of robotic-assisted laparoscopic surgery distant fromthesurgicalsite.*BrJAnaesth.*2017;118:492-503.

Ashrafian H, Clancy O, Grover V et al: The evolution of robotic surgery: surgical and anaesthetic aspects. *Br J Anaest.* 2017; 119(51): i72-i84.

Hsu RL, Kaye AD, Urman RD. Anesthetic challenges in robotic-assisted urologie surgery. *Rev Urol.* 2013; 15:178-184.

ANESTESIA IN CHIRURGIA UROLOGICA E NEL TRAPIANTO DI RENE

25

Laura Paparella, Valentina Selmi, Chiara Gonnelli, Dolores Daniela Prencipe

Anestesia in chirurgia urologica

Il trattamento chirurgico delle patologie del tratto genitourinario è riservato ad un ampio gruppo di pazienti caratterizzato da estrema variabilità in termini di età, sesso e comorbilità.

Ad oggi, un numero crescente di pazienti di età avanzata e con multiple patologie risulta eleggibile alla chirurgia urologica dato lo sviluppo di tecniche mininvasive ed una corretta e mirata ottimizzazione preoperatoria.

La patologia del tratto genitourinario può essere distinta in patologia funzionale ed oncologica.

L'approccio chirurgico prevede procedure endoscopiche e mediante tecnica chirurgica convenzionale, eseguita con approccio laparotomico, laparoscopico o robotico.

Le problematiche anestesiologiche cambiano a seconda della tecnica chirurgica. Nella chirurgia laparotomica le problematiche sono pressoché sovrapponibili a quelle della chirurgia generale; negli interventi endoscopici l'approccio anestesiologico prevede specifiche conoscenze; nelle procedure robotiche le modificazioni fisiopatologiche indotte dalla tecnica condizionano fortemente il management anestesiologico.

In relazione alla stima dell'incidenza di eventi cardiovascolari maggiori a 30 giorni (infarto miocardico, morte cardiaca), le procedure urologiche possono essere classificate in basso, intermedio ed alto rischio (**Tabella 25.1**). L'incidenza di eventi cardiaci avversi è rispettivamente < 1%, 1-5%, > 5%.

La stima del rischio anestesiologico in urologia può essere effettuata sulla base dell'ASA PS Score (*American Society Anesthesiologist-Physical Status)* in maniera sovrapponibile alle altre specialistiche.

Recentemente è stato implementato l'utilizzo del modello predittivo "NSQIP model" per la stima individuale delle possibili complicanze postoperatorie quali le complicanze cardiovascolari maggiori, infettive e polmonari, della probabilità

Tabella 25.1 Stima del rischio cardiologico per la chirurgia urologica.

Basso Rischio	Rischio Intermedio	Alto Rischio
• Resezione endoscopica di papillomi vescicali (TURB) • Interventi per patologia testicolare non oncologica (varicocele, idrocele, fissaggio) • Plastiche uretrali di breve durata • Orchiectomia • Trattamento endoscopico per patologia litiasica (URS/RIRS)	• Resezione endoscopica per ipertrofia prostatica benigna (TURP/HOLEP) • Prostatectomia radicale robot assistita (RALP) • Reimpianti ureterali • Colposacropessi robotica • Trattamento robotico della stenosi del giunto (SGPU)	• Chirurgia surrenalica • Cistectomia con approccio laparotomico o robotico con o senza ricostruzione • Nefrectomia parziale o totale con approccio laparotomico o robotico • Nefrectomia con trombosi cavale • Adenomectomia transvescicale per ipertrofia prostatica (ATV) • Nefrostomia percutanea (PCN) • Trapianto di rene

di danno renale acuto, della necessità di reintervento, dell'impegno infermieristico nella gestione del paziente e della durata della degenza ospedaliera.

Chirurgia maggiore e anestesia generale

Chirurgia robotica

Con l'espressione "chirurgia robotica" si indica un tipo di chirurgia effettuata grazie a sofisticate tecnologie, che prevedono l'utilizzo del computer e di un sistema di telemanipolazione in grado di riprodurre i gesti chirurgici all'interno del campo operatorio.

I principali aspetti positivi dell'approccio mininvasivo sono rappresentati da:

- contenimento delle perdite ematiche;
- riduzione dell'incidenza delle infezioni legate all'atto chirurgico;
- minor dolore atteso nel periodo postoperatorio;
- minore impatto sistemico della chirurgia con conseguente mobilizzazione precoce e precoce ripristino dell'alimentazione per os;
- riduzione delle sindromi aderenziali postchirurgiche;
- riduzione delle complicanze a medio lungo termine legate all'atto chirurgico;
- riduzione dei tempi e dei costi di degenza.

Il sistema robotico si basa su tre componenti principali:

- consolle: stazione di comando dove siede il primo operatore;
- carrello robotico: rappresenta la parte robotica vera e propria del sistema, con quattro bracci articolati di cui uno per la componente ottica (due telecamere) e tre per gli strumenti operativi;
- carrello complementare: consta di un monitor per l'équipe di sala operatoria e fornisce la fonte luminosa nonché quella per l'insufflazione di CO_2.

Il primo operatore seduto alla consolle utilizza uno schermo che riproduce una immagine ingrandita e tridimensionale, frutto dell'integrazione combinata dei dati provenienti dalle due telecamere ad alta definizione introdotte all'interno della cavità addominale.

L'atto chirurgico si espleta azionando dei sensori articolati (manopole) che riproducono e perfezionano i movimenti effettuati dalle mani stesse.

I principali vantaggi della chirurgia robotica sono:

- visione tridimensionale grazie all'ottica binoculare;
- amplificazione dell'immagine;
- filtro per tremori con conseguente movimento fluido;
- corrispondenza tra movimenti della mano e punta dello strumento.

Questo sistema, dapprima utilizzato per particolari procedure, in breve tempo si è rivelato un supporto fondamentale per un gran numero di interventi consentendo agli operatori di effettuare una chirurgia accurata anche in caso di lesioni complesse e/o di sedi anatomiche sfavorevoli.

La chirurgia urologica rappresenta il miglior campo di applicazione di questa tecnica poiché ad oggi essa risulta la migliore scelta terapeutica sia per patologie oncologiche (es. prostatectomia radicale con o senza linfectomia, enucleazione renale, nefrectomia, cistectomia con o senza ricostruzione) che per patologie funzionali (es. giuntoplastica, reimpianto ureterale, colposacropessi).

Posizionamento del paziente in chirurgia robotica

Il posizionamento del paziente in chirurgia robotica prevede il decubito laterale per gli interventi a carico del rene e la posizione di Trendelemburg spinto per gli interventi della pelvi (prostatectomia, cistectomia, colposacropessi).

Il controllo del corretto posizionamento del paziente sul tavolo operatorio rientra tra i compiti istituzionali dell'anestesista. Il contenimento del paziente deve essere accurato evitando la possibilità di compressioni, stiramenti e scivolamenti accidentali.

Decubito laterale

Il paziente giace sul fianco controlaterale alla sede della lesione; l'arto superiore omolaterale alla lesione viene collocato in sospensione ad un archetto a ponte oppure su un reggibraccio con adeguati supporti in gel siliconico; l'arto superiore controlaterale viene abdotto utilizzando un secondo reggibraccio. Agli arti inferiori viene applicata una fascia di contenimento al fine di evitare scivolamenti mantenendo l'arto inferiore omolaterale alla lesione lievemente flesso.

Il capo del paziente viene posizionato in modo che il tratto cervicale della colonna risulti perfettamente in asse con il tratto dorsale e per il mantenimento della corretta posizione vengono utilizzati presidi specifici antidecubito. Al fine di esporre in maniera ottimale il sito chirurgico viene applicata una spezzatura del tavolo operatorio a livello del cingolo pelvico. Il posizionamento del paziente in decubito laterale deve, altresì, accompagnarsi alla prevenzione attenta di qualsiasi compressione nervosa, dello stiramento del plesso brachiale dell'arto superiore non declive e dell'ostacolo del drenaggio venoso cefalico prodotto da eccessiva flessione cervicale.

Nella posizione lombotomica la capacità residua funzionale polmonare diminuisce a livello del polmone declive ed aumenta a livello del polmone non dipendente. Queste alterazioni della ventilazione legate alla postura aumentano di circa il 20% quelle prodotte a seguito della induzione dell'anestesia. Ciò si traduce nella formazione di microatelectasie predominanti nelle regioni polmonari declivi e nella alterazione del rapporto ventilazione/perfusione con un aumento della differenza alveolo/arteriosa in ossigeno. Questi fenomeni richiedono una attenta sorveglianza dei parametri di ventilazione ed il controllo della saturazione periferica di ossigeno particolarmente nei pazienti anziani ed affetti da patologia polmonare cronica. L'utilizzo di una pressione positiva tele-espiratoria normalmente è in grado di ridurre le alterazioni della ventilazione nelle porzioni declivi del polmone. L'accesso alla loggia renale può produrre effrazioni pleuriche; queste, quando tempestivamente rilevate in fase intraoperatoria, possono essere trattate con sutura della lesione pleurica ed essufflazione alla fine dell'intervento; l'eventuale posizionamento di un drenaggio in aspirazione è riservato alle brecce di maggiore estensione.

La modificazione della distribuzione della massa sanguigna per effetto della variazione delle pressioni idrostatiche, nel decubito laterale, si traduce in un sequestro di sangue nelle zone declivi a bassa pressione ed alta capacitanza. La riduzione del ritorno venoso può portare ad una riduzione della gittata cardiaca; queste alterazioni risultano particolarmente evidenti nel momento del passaggio in decubito laterale, con la spezzatura del letto operatorio ed in caso di ipovolemia.

Posizione di Trendelenburg

La posizione di Trendelenburg era inizialmente descritta come paziente supino con gli arti inferiori sulle spalle di un assistente. Le successive modifiche portarono alla classica inclinazione a testa in giù a 45° rispetto al piano del pavimento. In chirurgia urologica tale posizione risulta ulteriormente esasperata, arrivando fino ad una inclinazione di 30°.

Nella posizione di Trendelenburg il contenuto addominale spinge il diaframma in posizione cefalica, provocando una riduzione della capacità funzionale residua; ciò predispone alla formazione di atelectasie nelle zone declivi del polmone (fenomeno già presente e dimostrato durante anestesia generale) e possibile comparsa di effetto shunt ed ipossiemia.

Gli stessi movimenti del diaframma sono ridotti e paradossi a causa della posizione di Trendelenburg e possono portare ad una riduzione del volume corrente che unitamente all'aumentato utilizzo dei muscoli intercostali si traducono in una ulteriore riduzione della capacità funzionale residua. La corretta posizione del tubo endotracheale deve essere verificata più volte nel corso dell'intervento data la possibilità di intubazione bronchiale in conseguenza della risalita del diaframma provocata dal Trendelenburg e del dislocamento craniale della trachea.

È di frequente osservazione clinica l'edema congiuntivale e la congestione del volto e del distretto toracico superiore da attribuirsi alla stasi venosa.

La possibilità di insorgenza di edema della laringe è attribuibile alla diminuzione di outflow venoso dai distretti superiori. La insorgenza di distress respiratorio nell'immediato periodo postestubazione necessita di una gestione avanzata delle vie aeree, nonché di ventilazione meccanica in ambiente intensivo per l'immediato periodo postoperatorio.

Pneumoperitoneo

Le alterazioni fisiopatologiche indotte dalla insufflazione di CO_2 per l'induzione e il mantenimento dello pneumoperitoneo sono molteplici e possono essere distinte in alterazioni respiratorie, sostanzialmente legate alla ipercapnia, ed in alterazioni emodinamiche.

Gli effetti sull'apparato respiratorio sono riconducibili all'incremento della pressione endoaddominale. Questo incremento produce un aumento delle pressioni delle vie aeree (in particolare della pressione di picco e di plateau con aumenti rispettivamente del 50% e 81%) mentre la compliance polmonare si riduce del 47%. Tutto questo si traduce in un incremento del lavoro respiratorio che rende necessaria una ottimizzazione dei parametri di ventilazione meccanica al fine di garantire l'adeguatezza degli scambi respiratori. L'ottimizzazione dei parametri di ventilazione può risultare particolarmente problematica nei pazienti affetti da patologie respiratorie.

Da un lato l'aumento delle pressioni di ventilazione può favorire l'insorgenza di barotraumi, dall'altro il mancato adeguamento della ventilazione può sfociare nella ipercapnia.

L'anidride carbonica oltrepassa facilmente la membrana peritoneale in virtù della sua elevata diffusibilità e dell'elevato gradiente transmembrana. La quota assorbita viene trasportata tramite il circolo portale e quello venoso sistemico al polmone dove può essere eliminata. Se questo meccanismo diviene insufficiente perché la condizione polmonare del paziente è compromessa, il mantenimento dell'omeostasi della CO_2 non è garantito e l'adeguamento della ventilazione per mantenere la $PaCO_2$ ai livelli preinsufflazione può risultare inefficace.

Una modesta ipercapnia ($PaCO_2$ 45-50 mmHg), a causa di una iperincrezione riflessa di catecolamine, provoca tachicardia, ipertensione sistemica e polmonare, aritmie ed aumento della gittata cardiaca. In genere però gli effetti emodinamici complessivi non sono significativi e non hanno rilevanza clinica.

Livelli estremi di CO_2 ($PaCO_2$ 50-70 mmHg) hanno un effetto cardiodepressore con riduzione della gittata cardiaca e della pressione arteriosa.

Oltre all'ipercapnia, anche l'aumento della pressione endoaddominale induce alterazioni emodinamiche. Per valori di pressione endoaddominale intorno a 14 mmHg si verifica un aumento delle resistenze vascolari sistemiche, un aumento della pressione arteriosa media, della frequenza cardiaca e della pressione venosa centrale.

L'incremento delle resistenze sistemiche deriva dalla compressione dell'aorta addominale, dall'aumento dell'afterload legato all'azione di fattori umorali quali catecolamine, vasopressina e dall'attivazione del sistema renina-angiotensina.

Lo stroke volume diminuisce ma l'output cardiaco tende a rimanere stabile grazie al meccanismo compensatorio dell'aumento della frequenza cardiaca.

In concomitanza con l'aumento della pressione arteriosa e del postcarico si verifica un aumento dello stress di parete del ventricolo sinistro. Tale condizione può essere facilmente tollerata dal soggetto sano mentre nei pazienti affetti da cardiopatia congestizia, ischemica o da stenosi aortica può verificarsi una riduzione della perfusione coronarica, ischemia del miocardio ed insufficienza ventricolare sinistra.

Fisiopatologia dello pneumoperitoneo associato alla posizione di Trendelenburg

L'accoppiamento Trendelenburg-pneumoperitoneo amplifica l'alterazione dei normali parametri respiratori. La migrazione in senso cefalico del diaframma e l'incremento della pressione endoaddominale causano un incremento delle pressioni di picco e plateau pari ad oltre il 50%. La compliance polmonare si riduce e il dato permane anche dopo la desufflazione.

È stimato che la posizione di Trendelenburg a 45° e le elevate pressioni di insufflazione riducano di per sé la compliance polmonare fino al 68%.

Le interazioni della tecnica robotica con la normale fisiologia polmonare possono essere responsabili di conseguenze particolarmente gravi in pazienti affetti da patologie respiratorie preesistenti.

I pazienti affetti da insufficienza respiratoria cronica, ipertensione polmonare e bronco-pneumopatia cronica ostruttiva (BPCO) devono essere considerati ad elevato rischio. L'acidosi ipercapnica intraoperatoria risulta essere più frequente in questi pazienti. L'età ed i valori emogasanalitici preoperatori non risultano predittivi del rischio di complicanze respiratorie intraoperatorie. Solo la contemporanea riduzione del volume espiratorio forzato (FEV1 <70% del valore teorico) e della capacità di diffusione (DLCO <80% del valore teorico) consentono di stabilire sicure correlazioni tra l'entità della patologia respiratoria preesistente e l'insorgenza di acidosi ipercapnica intraoperatoria.

La valutazione clinica e strumentale in fase preoperatoria devono essere accompagnate dalla adozione delle opportune e ben conosciute misure terapeutiche quali:

- ottimizzazione della terapia broncodilatatrice;
- fisioterapia respiratoria ed astensione dal fumo;
- correzione degli eventuali squilibri idroelettrolitici e nutrizionali.

La condotta anestesiologica intraoperatoria deve essere accurata. L'obiettivo è l'ottimizzazione della ventilazione in modo da garantire adeguati scambi gassosi sia in termini di ossigenazione che di capnia, cercando di minimizzare le alterazioni dei volumi e della meccanica respiratoria indotti dal contesto chirurgico.

Particolare attenzione deve essere posta all'insorgenza di complicanze barotraumatiche. Pneumotorace, pneumomediastino e pneumopericardio sono eventi alquanto rari ma potenzialmente fatali. Devono essere considerati pazienti a rischio coloro che presentano una anamnesi positiva per pneumotorace spontaneo, bolle enfisematose, ernia jatale o difetti diaframmatici congeniti ed acquisiti.

I pazienti affetti da obesità (BMI >30) meritano una riflessione a parte. Questi possono presentare una difficile gestione delle vie aeree e concomitanti patologie d'organo polmonari e/o cardiovascolari. In questi pazienti le modificazioni indotte dal Trendelenburg risultano particolarmente amplificate.

Nonostante le conosciute difficoltà nella gestione del paziente obeso, dati in letteratura sono favorevoli alla chirurgia robotica in quanto essa risulta essere associata ad una minor incidenza di complicanze intraoperatorie (es. sanguinamento) e perioperatorie (es. ritardo nella mobilizzazione).

L'accoppiamento Trendelenburg-pneumoperitoneo produce altri due importanti effetti emodinamici: l'aumento della pressione intracranica e l'aumento della pressione intraoculare.

L'aumento della pressione intracranica è riconducibile all'incremento della pressione venosa centrale che ostacola il drenaggio venoso cerebrale con conseguente aumento del volume ematico cerebrale. L'induzione dello pneumoperitoneo promuove l'aumento della pressione intracranica in quanto l'aumento della pressione endoaddominale ostacola il ritorno venoso dal plesso lombare ed aumenta il flusso ematico cerebrale grazie all'aumento della $PaCO_2$.

L'aumento della pressione intracranica, grazie ai meccanismi di autoregolazione del flusso cerebrale, non ha in genere rilevanza clinica e non risulta associato all'insorgenza di eventi ischemici nel perioperatorio. Dati in letteratura, tuttavia, suggeriscono di adottare la massima attenzione nei pazienti con anamnesi positiva per pregressi eventi ischemici cerebrali o patologie cerebrovascolari.

L'incremento dei valori di pressione intraoculare riconosce una genesi multifattoriale. I maggiori determinanti sono l'aumento della pressione venosa centrale, la vasodilazione del plesso coroideo (legato all'incremento dei valori di $PaCO_2$) e la riduzione del flusso dell'umore acqueo.

Una adeguata condotta anestesiologica intraoperatoria può in parte controllare l'incremento della pressione intraoculare grazie al mantenimento di una buona stabilità emodinamica, una adeguata strategia ventilatoria e fluidoterapia; ma il dato saliente è che l'incremento della pressione intraoculare è tempo-dipendente, quindi sostanzialmente correlato alla durata della procedura chirurgica. Non esistono dati certi riguardo gli effetti di un prolungato aumento della pressione intraoculare sul visus. Fondamentale risulta essere una attenta valutazione preoperatoria che deve prevedere la ricerca di preesistenti patologie oculari quali glaucoma, cataratta, retinopatia diabetica e distacco di retina.

Ad oggi l'unica vera controindicazione assoluta alla chirurgia robotica è rappresentata dal glaucoma ad angolo chiuso, poiché l'incremento della pressione intraoculare in questi pazienti è in grado di compromettere realmente la funzionalità dell'organo.

Solo un rapido accenno a quella che è considerata la più temibile delle complicanze associate alla chirurgia robotica: la embolia gassosa. La presentazione clinica dipende dalle dimensioni delle bolle e dalla rapidità del loro ingresso nel circolo ematico. Deve essere sospettata quando si presenta una improvvisa e grave compromissione emodinamica non altrimenti spiegata. Il trattamento prevede l'immediata desufflazione e la rianimazione cardiopolmonare.

Chirurgia laparotomica

L'approccio laparotomico in chirurgia urologica è ad oggi riservato alle patologie neoplastiche estese con infiltrazione delle strutture limitrofe e metastasi linfonodali a distanza, a partenza renale e prostatica, nonché alla neoplasia renale con infiltrazione della vena cava (stadio III-IV, vedi di seguito). Le implicazioni anestesiologiche sono sovrapponibili a quelle descritte nell'ambito della chirurgia generale. Nella chirurgia laparotomica è fondamentale un corretto management del dolore postoperatorio (vedi trattamento del dolore postoperatorio).

Posizionamento del paziente in chirurgia laparotomica

Il posizionamento del paziente in chirurgia laparotomica prevede il decubito laterale per gli interventi a carico del rene, sovrapponibile a quanto descritto in chirurgia robotica, e la posizione supina con minimo Trendelenburg per gli interventi della pelvi (es. prostatectomia).

Posizione supina

Il capo del paziente deve risultare allineato con il resto del corpo. Gli arti superiori possono essere abdotti o posizionati lungo il corpo a seconda del tipo di intervento chirurgico previsto ed in relazione alla disposizione degli strumenti di sala e degli operatori.

Qualora uno degli arti superiori rimanga abdotto, rappresenta la prima scelta per il posizionamento degli accessi vascolari. Le fasce di sicurezza utilizzate per gli arti superiori prevengono la possibile lussazione del cingolo scapolare. La fascia di sicurezza degli arti inferiori viene posizionata prossimalmente alle rotule; presidi antidecubito vengono posizionati lungo l'intera superficie corporea al fine di evitare scivolamenti ed eventuali compressioni delle strutture nervose.

Scelta del tipo di anestesia

Indipendentemente dall'approccio chirurgico (chirurgia robotica o laparatomica), l'anestesia generale rappresenta il gold standard sia essa endovenosa o bilanciata. La strategia perioperatoria, il dosaggio e la scelta dei farmaci sono condizionati dalla complessità del paziente e dal tipo di intervento.

In caso di chirurgia con tecnica laparotomica è da considerare l'impiego di analgesia peridurale per il periodo intra e postoperatorio.

FOCUS: tumore a cellule renali (RCC) ed implicazioni anestesiologiche

La maggioranza delle masse renali solide (circa il 90%) è rappresentata da eteroplasie a cellule renali, la restante percentuale da tumori a cellule transizionali e dal tumore di Wilms (nella popolazione pediatrica). L'RCC rappresenta una percentuale variabile tra 1-3% rispetto alla patologia neoplastica viscerale. Egualmente distribuito per genere, trova la sua incidenza massima nella settima decade. Se sintomatico esordisce con ematuria o come una massa palpabile; tuttavia nel 40% dei casi la sua diagnosi risulta essere un riscontro occasionale. Nel 25% dei casi, alla diagnosi presenta secondarietà a distanza (polmone, fegato, strutture ossee, cervello). L'infiltrazione neoplastica della vena cava inferiore (IVC) è presente nel 4-10% dei casi; in genere esordisce con ipertensione polmonare e tromboembolia. L'approccio chirurgico (nefrectomia radicale od enucleazione) dipende dalle dimensioni del tumore e dalla estensione della malattia in base alla stadiazione TNM (**Tabella 25.2**).

L'infiltrazione neoplastica ed apposizione trombotica della IVC viene classificata in quattro livelli come mostrato di seguito (**Tabella 25.3**).

La valutazione anestesiologica preoperatoria risulta essere fondamentale, al fine di ottimizzare il trattamento delle patologie preesistenti, valutare adeguatamente la funzionalità renale e per una corretta gestione dei farmaci antiaggreganti/anticoagulanti.

Il posizionamento del paziente dipende sostanzialmente dall'approccio chirurgico e dall'invasività della neoplasia. Per il decubito laterale, così come per la posizione di Trendelenburg in caso di chirurgia robotica, valgono le considerazioni precedentemente descritte.

Il management anestesiologico intraoperatorio prevede il posizionamento di due accessi venosi di grosso calibro e di una cannula arteriosa per il monitoraggio emodinamico avanzato. È bene ricordare che, in decubito laterale, nell'arto superiore controlaterale alla lesione possono verificarsi fenomeni di stasi. L'inserimento di una linea venosa centrale (generalmente in vena giugulare interna destra) consente il monitoraggio della pressione venosa centrale (PVC) e la infusione di elevati volumi di fluidi e farmaci vasoattivi. Il monitoraggio con ecocardiografia transesofagea (TEE) è consigliato nei livelli 3 e 4 dell'infiltrazione cavale.

La prevenzione dell'ipotermia avviene attraverso il riscaldamento attivo grazie all'utilizzo di presidi ad aria forzata, materasso riscaldato e riscaldamento dei fluidi lungo le linee venose.

Un approccio rigoroso alla profilassi tromboembolica venosa è essenziale e prevede l'impiego di calze a compressione graduata, dispositivi di compressione pneumatica intermittente e terapia con eparina a basso peso molecolare.

L'emorecupero consente di minimizzare il consumo di emoderivati di origine eterologa. Alcune perplessità sono ad oggi presenti poiché potrebbe, almeno in linea teorica, essere associato a recidiva neoplastica. Dati in letteratura, tuttavia,

Tabella 25.2 Stadiazione TNM e stadio prognostico del RCC.

Stadiazione TNM per il tumore renale	
Tumore primario (T)	
T1	Tumore < 7 cm confinato al rene
T1 a	Diametro < 4 cm
T1 b	Diametro > 4 cm
T2	Tumore > 7 cm confinato al rene
T2 a	Diametro ≤ 10 cm
T2 b	Diametro > 10 cm
T3	Tumore esteso alle vene maggiori o al tessuto perinefrico ma senza l'interessamento della ghiandola surrenale e/o della capsula del Gerota
T3 a	Tumore esteso alla vena renale o al tessuto adiposo perinefrico ma senza l'interessamento della capsula del Gerota
T3 b	Tumore esteso alla IVC al di sotto del diaframma
T3 c	Tumore esteso alla IVC al di sopra del diaframma
T4	Tumore esteso alla ghiandola surrenale e/o della capsula del Gerota
Linfonodi regionali (N)	
N0	No secondarietà linfonodali
N1	Metastasi linfonodali regionali
Metastasi a distanza (M)	
M0	No metastasi a distanza
M1	Presenza di metastasi a distanza

Stadio anatomico/gruppo prognostico			
Stadio 1	T1	N0	M0
Stadio 2	T2	N0	M0
Stadio 3	T1 o T2	N1	M0
	T3	N0 o N1	M0
Stadio 4	T4 o qualsiasi T	Qualsiasi N	Qualsiasi M

Tabella 25.3 Livelli di infiltrazione cavale in corso di RCC.

Classificazione di Novick per l'estensione cavo-atriale nei pazienti con RCC	
Livello 1	Apposizione trombotica in IVC < 2 cm al di sopra della vena renale
Livello 2	Apposizione trombotica al di sotto della IVC intraepatica
Livello 3	Apposizione trombotica coinvolgente la IVC intraepatica, ma al di sotto del diaframma
Livello 4	Apposizione trombotica infiltrante l'atrio destro

ritengono questa pratica sicura purché vengano utilizzati filtri per la deplezione dei leucociti.

Le perdite ematiche durante la nefrectomia semplice sono raramente superiori a 1000 ml; per tale motivo, l'emorecupero non rientra nelle strategie intraoperatorie effettuate di routine. Nel paziente portatore di eteroplasia renale ed infiltrazione cavale il sanguinamento intraoperatorio legato all'atto chirurgico in toto (nefrectomia, trombectomia cavale, eventuale chirurgia epatica, eventuale cardiochirurgia) può essere cospicuo. In questi casi è necessaria una disponibilità immediata di emocomponenti derivanti dall'emorecupero e forniti dai centri trasfusionali. Una corretta gestione dell'assetto coagulativo prevede l'utilizzo di sistemi viscoelastici dinamici per lo studio di eventuali turbe emocoagulative (sistemi point of care: tromboelastografia, tromboelastometria).

In specifici momenti della procedura esiste il potenziale rischio di embolia gassosa:

- durante la mobilizzazione del fegato e la legatura delle piccole vene epatiche;
- durante il bypass vascolare (bypass veno-venoso (VVBP) e bypass cardiopolmonare (CPBP) con o senza arresto di circolo ed ipotermia profonda);
- dopo la chiusura di IVC ed il ripristino della riperfusione venosa.

Per l'infiltrazione cavale di terzo livello, operata senza CPBP, può rendersi necessaria la manovra di Pringle (clampaggio del legamento epato-duodenale, con ischemia a caldo del fegato, al fine di minimizzare le perdite ematiche) ed il clampaggio della vena cava. Tali manovre comportano una diminuzione del ritorno venoso e della gittata cardiaca; la risposta emodinamica è scarsamente prevedibile; dipende in larga misura dal fatto che il paziente presenti o meno una occlusione completa dell'IVC al momento dell'atto chirurgico e dallo sviluppo o meno di efficienti circoli collaterali. Un'opzione percorribile è valutare quanto sia tollerato il cross-clamping della IVC prima di procedere alla cavotomia. In caso di marcata instabilità emodinamica, risulta necessario prendere in considerazione il bypass veno-venoso o il bypass cardio-polmonare.

Per le infiltrazioni cavali di livello IV si ricorre ad un intervento di cardiochirurgia. Si procede a sternotomia mediana con cannulazione in aorta e vena cava superiore e successiva circolazione extracorporea (CEC). Se l'apposizione trombotica non può esser rimossa senza arresto di circolo si procede dapprima all'ipotermia profonda, arresto di circolo e successiva atriotomia con rimozione della trombosi.

Nella chirurgia con approccio laparotomico una adeguata copertura analgesica prevede il posizionamento di catetere peridurale in uno spazio variabile tra T6 e T12, a seconda dell'approccio chirurgico (lombotomico, trans-addominale, toraco-addominale). Nei pazienti con infiltrazione cavale è fondamentale considerare il timing di posizionamento e rimozione del catetere peridurale in relazione all'eventuale terapia eparinica, sia essa endovenosa o sottocutanea.

I blocchi della parete addominale (TAP block) ed i blocchi paravertebrali riducono il fabbisogno di oppioidi senza le ripercussioni emodinamiche associate alla analgesia peridurale, ma il loro ruolo nella nefrectomia è meno consolidato.

Nella chirurgia renale con tecnica robotica, il controllo del dolore postoperatorio prevede una analgesia multimodale (vedi di seguito trattamento del dolore postoperatorio).

FOCUS: neoplasie vescicali

Il tumore della vescica rappresenta circa il 3% di tutta la patologia neoplastica ed in chirurgia urologica occupa il secondo posto dopo il tumore della prostata.

Il picco di incidenza è compreso tra i 60 ed i 70 anni di età e si presenta con più frequenza nel genere maschile (M:F=3:1)

Generalmente soltanto nel 15% dei casi il tumore vescicale presenta infiltrazione della parete muscolare. In questi casi la malattia non è più controllabile con interventi endoscopici.

Gli interventi di cistectomia sono sostanzialmente tre:

- cistectomia semplice: asportazione della vescica;
- cistectomia totale: asportazione di vescica associata a prostata e vescicole seminali nell'uomo; utero e parte anteriore della vagina nella donna;
- cistectomia radicale: come la totale, più l'asportazione dei linfonodi regionali.

Per supplire alla funzione della vescica, ovvero raccolta ed eliminazione delle urine, è necessario creare una derivazione urinaria. Essa rappresenta la deviazione del flusso urinario verso la cute o verso una porzione del lume intestinale opportunamente preparato.

In base alla localizzazione anatomica, la derivazione urinaria si distingue primariamente in ortotopica, dove l'efflusso di urina è mantenuto attraverso l'uretra, ed eterotopica dove si rende necessario il confezionamento di uno stoma cutaneo.

La ricostruzione di un reservoir urinario (neovescica) avviene mediante l'utilizzo di tessuto intestinale.

Dal punto di vista funzionale, le derivazioni urinarie si distinguono in:

- derivazioni "continenti" quali la neovescica ortotopica VIP (Vescica Ileale Padovana) e FLORIN (Florence Robotic Intra-corporeal Neobladder); la continenza è il risultato della interazione tra la pressione all'interno della neovescica e un meccanismo di resistenza allo svuotamento ottenuto mediante la detubularizzazione e la riconfigurazione intestinale;
- derivazioni "non continenti" quali la ureterocutaneostomia (UCS) e la ureterocutaneoileostomia (UICS) secondo Bricker.

Neovescica ortotopica

Il confezionamento di neovescica ortotopica rappresenta la migliore scelta terapeutica in pazienti classe ASA I-II ed in cui la malattia risulta essere confinata alla vescica, senza coinvolgimento dell'uretra e degli ureteri.

La neovescica viene ricostruita utilizzando un tratto di circa 40-60 cm di intestino ileale o di colon-sigma opportunamente riconfigurato in modo da ottenere un serbatoio di capienza adeguata a contenere le urine tra una minzione e l'altra. L'anastomosi uretrale consente una minzione parafisiologica, senza la necessità di confezionamento di stomia.

Condizioni necessarie per questa tipologia di intervento sono:

- utilizzo efficace del torchio addominale;
- utilizzo efficace dell'autocateterismo;
- rilascio appropriato del pavimento pelvico.

Le controindicazioni sono rappresentate da patologie uretrali (coinvolgimento neoplastico o stenosi), da linfoadenopatia pelvica, da patologie ureterali (es. dilatazione), da ridotta funzionalità epatica e/o renale, da patologie neurologiche e/o psichiatriche.

Neovescica eterotopica

È indicata in quei pazienti in cui non è applicabile una tecnica ricostruttiva che preveda l'utilizzo dell'uretra (es. interessamento neoplastico uretrale).

Si tratta di serbatoi ottenuti mediante riconfigurazione di un tratto intestinale e connessi direttamente alla cute mediante l'anastomosi di un piccolo canale appositamente confezionato. A differenza dell'UICS secondo Bricker queste derivazioni sono continenti. L'emissione delle urine è ottenuta mediante la periodica autocateterizzazione attraverso la stomia.

Ureterocutaneoileostomia secondo Bricker

L'UICS, o condotto ileale, è una derivazione urinaria ottenuta isolando un tratto di ileo di circa 15 cm su cui, da un lato, vengono confezionate le due anastomosi ureteroileali e dall'altro una stomia. Il sito ottimale per il confezionamento della stomia viene valutato ad personam in relazione alla presenza di pieghe cutanee e di eventuali cicatrici.

Ureterocutaneostomia

Rappresenta la scelta terapeutica ottimale in caso di patologia localmente avanzata con o senza coinvolgimento intestinale di malattia. Tale tecnica prevede il confezionamento di una o due stomie ureterali a livello cutaneo. Per evitare la stenosi delle stomie ed il corretto deflusso dell'urina viene inserito un catetere di piccole dimensioni all'interno di entrambi gli ureteri.

Protocollo Enhanced Recovery after Surgery (ERAS) per pazienti sottoposti ad intervento di cistectomia radicale con tecnica open o robotica con ricostruzione di neovescica ileale o con ureteroileocutaneostomia secondo Bricker

Obiettivo è favorire il miglior esito dell'intervento e la ripresa funzionale postoperatoria quanto più velocemente possibile.

Sono state documentate una riduzione delle complicanze del 50%, una riduzione della degenza media ospedaliera ed una riduzione del 30% dei costi complessivi.

Il protocollo ERAS si realizza attraverso una gestione multidisciplinare suddivisa in tre fasi (fase pre, intra e postoperatoria) basata su specifici protocolli.

Fase preoperatoria

- Cessazione del fumo 4-6 settimane prima dell'intervento.
- Counseling del paziente al momento della valutazione da parte degli anestesisti, chirurghi e dietiste.

- Immunonutrizione per 5 o 7 giorni prima dell'intervento anche in caso di chemioterapia neoadiuvante.
- Dieta a ridotto apporto di fibre da 3 giorni prima dell'intervento.

Fase perioperatoria

In reparto:

- Nessuna preparazione intestinale.
- Nessuna restrizione alimentare fino a 6 ore prima dell'intervento con possibilità di assumere liquidi chiari fino a 2 ore prima dell'intervento.
- Carico glucidico preoperatorio con somministrazione di bevande a base di maltodestrine nella dose di n° 4 brick (200 ml ognuno), iniziando nel pomeriggio precedente l'intervento anche nel paziente diabetico.
- Profilassi per il tromboembolismo con eparina a basso peso molecolare (LMWH) dalla sera prima dell'intervento e per le 4 settimane successive all'intervento; posizionamento di calze elastocompressive la mattina dell'intervento.
- Il pomeriggio precedente all'intervento, da parte del personale infermieristico, viene consegnato il kit per effettuare la fisiokinesiterapia respiratoria.

In sala operatoria:

- Premedicazione con Midazolam 0,04 mg/kg.
- Profilassi antibiotica: Piperacillina 4 g + Tazobactam 0,5 g.
- Gastroprotezione: Inibitori di Pompa Protonica (PPI) 40 mg.
- Monitoraggio emodinamico standard/avanzato in relazione alle comorbilità
- Posizionamento catetere peridurale (T12-L1) solo in caso di metodica open:
  - bolo prima dell'incisione chirurgica: Levobupivacaina 0,25% o Ropivacaina 0,2% 6-10 ml.
- Monitoraggio neuromuscolare e profondità anestesia.
- Ventilazione protettiva (tidal volume 6 ml/kg calcolato su peso ideale; PEEP 6/8 cmH_2O).
- Mantenimento della anestesia: tecnica bilanciata o endovenosa (TIVA).
- Posizionamento del sondino naso-gastrico e del catetere vescicale.
- Posizionamento coperta termica e riscaldamento dei fluidi.
- Fluidoterapia: 2 ml/kg/h fino ad anastomosi tra uretere e neovescica e poi 8 ml/kg/h.
- Desametasone 4 mg subito dopo l'induzione per prevenzione PONV.

Al termine dell'intervento:

- Ondansetron 4 mg, 30 minuti prima della fine dell'intervento, per prevenzione PONV.
- Rimozione del sondino naso-gastrico, salvo diversa indicazione del primo operatore.
- L'anestesista concorda con il chirurgo il timing della somministrazione dell'eparina a basso peso molecolare.

Controllo del dolore:

- Se viene posizionato catetere peridurale:
  - bolo intermittente programmato (PIEB): Levobupivacaina 0,125% + Fentanyl 1 mcg/ml o Sufentanil 0,2 mcg/ml 4-10 ml ogni 40-70 minuti; primo bolo intermittente programmato: 40-70 minuti dopo l'iniziale (≤ al lockout del bolo PIEB).
  - Paracetamolo 15 mg/Kg circa 40 minuti prima della fine dell'intervento
- In caso di analgesia endovenosa:
  - infiltrazione della ferita chirurgica con ropivacaina 0,5% 20 ml; circa 40 minuti prima del termine dell'intervento Morfina 0.1 mg/kg + Paracetamolo 15 mg/Kg + ketorolac 15/30 mg.

Fase postoperatoria

In **Tabella 25.4** sono riportati gli steps fondamentali della gestione postoperatoria del paziente secondo protocollo ERAS.

Chirurgia endoscopica e anestesia

Le procedure endoscopiche rappresentano l'altro lato della medaglia per quanto riguarda la chirurgia in ambito urologico. Tali procedure trovano applicazione sia nel trattamento di patologie oncologiche che funzionali.

La via di accesso chirurgica è attraverso l'uretra ed il posizionamento sul tavolo operatorio, salvo poche eccezioni, è rappresentato dalla posizione litotomica.

Le principali procedure endoscopiche sono rappresentate dalla resezione transuretrale di neoplasie vescicali (TURB), dalla resezione transuretrale di adenomi prostatici (TURP/HOLEP) e dalle procedure endoscopiche per trattamento della patologia litiasica (ureterorenoscopia/ureterorenoscopia con strumento flessibile/nefreostomia percutanea).

Tabella 25.4 Gestione postoperatoria secondo protocollo ERAS.

Giornata 0	Giornata 1	Giornata 2	Giornata 3	Giornata 4-7
Prevenzione della nausea	Rimozione del SNG, se ancora in sede	Consulenza dietista	Educazione alla gestione della stomia	***
Fluidoterapia	Dieta idrica	Dieta a ridotto contenuto di fibre	Dieta secondo consulenza	Dieta secondo consulenza
Controllo del dolore Profilassi per TVP	Controllo del dolore Profilassi per TVP	Controllo del dolore Profilassi per TVP	Analgesia per os; rimozione del catetere peridurale se presente	Analgesia per os
Mobilizzazione passiva degli arti e/o posizione seduta	Mobilizzazione precoce	Mobilizzazione per 20 minuti/3 volte die + 4 ore in poltrona	Mobilizzazione libera	Mobilizzazione libera

Resezione transuretrale di neoplasie vescicali

L'indicazione alla TURB viene posta sulla base del tipo di lesione ed invasività locale. Si tratta molto spesso di brevi procedure, in un'ampia tipologia di pazienti, spesso anziani ed affetti da molteplici comorbilità. Una corretta gestione perioperatoria consente di affrontare questo tipo di intervento anche in pazienti con elevata complessità garantendo un adeguato monitoraggio postoperatorio in ambienti quali la Recovery Room. La procedura si realizza mediante introduzione di un'ansa di resezione attraverso l'uretra mantenendo la vescica sovradistesa dal liquido di lavaggio. Durante l'elettroresezione della porzione supero-laterale della vescica bilateralmente si può verificare la stimolazione del nervo otturatorio con improvvisa adduzione della coscia e possibilità di lesioni vescicali iatrogene. Al termine della procedura viene rimossa l'ansa di resezione endoscopica e si provvede alla termocoagulazione del tessuto mediante apposito strumento.

Trattamento dell'ipertrofia prostatica benigna

L'ipertrofia prostatica benigna (IPB) è una patologia a carico della ghiandola prostatica. Si tratta di un aumento volumetrico dovuto all'incremento del numero di cellule che si estrinseca principalmente nella zona di transizione della prostata, ovvero in una parte centrale attorno all'uretra prostatica. È sostanzialmente una patologia dell'età adulta, correlata all'invecchiamento sistemico ed alle alterazioni ormonali del diidrotestosterone e degli estrogeni.

L'epifenomeno di questa ostruzione funzionale è rappresentato dai disturbi a carico della minzione.

Essi sono di carattere ostruttivo (difficoltà ad iniziare la minzione, intermittenza del flusso, incompleto svuotamento, flusso debole, sforzo minzionale) ed irritativo (pollachiuria, stranguria, nicturia). La manifestazione clinica che porta all'intervento può essere ingravescente oppure acuta con comparsa di insufficienza renale acuta post-renale.

Lo scopo della chirurgia è quello di eliminare l'ostacolo alla minzione o attraverso una semplice disostruzione (TURP), o mediante una adenomectomia completa (ATV, HoLEP).

La resezione trasuretrale dell'adenoma prostatico (TURP) prevede la resezione della parte centrale della prostata attraverso l'uretra; presenta i vantaggi della tecnica endoscopica: mini-invasività e precoce recupero postoperatorio. Viene utilizzato un cistoscopio modificato dotato di un'ansa diatermica percorsa da corrente elettrica ad altissima frequenza in grado di resecare il tessuto ed elettrocoagulare i plessi vascolari esposti. La vescica viene mantenuta sovradistesa attraverso un liquido di lavaggio che permette la visibilità delle strutture. Il liquido di lavaggio dipende dal tipo di bisturi utilizzato. In caso di bisturi bipolare si utilizza la soluzione fisiologica, mentre nel caso di bisturi monopolare si utilizza la glicina. L'impiego di elevati volumi di lavaggio con soluzioni elettroliticamente non bilanciate (glicina) può portare alla sindrome da riassorbimento (TUR syndrome, vedi di seguito). La complicanza più frequente in corso di TURP è rappresentata dalle perdite ematiche intraoperatorie e postoperatorie. L'entità delle perdite risulta correlata al peso della prostata resecata ed alla durata della resezione. Una emostasi chirurgica accurata, un lavaggio vescicale continuo postoperatorio ed una aspirazione dei coaguli, sono indispensabili per ridurre la gravità dell'emorragia. A causa dell'irrigazione continua postoperatoria risulta difficile quantificare le perdite e fare il bilancio idrico; il controllo dei valori di emoglobina consente di misurare il sanguinamento e di modulare la necessità di eventuali emotrasfusioni. La gestione perioperatoria della terapia antiaggregante e/o anticoagulante risulta fondamentale; deve essere condivisa con il chirurgo tenendo conto delle complicanze ischemiche o trombotiche legate alle patologie preesistenti e del rischio di sanguinamento legato alla procedura.

L'adenomectomia prostatica a cielo aperto viene realizzata per via transvescicale (ATV). La scelta della tecnica open è generalmente legata alle dimensioni della ghiandola prostatica (>80 ml), consentendo un'efficacia disostruttiva a lungo termine superiore rispetto alle altre tecniche.

La via di accesso viene ottenuta mediante incisione mediana ombelicopubica; viene incisa la vescica (cistotomia) sulla linea mediana e posizionato un divaricatore autostatico. La parte superiore dell'adenoma prostatico (il cosiddetto "terzo lobo") è ben visibile dall'interno della vescica come un manicotto che circonda l'uretra. Si esegue un'incisione circolare della mucosa sovrastante il terzo lobo mantenendo al centro l'orifizio dell'uretra. Si approfondisce tale incisione fino a trovare il giusto piano di dissezione, ovvero il confine fra l'adenoma e la porzione periferica della prostata (detta impropriamente "capsula"). Esso viene seguito per tutta la circonferenza dell'incisione fatta, e sviluppato inferiormente per tutta la lunghezza dell'adenoma. Tale piano è cedevole, e viene percorso per via smussa, generalmente mediante il dito indice del primo operatore ("digito-enucleazione"). Quando l'adenoma è completamente libero dalla capsula prostatica, lo si seziona distalmente dall'uretra; quindi si effettua una sutura circolare della loggia prostatica. Tale sutura ha uno scopo emostatico (ridurre i sanguinamenti arteriosi che più spesso originano dal confine fra vescica e loggia prostatica) e uno meccanico (rinforzo della loggia perché sostenga successive pressioni come quella del palloncino del catetere). Ultimata la sutura, i sanguinamenti arteriosi generalmente sono controllati. Il sanguinamento di origine venosa, proveniente dai seni venosi della loggia e dal moncone dell'uretra, viene contenuto posizionando un catetere vescicale speciale dotato di un palloncino molto capace e resistente, in grado di esercitare una pressione continua sulla loggia. Così come per l'intervento di TURP, l'ATV è caratterizzata da importanti perdite ematiche perioperatorie.

L'ostruzione cervico-uretrale ad oggi, oltre che con le tecniche convenzionali, può essere trattata grazie all'ausilio di strumenti laser. I diversi tipi di laser sono in grado di produrre vari effetti di tipo qualitativo e quantitativo sui tessuti, come coagulazione, vaporizzazione o resezione ed enucleazione attraverso l'incisione.

Attualmente sono in uso 4 tipi di laser: potassium titanyl phosphate (KTP), laser a diodo, holmium (Ho) e thullium. Questi sistemi laser per il trattamento dell'IPB e dell'ostruzione cervico-uretrale prevedono l'utilizzo di soluzione fisiologica per l'irrigazione vescicale. Viene pertanto eliminato il rischio di TUR-syndrome correlato all'uso di glicina. La sicurezza della vaporizzazione laser è stata dimostrata anche per adenomi di grandi dimensioni, o in pazienti in trattamento cronico anticoagulante e/o antiaggregante. La vaporizzazione laser ha dimostrato, inoltre, di presentare un rischio emorragico significativamente inferiore rispetto alle metodiche tradizionali.

Il laser a thullium ha caratteristiche di assorbimento simili a quelle del laser ad holmium ma non consente la litotrissia.

Con il laser ad holmium è possibile realizzare:

- La vaporizzazione della prostata: HoLAP.
- La vaporesezione della prostata: HoLRP (per prostate di piccole-medie dimensioni).
- La enucleazione della prostata: HoLEP.

L'introduzione dell'HoLEP ha rappresentato un ulteriore miglioramento nell'ambito delle procedure laser endoscopiche.

Il termine HoLEP è un acronimo di Holmium Laser Enucleation of Prostate. Questa procedura relativamente recente è stata effettuata per la prima volta nel 1998. A differenza della vaporizzazione, nella HoLEP i lobi prostatici vengono interamente enucleati, spinti in vescica, morcellati e poi estratti. La procedura prevede dapprima l'enucleazione del lobo medio ed a seguire l'enucleazione separata dei lobi laterali.

Successivamente sono state sviluppate tecniche di resezione "en bloc", cioè di resezione dell'adenoma in un unico tempo, come se si trattasse di una ATV.

Con il termine "morcellare" si intende la parte conclusiva dell'intervento. Consiste nella frammentazione del tessuto prostatico consentendone la rimozione attraverso l'uretra mediante il liquido di lavaggio. La morcellazione nasce originariamente per gli interventi di chirurgia generale e ginecologica, per favorire la rimozione di organi intra-addominali (es. fibromi uterini di grosse dimensioni); rappresenta il successo della HoLEP e di tutte le altre tecniche enucleative proposte nell'ambito della ipertrofia prostatica benigna, poiché grazie alla morcellazione è possibile rimuovere dal lume vescicale ampi volumi di tessuto adenomatoso.

TUR syndrome (sindrome da riassorbimento)

La sindrome della resezione transuretrale (TUR syndrome) è una condizione clinica rara ma potenzialmente fatale ad eziopatogenesi multifattoriale.

La TUR syndrome è innescata dal riassorbimento del liquido di irrigazione. Un liquido per irrigazione ideale non esiste. Esso dovrebbe essere isotonico, non emolitico, elettricamente inerte, non tossico, trasparente, facile da sterilizzare e poco costoso. Diversi fluidi di irrigazione sono stati utilizzati ed abbandonati nel corso degli anni. La glicina e la soluzione fisiologica sono ad oggi ancora utilizzate.

La glicina è un amminoacido non essenziale, con una concentrazione plasmatica di 0,3 mmol/L nell'uomo, e nel fegato è metabolizzata in ammoniaca. La glicina all'1,5% è quasi universalmente utilizzata come soluzione di irrigazione nelle tradizionali procedure urologiche endoscopiche. È non conduttiva, non emolitica e ha una densità visiva neutra; tuttavia, è ipotonica con un'osmolalità di circa 220 mmol/L.

La soluzione fisiologica non può essere utilizzata come fluido irrigante durante la resezione prostatica standard (resettoscopio monopolare), poiché il suo contenuto ionico dissipa la corrente, impedendo sia il taglio che la coagulazione. Viene utilizzata principalmente per l'irrigazione con il resettoscopio bipolare; può causare acidosi ipercloremica a causa dell'eccessivo contenuto di cloruro.

Durante le procedure endoscopiche il liquido di irrigazione consente la visione delle strutture anatomiche (poiché è trasparente), la resezione delle lesioni di interesse (terzo lobo della prostata, papilloma vescicale, formazioni litiasiche…), nonché la rimozione dei frammenti.

La sindrome si verifica generalmente durante gli interventi di TURP, ma può presentarsi anche durante interventi di TURB o procedure endoscopiche per trattamento della patologia litiasica.

Il quadro clinico varia in base all'entità delle variazioni elettrolitiche, in particolare delle alterazioni ematiche della concentrazione di sodio.

Segni e sintomi (**Tabella 25.5**) sono spesso vaghi, variabili e non specifici, rendendo la diagnosi impegnativa.

Il riassorbimento di piccoli volumi di fluido di lavaggio attraverso i seni prostatici è praticamente sempre presente e non rappresenta un problema clinico.

Tabella 25.5 Segni e sintomi della TUR syndrome.

Alterazioni neurologiche	Sintomatologia cardiovascolare e respiratoria	Alterazioni metaboliche e renali
Confusione mentale ed irrequietezza	Ipertensione e tachicardia	Iponatriemia acuta
Mal di testa	Edema polmonare acuto	Iperglicinemia
Alterazioni del visus	Distress respiratorio	Emolisi intravascolare
Nausea e vomito	Ipossia e cianosi	Danno renale acuto (AKI)
Stato convulsivo	Ipotensione e bradicardia	
Coma	Arresto cardiorespiratorio (ACR)	

Il riassorbimento sistemico di 1 litro di liquido per irrigazione in 1 ora comporta invece una diminuzione acuta della concentrazione sierica di sodio compresa tra 5 e 8 mmol/L.

Le manifestazioni cardiovascolari possono essere estremamente variabili. L'ipertensione e la tachicardia riflessa trovano una spiegazione fisiopatologica nella rapida espansione del volume; i pazienti affetti da cardiopatia possono presentare edema polmonare da sovraccarico volemico. L'ipertensione transitoria, che può essere assente in caso di sanguinamento, può essere seguita da un periodo più prolungato di ipotensione. L'iponatremia associata all'ipertensione può portare ad uno shift di acqua lungo gradienti di pressione osmotica e idrostatica fuori dallo spazio intravascolare e nell'interstizio polmonare, provocando shock ipovolemico e edema polmonare. Il rilascio di endotossine e l'acidosi metabolica associata possono contribuire all'ipotensione.

I sintomi del decremento sierico di sodio sono correlati alla gravità ed alla velocità con cui si instaura la sindrome. Un rapido riassorbimento ad alto volume può portare a concentrazioni ematiche molto basse di sodio tipiche della TUR syndrome grave (Na <120 mEq/L).

La iponatremia crea un gradiente osmotico tra il fluido intra ed extracellulare all'interno del sistema nervoso centrale, che si traduce in uno shift fluidico dallo spazio intravascolare; comporta la comparsa di edema cerebrale ed aumento della pressione intracranica che rappresentano i substrati fisiopatologici alla base della sintomatologia neurologica.

L'iponatremia ingravescente associata all'iposmolarità può manifestarsi con stato convulsivo, coma ed erniazione del tronco cerebrale fino all'exitus.

In **Tabella 25.6** sono mostrate le alterazioni neurologiche ed ECG-grafiche in relazione alla concentrazione sierica di sodio.

In caso di irrigazioni prolungate con la glicina si assiste alla comparsa di iperammoniemia. La glicina viene metabolizzata a livello epatico e renale tramite una deaminazione ossidativa. A livello cerebrale, grazie ad un sistema enzimatico di clivaggio, viene metabolizzata in anidride carbonica e ammoniaca. Le manifestazioni cliniche dell'iperammoniemia variano in relazione alla concentrazione ematica, con sintomatologia neurologica ingravescente dall'agitazione psicomotoria fino al coma metabolico.

Differenti misure precauzionali possono essere attuate al fine di ridurre l'incidenza della TUR syndrome:

- Evitare la posizione di Trendelenburg.
- Limitare il tempo operativo a 60 minuti.
- Limitare l'indicazione chirurgica di TURP per adenomi di piccole dimensioni.
- Limitare l'altezza della sacca di irrigazione rispetto al piano del letto operatorio (60-100 cm).
- Utilizzare quando possibile il resettore bipolare o tecniche laser.

La terapia della TUR syndrome, una volta instauratasi, è sintomatica:

- Ossigenoterapia.
- Mantenimento della stabilità dei parametri vitali.
- Restrizione idrica.
- Diuretici dell'ansa
- Correzione graduale dell'iponatriemia.

Procedure endoscopiche per patologia litiasica

L'incidenza della patologia litiasica renale dipende da fattori geografici, climatici, etnici, alimentari e genetici. Il rischio di recidiva è estremamente variabile ed i tassi di prevalenza variano dall'1% al 20%. La patologia litiasica rappresenta un fattore di rischio per lo sviluppo di insufficienza renale cronica.

I calcoli, o formazioni litiasiche, possono essere classificati in:

Tabella 25.6 Alterazioni elettrocardiografiche e neurologiche in corso di iponatriemia.

Natriemia (mEq/L)	Alterazioni ECG	Alterazioni neurologiche
Na 120 mEq/L	Modico slargamento del QRS	Agitazione e confusione mentale
Na 115 mEq/L	Slargamento del QRS, innalzamento del tratto ST	Confusione mentale e convulsioni
Na 110 mEq/L	Tachicardia e/o fibrillazione ventricolare	Coma metabolico

- calcoli di ossalato di calcio, calcio fosfato e acido urico (eziopatogenesi infettiva)
- calcoli di magnesio e ammonio fosfato, apatite carbonica e ammonio (eziopatogenesi non infettive)
- calcoli di cistina, xantina, 2,8-diidrossiadenina (difetti genetici)
- calcoli legati all'utilizzo cronico di farmaci (drug stone: vedi **Tabella 25.7**)

Le principali condizioni predisponenti si distinguono in fattori di rischio di ordine generale, patologie acquisite predisponenti, patologie geneticamente determinate, anomalie anatomiche, fattori di rischio ambientali.

Fattori di rischio di ordine generale:

- Onset precoce della patologia litiasica (con particolare riferimento alla patologia pediatrica).
- Familiarità.
- Formazioni litiasiche ad eziopatogenesi infettiva.
- Pazienti con monorene congenito o chirurgico.

Patologie acquisite predisponenti:

- Iperparatiroidismo.
- Sindrome metabolica.
- Nefrocalcinosi.
- Patologie gastrointestinali (es resezioni intestinali, bypass digiuno-ileali, trattamenti di chirurgia bariatrica con conseguenti sindromi da malassorbimento, morbo di Crohn).
- Sarcoidosi.
- Danni neurologici: spinal cord injury e vescica neurologica.

Patologie geneticamente determinate:

- Cistinuria (tipo A, B, AB).
- Iperossaluria primaria
- Acidosi renale tubulare di tipo I.
- Malattia del rene policistico.
- Fibrosi cistica.
- Sindrome di Lesch-Nyahn.

Anomalie anatomiche:

- Ectasia tubulare.
- Stenosi del giunto pielo-ureterale.
- Cisti o diverticolo caliceale.
- Stenosi ureterali.
- Reflusso vescico-ureterale.
- Rene a ferro di cavallo.
- Ureterocele.

Fattori di rischio ambientali:

- Elevate temperature ambientali.
- Esposizione cronica a piombo e cadmio.

I calcoli possono essere classificati in base alla localizzazione anatomica (calice superiore, medio o inferiore; pelvi renale; uretere superiore, medio o distale e vescica) ed in base al semplice aspetto radiografico a seconda della composizione minerale (calcoli radiopachi, minimamente radiopachi, radiotrasparenti).

Il trattamento della patologia litiasica prevede la terapia medica specifica associata o meno alla litotrissia extracorporea, da effettuare in regime ambulatoriale ed il trattamento chirurgico in comparto operatorio dedicato.

Per ragioni di pertinenza trattiamo soltanto le procedure invasive da effettuare in sala operatoria per cui è necessaria la presenza attiva di un anestesista dedicato.

Le procedure endoscopiche per la nefrolitiasi sono rappresentate da:

- URS (ureterorenoscopia): indicata per formazioni litiasiche a localizzazione ureterale. Si realizza mediante l'utilizzo di un endoscopio rigido.
- RIRS (Reverse Intra-Renal Surgery): indicata per formazioni litiasiche di piccole e medie dimensioni (diametro <20 mm), localizzate nella pelvi renale. Si realizza mediante l'utilizzo di un endoscopio flessibile.
- PCNL (nefrolitotrissia percutanea): indicata per formazioni litiasiche di grandi dimensioni (diametro >20 mm) mediante approccio percutaneo.

Tabella 25.7 Farmaci in grado di promuovere le formazioni litiasiche.

Composti attivi che cristallizzano nelle urine	Sostanze che alterano la composizione dell'urina
• Allopurinolo • Amoxicillina/ampicillina • Ceftriaxone • Chinolonici • Efedrina • Indinavir • Magnesio • Sulfamidici	• Acetazolamide • Allopurinolo • Magnesio • Calcio • Furosemide • Farmaci lassativi • Metossiflurano • Vitamina D

La via di accesso chirurgica per gli interventi di URS e RIRS è l'uretra, dove viene introdotto l'ureteroscopio che, una volta giunto in vescica, viene fatto proseguire all'interno dell'uretere attraverso il meato ureterale. Durante il trattamento endoscopico con ureterorenoscopi flessibili o rigidi, la formazione litiasica non viene estratta direttamente (a meno che non sia di dimensioni estremamente contenute), ma viene disintegrata, attraverso laser o ultrasuoni, ed i frammenti vengono successivamente rimossi e/o espulsi attraverso l'urina. Il paziente è in posizione litotomica.

Nella PCNL la via di accesso chirurgica è rappresentata da una puntura percutanea ecoguidata del rene con la creazione di un tramite per favorire l'inserimento del nefroscopio. Una volta individuati i calcoli, si procede alla loro estrazione tramite cestelli o pinze (se di piccole dimensioni) o alla frammentazione e successiva asportazione dei frammenti.

Le fonti di energia utilizzate possono essere varie (energia balistica, ultrasuoni, laser). Al termine della procedura vengono posizionati uno o due drenaggi (nefrostomia) per favorire l'evacuazione di eventuali frammenti litiasici.

Il drenaggio percutaneo del rene provoca ematuria; può trattarsi di una lesione arteriosa, intrarenale o sul decorso della dilatazione. Qualora nell'immediato periodo postoperatorio il sanguinamento permanga, è necessario clampare la sonda di nefrostomia; generalmente il clampaggio di alcune ore permette l'emostasi per compressione delle lesioni venose. La persistenza della emorragia dopo declampaggio indica una lesione arteriosa. In questo caso una angioTC consente di precisare la natura delle lesioni e di stabilire la possibilità di una embolizzazione selettiva o l'indicazione ad un reintervento chirurgico per l'emostasi. In **Tabella 25.8** è mostrata la stratificazione del rischio di sanguinamento delle procedure endoscopiche sovradescritte.

Posizionamento del paziente nelle procedure endoscopiche

Il posizionamento del paziente per gli interventi di endoscopia urologica prevede nella maggior parte dei casi la posizione litotomica. In alcuni interventi (es. PCNL) può rendersi necessario il decubito in posizione prona.

Posizione litotomica

Richiede l'innalzamento simultaneo degli arti inferiori precedentemente posizionati in appositi sostegni muniti di fasce. È necessario applicare una lieve rotazione delle anche per mantenere l'assetto fisiologico dell'articolazione coxo-femorale. Le anche risultano flesse sul tronco quasi a formare un angolo retto, le ginocchia a loro volta sono flesse in modo che gli arti inferiori risultino paralleli rispetto al letto operatorio. Particolarmente importante è verificare se il paziente ha limitazioni articolari o impianti protesici che possano lussarsi; in questi casi la posizione definitiva viene ottenuta con il paziente sveglio e collaborante. Il raggiungimento della posizione deve essere graduale poiché un cambio troppo rapido può tradursi in alterazioni emodinamiche. Se è richiesta una posizione aggiuntiva di Trendelenburg è bene considerare l'utilizzo di presidi antiscivolamento.

Negli interventi di PCNL si utilizza una posizione litotomica modificata: viene posizionato un cuneo omolateralmente alla sede chirurgica per facilitare l'accesso alla pelvi renale.

Posizione prona

Garantisce l'accesso chirurgico alla regione dorsale ed è indicato per gli interventi di PCNL qualora sia stata precedentemente posizionata una nefrostomia. Gli interventi vengono condotti in anestesia generale; il primo step, eseguito nel paziente in posizione supina, è quello di indurre l'anestesia e procedere

Tabella 25.8 Stratificazione del rischio di sanguinamento nelle procedure endoscopiche per patologia litiasica.

Procedure a basso rischio di sanguinamento	Procedure ad alto rischio di sanguinamento
• Cistoscopia • Cistoscopia con strumenti flessibili • Cateterizzazione ureterale • Rimozione di stent ureterale • URS/RIRS	• Litotrissia extracorporea • Nefrostomia percutanea • Nefrolitotrissia percutanea (PCNL)

all'intubazione endotracheale. Una volta che le vie aeree risultano essere in sicurezza, il paziente viene posizionato dapprima in decubito laterale e poi in posizione prona, in presenza di almeno quattro operatori (anestesista per il controllo del capo e del tubo endotracheale, due operatori ai lati ed uno agli arti inferiori). È fondamentale mantenere il rachide in asse durante tutte le manovre.

Gli arti superiori si mantengono addotti se possibile, altrimenti abdotti cranialmente evitando tensioni del plesso brachiale. A livello degli arti inferiori vengono posizionati adeguati presidi al fine di evitare lesioni da decubito e da compressione delle strutture nervose.

Scelta del tipo di anestesia

Gli interventi di endoscopia urologica possono esser condotti in anestesia locoregionale ed in anestesia generale. Unica eccezione è rappresentata dalla PCNL che richiede l'anestesia generale con intubazione endotracheale data la posizione in decubito laterale spinto o prona richiesta dalla procedura.

L'utilizzo delle maschere laringee (LMA) di seconda generazione è stato implementato in alternativa al posizionamento del tubo endotracheale, vista la combinazione tra una tenuta maggiore e la presenza di un tubo di drenaggio in grado di creare una separazione funzionale fra il tratto gastrointestinale e quello respiratorio.

I principali benefici sono rappresentati da:

- rapidità e successo di inserimento;
- alta performance della ventilazione controllata ed assistita;
- accesso gastrico efficace;
- blocco neuromuscolare non richiesto.

Trattamento del dolore postoperatorio

In chirurgia urologica è possibile distinguere il dolore come mostrato in **Tabella 25.9**.

Di seguito (**Tabella 25.10**) un esempio di protocollo di gestione postoperatoria del dolore.

Tromboprofilassi in chirurgia urologica

La complicanza non chirurgica più frequente ed importante in chirurgia urologica è rappresentata dal tromboembolismo venoso (TEV). Alcuni fattori di rischio sono rappresentati da: età avanzata, patologia neoplastica, chirurgia maggiore, chirurgia pelvica associata o meno a linfectomia, chirurgia transuretrale rispetto alla chirurgia "open" e la posizione litotomica. L'evoluzione delle tecniche chirurgiche, l'introduzione della mobilizzazione precoce e la diffusione dei protocolli di profilassi hanno determinato una riduzione della prevalenza di TEV.

In relazione alla chirurgia urologica è necessario considerare che, soprattutto per la chirurgia prostatica, il rischio di sanguinamento è elevato. Nella definizione dei protocolli di tromboprofilassi è, quindi, necessaria un'accurata valutazione del rischio trombotico ed emorragico. Secondo le linee guida NICE 2015 è fondamentale una stratificazione del rischio di TEV e del rischio di sanguinamento nel momento dell'ammissione del paziente. Se il rischio di sanguinamento è tale da non consentire l'inizio della profilassi TEV, è consigliata la rivalutazione del paziente entro 24 ore per modificare la strategia terapeutica.

In base al rischio di TEV gli strumenti a disposizione per la prevenzione sono:

– mobilizzazione precoce,

Tabella 25.9 Dolore in chirurgia urologica.

Dolore lieve	TURB <30 minuti, cistoscopia, biopsia vescicale, idrocele, varicocele, biopsie testicolari, ernioplastica inguinale, orchiectomia, uretroscopia (URS), litotrissia renale retrograda per via ureterorenoscopica (RIRS)
Dolore moderato	Litotrissia percutanea (PCN), TURP, colposacropessi con approccio laparoscopico
Dolore moderato/grave	Reimpianto ureterale, plastica delle stenosi ureterali open, prolasso urogenitale open, amputazione di pene, plastica uretrale, prostatectomia robotica, cistectomia robotica, enucleazione renale robotica, trapianto di rene
Dolore grave	Prostatectomia open, adenomectomia transvescicale (ATV), nefrectomia +/- ureterectomia open, cistectomia con ricostruzione di neovescica o cistectomia con ureterocutaneostomie open

Tabella 25.10 Gestione del dolore in chirurgia urologica.

	Periodo intraoperatorio	Periodo postoperatorio
Dolore lieve	Paracetamolo 15 mg/kg +/- ketorolac 15-30 mg e.v.	Paracetamolo 15 mg/kg ogni 6 ore Dose rescue: ketorolac 15-30 mg e.v. ripetibile ogni 8 ore per massimo 24 ore
Dolore moderato	Paracetamolo 15 mg/kg +/- ketorolac 15-30 mg e.v. Tramadolo 1,5 mg/kg in 100 ml SF in infusione lenta in almeno 20-30 minuti Profilassi PONV: ondansentron 0,1 mg/kg	Paracetamolo 15 mg/kg ogni 6 ore Dose rescue: ketorolac 15-30 mg e.v. ripetibile ogni 8 ore per massimo 24 ore o tramadolo 1,5 mg/kg ripetibile ogni 8 ore
Dolore moderato/ grave	Morfina 0,06-0,08 mg/kg 40 minuti prima della fine dell'intervento Paracetamolo 15 mg/kg +/- ketorolac 15-30 mg e.v. Profilassi PONV: ondansentron 4 mg	Paracetamolo 15 mg/kg ogni 6 ore Tramadolo 1,5 mg/kg in 100 ml SF in infusione lenta in almeno 20-30 minuti Dose rescue: ketorolac 15-30 mg e.v. ripetibile ogni 8 ore per massimo 24 ore
Dolore grave	*In caso di posizionamento catetere peridurale (T12-L1)*: • bolo prima dell'incisione chirurgica: levobupivacaina 0,25% o ropivacaina 0,2% 6-10 ml	*Periodo postoperatorio con catetere peridurale:* bolo intermittente programmato (PIEB): levobupivacaina 0,125% + fentanyl 1 mcg/ml o sufentanil 0,2 mcg/ml 4-10 ml ogni 40-70 minuti; primo bolo intermittente programmato: 40-70 minuti dopo l'iniziale (< o = al lockout del bolo PIEB)
	Analgesia endovenosa: Morfina 0,08-0,1 mg/kg 40 minuti prima della fine dell'intervento Paracetamolo 15 mg/kg + ketorolac 15-30 mg profilassi PONV: ondansetron 0.1 mg/kg max 4 mg	*Periodo postoperatorio con infusione continua:* Pompa infusiva e.v.: morfina 0,01-0,03 mg/kg/h (oppure elastomero con morfina 15-30 mg in 50 ml SF velocità infusionale 2 ml/h) Paracetamolo 15 mg/kg ogni 6 Dose rescue: ketorolac 15-30 mg e.v. ripetibile ogni 8 ore per massimo 24 ore
	Adiuvanti: • Ketamina: infusione continua 0,12 mg/kg/h • Lidocaina: 1,5 mg/kg/h	*Adiuvanti*: • Ketamina in elastomero 200 mg/50 ml SF velocità infusiva 2 ml/h nelle prime 24 ore
		Periodo postoperatorio con infusione PCA (analgesia controllata dal paziente): PCA: morfina 0,5 mg/ml (50 mg in 100 ml SF), dose su richiesta 1 mg (2 ml), lockout 15 minuti Paracetamolo 15 mg/kg ogni 6 ore Dose rescue: ketorolac 15-30 mg e.v. ripetibile ogni 8 ore per massimo 24 ore

– metodi meccanici:
  - calze elastocompressive a compressione graduata (CCG)
  - compressione pneumatica intermittente (CPI)

– metodi farmacologici:
  - eparine a basso peso molecolare e fondaparinux.

Le più recenti linee guida europee per la chirurgia urologica, in relazione alla stratificazione del rischio (**Tabella 25.11**), raccomandano la modulazione della tromboprofilassi in base alla tipologia degli interventi chirurgici (**Tabella 25.12**).

Le linee guida della Regione Toscana per la tromboprofilassi in urologia si basano su una

Tabella 25.11 Stratificazione del rischio.

Entità del rischio	Determinanti
Basso	Nessun fattore di rischio
Medio	Uno dei seguenti: età ≥ 75 anni; indice di massa corporea ≥ 35; TEV in parente di primo grado
Alto	Precedente TEV Presenza di almeno 2 fattori di rischio

Tabella 25.12 Indicazioni alla tromboprofilassi secondo la Società Europea di Urologia.

Tipologia intervento	Profilassi farmacologica	Profilassi meccanica
Chirurgia ambulatoriale	Non indicata	Non indicata
Cistectomia radicale laparoscopica	Raccomandata	Suggerita
Cistectomia radicale robotica	Suggerita	Suggerita
Prostatectomia radicale laparoscopica • senza linfoadenectomia - basso rischio TEV - alto/medio rischio TEV • con linfoadenectomia standard - basso rischio TEV - medio rischio TEV - alto rischio TEV estesa - basso rischio TEV - medio rischio TEV - alto rischio TEV	 Non indicata Non indicata Non indicata Suggerita Raccomandata Non indicata Suggerita Raccomandata	 Non indicata Suggerita Suggerita Suggerita Suggerita Suggerita Suggerita Suggerita
Prostatectomia radicale laparotomica • senza linfoadenectomia o con linfadenectomia standard - basso rischio TEV - alto/medio rischio TEV • con linfoadenectomia estesa - basso rischio TEV - moderato rischio TEV - alto rischio TEV	 Suggerita Raccomandata Raccomandata Raccomandata Raccomandata	 Suggerita Suggerita Suggerita Suggerita Suggerita
Prostatectomia radicale robotica • senza linfoadenectomia - basso rischio TEV - alto/medio rischio TEV • con linfoadenectomia standard - basso rischio TEV - medio rischio TEV - alto rischio TEV • con linfoadenectomia estesa - basso rischio TEV - medio rischio TEV - alto rischio TEV	 Non indicata Non indicata Non indicata Non indicata Suggerita Non indicata Suggerita Raccomandata	 Non indicata Suggerita Suggerita Suggerita Suggerita Suggerita Suggerita Suggerita

segue: **Tabella 25.12** Indicazioni alla tromboprofilassi secondo la Società Europea di Urologia.

Tipologia intervento	Profilassi farmacologica	Profilassi meccanica
Enucleazione renale laparoscopica - basso/medio rischio TEV - alto rischio TEV	Non indicata Raccomandata	Suggerita Suggerita
Enucleazione renale open	Suggerita	Suggerita
Enucleazione renale robotica - basso rischio TEV - medio rischio TEV - alto rischio TEV	Non indicata Suggerita Raccomandata	Suggerita Suggerita Suggerita
Nefrectomia laparoscopica - basso/medio rischio TEV - alto rischio TEV	Non indicata Raccomandata	Suggerita Suggerita
Nefrectomia radicale open	Suggerita	Suggerita
Nefrectomia radicale con trombectomia	Suggerita	Suggerita
Nefroureterectomia open	Suggerita	Suggerita
Linfoadenectomia retroperitoneale nerve-sparing	Suggerita	Suggerita
TURP e procedure equivalenti - basso/medio rischio TEV - alto rischio TEV	Non indicata Non indicata	Non indicata Suggerita
Nefrectomia open/laparoscopica per donazione - basso rischio TEV - medio rischio TEV - alto rischio TEV	Non indicata Non indicata Suggerita	Non indicata Suggerita Suggerita
Chirurgia pelvica ricostruttiva - basso/medio rischio TEV - alto rischio TEV	Non indicata Non indicata	Non indicata Suggerita
Nefrolitotomia percutanea - basso/medio rischio TEV - alto rischio TEV	Non indicata Non indicata	Non indicata Suggerita

più articolata stratificazione del rischio e, in parte, si discostano dalle europee. La stratificazione del rischio viene effettuata mediante uno score composito che prende in esame l'età del paziente (**Tabella 25.13**), il tipo di intervento chirurgico (**Tabella 25.14**) e la presenza di fattori aggiuntivi per malattia tromboembolica (**Tabella 25.15**).

Per ogni parametro, in relazione al rischio di TEV, viene espresso un punteggio; la somma dei tre punteggi è infine espressione del rischio complessivo di TEV e si associa a specifiche misure di tromboprofilassi (**Tabella 25.16**).

Nei pazienti ad altissimo rischio (es: chirurgia oncologica) la profilassi farmacologica deve essere proseguita per 4 settimane dopo l'intervento.

Tabella 25.13 Stratificazione del rischio - Regione Toscana: età.

Età	Punteggio
< 40	0
40-59	0,5
60-74	1
≥ 75	2

Tabella 25.14 Stratificazione del rischio - Regione Toscana: intervento.

Rischio	Intervento	Punteggio
Basso	Interventi endoscopici brevi Varicocele Idrocele e altri interventi sullo scroto Plastiche uretrali di breve durata Amputazioni del pene Interventi di sospensione uretrale per incontinenza	0
Medio	Nefrectomia radicale (open o VLS) Chirurgia conservativa renale (open o VLS) Surrenectomia (open o VLS) Posizionamento di protesi vaginali per cistocele Interventi endoscopici di lunga durata Reimpianto ureterale Colposacropessi (open o VLS) Plastiche uretrali di lunga durata Emasculazione Cistectomia parziale	1 per ogni elemento
Alto	Adenomectomia trans vescicale Prostatovesciculectomia (open o VLP o robotica) Cistoprostatovesciculectomia Linfectomia pelvica o retro peritoneale Nefrectomia allargata	2 per ogni elemento

Tabella 25.15 Stratificazione del rischio - Regione Toscana: fattori aggiuntivi.

Fattori di rischio aggiuntivi	Punteggio
Infarto miocardico acuto Riacutizzazione di BPCO Malattia infiammatoria cronica Obesità (BMI > 30) Pillola contraccettiva e terapia ormonale sostitutiva dal 1° giorno di terapia a 30 giorni dopo la sospensione Trombofilia congenita eterozigote Varici importanti (insufficienza venosa cronica) Storia familiare di malattia tromboembolica venosa Presenza di CVC Sindrome nefrosica Recente (< 1 mese) chirurgia e/o trauma Malattia infettiva acuta Apparecchio gessato arti inferiori	1 per ogni elemento
Immobilità ≥ 3 giorni	1,5 per ogni elemento
Emiplegia o paraplegia da danno neurologico Cancro in fase attiva Insufficienza respiratoria con ventilazione non invasiva Chemioterapia o ormonoterapia o radioterapia Scompenso cardiaco (NYHA III o IV) Storia personale di tromboembolia venosa Trombofilia congenita maggiore Sindrome da anticorpi antifosfolipidi Sindrome mieloproliferativa Sepsi Gravidanza o puerpuerio (entro 6 settimane dal parto)	2 per ogni elemento
Trauma grave	3

Tabella 25.16 Schema profilassi tromboembolica - Regione Toscana.

Punteggio	Schema profilassi tromboembolica Dosaggio	Durata
0	Mobilizzazione precoce	
0,5-1	EBPM < 3400 UI/die I dose: 12 ore prima dosi successive: ogni 24 ore iniziando 12 ore dopo la chirurgia oppure profilassi meccanica se: - controindicazioni alla profilassi farmacologica - rischio sanguinamento elevato - gravi conseguenze di eventuale sanguinamento	· 7 giorni · se immobilizzazione prolungata valutare proseguimento
1,5-2,5	EBPM > 3400 UI/die I dose: 12 ore prima dosi successive: ogni 24 ore iniziando 12 ore dopo la chirurgia	· di norma 7 giorni · variabile in relazione ai tempi di mobilizzazione (consigliabile almeno 15 giorni) · se immobilizzazione prolungata valutare proseguimento
≥ 3	EBPM > 3400 UI/die I dose: 12 ore prima (EBPM) 6-24 ore dopo (fundaparinux) dosi successive: ogni 24 ore iniziando 12 ore dopo la chirurgia associato a profilassi meccanica: - CCG devono essere indossate prima dell'ingresso in sala operatoria e fino alla dimissione - CPI nel perioperatorio fino alla mobilizzazione	· almeno 7 giorni · variabile in relazione ai tempi di mobilizzazione (consigliabile almeno 15 giorni) · negli oncologici è preferibile prolungarla fino a 30 giorni · se immobilizzazione prolungata valutare proseguimento

Trapianto renale

Il primo trapianto sperimentale di rene fu eseguito in un cane nel 1902 da un chirurgo austriaco, posizionando l'organo nel collo dell'animale e anastomizzando i vasi con l'arteria carotide e la vena giugulare. Il primo trapianto di rene nell'uomo, con alloggiamento dell'organo in fossa iliaca, fu condotto da Murray nel 1954 tra due gemelli monozigoti. Negli anni successivi furono eseguiti un gran numero di trapianti da donatore vivente con risultati soddisfacenti. Il 3 maggio 1966, il Prof. Stefanini portò a termine il primo trapianto di rene in Italia al Policlinico Umberto I di Roma.

Negli anni '60, con l'introduzione di una terapia immunosoppressiva affidabile e con la possibilità di utilizzare con successo organi prelevati da cadavere, la trapiantologia si trasformò in una procedura terapeutica efficace. Nonostante il grande sviluppo delle tecniche chirurgiche, l'incidenza delle complicanze imputabili alla competenza del sistema immunitario (rigetto e infezioni) rimaneva elevata. Con l'introduzione dell'azatioprina e la sua associazione con i corticosteroidi, la frequenza degli episodi di rigetto si ridusse notevolmente. Successivamente, i progressi nella farmacologia e nelle tecniche chirurgiche hanno consentito un'importante diffusione dei trapianti e parallelamente lo sviluppo di una vera e propria medicina dei trapianti. In questo contesto la condotta anestesiologico-rianimatoria gioca un ruolo fondamentale per la buona riuscita del trapianto, sia in fase intraoperatoria che in fase postchirurgica.

Indicazioni

Il trapianto renale rappresenta il trattamento di scelta per l'insufficienza renale cronica (CRD), nella sua evoluzione terminale (ESRD). L'insufficienza renale cronica è un processo fisiopatologico che determina una riduzione del numero e della funzionalità dei nefroni con conseguente riduzione della frazione di filtrazione glomerulare (GFR).

Sulla base del valore di quest'ultima vengono distinte le fasi/classi della CRD (**Tabella 25.17**).

Lo stadio di ESRD si caratterizza per una perdita irreversibile della funzione renale endogena tale da rendere il paziente permanentemente dipendente dalla terapia sostitutiva renale (dialisi o trapianto). Numerose sono le patologie che sottendono alla ESDR e che, anche in virtù dello sviluppo di nuove terapie immunosoppressive, sono eligibili a trapianto. Tra queste le principali sono rappresentate dal diabete mellito e dalle glomerulonefriti croniche, seguite dal rene policistico e dalla nefropatia ipertensiva. Rispetto alla terapia dialitica, il trapianto renale migliora la qualità della vita e riduce la mortalità dei pazienti.

Valutazione preoperatoria

Donatore

Il principale aspetto da considerare è se il donatore è *cadavere* (*dopo morte cerebrale oppure a cuore fermo*) o *vivente* (con o senza legami di parentela con il ricevente).

Donatore cadavere

Fino al 1976 l'origine principale degli organi era da *donatori cadavere dopo morte cardiaca* (Donation after Cardiac Death – DCD, definiti anche a cuore non battente), a loro volta distinti in controllati e non controllati. I DCD controllati sono tutti coloro deceduti dopo la sospensione dei supporti rianimatori, mentre i DCD non controllati sono tutti coloro colpiti da arresto cardiaco improvviso. Le varie categorie di DCD sono più accuratamente descritte nella classificazione di Maastricht (**Tabella 25.18**).

Dopo il 1976 molti centri trapiantologici si indirizzarono verso trapianti da *donatori in morte encefalica* (Donation after Brain Death – DBD, definiti anche a cuore battente) che, grazie ai migliori risultati ottenuti in termini di sopravvivenza d'organo, rapidamente prevalsero fino a sostituire i primi.

Tuttavia, negli ultimi anni il divario crescente tra il numero delle donazioni e quello dei pazienti in lista d'attesa ha portato alla ricerca di nuove soluzioni per incrementare il pool di reni disponibili. Tra queste le principali sono rappresentate da: campagne di sensibilizzazione dell'opinione pubblica, ampliamento dei criteri di reclutamento dei donatori, accettazione di reni con anomalie anatomiche, doppio trapianto, donazione da vivente in modalità atipica (cross over, domino, samaritano), trapianto ABO incompatibile e, non ultimo, la rivalutazione dei donatori a cuore fermo.

Tabella 25.17 Fasi/classi della CRD.

Stadio	GRF (ml/min/1,73 m^2)	Funzione renale
1	90	Normale
2	60-89	Insufficienza renale lieve
3	30-59	Insufficienza renale moderata
4	15-29	Insufficienza renale grave
5	<15	Insufficienza renale terminale

Tabella 25.18 Classificazione di Maastricht.

Categoria	Circostanza	Controllato/non controllato
1	Deceduti all'arrivo in ospedale in seguito a RCP inefficace	Non controllato
2	Deceduto in ospedale in seguito a RCP inefficace	Non controllato
3	Deceduto in seguito alla sospensione dei supporti rianimatori	Controllato
4	Pazienti in morte cerebrale che vanno incontro ad arresto cardiaco	Non controllato

Donatore vivente

Il trapianto da un donatore vivente è una procedura chirurgica elettiva che consente, con un anticipo di mesi, una adeguata selezione del potenziale donatore e la valutazione ed ottimizzazione delle condizioni mediche del donatore e del ricevente; esso pertanto è caratterizzato da un maggior tasso di sopravvivenza dell'organo trapiantato. Per poter essere candidato, è necessario che le condizioni di base del donatore siano compatibili con un intervento chirurgico e che non sussistano patologie in grado di compromettere la condizione clinica del ricevente e del donatore stesso. L'età, ad eccezione dei pazienti minorenni, non rappresenta un limite per la donazione poiché è fondamentale l'età biologica piuttosto che quella anagrafica; donatori ultrasettantenni sono stati infatti reclutati con successo. Si ritengono eligibili soggetti appartenenti alle classi ASA 1 e 2 ed anche i cosiddetti donatori "complicati": si tratta di soggetti affetti da obesità patologica (BMI>30), che rifiutano emocomponenti, portatori di anomalie vascolari (arterie renali multiple) o da sottoporre a nefrectomia destra (chirurgicamente più complessa). La valutazione del potenziale candidato alla donazione prevede, inoltre, un attento esame del profilo psicologico, al fine di assicurare la completa consapevolezza e spontaneità del percorso intrapreso ed escludere ogni possibile forma di coercizione in corso.

Nel donatore si verifica un transitorio incremento della creatinina sierica che normalmente rientra in alcuni mesi grazie allo sviluppo di ipertrofia compensatoria nel rene residuo; la mortalità è pari a circa lo 0,03-0,06% ed è dovuta principalmente ad embolia polmonare, aritmie o infarto miocardico.

I principali vantaggi nel trapianto da vivente sono rappresentati da: migliori risultati nel lungo e nel breve periodo, ripresa immediata della funzione renale, riduzione dei tempi di attesa del trapianto ed immunosoppressione meno aggressiva.

Per quanto concerne la tecnica chirurgica per il prelievo d'organo, le più recenti linee guida raccomandano di:
- utilizzare la tecnica laparoscopica/retroperitoneoscopica pura o hand-assisted come tecnica di scelta;
- utilizzare la tecnica laparoscopica a singolo accesso e la robotica solo nei centri specializzati;
- ricorrere alla tecnica open solo nelle realtà dove la laparoscopia non è ancora consolidata.

Conservazione dell'organo

La possibilità di condividere organi tra i vari centri con l'obiettivo di donarli al ricevente più compatibile, ha messo in evidenza la necessità di conservare gli organi. Un'efficace protezione dell'organo da trapiantare dopo l'interruzione del flusso ematico è un presupposto fondamentale per la sua ripresa funzionale. L'organo prelevato va incontro a due fasi successive di ischemia: ischemia calda e fredda.

La fase di ischemia calda inizia con il clampaggio dei vasi del donatore e si interrompe quando il rene viene perfuso con la soluzione fredda. È una fase molto delicata la cui durata correla con l'incidenza di necrosi tubulare acuta e quindi con la ripresa della funzionalità d'organo. Nel caso di donatore vivente dovrebbe non superare i 3-5 minuti. Nel caso di DCD dovrebbe essere compresa tra 90 e 150 min nei DCD non controllati, mentre dovrebbe essere < 90 min nei controllati. Nelle DBD il tempo di ischemia calda è generalmente inferiore rispetto alle DCD.

La fase di ischemia fredda è l'intervallo tra l'inizio della perfusione fredda durante il prelievo e la rivascolarizzazione dell'organo al momento del trapianto.

Durante l'ischemia fredda, il rene è conservato a 4 °C con due tecniche:
- perfusione iniziale a "caduta" e successiva conservazione in contenitore frigo con ghiaccio;
- conservazione e perfusione pulsatile meccanica continua con appositi dispositivi.

Idealmente, il tempo di ischemia a freddo è di 20 - 30 minuti. Esso non deve eccedere le 24 ore anche se le attuali evidenze suggeriscono che dovrebbe essere inferiore alle 12 ore. Esistono varie formulazioni per le soluzioni utilizzate per la perfusione fredda, tutte contenenti tamponi e scavenger per i radicali liberi. Le recenti linee guida raccomandano di utilizzare la University of Wisconsin solution (UW) o la soluzione istidina triptofano chetoglutarato (HTK); la soluzione Celsior o Soltran se le prime non sono disponibili.

Ricevente

Caratteristiche del paziente e valutazione delle comorbidità

Le alterazioni fisiopatologiche della CRD, caratterizzate da un coinvolgimento multiorgano, sono alla base delle manifestazioni cliniche e laboratoristiche che caratterizzano i pazienti candidati a trapianto renale. Tali manifestazioni devono essere oggetto di attenta valutazione in fase preoperatoria.

Uremia

Lo stato uremico rappresenta lo stadio più avanzato dell'insufficienza renale, caratterizzato da un interessamento multiorgano e sistemico. L'aumento dell'azotemia deriva da un deficit nella eliminazione delle scorie azotate e rappresenta solo una delle cause di tossicità uremica, che si manifesta con malessere, vomito, cefalea, alterazione del sensorio. La fisiopatologia della sindrome uremica, infatti, può essere determinata da due distinti meccanismi: accumulo di scorie del metabolismo proteico (azotemia, urati, guanidine, poliamine, fenoli...), e perdita di altre funzioni renali quali omeostasi idro-elettrolitica e sintesi ormonale. L'uremia altera l'organismo a livello sistemico; la terapia dialitica, pur riducendo l'incidenza e la gravità di tali fenomeni, non rappresenta una soluzione assoluta poiché molte alterazioni dovute alla disfunzione renale non rispondono in maniera adeguata al trattamento dialitico ed altre continuano la loro progressione.

Alterazioni dell'equilibrio idroelettrolitico e dell'equilibrio acido-base

La maggior parte dei pazienti affetti da CRD si caratterizza per un aumento del contenuto totale corporeo di sodio e acqua, sebbene non sempre clinicamente evidente. L'iponatremia non è di frequente riscontro poiché il contenuto di sodio aumenta parallelamente al volume del liquido extracellulare ed il paziente rimane normonatriemico. I meccanismi di riassorbimento renale di sodio e acqua sono alterati, esponendo questi pazienti ad un maggior rischio di disidratazione in particolari condizioni quali vomito, diarrea, febbre e sudorazione profusa.

Nei soggetti affetti da CRD, almeno nelle prime fasi, la riduzione del GFR non si accompagna necessariamente ad una concomitante riduzione dell'escrezione di potassio e si verifica, altresì, un aumento della eliminazione di potassio per via gastroenterica. L'iperkaliemia può tuttavia insorgere in condizioni di aumentato apporto alimentare, catabolismo proteico, emorragia, acidosi metabolica o assunzione di farmaci in grado di ridurre l'eliminazione renale di potassio.

Nelle fasi avanzate della CRD si sviluppa acidosi metabolica per riduzione della escrezione urinaria dell'ammonio.

Il metabolismo calcio-fosforo è profondamente alterato in corso di CRD; tali alterazioni si traducono in due gruppi di patologie ossee: quelle caratterizzate da elevato PTH ed elevato ricambio osseo (osteite fibrosa), e quelle definite da un PTH basso o normale e ridotto ricambio osseo (osteomalacia e malattia ossea adinamica). Nel gruppo ad elevato ricambio osseo la ridotta escrezione e conseguente ritenzione di fosfati inorganici agisce come stimolo diretto per la sintesi di PTH, riduce i livelli di calcio ionizzato e sopprime la produzione di calcitriolo. I ridotti livelli di calcitriolo non consentono l'inibizione della sintesi di PTH e riducono l'assorbimento intestinale di calcio sostenendo quindi l'ipocalcemia che a sua volta stimola la produzione di PTH. Gli elevati livelli di PTH stimolano gli osteoblasti aumentando il ricambio osseo (osteite fibrocistica) ed esponendo i pazienti ad un aumnetato rischio di fratture. Nel gruppo a ricambio osseo ridotto le manifestazioni cliniche comprendono l'osteomalacia, in cui il deficit di vitamina D determina accumulo di matrice ossea non mineralizzata, e la patologia ossea adinamica dove l'inibizione della produzione di PTH, causata dalla terapia con calcitriolo, riduce il volume e la mineralizzazione dell'osso.

Oltre alle alterazioni del metabolismo osseo, i pazienti affetti da CRD presentano la deposizione extraossea di calcio, a livello di vasi sanguigni e tessuti molli (calcifilassi). La calcificazione coronarica che ne consegue è probabilmente il principale fattore di rischio per trombosi coronarica, soprattutto per i pazienti in ESRD.

Patologia cardiovascolare

La patologia cardiovascolare rappresenta la causa principale di morbilità e mortalità per qualunque stadio di CRD. Allo stesso tempo la CRD rappresenta il principale fattore di rischio cardiovascolare per coronaropatia, patologia cerebrovascolare e periferica.

L'ipertensione è la complicanza più frequente della CRD, riscontrandosi nell'80% dei pazienti. Può insorgere precocemente ed in questo caso correla con un deterioramento più rapido della funzione renale. Essa riconosce un'eziologia multifattoriale: alterazioni del sistema renina-angiotensina-aldosterone, ritenzione di Na^+ e di liquidi. L'ipertensione arteriosa di lunga durata ed il sovraccarico volemico inducono ipertrofia ventricolare sinistra che predispone allo sviluppo di cardiopatia ischemica.

L'aumentata incidenza di cardiopatia ischemica nella popolazione CRD dipende dalla presenza di fattori di rischio cardiovascolari tradizionali (ipertensione, ipervolemia, ipertrigliceridemia, dislipidemia, iperomocisteinemia ed ipertono simpatico), fattori CRD-specifici (anemia, iperparatiroidismo, iperfosforemia) e dalla presenza di uno stato microinfiammatorio che promuove la sintesi di mediatori flogistici (PCR e IL-6) responsabili della stenosi coronarica.

L'alterata funzione cardiaca secondaria alla cardiopatia ischemica e/o all'ipertrofia ventricolare sinistra, in associazione alla ritenzione idrosalina causata dall'uremia, possono evolvere in insufficienza cardiaca congestizia.

La pericardite uremica, tipica complicanza cardiovascolare della ESRD, è ad oggi di raro riscontro grazie al precoce inizio della terapia dialitica.

Alterazioni ematologiche

I pazienti affetti da CRD si caratterizzano per la presenza di anemia normocromica e normocitica, tipicamente dovuta ad una ridotta produzione renale di eritropoietina. Altri fattori aggravanti sono rappresentati da deficit di ferro e folati, inibizione midollare da tossine uremiche ed emolisi.

Frequenti sono anche le alterazioni dell'emostasi che consistono in un allungamento del tempo di sanguinamento, in una riduzione dell'attività del fattore piastrinico III, in una alterata aggregazione e adesione piastrinica e alterato consumo di protrombina. Le manifestazioni cliniche sono la tendenza al sanguinamento e lo sviluppo di ecchimosi. Nonostante tali difetti coagulativi, i pazienti affetti da CRD presentano una maggiore incidenza di eventi tromboembolici.

Alterazioni neuromuscolari

I pazienti uremici presentano spesso neuropatie centrali, periferiche e del sistema autonomo, in associazione ad una sarcopenia. Sintomi precoci di interessamento del sistema nervoso centrale sono alterazioni del sonno, della capacità di concentrazione e della memoria. Il mioclono e l'asterixis sono complicanze tardive dell'uremia terminale, che può comportare anche convulsioni e coma. La neuropatia periferica si manifesta clinicamente dallo stadio 4, inizialmente per i nervi sensitivi e poi per i motori, con interessamento preferenziale delle estremità inferiori rispetto alle superiori. Molto frequente la sindrome delle gambe senza riposo. Il riscontro di neuropatia periferica è un'indicazione per l'inizio della terapia dialitica, prima che si instauri l'interessamento motorio con astenia e perdita dei riflessi tendinei profondi. Alcune complicanze a carico del SNC e neuromuscolari possono essere corrette con l'emodialisi, sebbene le alterazioni EEG aspecifiche possano persistere. Il trapianto renale può portare a completa risoluzione della neuropatia periferica residua.

Alterazioni nutrizionali e gastrointestinali

I pazienti uremici presentano un aumentato rischio di sviluppare gastrite, ulcera peptica e ulcere mucose a qualsiasi livello del tratto gastrointestinale, diverticolosi e pancreatite. Alcuni sintomi frequenti sono anoressia, nausea e sapore metallico. Questi pazienti sviluppano una malnutrizione proteico-calorica come conseguenza di un ridotto apporto di proteine e calorie e di alterazioni nell'utilizzo delle proteine introdotte con gli alimenti.

Trattamento emodialitico preoperatorio

La scelta di sottoporre il ricevente ad una seduta emodialitica preoperatoria deve tenere in considerazione se il paziente è già cronicamente in terapia sostitutiva e se sono presenti iperkaliemia e/o sovraccarico idrico. In linea generale la emodialisi andrebbe evitata nelle 24 ore precedenti il trapianto poiché induce uno stato proinfiammatorio, ritarda la chirurgia e incrementa il rischio di ritardata ripresa della funzionalità dell'organo. Tuttavia, qualora necessaria, può essere indicato non utilizzare eparina per evitare coagulopatie intraoperatorie. Nel caso in cui venga utilizzata eparina è auspicabile attendere 4 ore per la normalizzazione dell'assetto coagulativo (PTT < 45 sec).

I pazienti non in trattamento emodialitico cronico non hanno alcuna indicazione ad una seduta preoperatoria routinaria.

Iperkaliemia

I pazienti ESRD presentano comunemente iperkaliemia. Per valori $\leq 6{,}0$ mEq/l è possibile iniziare una terapia medica (insulina, glucosio, beta2-agonisti) piuttosto che ritardare la chirurgia per sottoporre il paziente ad una seduta dialitica. Per valori $\geq 6{,}5$ mEq/l può essere indicato ricorrere al trattamento emodialitico.

Sovraccarico volemico

Rappresenta un'altra indicazione alla emodialisi preoperatoria. Nei pazienti non dializzati il primo step prevede il trattamento medico con diuretici d'ansa. Se tale trattamento non è efficace si pone l'indicazione alla terapia renale sostitutiva (dialisi o ultrafiltrazione se non presente iperkaliemia). Nei pazienti già dializzati è preferibile procedere al trattamento dialitico evitando il trial con i diuretici d'ansa.

Nei casi in cui viene posta indicazione alla terapia sostitutiva renale il target è di 1-2 litri superiore al normale "peso secco" del paziente per evitare instabilità emodinamica intraoperatoria.

Diagnostica di laboratorio e strumentale di interesse anestesiologico

Gli esami di laboratorio comprendono emocromo, coagulazione, azotemia, creatinina, elettroliti, calcio, fosfati, indici di funzionalità epatica e, nelle donne in età fertile, il test di gravidanza. Sebbene la perdita ematica risulti spesso contenuta, è opportuno determinare il gruppo sanguigno per far fronte tempestivamente a potenziali sanguinamenti intraoperatori.

Per quanto concerne gli esami strumentali, i pazienti vengono sottoposti a radiografia del torace ed ECG. In presenza di multipli fattori di rischio cardiovascolare è richiesta una valutazione cardiologica comprensiva di ecocardiografia. Esiste l'indicazione ad esecuzione di test provocativo non invasivo nei pazienti asintomatici che presentano almeno 3 fattori di rischio: diabete, precedente patologia cardiovascolare, terapia dialitica da oltre 1 anno, ipertrofia ventricolare sinistro, età > 60 anni, ipertensione, dislipidemia. I pazienti in lista di attesa da oltre 1 anno vengono sottoposti annualmente ad ECG a 12 derivazioni ed ecocardiografia transtoracica a riposo (TTE). Tutti i riceventi vengono sottoposti ad una valutazione vascolare (eco-Doppler arterioso aorto-iliaco-femorale e tronchi sovraortici ed eco-Doppler venoso cavo-iliaco femorale) ed addominale (ecoaddome-TC addome).

Pianificazione della terapia immunosoppressiva

Il protocollo immunosoppressivo viene concordato con il chirurgo ed il nefrologo di riferimento prima della chirurgia (vedi protocolli di seguito).

Gestione intraoperatoria. Considerazioni chirurgiche

Tecnica chirurgica

In base alla tecnica chirurgica, si distingue in: eterotrapianto e trapianto ortotopico. Nell'eterotrapianto l'approccio è extraperitoneale. In passato vigeva la regola di trapiantare il rene destro in fossa iliaca sin e viceversa per mantenere la pelvi renale su un piano anteriore, rendendo in questo modo più facile l'accesso alla via urinaria in caso di reintervento. Ad oggi, per il ridursi di queste complicanze, non è più utilizzata questa regola; si predilige la fossa iliaca destra per facilitare il chirurgo destrimane e per un più agevole accesso all'asse vascolare iliaco. I vantaggi del posizionamento in sede extraperitoneale sono rappresentati da: riduzione dell'ileo postoperatorio e relativa stabilità dell'organo che viene mantenuto in sede dal sacco peritoneale sovrastante evitando torsioni.

In casi specifici (pazienti con trombosi della vena cava inferiore o in cui la fossa iliaca è occupata da un rene precedentemente trapiantato) si pone l'indicazione alla tecnica ortotopica, con paziente in decubito laterale.

Negli ultimi anni si sta imponendo la tecnica robotica che consente il confezionamento di anastomosi vascolari più precise e veloci, riduce le complicanze (soprattutto nei pazienti obesi), il dolore post-operatorio, la durata dell'ospedalizzazione e garantisce un miglior risultato estetico.

Antibiotico-profilassi

Le linee guida raccomandano una cefalosporina 30 minuti prima dell'incisione chirurgica. Generalmente, in assenza di specifici richiami microbiologici, una copertura antibiotica ad ampio spettro per le prime 24 ore è sufficiente a garantire un'adeguata protezione antimicrobica.

L'utilizzo perioperatorio di altre classi antibiotiche può essere necessario in relazione a specifiche condizioni cliniche.

Gestione anestesiologica

Monitoraggio

Obiettivo del monitoraggio è consentire il mantenimento della stabilità emodinamica ed un ottimale volume intravascolare. Un adeguato monitoraggio comprende:

- catetere intraarterioso per il monitoraggio invasivo continuo della pressione arteriosa sistemica e valutazione dell'assetto acido-base,

elettrolitico, metabolico, degli scambi gassosi e dei valori di emoglobina;
- catetere venoso ad inserimento centrale (CICC) per consentire il monitoraggio emodinamico (pressione venosa centrale) ed eventuali infusioni di elevati volumi di fluidi e farmaci vasoattivi;
- catetere vescicale per misurare l'output urinario. Sebbene l'oliguria possa essere espressione di ipovolemia in un paziente con normale funzione renale, i pazienti privi di diuresi residua rimangono anurici fino al completamento delle anastomosi vascolari e ureterali. Talvolta possono risultare oligurici o per problemi chirurgici (es. ostruzione ureterale o trombosi renale) o perché si verifica un ritardo nella ripresa della funzionalità del graft. Sulla base di queste considerazioni il monitoraggio della diuresi non può essere l'unico parametro guida nella scelta del regime di fluidoterapia.

Alcuni pazienti possono beneficiare di un monitoraggio con ecocardiografia transesofagea:
- in elezione come mezzo per la valutazione del volume intravascolare;
- in emergenza in caso di persistente ed inspiegabile instabilità emodinamica.

Scelta della tecnica anestesiologica

La tecnica anestesiologica di scelta è l'anestesia generale, anche in considerazione delle possibili coagulopatie da disfunzione piastrinica uremia-indotta e/o dalla eparina infusa durante una recente emodialisi; tali condizioni controindicano le tecniche neuroassiali. In letteratura sono, tuttavia, descritti trapianti renali condotti in anestesia peridurale.

Il metabolismo e l'eliminazione di molti farmaci possono essere prolungati nella ESRD predisponendo a fenomeni di accumulo. Inoltre, il volume di distribuzione e il legame con le proteine plasmatiche possono essere alterati determinando l'instaurarsi di livelli plasmatici superiori a quelli attesi. L'ideale è utilizzare molecole la cui farmacocinetica è poco influenzata dalla ESRD.

Alcuni pazienti possono beneficiare di una induzione in rapida sequenza a causa del rischio di aspirazione dovuto alla gastroparesi indotta dalla ESRD. In questo caso se la kaliemia è inferiore a 5,5 mEq/l e non ci sono segni ECG-grafici di iperpotassiemia, può essere utilizzata la succinilcolina. Nella scelta del miorilassante sono da prediligere le molecole la cui eliminazione non dipende dalla funzionalità renale quali il cisatracurio o l'atracurio.

Per il mantenimento dell'anestesia non sussistono indicazioni particolari. Per quanto concerne le considerazioni teoriche relative alla tossicità renale del sevoflurano indotta dal composto A o dal metabolita inorganico fluoruro, in letteratura numerosi lavori descrivono l'utilizzo del sevoflurano in completa sicurezza sia nei pazienti dializzati sia in pazienti affetti da ESRD. Unica raccomandazione è l'utilizzo di un flusso di gas freschi di almeno 1 litro.

Fluidoterapia

Obiettivo è il mantenimento di un adeguato assetto volemico (PVC 8-12 mmHg). Per quanto riguarda il tipo di fluidi da infondere è possibile riassumere quanto segue:
- cristalloidi: la fluidoterapia di mantenimento è realizzata con soluzioni elettrolitiche bilanciate ad una velocità di circa 1-3 ml/kg/h. Se i parametri rilevano la necessità di un'ottimizzazione della volemia può essere somministrato un bolo di 250 mL della stessa soluzione e monitorata la risposta emodinamica. La somministrazione di soluzione salina è da evitare perché può indurre ipercloremia, acidosi ipercloremica, vasocostrizione renale, riduzione del filtrato glomerulare renale e danno renale.
- colloidi: da evitare la somministrazione di amido idrossietilico a causa del rischio di insufficienza renale. Sebbene alcuni Autori suggeriscano un miglior esito del trapianto in pazienti nei quali l'espansione volemica è stata realizzata con albumina, l'utilizzo routinario non è raccomandato.
- trasfusioni: molti pazienti sono in terapia cronica con eritropoietina al fine di garantire adeguati livelli di emoglobina; per tale motivo le trasfusioni preoperatorie non sono generalmente necessarie né indicate. Le emotrasfusioni intraoperatorie sono raccomandate qualora i valori di emoglobina risultino inferiori a 7 g/dl (o < 8 g/dl se il paziente è affetto da cardiopatia ischemica) o in corso di sanguinamento chirurgico.

Gestione emodinamica

Si raccomanda il mantenimento di una pressione arteriosa media compresa tra 70 e 90 mmHg, evitando l'ipotensione mediante un'oculata gestione della fluidoterapia. La somministrazione di vasopressori è da evitare per le ripercussioni sulla perfusione renale. Nei casi di ipotensione non responsiva alla fluidoterapia è possibile utilizzare boli ripetibili di efedrina.

È descritto un aumento della mortalità e della durata di degenza in terapia intensiva nei pazienti trapiantati e trattati con dopamina; l'infusione di dopamina pertanto non è raccomandata.

Per il trattamento dell'ipertensione e della tachicardia, non derivanti da un piano anestesiologico inadeguato, è possibile ricorrere ai betabloccanti endovenosi (esmololo, metoprololo o labetalolo). L'infusione continua di vasodilatatori (nicardipina o nitroglicerina) è da riservare ai casi di ipertensione grave o ischemia miocardica.

Gestione dell'iperkaliemia

Il trattamento della iperkaliemia con segni elettrocardiografici prevede:

- somministrazione ev di calcio cloruro (500-1.000 mg);
- somministrazione ev di insulina;
- iperventilazione per ridurre $PaCO_2$ a 30-35 mmHg in associazione a bicarbonato ev in presenza di acidosi metabolica grave;
- trattamento delle cause reversibili di iperkaliemia (es: ipovolemia).

Prevenzione dell'ipotermia

Il mantenimento della normotermia (TC ≥ 35,5 °C) è fondamentale per garantire un'ottima perfusione dell'organo trapiantato. L'ipotermia aumenta la secrezione di catecolamine che riducono la perfusione d'organo, aumentano il sanguinamento intraoperatorio e il rischio di complicanze cardiovascolari ed infettive. Dispositivi ad aria calda per gli arti superiori ed inferiori, materassini riscaldanti e dispositivi per il riscaldamento delle infusioni endovenose sono strategie utilizzabili al fine di mantenere la normotermia.

Caso particolare è il trapianto renale condotto con tecnica robotica. In questa tecnica se il tempo necessario per le anastomosi è superiore a 30-40 minuti viene indotto uno stato di ipotermia regionale. Il letto operatorio nella zona pelvica è coperto da supporti in gel freddi per raggiungere il raffreddamento locale. Questa ipotermia regionale determina una riduzione della temperatura centrale di 0,7-1,2 °C. Poiché il riscaldamento successivo può causare vasodilatazione, ridistribuzione dei liquidi, ipotensione ed ipoperfusione del graft, se il tempo per le anastomosi è inferiore a 40 minuti, il raffreddamento intraoperatorio non è consigliato.

Riperfusione renale

Durante la fase di riperfusione è auspicabile garantire una emodinamica stabile (MAP di 70-90 mmHg). Nel caso in cui il paziente sia affetto da ipertensione arteriosa cronica è opportuno mantenere una MAP > 90 mmHg.

È necessario, inoltre, garantire un'ottimale volume intravascolare mantenendo una PVC di 8-12 mmHg.

Immediatamente prima della riperfusione, la somministrazione di 200-250 ml di mannitolo migliora la pressione di perfusione renale, agisce come scavenger di radicali liberi e riduce l'incidenza di necrosi tubulare acuta. Altri farmaci (es. furosemide) possono essere somministrati per promuovere la diuresi immediatamente dopo la riperfusione.

Immunosoppressione

Il protocollo di immunosoppressione viene definito in fase preoperatoria; comprende anche un bolo di cortisonico da somministrare dopo la riperfusione. Inoltre, prima o dopo la riperfusione, viene somministrato un farmaco antilinfocitario, mediante infusione endovenosa lenta per evitare ipotensione.

Nella **Tabella 25.19** un esempio di protocollo di gestione anestesiologica.

Gestione post-operatoria

La gestione post-operatoria che, nella prima fase viene condotta in ambiente intensivo, prevede:

- controllo attento della volemia;
- stretto monitoraggio dell'output urinario. In presenza di una importante riduzione della diuresi è necessario considerare la possibilità di torsione dell'organo, dell'uretere o complicanze vascolari (es. trombosi venosa);
- massima adesione al protocollo immunosoppressivo.

Immunosoppressione

I protocolli di immunosoppressione sono fondamentali per evitare il rigetto dell'organo **Tabella 25.20** e **25.21**. È compito dell'anestesista comunicare con il team trapianto ed applicare il protocollo specifico per il paziente. Indipendentemente dalla tipologia di farmaci, si individuano 3 fasi:

- fase di induzione: inizia prima dell'intervento chirurgico e prosegue durante la prima settimana dopo il trapianto. Consiste in

Tabella 25.19 Gestione anestesiologica.

Induzione dell'anestesia	• Fentanyl 2-3 mcg/kg o remifentanil 0,20 mcg/kg/min • Propofol 2-3 mg/kg • Cisatracurio 0,15-0,20 mg/kg o rocuronio 0,6-0,9 mg/kg • Posizionamento CICC trilume 7 Fr in vena giugulare interna con tecnica ecoguidata • Posizionamento SNG e CV
Ventilazione meccanica	• TV 6-8 ml/kg • PPlateau <30 cmH_2O • Manovre di reclutamento dopo l'intubazione ogni 60 minuti
Monitoraggio	• ECG a 5 derivazioni con analisi del tratto ST • Monitoraggio emodinamico avanzato (es. PRAM, PVC) • Monitoraggio blocco neuromuscolare e profondità dell'anestesia • SpO_2, $EtCO_2$, spirometria e temperatura faringea, EGA seriate
Mantenimento dell'anestesia ed analgesia intraoperatoria	• Anestesia bilanciata: remifentanil 0,1-0,2 mcg/kg/min, sevoflurane 0,9-1 MAC secondo monitoraggio • Anestesia endovenosa: TCI remifentanil Cpt 2-4 ng/ml, propofol 2-6 mcg/ml secondo monitoraggio • Cristalloidi (ringer acetato e reidratante) 5-6 ml/kg/h • Al declampaggio dell'arteria iliaca: metilprednisolone 500 mg e furosemide 250 mg • Se iperkaliemia: Ca gluconato 10% 10 ml, insulina rapida 10 UI/500 ml gi glucosata al 10%, salbutamolo 50 mcg/50 ml SF in ic, HCO_3^- 50 mEq in bolo lento ripetibile • Analgesia: Morfina 0,06-0,08 mg/kg 40 minuti prima della fine dell'intervento, paracetamolo 15 mg/kg ev, profilassi PONV: ondansentron 4 mg
Risveglio e terapia antalgica	• Decurarizzazione: neostigmina 0,04 mg/kg e atropina 0,02 mg/kg • Analgesia: Paracetamolo 15 mg/kg ogni 6 ore, tramadolo 1,5 mg/kg in 100 ml SF in infusione lenta in almeno 20-30 minuti

CICC: central inserted central catheter, SNG: sondino nasogastrico, CV: catetere vescicale, TV: tidal volume

una marcata immunosoppressione. Questa fase può essere realizzata con i protocolli convenzionali o anticorpali. Il protocollo convenzionale prevede la somministrazione di un inibitore della calcineurina (ciclosporina o tacrolimus), un corticosteroide e un antimetabolita (micofenolato sodico o azatioprina). Il regime di induzione con anticorpi utilizza dosi più basse di farmaci convenzionali in associazione ad un anticorpo anti-linfocita T (es. Thymoglobulin, alemtumzumab, OKT3) o antagonista del recettore per l'interleuchina-2 (Basiliximab o Daclizumab);

- fase di mantenimento: prosegue per 3-6 mesi dopo il trapianto e consente di prevenire il rigetto acuto e di indurre tolleranza;
- fase a lungo termine: consiste nel mantenimento cronico dell'immunosoppressione.

L'Immunosoppressione cronica espone i pazienti al rischio di complicanze multiorgano:

- sistema nervoso centrale: riduce la soglia epilettogena;
- sistema emopoietico: aumenta il rischio di infezioni, induce pancitopenia e neoplasie ematologiche;
- sistema endocrino: osteoporosi, riduce la tolleranza glucidica;
- sistema cardiovascolare: ipertensione, dislipidemia.

Di seguito viene riportata una serie di protocolli di immunosoppressione in relazione alla tipologia del paziente (**Tabelle 25.20, 25.21**).

Tabella 25.20 Protocolli di immunosoppressione in relazione alla tipologia di paziente.

Protocollo terapeutico	Indicazione
Protocollo 1: Basiliximab, ciclosporina, micofenolato, cortisone	Paziente standard con familiarità per diabete Paziente con segni e sintomi di neuropatia uremica
Protocollo 2: Basiliximab, ciclosporina, everolimus, cortisone	Paziente standard con assetto lipidico normale o in terapia con statina a basso dosaggio
Protocollo 3: Basiliximab, tacrolimus, micofenolato, cortisone	Paziente standard, primo trapianto, qualsiasi nefropatia
Protocollo 4: RATG, ciclosporina (o tacrolimus), micofenolato e cortisone	Rischio immunologico aumentato
Protocollo 5: RATG, ciclosporina (o tacrolimus), micofenolato e sospensione precoce del cortisone	Rischio standard, nefropatia non su base immune, pazienti diabetici e pazienti affetti da HCV
Protocollo 6: RATG, cortisone, micofenolato e ritardata introduzione di tacrolimus (o ciclosporina)	Pazienti sottoposti a trapianto da donatore cadavere a cuore non battente
RATG: globuline anti-T-linfociti di coniglio	

Tabella 25.21 Farmaci e dosaggi.

Protocollo Terapeutico	Giornata 0	1	2	3	4	Periodo successivo	Note
Protocollo 1							
Basiliximab	20 mg e.v. periodo intra-operatorio				20 mg e.v.		
Ciclosporina	Dosaggio: 6 mg/kg/die per os, refratti in due dosi ogni 12 ore; prima dose entro 12 ore dalla chirurgia. Garantire i seguenti livelli plasmatici: • Fino al 3° mese: picco 1.100-1.300 ng/ml; valle 120-200 ng/ml • 3°-6° mese: picco 900-1.000 ng/ml • 6°12° mese: picco 700-900 ng/ml						
Micofenolato sodico	Dosaggio: 360 mg, 2 compresse x2/die; prima dose entro le 12 ore						
Metilprednisolone	500 mg al declampaggio	500 mg entro 24 ore dal declampaggio	50 mg	16 mg	16 mg	G 5-7: 16 mg G 8-15: 12 mg G16-22: 10 mg G 23-30: 8 mg G 31-45: 6 mg G 46-90: 4 mg	In bolo ev fino a canalizzazione del paziente, successivamente per os

***segue*: Tabella 25.21** Farmaci e dosaggi.

Protocollo terapeutico	Giornata 0	1	2	3	4	Periodo successivo	Note
Protocollo 2							
Basiliximab	20 mg e.v. periodo intra-operatorio				20 mg e.v.		
Ciclosporina	Dosaggio: 4 mg/kg/die per os, refratti in due dosi ogni 12 ore; prima dose entro 12 ore dalla chirurgia. Garantire i seguenti livelli plasmatici: • G 3-30: picco 500-700 ng/m • G 31-90: picco 300-500 ng/ml • G ≥91: picco 200-450 ng/ml						
Everolimus	Dosaggio: 0,75 mg x2/die; prima dose entro le 12 ore dalla chirurgia, garantire i seguenti livelli plasmatici: G 5-90: 8-12 ng/ml G ≥91: 6-10 ng/ml						
Metilprednisolone	500 mg al declampaggio	500 mg entro 24 ore dal declampaggio	50 mg	16 mg	16 mg	G 5-7: 16 mg G 8-15: 12 mg G16-22: 10 mg G 23-30: 8 mg G 31-45: 6 mg G 46-90: 4 mg	In bolo e.v. fino a canalizzazione del paziente, successivamente per os
Protocollo 3							
Basiliximab	20 mg e.v. periodo intra-operatorio				20 mg e.v.		
Tacrolimus	Dosaggio: • G 0 0,1 mg/kg/die per os, prima della chirurgia (precarico) • G ≥1: 0,2 mg/kg/die, refreatti in due dosi a distanza di 12 ore Garantire i seguenti livelli plasmatici: • G 1-14: 10-15 ng/ml • G 15-45: 8-12 ng/ml • G ≥45: 6-9 ng/ml						
Micofenolato mofetile	Dosaggio: 500 mg; prima dose entro le 12 ore • G 0-30: 2 compresse x2/die • G 31-90: 2 compresse + 1 compressa/die • G ≥91: 1 compresse x2/die, se decorso favorevole e paziente a basso rischio immunologico						
Metilprednisolone	500 mg al declampaggio	500 mg entro 24 ore dal declampaggio	50 mg	16 mg	16 mg	G 5-7: 16 mg G 8-15: 12 mg G16-22: 10 mg G 23-30: 8 mg G 31-45: 6 mg G 46-90: 4 mg	In bolo e.v. fino a canalizzazione del paziente, successivamente per os

***segue*: Tabella 25.21** Farmaci e dosaggi.

Protocollo terapeutico	Giornata 0	1	2	3	4	Periodo successivo	Note
Protocollo 4							
RATG	G 0-6: dosaggio 0,7 mg/kg; prima dose in sala operatoria immediatamente dopo il posizionamento del CIC previa somministrazione di metilprednisolone 250 mg/100 ml ev, paracetamolo 1 g e.v., clorfenamina 10 mg/100 ml						
Ciclosporina	Dosaggio: • G 0: 10 mg/kg per os prima dell'intervento (precarico) • G 1: 3 mg/kg per os; procrastinare la somministrazione fino a max G 5 se mancata ripresa funzionale dell'organo trapiantato Garantire i seguenti livelli plasmatici: • G ≤90: picco 110-1.300 ng/ml; valle 120-20 ng/ml • G 91-180: picco 900-1.000 ng/ml • G 181-365: 700-900 ng/ml						
Micofenolato sodico	Dosaggio: 360 mg, 2 compresse x2/die; prima dose entro le 12 ore						
Metilprednisolone	500 mg al declampaggio	500 mg entro 24 ore dal declampaggio	250 mg	125 mg			
Prednisone					75 mg	G 5: 50 mg G 6: 25 mg G 7: 12,5 mg G 8-180: 10 mg G 181-269: 7,5mg G ≥270: 5 mg	
Protocollo 5							
RATG	G 0-6: dosaggio 0,7 mg/kg; prima dose in sala operatoria immediatamente dopo il posizionamento del CICC previa somministrazione di metilprednisolone 250 mg/100 ml e.v., paracetamolo 1 g e.v., clorfenamina 10 mg/100 ml						
Ciclosporina	Dosaggio: • G 0: 10 mg/kg per os prima dell'intervento (precarico) • G 1: 3 mg/kg per os; procrastinare la somministrazione fino a max G 5 se mancata ripresa funzionale dell'organo trapiantato Garantire i seguenti livelli plasmatici: • G ≤90: picco 110-1.300 ng/ml; valle 120-20 ng/ml • G 91-180: picco 900-1000 ng/ml • G 181-365: 700-900 ng/ml						
Micofenolato sodico	Dosaggio: 360 mg, 2 compresse x2/die; prima dose entro le 12 ore						
Metilprednisolone	500 mg al declampaggio	250 mg entro 24 ore dal declampaggio	125 mg				
Prednisone				75 mg	50 mg	G 5: 25 mg G 6: 12,5 mg G 7: sospeso	

***segue*: Tabella 25.21** Farmaci e dosaggi.

Protocollo Terapeutico	Giornata						Note
	0	1	2	3	4	Periodo successivo	
Protocollo 6							
RATG	G 0-6: dosaggio 1 mg/kg; prima dose in sala operatoria immediatamente dopo il posizionamento del CICC previa somministrazione di metilprednisolone 250 mg/100 ml e.v., paracetamolo 1 g e.v., clorfenamina 10 mg/100 ml						
Tacrolimus	Dosaggio: • In caso di ripresa funzionale precoce del graft si applica il protocollo standard • In caso di ritardata ripresa funzionale: G ≥5: 0,1 mg/kg/12 ore per os Garantire i seguenti livelli plasmatici: • G 1-14: 10-15 ng/ml • G 15-45: 8-12 ng/ml • G ≥45: 6-9 ng/ml						
Micofenolato mofetile	Dosaggio: 500 mg • G 0-30: 2 compresse x2/die • G 31-90: 2 compresse + 1 compressa/die • G ≥91: 1 compresse x2/die, se decorso favorevole e paziente a basso rischio immunologico						
Metilprednisolone	500 mg al declampaggio	500 mg entro 24 ore dal declampaggio	250 mg	125 mg			
Prednisone					75 mg	G 5: 50 mg G 6: 25 mg G 7: 12,5 mg G 8-180: 10 mg G 181-269: 7,5mg G ≥270: 5 mg	

Considerazioni anestesiologiche nel paziente trapiantato da sottoporre a chirurgia non trapiantologica

La necessità di sottoporre un paziente trapiantato ad un intervento chirurgico impone di considerare alcuni fattori: le implicazioni fisiologiche e farmacologiche legate alla denervazione d'organo, gli effetti collaterali dell'immunosoppressione, l'aumentato rischio di infezioni perioperatorie.

Nella valutazione del paziente è importante definire le caratteristiche (tipologia di farmaci, dosi e modalità di somministrazione) della terapia immunosoppressiva poiché questa può modificare la farmacocinetica di alcuni farmaci usati in anestesia (es: la ciclosporina potenzia gli effetti del fentanyl e dei miorilassanti non depolarizzanti; l'azatioprina ha un effetto antagonista nei confronti dei miorilassanti non depolarizzanti).

Per quanto concerne la gestione anestesiologica si raccomanda di:

- utilizzare laringoscopio, filtri dell'aria e circuiti sterili;
- scegliere farmaci che non abbiano eliminazione renale;
- evitare farmaci nefrotossici;
- somministrare diuretici solo dopo attenta valutazione dello stato volemico del paziente;
- prevenire l'ipoperfusione renale.

Letture consigliate

Aceto P, Beretta L, Cariello C, et al: Joint consensus on anesthesia in urologic and gynecologic robotic surgery: specific issues in management from a task force of SIAARTI, SIGO and SIU. Min Anest 2019; 85(8): 871-885.

Gainsburg DM: Anesthetic concerns for robotic-assisted laparoscopic radical prostatectomy. Minerva Anestesiol 2012; 78: 596-604.

Maerz DA, Beck LN, Sin AJ, et al: Complication of robotic-assisted laparoscopic surgery distant from the surgical site. BJ Anaest 2007; 118(4): 492-503.

Scott MJ, Baldini G, Fearon KC, et al: Enhanced Recovery After Surgery (ERAS) for gastrointestinal surgery, part 1: pathophysiological considerations. Acta Anaesthesiol Scand. 2015; 59(10): 1212-31.

Ljungqvist O, Scott M, Fearon KC, el al: Enhanced recovery after surgery. A review. JAMA surg 2017; 152: 292-298.

N'Dow J, Murphy D, Loeb, et al: European Association of Urology Guidelines 2018 edition.

Türk C, Petrik A, Sarika K, et al: EAU Guidelines on Urolithiasis. 2019 edition.

ANESTESIA PEDIATRICA

Simone Carelli, Zaccaria Ricci

26

Introduzione

La pratica anestesiologica in ambito pediatrico non può prescindere dalla conoscenza delle peculiari caratteristiche anatomiche, fisio-patologiche, farmacologiche e psicologiche di questa popolazione. L'obiettivo del presente capitolo è illustrare i principali aspetti specifici dell'età neonatale e pediatrica e le conseguenti implicazioni perioperatorie di interesse per l'anestesista.

Definizioni, dati antropometrici e parametri vitali normali

Neonato: fino a quattro settimane di vita.

Lattante: da quattro settimane ad un anno di vita.

Bambino: da uno a quattordici anni di vita.

Adolescente: dai quattordici anni a diciotto anni.

Un dato fondamentale per la gestione anestesiologica del paziente pediatrico è rappresentato dal peso del paziente. Molte formule sono state proposte per la stima del peso corporeo (al 50° percentile della popolazione di pari età) quando non è noto, tra di esse: *peso in kg = (età in anni + 4) x 2* oppure *peso in kg = (età in anni x 2) + 9*. Sino all'anno di età, si può considerare orientativamente un peso di 3 kg alla nascita, 6 kg all'età di sei mesi e 10 kg ad un anno.

La **Tabella 26.1** illustra i parametri vitali attesi in neonati, lattanti e bambini.

Peculiarità del paziente pediatrico nella pratica anestesiologica

La **Tabella 26.2** riassume le principali differenze del paziente pediatrico rispetto all'adulto, con riferimento alle implicazioni anestesiologiche. Gli aspetti specifici delle vie aeree sono trattati in modo esteso, di seguito. Nell'approccio al paziente pediatrico, in modo particolare nel neonato e nel lattante, è doveroso considerare anche la presenza di anomalie anatomiche e/o la persistenza di strutture fetali (ad esempio, dotto arterioso) e del loro impatto clinico-anestesiologico.

Tabella 26.1 Parametri vitali normali.

Età	FR normale (limite superiore)	FC normale (limite superiore)	PAS normale (limite inferiore)	PAM normale (limite inferiore)
Neonato	35 (55)	120 (175)	60 (50)	45 (35)
1 anno	30 (40)	110 (170)	80 (70)	55 (40)
2 anni	25 (30)	100 (160)	90 + 2 x età (70 + 2 x età)	55 + 1,5 x età (40 + 1,5 x età)
6 anni	20 (25)	90 (130)	90 + 2 x età (70 + 2 x età)	55 + 1,5 x età (40 + 1,5 x età)
12 anni	15 (20)	80 (100)	120 (90)	80 (65)

FR, frequenza respiratoria; FC, frequenza cardiaca; PAS, pressione arteriosa sistolica; PAM, pressione arteriosa media.

Tabella 26.2 Caratteristiche specifiche del paziente pediatrico.

Variabile	Differenza rispetto all'adulto	Implicazioni anestesiologiche
Metabolismo & temperatura corporea	– Aumentato consumo di O_2, pari a 2-3 volte quello dell'adulto – Rapporto superficie corporea/peso maggiore, cute sottile, tessuto adiposo relativamente poco rappresentato	– Desaturazione di ossigeno rapida nelle fasi di apnea (cfr sistema toraco-respiratorio) – Rapida perdita di calore
Capo e vie aeree superiori	– Testa più voluminosa rispetto al corpo, con occipite prominente nel neonato – Lingua voluminosa, strutture faringee facilmente collassabili – Piano glottico anteriorizzato, diametro inferiore delle vie aeree a livello della cartilagine cricoide	– Ottimizzare la posizione del capo e del collo in posizione supina – Rischio di ostruzione delle vie aeree superiori – Utile il ricorso alla cannula oro-faringea durante la ventilazione in maschera facciale – Utilità delle lame rette (nel neonato) e possibile impiego di tubi non cuffiati (in bambini di età inferiore ai 6 anni)
Sistema toraco-respiratorio	– Compliance polmonare ridotta (alveoli in numero inferiore e di piccola dimensione), compliance parete toracica aumentata (elevata componente cartilaginea delle strutture toraciche) → ridotti volume residuo e capacità funzionale residua (circa 1/3 rispetto all'adulto)	– Ridotta riserva di O_2 e rapida desaturazione di ossigeno nelle fasi di apnea (cfr metabolismo & temperatura corporea), tendenza allo sviluppo di atelettasie
Sistema cardio-circolatorio	– Gittata sistolica relativamente fissa → gittata cardiaca dipendente dalla frequenza cardiaca – Il sovradosaggio di sedativi, anestetici ed oppioidi, l'ipossia e l'attivazione del sistema nervoso parasimpatico possono facilmente indurre bradicardia – In neonati e bambini piccoli, alterata e variabile risposta del sistema cardio-circolatorio alle catecolamine esogene	– Prevenire e trattare tempestivamente gli episodi di bradicardia – Titolare la somministrazione di catecolamine sulla base della risposta individuale
Funzione renale ed epatica, omeostasi idro-elettrolitica e farmacologia	– La funzione renale raggiunge la piena maturità tra i 6 mesi ed i 2 anni di vita. Sino ad allora, la velocità di filtrazione glomerulare e la funzione tubulare renale sono ridotte – Acqua corporea totale ed extracellulare aumentate (70-75%) – Metabolismo epatico (cit. P450) immaturo in neonati e bambini piccoli – Placca neuro-muscolare immatura nei neonati	– Alterata omeostasi idrica ed elettrolitica (ridotta escrezione di sodio, ridotto riassorbimento di bicarbonati, etc) e dell'equilibrio acido-base – Durata di azione prolungata dei farmaci idrofili, in particolare se ad escrezione renale – Durata di azione prolungata dei farmaci con metabolismo epatico – Ridotta efficacia dei farmaci miorilassanti

Vie aeree

Considerazioni anatomiche e loro implicazioni cliniche. Le differenze anatomiche rispetto all'adulto riguardano in modo particolare neonati e lattanti. La testa è generalmente più voluminosa rispetto al corpo e l'occipite è relativamente prominente: ne deriva che, in posizione supina, la testa tenda a flettersi sul collo, causando una ostruzione delle vie aeree. Allo stesso modo, l'iperestensione del capo sul collo rischia di ostruire le vie aeree. Di conseguenza, la posizione ideale per garantire la pervietà delle vie aeree nel lattante è neutra, con l'asse dell'orecchio allineato all'asse del torace (può essere utile posizionare uno spessore sotto il collo o le spalle del paziente). Nei bambini più grandi, il volume relativo della testa rispetto al corpo si riduce e la laringe diventa più resistente alla pressione esterna; una lieve estensione del capo sul collo può essere utile nel mantenere pervie le vie aeree. Nel neonato e nel lattante bisogna tenere conto di un maggior rischio di ostruzione delle vie aeree superiori: la lingua è voluminosa, le strutture dell'oro-faringee facilmente collassabili e comprimibili, le tonsille ipertrofiche. Questo può rendere difficile mantenere la pervietà delle vie aeree e l'assistenza ventilatoria in maschera. L'impiego di cannule oro-faringee può risultare molto utile in queste circostanze. La laringe è situata più anteriormente nel collo, per cui la laringoscopia con lama retta può consentire una sua migliore visualizzazione, rispetto a quella con lama curva. La laringe è inoltre più craniale, a livello di C2, rispetto al C4-C5 di bambini ed adulti; l'epiglottide, a forma di U, è sporgente con angolo acuto verso il faringe, e le corde vocali sono corte: ciò può predisporre, ancora, all'ostruzione delle vie aeree (con rischio aumentato in caso di edema) nonché rendere difficoltosa la visualizzazione del piano glottico alla laringoscopia. Infine, la laringe nei primi anni di vita ha tipicamente una forma ad imbuto, la cui porzione più stretta è situata non a livello del piano glottico (come nel bambino più grande e nell'adulto) ma a livello della cartilagine cricoide. Nel bambino più grande la laringe assume progressivamente la definitiva forma cilindrica. In ambito pediatrico vengono largamente utilizzati i presidi sopraglottici, le maschere laringee (LMA) in particolare, con le medesime indicazioni della popolazione adulta; da considerare, tuttavia, l'aumentato rischio di inalazione tipico del bambino.

Scelta dei presidi. La gestione appropriata delle vie aeree costituisce l'elemento di maggiore rilievo per la sicurezza in anestesia pediatrica; occorre prestare attenzione alla scelta del tipo e della dimensione appropriati dei presidi in funzione del peso, dell'età e delle caratteristiche del paziente. È buona norma avere sempre a disposizione presidi mezza misura più piccola e mezza misura più grande di quella prevista adeguata. In linea generale, l'intubazione tracheale è da preferire nei neonati prematuri e in quelli in cui la ventilazione in maschera presenti delle difficoltà tecniche; nei pazienti ad aumentato rischio di inalazione, un'induzione a sequenza rapida e l'intubazione tracheale sono mandatorie. Nel neonato e nel lattante può essere preferibile ricorrere elettivamente all'intubazione naso-tracheale, che garantisce una maggiore stabilità del tubo rispetto alla oro-tracheale. Dopo aver posizionato un tubo endotracheale, in modo particolare se cuffiato, è importante accettarsi che rimanga un minimo "leak" attorno alla cuffia (inflata o non inflata) per scongiurare il rischio, non infrequente, di lesioni della mucosa tracheale e di indurre un croup. Per il calcolo della adeguata distanza di fissaggio del tubo endotracheale (in cm) a livello di rima orale o narice, nei pazienti non neonati, può essere utilizzata la seguente formula: *12 + (età/2)* nel caso di intubazione oro-tracheale, e *15 + (età/2)* nel caso di intubazione naso-tracheale; in alternativa, si può considerare in cm il triplo del diametro del tubo (in mm): ad es, 12 cm per un tubo 4 mm. Nel neonato queste misure sono meno standardizzate: in genere si misurano 12-13 cm per il tubo nasotracheale e 8-10 cm per l'intubazione orotracheale Il corretto posizionamento del tubo endotracheale deve in ogni caso essere guidato dalla valutazione clinica e le formule rappresentare un'indicazione orientativa. Il rischio di stenosi sottoglottica o di reazioni all'estubazione non risulta correlato, come ritenuto in passato, alla presenza della cuffia: attualmente la scelta di usare un tubo non cuffiato è limitata a condizioni particolari ed è generalmente non raccomandata. La **Tabella 26.3** e la **Tabella 26.4** illustrano schematicamente il calibro di tubi endotracheali e maschere laringee in base ad età e peso corporeo, rispettivamente.

I farmaci per l'anestesia pediatrica

Aspetti generali

Il primo aspetto da considerare quando è necessario prescrivere i *farmaci endovenosi* per l'anestesia pediatrica è che, diversamente dal paziente adulto, le dosi devono essere somministrate secondo un'attenta valutazione del peso del paziente (vedi sopra).

È da considerarsi il fatto che, specie nei bambini di età inferiore all'anno di età, il dosaggio dei farmaci indicizzato sul peso corporeo potrebbe non tenere adeguatamente conto di una quantità relativamente più elevata di acqua corporea (fino a 70-75% nei neonati) unitamente a un

Tabella 26.3 Calibro di tubi endotracheali e misura della lama del laringoscopio.

	Senza cuffia	Con cuffia	Lama laringoscopio
Neonato pre-termine	Età gestazionale in settimane/10	Non utilizzato	0 (valutare lama retta)
Neonato a termine	3.5	3 - 3.5	0 - 1 (valutare lama retta)
Lattante	3.5 - 4	3 - 3.5	1 (valutare lama retta)
1-2 anni	4 - 4.5	3.5 - 4	1
> 2 anni	Età/4 + 4	Età/4 + 3.5	2-3

Tabella 26.4 Misura delle maschere laringee.

Maschera laringea	Peso corporeo (kg)
1	< 5
1.5	5 - 10
2	10 - 20
2.5	20 - 30
3	30 - 50
4	50 - 70

contenuto di massa grassa superiore a quello della massa muscolare, all'immaturità dei meccanismi di metabolismo epatico ed escrezione renale (fattori che si associano alla necessità di riduzione dei dosaggi farmacologici per l'incremento del volume di distribuzione), che si associano però ad un flusso ematico proporzionalmente elevato e ad un ridotto legame plasmatico (che invece potrebbero richiedere una dose di farmaco maggiore). In quest'ottica la risposta ai farmaci anestetici dei pazienti pediatrici è affetta da una grande variabilità che necessita una individualizzazione accurata delle prescrizioni (**Tabella 26.5**).

Farmaci endovenosi

I neonati e i pazienti nei primi anni di vita richiedono generalmente dosi più elevate di propofol dato l'incremento del suo volume di distribuzione rispetto agli adulti. D'altronde il propofol in questi pazienti ha una emivita più breve con un risveglio più pronto con l'utilizzo di questo farmaco, soprattutto dopo infusione continua. La "propofol infusion syndrome" (caratterizzata da un quadro di insufficienza multiorgano con rabdomiolisi, acidosi metabolica, ipotensione, epatomegalia), sebbene possibile anche nella popolazione adulta, è stata descritta in ripetuti casi pediatrici, al punto che il propofol in Italia non è raccomandato, per l'uso in infusione continua, nei pazienti al di sotto dei 16 anni di età e in nessun caso nei pazienti neonati.

I pazienti pediatrici dimostrano di essere particolarmente suscettibili alla somministrazione di barbiturici a causa di un ridotto legame proteico e ridotta clearance di questi farmaci.

I farmaci oppioidi appaiono avere una potenza relativamente alta nei pazienti pediatrici, specialmente nei neonati e nei pazienti prematuri o ex prematuri, a causa della elevata possibilità di indurre una rilevante depressione respiratoria in questi pazienti. Inoltre, il citocromo P-450 deputato al metabolismo di questi farmaci presenta una maturazione completa solo al termine dell'epoca neonatale. Diversamente, i bambini più grandi dimostrano di avere un'elevata capacità metabolica dovuta ad elevati flussi epatici.

La ketamina sembrerebbe necessitare dosi leggermente più alte nei bambini rispetto agli adulti a causa di una certa resistenza agli effetti ipnotici nella popolazione pediatrica.

Il midazolam è sicuramente la benzodiazepina maggiormente utilizzata nei bambini (anche alla luce delle limitate indicazioni alla somministrazione di propofol) nonché quella con la cinetica più rapida e la migliore tolleranza dal punto di vista emodinamico. Bisogna comunque tenere conto della sua ridotta clearance nei pazienti entro il primo mese di vita.

Farmaci inalatori

Un discorso specifico deve essere riservato ai *farmaci inalatori*. Il paziente pediatrico (specie nei primi mesi e anni di vita) dispone di una ventilazione alveolare aumentata e di una ridotta capacità funzionale residua (FRC) rispetto ai pazienti più grandi e/o anziani.

Questo rapporto ventilazione/FRC aumentato in un organo ad alto flusso ematico implica un aumento rapido della concentrazione alveolare di anestetico volatile e incrementa la rapidità della induzione inalatoria. Inoltre, il coefficiente di concentrazione sangue/gas è significativamente ridotto nei neonati con un conseguente ulteriore incremento nella velocità di induzione inalatoria (ma un associato rischio di sovradosaggio). La minima concentrazione alveolare dei farmaci alogenati è generalmente più alta nei pazienti pediatrici rispetto a quelli adulti anche se questa differenza è meno spiccata per il sevoflurano. Da un punto di vista della tolleranza emodinamica agli anestetici volatili, la ridotta capacità di compensare gli effetti cardiodepressori dell'alotano, visti in passato, si sono decisamente ridimensionati con l'utilizzo ormai quasi universale del sevoflurano. Discorso analogo può essere impostato relativamente all'irritazione delle vie aeree e agli effetti epatotossici descritti con l'uso di alotano e isoflurano. Nessun alogenato è riportato avere impatto sulla funzione renale dei pazienti pediatrici. Per quanto gli aspetti descritti sopra inquadrino il sevoflurano come il farmaco da preferirsi per l'induzione (e il risveglio), sono stati descritti frequenti casi di delirium all'emergenza dall'anestesia (che però devono necessariamente includere altri fattori quali, tra gli altri, la durata della procedura, l'uso di farmaci in associazione e le modificazioni emodinamiche intraoperatorie). Per questo motivo alcuni operatori hanno utilizzato il sevoflurano solo nelle fasi di induzione e risveglio, riservando ad altri alogenati o ad altri farmaci endovenosi il mantenimento dell'anestesia nei pazienti pediatrici.

Miorilassanti

I farmaci miorilassanti o bloccanti neuromuscolari (NMBA) sono utilizzati in quantità e frequenza inferiore rispetto agli adulti. Spesso la somministrazione di NMBA è limitata alla fase di intubazione e in alcuni casi non risulta necessaria nemmeno in questa situazione. L'onset degli NMBA è tipicamente 2 volte più rapido nei bambini a causa dei più rapidi tempi di perfusione muscolare. La succinilcolina (1-1.5 mg/kg) è, come noto, l'unico agente con azione depolarizzante sulla placca neuromuscolare, dotato degli onset (meno di un minuto) e offset (5 minuti) più rapidi anche se il suo dosaggio va aumentato nei lattanti fino a 2-3 mg/kg a causa dell'incrementato volume di distribuzione in questi pazienti. Diversamente in questa fascia di età gli altri NMBA possono essere somministrati con dosaggi inferiori (**Tabella 26.5**). In ogni caso, come negli adulti, l'intubazione rapida può essere effettuata con un dosaggio di farmaco doppio all'ED95, allo scotto di prolungare significativamente la durata di azione. La risposta dei neonati ai farmaci miorilassanti è molto variabile, forse a causa dell'immaturità della giunzione neuromuscolare, associata ad un elevato volume di distribuzione del farmaco che, a parità di dosaggio/kg, risulta raggiungere la placca a concentrazioni inferiori. I bambini sono particolarmente suscettibili agli effetti collaterali della somministrazione di succinilcolina (farmaco che, ad oggi, è da considerare solo in casi particolari e episodi di urgenza -laringospasmo serrato refrattario-) come bradicardia, rabdomiolisi, ipertermia maligna, iperkaliemia fino all'arresto cardiaco. È descritta, per la succinilcolina, la sequenza di induzione rapida con iniezione intramuscolare (4-6 mg/kg) seguita da sevoflurano inalatorio per pazienti a stomaco pieno e chirurgia urgente. In questi casi è racco-

Tabella 26.5 Dosaggi endovenosi dei farmaci usati in bolo in anestesia pediatrica.

Farmaco	Dosaggio	Farmaco	Dosaggio	Farmaco	Dosaggio
Alfentanil	20-25 mcg/kg	Midazolam	0,1 mg/kg	Succinilcolina	1-2 mg/kg
Atracurio	0,5 mg/kg	Morfina	0,025-0,1 mg/kg	Sufentanil	0,5-1 mcg/kg
Atropina	0,01-0,02 mg/kg	Naloxone	0,01 mg/kg	Tiopentale	5 mg/kg
Cisatracurio	0,15 mg/kg	Neostigmina	0,04-0,07 mg/kg	Vecuronio	0,1 mg/kg
Fentanyl	1-5 mcg/kg	Propofol	2-3 mg/kg	Sugammadex	2-16 mg/kg
Flumazenil	0,01 mg/Kg	Remifentanil	0,25-1 mcg/kg		
Ketamina	1-2 mg/kg	Rocuronio	0,6-1,2 mg/kg		

mandabile aggiungere una dose di atropina (0,02 mg/kg i.m.) per ridurre l'effetto bradicardizzante della succinilcolina. Miorilassante molto più comunemente usato oggi è il rocuronio, alla dose di 0,6 mg/kg per l'induzione elettiva e 0,9-1,2 mg/kg per la sequenza di induzione rapida. L'onset di questo farmaco è molto rapido (50-60 secondi) e l'offset di aggira in torno ai 25 minuti (eccetto che in caso di alto dosaggio all'induzione, 60-80 minuti) ed è possibile usare il farmaco antagonista (sugammadex) in caso di fallimento dell'assistenza/intubazione. L'iniezione intramuscolare di rocuronio è possibile (1-1,5 mg/kg) anche se in questo caso l'onset risulta essere di 3-4 minuti. Uno dei problemi rilevanti del rocuronio è il dolore all'iniezione che risulta comunque di natura transitoria e senza effetti permanenti (e.g. flebiti). Atracurio e cisatracurio sono in genere da preferire nei bambini in particolare per le procedure più lunghe perché questi farmaci dimostrano un'azione di durata intermedia (30-60 minuti), hanno un metabolismo favorevole (reazione di Hoffmann) e non risentono di insufficienza epatica o renale e possono essere infusi in continuo.

Come nell'adulto, in caso di procedure che richiedano somministrazioni ripetute o infusioni di NMBA, è raccomandabile un monitoraggio con neuro-stimolatore (non sempre applicabile nei pazienti più piccoli). Gli antagonisti dei curari non depolarizzanti sono la neostigmina (0,03-0.07 mg/kg), farmaco parasimpaticomimetico inibitore dell'acetilcolinesterasi, associata ad atropina (0.01-0.02 mg/kg) o glicopirrolato (0.01 mg/kg). Il sugammadex, è un antagonista selettivo dei miorilassanti ed è in grado di annullare l'azione di rocuronio e vecuronio. Il farmaco agisce in circa tre minuti risolvendo il blocco neuromuscolare da curarizzazione, incapsulando la molecola miorilassante e rendendola inefficace. Il legame è considerato irreversibile. Il dosaggio, come nei pazienti adulti, dipende dal grado di miorisoluzione residua teoricamente definito dal monitoraggio neuromuscolare: da 2 a 4 a 16 mg/kg a seconda che i twitch post-tetanici siano >2, 1-2 o sia necessaria un'antagonizzazione completa, rispettivamente.

Induzione dell'anestesia nel bambino

Nel paziente pediatrico è utilizzata l'induzione inalatoria in maniera più frequente in rapporto a quella endovenosa, specialmente nei pazienti più giovani e in cui il reperimento dell'accesso venoso pre-induzione risulti particolarmente difficile. In situazioni specifiche (pazienti con necessità di premedicazione aggressiva legata a condizioni cliniche peculiari o agitazione psicomotoria) una somministrazione di ketamina intra-muscolare (5-10 mg/kg) può essere parte della combinazione dei farmaci dell'induzione. Il sevoflurano, utilizzato nella quasi totalità delle induzioni inalatorie dei bambini, risulta un farmaco alogenato rapido, scarsamente irritante sulle vie aeree, e dall'odore non pungente che raramente viene avvertito come sgradevole dai pazienti. Generalmente alla miscela di aria e ossido nitrico può essere associato sevoflurano a dosi incrementali (0,5-1% ogni 10-20 secondi) fino a 5-8%. Alternativamente può essere scelta un'induzione più aggressiva, direttamente portando il sevoflurano a 5-8% per ottenere il piano anestetico in pochi atti respiratori: questa manovra implica un maggiore discomfort per il bambino ma di durata inferiore. L'anestesia inalatoria può anche essere facilitata da premedicazione con benzodiazepine orali (midazolam o delorazepam) o sostanze profumate da posizionare sulla maschera in modo da coprire l'odore dell'alogenato. I pazienti collaboranti possono a volte essere invitati ad afferrare la maschera in maniera autonoma o respirare i primi atti inalatori restando seduti.

Le problematiche legate all'induzione inalatoria (oltre al fatto che questa generalmente *precede* il posizionamento dell'accesso venoso -vedi sotto-) sono prevalentemente di natura anatomica. È di fondamentale importanza 1) procurarsi maschera e presidi per la gestione delle vie aeree (inclusa cannula di Mayo) delle dimensioni giuste e appropriate per il peso del paziente, nonché anche una misura più grande e una più piccola; 2) essere a conoscenza del fatto che i pazienti più piccoli sono prevalentemente respiratori nasali e che la lingua può risultare facilmente ostruttiva sulle alte vie aeree; 3) la manovra di dislocazione della mandibola durante assistenza in maschera di un bambino non è raccomandabile perché peggiora l'ostruzione da parte dei tessuti molli sottomandibolari; 4) la posizione migliore è quella neutra o una lieve iperestensione del capo sollevando il mento (**Figura 26.1**); 5) l'induzione inalatoria implica il passaggio attraverso un piano anestetico con eccitazione e movimenti involontari, che in alcuni pazienti può causare apnea prolungata o laringospasmo: in un caso l'anestesista dovrà solo attendere la ripresa della respirazione spontanea, nel secondo in genere l'applicazione di

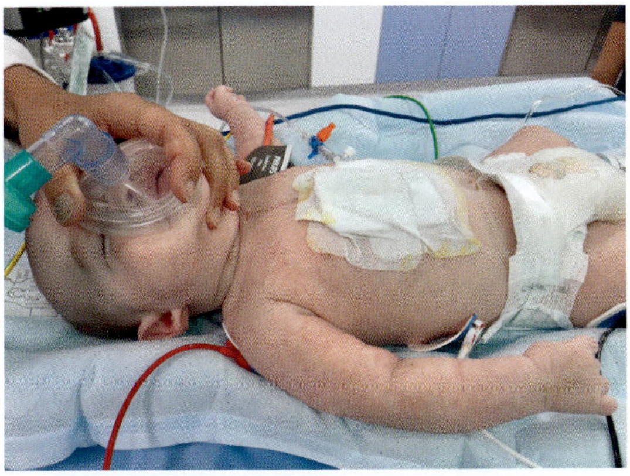

Figura 26.1 Induzione inalatoria in lattante in una sala cardiochirurgica. La posizione del capo in lieve iperestensione per favorire la respirazione spontanea preferenziale attraverso la via nasale.

una pressione positiva di 5-10 mmHg è in grado di superare la ostruzione laringea; 6) si suggerisce di non accompagnare la respirazione del paziente durante l'induzione inalatoria insufflando a pressione positiva (di qui l'importanza di una posizione corretta e un sigillo ottimale della maschera facciale), favorendo quindi la respirazione spontanea (eventualmente garantendo una pressione continua positiva di 3-5 mmHg). Questo anche perché il tono dello sfintere esofageo superiore, nei bambini spontaneamente basso, viene ulteriormente ridotto dai farmaci anestetici e da insufflazioni particolarmente aggressive. In caso di sovradistensione gastrica è utile procedere allo svuotamento tempestivo dell'aria con sondino nasogastrico (se l'intubazione non è effettuata in tempi rapidi, anche prima della laringoscopia) al fine di limitare l'eventuale disturbo alla ventilazione e la progressione dell'aria nelle anse intestinali (e conseguente rischio ulteriore di nausea post-operatoria). 7) in caso di laringospasmo serrato durante induzione inalatoria in assenza di accesso venoso, l'iniezione di succinilcolina intramuscolare può favorire l'assistenza respiratoria.

L'induzione endovenosa invece, effettuata più raramente e specie nei pazienti più grandi, avviene secondo le stesse modalità del paziente adulto. Nonostante non sussistano differenze di outcome tra una tecnica di induzione e l'altra (eccetto i tempi alla intubazione che forse risultano essere più prolungati per l'induzione inalatoria), è evidente che sarebbe sempre preferibile iniziare un'anestesia con un accesso venoso in sede. Nel paziente pediatrico, appunto, la cannulazione venosa viene posticipata all'induzione inalatoria nei casi in cui l'anestesista lo reputi indicato sulla base del bilancio stress per il paziente/rischio anestesiologico. Relativamente alle tecniche di facilitazione della cannulazione venosa sono riportati risultati discreti (ma non sempre coronati da successo) con la "mistura eutettica di anestetico locale" (o crema EMLA) che riduce lo stimolo algico alla puntura della cute ma non protegge i tessuti sottocutanei ed evidentemente non risulta efficiente nel paziente ansioso. Inoltre, EMLA ha un onset time di 30-60 minuti che risulta variabile da paziente a paziente. Recentemente sono stati introdotti sul mercato visori del reticolo venoso sottocutaneo prevalentemente basati su tecnologia ad infrarossi (Veinviewer®) o del vicino infrarosso (Veinsite®) che possono risultare, in casi selezionati, particolarmente utili. Anche le tecniche ecografiche possono rendersi utili in pazienti in cui non sia visualizzabile alcuna vena periferica sottocutanea: in questo caso potrebbe essere possibile cannulare vene più profonde come la cefalica degli arti superiori. Questa tecnica richiede una curva di apprendimento notevole, trattandosi di vasi del calibro a volte inferiore ai 2 mm. Risulta evidente che comunque un accesso venoso deve essere assicurato per qualunque procedura che richieda anestesia o sedazione: la vasodilatazione indotta dai vapori alogenati tipicamente facilita il posizionamento dell'accesso dopo induzione inalatoria.

Valutazione preoperatoria

Colloquio preoperatorio

La prospettiva di un intervento chirurgico e dell'anestesia genera stress ed agitazione nei pazienti e nei genitori. Gli elementi di maggiore preoccupazione variano in base all'età: nel neonato/lattante prevale lo stress familiare, tra 1 e 4 anni l'ansia da separazione, in età 4-6 anni ci può essere un fraintendimento della mutilazione chirurgica, in età pre-adolescenziale il timore di provare dolore e di non svegliarsi dall'anestesia, in età adolescenziale la paura di perdere il controllo ed il problematico rapporto con la propria immagine corporea. Ne deriva che il colloquio preoperatorio rappresenti un momento strategico al fine di rassicurare il paziente ed i genitori, mostrando loro che la situazione è sotto controllo. A questo scopo, oltre a misure di natura farmacologica (cfr. Premedicazione), possono essere utili strategie comportamentali: la visita della sala operatoria, opuscoli illustrativi, mostrare e lasciar giocare i pazienti con presidi di sala operatoria (ad esempio una maschera facciale), etc. Inoltre, illustrare e spiegare ai genitori i programmi e rischi peri-anestesiologici contribuisce spesso a ridurre la loro ansia. Sebbene l'efficacia sia incerta, in alcune realtà è offerta la possibilità ad un genitore di presenziare all'induzione dell'anestesia. Nel corso del colloquio preoperatorio, particolare attenzione va posta all'anamnesi familiare, alla storia materna, alla nascita ed al periodo neonatale, indagando la presenza di fattori di rischio per lo sviluppo di complicanze anestesiologiche, internistiche ed allergiche perioperatorie.

Test di laboratorio

L'indicazione ad eseguire esami di laboratorio preoperatori devi essere valutata in termini di rapporto costo/beneficio. Le difficoltà tecniche si sommano, infatti, al disagio emotivo dei piccoli pazienti. In molte realtà è ormai consolidata la pratica di non eseguire esami preoperatori in bambini sani, asintomatici e candidati a chirurgia minore elettiva. Un'accurata valutazione anamnestica e clinica, unitamente al tipo di procedura cui sono candidati, deve guidare all'identificazione dei pazienti per cui esami emato-chimici ed altri test diagnostici siano opportuni. La necessità di eseguire prove di coagulazione è, in particolare, spesso dibattuta. Poiché i test di coagulazione di primo livello non predicono in modo affidabile il rischio di sanguinamento perioperatorio, dovrebbero essere considerati solamente in situazioni selezionate: pazienti con anamnesi personale o familiare positiva per difetti dell'emostasi, pazienti candidati a procedure chirurgiche in grado di indurre difetti emostatici (ad esempio circolazione extracorporea), pazienti per i quali un minimo sanguinamento perioperatorio possa risultare una severa minaccia.

Digiuno preoperatorio

Occorre tenere in considerazione due aspetti peculiari della popolazione pediatrica: il maggior rischio di disidratazione ed ipoglicemia da un lato, e quello di inalazione, legato al residuo di materiale gastrico relativamente maggiore, ed alla ipotonia dello sfintere esofageo superiore dall'altro. Tuttavia, non ci sono evidenze che un più prolungato digiuno preoperatorio riduca l'incidenza di inalazione. Attualmente, è ragionevole suggerire un digiuno di 6 ore per cibi solidi e latte in polvere, 4 ore per latte materno, 2 ore per liquidi chiari.

Premedicazione

La somministrazione preoperatoria di sedativi ha come obiettivi principali facilitare la separazione dai genitori e rendere più agevole l'induzione dell'anestesia, unitamente ad ansiolisi, analgesia ed amnesia. Per quanto riguarda la via di somministrazione, quella orale è generalmente da preferire in quanto meno traumatica, sebbene richieda 30-45 minuti affinché sia efficace. La via intramuscolare è più traumatica ma consente un onset più rapido. La via rettale e la via intranasale sono possibili anche se meno frequentemente impiegate. Il midazolam è il farmaco più spesso utilizzato: si è dimostrato efficace nel ridurre lo stress preoperatorio senza ritardare la dimissione dalla sala risveglio e dall'ospedale. Si possono considerare i seguenti dosaggi di midazolam: 0,3-0,5 mg/kg per via orale (os), 0,1-0,3 mg/kg per via intramuscolare (i.m.). Nei pazienti di età compresa tra 1 e 6 anni, la ketamina è spesso impiegata al dosaggio di 3-6 mg/kg per o.s. e, meno frequentemente, di 2-3 mg/kg per via i.m. La co-somministrazione midazolam-ketamina, per lo più per via orale, è talvolta impiegata con risultati soddisfacenti. Infine, alfa-2 agonisti come clonidina e dexmedetomidina hanno proprietà sedative, al dosaggio di 3-4 mcg/kg per os. Tuttavia, soprattutto per la dexmedetomidina, è importante non eccedere il dosaggio raccomandato per evitare effetti emodinamici all'induzione quali bradicardia ed ipotensione.

In aggiunta ai sedativi, può essere considerato l'utilizzo preoperatorio di anticolinergici ed in particolare dell'atropina, al fine di ridurre il rischio di bradicardia all'induzione dell'anestesia e la iperproduzione di secrezioni e saliva (frequente in caso di assunzione di ketamina e/o di infezione intercorrente delle vie aeree superiori). L'atropina può essere somministrata al dosaggio di 0,05 mg/kg per os e 0,02 mg/kg per via i.m.

Terapia fluidica e trasfusionale perioperatoria

La gestione della terapia fluidica e trasfusionale rappresenta un elemento cardine della pratica anestesiologica. Si distinguono fluidoterapia di mantenimento e rimpiazzo delle perdite perioperatorie.

Fluidoterapia di mantenimento

L'impostazione della fluidoterapia di mantenimento si basa convenzionalmente sulla regola del 4:2:1 per cui esiste un fabbisogno orario di liquidi di 4 ml/kg fino a 10 kg, a cui si aggiungono 2 ml/kg per ogni chilogrammo sopra 10 kg e fino a 20 kg e altri 1 ml/kg per ogni chilogrammo sopra i 20 kg. Pertanto, un bambino di 25 kg richiederebbe (10 × 4) + (10 × 2) + (5 × 1) = 65 mL/h. Questa quantità non include deficit fluidici legati a perdite chirurgiche, del terzo spazio, aumentate necessità dovute a ipotermia o ipertermia o altre alterate esigenze metaboliche. La scelta del tipo di fluido di mantenimento rimane controversa e deve tenere in considerazione alcune peculiarità dell'età pediatrica. Innanzitutto, il metabolismo glucidico, al fine di evitare il rischio di iper- ed ipoglicemia: i neonati hanno necessità di 6-8 mg/kg/min di glucosio per mantenere l'euglicemia (40-125 mg/dL), mentre i bambini fino all'età di 8 anni di 4-6 mg/kg/min; bambini più grandi ed adulti richiedono fino a 2 mg/kg/min ma in questi pazienti l'euglicemia è normalmente garantita da glicogenolisi epatica e gluconeogenesi. In aggiunta, occorre considerare l'immaturità del rene neonatale (ed in genere sino all'età di almeno 6 mesi ma spesso sino ai 2 anni) e della sua alterata capacità di contribuire all'omeostasi idro-elettrolitica ed acido-base, in conseguenza del deficit dell'escrezione di acqua ed elettroliti in eccesso (sodio e cloro in particolare) e del riassorbimento di bicarbonati. In sintesi, nonostante le evidenze contrastanti, destrosio al 5% in soluzione fisiologica allo 0,45% (con eventuale aggiunta di potassio diluito in forma di potassio fosfato/lattato/cloruro) può essere considerata la soluzione di prima scelta nel neonato, somministrata a velocità di mantenimento. Anche nei bambini più grandi, è raccomandato l'impiego di soluzioni saline bilanciate contenenti glucosio.

La fluidoterapia di mantenimento perioperatoria deve tenere conto anche del deficit di liquidi accumulato nelle ore precedenti il digiuno, seguendo la medesima regola 4:2:1. Tale volume dovrebbe essere somministrato, in aggiunta ai fluidi di mantenimento, per il 50% nella prima ora, 25% nella seconda e nella terza ora intra/postoperatorie. Per la compensazione del deficit fluidico preoperatorio, è consigliata l'infusione di soluzioni saline bilanciate (ad esempio, Ringer Lattato), evitando il rischio di iperglicemia connesso al bolo di soluzioni glucidiche. Occorre, tuttavia, tenere a mente il rischio di acidosi ipercloremica connesso all'infusione di anche moderate quantità di soluzioni contenenti cloro, in relazione all'immaturità renale ed al già sottostante contesto di disidratazione.

Rimpiazzo delle perdite perioperatorie

Suddiviso in rimpiazzo delle perdite ematiche e del terzo spazio. Le indicazioni per la terapia con emoderivati in ambito pediatrico non sono ben chiarite e, in ogni caso, la somministrazione di fluidi ed emoderivati deve essere individualizzata ed impostata sulla base di target clinici di adeguata perfusione tissutale che va costantemente ed attentamente monitorata nel perioperatorio (gradiente termico centrale-periferico < 3-4 gradi, tempo di refill capillare <3 secondi, parametri emodinamici, volume urinario, emogasanalisi, etc).

Perdite ematiche. La gestione del sanguinamento è un elemento largamente dibattuto in ambito pediatrico. Da un lato, bisogna considerare il rischio di ipovolemia e coagulopatia ad esso legate. La volemia dei pazienti pediatrici (expected blood volume, EBV) è proporzionalmente maggiore ma estremamente inferiore in termini assoluti rispetto a quella degli adulti: 100 ml/kg nel neonato pretermine, 85-90 ml/kg nel neonato a termine, 80 ml/kg nel lattante, 70 ml/kg nel bambino di età superiore ad un anno, 65-70 ml/kg nell'adulto. Un neonato di 4 kg ha una volemia di 360 ml circa, un lattante di 8 kg ha una volemia di 640 ml circa ed un bambino di un anno e mezzo e 12 kg ha una volemia di 840 ml circa. Dall'altro lato, evidenze degli ultimi decenni hanno mostrato come le complicanze legate al sovraccarico idrico ed alle trasfusioni di emoderivati si associno ad aumentate morbilità e mortalità perioperatorie: le tre complicanze più frequenti sono sovraccarico e scompenso cardio-circolatorio, insufficienza renale acuta e reazioni emolitiche. Ne deriva la necessità di una tempestiva ed adeguata valutazione del rapporto rischio/beneficio del reintegro delle perdite ematiche perioperatorie. In accordo alle evidenze recenti, è consigliato di evitare l'eccessivo carico di cristalloidi per il rimpiazzo delle perdite ematiche in favore di soluzioni albuminiche e di un ricorso precoce alle emazie concentrate (EC). Il valore soglia per la trasfusione di EC deve essere individualizzato: un ematocrito di 20-25% è generalmente ben tollerato da bambini sani, mentre nel caso di neonati (specie se pretermine) e pazienti cardiopatici, si dovrebbe considerare un valore soglia di circa 38-40%. Tenendo in considerazione EBV, ematocrito di partenza ed il suo valore soglia, può essere calcolato il volume della massima perdita ematica accettabile prima del ricorso all'infusione di EC (MABL, maximum acceptable blood loss): *MABL (in ml) = EBV x (ematocrito di partenza – ematocrito soglia)/ematocrito di partenza*. Quindi per un EBV di 360 ml e un ematocrito di partenza di 35% e uno soglia di 25%, la MABL sarà circa 100 ml. Il volume corrispondente al MABL può essere rimpiazzato con cristalloidi o soluzioni albuminiche con un rapporto 2:1 (in questo caso fino a 200 ml). Una volta ecceduto il MABL, devono essere trasfuse emazie concentrate. Il volume di EC (in ml) da trasfondere può essere calcolato in base alla formula: *(ematocrito desiderato – ematocrito attuale) x EBV/ematocrito della sacca di EC*. L'ematocrito delle sacche di EC è solitamente compreso tra 55 e 70%. Dunque, per una EBV di 360 ml che abbia raggiunto un ematocrito di 20% e si volesse andare a 30% il volume da trasfondere sarà 50-70 ml. È buona norma frazionare le unità di EC in sacche pediatriche da 50-100 ml al fine di ridurre gli sprechi.

Le perdite ematiche e la conseguente trasfusione di EC si accompagnano ad una carenza di fattori emostatici e dunque alla necessità di reintegrarli, in forma di crioprecipitati (complesso protrombinico, fibrinogeno, etc) e/o plasma fresco congelato (PFC). In bambini sani ed in assenza di coagulopatie note, si ritiene che la trasfusione di fattori emostatici sia necessaria quando le perdite ematiche raggiungono 1-1.5 volte l'EBV. Idealmente, il loro reintegro dovrebbe essere guidato da prove funzionali (tromboelastogramma) oltre che quantitative (prove coagulative). La somministrazione di crioprecipitati di fattori emostatici, sulla base di una valutazione funzionale, dovrebbe essere preferita al fine di reintegrare i fattori deficitari evitando il sovraccarico fluidico. Quando si decida di somministrare PFC, un rapporto PFC:EC di 1:1 o un volume di PFC pari a 10-15 ml/kg può essere indicato.

Inoltre, la terapia trasfusionale deve sempre tenere conto del reintegro dei livelli di calcio poiché l'ipocalcemia si associa frequentemente al sanguinamento ed alla trasfusione di EC (a causa dei fattori di conservazione delle EC, come il citrato, che chelano il calcio ematico) ed il calcio ionizzato è un substrato insostituibile del processo emostatico. Si può somministrare calcio cloruro al dosaggio di 5-10 mg/kg di o calcio gluconato al dosaggio di 5-30 mg/kg.

Il sanguinamento perioperatorio può altresì associarsi ad una riduzione della conta e/o della funzione piastrinica: il valore soglia per l'indicazione all'infusione di concentrato piastrinico varia in base alla conta di partenza, al meccanismo prevalente della loro riduzione (diluzione vs porpora trombocitopenica/farmacologica), alla presenza di eventuali piastrinopatie di base nonché al tipo di procedura chirurgica in atto. In generale, una conta piastrinica < 50000/mm^3 impone di prendere in considerazione il loro reintegro. Tuttavia, in presenza di un deficit di funzione piastrinica evidente ala tromboelastografia, anche valori superiori possono associarsi alla necessità di rimpiazzo. In linea puramente indicativa, un volume iniziale di 0.1-0.3 UI/kg o 5-10 ml/kg di concentrato piastrinico può essere considerato e successivamente valutato in funzione del caso e della risposta specifici. In pazienti che hanno una conta piastrinica preoperatoria normale (>150.000/mm^3) la trasfusione piastrinica non è solitamente necessaria sino alla perdita di due EBV.

La **Tabella 26.6** riassume in modo indicativo la gestione perioperatoria di prodotti emoderivati.

Perdite dal terzo spazio. Difficilmente quantificabili, devono essere stimate in relazione al tipo di chirurgia. Il volume di perdite e quindi di rimpiazzo può variare da 1-2 ml/kg/h della chirurgia intracranica e/o di parete a 6-15 ml/kg/h della chirurgia laparotomica. È raccomandato valutare e rimpiazzare queste perdite su base oraria; inoltre, essendo a carico del liquido extracellulare è bene reintegrarle con soluzioni saline bilanciate (ad esempio, soluzione Ringer Lattato), al fine di evitare l'iponatremia conseguente all'impiego di soluzioni ipotoniche.

In sintesi, la terapia fluidica e trasfusionale perioperatoria deve comprendere: fluidoterapia di mantenimento (calcolo orario secondo la regola 4:2:1 per digiuno + intra e postoperatorio), rimpiazzo delle perdite ematiche e del terzo spazio, rimpiazzo di perdite addizionali in caso di eventuali condizioni intercorrenti (ad esempio, febbre).

Condizioni cliniche associate e patologie intercorrenti

Infezioni delle vie aeree superiori. La presenza di infezioni delle vie aeree superiori in atto o recenti espone il paziente pediatrico ad un aumentato rischio di complicanze perioperatorie, tra cui laringospasmo, broncospasmo, croup ed atelettasie. Tale rischio può aumentare significativamente la morbidità postoperatoria in alcune categorie di pazienti: neonati e lattanti, bambini affetti da asma, broncodisplasie, anemia falciforme, etc. In caso di infezione delle vie aeree superiori in corso o recente deve essere considerato il rapporto rischio/beneficio dell'intervento chirurgico e, in particolare nelle categorie di pazienti a rischio, è opportuno valutare la possibilità di posticipare la chirurgia, se d'elezione.

Apnee ostruttive nel sonno (OSA). Pazienti con ipertrofia adeno-tonsillare ed OSA, candidati ad intervento di adeno-tonsilectomia o ad altra chirurgia, presentano un rischio aumentato di ostruzione delle vie aeree postoperatoria a seguito di edema dei tessuti ed effetto residuo di sedativi ed analgesici. In questi pazienti è quindi raccomandata una osservazione prolungata in sala risveglio prima della dimissione in reparto. Particolare attenzione va posta se all'OSA si associa obesità, con le complicanze perioperatorie ad essa connesse.

Asma. Pazienti asmatici possono essere sottoposti ad anestesia solamente qualora la terapia sia ottimizzata e la patologia in fase di stabilità, onde evitare le gravi complicanze perioperatorie tipicamente respiratorie ad essa connesse.

Urgenze ed emergenze peri-anestesiologiche

Le principali complicanze specifiche del paziente pediatrico e legate alle procedure anestesiologiche sono il laringospasmo ed il croup. Le due fasi in cui tipicamente si verificano sono rappresentate da laringoscopia-intubazione ed estubazione (e sino alle 2-3 ore successive).

Il *laringospasmo* è la contrazione involontaria e spasmodica della muscolatura laringea a seguito della stimolazione di natura meccanica/biochimica/infettiva del nervo laringeo superiore; ne consegue ostruzione delle vie aeree con la tipica dispnea inspiratoria. Il rischio di laringospasmo è aumentato dalla concomitante e/o recente presenza di infezioni delle alte vie respiratorie ed esposizione al fumo passivo. Il trattamento del laringospasmo è rappresentato dalla ventilazione a pressione positiva, dalla somministrazione di adrenalina per via aerosolica al dosaggio di 0,1-0,5 mg, cortisonici per via aerosolica e/o endovenosa (ad esempio desametasone 0,5-1 mg/kg) e di lidocaina 1-1,5 mg/kg per via endovenosa (e.v.). Nei casi gravi è necessario mantenere o posizionare precocemente un tubo endotracheale e somministrare miorilassanti.

Il *croup*, caratterizzato da stridore inspiratorio e dispnea, è dovuto all'edema laringeo ed è frequente in particolare nei pazienti più piccoli. Il sito più suscettibile è rappresentato dalla cricoide, in cui le vie aeree raggiungono il loro diametro minimo. Il rischio di croup è infatti ridotto dal posizionamento di tubi endotracheali che consentano un leak aereo a questo livello, minimizzando il traumatismo mucosale. La terapia del croup si basa sulla somministrazione di adrenalina per via aerosolica (0,1-0,3 mg/kg) e/o cortisonici per via inalatoria e/o endovenosa.

Anafilassi. Un intervento chirurgico può rappresentare la prima occasione in cui un bambino assume farmaci, motivo per cui è bene tenere sempre in conto il rischio di anafilassi. La latenza dei sintomi e segni dall'assunzione dell'agente causale dipende dalla via di assunzione: 30-35 minuti per la via orale, 10-15 per la via i.m. e 0-5 minuti per la via e.v. I farmaci impiegati nel perioperatorio che più spesso possono causare questa grave complicanza sono: miorilassanti, antibiotici ed analgesici. Il trattamento in presenza di segni respiratori e/o circolatori consiste, unitamente alla sospensione immediata dell'esposizione all'agente causale, nella somministrazione tempestiva di adrenalina i.m. Può essere associato, per abbreviare le reazioni prolungate e prevenire le recidive, l'impiego di cortisonici per via endovenosa. Gli antistaminici possono essere utili come terapia di seconda linea. La **Tabella 26.7** e la **Tabella 26.8** riassumono il dosaggio dei farmaci indicati nel trattamento dell'anafilassi.

Dolore postoperatorio

Nella popolazione pediatrica, allo stesso modo che in quella adulta, la valutazione ed il trattamento del dolore postoperatorio sono mandatori. È importante ricordare che vi sono evidenze secondo le quali il neonato a partire dalla 25-30ª settimana di gestazione risponde a stimoli dolorifici con reazioni comportamentali, simpatiche e metaboliche. Inoltre, il dolore persiste, in una significativa quota di pazienti, dopo la dimissione

Tabella 26.6 Indicazione e stima dosaggio dei prodotti per il rimpiazzo delle perdite perioperatorie.

Indicazione	Prodotto	Dosaggio
MABL	Cristallodi/albumina con rapporto 2:1 (ml)	EBV x (ematocrito di partenza – ematocrito soglia)/ematocrito di partenza
Raggiungimento ematocrito soglia	Emazie concentrate (ml)	(ematocrito desiderato – ematocrito attuale) x EBV/ematocrito della sacca di EC
Perdite pari a 1-1,5 EBV e/o evidenza di carenza emostatica funzionale	Crioprecipitati di fattori emostatici e/o PFC (ml)	- Dosaggio crioprecipitati secondo indicazione - PFC 10-15 ml/kg oppure PFC:EC di 1:1
Conta piastrinica < 50000/mm^3 e/o deficit piastrinico alle prove funzionali	Concentrato piastrinico	5-10 ml/kg oppure 0,1-0,3 UI/kg

MABL, maximum acceptable blood loss; EBV, expected blood volume; PFC, plasma fresco congelato.

Tabella 26.7 Adrenalina nell'anafilassi.

Adrenalina (i.m.)	
Età	Dosaggio
< 6 anni	150 mcg
6-12 anni	300 mcg
> 12 anni	500 mcg

i.m., intramuscolo

a domicilio e sino ad alcuni giorni successivi. Ciò nonostante, il dolore postoperatorio è spesso sottostimato dagli operatori sanitari. La valutazione del dolore nel paziente pediatrico può rivelarsi insidiosa. Nei pazienti più piccoli, non vanno trascurati segni indiretti quali tachicardia, ipertensione, nausea e vomito, etc, e ci si può avvalere di scale comportamentali; nei più grandi (al di sopra dei 4-6 anni), si possono applicare scale di valutazione soggettiva (versioni modificate della Visual Analogical Scale – VAS –, ad esempio).

Il trattamento del dolore postoperatorio dovrebbe prevedere un approccio multimodale, farmacologico e comportamentale.

Trattamento farmacologico. L'analgesico più spesso utilizzato in ambito pediatrico è il paracetamolo, in quanto efficace sia nel neonato sia nel bambino più grande. La dose terapeutica è pari a 10-15 mg/kg ogni 4-6 ore, somministrabile per via orale, rettale ed e.v. La dose massima giornaliera è pari a 90 mg/kg (4000 mg in pazienti di peso > 60 kg). Tra i FANS, il ketorolac ha una dimostrata efficacia e sicurezza nel paziente pediatrico. Può essere somministrato per via i.m. oppure e.v., con una dose da carico di 1 mg/kg seguita da dosi di mantenimento di 0,5 mg/kg ogni 6 ore. Tra gli effetti collaterali del ketorolac, occorre tenere in considerazione in modo particolare l'inibizione dell'aggregazione piastrinica, il peggioramento della funzione renale e la gastro-lesività. L'ibuprofene può anche essere somministrato nella popolazione pediatrica, al dosaggio di 6-10 mg/kg ogni 4-6 ore per via orale oppure e.v. (dose massima pari a 40 mg/kg/die). Nell'immediato postoperatorio, e sempre in ambiente protetto (es, sala risveglio, terapia intensiva pediatrica), si possono somministrare boli e.v. di farmaci oppiodi come morfina (0,05-0,1 mg/kg) e fentanyl (1-2 mcg/kg). Nei pazienti più grandi, anche protocolli di "patient-controlled analgesia" possono essere efficaci.

Trattamento comportamentale. Immagini e tecniche di distrazione e rilassamento sono impiegate in alcune realtà, sebbene la loro efficacia in questo contesto non sia dimostrata.

Anestesia loco-regionale

La maggior parte delle tecniche di anestesia e analgesia regionale può essere impiegata nel paziente pediatrico. Tuttavia, in relazione allo sviluppo ed alla maturità dei piccoli pazienti, devono essere spesso associate a sedazione e/o anestesia generale, nell'ottica di garantire una ottima copertura analgesica intra e postoperatoria, riducendo la somministrazione sistemica di oppioidi ed altri farmaci.

Particolare attenzione deve essere posta al rischio di tossicità da anestetico locale e ad alcune considerazioni anatomiche come, ad esempio, la risalita del sacco durale nel corso del primo anno

Tabella 26.8 Idrocortisone e clorfenamina nell'anafilassi.

Età	Idrocortisone (e.v.)	Clorfenamina (e.v.)
< 6 mesi	25 mg	250 mcg/kg
6 mesi - 6 anni	50 mg	2,5 mg
6 - 12 anni	100 mg	5 mg
> 12 anni	200 mg	10 mg

e.v., endovena

di vita, dal livello di S3 del neonato sino a S1. Analogamente alla popolazione adulta, si possono somministrare soluzioni di anestetico locale contenenti adiuvanti come clonidina, oppioidi ed adrenalina. La localizzazione sotto guida ecografica è raccomandata per ridurre il volume di farmaci somministrati e le complicanze periprocedurali.

Blocchi centrali (spinale e peridurale), blocchi dei plessi e dei nervi periferici (plesso lombare e brachiale, nervi femorale, sciatico, ileoinguinale-ileoipogastrico) e dei nervi terminali (digitale, mediano, occipitale) sono impiegati in ambito pediatrico. Tuttavia, la tecnica regionale più spesso utilizzata e caratteristica del paziente pediatrico è il blocco caudale, che garantisce anestesia c/o analgesia postoperatoria tipicamente per procedure chirurgiche dell'addome inferiore e genito-urinarie (ad esempio, ernioplastica inguinale, correzioni di ipospadia, interventi sugli arti inferiori, etc). Il paziente viene posizionato in decubito laterale con gambe flesse a 90° e, con tecnica sterile, si identifica lo iato sacrococcigeo e vi si introduce l'ago con un angolo di circa 45 gradi rispetto al piano cutaneo; attraversato il legamento sacrococcigeo (avvertibile con un caratteristico "pop"), l'angolo di incidenza dell'ago viene abbassato per procedere ancora pochi millimetri; a questo punto, se il test di aspirazione è negativo per sangue e liquor, si procede con l'iniezione della soluzione. Per un adeguato blocco caudale in singola somministrazione (chirurgia ambulatoriale) possono essere utilizzate soluzioni di bupivacaina 0.25-0.175% o di ropivacaina 0.2-0.175% alla dose di 0.5-1 ml/kg, per garantire un'analgesia di 4-6 ore.

Letture consigliate

Morgan & Mikhail's Clinical Anesthesiology, Fifth Edition, Mc Graw Hill Medical.

Shah A, Carlisle JB: Cuffed tracheal tubes: guilty now proven innocent. Anaesthesia. 2019; 74:1186-1190.

European Pediatric Advanced Life Support, Italian Resuscitation Council, 2015.

SARNePI. Raccomandazioni Clinico-Organizzative SIAARTI-SARNePI per l'anestesia in età pediatrica.

Hansen TG: Pediatric Anesthesia research: quo vadis? Current Opinion in Anesthesiology, 2019; 32,3, 325-326.

ANESTESIA IN CHIRURGIA OTORINOLARINGOIATRICA E MAXILLOFACCIALE

27

Patrizia Signorini, Chiara Adembri

Introduzione

L'anestesia in chirurgia otorinolaringoiatrica (orl) e maxillofacciale (max) presenta alcuni aspetti peculiari che la contraddistinguono da altre specialistiche. La gestione delle vie aeree, che è di primaria importanza per tutti gli anestesisti, può essere resa più complessa dalla patologia e/o dalle manovre chirurgiche; inoltre, la condivisone/competizione tra campo operatorio ed accesso alle vie aeree rendono la collaborazione tra il medico anestesista ed il chirurgo di fondamentale importanza. La conoscenza delle patologie orl/max, la gestione condivisa delle possibili complicanze intra e peri-operatorie (ad esempio lo sviluppo di edema postoperatorio delle prime vie aeree) fanno parte integrante del corretto trattamento del paziente, trattamento che deve qui, forse più che in altri distretti, essere multidisciplinare. Altra caratteristica di queste chirurgie specialistiche è la varietà degli interventi che possono essere brevi, per patologie funzionali ed eseguiti in regime di day surgery, oppure estremamente complessi, sia per chirurgia oncologica demolitivo-ricostruttiva (spesso in pazienti anziani e fragili ed in cui il trattamento delle comorbilità diviene importante) sia per i grossi interventi funzionali (trattamento ortodontico o protesico per malocclusioni, pazienti con OSAS). L'età dei pazienti è un'altra variabile importante: non solo bambini e giovani ma anche il grande anziano, soprattutto per certe forme oncologiche.

Le caratteristiche peculiari riferite all'anestesia in chirurgia orl/max saranno qui riferite essenzialmente all'adulto e suddivise nei tre momenti

1. Preoperatorio
2. Intraoperatorio
3. Postoperatorio

specificando ulteriori accortezze da considerare per interventi specifici.

Valutazione preoperatoria

La conoscenza delle condizioni preoperatorie del paziente e la anticipazione degli effetti della chirurgia sono di fondamentale importanza per la corretta gestione del paziente.

Anamnesi

L'anamnesi del paziente deve prendere in considerazione la valutazione di alcuni aspetti specifici come:

Le vie aeree, frequentemente difficili per la patologia correlata: laringea (riduzione di calibro o ostruzioni), tonsillare (ingombro e difficoltà alla ventilazione), linguale (sanguinamento, ostruzione). Devono essere quindi indagati la voce ed i suoi cambiamenti, la presenza di roncopatie, l'eventuale stridore. Inoltre, dato che la difficoltà di gestione è correlata spesso con la patologia e la sua evoluzione, le vie aeree devono essere rivalutate con attenzione al momento dell'intervento per verificare che non ci siano state variazioni, spesso repentine, rispetto alla visita preoperatoria.

Lo stato nutrizionale, spesso compromesso nei pazienti oncologici per la difficoltà/dolore alla deglutizione tanto da indicare un apporto nutrizionale preoperatorio.

Precedenti interventi che possono aver alterato l'anatomia del distretto testa-collo (la chirurgia oncologica prevede frequentemente più tempi e/o re-interventi) (**Figura 27.1**).

Precedenti trattamenti radio-terapici sul distretto testa–collo, che si accompagnano a retrazioni cicatriziali dei tessuti molli, minore elasticità e difficoltà alla laringoscopia e che spesso rendono imperativo l'utilizzo del fibrobroncoscopio (FBS) per l'intubazione.

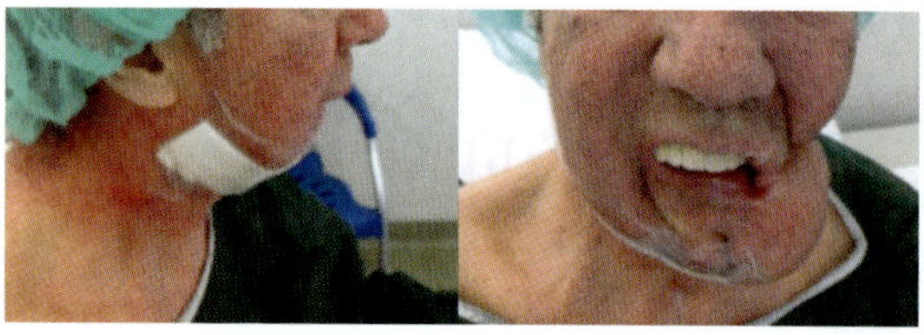

Figura 27.1 Esiti di pregresso intervento sul cavo orale.

La funzionalità respiratoria, abitualmente compromessa dato che molte patologie sono correlate con l'abuso di fumo; presenza di roncopatia, in quanto la sindrome delle apnee notturne (OSAS), oltre ad avere talvolta indicazione chirurgica, si accompagna ad altre patologie locali (ipertrofia tonsillare, deviazioni del setto etc.). La valutazione con il test STOP-BANG deve essere routinaria.

L'abuso di sostanze, in particolare di alcool, in quanto esiste una forte connessione tra la patologia oncologica del distretto testa-collo e l'abuso di alcool (con le conseguenti ripercussioni sistemiche).

La valutazione della terapia antiaggregante e/o anticoagulante, soprattutto nei pazienti con cardiopatia. I sanguinamenti intra e post-operatori sono le complicazioni più comuni/pericolose in questa specialistica.

La presenza di reflusso gastroesofageo, possibile causa di edema delle corde vocali e quindi da sospettare in tutti i pazienti che vanno incontro ad un intervento in questo distretto.

La valutazione psicologica, soprattutto per la chirurgia oncologica, la quale impatta sulla qualità della vita (compromissione della fonazione, problemi estetici nella chirurgia ricostruttiva, problemi relazionali).

La valutazione neurologica nei pazienti con tumori endocrini che devono essere sottoposti ad interventi di chirurgia transfenoidale (valutazione dello stato mentale, presenza di deficit dei nervi cranici, valutazione dei riflessi e della coordinazione etc.). La maggior parte di questi pazienti ha tumori endocrini non secernenti che si presentano con sintomatologia legata all'effetto massa: mal di testa, nausea/vomito o disturbi visivi. In caso di tumori secernenti i pazienti si presenteranno tipicamente con acromegalia, S. di Cushing etc.

Esame obiettivo

L'esame obiettivo è parte fondamentale della valutazione preoperatoria del paziente per comprendere le sue condizioni generali, ma deve essere in particolare mirato alla:

1. *Revisione dei parametri predittivi di difficoltà di gestione delle vie aeree,* sia riferite all'intubazione che alla ventilazione (per dettagli, vedi paragrafo valutazione vie aeree). Ad esempio, l'iperplasia della tonsilla linguale e delle tonsille palatine può essere causa di una potenziale ostruzione delle vie aeree con difficoltà di ventilazione e/o di intubazione sia nei pazienti pediatrici che nei pazienti con roncopatia.
2. *Valutazione della funzione/riserva cardio-respiratoria*: sono fondamentali la valutazione della dispnea, della frequenza respiratoria, l'auscultazione del torace e la ricerca di rumori respiratori (stridore e/o segni di riduzione del calibro delle vie aeree). È utile indagare la presenza di secrezioni correlate alla disfagia in quanto causa di ulteriore difficoltà di gestione in caso di intubazione con FBS.
3. *Valutazione attenta dello stato delle arcate dentarie* per il rischio di avulsioni legate al possibile utilizzo chirurgico di laringoscopi rigidi.
4. *Valutazione della stabilità atlanto-occipitale,* in quanto la presenza di ernie può essere motivo di ulteriori indagini in relazione al tipo di intervento ed al posizionamento richiesto (iperestensione della testa).

Valutazione delle vie aeree

La gestione delle vie aeree dipenderà dalle circostanze cliniche, dalle competenze tecniche dell'anestesista e dai presidi disponibili. La conoscenza degli algoritmi per la gestione delle vie aeree difficili e degli strumenti disponibili per affrontarle è un patrimonio indispensabile per l'anestesista che lavora in queste chirurgie (vedi capitolo di riferimento su vie aeree).

Come già detto, la valutazione preoperatoria di questi pazienti è particolarmente collegata alla valutazione delle vie aeree ed ai cambiamenti di queste ultime, correlati, a loro volta, all'evoluzione della patologia e/o a trattamenti radio/chemio effettuati e che da soli indicano difficoltà alla ventilazione e/o all'intubazione.

Le vie aeree del paziente possono essere ostruite per tumori, ematomi, edema, infezioni, ipertrofia tonsillare, corpi estranei, laringospasmi, traumi, etc.

Decisioni chiave sono se l'intubazione debba essere eseguita con paziente sveglio, con quali strumenti, se sussista anche una difficoltà di ventilazione e quali alternative siano da utilizzare in caso siano riscontrate difficoltà con le tecniche di ventilazione o intubazione programmate.

La condivisione con il chirurgo, e la revisione con lui delle immagini TC e della endoscopia, sono cruciali per guidare nella scelta della strategia. In ogni caso, l'intubazione dei pazienti con lesioni laringee deve tenere conto del calibro del lume residuo (**Figura 27.2**); è di norma utilizzare tubi di diametro molto più piccolo rispetto ad altre chirurgie. Anche nell'intubazione da sveglio con FBS è opportuno partire con un tubo di piccolo calibro per essere certi che una volta individuate le corde vocali il tubo possa essere inserito senza provocare lesioni.

Indagini umorali e strumentali

Per quanto riguarda gli *esami di laboratorio*, oltre allo screening di routine non sono generalmente indicati altri esami. Resta essenziale basarsi sulla clinica per richiedere esami indicativi/diagnostici aggiuntivi (per esempio, polisonnografia per stabilire gravità e presenza di OSAS, screening nutrizionale nel paziente con disfagia e calo ponderale etc.).

In caso di tumori ipofisari sarà indicata una *valutazione neuroendocrina* completa (tiroide, cortisolo, ACTH, testosterone, FSH, prolattina), per indirizzare l'eventuale terapia preoperatoria. Anche in questo caso, le immagini TC e/o RM condivise con il chirurgo sono essenziali per la pianificazione chirurgica ed anestesiologica perioperatoria e per valutare l'impegno di strutture adiacenti come il seno cavernoso, le carotidi ed il chiasma ottico.

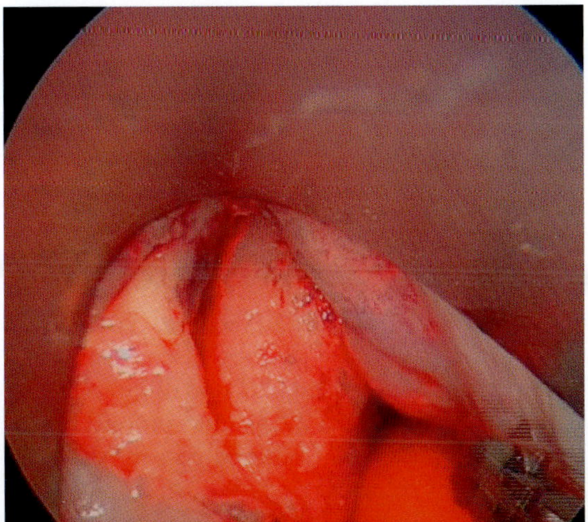

Figura 27.2 Spazio respiratorio ristretto.

L'*eco-color-Doppler dei vasi del collo* è indicato nei pazienti che devono essere sottoposti ad interventi con rotazione/estensione del collo anche per precisare l'entità di patologie ateromatose e/o occlusioni vascolari (per esempio svuotamenti laterocervicali). Fondamentale l'imaging delle vie aeree nella patologia oncologica e nei traumi, che fa però parte dell'inquadramento globale del paziente. A tale proposito, va notato che si sta diffondendo l'utilizzo dell'*ecografia* per la valutazione della laringe, base lingua, collo e torace nonché per la identificazione della membrana cricotiroidea.

L'utilizzo della *pulsossimetria* e dell'*emogas analisi* (EGA) durante la visita anestesiologica preoperatoria è importante nella scelta di eventuali approfondimenti per la valutazione della funzione respiratoria.

Gestione intraoperatoria

La caratteristica principale di questa chirurgia è la condivisione del campo operatorio con il chirurgo: se l'intervento riguarda le vie aeree, ne deriva che una volta intubato il paziente, il medico anestesista non vi avrà più accesso se non interrompendo l'intervento stesso.

Per questo motivo la preparazione del paziente, il suo posizionamento, il fissaggio di tutti gli accessi, di tutti i presidi e di tutti i monitoraggi deve essere "sicuro".

Profilassi antibiotica

Come in altri tipi di chirurgie, la profilassi antibiotica è utile nella prevenzione delle infezioni del sito chirurgico in caso di chirurgia di tipo pulito-contaminato e contaminato. Il paziente più compromesso (ASA 3) o l'intervento prolungato (> 3h) possono richiedere profilassi anche se la chirurgia è pulita. Le mucose del tratto aereo-digestivo sono ricche di microrganismi aerobi ed anaerobi, e la profilassi deve coprire sia contro i germi Gram positivi presenti sulla cute (stafilococchi e streptococchi), sia contro i germi anaerobi presenti nella cavità orofaringea. Cefazolina 2 g ev o amoxicillina–a. clavulanico (2,2 g) rappresentano le molecole più utilizzate.

La durata della terapia antibiotica resta molto discussa: la paura di contaminazione delle ferite con saliva e secrezioni ricche di germi fa spesso prolungare la terapia ben oltre la cosiddetta profilassi "short-term". Le evidenze più recenti indicano che una profilassi "short-term" (< 24h) espone a minor rischio di complicanze senza che ci sia aumento delle infezioni rispetto ad una di lunga durata (>72h). È però da notare che gli studi al riguardo – anche quelli più recenti – mettono insieme pazienti sottoposti ad interventi chirurgici molto diversi tra loro per quanto riguarda sia l'entità dell'insulto tissutale sia il rischio di infezioni (lembi liberi, setto rinoplastiche, chirurgia mandibolare, chirurgia dell'orecchio etc.).

Preossigenazione

La preossigenazione è consigliata sia per gli interventi minori (chirurgia nasale o tonsillectomia), che possono presentarsi associati ad OSAS, sia per i pazienti oncologici che presentano una gestione delle vie aeree difficile per patologia, sia alle comorbilità spesso causa di insufficienza respiratoria.

Anestesia

I requisiti chirurgici principali di questo tipo di chirurgie sono: l'immobilità del paziente, un campo chirurgico esangue e un recupero/risveglio "dolce" dall'anestesia.

- Anestesia locale

Alcuni tipi di intervento possono essere eseguiti in *anestesia locale o tronculare*. I fattori da considerare nella scelta del tipo di anestesia includono la durata della chirurgia, la complessità della procedura eseguita (per esempio se l'intervento prevede solamente una exeresi o anche una ricostruzione con "piccoli" lembi locali che comportano un aumento del tempo chirurgico ma anche delle zone di anestesia locale), il grado di sanguinamento previsto, il livello di invasività delle procedure e che cosa il paziente è disposto a tollerare. La preferenza del paziente è un fattore importante da considerare nel decidere la tecnica anestesiologica.

Molte procedure nasali possono essere eseguite con successo in anestesia locale con sedazione. Il vantaggio è rappresentato dalla assenza della tosse, che può invece associarsi al risveglio dopo anestesia generale e favorire il sanguinamento della zona chirurgica. Gli svantaggi dell'anestesia locale con sedazione includono la possibilità di movimenti del paziente, il dolore in caso di blocchi inadeguati, un eccesso di sedazione risultante in ipoventilazione, ed anche la potenziale perdita di controllo delle vie aeree per spasmi e/o inalazione di sangue e quindi la necessità di gestione delle vie aeree in emergenza. Negli interventi estetici, un'eccessiva infiltrazione di anestetici locali può portare alla distorsione dell'anatomia e quindi interferire con la valutazione dei risultati.

L'infiltrazione con anestetico locale è dolorosa ed è in questo momento che la sedazione è importante (propofol, remifentanil, dexmetomidina) mentre durante l'intervento il paziente deve essere vigile e collaborante.

- Anestesia generale

La maggior parte degli interventi in orl/max vengono fatti in anestesia generale. I vantaggi sono rappresentati dalla totale immobilità del paziente e dal ridotto rischio di inalazione di sangue e liquidi di irrigazione. La tecnica anestesiologica impiegata può essere inalatoria, endovenosa o bilanciata. Molti lavori riportano una preferenza per l'utilizzo della TIVA in questi tipi di chirurgia, in realtà non ci sono evidenze definite ma vantaggi e svantaggi con entrambe le tecniche.

L'induzione dell'anestesia generale deve avvenire solo quando la strategia del mantenimento dell'ossigenazione è chiaramente definita. Se esistono condizioni patologiche che comportino riduzione dello spazio respiratorio o alterazioni anatomiche/patologie in grado di determinare difficoltà di intubazione o di ventilazione si deve procedere con un'intubazione a paziente sveglio. La tracheotomia in anestesia locale è ancora oggi la miglior gestione delle vie aeree altrimenti non accessibili. La sedazione nelle manovre di intubazione da sveglio in pazienti con vie aeree già parzialmente compromesse deve essere minima o addirittura assente perché può determinare la completa ostruzione riducendo il tono della muscolatura.

Alcune patologie esigono ulteriori attenzioni, ad esempio nel paziente con neoplasia della base lingua o della laringe devono essere evitate manovre traumatizzanti che potrebbero facilmente portare al sanguinamento con conseguente difficoltà di visualizzazione delle vie aeree e possibile inalazione/laringospasmo.

Particolare attenzione deve essere posta ai tubi tracheali utilizzati, che possono essere: armati, laser o preformati a seconda del tipo di intervento. I tubi laser (vedi **Figura 27.3**) sono protetti e hanno una doppia cuffia (riempita con soluzione fisiologica) per ridurre il rischio di "incendio" (vedi paragrafo dedicato); i tubi armati permettono di prevenire l'ostruzione da compressione, mentre i

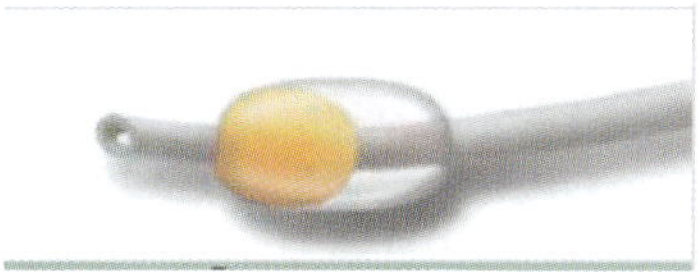

Figura 27.3 Tubi endotracheali per chirurgia laser con doppia cuffia.

tubi preformati (nord o sud) interferiscono meno con il campo operatorio. Come già fatto presente, deve essere posta particolare attenzione al fissaggio del tubo dato che durante l'intervento non sarà possibile il suo controllo e l'eventuale riposizionamento trovandosi all'interno del campo operatorio.

L'utilizzo di un presidio sopraglottico in questi tipi di chirurgia può avere dei vantaggi, in particolare la riduzione del riflesso della tosse al risveglio. Esso è però controindicato nei pazienti a rischio di inalazione o con obesità importante. Inoltre, il dispositivo non deve comportare ingombro del campo operatorio tale da ostacolare la chirurgia. Attualmente le maschere laringee che permettono un adeguato posizionamento in questa specialistica sono solamente quelle armate di prima generazione che quindi non permettono l'aspirazione gastrica (**Figura 27.4**)

Considerazioni intraoperatorie

Monitoraggio intraoperatorio

Il monitoraggio intraoperatorio dovrebbe essere guidato principalmente dalle comorbilità del paziente; deve sempre essere utilizzato in caso di somministrazione di farmaci bloccanti neuromuscolari sia per evitare PORC sia perché in alcuni interventi è necessario avere il paziente decurarizzato per controllare l'integrità dei tronchi nervosi (faciale nella parotidectomia.) Nella gestione di interventi demolitivo-ricostruttivi è importante un monitoraggio invasivo della PA, la monitorizzazione della diuresi oraria e della temperatura.

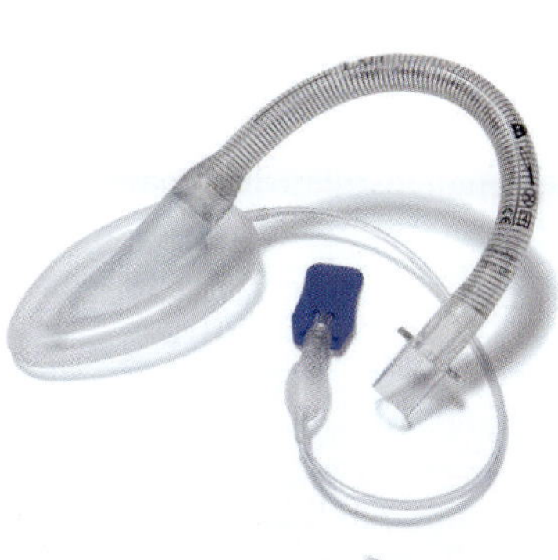

Figura 27.4 Maschera Laringea Flexible.

Accessi vascolari

Gli interventi complessi richiedono più accessi venosi periferici ed un accesso vascolare tipo midline/PICC (Peripherally Inserted Central Catheter - vedi sotto). In ogni caso, la preparazione e la messa in sicurezza degli accessi venosi è fondamentale in tutti gli interventi orl/max in quanto gli arti superiori possono essere inaccessibili per la posizione del paziente durante la chirurgia.

Nella chirurgia demolitivo ricostruttiva deve essere sempre considerato l'inserimento di un midline/PICC se l'intervento prevede una terapia ev superiore ai 6 gg e/o una terapia nutrizionale. L'utilizzo di un midline/PICC, oltre ad essere utile per il risparmio del patrimonio vascolare in pazienti che possono andare incontro a ripetuti interventi e/o chemioterapia, fornisce un utile ausilio intraoperatorio per l'infusione di farmaci vasopressori/inotropi. Inoltre, essi rappresentano un accesso "sicuro", difficilmente rimovibile per "errore" (essendo lunghi come minimo 20 cm).

Si deve tener conto che in questa specialistica gli accessi vascolari centrali devono essere con accesso periferico per non rischiare infezioni legate alla vicinanza del campo chirurgico, alla presenza di tracheostomia, di drenaggi etc.

Negli interventi a rischio di sanguinamento può essere utile sempre un accesso vascolare afferente al distretto della vena cava superiore ed un accesso di grosso calibro del distretto afferente alla vena cava inferiore, da utilizzare nella fase intraoperatorio in caso di emorragia. Le vene posizionate a livello degli arti inferiori devono essere rimosse nell'immediato postoperatorio per l'elevato rischio di trombosi.

Sanguinamento

Il sanguinamento distrettuale è una delle principali e pericolose complicanze legate a questa chirurgia. Minimizzare le perdite ematiche aiuta il chirurgo a visualizzare meglio le strutture anatomiche. L'ottimizzazione del campo operatorio può essere realizzata solo attraverso uno sforzo comune del team che si traduce in:

1. preparazione del paziente, nel quale vanno trattati preoperatoriamente gli stati infiam-

matori e/o infettivi delle vie aeree superiori perché favoriscono il sanguinamento
2. applicazione di decongestionanti topici (fenilefrina o ossimetazolina) mediante tampone nasale preoperatorio e infiltrazione intraoperatoria di anestetici locali e vasocostrittori
3. mantenimento di una pressione arteriosa media appropriata (per quel paziente) evitando tachicardie per ridurre le perdite ematiche
4. posizionamento adeguato della testa (sollevata di 30 gradi per ridurre il ritorno venoso)
5. ottimizzazione della tecnica chirurgica (ad esempio evitare le zone più vascolarizzate della mucosa nasale).

Prevenzione e gestione dell'incendio delle vie aeree

Il rischio di incendio nella chirurgia orl/max è maggiore rispetto ad altre chirurgie, dato che le procedure chirurgiche coinvolgono le vie aeree; particolare attenzione deve essere posta durante la chirurgia tracheostomica e durante la chirurgia laser. Lo sviluppo di incendio nelle vie aeree è una complicanza potenzialmente mortale e spesso sottostimata.

Anche le procedure chirurgiche eseguite sul volto in sedazione e con supplemento di ossigeno presentano un rischio di incendio aumentato quando si utilizzi l'elettrocauterizzazione. Dovrebbe essere utilizzata teleria chirurgica adesiva che minimizzi o annulli la dispersione di aria arricchita di ossigeno nel campo operatorio.

Nella chirurgia laser orl si utilizzano tubi appositi non perforabili e con doppia cuffia riempita di soluzione fisiologica. Le cuffie possono essere sovrammesse o in serie (**Figura 27.5**). Il meccanismo di protezione di questi tubi è duplice: soluzione fisiologica al posto dell'aria e seconda cuffia che garantisce la tenuta del tubo in caso di perforazione della prima. Ulteriore accortezza è rappresentata dalla riduzione della FiO_2 al minimo possibile durante l' uso del laser.

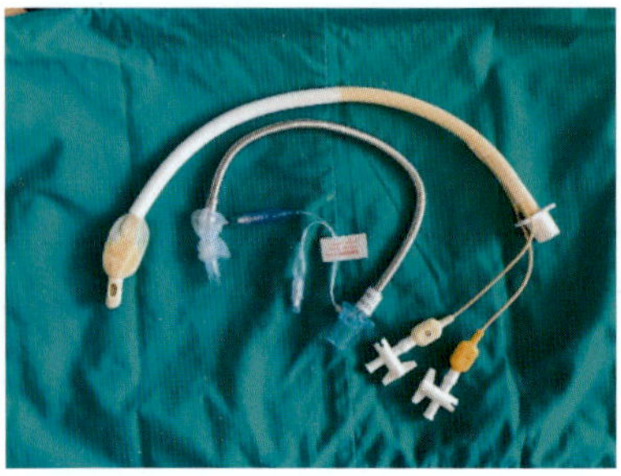

Figura 27.5 Tubi laser.

Tradizionalmente si ritiene che in caso di incendio delle vie aeree si debba procedere con l'immediata rimozione del tubo endotracheale, ma la decisione è particolarmente difficile: lasciare il tubo in sede potrebbe favorire un danno legato all'incendio, rimuovere il tubo potrebbe però determinare la perdita del controllo delle vie aeree. Nel primo caso, ad incendio spento, il tubo in sede potrebbe ancora permettere una ventilazione accettabile, in quanto le vie aeree edematose formano un sigillo intorno alla cuffia perforata; il tubo stesso potrebbe inoltre servire come guida per uno scambia-tubi.

Uno schema riassuntivo del comportamento durante un incendio delle vie aeree è riportato in **Tabella 27.1**.

Risveglio

Un buon risveglio in questo tipo di chirurgia è altrettanto importante di una buona induzione.

In tutti gli interventi che riguardano le vie aeree ed il cavo orale, il sanguinamento intraoperatorio, unitamente ai liquidi utilizzati per il lavaggio del campo chirurgico, possono accumularsi nello stomaco. Prima del risveglio del paziente è quindi fondamentale lo svuotamento gastrico per ridurre il rischio di reflusso, nausea e vomito al risveglio e nel postoperatorio. Contestualmente, deve essere posta particolare attenzione per evitare al risveglio il riflesso della tosse e i picchi ipertensivi che potrebbero aumentare il sanguinamento. L'estubazione con paziente profondo potrebbe evitare la tosse ma essere pericolosa per il rischio di inalazione. Maggiore sicurezza è garantita se il paziente ha recuperato i riflessi protettivi.

Per prevenire la tosse al risveglio possono essere utilizzati boli di lidocaina ev immediatamente prima dell'estubazione. L'utilizzo di anestetici locali (lidocaina) instillati in trachea prima dell'estubazione per ridurre la tosse ha pro e contro, infatti il rischio di inalazione per una anestesia dell'epiglottide ed una riduzione dei riflessi, aumentano con questa tecnica.

Negli interventi oncologici laringei i pazienti al risveglio avranno una tracheotomia, in questo caso l'instillazione di lidocaina in trachea è efficace e sicura nell'aumentare la compliance al device e nella riduzione della tosse.

Tabella 27.1

		Anestesista	Chirurgo	Infermiere
Airway fire	Tempo 1	Disconnettere il paziente dal ventilatore Interrompere erogazione anestetici Ventilare con aria	Cessare immediatamente il laser o la cauterizzazione	Spegnere l'incendio con la siringa di acqua predisposta
	Tempo 2	Ripristinare una via aerea sicura	Rimuovere qualsiasi residuo (mucosa, tubo etc.) dalle vie aeree	Utilizzare estintore CO_2

Per facilitare un risveglio senza picchi ipertensivi è sempre importante iniziare la terapia antalgica in tempo utile.

Nella chirurgia nasale i pazienti possono avere un tamponamento nasale e quindi dovranno respirare dalla bocca. Numerosi studi dimostrano che l'informazione del paziente fa sì che il risveglio sia meno agitato.

L'eventuale re-intubazione di un paziente che sanguina può essere difficoltosa per la scarsa visualizzazione delle strutture anatomiche. È essenziale, in questo caso, avere a disposizione più aspiratori da utilizzare contemporaneamente. La ventilazione può risultare difficile per la presenza di tamponi nasali e per la presenza di medicazioni o lembi (**Figura 27.6**).

Se l'intubazione era stata difficile, il paziente va estubato in sicurezza (vedi LG estubazione).

Gestione postoperatoria

Il dolore postoperatorio in questa specialistica è ben controllato con FANS, paracetamolo ed oppiacei minori. Il controllo del dolore incidente, particolarmente frequente in alcune tipologie di intervento in quanto legato alla deglutizione, alla fonazione ed alle medicazioni è più facilmente gestibile con la Patient Controlled Analgesia (PCA) che rappresenta la scelta migliore purché il personale anche infermieristico sia preparato ed i pazienti adeguatamente istruiti.

Nel postoperatorio della chirurgia demolitivo ricostruttiva è importante monitorare il danno da ischemia-riperfusione, la diuresi, il ristagno gastrico per non rischiare il reflusso sulle suture favorendo fistole.

Nell'immediato postoperatorio della chirurgia transfenoidale devono essere monitorati deficit visivi o disfunzioni motorie oculari per la vicinanza dei nervi cranici 2 e 6 alla regione ipofisaria ed eventuali rinorree eccessive soprattutto se accompagnate da cefalea. Dopo la resezione tumorale è importante il controllo del cortisolo per accertarsi del funzionamento dell'asse ipotalamo-ipofisi-surrene. Potrebbe insorgere, anche in maniera transitoria, un quadro di diabete insipido che richiede la somministrazione di desmopressina.

Principali interventi

Settoplastica e Rinoplastica

La settoplastica e la rinoplastica sono procedure chirurgiche molto comuni. I pazienti con

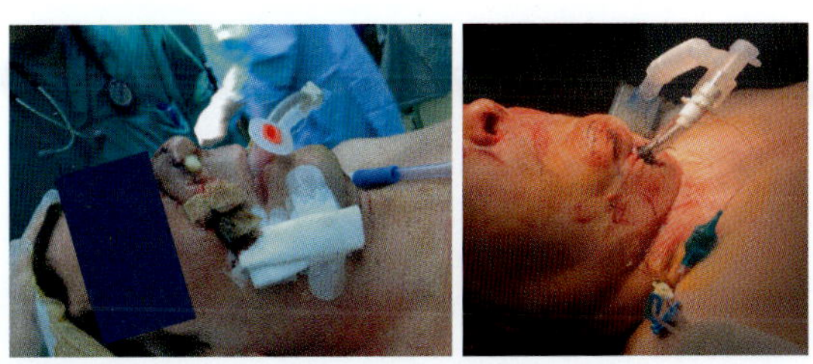

A. B.

Figura 27.6 A. Medicazioni dopo chirurgia demolitivo-ricostruttiva B. Intubazione submentale.

OSAS possono effettuare un intervento di settoplastica per facilitare l'uso della CPAP. La rinoplastica è eseguita sia per ragioni ricostruttive (post-traumatiche, post-resezioni neoplastiche) che puramente estetiche.

Functional Endoscopic Sinus Surgery (FESS)

Questa tecnica permette il drenaggio e l'aereazione dei seni nasali con tecniche minimamente traumatiche sia per patologie complesse che per neoplasie dei seni nasali o di strutture ad essi adiacenti. La gestione anestesiologica è di primaria importanza nel diminuire il sanguinamento per facilitare la visualizzazione del chirurgo.

Chirurgia ipofisaria transfenoidale

L'approccio transnasale è utilizzato anche per la resezione di tumori ipofisari nella regione della sella turcica. Rimossa la neoplasia, la sella viene ricostruita e, una volta accertato che non siano presenti perdite di liquor (Valsalva) ricoperta con grasso autologo o fascia.

Tonsillectomia

La tonsillectomia è un intervento frequente in età pediatrica mentre nell'adulto è correlato spesso a neoplasie del cavo orale o ad ascessi.

La complicanza più temibile è il sanguinamento postoperatorio che può avvenire anche una settimana dopo l'intervento e necessita di intervento urgente. I pazienti si considerano a stomaco pieno per il sanguinamento copioso a cui possono andare incontro. L'induzione e l'intubazione in rapida sequenza sono eseguite con due aspiratori a disposizione: il primo posizionato nel cavo orale ed il secondo per le vie aeree.

Microlaringoscopia

La microlaringoscopia effettuata con un broncoscopio rigido viene utilizzata per interventi sulle corde vacali. I pazienti devono essere in anestesia generale, curarizzati ed intubati con un tubo di piccolo diametro per lasciare un adeguato spazio operatorio. Rispetto agli altri interventi, esiste un rischio di avulsioni dentarie maggiore legato alla sospensione del direttoscopio (che poggia sull'arcata dentaria superiore). Al risveglio questi pazienti possono presentare edema delle corde vocali ed irritazione delle vie aeree.

Patologia tumorale

Il trattamento delle neoplasie del distretto testa-collo ha tre obiettivi primari:

1. rimozione della neoplasia.
2. prevenzione della disseminazione della neoplasia.
3. preservazione, se possibile, della funzionalità d'organo (fonazione, deglutizione).

La asportazione della lesione primaria si può associare a svuotamento laterocervicale, che viene classificato a seconda del livello dei linfonodi rimossi; è radicale quando comporta l'asportazione di tutti i linfonodi e delle strutture connesse (n. spinale accessorio, v. giugulare interna, m. sternocleidomastoidea); esso può avere ripercussioni sistemiche come ad esempio la stasi venosa, o la "shoulder syndrome" (scapola alata, deficit funzionale e dolore).

Spesso nella fase ricostruttiva di questo tipo di chirurgia vengono utilizzati lembi, liberi o peduncolati. In tal modo, tessuto autologo (comprendente in vario modo fascia, cute, grasso, muscoli e nervi osso) è ruotato o trasferito con supporto vascolare attraverso tecniche di microchirurgia.

Microchirurgia dell'orecchio medio

La microchirurgia dell'orecchio medio riguarda pazienti di tutte le età e comprende tipologie di interventi molto diversi tra cui

1. la timpanoplastica: ricostruzione della membrana timpanica e/o del timpano.
2. stapedoplastica e/o ossiculoplastica: ricostruzione apparato ossiculare.
3. mastoidectomia: asportazione di cellule mastoidee infette.
4. Grommet: posizionamento drenaggi trans-timpanici.
5. impianti cocleari: che permettono in alcuni casi di sordità un parziale recupero dell'udito.

Le minime dimensioni del campo operatorio ed il delicatissimo contenuto dell'orecchio medio impongono particolare attenzione. La testa del paziente è ruotata ed estesa, gli interventi sono eseguiti al microscopio e il campo deve essere il più possibile esangue.

Gli interventi di ossiculoplastica e stapedoplastica possono essere svolti in anestesia locoregionale, purché il paziente sia collaborante; dal momento che i pazienti presentano ipoacusia di vario grado, potrebbe essere utile lasciare l'apparecchio acustico dal lato non operando per favorire la collaborazione e ridurre l'ansia. L'introduzione della dexmetomidina ha contribuito ad ottimizzare la sedazione anche in questi pazienti, garantendo sedazione con riduzione della frequenza cardiaca e della pressione arteriosa, che favoriscono un campo operatorio esangue ma senza depressione respiratoria. Il vantaggio dell'anestesia locale è anche chirurgico in quanto è possibile testare subito il corretto ripristino dell'udito.

Gli altri interventi sull'orecchio medio sono eseguiti sempre in anestesia generale. La curarizzazione non è necessaria per garantire l'assenza di movimento del paziente anzi deve essere evitata quando il chirurgo ha necessità di individuare il nervo facciale.

In questi interventi l'utilizzo della maschera laringea è vantaggioso soprattutto per un risveglio senza agitazione né tosse. È comunque necessaria una buona padronanza del presidio perché anche questo tipo di chirurgia presuppone la "testa coperta" e ruotata e quindi un difficile accesso alle vie aeree durante l'intervento.

L'utilizzo del Protossido in questa chirurgia comporta variazioni pressorie a livello dell'orecchio medio con aumento della pressione intra-auricolare che possono essere all'origine di rotture del timpano o lussazioni articolari e va perciò evitato.

Questo tipo di chirurgia si accompagna spesso a vomito postoperatorio. Conviene limitare le mobilizzazioni improvvise, fare una terapia preventiva, assicurare un'analgesia postoperatoria senza oppioidi.

Traumi maxillofacciali

Il trauma maxillofacciale rappresenta una sfida difficile per l'anestesista soprattutto per quanto riguarda la gestione delle vie aeree. Infatti, il trauma può alterare l'anatomia delle vie aeree e determinare edema dei tessuti, sanguinamento e presenza di corpi estranei compromettendo la pervietà delle vie aeree e la ventilazione. Quest'ultima può essere alterata anche per un trauma cerebrale con conseguente perdita dei meccanismi centrali di controllo del pattern respiratorio.

Escludendo la gestione del trauma nell'emergenza, rimane la difficoltà di ventilazione/intubazione al momento del trattamento delle fratture differibili.

Gli interventi maxillofacciale possono essere semplici (traumi della piramide nasale o dell'orbita), oppure fratture più complesse che vanno dalla frattura del mascellare alla frattura mandibolare, fino al cosiddetto "fracasso", in cui tutte o gran parte delle ossa facciali sono fratturate. Qualora si sospetti un danno cervicale, è utile posizionare un collare ma così le manovre di intubazione risulteranno maggiormente difficoltose.

Anche la tipologia di paziente è da considerare in quanto può variare dal giovane sano, alla persona tossicodipendente, al bambino, al grande anziano e al paziente politraumatizzato. La valutazione preoperatoria in questi pazienti non deve essere sottostimata.

Le fratture mandibolari spesso causano ridotta apertura della bocca per dolore e/o trisma, che può essere risolto con il rilasciamento muscolare; queste fratture non sono causa di intubazione difficile, ma è importante non confonderle con altri meccanismi di ostruzione che non si risolvono con l'induzione/rilasciamento muscolare. Può essere difficile decidere ed anche in questo caso il confronto con il chirurgo e la visione delle indagini strumentali (TC) può venirci incontro.

La risoluzione chirurgica di molte fratture maxillofacciali prevede l'intubazione per via naso tracheale. Nel caso in cui questa non sia possibile (grave trauma facciale o base cranica) e l'intubazione orotracheale non sia possibile e/o indicata (ad es perché il chirurgo vuole valutare intra-operatoriamente l'occlusione dentale) è necessario valutare la possibilità di intubazione retro-molare o di intubazione submentale (**Figura 27.6**) come alternativa alla tracheostomia.

Letture consigliate

Jones TS, Black IH, Robinson TN, et al: Operating Room Fires. Anesthesiology 2019; 130:492-501.

Robertson CG, Doucet JC: Helping Anesthesiologists understand facial fractures Oral Maxillofacial Surg Clin N Am (25) 2013; 25:251-72 (561-572).

King BJ, Levine A: Controversies in anesthesia for Oral and Maxillofacial surgery. Oral Maxillofacial Surg Clin N Am 2019; 29:515-523.

Abdelmalak e D J Doyle Anesthesia for otolaryngologic surgery. Cambridge University Press 2013.

ANESTESIA IN CHIRURGIA OFTALMICA

28

Iacopo Cappellini, Chiara Adembri

Sempre più numerose sono le evidenze che mostrano quanto gli interventi oculistici migliorino la salute e la qualità della vita delle persone, a fronte di una sempre minore invasività. Questo ha fatto sì che la chirurgia oftalmica sia prerogativa anche di pazienti di età estreme e/o affetti da numerose patologie concomitanti. La maggior parte degli interventi di chirurgia oftalmica inoltre consente la dimissione dell'assistito entro poche ore dall'atto chirurgico ed un elevato turnover di pazienti stessi, ma ciò può porre dei problemi nel paziente con numerose comorbilità. Altra caratteristica di questa chirurgia è quella di impedire all'anestesista l'accesso alle vie aeree del paziente in maniera immediata durante la fase intraoperatoria; diventa quindi importante una stretta collaborazione tra gli operatori al fine di condividere la strategia migliore per una corretta esecuzione dell'intervento stesso. Inoltre, la chirurgia oftalmica pone problemi unici, tra cui la regolazione della pressione intraoculare, il controllo dell'espansione intraoculare dei gas, la prevenzione ed il trattamento del riflesso oculocardiaco e la gestione degli effetti sistemici dei farmaci oftalmici.

Sebbene la maggior parte delle procedure oftalmiche venga eseguita in anestesia topica o regionale, la padronanza delle tecniche di anestesia generale con accesso "difficile" intraoperatorio alle vie aeree per competizione con il campo chirurgico, rimane fondamentale. L'anestesista deve inoltre avere familiarità con le potenziali complicanze dei blocchi, comprese quelle della sedazione di accompagnamento.

Dinamica della pressione intraoculare

Fisiologia della pressione intraoculare

La pressione intra-oculare (PIO) aiuta a mantenere la forma e le proprietà ottiche dell'occhio. I suoi valori fisiologici oscillano tra 10 e 20 mmHg, risultato di un bilancio tra produzione e riassorbimento di umor acqueo; la PIO è influenzata dai cambiamenti di volume ematico del plesso coroioideo, dal volume del corpo vitreo e dal tono muscolare extra-oculare. L'umor acqueo è un liquido chiaro localizzato nella camera anteriore e posteriore, prodotto con un processo di secrezione attivo dai corpi ciliari nella camera posteriore dell'occhio; da qui passa attraverso la pupilla nella camera anteriore, successivamente nello spazio trabecolare del Fontana per poi defluire nel canale di Schlemm. Il fluido drena nelle vene episclerali ed infine nel seno cavernoso. Il suo volume totale è di 0,3 mL.

La PIO può variare in seguito ad un ostacolo al deflusso di umor acqueo (come in caso di glaucoma), ad un aumento del volume ematico coroidale (come in caso di ipertensione arteriosa, ipercapnia, di aumento della pressione venosa nella manovra di Valsalva, nella posizione di Trendelenburg). Anche la compressione del globo stesso, in assenza di variazione di volume, provoca un aumento della PIO (come nel caso della posizione supina e di mezzi di protezione oculare non correttamente posizionati). L'aumento della PIO è responsabile di possibili dolori oculari e disturbi del visus che possono diventare anche definitivi.

Le variazioni temporanee di pressione sono normalmente ben tollerate (come nell'ammiccamento dove la PIO aumenta di 5 mm Hg in maniera transitoria o nello strabismo, dove vi è una contrazione forzata dei muscoli orbicolari). In alcune circostanze, come nel caso di ipotensione sistemica o aterosclerosi dell'arteria retinica, anche brevi momenti di aumento della PIO possono causare ischemia retinica.

Quando il globo viene aperto, per incisione chirurgica (**Tabella 28.1**) o perforazione traumatica, la pressione intraoculare si avvicina alla pressione atmosferica. Qualsiasi fattore che aumenti la pressione intraoculare in un globo aperto può causare la fuoriuscita di umor acqueo o l'estrusione del corpo vitreo attraverso la ferita con complicanze che possono portare anche alla perdita della vista.

Effetto dei farmaci anestetici sulla pressione intraoculare

La maggior parte dei farmaci anestetici riducono o non hanno effetto sulla PIO. La PIO diminuisce con gli anestetici inalatori in proporzione alla profondità dell'anestesia. Questo è dovuto a un calo della pressione arteriosa con riduzione del volume coroidale, al rilassamento dei muscoli extra-oculari con abbassamento della tensione di parete e alla costrizione pupillare, facilitando il deflusso dell'umor acqueo. Anche gli anestetici endovenosi diminuiscono la PIO, con l'eccezione della ketamina, che di solito aumenta la pressione arteriosa e non favorisce il rilassamento della muscolatura extra-oculare con nistagmo e blefarospasmo.

I farmaci anticolinergici somministrati in maniera topica provocano midriasi, che può peggiorare il glaucoma ad angolo chiuso. L'atropina o il glicopirrolato, quando somministrati in premedicazione, non sono associati ad ipertensione intraoculare, anche in pazienti con glaucoma.

La succinilcolina provoca una contrazione prolungata dei muscoli extra-oculari tale da aumentare la PIO di 5-10 mmHg per 10 minuti dopo la sua somministrazione. La muscolatura extra-oculare contiene miociti con giunzioni neuromuscolari multiple e la depolarizzazione di queste cellule da parte della succinilcolina provoca una contrazione prolungata. Il conseguente aumento della PIO può comportare misurazioni spurie della PIO stessa durante esami condotti in anestesia generale in pazienti affetti da glaucoma, e la contrazione prolungata dei muscoli extra-oculari può portare a un test di motilità oculare anomalo (usato nella chirurgia dello strabismo). Invece, i bloccanti neuromuscolari non depolarizzanti non aumentano la pressione intraoculare. Tuttavia, alcuni studi su pazienti con lesioni oculari aperte, non hanno riportato l'estrusione del contenuto oculare dopo la somministrazione di succinilcolina. Pertanto, la succinilcolina *non* è controindicata in caso di lesioni penetranti.

Tabella 28.1 Procedure chirurgiche ad occhio aperto.

Riparazione di lacerazione corneale
Trapianto di cornea (cheratoplastica penetrante)
Iridectomia periferica
Rimozione di corpi estranei
Riparazione di globo aperto
Impianto di lenti intraoculari secondarie
Trabeculectomia (e altre procedure di filtraggio)
Vitrectomia (anteriore e posteriore)
Riparazione trauma penetrante

Il riflesso oculocardiaco

È quel riflesso generato dalla trazione sui muscoli extra-oculari, dalla pressione sul bulbo oculare, dal blocco retro-bulbare e dai traumi all'occhio; esso comporta un'ampia gamma di aritmie cardiache che vanno dalla bradicardia, all'extrasistolia ventricolare fino alla fibrillazione ventricolare. Questo riflesso è costituito dal ramo afferente V1 del trigemino e da una via vagale efferente. Il *riflesso oculocardiaco* è più comune nei bambini sottoposti a chirurgia dello strabismo, anche se può essere evocato in tutte le fasce di età e durante una varietà di procedure oculari. Nei pazienti svegli, il riflesso oculocardiaco può essere accompagnato da nausea.

L'utilizzo di una profilassi di routine per il riflesso oculocardiaco è controversa, soprattutto negli adulti. I farmaci anticolinergici sono spesso utili per prevenire il riflesso oculocardiaco, e l'atropina endovenosa o il glicopirrolato immediatamente prima dell'intervento chirurgico è più efficace della premedicazione intramuscolare. Tuttavia, i farmaci anticolinergici devono essere somministrati con cautela a tutti i pazienti che hanno, o possono avere, malattie coronariche, a causa del potenziale di aumento della frequenza cardiaca sufficiente ad indurre ischemia miocardica.

La gestione con bradicardia include (1) notifica immediata del chirurgo e cessazione della stimolazione chirurgica fino all'aumento della frequenza cardiaca; (2) conferma di adeguata ventilazione, ossigenazione e profondità dell'anestesia; (3) somministrazione di atropina endovenosa (10 mcg/kg) se la bradicardia persiste; e (4) in episodi recidivanti, infiltrazione dei muscoli retti con anestetico locale.

Espansione intraoculare del gas

Una bolla di gas può essere iniettata nella camera posteriore dal chirurgo oftalmico durante la vitrectomia. L'iniezione di gas intra-vitreale tenderà ad appiattire una retina distaccata e a facilitare una guarigione anatomicamente corretta. La somministrazione di protossido di azoto è controindicata in questa circostanza: infatti, la bolla aumenterà di dimensioni perché il protossido d'azoto è 35 volte più solubile dell'azoto nel sangue. Così, il protossido tende a diffondersi più rapidamente nella bolla dell'azoto (il componente principale dell'aria) che viene assorbito dal sangue. Se la bolla si espande dopo che il globo è chiuso, la pressione intraoculare aumenterà.

L'esafluoruro di zolfo è un gas inerte che nel sangue è meno solubile dell'azoto e molto meno solubile del protossido di azoto. La sua maggiore durata d'azione (fino a 10 giorni) rispetto ad una bolla d'aria può fornire un vantaggio terapeutico. La dimensione della bolla raddoppia entro 24 ore dopo l'iniezione, perché l'azoto dell'aria aspirata entra nella bolla più rapidamente di quanto l'esafluoruro di zolfo diffonda nel sangue. Anche così, a meno che non vengano iniettati elevati volumi di esafluoruro di zolfo puro, la lenta espansione della bolla non aumenta la pressione intraoculare. Se il paziente sta respirando protossido d'azoto, tuttavia, la bolla aumenterà rapidamente di dimensioni comportando ipertensione intraoculare. Una concentrazione di protossido di azoto ispirata al 70% quasi triplica le dimensioni di una bolla da 1 ml e può raddoppiare la pressione in un occhio chiuso entro 30 min. La successiva sospensione del protossido di azoto porterà al riassorbimento della bolla, che a questo punto sarà diventata una miscela di protossido di azoto ed esafluoruro di zolfo. Il conseguente calo della PIO può provocare una recidiva del distacco della retina.

Le complicanze che coinvolgono l'espansione intraoculare di bolle di gas possono essere evitate interrompendo il protossido di azoto almeno 15 minuti prima dell'iniezione di aria o esafluoruro di zolfo, oppure evitando completamente l'uso del protossido di azoto. Tale gas non va somministrato fino all'assorbimento della bolla (5 giorni dopo aria e 10 giorni dopo iniezione di esafluoruro di zolfo).

Effetti sistemici dei farmaci oftalmici

Le gocce oculari applicate per via topica sono assorbite per via sistemica dai vasi del sacco congiuntivale e dalla mucosa del dotto nasolacrimale. Una goccia (in genere, circa 1/20 di mL) di fenilefrina 10% contiene circa 5 mg di farmaco (la dose endovenosa di fenilefrina è 0,05-0,1 mg usata nel trattamento della ipotensione sistemica). I farmaci applicati per via topica alle mucose vengono assorbiti a livello sistemico con un tasso intermedio tra l'assorbimento per via endovenosa e sottocutanea. Le due popolazioni di pazienti che più probabilmente richiedono un intervento chirurgico agli occhi, pediatrico e geriatrico, sono particolarmente a rischio di effetti tossici dei farmaci applicati per via topica e dovrebbero ricevere al massimo una soluzione di fenilefrina al 2,5%.

L'ecotiopato (ioduro di fosfolina) è un inibitore irreversibile della colinesterasi usato nel trattamento del glaucoma. L'applicazione topica porta ad assorbimento sistemico e all'inibizione dell'attività della colinesterasi nel plasma. Poiché la succinilcolina è metabolizzata da questo enzima, l'ecotiopato prolungherà la sua durata d'azione. La paralisi di solito non supera i 20-30 minuti e l'apnea post-operatoria è improbabile. L'inibizione dell'attività della colinesterasi dura da 3 a 7 settimane dopo l'interruzione delle gocce di ecotiopato. Gli effetti collaterali muscarinici dell'ecotiopato, come la bradicardia durante l'induzione, possono essere prevenuti con farmaci anticolinergici per via endovenosa (es. atropina, glicopirrolato).

Le gocce oculari di adrenalina possono causare ipertensione, tachicardia e aritmie ventricolari. L'instillazione diretta di adrenalina nella camera anteriore dell'occhio non è stata associata a tossicità cardiovascolare.

Il timololo, un beta bloccante non selettivo, riduce la PIO diminuendo la produzione di umore acqueo. Le gocce oculari di timololo, comunemente usate per il trattamento del glaucoma, spesso si traducono in una riduzione della frequenza cardiaca. In rari casi, il timololo è stato associato a bradicardia atropino-resistente, ipotensione e broncospasmo durante l'anestesia generale.

Anestesia per chirurgia oftalmica

Anestesia generale (AG)

La scelta tra anestesia generale e locale dovrebbe essere fatta congiuntamente dal paziente, dall'anestesista e dal chirurgo. I pazienti possono rifiutare l'AL/ALR per timore di non tollerare la posizione sul tavolo operatorio, per claustrofobia, per timore del blocco oculare, o per esperienze precedenti negative. Talvolta è possibile evitare la AG anche nei casi sopra detti con una opportuna sedazione. Certamente, l'AG è indicata nei bambini, nei pazienti non collaboranti, nei pazienti giovani sottoposti ad interventi di lunga durata e/o a reinterventi, nei traumi e quando il chirurgo lo richieda per motivi tecnici.

Premedicazione

L'obiettivo della premedicazione in questa specialistica rimane sostanzialmente quello di ottenere ansiolisi, spesso attraverso la somministrazione di benzodiazepine a basse dosi.

Induzione

La scelta della tecnica di induzione per la chirurgia oculistica dipende solitamente più dai problemi medici concomitanti del paziente che dalla patologia oculare o dall' intervento specifico previsto. Una eccezione è rappresentata dal paziente con globo aperto. La chiave per indurre l'AG in un paziente con un occhio "aperto" è rappresentata dal controllo della PIO: la stabilità emodinamica è quindi essenziale. L'aumento della PIO in risposta alla laringoscopia e all'intubazione endotracheale può essere controllata raggiungendo prima un profondo livello di anestesia, facilitato dalla somministrazione preventiva di lidocaina endovenosa (1,5 mg/kg), dalla somministrazione di oppioidi (es. remifentanil 0,5-1 mcg/kg o alfentanil 20 mcg/kg), o di esmololo (0,5-1,5 mg/kg). La miorisoluzione con bloccante neuromuscolare non depolarizzante facilita il mantenimento di una PIO nella norma. Molti pazienti con lesioni a globo aperto hanno stomaco pieno e richiedono una tecnica di induzione a rapida sequenza per evitare l'aspirazione; nonostante le preoccupazioni teoriche, la succinilcolina non sembra aumentare la probabilità di fuoriuscita di vitreo, anche se ad oggi il rocuronio sembra il farmaco più indicato anche in queste occasioni.

Monitoraggio e mantenimento dell'anestesia

La chirurgia oculistica spesso richiede il posizionamento dell'apparecchio di anestesia lontano dalle vie aeree del paziente. L'inginocchiamento del tubo endotracheale, lo scollegamento del circuito respiratorio, l'estubazione involontaria possono cause di perdita intraoperatoria del controllo delle vie aeree legate all'azione del chirurgo che lavora vicino ad esse. Il kinking e l'ostruzione possono essere minimizzati utilizzando un tubo endotracheale preformato RAE (Ring-Adair-Elwyn) orientato a sud, oppure un tubo armato. Nell'ambito di questo tipo di chirurgia si sta sempre più diffondendo l'utilizzo della maschera laringea (LMA). Tra i suoi vantaggi, vi è certamente la minor probabilità di tosse al momento del risveglio. Si utilizzano LMA di seconda generazione per la chirurgia del segmento anteriore dell'occhio, mentre si utilizzano preferenzialmente LMA armate e flessibili nelle vitrectomie; queste ultime garantiscono la sicurezza delle vie aeree del paziente a prezzo di un minor ingombro per l'operatore e soprattutto per il microscopio.

La possibilità di aritmie causate dal riflesso oculocardiaco aumenta l'importanza di monitorare attentamente l'elettrocardiogramma.

A differenza della maggior parte degli altri tipi di chirurgia pediatrica, la temperatura corporea del neonato può aumentare durante la chirurgia oftalmica a causa del drappeggio della testa ai piedi e della minima esposizione della superficie corporea. L'analisi End-tidal CO_2 aiuta a differenziare questa situazione dall'ipertermia maligna.

La stimolazione dolorosa e lo stress evocati dalla chirurgia oculare sono spesso notevolmente inferiori a quelli di un intervento di chirurgia maggiore. Si potrebbe facilmente pensare che una anestesia "meno profonda" rappresenti la soluzione migliore. In realtà, è più corretto dire che la profondità di anestesia richiesta è variabile a seconda del momento della chirurgia e piani di anestesia poco profondi possono comportare movimenti involontari del paziente non curarizzato, con conseguenze catastrofiche per l'occhio. È preferibile dunque un piano anestetico stabile ottenuto grazie ad una associazione di anestesia generale con un blocco locoregionale e uso dei bloccanti muscolari. In questo contesto diventa fondamentale avere un sistema di monitoraggio neuromuscolare quali l'acceleromiografia o la cinemiografia per evitare episodi di curarizzazione residua postoperatoria.

Episodi di ipotensione, soprattutto negli anziani, è preferibile che siano trattati con adeguata idratazione endovenosa e somministrando piccole dosi di vasocostrittori endovenosi piuttosto che la superficializzazione del piano anestetico.

La nausea e vomito postoperatori (PONV) causati dalla stimolazione vagale sono un problema postoperatorio comune dopo la chirurgia oftalmica, in particolare nella riparazione dello strabismo. L'effetto Valsalva e l'aumento della pressione venosa centrale che accompagnano il vomito possono essere infatti dannosi per il risultato chirurgico. La somministrazione intraoperatoria endovenosa di farmaci che prevengono PONV è fortemente raccomandata.

Estubazione e risveglio

Un risveglio "dolce" dalla AG è importante per ridurre al minimo il rischio di tosse, l'aumento della PIO, la compromissione del risultato chirurgico; esso potrebbe essere realizzato estubando il paziente ad un livello di anestesia moderatamente profondo (ma ciò risulta rischioso nel paziente che deve assumere posizioni obbligate legate alla chirurgia). Il riflesso della tosse all'estubazione si può ridurre somministrando lidocaina 1,5 mg/kg ev togliendo il tubo orotracheale 1-2 minuti dopo. L'uso della LMA in genere previene la tosse al risveglio e riduce la risposta emodinamica alla fine dell'anestesia.

Il dolore è spesso moderato dopo un intervento chirurgico oftalmico, soprattutto se alla AG è stata associata una ALR. Le eviscerazioni, le enucleazioni, le riparazione di un globo lacerato sono più dolorose. Modeste dosi incrementali di oppiacei per via endovenosa di solito forniscono analgesia sufficiente (vedi sotto). Il chirurgo deve essere avvisato se il paziente riferisce un dolore elevato in seguito ad AG, in quanto ciò può segnalare ipertensione intraoculare, abrasione corneale o altre complicazioni chirurgiche.

Anestesia locale/locoregionale (ALR) per chirurgia oftalmica

Le opzioni per l'anestesia locale per la chirurgia oculare includono l'applicazione topica dell'anestetico locale, l'anestesia per infiltrazione e la anestesia locoregionale con **blocco retro-bulbare, peri-bulbare** o **sub-tenoniano (episclerale)**. Le tecniche di ALR sono comunemente combinate con una sedazione endovenosa al momento del blocco o intra-operatoriamente.

Quando possibile, l'anestesia locale /ALR è preferibile all'AG poiché comporta un minore impatto fisiologico ed è meno probabile che sia associata a PONV. Tuttavia, anche le procedure di ALR comportano potenziali complicanze anche gravi. È possibile poi dovere convertire una ALR in una AG ad intervento oculistico iniziato, in quanto il paziente non tollera più di rimanere sveglio e/o fermo anche se sedato. Per questi motivi, quando si esegue una ALR in chirurgia oculistica devono essere prontamente disponibili attrezzature adeguate e personale qualificato necessario per trattare le complicazioni dell'anestesia locale e per indurre una AG.

Blocco retrobulbare

In questa tecnica, l'anestetico locale viene iniettato dietro l'occhio nel cono formato dai muscoli extra-oculari. Un ago smussato (detto di Atkinson) calibro 25 G penetra nella palpebra inferiore all'incrocio tra il terzo centrale e laterale dell'orbita (di solito 0,5 cm dal mediale al canto laterale) **Figura 28.1**. I pazienti sono istruiti a fissare sopra il loro naso mentre l'ago avanza verso l'apice del cono muscolare.

Dopo l'aspirazione, per impedire l'iniezione intravascolare, si iniettano da 2 a 5 ml di anestetico locale e si rimuove l'ago. In genere vengono ripetute 2, talvolta 3 iniezioni di AL.

La scelta dell'anestetico locale varia, ma la combinazione lidocaina 2% - bupivacaina (o ropivacaina) 0,75% sono comuni. L'aggiunta di epinefrina può ridurre il sanguinamento e prolungare l'anestesia. Un blocco retro-bulbare efficace è accompagnato da anestesia, acinesia, e dall'abolizione del *riflesso oculocefalico* (cioè, un occhio bloccato non si muove durante la rotazione della testa). Normalmente, i pazienti sottoposti a tali blocchi oculari vengono sedati utilizzando agenti come midazolam, propofol o remifentanil.

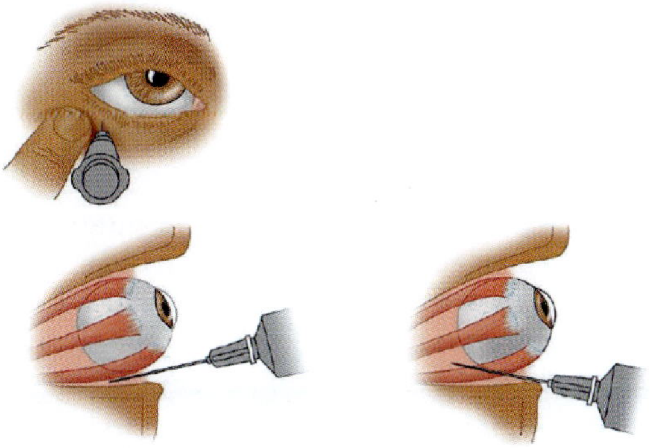

Figura 28.1 Durante la somministrazione di un blocco retrobulbare, il paziente, se non sedato, guarda sopra il suo naso e un ago 25 viene inserito per circa 1,5 cm lungo la parete infero-temporale dell'orbita. L'ago viene poi reindirizzato verso l'alto e nasalmente verso l'apice dell'orbita e avanzato fino a quando la sua punta penetra nel cono muscolare. Adattato da Morgan and Mikahil's Clinical Anesthesiology 2018.

Le complicazioni dell'iniezione retro-bulbare degli anestetici locali includono emorragia retro-bulbare, perforazione del globo, lesione del nervo ottico, iniezione intravascolare con conseguenti convulsioni, riflesso oculocardiaco, blocco del nervo trigemino, arresto respiratorio e, raramente, edema polmonare neurogeno acuto. Durante l'iniezione retrobulbare, la guaina durale del nervo ottico può essere forata e l'anestetico locale iniettato nello spazio subdurale. L'occhio è infatti embriologicamente parte del cervello con un'estensione delle meningi che fanno parte del nervo ottico. Poiché la guaina ottica è in continuità con lo spazio subdurale e subaracnoideo che circonda il tronco dell'encefalo e i nervi cranici, questa fornisce un condotto per la diffusione di anestetico intorno al tronco cerebrale. Si parla in tal caso di *brainstem anesthesia* (BSA) ovvero la perdita temporanea di funzioni del tronco cerebrale con manifestazioni cliniche che variano molto da caso a caso. L'insorgenza di segni e sintomi è molto variabile; comunemente, l'insorgenza è riportata entro 5-10 min, con recupero completo della coscienza entro un'ora. Esistono comunque ampie variazioni passando da secondi ad anche molti minuti (fino a 40 min) dopo il blocco retrobulbare. Il sistema nervoso centrale è esposto ad alte concentrazioni di anestetico locale, portando a cambiamenti di stato mentale che possono includere l'incoscienza. L'apnea si verifica entro 20 minuti e si risolve entro un'ora. Il trattamento è di supporto, con ventilazione a pressione positiva per prevenire ipossia. Una infusione di emulsione lipidica endovenosa sembra poter accelerare il recupero.

L'adeguatezza della ventilazione deve essere costantemente monitorata nei pazienti che hanno ricevuto un'anestesia retro-bulbare.

La ialuronidasi viene spesso aggiunta alle soluzioni anestetiche locali come adiuvante nei blocchi oculari per migliorare la diffusione di AL. Raramente, i pazienti possono avere una reazione allergica alla ialuronidasi. Emorragia retrobulbare, cellulite, lesioni occulte e allergia da contatto alle gocce oculari topiche devono essere escluse nella diagnosi differenziale.

Blocco peribulbare

A differenza del blocco retro-bulbare, in questa tecnica, l'ago non penetra nel cono formato dai muscoli extra-oculari. I vantaggi della tecnica peri-bulbare includono meno rischio di penetrazione del globo, del nervo ottico e dell'arteria oftalmica oltre che meno dolore all'iniezione. Gli svantaggi includono un'insorgenza più lenta e una maggiore probabilità di ecchimosi. Entrambe le tecniche (peri e retro) hanno lo stesso successo nel produrre acinesia dell'occhio.

Il blocco peri-bulbare viene eseguito con il paziente in posizione supina che guarda direttamente in avanti, eventualmente sotto blanda sedazione. Dopo l'anestesia topica della congiuntiva, viene eseguita una iniezione infero-temporale a metà strada tra il canto laterale e il limbo laterale. L'ago viene fatto avanzare sotto il globo, parallelo al pavimento orbitale; quando passa l'equatore dell'occhio, viene diretto leggermente mediale (20°) e cefalica (10°), e vengono iniettati 5 ml di anestetico locale. Per garantire l'acinesia, una seconda iniezione da 5 ml può essere somministrata sul lato nasale, e diretto posteriormente, parallelo alla parete orbitale mediale, puntando leggermente caudalmente (20°) (**Figura 28.2**).

Blocco sub-tenone (Episclerale)

La fascia di Tenone circonda il globo e i muscoli extra-oculari. L'anestetico locale iniettato sotto di essa nello spazio episclerale si diffonde circolarmente intorno alla sclera e alle guaine muscolari extra-oculari. Si utilizza una cannula a punta smussa (es. quella di Stevens). Dopo l'anestesia topica, la congiuntiva viene sollevata insieme alla fascia di Tenone nel quadrante infero-nasale; si realizza poi un piccolo taglio con forbici dalla punta smussa (es. quelle di Wescott), che vengono poi fatte scivolare sotto per creare un percorso nella fascia di Tenone che segue il contorno del globo. La cannula viene inserita e vengono iniettati da 3 a 4 ml di anestetico locale. Le complicanze di questo blocco sono significativamente inferiori rispetto alle tecniche retro-bulbare e peri-bulbare. Le complicanze sono teoricamente le stesse dei precedenti blocchi ma sono molto meno frequenti perché lo spazio di iniezione è diverso e anche perché la dose di anestetico utilizzato è minore.

Blocco del nervo facciale

Occasionalmente, un blocco dei rami perioculari del nervo facciale è necessario per evitare un eccessivo movimento delle palpebre durante l'intervento chirurgico anche se oggi è molto diffuso l'utilizzo del blefarostato. Gli approcci classici includono le tecniche Van Lint e O'Brien;

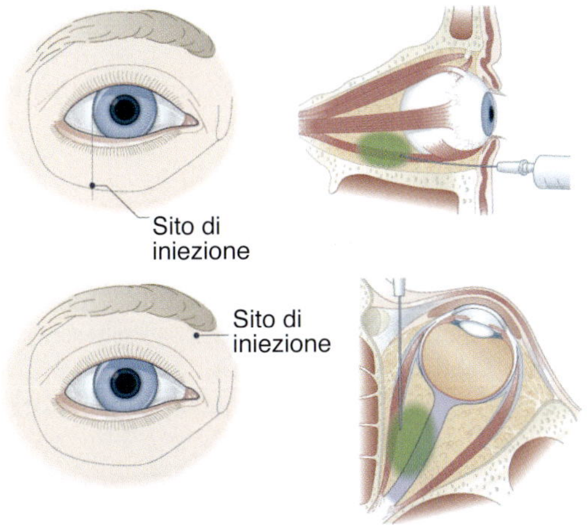

Figura 28.2 Inserire un ago sul bordo orbitale infero-temporale in un punto in linea con il limbo laterale. Far avanzare l'ago tangente al globo e parallelo al pavimento orbitale ad una profondità di 3-4 mm posteriormente all'equatore del globo. Se l'anestesia non è sufficiente, può essere effettuata un'iniezione supplementare in un punto della palpebra superiore, a metà strada tra il canto mediale e la tacca sopraorbitale. Far avanzare l'ago tangenziale al globo fino all'equatore. Adattato da Basic principles of ophthalmic surgery. Anthony Arnold, ed. American Academy of Ophthalmology; 2006.

Atkinson ha descritto una tecnica modificata, le cui varianti sono probabilmente le più popolari oggi. Una piccola quantità di anestetico locale viene iniettata 2-3 cm lateralmente al bordo laterale dell'orbita a livello del canto laterale, che si trova a metà strada tra le posizioni del più distale Van Lint e gli approcci più prossimali di O'Brien. Due raggi di infiltrazione locale vengono poi iniettati superiormente e inferiormente da questo punto formando una "V" che cattura le fibre del nervo facciale. Un totale di 5 ml è più che sufficiente. La complicanza principale di questi blocchi è l'emorragia sottocutanea.

Anestesia topica dell'occhio

Semplici tecniche anestetiche locali topiche sono utilizzate per le operazioni della camera anteriore (es. cataratta). Un regime tipico per l'anestesia locale topica consiste nell'applicazione di gocce di proparacaina 0,5%, ripetute a intervalli di 5 minuti seguite dall'applicazione topica di un gel anestetico (lidocaina 2% assieme a metilcellulosa) con un tampone di cotone sulle buste congiuntivali inferiore e superiore. In alternativa si può usare tetracaina allo 0,5% oppure la ossibuprocaina 4mg/mL.

Sedazione endovenosa

Ci sono diversi farmaci e sistemi per la sedo-analgesia durante la chirurgia oculare. La sedazione profonda, sebbene a volte utilizzata durante l'esecuzione dei blocchi nervosi oftalmici, non viene quasi mai utilizzata intra-operatoriamente a causa dei rischi di apnea, aspirazione e di movimento involontario del paziente se questi si assopisce e poi si risveglia durante l'intervento. Per l'esecuzione del blocco, molti anestesisti somministrano piccole dosi incrementali di propofol per produrre un breve stato di incoscienza durante la prima iniezione di AL. Intra-operatoriamente, è preferibile un regime di sedazione cosciente che include piccole dosi di midazolam, con o senza remifentanil/sufentanil, il propofol e la dexmedetomidina. Le dosi variano notevolmente tra i pazienti, ma devono essere somministrate a piccoli incrementi. Si parla di "monitored anesthesia care" (MAC) che consiste nella somministrazione di sedo-analgesia in paziente che ricevuto una anestesia locale o loco-regionale. Gli scopi della MAC sono quelli di fornire ai pazienti sedazione in sicurezza, comfort, controllo del dolore e soddisfazione. Il propofol è l'agente ipnotico più utilizzato sia attraverso sistemi di infusione target controlled infusion (TCI) che sistemi di infusione endovenosa tradizionale. Indipendentemente dalla tecnica anestetica, gli standard della American Society of Anesthesiologists per il monitoraggio di base devono essere utilizzati e le attrezzature e i farmaci necessari per la gestione delle vie aeree e la rianimazione devono essere immediatamente disponibili.

Dolore post-operatorio

Il dolore postoperatorio (DPO) in questo tipo di chirurgia è spesso sottovalutato poiché il trauma è limitato e i pazienti sono spesso dimessi dall'ospedale nel giro di poche ore. Una buona gestione del DPO può migliorare l'esito clinico e la soddisfazione dei pazienti e costituisce un criterio essenziale per la dimissione ospedaliera dopo un intervento chirurgico in day surgery o ambulatoriale. La chirurgia vitreo-retinica (VRS) è il gold standard per le malattie che colpiscono il segmento posteriore dell'occhio come il distacco della retina, la retinopatia diabetica proliferativa, i puckers maculari, e le emorragie vitree e della membrana epiretinica. L'incidenza di DPO in questa chirurgia è bassa, ma non assente e non deve essere trascurata. Si verifica soprattutto nelle prime due-sei ore dopo l'intervento chirurgico, si correla con la durata dell'intervento chirurgico, ed è influenzata dalle tecniche anestesiologiche (minore se alla AG si associa una ALR e se c'è stata somministrazione intraoperatoria di oppioidi). In questi casi la somministrazione di paracetamolo è sufficiente per poter ben controllare il dolore stesso anche dopo la dimissione.

In altri tipi di chirurgia oftalmica più invasiva come le enucleazioni, interventi per traumi oculari, o per tumori oculari il DPO può essere una complicanza importante. In questi casi è necessario somministrare farmaci antiinfiammatori non steroidei (FANS), tramadolo e oppioidi endovenosi, questi ultimi spesso tramite la patient controlled analgesia (PCA).

Letture consigliate

Miller, Ronald D, et al: Miller's Anesthesia. Elsevier Health Sciences, 2014.

Morgan and Mikhail's clinical anesthesiology. 2018 Lange Ed.

Carr C: "Local anaesthesia for ocular surgery." Anaesthesia & Intensive Care Medicine 2007; 8:389-392.

Kumar C, Dowd T: Evolving roles of the anaesthetist in ophthalmic surgery. Trends in Anaesthesia and Critical Care, 2011; 1:176-178.

ANESTESIA IN NEUROCHIRURGIA E NEURORADIOLOGIA

29

Alessandro Deprado, Federica Zama Cavicchi, Carlo Alberto Castioni

Anestesia in neurochirurgia

Valutazione preoperatoria

È molto importante porre attenzione ad alcuni aspetti e potenziali criticità proprie di questo tipo di pazienti e di chirurgia. Occorre valutare:

Quadro neurologico preoperatorio

È necessario effettuare un attento esame obiettivo neurologico per annotare segni, sintomi ed eventuali deficit preesistenti. Segnalare eventuale storia di epilessia. In caso di lesioni espansive dell'ipofisi bisogna valutare anche i segni sistemici della patologia (es.ipertensione, acromegalia) ed eseguire una valutazione della funzionalità endocrina con valutazione degli elettroliti sierici. In pazienti da sottoporre ad asportazione di craniofaringioma è necessario iniziare una terapia sostitutiva endocrina già nel preoperatorio. I pazienti acromegalici da lesione ipofisaria ipersecernente GH possono avere un rischio aumentato di intubazione oro-tracheale difficile. Nel caso di lesioni della colonna vertebrale da sottoporre ad intervento chirurgico, è fondamentale annotare la presenza di sintomi associati e di un eventuale livello sensitivo e motorio prechirurgico.

Compliance intracranica preoperatoria

La presenza di una lesione occupante spazio all'interno del cranio determina una compressione sul tessuto sano circostante. Questo determina spesso alterazioni della barriera emato encefalica (BEE) con edema perilesionale e perdita dell'autoregolazione cerebrale. La riduzione della compliance cerebrale viene valutata nel preoperatorio mediante TC o RMN encefalo, che possono mostrare segni indiretti di aumento della pressione intracranica (PIC): scomparsa dei solchi e/o dei ventricoli, obliterazione delle cisterne della base, shift della linea mediana. Si valuta inoltre la sede della lesione e i suoi rapporti con altre strutture, in particolare i vasi intracranici. Attraverso l'utilizzo di mezzo di contrasto è possibile inoltre valutare la vascolarizzazione della lesione: meningiomi, lesioni di alto grado o metastatiche sono spesso ipervascolarizzate ed espongono quindi il paziente a rischio di sanguinamento intraoperatorio. Per questo tipo di pazienti bisogna valutare l'eventuale necessità di predisporre un predeposito di emazie concentrate compatibili. Saltuariamente può essere utile una embolizzazione prechirurgica di alcune lesioni.

Terapie perioperatorie

- **Farmaci anti epilettici**: quando il paziente è già in terapia con farmaci anti epilettici (AED) occorre continuare la loro somministrazione durante tutto il periodo perioperatorio. La profilassi antiepilettica (di solito con levetiracetam o fenitoina) nel perioperatorio di interventi di craniotomia è spesso comunemente utilizzata, nonostante una recente meta-analisi condotta da Cochrane non abbia trovato evidenze consistenti a favore del trattamento preventivo con farmaci anti epilettici nel ridurre l'insorgenza di crisi epilettiche post-chirurgiche. Bisogna inoltre tenere presente che i farmaci antiepilettici sono spesso forti induttori enzimatici e possono quindi determinare alterazione del metabolismo di altri farmaci assunti.
- **Corticosteroidi**: iniziati per la presenza di edema perilesionale, vanno continuati nel periodo perioperatorio.
- **Farmaci antipiastrinici (compreso acido acetilsaliciclico)**: la loro somministrazione preoperatoria andrebbe sospesa nei pazienti candi-

dati ad interventi di craniotomia. Nel caso di pazienti ad alto rischio di trombosi coronarica (es. pazienti portatori di stents coronarici), si può valutare una bridge therapy con inibitori dei recettori piastrinici. In casi complessi è raccomandata una valutazione congiunta multidisciplinare che comprende anestesista, chirurgo, cardiologo ed eventualmente uno specialista della coagulazione.

Posizionamento del paziente

Nel caso di pazienti candidati ad intervento NCH da eseguire in posizione seduta, a causa dell'elevato rischio di embolia gassosa, occorre eseguire una valutazione cardiologica con ecocardiogramma o esecuzione di Doppler transcranico con "*bubble test*" per escludere la presenza di forame ovale pervio (FOP) o altri shunts intracardiaci, controindicazioni relative all'esecuzione di intervento in posizione seduta per l'alto rischio di embolia gassosa paradossa. Occorre inoltre informare il paziente sulla necessità di posizionamento di catetere venoso centrale, per rimuovere eventuali emboli gassosi in atrio, ed eventualmente di sonda ecocardiografica transesofagea per monitoraggio intraoperatorio in continuo (vedi in seguito).

Gestione intraoperatoria

Farmaci

I farmaci utilizzati in anestesia hanno effetti diretti o indiretti su FEC (Flusso ematico cerebrale), $CMRO_2$ (consumo cerebrale di ossigeno) e PIC (pressione intracranica).

Agenti anestetici intravenosi:

- *GABAergici (barbiturici, benzodiazepine, propofol)*: si legano ai recettori GABAergici facilitando l'azione del GABA (neurotrasmettitore inibitorio) che determina un'iperpolarizzazione del neurone postsinaptico, rendendolo così ineccitabile. Questo determina una riduzione dose-dipendente del $CMRO_2$ per riduzione dell'attività elettrica neuronale (e non dell'attività metabolica basale), a sua volta causa della riduzione del del FEC e della PIC. A livello elettroencefalografico, questo effetto è visibile come progressivo rallentamento del tracciato di fondo fino a un quadro di EEG isoelettrico: con questi agenti è fondamentale monitorizzare la profondità di anestesia (vedi sotto).
- *ketamina*: è un antagonista dei recettori NMDA del glutammato e determina un blocco dell'attività eccitatoria sinaptica. In condizioni di ischemia cerebrale questo recettore è stimolato da un eccesso di glutammato (il principale neurotrasmettitore eccitatorio): la ketamina sembrerebbe avere un ruolo protettivo in queste situazioni. Determina inoltre vasodilatazione, con aumento del flusso ematico cerebrale, della pressione intracranica, e aumento del consumo cerebrale di O_2. Tuttavia, quando usata in associazione con altri agenti anestetici e in condizioni di normocapnia, non determina un aumento della PIC.
- *dexmedetomidina*: è un agonista $\alpha 2$ adrenergico che esercita la propria azione principalmente a livello del locus coeruleus, determinando una riduzione dei livelli di coscienza, e a livello del midollo spinale, dove esercita effetti analgesici. La dexmedetomidina ha inoltre proprietà simpaticolitiche per riduzione dei livelli di catecolamine in circolo, determinando bradicardia e vasodilatazione periferica, riduzione dei radicali liberi dell'ossigeno e dei livelli di glutammato (con diminuzione del rischio di eccitotossicità): questo sarebbe alla base dell'azione neuroprotettiva della dexmedetomidina. Dexmedetomidina produce un tracciato EEG simile allo stadio II del sonno.

Agenti anestetici inalatori:

- *N_2O* (protossido di azoto): il suo utilizzo è controverso in NCH in quanto può determinare un aumento di FEC, di $CMRO_2$ e di PIC e inoltre determina un aumento del volume delle cavità areate (es.pneumoencefalo), rendendolo controindicato soprattutto in interventi eseguiti in posizione seduta (vedi in seguito).
- *Alogenati*: causano tutti una vasodilatazione cerebrale dose-dipendente (isoflurano > desflurano > sevoflurano) con reattività alla CO_2 mantenuta. All'aumentare della concentrazione minima alveolare (MAC), si riduce la $CMRO_2$ e ad alte concentrazioni di alogenato si ha un'attenuazione fino alla scomparsa del meccanismo di autoregolazione cerebrale: con sevoflurano è mantenuta fino a valori di MAC 1.5, mentre nel caso di desflurano è alterata già a partire da MAC pari a 1. Il sevoflurano è epilettogeno, soprattutto a concentrazioni elevate (> o uguali a MAC 2), mentre il desflurano ha effetto antiepilettico. È importante tenere presente che in caso di monitoraggio intraoperatorio dei potenziali evocati

somatosensoriali (PESS), uditivi (PEA) e visivi (PEV), l'utilizzo degli anestetici alogenati può determinare allungamento della latenza e riduzione dell'ampiezza, fino alla scomparsa, delle loro componenti; è pertanto sconsigliato il loro utilizzo in questi casi.

- *Oppiacei*: effetti minimi su FEC, $CMRO_2$ e PIC. Sono importanti per garantire un'analgesia adeguata durante le fasi di maggiore stimolazione algica (vedi in seguito). Gli oppiacei più utilizzati in NCH sono il fentanil (soprattutto all'induzione, 2 mcg/kg bolo e.v.) e il remifentanil in infusione continua (può essere utilizzato al posto del fentanil all'induzione; durante mantenimento dell'anestesia il dosaggio raccomandato è 0.05-0.5 mcg/kg/min), per il rapido onset, la potenza elevata e, nel caso del remifentanil, la breve durata d'azione.

Ventilazione

Occorre mantenere una normocapnia (pCO_2 35-40 mmHg) e un'adeguata ossigenazione, evitando l'ipossiemia (che determina vasodilatazione cerebrale) e l'iperossiemia (che aumenta la produzione di radicali liberi dell'ossigeno). Il monitoraggio intraoperatorio della ventilazione alveolare è assicurato dalla curva di $ETCO_2$ (v.n. 30-35 mmHg), che va rapportata ai valori ematici di pCO_2 in quanto il gap pCO_2-$ETCO_2$ può essere elevato in condizioni patologiche (es.in pazienti BPCO o ipovolemici). In condizioni di aumento improvviso della PIC, l'iperventilazione con valori di pCO_2 compresi tra 25 e 30 mmHg permette di detendere il parenchima cerebrale determinando vasocostrizione. Questa può essere una misura solo temporanea in attesa degli effetti di altre terapie alla luce dell'elevato rischio di riduzione del FEC indotta dalla vasocostrizione cerebrale. È importante riportare la ventilazione a valori normali in modo graduale per evitare una vasodilatazione cerebrale come effetto rebound.

Mantenimento di un'adeguata Pressione di Perfusione Cerebrale

La pressione arteriosa durante intervento di craniotomia dovrebbe essere mantenuta intorno a range di 75-90 mmHg, corrispondenti a valori di pressione di perfusione cerebrale (PPC) compresi tra 65 e 80 mmHg in condizioni di PIC nella norma (< 10 mmHg). Valori maggiori sono auspicabili per pazienti cronicamente ipertesi per lo spostamento della curva di autoregolazione cerebrale verso destra. Per l'effetto vasodilatatore della maggior parte dei farmaci utilizzati in neuroanestesia, può essere necessario ricorrere all'utilizzo di agonisti adrenergici in infusione continua (es.noradrenalina) per mantenere un'adeguata pressione di perfusione cerebrale.

Posizione intraoperatoria

È fondamentale verificare il corretto posizionamento del capo in modo da garantire un adeguato deflusso del sangue venoso intracranico. Controllare sempre che il collo non sia eccessivamente flesso o ruotato per evitare compressioni delle vene giugulari interne. Negli interventi di craniotomia la testa del paziente è coperta dai teli chirurgici sterili e spesso lontana dall'anestesista, pertanto l'accesso alle vie aeree può risultare difficoltoso. È quindi fondamentale assicurare una fissazione del tubo endotracheale e dei tubi di raccordo al ventilatore prima dell'inizio dell'intervento, al fine di evitare estubazione o dislocazione accidentale del tubo endo tracheale. Nel caso di interventi eseguiti in posizione prona è importante controllare che i bulbi oculari risultino protetti e che non siano a diretto contatto con superfici che determinano la loro compressione per evitare lesioni oculari.

Conoscenza dei tempi chirurgici

Durante la craniotomia le fasi ad elevato stimolo doloroso sono, oltre all'intubazione, il posizionamento della testiera di Mayfield nei casi in cui ne è richiesto l'utilizzo, e le fasi di incisione e di chiusura dello scalpo, del periostio e della dura madre. Durante questi tempi è importante mantenere un'analgesia adeguata e un piano di anestesia relativamente profondo. Il parenchima cerebrale è privo di innervazione sensitiva, pertanto le richieste di analgesico durante questo periodo sono ridotte. È inoltre di fondamentale importanza il controllo intraoperatorio delle perdite ematiche, che possono essere abbondanti in corso di specifici interventi come quelli di stabilizzazione della colonna vertebrale, di asportazione di meningioma intracranico o in caso di rottura di aneurisma cerebrale durante il clipping.

Parenchima cerebrale

È importante mantenere un'adeguata detensione del parenchima cerebrale durante procedure a livello cranico, prima dell'apertura della dura madre: questo consente le migliori condizioni di lavoro per il neurochirurgo ed è ottenuta attraverso una moderata iperventilazione transitoria, ritorno venoso dall'encefalo garantito, un'adeguata profondità di anestesia (vedi monitoraggio intraoperatorio) e rilassamento neuromuscolare. Si può eventualmente ricorrere alla somministrazione di diuretici osmotici (mannitolo 0,5-1 g/kg ev in 10-20 minuti) o di soluzioni saline ipertoniche (NaCl 7,5% 100 ml ev in 20 minuti) per ottenere un rilassamento cerebrale ottimale. Il mannitolo induce una diuresi osmotica abbondante, per cui bisogna mantenere un adeguato input fluidico al fine di prevenire un'ipovolemia importante con riduzione del flusso ematico cerebrale.

Monitoraggio intraoperatorio della profondità di anestesia

È di fondamentale importanza nel caso in cui si decida di ricorrere ad un'anestesia di tipo totalmente endovenoso (TIVA) ma è utile anche nel caso dell'impiego di anestetici inalatori, in quanto la MAC misura la loro concentrazione negli alveoli polmonari ma non l'effetto dell'anestetico a livello centrale. Lo scopo è quello di evitare sia l'awareness sia un piano anestetico eccessivamente profondo con quadri di burst suppression o soppressione dell'attività elettrica cerebrale, causa frequente di insorgenza di delirium nell'immediato postoperatorio. L'industria elettromedicale mette a disposizione degli anestesisti diversi strumenti che consentono di misurare la profondità dell'anestesia mediante l'elaborazione spettrale di dati EEG acquisiti con sensori transcutanei ed eventualmente integrati con dati di elettromiografia.

L'utilizzo di questi devices è oggi fortemente consigliato.

Monitoraggio neurofisiologico intraoperatorio (IOM)

Oltre all'EEG, altre metodiche consentono, se utilizzate intraoperatoriamente, di identificare strutture nervose difficilmente riconoscibili su base meramente anatomica e di monitorare "online" la loro integrità funzionale, al fine di migliorare l'outcome funzionale del paziente riducendo il rischio di deficit neurologici postoperatori. Lo IOM si è sviluppato infatti per rispondere all'esigenza di aumentare la radicalità chirurgica minimizzando il rischio di sequele neurologiche legate all'intervento chirurgico. Questo tipo di monitoraggio si basa sull'utilizzo intraoperatorio di tecniche normalmente utilizzate nella pratica clinica per valutare l'integrità del sistema nervoso centrale e periferico, rispettivamente i potenziali evocati e l'elettromiografia. I potenziali evocati (PE) rappresentano differenze di potenziale, registrabili a livello dello scalpo, evocate e correlate a stimoli esterni di varia natura. È un esame di tipo funzionale, non strutturale: ciascun potenziale studia uno specifico sistema funzionale del SNC.

- PESS (potenziali evocati somatosensoriali): studiano le vie somatosensitive utilizzando lo stimolo del nervo mediano a livello del polso (per gli arti superiori) o del nervo sciatico popliteo interno alla caviglia (per gli arti inferiori);
- BAEP (potenziali evocati acustici): studiano la via uditiva primaria del tronco encefalico applicando uno stimolo acustico a livello dell'orecchio. Utili nella chirurgia del neurinoma dell'acustico o nell'exeresi di altre lesioni a livello dell'angolo pontocerebellare;
- PEM (potenziali evocati motori): studiano le vie motorie mediante stimolazione elettrica della corteccia motoria, o direttamente o per via transcranica a livello dello scalpo, e registrano la risposta a livello dei muscoli degli arti superiori (abduttore breve del pollice ed estensore radiale del carpo) ed inferiori (tibiale anteriore e abduttore dell'alluce). Assieme ai PESS, sono utilizzati sia per interventi di craniotomia sovra-sottotentoriale che per interventi di chirurgia spinale.

L'elettromiografia studia il sistema nervoso periferico a livello muscolare: è utilizzata per monitorizzare l'attività muscolare spontanea (sEMG) o evocata da uno stimolo (triggered EMG). La sEMG permette di identificare lesioni a livello di nervi cranici o radici spinali che possono produrre scariche muscolari ad alta frequenza, dette scariche neurotoniche; la stimolazione diretta dei nuclei del tronco encefalico e dei nervi cranici o di un nervo con la registrazione di un potenziale evocato a livello del muscolo innervato (CMAP) viene invece utilizzata per mappare i nuclei e/o identificare i nervi per evitare di resecarli o danneggiarli intraoperatoriamente: una riduzione dell'ampiezza di CMAP e/o un incremento della latenza tra stimolo e CMAP sono indicativi di lesione nervosa.

L'uso del monitoraggio intraoperatorio ha implicazioni nella scelta del tipo di anestetico: i PE sono più resistenti agli agenti anestetici endovenosi rispetto a quelli inalatori, tuttavia un'anestesia totalmente endovenosa eccessivamente profonda può comunque influenzare la morfologia dei PE, in particolare dei PEM. I più suscettibili all'effetto degli anestetici inalatori sono i PEM, che scompaiono con MAC superiori a 0.5; i PESS possono essere registrati a valori di MAC compresi tra 0.5 e 1, mentre i BAEP sono i più resistenti anche a concentrazioni maggiori di anestetici inalatori. La ketamina amplifica l'ampiezza dei PES e dei PEM; può essere quindi utile se somministrata durante interventi chirurgici a livello della colonna vertebrale. L'etomidate può essere utile per indurre pazienti candidati a IOM in quanto aumenta l'ampiezza dei PESS. I dati di letteratura sull'uso di dexmedetomidina durante IOM sono scarsi, ma dati da case reports e studi di piccole dimensioni riferiscono la scomparsa di PEM solo ad alti dosaggi. Durante monitoraggio EMG e PEM, l'utilizzo di miorilassanti dovrebbe essere evitato: meglio preferire quindi l'utilizzo di miorilassanti a breve durata d'azione per l'intubazione endotracheale. Alternativamente è consigliato il monitoraggio intraoperatorio della trasmissione neuromuscolare (NMT), al fine di assicurare un livello di paralisi muscolare costante, con un numero di twitch compresi tra 2 e 4 alla stimolazione del Train of Four (TOF). Altri parametri possono influenzare la registrazione dei segnali neurofisiologici durante l'intervento: una riduzione del FEC (ad esempio per riduzione della pressione arteriosa e/o riduzione dei valori di pCO_2) determina modificazione dei PE. Essi sono invece resistenti all'ipotermia, risultando invariati fino a 32°C, valore al di sotto del quale mostrano aumentate latenza e soglia di stimolazione.

Neuroprotezione: temperatura e glicemia

È raccomandato il mantenimento di una normotermia intraoperatoria evitando, così, rialzi di temperatura corporea e il conseguente aumentano il $CMRO_2$. È fondamentale inoltre mantenere la glicemia a valori compresi tra 110 e 160 g/dl, in quanto sia l'ipoglicemia che l'iperglicemia sono deleterie: l'ipoglicemia determina danno neuronale mentre l'iperglicemia è associata a riduzione della sopravvivenza dopo asportazione chirurgica di tumore cerebrale.

Peculiarità di alcuni interventi chirurgici specifici

- ***Clipping di aneurismi intracranici***: può avvenire in regime di elezione, nel caso di riscontro occasionale di aneurisma integro o di urgenza, entro le prime 24-72 ore dall'esordio dell'emorragia subaracnoidea causata dalla rottura di un aneurisma intracranico. Lo scopo è quello di escludere l'aneurisma dal circolo ematico riducendo così il rischio di risanguinamento. Durante questo tipo di interventi è fondamentale un adeguato controllo pressorio per garantire una PPC ≥ 60 mmHg, evitando fasi di ipertensione arteriosa prima del clipping dell'aneurisma che potrebbero favorirne la rottura. Al contrario, un rialzo della PAM potrebbe essere necessario durante il clipping temporaneo dell'arteria prossimale all'aneurisma così da favorire l'afflusso di sangue da parte di vasi collaterali a quelle regioni irrorate dai vasi sottoposti a clipping. Il monitoraggio della pressione arteriosa cruenta è, quindi, fortemente raccomandato. In questo tipo di intervento può risultare molto utile l'utilizzo di neuromonitoraggio intraoperatorio di EEG e PES per valutare l'adeguatezza del flusso cerebrale soprattutto durante le fasi di clipping temporaneo. Nel corso degli anni sono state proposte diverse strategie (ipotermia e farmaci neuroprotettori) da somministrare durante clipping temporaneo per migliorare l'outcome neurologico ma nessuna di esse ha dimostrato un'efficacia significativa. In alternativa al clipping temporaneo eseguito dal neurochirurgo, in pazienti selezionati (escludere pazienti con patologia coronarica severa, anormalità della conduzione cardiaca o reattività delle vie aeree) si può somministrare adenosina: questa induce temporanea bradicardia o breve arresto cardiaco determinando riduzione o interruzione del flusso sanguigno attraverso l'aneurisma. Essa può essere somministrata anche in caso di rottura intraoperatoria di aneurisma, evenienza che determina una riduzione critica ed acuta del flusso ematico cerebrale. In caso di rottura dell'aneurisma e in attesa della sua messa in sicurezza, è fondamentale inoltre ridurre il $CMRO_2$, ridurre i valori di PAM a 50-60 mmHg per ridurre il sanguinamento e, se necessario, trasfondere emazie concentrate per mantenere valori di Hb ≥ 8 g/dl. Una volta posizionata la clip definitiva, la pressione dev'essere mantenuta a valori normali. Inoltre, per una migliore visualizzazione della vascolarizzazione cerebrale e per valutare la corretta esclusione dell'aneurisma, il neurochirurgo potrebbe richiedere la somministrazione intraoperatoria di verde di indocianina in bolo ev rapido: bisogna tenere in considerazione che la sua somministrazione può determinare una breve riduzione nei valori di SpO_2 su base artefattuale.

- ***Chirurgia per malformazioni artero-venose (MAV)***: queste lesioni congenite sono ad alto rischio di sanguinamento intraoperatorio, per cui spesso vengono sottoposte a procedura di embolizzazione per via endovascolare prima di essere sottoposte a rimozione per via chirurgica. La gestione anestesiologica di questo tipo di intervento è simile a quella per gli aneurismi intracerebrali, con controllo stretto dei valori di pressione arteriosa.
- ***Chirurgia della fossa cranica posteriore (FCP)***: riguarda lesioni espansive del cervelletto, del tronco e dei nervi cranici. Pertanto è frequentemente necessario il monitoraggio intensivo postoperatorio per l'elevato rischio di complicanze gravi quali lesioni nervose (ad es.di nervi vago e glossofaringeo con alterazione del riflesso della tosse e rischio di inalazione, bradicardia e ipotensione), dilatazione del quarto ventricolo e compromissione dei centri del respiro a livello bulbare. Questo tipo di chirurgia è spesso effettuata in posizione seduta, la cui complicanza più temibile è il venoembolismo gassoso: in questa posizione, il sito operatorio risulta al di sopra del livello del cuore, determinando un elevato rischio di passaggio di aria a livello dei seni venosi della dura madre e quindi in circolo. In caso di presenza di FOP o altro shunt intracardiaco si può venire a creare un quadro di embolia paradossa. Se non eseguita nel preoperatorio, la ricerca di FOP può essere svolta dopo l'induzione di anestesia a paziente intubato mediante ecocardiografia transesofagea (TEE). La sonda ecografica viene posizionata in esofago in modo tale da visualizzare l'imbocco della vena cava superiore in atrio destro: viene prima eseguito un "bubble test" per escludere la presenza di FOP ed in seguito si lascia in sede la sonda ecocardiografica per consentire il monitoraggio intraoperatorio continuo dell'eventuale passaggio di aria in atrio destro. Nel caso in cui questa complicanza occorra, è importante avvisare il chirurgo, abbassare la testa del paziente a livello cardiaco, sospendere l'eventuale PEEP, eseguire aspirazione di sangue ed aria dal CVC posizionato preoperatoriamente a livello della giunzione atrio-cavale e comprimere le vene giugulari (questa manovra aiuta inoltre il chirurgo ad identificare la fonte di embolismo venoso). Una riduzione dei valori di $ETCO_2$ è un segnale di embolismo gassoso, anche se non specifico di questa condizione.
- ***Awake craniotomy***: inizialmente introdotta per la chirurgia dell'epilessia, è sempre più utilizzata per l'asportazione di lesioni espansive soprattutto a livello di aree del cervello che controllano le funzioni motorie e sensitive e il linguaggio. Questo tipo di approccio consente di ridurre il numero di accessi postoperatori in Terapia Intensiva e di dimettere il paziente al domicilio in tempi più brevi. Dal punto di vista anestesiologico l'intervento può essere condotto in sedazione cosciente (paziente sedato in respiro spontaneo) oppure mediante la cosiddetta tecnica asleep-awake-asleep, con una prima parte in anestesia generale (di solito con utilizzo di maschera laringea) e risveglio intraoperatorio a dura madre aperta. Al termine della fase di resezione della massa si può decidere di mantenere il paziente in respiro spontaneo con blanda sedazione oppure scegliere di addormentarlo nuovamente. Molti centri utilizzano oggi una tecnica in cui il paziente è sempre cosciente e collaborante durante tutte le fasi della chirurgia. Di fondamentale importanza sono le tecniche di anestesia locale e di blocco dello scalpo per consentire l'esecuzione della craniotomia. Per questo tipo di intervento è cruciale un'accurata selezione preoperatoria dei pazienti candidabili: dal punto di vista anestesiologico il paziente non deve presentare fattori predittivi di IOT difficile, OSAS o altre patologie respiratorie o BMI > 35. Alla luce della necessità di collaborazione da parte del paziente durante tutto l'intervento, altre controindicazioni sono: bassa tolleranza al dolore, disturbi d'ansia o labilità emotiva, disfagia significativa, sonnolenza o confusione. I farmaci scelti per la sedazione cosciente sono solitamente dexmedetomidina o propofol in infusione continua, associati eventualmente ad oppiacei a breve emivita in infusione continua. La profondità di anestesia andrebbe monitorizzata in modo tale da evitare un piano anestesiologico eccessivamente profondo col rischio di apnee e al contempo garantire un livello di coscienza tale da permettere l'esecuzione intraoperatoria di test neuropsicologici. La posizione sul lettino operatorio (di solito in decubito laterale) verrà fatta provare

al paziente il giorno prima dell'intervento così da garantire il miglior confort possibile. Prima di posizionare la testiera di Mayfield si esegue il blocco dello scalpo; inoltre, infiltrazioni di anestetico locale (soprattutto lidocaina) verranno eseguite dal chirurgo in corso di intervento prima di incidere la dura madre e in fase di chiusura alla fine dell'intervento.

- ***Resezione transfenoidale di lesioni ipofisarie***: nella maggior parte dei casi gli adenomi ipofisari sono non funzionanti e determinano compressione sul parenchima sano circostante causando ipofunzionamento della ghiandola. In alcuni casi le lesioni possono essere secernenti e determinano quadri clinici come sindrome di Cushing, acromegalia e galattorrea-amenorrea. Nei pazienti con acromegalia la gestione delle vie aeree può essere difficoltosa. Nel caso di asportazione completa dell'ipofisi si provvederà a somministrare al paziente una terapia ormonale sostitutiva già nel preoperatorio. Spesso il chirurgo somministra vasocostrittori locali per ridurre il rischio di sanguinamento e questo può determinare modificazioni emodinamiche (tachicardia, ipertensione arteriosa) prevedibili. È importante posizionare uno zaffo di garze nel retrofaringe per evitare sia uno scolo di materiale ematico nelle vie aeree, al momento dell'estubazione, sia nel tubo digestivo, con aumentato rischio di distensione gastrica e vomito.
- ***Chirurgia della colonna vertebrale***: in caso di chirurgia a livello cervicale, l'intervento può essere eseguito in posizione supina (accesso chirurgico anteriore) o in posizione prona. In presenza di lesioni instabili della colonna a questo livello, sarà molto importante mantenere in asse il capo evitandone l'iperestensione: l'intubazione con laringoscopia diretta potrebbe risultare difficoltosa e pertanto è consigliato disporre di presidi quali il videolaringoscopio procedere fin da subito con l'intubazione da sveglio con fibrobroncoscopio. Quando il paziente va posizionato in decubito ventrale è molto importante mantenere in asse la colonna vertebrale (soprattutto in presenza di pazienti con lesioni instabili della colonna e danno neurologico associato); è necessario inoltre porre attenzione che il tubo endo tracheale non si dislochi e che non vi sia pressione diretta a livello dei globi oculari. Una potenziale complicanza degli interventi eseguiti da prono è la neuropatia ottica ischemica la cui eziologia non è chiara: nella sua insorgenza sembrano essere implicati la lunga durata dell'intervento, l'infusione di grandi quantità di liquidi ev, eventuali perdite ematiche importanti e l'ipotensione. Per quanto concerne la chirurgia della colonna a livello toracico, il paziente viene posizionato in decubito prono o in decubito laterale, in funzione del tipo di intervento. Qualora si rendesse necessario un approccio toracotomico, il paziente dovrà essere sottoposto ad intubazione selettiva con tubo bilume o con utilizzo di bloccatore endobronchiale. Durante la visita preoperatoria bisognerà pertanto valutare la funzionalità polmonare in previsione di una ventilazione monopolmonare intraoperatoria. Per quanto riguarda gli interventi a livello della colonna lombare, questi vengono eseguiti in posizione genupettorale, o in decubito dorsale.

Anestesia in neuroradiologia

Negli ultimi vent'anni un'incessante sviluppo tecnologico unitamente a procedure diagnostico-terapeutiche sempre più performanti, hanno permesso alla *neuroradiologia* di compiere passi da gigante. Pazienti fino a ieri considerati troppo anziani o troppo complessi dal punto di vista medico per essere sottoposti a chirurgia tradizionale, oggi, grazie a procedure alternative (**Tabella 29.1**) e sempre meno invasive, possono beneficiare di quelle cure che fino a ieri erano loro negate. Ora, più che mai, si osserva un radicale cambiamento che trasforma sempre più la neuroradiologia da interventistica a vera e propria "neurochirurgia endovascolare".

L'uso di microcateteri introdotti attraverso una grossa arteria (generalmente la femorale), l'infusione di *mezzi di contrasto* e l'uso di un *amplificatore di brillanza*, permette al neuroradiologo di "navigare" lungo la rete vascolare cerebrale raggiungendo così la lesione da trattare. La tecnologia mette a disposizione svariati *devices* (coil, web, stent a diversione di flusso e non, vari tipi di soluzioni embolizzanti) in grado di rispondere alle più disparate necessità degli operatori ed alle diverse varianti anatomiche.

La sala di radiologia interventistica

Lo spostamento del campo d'intervento dalla tradizionale sala operatoria verso nuove sedi, quali le sale angiografiche, ha determinato la necessi-

Tabella 29.1 Classificazione delle principali procedure neuroradiologiche interventistiche.

A. Lesioni intracraniche
Angiografia diagnostica
Angioplastica e stenting carotideo
Chemioterapia intracerebrale nei tumori della testa e collo
Embolizzazione aneurismi cerebrali elettiva in emergenza
Embolizzazione di malformazioni artero-venose cerebrali
Embolizzazione di fistole durali
Embolizzazione di tumori intracranici
Scleroterapia degli angiomi venosi
Test di occlusione carotidea per aneurismi e tumori
Trombolisi e trombectomia per ictus ischemico
Trattamento del vasospasmo cerebrale
B. Lesioni extracraniche
Angioplastica e stenting dell'arteria vertebrale
Cifoplastica
Embolizzazione di fistole spinali
Embolizzazione delle malformazioni artero-venose durali spinali
Vertebroplastica

tà di far uscire gli anestesisti dalla sala operatoria, portandoli a confrontarsi con nuovi spazi e procedure.

L'attività anestesiologica eseguita fuori dai blocchi operatori (NORA), per problemi intrinseci alle sedi, è *attività ad alto rischio* per la ***sicurezza del paziente*** e degli ***operatori*** stessi.

Contrariamente alle sale operatorie, che sono ambienti uniformi e comuni a tutte le specialità chirurgiche, le sale di neuroradiologia interventistica presentano configurazioni assai varie (**Tabella 29.2**) e rappresentano una ulteriore difficoltà per l'anestesista. Inoltre, a volte, possono essere caratterizzate da spazi angusti, scarsamente illuminati e generalmente poco accessibili per le necessità dell'anestesista nella gestione del paziente.

Inoltre, va considerata la presenza di *radiazioni ionizzanti*. Queste ultime obbligano l'anestesista a tenere norme di comportamento, in materia di radioprotezione, assai precise. A tale proposito vale la pena riassumerle con l'acronimo anglosassone "ALARA" (As Low As Reasonably Achievable). Va pertanto consigliato un comportamento che porti a ridurre il tempo di esposizione ed aumentare la distanza dalla fonte radiogena di almeno 2 metri anteponendo barriere protettive. Utile l'utilizzo dei dosimetri personali.

Esigenze cliniche e procedurali in neuroradiologia interventista

Una procedura angiografica neuroradiologica può avere vari livelli di complessità e di rischio, a seconda dell'indicazione (diagnostica o terapeutica), del grado di urgenza e della patologia in esame.

La semplice angiografia cerebrale diagnostica rappresenta una fase molto importante di studio e pianificazione di un eventuale trattamento, contestuale o successivo, e deve essere eseguita nel modo più efficace possibile. Questo comporta che il paziente, e soprattutto la sua testa, siano in posizione corretta al fine di facilitare l'esecuzione dell'esame. Occorre favorire le proiezioni angiografiche che meglio consentono di visualizzare la malformazione e le sue caratteristiche emodinamiche e spaziali. Lo spazio attorno alla testa del paziente deve quindi essere il più possibile libero, per consentire il movimento rapido e senza ostacoli del tubo radiogeno e del lettino angiografico durante la procedura. Esattamente come il neurochirurgo studia il suo miglior accesso microchirurgico, il neurointerventista cerca le sue migliori proiezioni di lavoro ed ha bisogno che queste siano stabili e facilmente riproducibili, sia in fase di

Tabella 29.2 Caratteristiche/fattori di rischio delle sale di neuroradiologia interventistica.

Isolamento – lontananza dal blocco operatorio
Rapido turnover
Frequenti cambiamenti *di équipe*
Configurazioni specifiche delle sale Luminosità ridotta Spazi ridotti Scarso accesso al paziente
Assenza aspirazione gas medicali
Radiazioni Ionizzanti / Campi magnetici
Reazioni allergiche / Ipertermia maligna

studio, sia durante il trattamento, sia nei controlli successivi. In presenza di un paziente collaborante e tranquillo, la semplice angiografia cerebrale può essere eseguita senza alcun intervento farmacologico e senza alcuna sedazione; questa invece può essere necessaria in pazienti non collaboranti, anche solo al fine di migliorare la qualità diagnostica dell'esame.

La complessità ed il conseguente rischio procedurale aumentano nel caso di un trattamento neuroendovascolare e sono differenti a seconda della patologia ed in situazioni di urgenza o di elezione.

Per la maggior parte dei trattamenti, su aneurismi cerebrali o su malformazioni arterovenose rotti e non rotti, è indispensabile l'immobilità assoluta del paziente, pertanto l'anestesia generale ed un'attenta curarizzazione è frequentemente la scelta maggiormente utilizzata. In alcuni casi selezionati, specie per quanto riguarda il trattamento delle malformazioni arterovenose, una forma di anestesia cosciente potrebbe essere una possibile alternativa.

Nel caso del trattamento dello stroke ischemico, la necessità di una sedazione o dell'anestesia generale, è da valutare in base alla gravità delle condizioni cliniche, al grado di collaborazione del paziente, al tempo necessario per portare a termine la procedura ed alla necessità di mantenere un controllo clinico neurologico. Quando il paziente è collaborante e la trombectomia meccanica è eseguibile in sedazione cosciente o in assenza di sedazione questa risulta essere la scelta più appropriata e diffusa. In presenza di un paziente agitato o non cosciente o con compromissione delle vie aeree si rende necessaria l'anestesia generale con intubazione oro tracheale. Fondamentale è il mantenimento di una adeguata pressione arteriosa sistemica e di uno stretto controllo della CO_2 al fine di mantenere un corretto flusso ematico cerebrale. Alcune manovre potrebbero provocare dolore e richiedere quindi una temporanea analgesia.

Inoltre un trattamento neuroendovascolare può comportare la somministrazione di eparina e/o farmaci antiaggreganti. Tali terapie sono spesso indispensabili per la buona riuscita della procedura ed andrebbero sempre concordate con il neurointerventista.

Selezione, preparazione e monitoraggio del paziente

Selezione

La selezione dei pazienti da sottoporre a procedure di neuroradiologia intereventistica è il frutto di un expertise multi-specialistico dove neuroradiologi, neurochirurghi, neurologi ed anestesisti si confrontano per valutare, ognuno per propria competenza, la migliore opzione terapeutica per il paziente. La visita anestesiologica viene condotta in analogia a quanto avviene per i pazienti candidati a chirurgia. La stratificazione del rischio anestesiologico utilizza gli stessi scores noti in ambito chirurgico. Può essere utile la conoscenza degli scores specifici per le diverse patologie neurologiche da sottoporre a trattamento endovascolare. Per questi ultimi si rimanda ai capitoli dedicati alla patologia cerebrovascolare. La prescrizione di eventuali premedicazioni farmacologiche oltre che del digiuno preoperatorio e l'ottenimento del consenso informato completano l'iter valutativo.

Preparazione

Considerando la posizione che il paziente assumerà sul tavolo angiografico, la scarsa accessibilità al paziente da parte del personale anestesiologico e la sede, a volte, logisticamente disagiata, grande attenzione va posta alla preparazione del paziente e della sala. Un buon confort, il reperimento di un numero adeguato di linee infusive, un'eventuale linea arteriosa, il posizionamento eventuale del catetere vescicale e del sondino naso-gastrico, unitamente ad un monitoraggio avverranno in modalità simile a quanto normalmente avviene per i pazienti in sala operatoria. Il posizionamento di monitor, pompe infusionali, respiratore meccanico e linee infusive va attentamente controllato al fine di evitare sia interferenze con gli apparecchi radiologici sia possibili conflitti con i tubi radiogeni che devono poter ruotare liberamente.

Monitoraggio

Lo standard di monitoraggio all'interno delle sale angiografiche non deve differire dallo standard di monitoraggio all'interno delle sale operatorie (**Tabella 29.3**).

Considerazioni pre-procedurali

La gestione del paziente da sottoporre a trattamento neurologico endovascolare comporta la valutazione dello stato neurologico iniziale da confrontarsi successivamente con lo stato neurologico raggiunto al termine della procedura.

Scelta della tecnica anestesiologica

Ad oggi non esistono indicazioni certe sulla migliore tecnica anestesiologica da impiegarsi in sala di neuroradiologia interventistica. La scelta della tecnica anestesiologica deve quindi necessariamente tenere in considerazione vari fattori quali le necessità dell'operatore, le condizioni cliniche del paziente, il controllo del dolore, il suo stato di collaborazione e il suo confort ma anche la durata della procedura, e le abitudini del team impiegato nella procedura.

Anestesia generale

L'anestesia generale è certamente la tecnica più diffusa per tutte le procedure endocraniche. La necessità di immobilità del paziente, di uno stretto controllo della ventilazione e dell'emodinamica e la lunga durata delle procedure rendono l'anestesia generale la tecnica più frequentemente utilizzata in tutte le procedure di embolizzazione di aneurismi e malformazioni artero-venose (MAV) cerebrali, piuttosto che di tumori endocranici. Più dibattuta è la scelta tra anestesia generale o sedazione cosciente in corso di ictus ischemico. Anche se è più probabile che sia lo stretto controllo della pressione arteriosa durante la procedura e la rapidità della riperfusione ad essere responsabile dell'outcome di questi pazienti piuttosto che la condotta anestesiologica di per sé.

La scelta dei farmaci per l'induzione e il mantenimento dell'anestesia generale deve considerare sia la presenza o l'assenza del circuito di aspirazione dei gas medicali per l'eventuale utilizzo

Tabella 29.3

Monitoraggi di routine	Monitoraggi comuni ma non di routine
ECG e Frequenza cardiaca	Profondità dell'anestesia
Pulsossimetro	Monitoraggi emodinamici
Pressione arteriosa (cruenta o non invasiva)	EEG e Potenziali evocati
Capnometria	Ecocardiografia transesofagea
Concentrazione inspirata di ossigeno	
Volumi e pressioni di ventilazione	
Temperatura corporea	
Concentrazione degli anestetici alogenati	
Livello della curarizzazione	
Diuresi	

degli alogenati, sia la necessità di poter eseguire una valutazione neurologica a fine procedura. I farmaci a breve emivita sono da preferirsi.

Sedazione cosciente

Il principale vantaggio nell'uso della sedazione cosciente risiede nella possibilità di poter valutare continuamente la funzione neurologica. La sedazione cosciente è frequentemente utilizzata nei pazienti collaboranti da sottoporre a trombectomia meccanica in caso di ictus ischemico. Va segnalato che il livello di sedazione raggiunto non è mai predefinibile ma è un continuum di livelli dipendenti da numerose variabili. Si deve tenere in considerazione che un eccesso di sedazione potrebbe condizionare un aumento di CO_2 con un conseguente aumento della pressione intracranica. Inoltre l'anestesista e l'équipe coinvolta nella procedura devono sempre tener presente la possibilità di dover rapidamente convertire qualsiasi forma di sedazione in anestesia generale. L'utilizzo del monitoraggio con saturimetria e capnometria per qualsiasi livello di sedazione si voglia ottenere è mandatorio.

Trattamento del paziente affetto da ictus ischemico acuto (AIS): stenting e trombectomia meccanica

La radiologia interventistica oggi gioca un ruolo di primo piano anche nel trattamento dell'ictus ischemico. La trombectomia meccanica infatti, associata o meno alla fibrinolisi sistemica, è oggi indicata con evidenza di grado IA nelle linee guida AHA/ASA per il trattamento dello stroke ischemico, in caso di occlusione acuta di un grosso vaso intracranico, fino a 24 ore dall'insorgenza dei sintomi in casi selezionati. La tecnica consiste nella tromboaspirazione, mediante cateteri atraumatici, ad ampio lume interno, portati a ridosso del materiale occludente e collegati ad una pompa di aspirazione meccanica. Alternativamente, si può utilizzare uno stent non staccabile, chiamato "stent retriever", che viene aperto all'interno del materiale trombotico per intrappolarlo al suo interno e viene poi rimosso in aspirazione.

Trattamento del paziente portatore di aneurismi, MAV e fistole durali: coil, flow-diverter, web

Lo sviluppo tecnologico cui si è assistito in questi ultimi trent'anni ha messo a disposizione dei neurointerventisti strumenti e materiali performanti, in grado di offrire valide alternative ed opzioni terapeutiche, impensabili solo pochi anni fa.

Sono state sviluppate spirali sempre migliori, atraumatiche, con forme e caratteristiche differenti. Sono stati sviluppati palloni e stents per i vasi intracranici, per consentire il trattamento anche di aneurismi a colletto ampio, dove le sole spirali non sarebbero state posizionabili (**Figura 29.1**).

A partire poi dal 2008, si osservò che alcuni tipi di stents posizionati per il contenimento delle spirali nella sacca aneurismatica favorivano anche la redistribuzione del flusso ematico, contribuendo ad escludere l'aneurisma dal circolo con meccanismi emodinamici. Vennero quindi sviluppati specifici stents a diversione di flusso ("*flow diverter*"), a maglie fitte, che hanno la funzione di ricostruire il vaso sede dell'aneurisma senza chiudere le branche collaterali, in quanto la loro geometria consente il flusso là dove è laminare (vaso principale, collaterali) mentre lo ostacola dove è turbolento (sacca aneurismatica). Quasi parallelamente alla tecnologia dei flow diverters, si rende disponibile sul mercato il "web", un cestello fatto di una maglia fitta, simile ad un flow diverter, del tutto intra-sacculare, come alternativa per il trattamento di aneurismi ad ampio colletto.

Per quanto riguarda la patologia aneurismatica e l'emorragia subaracnoidea, la radiologia interventistica trova spazio anche nel trattamento del vasospasmo, sia con tecniche di dilatazione meccanica, sia farmacologiche mediante infusione continua di vasodilatatori (in genere nimodipina) (**Figura 29.2**).

Oltre al materiale embolizzante per la patologia aneurismatica intracranica, la neuroradiologia interventistica si avvale anche di altro materiale, quale per esempio particelle di PVA (polivinilalcohol), colla (cianoacrilato) e liquidi embolizzanti a base di copolimero di Etil-vinil alcool/DMSO per il trattamento, singolo o combinato con chirurgia e radioterapia, di malformazioni arterovenose complesse, durali e piali e per la devascolarizzazione di lesioni e tumori ipervascolarizzati extraassiali (metastasi, meningiomi) della regione testa-collo e spinale (**Figura 29.3**).

La gestione anestesiologica del paziente affetto da ictus ischemico acuto

Time lost is brain lost! Partendo da questo presupposto, un trattamento endovascolare precoce rappresenta un'opzione terapeutica in grado di migliorare l'outcome del paziente vittima di ictus ischemico acuto. Per tale motivo la valutazione del paziente deve essere la più completa possibile, evitando però ritardi nell'inizio del trattamento endovascolare.

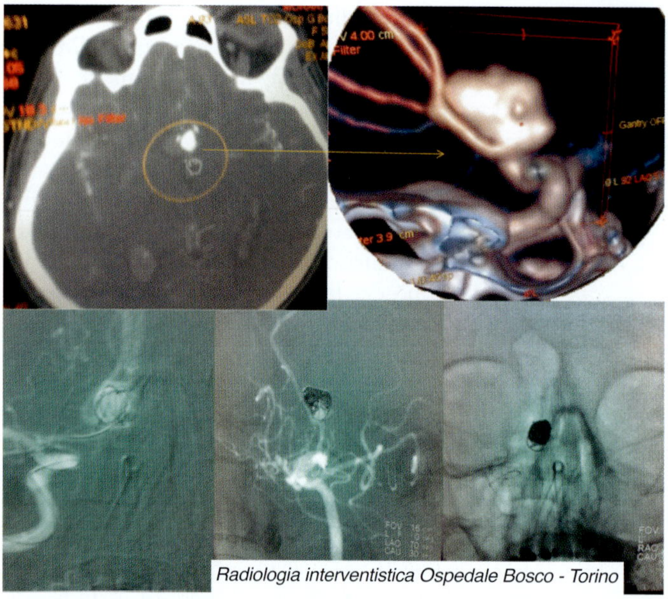

Figura 29.1 Embolizzazione di aneurisma cerebrale con coils.

Fino ad oggi non emergerebbe un effetto sull'outcome confrontando le diverse tecniche anestesiologiche impiegate durante il trattamento endovascolare (anestesia generale vs sedazione cosciente) quando vengano mantenuti livelli di pressione arteriosa sistolica di almeno 140 - 160 mmHg o una pressione arteriosa media superiore ai 70 mmHg. Al termine della procedura di rivascolarizzazione può risultare favorevole ridurre la Pressione Arteriosa Sistemica a valori inferiori a 150 mmHg. Inoltre, non sembrerebbe esserci correlazione tra tipo di anestesia/sedazione impie-

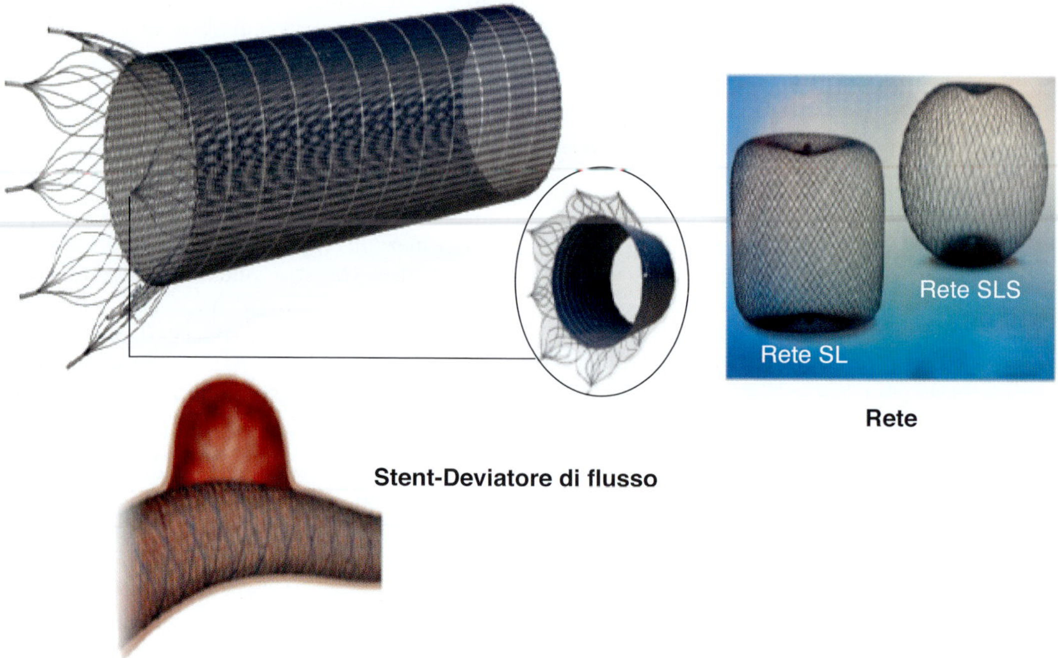

Figura 29.2 Trattamento di aneurisma cerebrale con Flow diverter.

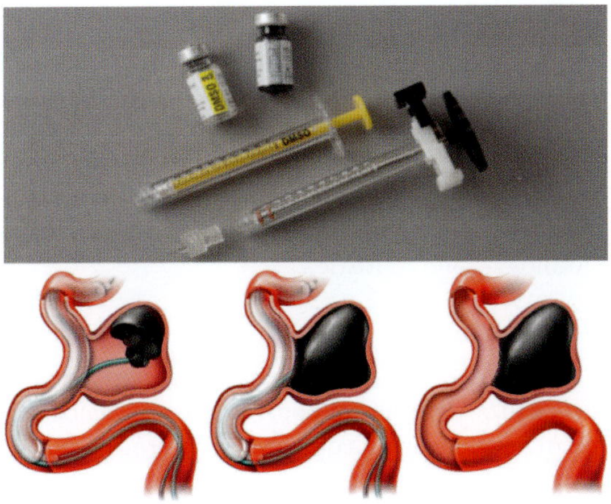

Figura 29.3 Liquidi embolizzanti a base di DMSO.

gata e complicanze angiografiche intra-procedurali. Pazienti affetti da qualsiasi forma di ictus cerebrale possono decadere rapidamente dal punto di vista neurologico. L'ipercapnia è riscontrabile in un'elevata percentuale (44-95%) di pazienti con ictus ischemico, soprattutto se sottoposti a qualche forma di sedazione. Individuare precocemente qualsiasi causa di decadimento neurologico, di ipossia e/o ipercapnia, ne permette un rapido trattamento. La scelta tra anestesia generale e sedazione cosciente dipende dal grado di collaborazione del paziente, dal suo quadro neurologico, dalle abitudini degli operatori e da fattori organizzativi locali. Un paziente agitato e/o che non protegge aeguatamente le vie aeree è un buon candidato alla anestesia generale.

Durante l'induzione dell'anestesia generale si raccomanda di evitare la riduzione acuta della pressione arteriosa sistolica al di sotto di 140-160 mmHg. Il mantenimento dell'*euvolemia* è fortemente raccomandato. Il tempo totale di esecuzione della trombectomia e l'ottenimento della rivascolarizzazione non sembra diverso nei pazienti sottoposti ad anestesia generale o a sedazione conscia. Resta cruciale che l'anestesista abbia ben chiaro che il tempo è una variabile fondamentale per il buon esito del trattamento.

La gestione anestesiologica del paziente sottoposto a trattamento embolizzante

Le procedure di neuroradiologia interventistica intracraniche, sebbene generalmente poco dolorose, richiedono lunghi tempi di esecuzione e immobilità assoluta da parte del paziente. Per tali motivi, i trattamenti embolizzanti intracranici necessitano frequentemente dell'*anestesia generale*.

Induzione e mantenimento. La gestione anestesiologica deve evitare sanguinamenti (o re-sanguinamenti), mantenere una corretta perfusione cerebrale, garantire normali livelli di trasporto dell'O_2 e controllo della CO_2 e mantenere uno stretto controllo della temperatura, della glicemia e del metabolismo in cerebrale.

Le sale angiografiche sono spesso prive dello scarico dei gas e comportano l'uso di tecniche di anestesia totalmente endovenosa. Al momento dell'induzione dell'anestesia e dell'intubazione oro-tracheale è necessario evitare sia brusche riduzione di pressione arteriosa sistemica che, soprattutto, puntate ipertensive che potrebbero portare a sanguinamenti intracranici. L'impiego di farmaci vasoattivi è frequente durante la procedura di embolizzazione al fine di mantenere una corretta pressione di perfusione cerebrale. Un piano analgesico, anche multimodale, è raccomandato.

L'impiego di farmaci miorilassanti in infusione continua può aiutare a prevenire movimenti del paziente in corso di anestesia, riducendo così la possibilità di rotazioni del capo durante la procedura. A tal proposito si raccomanda l'uso di un monitoraggio della funzione neuromuscolare. La ventilazione andrà settata per ottenere valori normali di O_2 ed un range di CO_2 compreso tra 35 e 38 mmHg.

Riguardo alla gestione della fluidoterapia, l'obiettivo è il mantenimento della normovolemia. In analogia alle procedure di neurochirurgia si consiglia l'utilizzo di soluzioni normo osmolari.

Risveglio ed estubazione. La fase del risveglio da un'anestesia generale e dell'estubazione rappresenta una fase critica in virtù delle possibili complicanze ad essa correlabili (es. un rialzo pressorio indesiderato). Il risveglio dall'anestesia deve avvenire "dolcemente" e solo quando tutti i parametri fisiologici siano all'interno di un range di normalità. Una valutazione TC encefalo di controllo post-procedura può essere richiesta dall'operatore prima di procedere al risveglio del paziente (**Figura 29.4**).

Anticoagulazione

L'uso di microcateteri durante lo svolgimento delle procedure, richiede un'attenta gestione della coagulazione.

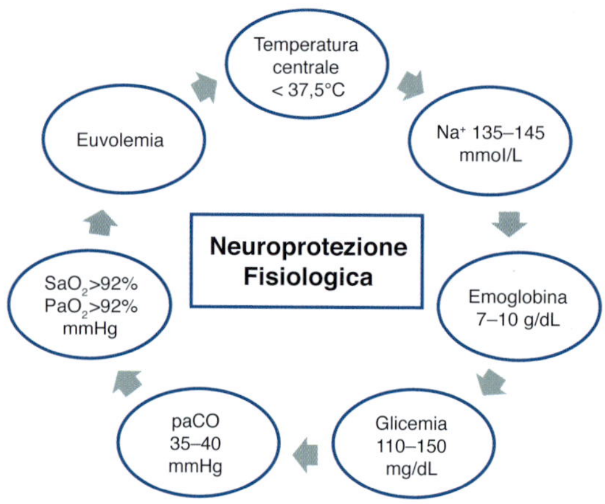

Figura 29.4 Da Godoy DA, Neurosurg Clin N Am 29 (2018) 195–212.

Partendo da un campionamento del valore basale del *"tempo di coagulazione attivato"* (ACT), viene somministrata *eparina* endovenosa per ottenere valori di scoagulazione ottimale (ACT 230-250 sec.). Al termine della procedura, se il caso, l'eparina residua in circolo verrà inattivata attraverso somministrazione di *protamina* per riportare l'ACT a valori normali. L'evidenza di sanguinamenti attivi e non controllabili in presenza di elevati valori di ACT dovrebbe far considerare l'opzione di inattivare l'eparina con somministrazione d'urgenza di *protamina.*

Antiaggregazione piastrinica

Gli agenti antipiastrinici (aspirina, gli antagonisti del recettore della glicoproteina IIb / IIIa e i derivati della tienopiridina) sono sempre più utilizzati nella gestione delle malattie cerebrovascolari. Abciximab è stato usato per trattare le complicanze tromboemboliche. L'aggiunta di clopidogrel al regime antipiastrinico, continuata per almeno 6 mesi, è comunemente impiegata nelle procedure che richiedono il posizionamento di dispositivi, come stents, flow deverters, coils, etc.

Osservazione post-operatoria

Tutti i pazienti sottoposti ad una procedura di neuroradiologia dovrebbero osservare un congruo periodo di osservazione. In genere 2-4 ore.

Le condizioni neurologiche, emodinamiche e respiratorie andrebbero monitorate per un tempo adeguato prima di dimettere il paziente in un reparto di degenza ordinaria in funzione dell'organizzazione e delle risorse dei singoli centri, della procedura effettuata e delle condizioni cliniche generali dei pazienti. Non esistono attualmente indicazioni al ricovero in aree Intensive per tutti i pazienti sottoposti a procedure elettive di neuroradiologia interventistica.

Dimissioni

La dimissione del paziente verso un reparto di degenza deve essere considerata, in analogia a quanto avviene in sala operatoria, al termine di una congrua e corretta osservazione post procedurale. Questa dovrebbe avvenire solo al raggiungimento di oggettivi criteri di dimissibilità. Alcune scale di valutazione utilizzate in ambito chirurgico possono essere ugualmente utilizzate in ambito neuroradiologico (es. Aldrete, White e Song).

In genere le dimissioni potranno avvenire solo quando il paziente abbia dimostrato di soddisfare i seguenti criteri:

- deve essere cosciente senza stimolazione eccessiva;
- deve essere in grado di mantenere la pervietà delle vie aeree in modo autonomo
- devono essere presenti i riflessi protettivi (deglutizione e tosse) delle vie aeree;
- la respirazione e l'ossigenazione sono soddisfacenti;
- il sistema cardiovascolare è stabile in assenza di supporto aminico
- non vi è sanguinamento persistente.
- I valori di polso e pressione arteriosa sono vicini ai normali valori preoperatori.
- La perfusione periferica è adeguata (cute calda, rosea, tempo di riempimento capillare < 3 secondi);
- il dolore è ben controllato;
- nausea e vomito sono assenti;
- la normotermia è ristabilita;
- si è verificato il recupero dell'attività motoria e della forza muscolare.

Letture consigliate

Oxford Textbook of Neurocritical Care, Smith MM et al, Oxford University Press, 2016.

Cottrell and Patel's Neuroanesthesia, Cottrel JE et al, Elselvier, 2016.

Trattato EMC di Anestesia-Rianimazione, Elselvier Masson SAS, 2019.

Trattato di Anestesia Clinica, 7° ed, Paul G. Barash et al, Antonio Delfino Editore, 2015.

Pasternak JJ: Neuroanesthesiology Update. J Neurosurg Anesthesiol 2019; 31(178-98).

MacDonald DB, Dong C, Quatrale R, et al: Recommendations of the International Society of Intraoperative Neurophysiology for intraoperative somatosensory evoked potentials. Clinical Neurophysiology 2019; 130:161-179.

Nunes RR, Bersot CDA, Garritano JG, et al: Intraoperative neurophysiological monitoring in neuroanesthesia. Curr Open Anesthesiol 2018; 31:532-538.

Sewell D, Smith M, et al: Awake craniotomy: anesthetic considerations based on outcome evidence. Curr Open Anesthesiol 2019; 32:546-552.

Raccomandazioni per l'esecuzione dell'anestesia e della sedazione al di fuori dei blocchi operatori - Gruppo di Studio SIAARTI per la Sicurezza in Anestesia e Terapia Intensiva (edizione 2005).

Standard per il monitoraggio in anestesia - Gruppo di Studio SIAARTI per la Sicurezza in Anestesia e Terapia Intensiva (edizione 2012).

Castioni CA, Amadori A, Bilotta F, et al: Italian Consensus in Neuroradiological Anesthesia (ICONA). Minerva Anestesiol. 2017; 83:956-971.

VALUTAZIONE PREOPERATORIA DEL PAZIENTE CARDIOCHIRURGICO E ANESTESIA IN CARDIOCHIRURGIA

30

Elena Bignami, Jessica Colla

Valutazione preoperatoria del paziente cardiochirurgico

Il management anestesiologico del paziente candidato a intervento cardiochirugico risulta spesso complesso a causa degli elevati rischi pre, intra e postoperatori ai quali questa popolazione di pazienti è esposta. Tali rischi possono essere correlati a:

- Patologia cardiaca di base: coronaropatia critica multivasale, insufficienza/stenosi valvolare severa, aneurisma dell'aorta toracica o dell'arco aortico coinvolgente il piano valvolare o l'origine dei tronchi sovraortici, dissezione aortica tipo A.
- Stato funzionale associato alla patologia cardiaca di base: disfunzione ventricolare sinistra o destra, ipertensione polmonare fino a quadri clinici di scompenso cardiaco conclamato.
- Patologie cardiache concomitanti: fibrillazione atriale o altre tachiaritmie, BAV, precedenti interventi cardiochirurgici (Bypass Aortocoronarico, BPAC, impianto protesi valvolari meccaniche/biologiche, pace-maker PM, protesi aortiche).
- Procedura chirurgica: intervento urgente/emergente, redo in pazienti già sottoposti a interventi cardiochirurgici, contemporanea rivascolarizzazione miocardica con BPAC e correzione valvulopatia o correzione contemporanea di due o più difetti valvolari.
- Patologie sistemiche concomitanti: patologie respiratorie (infiammatorie, ostruttive, restrittive), renali (IRA, IRC), epatiche (epatiti, cirrosi), metaboliche (diabete mellito, ipo-ipertiroidismo, iperplasia o adenoma del surrene, malattie metaboliche congenite), neurologiche (pregressi ictus ischemici/emorragie cerebrali, sclerosi multipla, distrofie muscolari) e vascolari (ateromasia carotidea, femorale).

In quest'ottica diventa di fondamentale importanza l'esecuzione di un'accurata valutazione preoperatoria al fine di ridurre il rischio di complicanze sia intra che post procedurali.

Stratificazione del rischio

Nel corso degli anni sono stati elaborati diversi sistemi multiparametrici di stratificazione del rischio perioperatorio.

Tra questi la letteratura supporta l'European System for Cardiac Operative Risk Evaluation (EuroSCORE) e il Cardiac Anesthesia Risk Evaluation Score (CARE Score) come metodi validi per la valutazione della mortalità e morbilità dopo intervento cardiochirurgico, basati sull'analisi di fattori di rischio legati alle caratteristiche del paziente, della patologia cardiaca e del planning chirurgico (**Tabella 30.1** e **30.2**).

La valutazione invece dello stato funzionale, utile soprattutto nella prevenzione delle eventuali complicanze intraoperatorie, viene principalmente effettuata mediante le classificazioni ACC/AHA e NYHA dello scompenso cardiaco.

Valutazione clinica

La valutazione clinica del paziente deve focalizzarsi su tre elementi fondamentali: anamnesi farmacologica, esame obiettivo e indagini laboratoristiche.

Anamnesi farmacologica e somministrazione pre-operatoria della terapia medica

In accordo con le linee guida EACTS 2017 sulla gestione della somministrazione perioperatoria dei farmaci in pazienti candidati a intervento cardiochirurgico si consiglia il seguente management:

Tabella 30.1 EuroSCORE.

Fattori legati al paziente	Fattori cardiaci	Fattori chirurgici
Età Sesso Patologia polmonare cronica Arteriopatia extracardiaca Disfunzione neurologica Precedenti interventi CCH Creatinina preoperatoria > 200 μmol/L Endocardite attiva Condizioni preoperatorie	Angina instabile IMA recente Ipertensione polmonare	Emergenza BPAC + altra cardiochirurgia Chirurgia aorta ascenderte, arco o aorta toracica prediaframmatica

Tabella 30.2 CARE score.

+1	Patologia cardiaca stabile, nessun altro problema medico, chirurgia non complessa
+2	Patologia cardiaca stabile, uno o più problemi medici controllati, chirurgia non complessa
+3	Qualsiasi problema medico non controllato o chirurgia complessa
+4	Qualsiasi problema medico non controllato e chirurgia complessa
+5	Patologia cardiaca cronica o avanzata sottoposta a chirurgia come ultima speranza per salvare o migliorare la vita del paziente

- *ASA*: proseguire somministrazione nei pazienti candidati a CABG urgente o in elezione. Solo in caso di pazienti che rifiutino le trasfusioni, candidati a interventi cardiochirurgici non coronarici o ad alto rischio di revisione per sanguinamento (redo complessi, insufficienza renale severa, disturbi ematologici, disfunzioni piastriniche ereditarie) valutare la sospensione 5 giorni prima dell'intervento.
- Dual Antiplatelet Therapy *DAPT* (ASA+ inibitori P2Y12): in caso d'intervento non emergente sospendere ticagrelor 3 giorni, clopidogrel 5 giorni e prasugrel 7 giorni prima della procedura. In pazienti ad alto rischio trombotico (es. recente impianto stent) considerare bridge con inibitori GPIIb/GPIIIa o procedere all'intervento senza interrompere la terapia.
- *Antagonisti vitamina K*: sospendere 5 giorni prima dell'intervento con target preoperatorio INR 1.5.
- Direct Oral Anticoagulant DOACs *NAO*: interrompere la somministrazione 48-96 ore prima dell'intervento in base al farmaco e alla funzionalità renale. Valutare bridge con UFH o LMWH in caso di evento trombotico nelle 4 settimane precedenti alla chirurgia o in caso di valvole meccaniche precedentemente impiantate, FA con stenosi mitralica moderata-severa, FA con CHA2DS2-VASc score > 4.
- *Betabloccanti e statine*: non sospendere prima dell'intervento.
- *ACE-inibitori e sartani*: sospendere prima della procedura chirurgica per rischio d'ipotensione perioperatoria.
- *Insulina e Antidiabetici orali*: sospendere antidiabetici orali e insulina a lunga durata d'azione il giorno dell'intervento e considerare la sostituzione con insulina rapida sc per mantenere una glicemia pari a 120-180 mg/dL.

Esame obiettivo ed esami ematochimici

L'esame obiettivo dovrebbe essere incentrato sulla valutazione di:

- *Parametri vitali*: FC e analisi del ritmo al fine di identificare eventuali aritmie, $SatO_2$ e PA.
- *Ricerca di eventuali segni e sintomi di scompenso cardiaco:* dispnea, cianosi, turgore giugulare, edemi periferici, dolore toracico e presenza di crepitii all'auscultazione del torace.
- *Test di Allen:* per valutare l'irrorazione arteriosa della mano bilateralmente in vista del posizionamento di un catetere arterioso per la misurazione invasiva della PA intraoperatoria.
- *Identificazione di eventuali fattori di rischio per ventilazione o intubazione difficile*: obesità, Mallampati 3-4, ridotta apertura buccale, rigidità cervicale, pregressa chirurgia o irradiazione del volto o del collo.

Gli esami ematochimici preoperatori dovrebbero comprendere:

- *Emocromo:* per controllo del valore preoperatorio di emoglobina.
- *Profilo cardiaco*: BNP e troponine.
- *Indici di funzionalità renale:* creatinina sierica e urinaria, azotemia, GFR ed elettroliti.
- *Indici di funzionalità epatica*: bilirubina totale, AST, ALT, gamma-GT.
- *Glicemia* in tutti i pazienti e *Hb glicata* nei pazienti diabetici con scarso controllo glicemico.
- *Profilo coagulativo*: PT, aPTT, AT III e D-dimero.

Esami strumentali

- *Ecocardiografia transtoracica (TTE)*: gold standard come indagine di I livello per la valutazione di cinetica globale e segmentaria, FEVs, alterazioni strutturali e funzionali dell'apparato valvolare, dimensioni e spessore delle cavità cardiache, ipertensione polmonare, sospette formazioni trombotiche endocavitarie o vegetazioni valvolari, shunts atrio-venticolari e difetti del setto interventricolare (DIV) o interatriale (DIA).
- *Ecocardiografia transesofagea (TEE)*: indagine di II livello per la valutazione qualitativa e quantitativa delle valvulopatie in caso di finestre transtoraciche subottimali o indicata in caso di sospetta disfunzione di una protesi valvolare impiantata in precedenza, endocardite o trombosi endocavitaria.
- *Coronarografia*: indicata nei pazienti con SCA per l'identificazione di stenosi critiche non trattabili per via percutanea e nei pazienti candidati a intervento valvolare in caso di sospetta CAD, in caso di disfunzione ventricolare sinistra o in presenza di uno o più fattori di rischio cardiovascolare e in tutti gli uomini > 40 anni e nelle donne in età post-menopausale.
- *Test da sforzo*: utile per la stratificazione del rischio preoperatorio e per l'identificazione di aritmie e modificazioni elettrocardiografiche dubbie per ischemia miocardica soprattutto in pazienti asintomatici a riposo e per determinare la capacità funzionale e di riserva del paziente al fine di organizzare un adeguato management intraprocedurale.
- *Ecocardiografia da stress con dobutamina*: indicata in pazienti con stenosi aortica severa e per la stratificazione del rischio in caso di stenosi aortiche a basso gradiente e disfunzione ventricolare sinistra.
- *RMN cardiaca*: utilizzata in caso di esame ecocardiografico inadeguato o con risultati discrepanti per valutare la severità delle valvulopatie, i volumi ventricolari, la funzione sistolica, anomalie dell'aorta ascendente e la fibrosi miocardica. È l'indagine di riferimento per la valutazione del ventricolo destro.
- *Eco-color-Doppler TSA*: utile per l'identificazione di stenosi carotidee concomitanti.
- *TC cardiaca*: utilizzata nel planning per la correzione della stenosi aortica severa mediante TAVI.
- *Rx torace*: fondamentale per la valutazione di eventuali patologie respiratorie concomitanti e per l'identificazione di eventuali addensamenti polmonari, versamenti pleurici e segni di cardiomegalia.

Monitoraggio intraoperatorio del paziente cardiochirurgico

Il monitoraggio intraoperatorio in ambiente cardiochirurgico si articola in:

- Monitoraggio cardiovascolare: ECG, PA PVC, PAC, TEE.
- Monitoraggio respiratorio: pulsossimetria, capnografia, emogasanalisi.
- Monitoraggio neurologico: BIS, NIRS, TCD.
- Monitoraggio renale: catetere vescicale, elettrolitemia.
- Monitoraggio termico.
- Monitoraggio neuromuscolare.
- Monitoraggio della coagulazione.

Elettrocardiografia

Il monitoraggio elettrocardiografico costituisce un elemento fondamentale nella gestione intraoperatoria del paziente cardiochirurgico poiché permette la precoce identificazione di:

- Alterazioni del tratto ST sospette per ischemia miocardica, importante soprattutto nelle fasi iniziali di ripresa del circolo post-rivascolarizzazione con CABG.
- Aritmie di nuova insorgenza.
- Disturbi di conduzione che richiedano correzione mediante PM temporaneo.
- Effetto della cardioplegia durante il clampaggio aortico in circolazione extracorporea, CEC.

Usualmente viene utilizzata una registrazione continua a 5 derivazioni di cui almeno una precordiale, solitamente V_5 (elettrodo posizionato a livello del V spazio intercostale sulla linea ascellare anteriore) poiché più sensibile all'identificazione di eventi ischemici.

Monitoraggio pressione arteriosa

Durante le procedure cardiochirurgiche avvengono spesso repentini episodi d'ipotensione e ipovolemia secondari a sanguinamento importante o, più frequentemente, a manovre eseguite dal chirurgo che ostacolano il normale ritorno venoso al cuore e di conseguenza la gittata sistolica.

Alla luce di questi rapidi cambiamenti emodinamici la misurazione non invasiva della pressione arteriosa risulta inadeguata e da limitarsi alle fasi iniziali di monitoraggio del paziente in attesa del reperimento di un accesso per la misurazione invasiva. Generalmente viene incannulata l'arteria radiale anche se altri siti utilizzabili sono costituiti dall'arteria omerale, ulnare, ascellare, femorale, dorsale del piede e tibiale. Prima della cateterizzazione a livello radiale è necessario valutare la presenza di circoli collaterali a livello della mano mediante Test di Allen per ridurre il rischio di lesioni ischemiche a tale livello e l'eventuale prelievo dell'arteria da parte del chirurgo per il confezionamento di graft. L'incannulazione a livello femorale può essere utile invece in caso di previsto inserimento intraoperatorio del contropulsatore aortico.

Oltre alla misurazione continua in tempo reale della pressione arteriosa il cateterismo invasivo consente l'esecuzione di prelievi seriati per il monitoraggio intraoperatorio degli scambi respiratori, dei valori di emoglobina e degli elettroliti ematici e una valutazione indiretta dello stato emodinamico del paziente in base ai cambiamenti della forma d'onda rilevata.

Monitoraggio pressione venosa centrale e catetere arterioso polmonare

Il monitoraggio della pressione venosa centrale è solitamente eseguito mediante l'inserimento di un catetere multilume a livello della vena giugulare interna e, meno frequentemente poiché gravato da un maggior rischio di sposizionamento intraoperatorio, a livello della vena succlavia.

La presenza del CVC consente di:

- Ottenere informazioni indirette sulle pressioni di riempimento del ventricolo dx e sx.
- Misurare la saturazione venosa mista ($ScVO_2$).
- Avere un accesso per il riempimento volemico e la somministrazione di farmaci intraoperatori.
- Introdurre un catetere arterioso polmonare (PAC) per il monitoraggio emodinamico avanzato.

Il PAC è un catetere inserito tramite un introduttore situato a livello venoso centrale (v. giugulare interna o succlavia) che viene fatto procedere fino a raggiungere l'arteria polmonare utilizzato in ambito cardiochirurgico in pazienti ad elevato rischio periprocedurale, con insufficienza cardiaca destra, ipertensione polmonare o insufficienza ventricolare sinistra non responsiva a terapia medica. L'estremità distale del catetere, collegata a un trasduttore per il monitoraggio delle pressioni vascolari delle aree attraversate (vena cava superiore, atrio destro, ventricolo destro e a. polmonare), è dotata di un palloncino gonfiabile e di un termistore; il palloncino facilita la progressione del catetere secondo flusso fino all'a. polmonare mentre il termistore permette la misurazione della gittata cardiaca mediante termodiluizione.

Controindica il posizionamento del PAC la presenza di stenosi severe della valvola tricuspide o polmonare, masse atriali o ventricolari dx, Tetralogia di Fallot, aritmie significative o il recente posizionamento di PM.

Il PAC permette la registrazione di:

- Parametri cardiovascolari: PVC, pressione d'incuneamento dell'arteria polmonare (PAWP), indice cardiaco (CI), indice sistolico (SI), indice di resistenza vascolare sistemica (SVRI), indice di resistenza vascolare polmonare (PVRI), indice di lavoro del ventricolo sx (LVSWI) e dx (RVSWI).
- Parametri di trasporto dell'ossigeno: apporto di O_2 (DO_2), consumo di O_2 (VO_2), frazione di estrazione dell'O_2 (**Tabella 30.3**).

Monitoraggio ecocardiografico

L'ecocardiografia transesofagea è solitamente utilizzata per valutare intraoperatoriamente:

- Cinetica globale e segmentaria del cuore.
- FEVs.
- Pressioni di riempimento ventricolari.
- Presenza ed entità qualitativa e quantitativa dei vizi valvolari.
- Adeguato posizionamento di protesi valvolari ed eventuali leaks periprotesici.
- Presenza di aria libera all'interno delle cavità cardiache prima di sospendere la CEC.
- Dilatazioni aneurismatiche dell'aorta toracica e dell'arco aortico.

Monitoraggio respiratorio

Il monitoraggio respiratorio nel paziente cardiochirurgico si basa sull'impiego della pulsiossimetria, della capnografia e su controlli emogasanalitici seriati.

La pulsiossimetria è utilizzata soprattutto all'induzione e nelle fasi precedenti il bypass cardiopolmonare per il controllo dell'ossigenazione periferica e come guida per eventuali modificazioni nella ventilazione del paziente. A causa di episodi di vasocostrizione periferica legata alla ridistribuzione del volume ematico nel corso dell'intervento (soprattutto in CEC) la rilevazione continua della saturimetria può non essere sempre possibile pertanto il controllo emogasanalitico diventa in quest'ottica fondamentale per il monitoraggio degli scambi respiratori intraoperatori.

La capnografia consente invece la verifica del corretto inserimento del tubo orotracheale e fornisce una stima indiretta di eventuali alterazioni del rapporto ventilo-perfusivo, soprattutto in pazienti con concomitanti patologie respiratorie croniche.

Monitoraggio neurologico

Scopo del monitoraggio neurologico è quello prevenire il rischio d'ictus ischemico e disfunzione cognitiva secondari a intervento cardiochirugico e valutare la profondità dell'anestesia e l'efficacia dei farmaci somministrati per la neuroprotezione.

I sistemi di monitoraggio attualmente più utilizzati sono:

- EEG rielaborato mediante analisi spettrale compressa (CSA) o rappresentazione modulata della della power spectrum analysis (DSA).
- Indice bispettrale (BIS): è basato su un encefalogramma di superficie che varia in ampiezza e frequenza in base alle modifiche della profondità dell'anestesia. Un sensore posizionato a livello della fronte trasmette segnali EEG a un convertitore digitale di segnale che manda l'informazione a un monitor per l'elaborazione e l'analisi dei dati. Viene così generato un valore numerico variabile situato in un range tra 0 (EEG piatto) e 100 (vigilanza).
- Spettrofotometria della radiazione infrarossa (NIRS): metodo continuo e non invasivo di valutazione dell'ossigenazione cerebrale che consente di ottenere informazioni sul bilancio tra apporto e domanda di ossigeno mediante l'analisi della quota di assorbimento di luce a infrarossi che attraversa i tessuti pericranici, il cranio, il liquido cefalorachidiano e infine il cervello a partire da sensori posizionati a livello dello scalpo in base alla quota di ossi e desossiemoglobina presente. Tra i dispositivi disponibili uno tra i più noti è il sistema INVOS costituito da un monitor di saturazione che utilizza un diodo che emette luce e trasmette nera-infrared light a 2 lunghezze d'onda e 2 fotodiodi di silicone come rilevatori. Sia la sorgente di luce che i detectors sono

Tabella 30.3 Parametri misurati con PAC.

Parametro	Valore normale	Significato
PVC	0-5 mmHg	Misura della pressione di riempimento ventricolare dx (RVEDP)
PAWP	6-12 mmHg	Misura della pressione di riempimento ventricolare sx (LVEDP)
CI	2,4-4,0 l/min/m^2	Gittata cardiaca media in periodi di un minuto regolata sulla superficie corporea
SI	20-40 ml/m^2	Misura della performance sistolica durante un ciclo cardiaco
SVRI	25-30 mmHg/l/min/m^2	Misura dell'impedenza del circolo sistemico
PVRI	1-2 mmHg/l/min/m^2	Misura dell'impedenza del circolo polmonare
LVSVI	45-60 g/min/m^2	Stima del lavoro del ventricolo sx
RVSVI	5-10 g/min/m^2	Stima del lavoro del ventricolo dx
DO_2	520-570 ml/min/m^2	Misura della velocità di trasporto dell'O_2 nel sangue arterioso
VO_2	110-160 ml/min/m^2	Misura della velocità di trasporto dell'O_2 dai capillari sistemici ai tessuti (= consumo O_2)
O_2ER	0.2-0.3	Misura dell'assorbimento frazionale di O_2 dal microcircolo sistemico

racchiusi in una piastra adesiva unica che viene applicata sulla fronte del paziente. Il monitor fornisce un singolo valore numerico per ogni emisfero che rappresenta la saturazione regionale cerebrale di ossigeno (rSO_2) misurata nel tessuto cerebrale sottostante. In letteratura una desaturazione maggiore al 10-20% rispetto al valore basale o un valore assoluto inferiore al 50% sono considerati indicativi per sofferenza cerebrale e possibile danno ischemico. Oltre al valore assoluto durante questo tipo di monitoraggio occorre prestare particolare attenzione all'eventuale insorgenza di una significativa asimmetria tra i valori rilevati nei due emisferi, tenendo tuttavia in considerazione il fatto che spesso si riscontra un'asimmetria basale che può essere dovuta a stenosi carotidee o dei vasi intracranici, lesioni occupanti spazio, pregressi ictus ischemici o alla posizione della testa del paziente.

- Ossimetria giugulare: viene attuata mediante il posizionamento di un catetere a fibre ottiche ossimetrico nel bulbo giugulare che fornisce un monitoraggio continuo della saturazione di emoglobina del sangue venoso cerebrale effluente.

Tecniche alternative per il neuromonitoraggio, il cui uso è limitato a causa della maggiore difficoltà tecnica di esecuzione e dalla disponibilità dei presidi necessari per la loro esecuzione, sono rappresentate dalla misurazione dei potenziali evocati e dell'utilizzo intraoperatorio del Doppler transcranico.

Monitoraggio renale

Il monitoraggio della funzione renale avviene mediante controllo della diuresi oraria, tramite catetere dotato di urometro posizionato all'inizio dell'intervento chirurgico, e mediante dosaggio seriato tramite emogasanalisi degli elettroliti plasmatici al fine di evitare disordini elettrolitici potenzialmente pericolosi per il paziente.

Monitoraggio termico

Poiché gli interventi cardiochirurgici richiedono fasi di raffreddamento alternate a fasi di ripristino dell'eutermia è fondamentale il monitoraggio della temperatura corporea per prevenire ipo- e ipertermie dannose per il paziente. Tale monitoraggio avviene generalmente mediante l'inserimento di una sonda nasofaringea o esofagea, che riflette la temperatura degli organi centrali, e di una rettale per la misurazione della temperatura periferica.

Monitoraggio del blocco neuromuscolare

Dal momento che durante gli interventi cardiochirurgici è richiesto un blocco neuromuscolare profondo (TOF = 0, PTC = 1-2) per evitare movimenti del paziente, soprattutto durante la fase del BPC, in accordo con Linee Guida e le Buone Pratiche Cliniche SIAARTI, è consigliato il monitoraggio della profondità di tale blocco mediante stimolatori nervosi con modalità TOF che prevede la somministrazione di 4 stimoli sopramassimali dati ad una frequenza pari a 2 Hz e ripetibili ad intervalli di 10 secondi applicati mediante elettrodi situati a livello del polso (muscolo adduttore del pollice) o, più frequentemente, in ambiente cardiochirurgico poiché più facilmente accessibile, in corrispondenza del nervo faciale (muscolo orbicolare dell'occhio). Le risposte ottenute a questa frequenza mostrano una riduzione della risposta durante la curarizzazione.

Monitoraggio della coagulazione

Poiché durante gli interventi cardiochirurgici è richiesto un livello di scoagulazione del paziente variabile in base al tipo di procedura è fondamentale il monitoraggio dell'effetto del profilo coagulativo del paziente e dell'effetto anticoagulante ottenuto, soprattutto in caso di necessità di instaurazione del bypass cardiopolmonare.

Il metodo storicamente più utilizzato per il monitoraggio intraoperatorio è l'Activated Clotting Time (ACT) che impiega un attivatore (es. caolino, celite) per attivare il sistema coagulativo per poi monitorizzare il tempo di coagulazione in provetta. Il valore normale è tra 110 e 140 secondi anche se possono esserci variazioni dovute all'attivatore specifico e all'apparecchio utilizzato, al preriscaldamento della provetta e all'operatore che esegue la misurazione. L'eparina prolunga l'ACT con un pattern di tipo lineare tuttavia, poiché anche l'ipotermia e l'emodiluizione esercitano un effetto analogo, durante il BPC spesso viene alterata questa relazione dose-risposta esistente tra eparina e valore di ACT. Basati sull'alterazione di tale relazione sono stati introdotti nuovi metodi per il monitoraggio del profilo coagulativo quali:

- *Tromboelastografia (TEG)*: tecnica che valuta le caratteristiche viscoelastiche del coagulo dalla formazione alla lisi. Un piccolo campione di sangue viene posto all'interno di una cuvette che ruota per circa 10 secondi. L'energia meccanica della rotazione viene trasformata in un segnale elettrico trasmesso ad un apposito softwer che elabora una curva caratteristica formata da 4 elementi principali:

1. R: tempo dall'inizio del test e la formazione iniziale del coagulo. Aumenta in caso di stati di ipocoagulabilità (es. eparina non completamente antagonizzata) e diminuisce in caso di ipercoagulabiltà.
2. angolo α: velocità di propagazione del coagulo. Si riduce in caso d'ipofibrinogenemia o di eccesso di anticoagulanti.
3. MA (ampiezza massima): misura la contrazione del coagulo ad opera delle piastrine.
4. K: tempo dall'inizio alla formazione del coagulo al raggiungimento di una MA di 20 mm.

- *Rotation ThromboElastroMetry (ROTEM)*: sistema dotato di 4 canali per eseguire le misure tromboelastografiche. Il sangue prelevato viene messo in una cuvette con un cilindro al suo interno pronto a ruotare fino a che la formazione del coagulo non lo rallenta. Un sistema ottico legge questa rotazione e la traduce graficamente in una curva con alcuni valori standardizzati:
  1. Clotting time (CT): comprende l'attivazione della coagulazione, la formazione del trombo e l'inizio della polimerizzazione della fibrina. Valore normale: 34-159 secondi.
  2. Clotting Formation Time (CFT): valuta la polimerizzazione della fibrina e la stabilizzazione del coagulo.
  3. Maximum Clot Firmness (MCF): stabilizzazione del coagulo ad opera di fibrina, piastrine e fattore XIII. Valore normale: 50-72 mm.
  4. Maximum Lysis (ML): ampiezza massima del coagulo e fibrinolisi.

In base all'attivatore inserito nella cuvette è possibile analizzare una diversa fase della cascata coagulativa mediante i seguenti tipi di esame:

1. EXTEM: attivato dalla tromboplastina (TF) valuta la via estrinseca (fattori I, II, V, VII, X).
2. INTEM: mediante attivatori di superficie specifici esamina la via intrinseca della coagulazione (fattori I, II, VIII, X, XI, XII) e la presenza di eparina.
3. FIBTEM: polimerizzazione del fibrinogeno in fibrina dopo l'aggiunta di TF.
4. APTEM: se confrontato con l'EXTEM permette di verificare se la fibrinolisi può essere normalizzata mediante l'utilizzo di antifibrinolitici.
5. HEPTEM: confrontato con l'INTEM permette di riscontrare l'eventuale presenza di eparina e se la correzione porta alla normalizzazione della coagulazione.

- *Hemostasis Management System (HSM)*: metodo costituito da un microprocessore multicanale che permette di valutare:
  1. Heparin Dose Response (HDR): viene misurato l'ACT su sangue intero basale del paziente e dopo la somministrazione di una piccola dose di eparina in vitro. Mediante appositi algoritmi permette di calcolare: dose di eparina necessaria per raggiungere un target prefissato e la concentrazione ematica di eparina prefissata.
  2. Heparin Protamine titratione (HPT): misura quantitativa dell'eparina presente in un campione di sangue mediante titrazione con protamina. Analogamente alla HDR consente di valutare la risposta del paziente all'eparina, eventuale resistenza al farmaco e dose di eparina necessaria per raggiungere un target prefissato e la concentrazione ematica di eparina prefissata.

Gestione anestesiologica intraoperatoria

Induzione dell'anestesia e fase precedente al bypass cardiopolmonare

L'ansia provocata dal timore per l'intervento e alcune procedure legate all'induzione dell'anestesia (es. posizionamento del catetere arterioso per monitoraggio invasivo della pressione arteriosa, laringoscopia e intubazione orotracheale) possono innescare una risposta sistemica simpaticomimetica con quadri di ipertensione e tachicardia pericolosi per il paziente. Nei pazienti con buon compenso funzionale e condizioni cliniche stabili viene pertanto solitamente eseguita una premedicazione in reparto un'ora prima dell'intervento chirurgico con un farmaco analgesico (es. morfina 5-10 mg im), ansiolitico (es. midazolam 5 mg im) o entrambi. Nei pazienti invece con scompenso cardiaco congestizio o ipertensione polmonare significativa occorre valutare attentamente l'esecuzione di tale premedicazione a causa del rischio di depressione miocardica e respiratoria conseguenti alla sedazione.

Dopo l'arrivo del paziente in sala operatoria, prima dell'induzione dell'anestesia, occorre:

- Iniziare il monitoraggio elettrocardiografico.
- Posizionare il saturimetro e i presidi per il neuromonitoraggio (sensori BIS o NIRS) e il monitoraggio neuromuscolare.
- Reperire 1-2 accessi venosi periferifici di grosso calibro (14-16 G).
- Previa anestesia locale con lidocaina 2% ed eventuale somministrazione e.v. di un sedativo (es. midazolam) procedere all'inserimento della cannula arteriosa per il monitoraggio della pressione arteriosa. Solitamente viene incannulata l'a. radiale sx eccetto in casi specifici (Test di Allen alterato a sx, interventi per aneurismi dell'aorta toracica) ed eseguito il prelievo di un campione per l'esame emogasanalitico iniziale e uno per il controllo dell'ACT di base.
- Diluire farmaci per l'emergenza in modo che siano pronti per l'infusione continua in pompa siringa o per la somministrazione a bolo.
- Accertarsi di avere a disposizione atropina, inotropi (noradrenalina, dobutamina, dopamina), vasopressori, vasodilatarori (nitroprussiato, nitroglicerina, nicardipina), antiaritmici/antitachicardici (adenosina, esmololo, metoprololo, diltiazem, lidocaina, magnesio), anticoagulanti e suoi antagonisti.
- Disporre le placche per la defibrillazione esterna in caso di redo.

In presenza di un cardiochirurgo in comparto operatorio pronto a intervenire in caso di emergenza si procede all'induzione dell'anestesia generale cercando di prevenire bruschi cambiamenti emodinamici pericolosi per il paziente. I farmaci più frequentemente utilizzati sono:

- Ipnotici: propofol 1-2 mg/kg, etomidate 0,15-0,3 mg/kg, ketamina 0,5-1,5 mg/kg; midazolam 0,1-0,4 mg/Kg.
- Oppioidi: fentanyl 3-10 microgrammi/kg;
- Miorilassanti: cisatracurio 70-100 microgrammi/kg, rocuronio 0,3-1,2 mg/kg.

L'intubazione orotracheale e il posizionamento del sondino nasogastrico vengono eseguiti previa nebulizzazione locale con lidocaina per ridurre la stimolazione simpatica legata a tali procedure. Dopo aver controllato auscultatoriamente il corretto inserimento del TET si inizia la ventilazione solitamente impostata con una FiO_2 50%, un tidal volume di 6 ml/kg e un numero di atti variabile in modo da garantire il mantenimento di adeguati valori di $PaCO_2$ e PaO_2. Il mantenimento dell'anestesia può avvenire mediante anestetici per via inalatoria (es. sevofluorano) associati a infusione continua di oppioide e midazolam o tramite anestesia totalmente endovenosa (TIVA) con profondità del piano anestesiologico valutato mediante i valori di BIS/NIRS rilevati.

Dopo l'induzione dell'anestesia si procede a:

- Posizionare CVC trilume in vena giugulare interna dx o succlavia e iniziare monitoraggio della PVC.
- Nei pazienti ed elevato rischio collocare PAC per il monitoraggio emodinamico avanzato.
- Inserire la sonda per l'ecocardiografia transesofagea ed eseguire una valutazione iniziale della contrattilità, FE, pressioni di riempimento ventricolare e stima degli eventuali difetti valvolari presenti.
- Introdurre sonda esofagea e rettale per la misurazione della temperatura corporea.
- Mettere il catetere vescicale con urometro per il monitoraggio della diuresi oraria.
- Controllare le aree di decubito per prevenire lesioni da malposizionamento mediante l'apposizione di appositi cuscini e presidi antidecubito.

L'incisione cutanea e la sternotomia costituiscono momenti ad alto livello di stimolazione quindi, prima della loro esecuzione, sono fondamentali l'approfondimento del piano anestesiologico, la somministrazione di un bolo di analgesico e un adeguato grado di miorisoluzione per prevenire eventuali picchi ipertensivi. Immediatamente prima dell'apertura sternale viene sospesa in modo temporaneo la ventilazione meccanica così che i polmoni risultino "sgonfi" per evitare danni parenchimali secondari alla manovra.

Le fasi successive d'isolamento dell'a. mammaria e di preparazione dei graft venosi o di scollamento dei piani anatomici per arrivare al piano valvolare a seconda del tipo di intervento cardiochirugico in corso possono determinare importanti cambiamenti emodinamici tra i quali i principali e le conseguenti strategie di trattamento sono:

- Ipotensione: se associata a bassi valori di PVC eseguire riempimento volemico con bolo di cristalloidi; in presenza invece di elevati valori di PVC, a seconda del valore di indice cardiaco, iniziare l'infusione di inotropi (es. noradrenalina se CI> 2.5 l/min/m^2); dopamina o dobutamina se CI <2.5 l/min/m^2).

- Ipertensione: cominciare infusione di vasodilatatore (es. nitroglicerina nei pazienti coronarici, nitroprussiato nelle valvulopatie e nella correzione degli aneurismi) e, in caso di elevati valori pressori scarsamente responsivi alla terapia con vasodilatatore o di concomitante tachicardia, associare somministrazione di un beta bloccante.
- Aritmie: interrompere l'irritazione meccanica e correggere eventuali disordini elettrolitici scatenanti. In caso di risentimento emodinamico iniziare terapia farmacologica con amiodarone o beta bloccante in presenza di tachicardia sopraventricolare, fibrillazione e flutter atriale e in caso di mancata risposta ricorrere alla cardioversione elettrica.
- Aumento PVC o PAWP: cominciare infusione di vasodilatatori o somministrare diuretico (es. furosemide 20 mg).

Gestione anestesiologica durante il bypass cardiopolmonare

Quando il chirurgo è pronto per l'incannulazione e il confezionamento delle borse di tabacco a livello dell'aorta è compito dell'anestesista provvede alla somministrazione di 300-350 UI/kg di eparina tramite il CVC. Dopo somministrazione venosa centrale il farmaco raggiunge il picco entro 1 minuto con una rapida ridistribuzione sistemica. Dopo 2 minuti si procede al prelievo di un campione di sangue per il controllo dell'ACT e per l'emogasanalisi. Se l'ACT risulta superiore a 400 sec si può procedere con le manovre per l'inizio del bypass cardiopolmonare. A volte tuttavia si possono verificare casi di resistenza all'eparina, secondaria a condizioni di ipercoagulabilità (deficit AT II, arteriosclerosi, sepsi, gravidanza, trombocitosi), farmaci, presenza di proteine di legame o all'età avanzata, che rendono necessaria la somministrazione di una dose maggiore di farmaco per ottenere il target di ACT idoneo per il BPC. In caso di mancato raggiungimento di tale target nonostante la somministrazione di dosi di eparina > 600 UI/Kg occorre considerare l'infusione di antitrombina III o, in caso di sua indisponibilità, di plasma fresco congelato. Arrivati al valore di ACT ottimale, prima di procedere all'inserimento della cannula arteriosa è tuttavia consigliato l'abbassamento della pressione arteriosa fino a 80-100 mmHg per ridurre il rischio di dissezione legato alla manovra e per facilitarne lo svolgimento. Terminata la cannulazione aortica, il chirurgo procede all'inserimento della cannula venosa, solitamente a livello della vena cava inferiore, il cui corretto inserimento è controllato dall'anestesista tramite la sonda TEE.

Quando entrambe le cannule sono state correttamente inserite il perfusionista inizia ad aumentare gradualmente il flusso attraverso il bypass fino ad arrivare a pieni giri. A questo punto, se le pressioni di flusso sono adeguate e non sono riscontrati problemi di drenaggio venoso, la ventilazione meccanica viene interrotta mantenendo comunque i polmoni espansi con l'applicazione di una pressione positiva continua di circa 5 cmH_2O con FiO_2 60% per prevenire fenomeni di atelettasia. Una volta che il BPCP è totale l'anestesista procede a:

- Sospendere l'infusione di liquidi ev e a registrare la diuresi in modo da ricavare una stima del bilancio idrico pre-CEC.
- Valutare lo stato neurologico del paziente controllando che le pupille siano miotiche, isocoriche e normoreagenti alla luce.
- Controllare che il grado di miorisoluzione e di profondità dell'anestesia siano ottimali per evitare il rischio di sposizionamento delle cannule.

Durante la CEC il mantenimento dell'anestesia può avvenire mediante somministrazione di gas attraverso l'ossigenatore, diretta ad ottenere una MAC di 0,5-1, o tramite TIVA.

Sul piano chirurgico, a clampaggio aortico avvenuto, viene iniziata la cardioplegia che può essere attuata per via anterograda, attraverso l'inserimento di una cannula dedicata a livello della radice aortica, o per via retrograda mediante una cannula inserita nel seno coronarico.

Nel periodo del bypass cardiopolmonare la pressione arteriosa ottimale da mantenere si aggira attorno ai 60-80 mmHg, tranne in caso di pazienti vasculopatici dove il target si alza a 80-100 mmHg per ridurre il rischio di eventi ischemici. L'uso di vasodilatatori o vasopressori per permettere il mantenimento di tali valori è regolato in base alle resistenze sistemiche (normali 1500-2000).

La temperatura sistemica viene solitamente portata dal perfusionista a 34-32 °C salvo in caso di interventi difficoltosi o di pazienti anziani con vasculopatia carotidea e/o cerebrale dove è consigliabile raggiungere i 28-30 °C per garantire una maggiore neuroprotezione.

Nel corso del bypass occorre inoltre monitorizzare periodicamente:

- ACT: per valori < 480 sec si somministrano boli di eparina da 1 mg/Kg attraverso lo scambiatore. In caso di resistenza a dosi ripetute di eparina occorre considerare la somministrazione di antitrombina III supplementare.
- Hb: in corso di CEC è frequente il riscontro di bassi valori emoglobinici come conseguenza spesso dell'emodiluizione legata al priming. La trasfusione di emazie concentrate è limitata a valori di Hb < 6,6 g/dL (pari a Hct 20% circa).
- Diuresi ed elettoliti: come conseguenza dell'infusione del mannitolo per il priming della pompa o delle soluzioni per la cardioplegia ricche di cloruro di potassio e magnesio possono verificarsi disordini elettrolitici che richiedono una pronta correzione. L'ultrafiltrazione è riservata a pazienti in scompenso cardiaco congestizio oligurici o con alterati scambi respiratori da verosimile overload di liquidi e a pazienti con IRC associata ad oliguria e/o in terapia cronica con diuretico.
- Glicemia: in caso di valori > 180 mm/dL iniziare infusione d'insulina.

Gestione anestesiologica della fase post-bypass cardiopolmonare

Prima di sospendere la CEC occorre eliminare l'aria presente all'interno del circuito e delle cavità cardiache. Per fare ciò viene ridotto il ritorno venoso in pompa e l'anestesista inizia a ventilare manualmente il paziente con pressione positiva continua. Al termine di tali manovre viene verificata la presenza di eventuali bolle endocavitarie residue mediante la sonda TEE.

A sbollamento completato l'anestesista riprende la ventilazione meccanica con FiO_2 100% e il chirurgo procede a declampare l'aorta con successiva ricomparsa in un paio di minuti della traccia ECG al monitor. In caso di asistolia, bradicardia estrema o BAV di alto grado il chirurgo procede all'inserimento di un PM epicardico impostato a 80-100 bpm.

La variazione del ritorno venoso determina un aumento del riempimento e di conseguenza dell'attività contrattile del ventricolo sx con ripresa della pulsatilità dell'onda pressoria arteriosa registrata. Mano a mano che si assiste alla ripresa della funzione spontanea di pompa del cuore, sotto continua valutazione ecocardiografica, il perfusionista riduce gradualmente la gittata della pompa fino a fermarla.

Il bypass cardiopolmonare può essere interrotto solo in presenza delle seguenti condizioni:

- Temperatura esofagea > 36 °C o rettale 35-36 °C.
- Assenza elettrocardiografica di segni d'ischemia e di aritmie.
- PA sistolica pari circa a 100 mmHg.
- Adeguata attività contrattile all'esame TEE.

Sospesa la CEC l'anestesista inizia l'antagonizzazione dell'eparina ancora in circolo. Poiché la protamina si distribuisce nel compartimento ematico in maniera analoga all'eparina, la dose da somministrare è proporzionata al numero di mg di eparina in circolo al momento della neutralizzazione. I protocolli clinici per determinare la dose di protamina possono seguire 3 metodi:

- Proporzione empirica: si somministrano 0,6-1,3 mg di protamina ogni 100 UI di eparina somministrata.
- Stima mediante curva dose-risposta dell'eparina prima o durante il BPC.
- Calcolo dell'effetto in vitro della protamina misurando l'ACT con e senza protamina aggiunta al campione di sangue al momento della neutralizzazione (vedere paragrafo "monitoragggio della coagulazione", HSM).

L'infusione del farmaco deve avvenire lentamente per ridurre il rischio degli effetti collaterali legati alla somministrazione della protamina quali: ipotensione, reazioni anafilattoidi, vasocostrizione polmonare, trombocitopenia transitoria.

Il monitoraggio dell'avvenuta neutralizzazione dell'eparina può essere effettuato mediante:

- ACT: dopo somministrazione di protamina si dovrebbe raggiungere un valore di ACT non superiore al 10% rispetto al valore basale misurato prima della somministrazione dell'eparina. In presenza di un valore maggiore è probabile che ci sia un effetto eparinico residuo alla luce del quale è consigliabile la somministrazione di ulteriori piccole dosi di protamina.
- Titrazione della protamina: il test, eseguito manualmente o mediante apparecchi automatizzati (es. HSM), prevede che il sangue del paziente venga posto in provette contenenti quote crescenti di protamina. Vedendo

in quale provetta si forma prima il coagulo è possibile stimare la dose di farmaco necessaria per la neutralizzazione.

Raggiunto il target di ACT ottimale, se le condizioni cliniche del paziente rimangono stabili dopo almeno 5 minuti dalla sospensione della CEC il chirurgo procede a rimuovere prima la cannula venosa e poi quella aortica.

Al termine dell'intervento è necessario prestare particolare attenzione alla fase di chiusura del torace che può determinare un risentimento emodinamico con ipotensione significativa a causa di alterazioni del ritorno venoso, possibili inginocchiamenti dei grafts coronarici o di sanguinamenti misconosciuti durante la manovra. Tale chiusura determina inoltre in caso di patologie polmonari croniche o di polmoni iperinsufflati, con un meccanismo simile a quello del tamponamento cardiaco, un'importante disfunzione ventricolare sinistra.

Complicanze post-BCP e loro gestione

Disfunzione ventricolare sinistra

Nel periodo successivo allo svezzamento dal BPC si verifica spesso un quadro di disfunzione ventricolare sinistra associata a basse resistenze periferiche (RSV). Tale disfunzione può derivare da un'inadeguata protezione miocardica intraoperatoria, stordimento miocardico, rivascolarizzazione completa e danno da riperfusione. La gestione della disfunzione del ventricolo sinistro prevede:

- Farmaci inotropi (**Tabella 30.4**): la scelta del farmaco da somministrare tra quelli di questa classe viene basata sui valori di FC e RVS registrati. Generalmente sono utilizzati come farmaci di prima linea i beta agonisti che, grazie all'effetto inotropo e lusitropo mediato dai recettori 1 e β2 miocardici, favoriscono la ripresa della funzione ventricolare. In caso di resistenza a questi farmaci o in presenza di aumentate RVP e RVS sono somministrati inodilatatori quali levosimendan o milrinone.
- In presenza di segni d'ischemia miocardica si consiglia la somministrazione di nitroderivati.
- In caso di alterazioni del ritmo che alterino la funzione di pompa è consigliabile valutare con il chirurgo il posizionamento di un pacemaker temporaneo così da agevolare la funzione ventricolare.
- Supporti cardiaci meccanici (IABP, VAD): sono indicati in casi di shock cardiogeno refrattari alla terapia farmacologica massimale come dispositivi temporanei per il sostegno del circolo in attesa della ripresa funzionale spontanea del paziente o come bridge per tecniche definitive di risoluzione del deficit cardiaco (es. VAD permanenti, trapianto cardiaco).

Disfunzione ventricolare destra

Dal punto di vista fisiopatologico la disfunzione ventricolare destra post-BCP si configura come un quadro caratterizzato da: ridotto indice cardiaco, aumentate resistenze vascolari polmonari (RVP) e PVC fino a quadri di vera e propria ipertensione polmonare. La gestione clinica del paziente in questa condizione comprende:

- Trattamento di eventuali segni d'ischemia miocardica mediante nitroderivati e aumento della perfusione coronarica.
- Aumento del precarico.
- Somministrazione di farmaci inotropi e inodilatatori: poiché aumentano la contrattilità ventricolare dx riducendo le RVP vengono spesso utilizzati dobutamina, milrinone e isoproterenolo.
- Utilizzi di vasodilatatori polmonari per ridurre le RVP (es. nitroprussiato, nitroglicerina).
- Ricorso a manovre adiuvanti per evitare condizioni che possano ulteriormente aumentare le RVP quali l'ipercapnia, l'ipossiemie, l'acidemia e l'ipotermia.
- Analogamente ai quadri di disfunzione ventricolare sx, in caso di shock cardiogeno refrattario a terapia medica massimale è indicato il posizionamento di devices di assistenza meccanica ventricolare o il ricorso all'ECMO.

Alterazioni del ritmo

Per favorire il ripristino di un adeguato output cardiaco nelle immediate fasi post-BCP è fondamentale prevenire alterazioni del ritmo che possono ostacolare le fasi di riempimento ed eiezione ventricolare con conseguente compromissione della funzione di pompa cardiaca. Nella sottostante tabella sono pertanto elencate le principali aritmie cardiache riscontrate in questa fase dell'intervento chirurgico e la loro gestione (**Tabella 30.5**).

Il posizionamento intraoperatorio di un pacemaker è indicato in caso di:

- Bradicardia sinusale o ritmo di scappamento non responsivi a farmaci con compromissione emodinamica.

Tabella 30.4 Farmaci cardiovascolari.

Farmaco	Meccanismo d'azione	Effetti	Indicazioni	Dosaggio
Vasocostrittori				
Fenilefrina	α_1 agonista parzialmente selettivo con minimi effetti β-adrenergici	↑PA, RVS ↓FC	Ipotensione da basse RVS	Bolo e.v.: 1-10 μg/kg Infusione e.v.: 0.5-10 μg/kg/min
Efedrina	agonista α_1, β_1, β_2	↑FC, contrattilità, CO, PA, RVS e precarico	Ipotensione da basse RVS o CO	Bolo e.v.: 5-10 mg
Noradrenalina	agonista α_1, α_2, β_1; limitato effetto β_2 in vivo	↑PA, RVS, RVP, contrattilità CO ↑ o ↓ in base a RVP FC variabile in base a PA	Collasso vascolare periferico Situazioni che richiedano un aumento delle RVS	Infusione e.v.: 15-30 ng/Kg/min
Inotropi				
Dobutamina	agonista diretto β_1 con limitati effetti β_2 e α_1	FC, contrattilità, CO, PA ↓LVEDP, PAS, RVS, RVP	Shock cardiogeno con alte RVS e RVP	Infusione e.v.: 2-20 μg/kg/min
Dopamina	agonista diretto α_1, β_1, β_2 e DA_1, rilascio indiretto NE endogena	1-3 μg/kg/min: ↑ flusso sanguigno renale e mesenterico 3-10 μg/kg/min: ↑FC, contrattilità, CO ↓ RVS e possibile ↑ RVP >10 μg/kg/min: ↓ flusso renale, CO ↑ RVS, RVP, FC, aritmie	Ipotensione da basso CO o basse RVS	Infusione e.v.: 1-20 μg/kg/min
Adrenalina	agonista α_1, α_2, β_1, β_2	↑ FC, contrattilità, CO RVS variabili a seconda del dosaggio	Arresto cardiaco Anafilassi e reazioni allergiche sistemiche Shock cardiogeno Broncospasmo ↓ CO post-BCP	Basso-moderato: bolo ev 0.03-0.2 μg/kg/min poi infusione 0.01-0.30 μg/kg/min Elevato: bolo e.v. 0.5-1 mg
Inodilatatori				
Levosimendan	Aumentata sensibilità al Ca^{++} Inibitore PDE III	↓ RVS e RVP ↑ FC, CO, contrattilità	Insufficienza cardiaca congestizia acuta scompensata	Bolo e.v. 6-12 mcg/Kg in 10 min poi Infusione 0.1 mcg/kg/min
Milrinone	Inibitore PDE III cardiaca e della muscolatura liscia vascolare	↑ CO; leggermente FC e MVO_2 ↓ RVP, RVS, precarico PA variabile	Sindrome da bassa gittata in caso di ridotto LVEDP, ipertensione polmonare e insufficienza RV Bridge per trapianto cardiaco Supplemento per agonisti β adrenergici	Bolo e.v. 25-75 μg/kg in 10 min seguito da infusione 0.375-0.75 μg/kg/min
Enoximone	Inibitore PDE III cardiaca	↓ RVS e RVP ↑ contrattilità	Insufficienza cardiaca congestizia grave refrattaria alla terapia standard Insufficienza cardiaca acuta post- CCH	Bolo e.v. 0.5-1 mg/Kg o 90 mcg/Kg/min in 10-30 min poi infusione 5-20 mcg/Kg/min

Tabella 30.5 Principali aritmie cardiache e loro gestione.

Tachicardia ventricolare non sostenuta (TVNS)	In caso risentimento emodinamico o di episodi ricorrenti: lidocaina (bolo 1 mg/Kg poi 15-50 μg/kg/min) o beta bloccanti. Correzione diselettrolitemie (ipomagnesiemia, iperkaliemia).
TV monomorfa	Cardioversione elettrica in caso di instabiità emodinamica. Pazienti stabili: amiodarone (bolo 150 mg poi 1 mg/min per 6 h), procainamide o lidocaina (bolo 1 mg/Kg poi 15-50 μg/kg/min).
TV polimorfa QT lungo (torsione di punta)	Cardioversione elettrica seguita da manovre dirette a mantenere un ritmo sinusale, come la somministrazione di solfato di magnesio, e ad aumentare la FC (es, atropina, isoproterenolo, pacing ventricolare). Nei casi refrattari alla terapia elettrica occorre valutare l'introduzione di amiodarone o lidocaina.
TV polimorfa con QT normale o FV	Cardioversione elettrica con defibrillazione. In caso di persistenza somministrare amiodarone (bolo 300 mg seguito eventualmente da una seconda dose da 150 mg) o lidocaina (bolo 1 mg/Kg poi 15-50 μg/kg/min).
Asistolia	Somministrare adrenalina 1 mg e correggere le eventuali cause reversibili. In caso di ricomparsa di un ritmo defibrillabile (TV o FV) procedere come illustrato in precedenza.
TSV	Pazienti emodinamicamente instabili: cardioversione elettrica sincrona. Pazienti stabili: correggere le cause reversibili (ipossiemia, ipoventilazione, ipotensione, livello anestesiologico troppo superficiale, anomalie elettrolitiche di K e Mg) e valutare cardioversione farmacologica con adenonisa a dosi incrementali, beta bloccanti, calcio antagonisti (es. verapamil, diltiazem) o digossina.
FA e Flutter atriale	Cardioversione elettrica nei casi di risentimento emodinamico seguita, nei casi di mancato ripristino del RS, tentativo di cardioversione farmacologica con esmololo, verapamil, amiodarone o adenosina.
BAV II grado avanzato-III grado	Indicato posizionamento intraoperatorio di pacemaker.

- BAV di II grado avanzato o III grado.
- Asistolia, blocco bifascicolare di nuova insorgenza con BAV I grado, BB alternato con grave bradicardia non responsiva a farmaci o BAV II grado Mobitz II in corso di IMA.
- Tachiaritmie bradicardia-dipendenti (es. torsione di punta).
- TSV o TV ricorrenti.

Vengono generalmente inseriti PM con cateteri epicardici bicamerali impostati in modalità di stimolazione "DDD" per raggiungere un target di 80-100 bpm (**Tabella 30.6**).

Sanguinamento

Dopo lo svezzamento dal BPC, nelle fasi di chiusura chirurgica, possono verificarsi sanguinamenti pericolosi se non prontamente riconosciuti e adeguatamente trattati. In quest'ottica, seguendo le raccomandazioni SIAARTI per il Patient Blood Management, si consiglia la seguente modalità di gestione della trasfusione dei prodotti emoderivati:

- Emazie concentrate: indicata trasfusione se Hb < 7 g/dl nei pazienti emodinamicamente stabili. In pazienti con SCA o con risentimento emodinamico valutare emotrasfuzione anche per valori di Hb > 8-10 g/dL.
- Piastrine: indicata somministrazione di un pool piastrinico se PLT <50.000/dL o in caso di sanguinamento secondario a sospetta disfunzione piastrinica.
- Plasma fresco congelato: riservato in presenza di anomalie del PT, INR o aPTT (aPTT 1,3 volte il valore normale o INR > 1,5).
- Fibrinogeno concentrato o crioprecipitati: indicato se fibrinogenemia < 1-1,5 g/L o in presenza di deficit funzionali alla TEG/ROTEM con somministrazione di 25-50 mg/Kg come dose iniziale. Valutare correzione anche in caso di fibrinogenemia 1,5-2 g/L in presenza di grave sanguinamento in atto.
- Fattore XII: indicato se attività < 60%, sanguinamento diffuso e/o ridotta forza del coa-

Tabella 30.6 Codice NASPE/BPEG (NBG) per identificazione modalità di pacing.

I Camera stimolata	II Camera sentita	III Risposta a evento sentito	IV Programmabilità	V Funzione antitachicardia
O = nessuna A = atrio V = ventricolo D = doppio (A+V) S = singolo	O = nessuna A = atrio V = ventricolo D = doppio (A+V) S = singolo	O = nessuna I = inibisce T = stimola D = doppio (I+T)	O = nessuna R = adaptive rate	O = nessuna P = ATP S = shock D = doppio (P+S)

gulo ai test viscoelastici nonostante adeguata fibrinogenemia.

- Concentrato protrombinico: sanguinamento attivo grave in pazienti in TAO.
- Fattore VIIa: limitato ai sanguinamenti attivi a rischio di vita non controllati con le metodiche convenzionali.

Sindrome vasoplegica

La sindrome vasoplegica è una forma di vasodilatazione severa post-BCP caratterizzata da ipotensione, elevata gittata cardiaca, normali pressioni di riempimento dx e basse resistenze vascolari sistemiche. Fattori di rischio per questa sindrome sono l'uso preoperatorio di beta bloccanti e ACE inibitori e l'ipotensione o durante il BCP. La gestione clinica prevede:

- Supporto farmacologico del circolo mediante somministrazione d'inotropi.
- Supporto meccanico del circolo: indicato in caso di vasoplegia refrattaria alla terapia farmacologica.

Trasporto del paziente in terapia intensiva

Una volta completata la chiusura del torace e rimossi i teli chirurgici inizia la preparazione del paziente e dei materiali necessari per il trasferimento in terapia intensiva.

Prima del passaggio sulla barella per il trasporto l'anestesista e l'équipe infermieristica si occupano di:

- Garantire un adeguato livello di sedazione del paziente per prevenire cadute e perdita di presidi (TET, CVC, catetere arterioso) a causa di movimenti del paziente.
- Sospendere le infusioni non più necessarie.
- Preparare il materiale necessario a gestire in emergenza complicanze legate alla mobilizzazione del paziente: laringoscopio diretto e TET di diverso diametro in caso di estubazione, defibrillatore per l'arresto cardiaco, farmaci salva vita.
- Controllare che il ventilatore per il trasporto funzioni e sia adeguatamente impostato prima di connettere il paziente.

Dispositivi meccanici per il supporto cardiaco

I dispositivi meccanici per il supporto cardiaco sono presidi utilizzati generalmente in 3 condizioni particolari:

- come ponte in attesa del recupero del danno miocardico o dell'emodinamica;
- come ponte in attesa del trapianto cardiaco;
- come terapia definitiva o alternativa al trapianto cardiaco (**Tabella 30.7**).

Il contropulsatore aortico consiste in un palloncino gonfiabile situato sulla punta di un catetere che viene fatto avanzare nell'aorta toracica discendente a partire da un accesso percutaneo inguinale. Il gonfiaggio del palloncino durante la diastole determina: spostamento del sangue dall'aorta toracica e aumento della pressione aortica, miglioramento della perfusione coronarica e conseguente aumento del flusso di sangue coronarico diretto sia al LV che al RV. Il successivo sgonfiamento dello stesse che si verifica durante la fase iniziale della sistole permette una riduzione del precarico del LV della sua tensione di parete.

Inserito con tecnica Seldinger il palloncino viene fatto avanzare fino al punto di congiunzione tra aorta discendente e arco aortico, distalmente all'origine dell'a.succlavia.

La sincronizzazione dello IABP con il ritmo cardiaco è realizzata sfruttando il QRS all'ECG o la forma d'onda della PA: il gonfiamento viene fatto combaciare con l'incisura dicrota della PA, corrispondente alla chiusura della valvola aortica e all'inizio della diastole, e lo sgonfiamento con il minimo livello di PA prima della pulsazione ventricolare successiva.

Tabella 30.7 Contropulsatore aortico (IABP).

Indicazioni IABP	Controindicazioni IABP	Complicanze IABP
Multipli tentativi falliti di svezzamento da BPC Insufficienza cardiaca LV nonostante dosaggi moderati- elevati di inotropi e/o evidenza di ischemia miocardica in corso non sottoponibile a rivascolarizzazione	Insufficienza aortica Sepsi Malattia vascolare severa	Ischemia arto inferiore Sindrome compartimentale Infarto mesenterico Perforazione o dissezione aortica Infezioni Coagulopatie Complicanze neurologiche (parestesie, neurite) Embolia gassosa cerebrale

Il rapporto tra pulsazioni dello IABP e del ventricolo nativo viene inizialmente impostato con rapporto iniziale 1:2 e successivamente 1:1 e il volume di eiezione del palloncino su un valore corrispondente al 50-60% del volume di eiezione ideale del paziente.

Dispositivi di assistenza ventricolare (VAD)

I VAD sono dispositivi che possono essere utilizzati per l'assistenza ventricolare sx isolata (LVAD), ventricolare dx isolata (RVAD) o come presidi biventricolari (BIVAD) che trovano indicazione post-cardiotomia in pazienti con shock cardiogeno non responsivo a terapia farmacologica massimale come ponte per il trapianto cardiaco o come ponte in attesa della ripresa della normale funzionalità cardiaca nei gironi successivi all'intervento. Si tratta di presidi connessi al cuore mediante cannule che permettono al sangue di entrare in una camera di pompaggio dalla quale è poi spinto nella circolazione sistemica o polmonare:

- LVAD: sito di attacco all'apice del ventricolo sx o dell'atrio sx con efflusso anastomizzato con l'aorta.
- RVAD: sito di attacco sia a livello del ventricolo che dell'atrio dx con efflusso anastomizzato con l'a.polmonare.
- BIVAD: utilizzo simultaneo di RVAD e LVAD con le connessione appena descritte.

Sono possibili 2 modalità di circolazione di flusso del sangue: uno che garantisce un flusso continuo tramite un rotore ad alta velocità e uno che fornisce un flusso pulsatile da una pompa di volume.

L'ECMO è una tecnica di circolazione extracorporea che permette di mettere a riposo il cuore e/o i polmoni in caso d'insufficienza severa in attesa della ripresa della propria funzione o come sostegno delle funzioni vitali della pianificazione della terapia definitiva della causa scatenante l'insufficienza d'organo, tramite ventilazione/ossigenazione e sostituzione della gittata cardiaca (**Tabella 30.8**). Esistono 2 fondamentali tipologie di ECMO:

- Veno-venosa: sostiene la funzione polmonare mediante ventilazione e ossigenazione del sangue. Solitamente viene effettuata tramite accessi vascolari in vena giugulare interna e femorale ed è utilizzata in condizioni di grave insufficienza respiratoria con funzione cardiaca conservata, non fornendo alcun supporto emodinamico.
- Veno-arteriosa: con accessi vascolari in vena e arteria femorale sostiene anche la funzione di

Tabella 30.8 Indicazioni ECMO Extra Corporeal Membrane Oxygenation (ECMO).

Indicazioni respiratorie	Indicazioni cardiologiche
Insufficienza respiratoria severa refrattaria a trattamento medico convenzionale massimale (P/F < 80) Ipercapnia non compensata con acidosi severa (pH < 7.15) Elevati valori di plateau di fine espirazione nonostante tecniche ventilatorie ottimali	Arresto cardiaco refrattario con specifiche caratteristiche Embolia polmonare massiva con instabilità emodinamica e/o ipossiemia severa e/o controindicazioni alla trombolisi Shock cardiogeno post-CCH e/o post-STEMI Aritmie maligne refrattarie Intossicazione da farmaci cardioattivi Severa ipotermia < 32 °C

pompa cardiaca trovando così indicazione in quadri di ipoperfusione sitemica e nella rianimazione cardiopolmonare.

Il sistema funziona con:

- una pompa rotativa centrifuga che vicaria la funzione cardiaca.
- un ossigenatore a membrana che arricchisce il sangue di ossigeno e lo purifica dall'anidride carbonica sostituendosi alla funzione ventilatoria del polmone.
- un riscaldatore necessario per evitare la perdita di calore che avviene durante il passaggio del sangue nel circuito.

Gestione anestesiologica della rivascolarizzazione miocardica

CABG "on pump"

L'iter di valutazione preoperatoria dei pazienti candidati a rivascolarizzazione miocardica deve comprendere (**Tabella 30.9**):

- Esami ematochimici di routine.
- Coronarografia.
- Test da sforzo.
- Ventricolografia.
- Ecocardiogramma in caso di: impossibile esecuzione della ventricolografia, sospetta valvulopatia associata ed eventuale insufficienza mitralica su base ischemica.
- Eco-color-Doppler TSA: età > 70 aa, pregresso TIA/ictus, vasculopatia periferica, calcificazioni dell'arco aortico riscontrate all'RX torace, soffio rilevato a livello del collo durante l'esame obiettivo.
- Esami di vitalità miocardica (eco-stress, SPECT, PET) in presenza di disfunzione ventricolare sx severa (FE < 35%) per studiare la sede di miocardio vitale.

Per quanto riguarda la gestione anestesiologica i pazienti ad alto rischio per complicanze periprocedurali sono quelli con stenosi severa del tronco comune, disfunzione contrattile grave, IMA in atto con risentimento emodinamico significativo e precedente rivascolarizzazione per via percutanea complicata.

Il monitoraggio intraoperatorio di questa categoria di pazienti, oltre alle tecniche standard (PA invasiva, pulsiossimetro, PVC, temperatura, diuresi, EGA, caponografia), deve prestare particolare attenzione a:

- ECG continuo a 5 derivazioni per il riconoscimento precoce di eventuali sotto o sopraslivellamenti di nuova insorgenza.
- TEE: valutazione FE, valvulopatie associate, alterazioni della cinetica globale e segmentaria (Regional Wall-Motion Abnormalities RWMA).
- Monitoraggio emodinamico avanzato mediante PAC in caso di FE < 35%, redo, CABG + intervento valvolare, IMA. Valutare il posizionamento dell'introduttore per il PAC in caso di disfunzione ventricolare moderata (FE 35-40%).
- Neuromonitoraggio, soprattutto nei pazienti ad alto rischio di complicanze neurologiche.

Durante l'induzione e il mantenimento dell'anestesia generale, ottenuti mediante i farmaci e di dosaggi descritti in precedenza (paragrafo "Gestione anestesiologica intraoperatoria"), il compito dell'anestesista consiste nel prevenire la principale complicanza correlata agli interventi di rivascolarizzazione, ossia l'insorgenza di nuovi episodi d'ischemia miocardica intra e post-operatori, agendo sui determinanti del mismatch tra offerta e richiesta di ossigeno da parte del muscolo cardiaco:

- ridotto apporto arterioso di O_2 per anemia o ipossiamia: valutare trasfusione emocomponenti e ottimizzazione della ventilazione.
- ridotto flusso coronarico secondario ad aumentata FC, diminuita pressione aortica e vo-

Tabella 30.9 Indicazioni CAGB secondo Linee Guida ESC/EACTS 2018.

Shock cardiogeno da IMA
SCA STEMI e NSTEMI non trattabili con PTCA/STENT
Paziente con coronaropatia stabile in caso di: - angina persistente nonostante la terapia medica; - coronaropatia sx con stenosi > 50%; - coronaropatia bi o trivasale con stenososi > 50% e disfunzione ventricolare sx; - stenosi prossimale DA > 50%; - ampie aree ischemiche agli studi funzionali.

lume circolante: evitare tachicardia mediante la somministrazione di beta-bloccanti e considerare supporto dell'emodinamica mediante inotropi e riempimento volemico.
- in caso di aumentate resistenze periferiche introdurre vasodilatatore (es. nitroprussiato).

CABG "off pump"

La rivascolarizzazione miocardica mediante bypass coronarico senza pompa (OPCAB) è una tecnica di nuova generazione che è stata introdotta per minimizzare i rischi legati al clampaggio aortico e alla reazione infiammatoria sistemica indotta dal bypass cardiopolmonare utilizzata in due tipologie di pazienti (**Tabella 30.10**):

- pazienti a basso rischio, con malattia generalmente monovasale non trattabile con PTCA/stent o in caso di reocclusione di questi ultimi con lo scopo principale di effettuare un approccio mininvasivo.
- pazienti ad alto rischio per ridurre le possibili complicanze secondarie al BCP.

Dopo l'apertura sternale, la procedura chirurgica prevede il confezionamento delle anastomosi distali del bypass a cuore battente mediante l'utilizzo di stabilizzatori miocardici e solo un breve periodo di clampaggio aortico per la sutura delle anastomosi prossimali. Durante questo particolare tipo di approccio interventistico l'anestesista deve prestare attenzione a:

- Posizionare le placche per la defibrillazione esterna prima dell'induzione dell'anestesia generale (impossibile defibrillazione interna e passaggio in pompa rapido in caso di emergenza).
- Mantenere una bassa frequenza cardiaca (50-70 bpm) per agevolare il confezionamento delle anastomosi, anche mediante il ricorso alla somministrazione di betabloccanti.
- Prevenire l'insorgenza d'ischemia miocardica e stabilizzare l'emodinamica durante l'occlusione coronarica garantendo un'adeguata pressione arteriosa media tramite riempimento volemico o supporto con vasopressori e nitroderivati.
- Riconoscere e trattare aritmie e ipotensioni gravi legate alla manipolazione e torsione del cuore attuata dall'operatore.
- Mantenere un adeguato controllo della temperatura del paziente in assenza del riscaldatore della pompa.

Gestione anestesiologica delle principali valvulopatie

Insufficienza aortica

L'insufficienza aortica può essere causata da disturbi primari della valvola (processo degenerativo su valvola bi o tricuspide, endocardite infettiva o reumatica) e/o ad anomalie strutturali della radice aortica o dell'aorta ascendente (S. Marfan, dissecazione aortica, traumi) (**Tabella 30.11**).

Nella valutazione preoperatoria, in accordo con le Linee Guida ESC/EACTS 2017, rivestono un ruolo fondamentale:

- Ecocardiografia TT o TE: permette di esaminare la morfologia valvolare (valvola tri, bi o unicuspide), la direzione del jet di rigurgito in asse lungo (centrale o eccentrico) e corto (centrale o commissurale), il meccanismo di rigurgito, la funzione e le dimensioni ventricolo sx, le dimensioni radice aortica e aorta ascendente.
- TC e RMN: raccomandate in caso di dilatazioni aortiche e di risultati non univochi all'esame ecocardiografico.
- Coronarografia: in pazienti sintomatici per angina.

Tabella 30.10

Indicazioni OPCAB	Controindicazioni OPCAB
Impossibilità di clampaggio aortico (grave aterosclerosi aortica, aneurismi aorta ascendente, aorta ascendente sostituita con protesi) Arteriopatia polidistrettuale Vasculopatia cerebrale (stenosi carotidee critiche) Disfunzione renale severa Insufficienza respiratoria cronica grave Epatopatia cronica Disordini della coagulazione	Disfunzione ventricolare sx severa (FE < 30%) Malattia aterosclerotica diffusa ai tratti distali delle coronarie Ramo DA a decorso intramurale Instabilità emodinamica Insufficienza mitralica o aortica severa

Tabella 30.11 Indicazioni chirurgiche I_{ao} secondo Linee Guida ECS/EACTS 2017.

I_{ao} severa: - Pazienti sintomatici - Pazienti asintomatici con LVEF < 50% - Pazienti asintomatici con LVEF > 50% e severa dilatazione LV - Pazienti candidati a CABG, chirurgia a. ascendente o valvolare
Aneurismi radice aortica o aorta ascendente (indipendentemente dal grado I_{ao}): - Pazienti con S. Marfan con a.ascendente >50 mm

Dal punto di vista fisiopatologico l'insufficienza aortica determina un aumento del volume del ventricolo sx (LVEDV) che, a sua volta, induce in acuto un incremento del tono simpatico con conseguente aumento del precarico come risultato di tachicardia e aumentata contrattilità miocardica e ipertrofia eccentrica e dilatazione ventricolare con successivo innalzamento della pressione polmonare e riduzione della gittata cardiaca secondari a ridotto flusso coronarico a lungo termine.

In quest'ottica compito dell'anestesista è di garantire intraoperatoriamente il mantenimento di un adeguato precarico, del grado di dilatazione arteriosa periferica, della contrattilità e una FC attorno ai 90 bpm.

Lo svezzamento dal bypass cardiopolmonare può essere difficoltoso a causa della disfunzione ventricolare sinistra pertanto spesso è necessario iniziare l'infusione d'inotropi per assicurare una sufficiente gittata cardiaca.

Stenosi aortica

La stenosi aortica può essere congenita (valvola uni o bicuspide) o acquisita (degenerazione senile o reumatica, insufficienza renale in stadio terminale, artrite reumatoide) (**Tabella 30.12**).

La valutazione preoperatoria comprende:

- Ecocardiografia TT o TE: permette di esaminare il grado di calcificazione della valvola, la funzione e lo spessore parietale del ventricolo sx, la presenza di altri vizi valvolari e di misurare l'area valvolare (AVA) e il gradiente medio transvalvolare. Si parla di stenosi aortica severa in presenza di: AVA < 1 cm^2, G medio > 40 mmHg, area valvolare indicizzata < 0,6 cm^2/m^2, picco velocità sangue attraverso la valvola > 4 m/s.
- Eco-stress: indicato in pazienti asintomatici a riposo.

In presenza di una stenosi aortica significativa si verifica un aumento della pressione ventricolare sx (LVEDP) con conseguente ipertrofia prima concentrica e poi, con il peggiorare del difetto valvolare, eccentrica con conseguente riduzione della frazione di eiezione.

Obiettivi nella gestione anestesiologica intraoperatoria di questa classe di pazienti sono:

- Aumento del precarico per mantenere un'adeguata gittata cardiaca in presenza di incrementati LVEDP e LVEDV.
- Mantenimento della FC attorno a 50-70 bpm poiché >90 bpm e < 50 bmp la perfusione coronarica è ostacolata.
- Mantenimento del ritmo sinusale per consentire il riempimento atriale; in caso di aritmie sopraventricolari è consigliata la cardioversione elettrica.
- Garantire un'adeguata contrattilità.
- Prevenire l'ipotensione mediante anche l'ausilio di alfa-agonisti.

Insufficienza mitralica

L'insufficienza mitralica può essere primaria, dovuta ad alterazioni strutturali dell'apparato valvolare (processi degenerativi, rottura dei muscoli papillari da ischemia, febbre reumatica, endocardite e traumi), o secondaria in caso di rigurgito funzionale da dilatazione dell'anulus causato da modificazioni della geometria del ventricolo sinistro (cardiomiopatia ischemica o dilatativa) (**Tabella 30.13**).

Nell'iter valutativo preoperatorio ricopre un ruolo chiave l'esame ecocardiografico diretto ad esaminare il meccanismo di rigurgito, la funzione e il

Tabella 30.12 Indicazioni chirurgiche secondo Linee Guida ESC/EACTS 2017.

Pazienti sintomatici con stenosi severa ad alto gradiente (G medio >40 mmHg)
Pazienti asintomatici con stenosi severa e LVEF < 50% non dovuto ad altre cause o test da sforzo alterato
Pazienti con stenosi aortica moderata candidati a CABG

Tabella 30.13 Indicazioni chirurgiche secondo Linee Guida ESC/EACTS 2017.

Pazienti sintomatici con LVEF > 30%
Pazienti asintomatici con disfunzione ventricolare sx (LVEF < 60%) e FA o ipertensione polmonare
Pazienti asintomatici con LVEF > 60% in presenza di dilatazione atriale
Pazienti con rigurgito severo candidati a CABG con LVEF > 30%

rimodellamento del ventricolo sx, la circolazione polmonare, le dimensioni dell'atrio sx, calcificazioni valvolari, l'eventuale rigurgito mitralico associato e ad ottenere una misurazione qualitativa e quantitativa del jet di rigurgito.

Sul piano fisiopatologico l'insufficienza mitralica determina un sovraccarico di volume nell'atrio sx con conseguente aumento della pressione atriale e di conseguenza della pressione polmonare e ventricolare sx con successiva disfunzione biventricolare associata ad edema polmonare acuto. La dilatazione atriale sx determina inoltre tachicardia per stimolo adrenergico e frequentemente FA.

In quest'ottica l'anestesista deve:

- Mantenere o ridurre il precarico per garantire un'adeguata gittata cardica.
- Assicurare una FC normale o aumentata.
- Garantire la contrattilità mediante anche l'utilizzo d'inotropi.
- Ridurre le resistenze periferiche tramite l'infusione di nitroderivati.
- Evitare ipercapnia e ipossia che, in presenza di aumentate pressioni polmonari, possono causare una risposta polmonare di tipo costrittivo.

Stenosi mitralica

La stenosi della valvola mitrale è generalmente causata dalla malattia reumatica. La valutazione della gravità del vizio valvolare viene eseguito mediante ecocardiografia TT e TE che permettono di valutare lo stato dei lembi e la loro mobilità, la presenza di eventuali calcificazioni e trombi in auricola sx, le dimensioni dell'atrio sx nonché misurare l'area e il gradiente transvalvolare.

A livello fisiopatologico la stenosi induce un aumento della pressione e del volume dell'atrio sx con conseguente sviluppo, nelle fasi più avanzate, di fibrillazione atriale per ingrandimento delle camere cardiache, ipertensione polmonare e insufficienza biventricolare. L'indicazione a correzione chirurgica è di solito limitata ai pazienti sintomatici con stenosi severa non candidabili a commissurotomia percutanea.

Durante la procedura chirurgica l'anestesista deve garantire il mantenimento di un'adeguata contrattilità miocardica, anche mediante il ricorso alla somministrazione d'inotropi, evitare condizioni che possano determinare un ulteriore incremento delle pressioni polmonari (ipossia, ipercapnia), aumentare cautamente il precarico per ottenere una sufficiente gittata cardiaca senza indurre edema polmonare e ridurre la frequenza cardiaca per permettere il flusso di sangue in diastole ventricolare.

Insufficienza della tricuspide

L'insufficienza della valvola tricuspide può essere primaria (endocardite da abuso di tossici, sindrome da carcinoide, connettivopatie, trauma toracico) o secondaria a dilatazione dell'anulus dovuta a insufficienza ventricolare dx, ipertensione polmonare o anomalie delle strutture cardiache di sinistra.

La correzione chirurgica è indicata nei pazienti con insufficienza moderata-severa candidati a chirurgia valvolare sinistra e nei pazienti sintomatici e con disfunzione ventricolare dx. Durante tale procedura obiettivi dell'anestesista sono il mantenimento della contrattilità e della FC, l'aumento del precarico e la riduzione delle resistenze polmonari mediate iperventilazione.

Stenosi della tricuspide

La stenosi della valvola tricuspide, generalmente causata da malattia reumatica, determina un aumento della pressione e dilatazione dell'atrio dx.

L'intervento chirurgico viene limitato ai casi di stenosi severa (G_{medio} > 5 mmHg, area valvolare < 2 cm^2) sintomatica o in pazienti candidati a chirurgia valvolare sx. La gestione anestesiologica intraoperatoria prevede il mantenimento di adeguati precarico, contrattilità, resistenza vascolari periferiche e polmonari e del ritmo sinusale.

Chirurgia valvolare mininvasiva

Per chirurgia mininvasiva s'intende ogni procedura eseguita non in sternotomia totale ma con necessità di bypass cardiopolmonare.

Tra i possibili accessi chirurgici utilizzati (port-access, sternotomia a "L") quello che coinvolge maggiormente l'anestesista è rappresentato dalla minitoracotomia laterale dx impiegata negli interventi di riparazione/sostituzione della valvola mitralica. Tale approccio prevede infatti:

- Decubito supino del paziente con emitorace destro leggermente sollevato con conseguente alterazione del rapporto ventilo/perfusivo a livello polmonare.
- Necessità di esclusione polmonare dx (OLV) mediante il posizionamento di un tubo endotracheale bilume.
- Cannulazione della vena cava per via percutanea attraverso la vena giugulare interna.
- Possibili tecniche di analgesia alternative alla via endovenosa (blocco m. serrato e erector spinae) per agevolare la ripresa funzionale precoce del paziente.

Gestione anestesiologica delle patologie dell'aorta

Valutazione preoperatoria

- Esami di laboratorio di routine, prestando particolare attenzione a: Hb (ridotta in caso di sanguinamento attivo), enzimi cardiaci (aumentati in caso di dissecazione coinvolgente le coronarie), indici di funzionalità renale (aumentanti in caso di coinvolgimento dell'a. renale).
- Rx torace: mediastino allargato.
- ECG: segni d'ipertrofia ventricolare sinistra e possibili alterazioni del tratto ST in caso di coinvolgimento delle coronarie.
- TC e RMN: utilizzate per valutare la presenza e l'estensione di aneurismi e dissecazioni.
- Angiografia: permette d'identificare in caso di dissecazione il sito della lacerazione intimale, l'integrità della valvola aortica e la progressione della lesione, soprattutto a livello coronarico.
- Ecocardiogramma TEE: metodo di valutazione rapido in condizione di emergenza che consente di individuare il lembo mobile intimale in caso di dissecazione, l'eventuale coinvolgimento della valvola aortica e la presenza di versamento pericardico (**Tabella 30.14** e **30.15**).

Monitoraggio intraoperatorio

- ECG a 5 derivazioni per monitoraggio di eventuali alterazioni ischemiche.
- PA invasiva mediante la cateterizzazione dell'a.radiale sx.
- PVC mediante CVC trilume.
- Monitoraggio emodinamico avanzato mediante PAC se tempi dell'intervento e condizioni generali del paziente ne consentono il posizionamento.

Tabella 30.14 Classificazione della dissecazione aortica.

Classificazione di De Bakey
Tipo I: dissecazione coinvolgente tutta l'aorta toracica (ascendente, arco, discendente)
Tipo II: dissecazione coinvolgente l'aorta ascendente prima dell'origine dell'a. succlavia sx
Tipo IIIa: dissecazione coinvolgente l'aorta discendente fino al diaframma
Tipo IIIb: dissecazione coinvolgente l'aorta discendente sotto al diaframma
Classificazione di Stanford
Tipo A: dissecazione del tratto ascendente dell'aorta
Tipo B: dissecazione situata distalmente all'origine della succlavia sx

Tabella 30.15 Indicazioni all'intervento chirurgico.

Dissecazione acuta di tipo A e dell'arco aortico
Dissecazione tipo B sintomatica (ipertensione nonostante la terapia medica, dolore continuo, deficit neurologici, segni di ischemia intestinale o renale, insorgenza di insufficienza aortica)
Aneurismi sintomatici
Aneurismi in rapida espansione o in rottura
Aneurismi di grandi dimensioni: > 5.5 cm aorta ascendente, > 5.5-6 cm, arco aortico, > 5-6 cm aorta discendente

- Catetere vescicale con urometro.
- Sonda per la rilevazione della temperatura esofagea e rettale, fondamentali in caso di necessità di ipotermia severa o arresto di circolo.
- Dispositivi per il neuromonitoraggio (NIRS o BIS).

Gestione anestesiologica intraoperatoria

Prima dell'induzione e durante tutto l'intervento chirurgico è fondamentale instaurare un buon controllo della pressione arteriosa e dell'eiezione ventricolare per evitare la progressione della dissecazione o della rottura della lesione aneurismatica. In quest'ottica i valori target da raggiungere sono rappresentati da una PAS 100-120 mmHg che consenta una PAM di 70-90 mmHg, una FC 60-80 bpm e un CI pari a 2-2.5. Per raggiungere tali obiettivi si rende spesso necessario il riscorso a vasodilatori (es. nitroprussiato, nitroglicerina, nicardinpina, fenoldopam) e beta- agoninisti (es. labetalolo, esmololo, propranololo).

È inoltre consigliato valutare prima dell'inizio dell'anestesia lo stato neurologico del paziente, la diuresi e l'equilibrio acido-base per valutare l'eventuale coinvolgimento della circolazione periferica.

Dal momento che si tratta di interventi chirurgici spesso eseguiti in condizioni di urgenza o emergenza l'induzione viene eseguita con una sequenza rapida modificata con infusione lenta dei farmaci e compressione esterna della cricoide in modo sia di prevenire fenomeni di inalazione e rigurgito che le eventuali modificazioni emodinamiche correlate alla tecnica di sequenza rapida standard.

Oltre al mantenimento della stabilità emodinamica del paziente l'anestesista deve provvedere intraoperatoriamente a:

- Controllare l'eventuale emorragia, assicurando di avere a pronta disposizione in emoteca emazie concentrate, plasma fresco congelato e piastrine.
- Monitorare la diuresi in modo da riconoscere prontamente il coinvolgimento della circolazione renale in caso di comparsa di oligo-anuria.
- Monitorare eventuali modificazioni unilaterali dei valori rilevati al neuromonitoraggio in caso di coinvolgimento dei TSA.
- In caso di ipotermia spinta o di arresto di circolo predisporre strategie per la neuroprotezione (cuffia fredda, aumento della profondità del piano anestesiologico, infusione di liquidi freddi).

Gestione anestesiologica dei reinterventi

Rispetto al primo intervento chirurgico i reinterventi sono gravati da una maggiore mortalità e da una maggiore frequenza di complicanze perioperaorie quali l'ischemia miocardica e il sanguinamento.

Per quanto riguarda la gestione anestesiologica è fondamentale il mantenimento della stabilità emodinamica che, trattandosi spesso di pazienti con importanti disfunzioni ventricolari e ridotta riserva funzionale, può richiedere l'infusione di agenti inotropi e vasopressori, generalmente guidata dai parametri emodinamici rilevati mediante PAC e monitoraggio ecocardiografico transesofageo.

Dal momento che il pericardio non viene sempre adeguatamente richiuso durante il primo intervento, il momento della riapertura sternale è gravato da un aumentato rischio di sanguinamento legato sia ad eventuale danno diretto delle strutture vascolari sottostanti o secondario alla lisi di aderenze. L'anestesista deve pertanto in questa fase intervenire prontamente in modo da supportare il circolo e prevenire eventi ischemici secondaria ipotensione mediante manovre di riempimento con cristalloidi o derivati ematici e l'infusione di vasopressori.

Particolare attenzione va inoltre prestata nella fase successiva all'uscita dal bypass cardiopolmonare dove a causa della presenza spesso di importante disfunzione ventricolare con deficit di pom pa si rende necessaria l'infusione di inotropi o il posizionamento di un pallone intraortico.

Letture consigliate

Hensley FA, Martin DE, Gravlee GP: "Manuale pratico di anestesia cardiaca", Antonio Delfino Editore, 5° edizione.

Sousa-Uva M, Neumann FJ, Ahsson A, et al: 2018 ESC/EACTS Guidelines on myocardial revascularization. Eur J Cadiothorac Surg 2019; 55:4-90.

Sousa-Uva M, Head SJ, Milojevic M, et al: 2017 ESC/EACTS Guidelines on perioperative medication in adult cardiac surgery. Eur J Cadiothorac Surg 2018; 53:5-33.

Falk V, Baumgartner H, Bax JJ, et al: 2017 ESC/EACTS Guidelines for the management of valvular heart diseases. Eur J Cadiothorac Surg 2017; 52: 615-664.

VALUTAZIONE PREOPERATORIA DEL PAZIENTE CANDIDATO A CHIRURGIA VASCOLARE E ANESTESIA IN CHIRURGIA VASCOLARE

31

Elena Bignami, Valentina Bellini

Valutazione preoperatoria in chirurgia vascolare

I pazienti candidati a chirurgia vascolare presentano innumerevoli sfide a causa della presenza estremamente complessa di comorbidità. Questo, associato al sempre maggior impiego di tecniche chirurgiche meno invasive che permette di candidare a procedure tipologie di pazienti precedentemente considerati "non candidabili" a chirurgia vascolare, crea il bisogno di una valutazione anestesiologica preoperatoria efficace e puntuale. In caso di interventi in elezione, la valutazione andrebbe programmata con adeguato anticipo per permettere l'analisi attenta delle condizioni del paziente e per consentire il tentativo di modifica di stili di vita che potrebbero interferire con l'esito della procedura. Viceversa, in condizioni di urgenza ed emergenza clinica, la valutazione deve essere mirata a comprendere le condizioni del paziente, senza tuttavia dilatare il tempo di attesa alla chirurgia; una approfondita valutazione del rischio/beneficio tra richieste aggiuntive di indagini e l'eventuale ritardo nell'inizio della procedura chirurgica è la chiave per gestire la valutazione preoperatoria in tali situazioni cliniche.

Anamnesi

Come ogni altra valutazione preoperatoria, anche quella specifica per i pazienti che devono essere sottoposti a chirurgia vascolare deve necessariamente iniziare da un'accurata raccolta anamnestica.

Oltre a dati trasversalmente indispensabili, come le eventuali allergie o precedenti anestesie, esistono delle informazioni peculiari per tipologia di pazienti e chirurgia che devono essere indagati. Tra questi ritroviamo il concetto di "screening per aterosclerosi in altri distretti vascolari". Poiché il paziente candidato a chirurgia vascolare è un paziente da ritenersi ad aumentato rischio di malattia aterosclerotica, particolare attenzione deve essere posta alla ricerca di segni e sintomi suggestivi per aterosclerosi sintomatica o asintomatica in altro distretto rispetto a quello candidato ad intervento. Se non già precedentemente eseguiti, seguiranno successivamente eventuali approfondimenti congrui con la sintomatologia descritta. Poiché alcuni di essi potrebbero dilatare il tempo di attesa all'intervento, utile potrebbe essere il confronto con il collega chirurgo per capire la probabilità di tale eventualità e la necessità di esami aggiuntivi. Gli esperti comunque raccomandano di eseguire indagini supplementari solo se i loro risultati porterebbero ad una modifica della gestione perioperatoria.

Esame obiettivo ed indagini preoperatorie

- Elettrocardiogramma a 12 derivazioni.
- Rx torace.
- Eco-color-Doppler TSA (imaging dell'arteria carotide nella chirurgia non cardiaca maggiore è fortemente raccomandato in caso di storia di ictus ischemico o TIA nei 6 mesi precedenti all'intervento).
- Esami ematochimici, comprendenti: emocromo con formula, funzionalità renale ed epatica, profilo coagulativo (PT, aPTT, AT III e D-dimero), eventuale emoglobina glicata se presente diabete, considerare troponina 48-72 h prima della procedura e BNP nei pazienti ad alto rischio.
- SatO_2, FC, e PA. Spesso i pazienti sono affetti da ipertensione arteriosa; anche con il fine di valutare il controllo pressorio, è importante eseguire misurazioni della PA al momento della visita anestesiologica. In caso di pressione mal controllata deve essere considerata una

rivalutazione della terapia prima dell'intervento chirurgico al fine di ottimizzare il controllo pressorio. Ricordiamo che i pazienti con PAD (peripheral arterial disease) sono a rischio aumentato di stenosi della arteria succlavia. Una differenza tra i due arti superiori > di 15-20 mmHg è da considerarsi anormale e suggestiva per stenosi della succlavia (o dell'anonima).

– Valutazione della cute; pazienti con PAD potrebbero presentare delle lesioni cutanee. L'esame obiettivo e il pronto riconoscimento delle infezioni cutanee è importante, soprattutto per minimizzare la perdita di sostanza.
– Test di Allen.
– Valutazione delle vie aeree e identificazione di criteri predittivi di ventilazione o intubazione difficile.

Di seguito saranno riportate valutazioni specifiche.

Valutazione cardiologica

Tra le complicanze che si possono sviluppare contestualmente alla chirurgia vascolare, gli eventi cardiaci sono tra i più comuni a causa della alta incidenza di patologie aterosclerotica coronarica coesistente. È stato stimato, infatti, che circa il 50-60% dei pazienti che vengono sottoposti a chirurgia vascolare siano affetti da patologia coronarica. L'incidenza di complicanze cardiovascolari in chirurgia vascolare è stata stimata essere tra l'1 e il 5%. È fondamentale quindi eseguire una valutazione del rischio cardiologico prima di ogni procedura vascolare, sia in caso di approccio open sia di approccio endovascolare. Sono stati progettati numerosi modelli con questo scopo, tra cui il Revised Cardiac Risk Index (RCRI), noto anche come Lee Index e il National Surgical Quality Improvement Program index (NSQIP) score. Più recentemente, il gruppo di studio vascolare del New England (VSGNE) ha sviluppato il gruppo di studio vascolare dell'indice di rischio cardiaco del New England (VSG-CRI) come modello di previsione specifico per i pazienti sottoposti a chirurgia vascolare non cardiaca. Tuttavia, questo score è stato validato esternamente solo in un piccolo studio.

Una valutazione cardiologica specialistica è raccomandata nei casi di patologia cardiaca attiva, inclusi angina instabile, scompenso cardiaco, aritmia significativa e patologia valvolare severa, in particolare se il paziente deve essere sottoposto ad intervento chirurgico vascolare ad elevato rischio.

Anche alcuni biomarkers preoperatori potrebbero essere utili nella stratificazione. In particolare la troponina I e il BNP (peptide natriuretico di tipo B) potrebbero fornire importanti informazioni per la classificazione del rischio.

La valutazione della capacità funzionale residua deve essere eseguita in tutti i pazienti che devono essere sottoposti a chirurgia vascolare maggiore. La AHA/American College of Cardiology (ACC) raccomanda l'utilizzo degli equivalenti metabolici (metabolic equivalents- METs). Uno score inferiore a 4 identifica pazienti con aumentato rischio cardiaco. Ovviamente tale misura ha il limite di essere una valutazione "soggettiva". Alcuni raccomandano una valutazione oggettiva della capacità funzionale. Stress test non invasivi includono:

– Elettrocardiogramma sotto sforzo. Mediante la sua analisi si possono ottenere diverse informazioni, tra cui: la soglia anaerobica, il picco di consumo di ossigeno e una valutazione ecocardiografica a 12 derivazioni capace di individuare segni di ischemia o aritmie innescate dall'esercizio fisico.
– Ecocardiografia sotto stress (il test con la dobutamina è quello più diffusamente impiegato). È da preferire nei pazienti con storia di broncospasmo o patologie polmonari o quando si vogliono ottenere informazioni specifiche sulla funzionalità del ventricolo sinistro o sull'apparato valvolare.
– Scintigrafia miocardica. È da preferire nei pazienti con storia di aritmia o in quelli con nota disfunzione ventricolare sinistra, dove l'estensione e la severità dell'ischemia inducibile è di estrema importanza.

L'esecuzione routinaria della angiografia coronarica e la rivascolarizzazione percutanea profilattica non sono da ritenersi indicati, eccetto che per casi eccezionali o in casi di positività agli stress test nei pazienti ad alto rischio.

È evidente che pazienti che debbano essere sottoposti ad intervento chirurgico in regime di emergenza o urgenza non possono essere sottoporsi ad una approfondita valutazione cardiologica, in quanto il tempo perso per completare le indagini potrebbe essere dannoso per l'esito complessivo. In caso di recente procedura coronarica le attuali linee guida raccomandano:

- In caso di angioplastica attendere almeno 14 giorni prima dell'intervento
- Dopo posizionamento di stent non medicato attendere almeno 30 giorni

- Dopo stent medicato attendere 12 mesi dal posizionamento (6 mesi se i rischi derivanti dal non intervento siano maggiori rispetto a quelli di trombosi).

Ovviamente se la procedura è urgente o emergente non sempre tali raccomandazioni possono essere seguite; in tal caso l'intervento deve essere eseguito comunque mettendo in atto tutte le misure preventive disponibili per limitare il rischio di incidenza di eventi cardiaci.

Valutazione della funzionalità renale

L'insufficienza renale è frequente nei pazienti candidati a chirurgia vascolare (4-13%) e può avere una genesi multifattoriale.

Sebbene la creatinina plasmatica è il più utilizzato parametro per descrivere la funzionalità renale, la velocità di filtrazione glomerulare (GRF), che riflette la capacità di filtrazione del rene, sembra essere più accurata. Esistono diverse formule per il suo calcolo (eGFR): formula di Cockcroft-Gault, la formula MDRD (Modification of Diet in Renal Disease), e la più recente formula CKD-EPI (Chronic Kidney Disease Epidemiology Collaboration). Un valore di GFR inferiore a 60 mL/min/1.73 m^2 è da considerarsi un fattore indipendente di mortalità a breve e lungo termine in pazienti sottoposti a chirurgia elettiva vascolare.

Per i pazienti in trattamento dialitico, la dialisi dovrebbe essere programmata il giorno prima della procedura per diminuire il rischio di overload, iperpotassiemia e degli effetti dell'uremia sul sanguinamento.

Valutazione della funzionalità respiratoria

In questa tipologia chirurgia si ha un'alta incidenza di tabagismo; inoltre non è infrequente che il paziente possegga anche delle comorbidità respiratorie (10-50%). Questo in parte spiega l'elevata incidenza di complicanze respiratorie postoperatorie.

Test statici di funzionalità polmonare possono essere utili per indagare la severità, il tipo (ostruttivo o restrittivo) e la reversibilità della patologia respiratoria.

L'emogasanalisi arteriosa preoperatoria potrebbe risultare vantaggiosa sia come valutazione per i pazienti affetti da patologia polmonare sia come un valido baseline, utile per il confronto nel periodo perioperatorio.

In caso di obesità, è necessario tenere sempre a mente che tale condizione è accompagnata da modifiche della fisiologia respiratoria e la grandezza di tali alterazioni e i loro effetti clinici possono essere differenti in ciascun paziente. La presenza della obesity hypoventilation syndrome (OHS) deve essere sempre sospetta in questa tipologia di pazienti.

In ultimo, test di screening, come lo STOP(-Snoring, Tiredness, Observed apnea, high blood Pressure)-BANG(BMI, Age, Neck circumference, and Gender) score, dovrebbero essere applicati in tutti i pazienti a rischio di OSAS (Obstructive Sleep Apnea Syndrome).

Diabete mellito

Il diabete è comune nei pazienti affetti da patologie vascolari ed è associato ad altre alterazioni, tra cui quelle della funzionalità renale e cardiaca.

Il controllo glicemico deve essere ottimizzato prima dell'intervento chirurgico. Il valore dell'emoglobina glicata (HbA1C) può essere utilizzato come indicatore. Qualora il controllo della glicemia non sia stabile, può essere richiesta una consulenza diabetologica.

In pazienti con severe altre comorbidità o bassa riserva funzionale devono essere sottoposti ad una valutazione cardiologica.

Una valutazione della glicemia il giorno dell'intervento dovrebbe essere richiesta, in modo da guidare la gestione intraoperatoria.

Farmaci antiaggreganti/anticoagulanti

La maggior parte dei pazienti che necessitano di un intervento di chirurgia vascolare assumono anticoagulanti o antiaggreganti al momento della visita preoperatoria. La loro prescrizione è in parte dovuta alle comorbidità esistenti, ma spesso è legata anche alla patologia vascolare di base.

Per quanto riguarda gli anticoagulanti, in caso di chirurgia elettiva, la prima domanda da porsi è se vi sia la necessità di una terapia sostitutiva con eparina a basso peso molecolare. Una consulenza presso il centro emostasi o lo specialista di competenza è consigliata. Una seconda valutazione è il timing di sospensione dell'anticoagulante, soprattutto in tutti quei casi in cui non è disponibile un *reversal agent* o in cui i valori di laboratorio per stimare l'attività del farmaco non sono attendibili. In questo caso la sospensione deve essere guidata dall'emivita del farmaco, dalla funzionalità renale e dalle linee guida esistenti. In caso di emergenza chirurgica, le linee guida raccomandano la somministrazione di concentrato protrombinico (preferibilmente a 4 fattori) alla dose di 25-50 UI in relazione all'INR nei pazienti che stanno facendo uso di inibitori della vitamina K, associato eventualmente alla somministrazione endovenosa di 10 mg di Vitamina K se un prolungato effetto è desiderato. Nella situazione invece di impiego di direct-acting oral anticoagulants (DOAC):

- se l'assunzione di dabigatran è avvenuto entro le 3 ore, è possibile utilizzare il carbone attivato. Oggi è disponibile il suo antagonista, l'idarucizumab; la dose raccomandata è di 5 g, fornita come due flaconcini separati contenenti ciascuno 2,5 g / 50 mL di idarucizumab. In assenza dell'antagonista, è suggerito l'uso di concentrato protrombinico. È suggerito anche l'uso di acido tranexamico;
- se l'assunzione di rivaroxaban o apixaban è avvenuta entro le 2-3 ore precedenti l'intervento è possibile l'impiego del carbone attivato. Non essendo ancora disponibile l'antagonista (andexanet), è consigliato l'uso di PCC 30-50 UI/kg.

Considerando invece i farmaci antiaggreganti, anche in questo caso deve essere eseguita un'attenta analisi rischio/beneficio prima della loro sospensione. La terapia sostitutiva della doppia antiaggregazione non è indicata. Generalmente, la cardioaspirina viene mantenuta (anche se attualmente potrebbe essere sospesa in caso di prevenzione primaria), mentre vengono interrotti gli altri tipi di farmaci antiaggreganti. I tempi di sospensione generalmente accettati sono: 7 giorni per la ticlopidina e prasugrel, 5 giorni clopidogrel o ticagrelor. Ad ogni modo, una valutazione dallo specialista dedicato è consigliata, in modo da studiare la strategia ottimale per ogni singolo paziente. In caso di chirurgia emergente con significativo sanguinamento intraoperatorio, concentrati piastrinici con o senza desmopressina possono essere somministrati in modo da invertire l'effetto anti piastrinico. Limitate evidenze suggeriscono di mantenere la conta piastrinica sopra il valore soglia di $50X10^9/L$ nei sanguinamenti lievi-moderati e sopra $100X10^9/L$ nel sanguinamento severo.

Specifiche su altri tipologie di farmaci

A. **Beta-bloccanti**. La gestione dei farmaci beta-bloccanti è stata soggetta a lunghe controversie. Il loro impiego è indicato in pazienti in trattamento cronico o in pazienti con documentata ischemia reversibile o patologia coronarica alle indagini preoperatorie. Se deve essere iniziata nel preoperatorio, dovrebbe essere cominciata a bassi dosaggi e gradualmente titolata. La loro introduzione in un paziente naïve ha dimostrato, invece, un aumento del rischio perioperatorio; ciò sembrerebbe legato all'aumento di ischemia non fatale, ipotensione clinicamente significativa e bradicardia.

B. **Statine**. L'inizio o l'utilizzo cronico di statine si è dimostrato avere diversi benefici, tra cui la riduzione di complicanze cardiovascolari e mortalità. Tali benefici sembrano legati alla loro capacità di migliorare la funzione endoteliale, stabilizzare le placche ateromasiche e ridurre lo stress ossidativo. In aggiunta il loro impiego è stato associato a stabilizzazione o miglioramento della funzione renale dopo procedure endovascolari.

Modifiche dello stile di vita

È essenziale fornire raccomandazioni circa la modifica di stili di vita che potrebbero aumentare il rischio di outcome sfavorevoli. 4-6 settimane sono solitamente sufficienti ad ottenere benefici clinici. Tali raccomandazioni includono:

- consigli nutrizionali o consulenza con un nutrizionista;
- interruzione all'abitudine al fumo;
- regolare esercizio fisico. L'esercizio potrebbe infatti migliorare la capacità fisica dei pazienti che devono essere sottoposti a chirurgia vascolare, anche se non è chiaro se questo poi venga traslato in un miglioramento dell'outcome. Prima di prescrivere ogni tipo di esercizio preoperatorio è fondamentale, tuttavia, considerare il potenziale rischio cardiovascolare.

Gestione intraoperatoria in chirurgia vascolare

Fluid Management e Monitoraggio emodinamico

Un adeguata gestione dei fluidi è una componente fondamentale del periodo perioperatorio in molti tipi di chirurgia e questo è specialmente importante anche in chirurgia vascolare dove non è infrequente la presenza di un quadro cardiovascolare spesso già compromesso. Il fluid management deve avere l'obiettivo di ottimizzare il CO e assicurare un adeguato trasporto di O_2.

Il livello di invasività del monitoraggio emodinamico è un argomento molto discusso. Le comorbilità che spesso accompagnano questi pazienti, il potenziale rischio di ingenti perdite ematiche e la tipologia stessa di procedura chirurgica che spesso richiede clampaggi e declampaggi dei vasi, portano a considerare il posizionamento di un catetere intra arterioso per il monitoraggio invasivo della pressione arteriosa in ogni paziente. Per evitare la pseudoipotensione, la pressione andrebbe misurata da entrambi gli arti superiori e quello dotato di più alto valore pressorio andrebbe prescelto.

L'utilità di monitoraggi invasivi è molto controversa e non è attualmente possibile fornire delle indicazioni generalizzandole per ogni tipologia di intervento e di paziente. L'ecocardiografia trans esofagea sta subendo una disseminazione ad ampio raggio; tuttavia il suo impiego routinario in ogni intervento non trova un razionale. Potrebbe essere considerata in situazioni di instabilità emodinamica di non chiaro significato. Anche l'utilizzo del catetere arterioso polmonare (PAC) andrebbe riservato a casi particolari quando, per esempio, siamo di fronte ad una procedura capace di determinare uno stress estremo in un cuore già danneggiato o in presenza di insufficienza respiratoria acuta.

Ad oggi esistono diversi altri sistemi capaci di monitorare il CO (**Tabella 31.1**).

Per la gestione dei fluidi, possono essere sfruttati diversi indicatori emodinamici:

- Indicatori statici
  - o CVP
  - o GEDV e EVLW
  - o Area del ventricolo sinistro a fine diastole
- Indicatori dinamici (si basano sulle variazioni cicliche indotte dalla pressione intratoracica durante la ventilazione a pressione positiva)
  - o Stroke Volume Variation
  - o Pulse Pressure Variation

Oltre ai parametrici emodinamici, esistono altri parametri utili allo scopo di ottimizzare la gestione fluidica. Tra questi, quelli più frequentemente impiegati sono la saturazione venosa mista e il valore dei lattati.

Blood management

Il rapido controllo della fonte di sanguinamento è il fattore chiave per l'emostasi. Un approccio *damage control*, incluse tecniche di packing dei sanguinamenti venosi inaccessibili o confezionamento di shunt temporanei, deve essere applicato in caso di sviluppo di coagulopatia, ipotermia e acidosi. Tuttavia, in diverse situazioni cliniche, è possibile osservare ingenti perdite ematiche nonostante gli sforzi chirurgici. Un approccio più conservativo, limitando l'impiego di trasfusione di sangue allogenico, appare legato ad un minor tasso di complicanze a 30 giorni dalla procedura e ridotta mortalità. Ciononostante, esistono dati contrastanti a riguardo; la trasfusione di emazie dovrebbe, quindi, essere guidata dalla entità e dalla tempistica delle perdite ematiche, volume intravascolare, segni di ischemia e dalla riserva cardiopolmonare, piuttosto che da un rigido valore soglia. Generalmente è da considerarsi non indicata per un valore di Hb > 10g/dL.

L'utilizzo di misurazioni delle proprietà fisiche del coagulo mediante test visco-elastici, come il tromboelastogramma (TEG), potrebbe essere utile per guidare l'uso delle piastrine, plasma ed eventuali fattori.

L'implementazione e l'attivazione di un protocollo di trasfusione massiva (definita come la trasfusione di metà del volume ematico in 4h o dell'intero volume ematico in 24h) è raccomandata in ogni ospedale. Attualmente non vi sono

Tabella 31.1 Sistemi di monitoraggio del CO.

<table>
<tr><th>Sistemi calibrati</th><th>Sistemi non calibrati</th></tr>
<tr><td>PiCCO plus/PiCCO$_2$
EV1000/Volume View
LiDCO</td><td>PulsioFlex
LiDCO rapid
FloTrac/Vigileo
MostCare system</td></tr>
<tr><td colspan="2">Sistemi che analizzano la forma dell'onda pressoria arteriosa</td></tr>
<tr><td colspan="2">Sistemi che analizzano i cambiamenti di pressione arteriosa non invasiva</td></tr>
<tr><td colspan="2">Sistemi che sfruttano l'effetto Doppler (CardioQ/CardioQ-ODM, USCOM)</td></tr>
<tr><td colspan="2">Sistemi che sfruttano il principio di Fick (NICO System)</td></tr>
<tr><td colspan="2">Tecnologia della Bioreattanza e Bioimpedenza</td></tr>
</table>

sufficienti evidenze per consigliare un rapporto fisso di unità di emazie/emocomponenti; tuttavia si è visto che durante trasfusioni massive, un rapporto 1:1:1 si è dimostrato in grado di aumentare la sopravvivenza. Lo schema consigliato dalla position paper della SIAARTI prevede:

- plasma fresco concentrato: 15ml/kg (casi più gravi 20-30ml/kg);
- piastrine: 1 unità /10 kg;
- fibrinogeno 30-50 mg/kg oppure crioprecipitati 3-4g;
- in caso di cardiochirurgia, trauma grave, emorragia post-partum considerare l'impiego di acido tranexamico (dose carico=1 g/10 minuti seguito da infusione di 1 g/8h).

Per informazioni più approfondite riguardo al blood management, fare riferimento alle linee guida esistenti.

Eparinizzazione sistemica

Spesso le procedure di chirurgia vascolare necessitano la somministrazione di eparina sistemica, atta a limitare i rischi embolici. Tuttavia, a differenza di quello che avviene per la cardiochirurgia, non esistono dei valori target chiari ed universali da raggiungere ed ogni tipologia di intervento potrebbe necessitare di valori differenti. L'impiego dell'eparina si è visto essere utile anche in caso di procedure con accesso endovascolare. Dosi standard di eparina (es. 5000UI) non sembrano essere in grado di conferire uno stato di decoagulazione ottimale; sono quindi da preferirsi i dosaggi basati sul peso del paziente. Tuttavia, anche in questo secondo caso, si è visto che, a causa della non lineare cinetica dell'eparina e dei molteplici fattori che interferiscono sulla sua attività e metabolismo, in una certa percentuale dei pazienti si verifica un mancato raggiungimento del valore target desiderato. Pertanto, monitoraggi del quadro coagulativo (es. ACT), possibilmente point-of-care, sono consigliati per permettere un monitoraggio attento dello stato coagulativo.

Gestione postoperatoria e complicanze in chirurgia vascolare

Complicanze cardiologiche

È stato stimato che tra il 3% e il 24% dei pazienti sottoposti a chirurgia vascolare subiscono eventi ischemici o infarto del miocardio postoperatorio. Una particolare discussione è stata dedicata al monitoraggio dei valori di troponina dopo chirurgia vascolare. La ACCF/AHA raccomanda la misurazione postoperatoria solo in pazienti con modifica dell'ECG o in presenza di sintomatologia. Nei pazienti ad alto rischio, tuttavia, potrebbe essere comunque indicata l'istituzione del monitoraggio routinario, con lo scopo di identificare precocemente i pazienti con un rialzo dei valori in modo da iniziare, qualora indicata, una terapia mirata. Attenzione particolare deve essere dedicata anche nei pazienti diabetici, a causa dell'elevato rischio di ischemia asintomatica.

Complicanze renali

L'insufficienza renale acuta rappresenta una complicanza frequente dopo intervento di chirurgia vascolare maggiore ed è spesso a genesi multifattoriale. I pazienti che sviluppano AKI hanno un maggior rischio di sviluppare altre complicanze, come infezioni, coagulopatia, anemia, necessità di ventilazione meccanica, eventi cardiovascolari e mortalità. Diverse sono le strategie da considerare. Un protocollo atto ad ottimizzare l'emodinamica e il trasporto di O_2, a limitare il tempo di l'ischemia renale e a evitare l'utilizzo di sostanze nefrotossiche, associati ad un adeguato controllo della glicemia e l'individuazione e il trattamento precoci di complicanze perioperatorie, potrebbe essere capace di diminuirne l'incidenza. L'impiego di tecniche di *precondizionamento ischemico remoto*, sebbene non ancora ampiamente studiate, potrebbero inoltre essere sfruttate in questo contesto.

La combinazione di disfunzione renale preesistente e disidratazione pone questi pazienti a rischio di sviluppare nefropatia da mezzo di contrasto. Determinare l'esatta incidenza non è semplice perché si interseca con quella di insufficienza renale non legata all'uso di mezzo di contrasto; in ogni caso, sembra essere legata alla durata della procedura, alla quantità e al tipo di mezzo di contrasto utilizzato. Tale rischio è esacerbato anche in presenza di insufficienza renale preoperatoria, dalla presenza di diabete, scompenso cardiaco congestizio, età > 70 anni, utilizzo concomitante di farmaci nefrotossici e l'impiego di mezzo di contrasto i giorni precedenti l'intervento. Quando si eseguono "nuove" procedure, in caso di chirurghi con scarsa esperienza, o di procedure complesse l'aumentato carico di mezzo di contrasto va tenuto in considerazione e strategie preventive devono essere applicate. L'idratazione è considerata un fattore chiave in tale contesto ed è l'unico elemento che possiede validi dati a supporto. È raccomandata la somministrazione di soluzione salina isotonica 0,9%, o sodio bicarbonato, alla velocità di 1ml kg^{-1} h^{-1} for 12 h prima e 12 h dopo la procedura; per procedure emergenti una velocità di 3 ml kg^{-1} h^{-1} 1h prima e 1ml kg^{-1} h^{-1} per 6h dopo sembra appropriato. Tra le diverse strategie proposte, l'impiego delle statine, l'utilizzo del *precondizionamento ischemico remoto* e la somministrazione del vasodilatatore iloprost, recentemente impiegato in questo contesto, hanno mostrato risultati promettenti, anche se i dati disponibili non sono sufficienti per raccomandare il loro uso routinario con il solo scopo preventivo sulla nefropatia da mezzo di contrasto.

Complicanze neurologiche

A seguito di procedure di chirurgia vascolare possono verificarsi vari gradi di alterazioni neurologiche. Tra queste si possono annoverare: eventi ischemici ed emorragici, convulsioni, delirio, alterazioni cognitive, lesioni dei nervi cranici e neuropatie periferiche. Tali complicanze si possono manifestare secondo diversi gradi di intensità. Le alterazioni dello stato mentale possono essere correlate alle patologie vascolari sottostanti, farmaci, squilibri elettrolitici, ipossia, malattie cardiache o complicanze chirurgiche. In una revisione retrospettiva dei dati, è stato osservato come il delirio postoperatorio avveniva nel 22% dei pazienti sottoposti a chirurgia vascolare. L'utilizzo dei beta-bloccanti sembrerebbe aumentare il rischio, mentre l'uso di statine, al contrario, sembrerebbe ridurlo. La tipologia di anestesia impiegata (locale, locoregionale, anestesia generale) non apparirebbe invece in grado di modificarne l'incidenza.

Diversi interventi sono legati a specifiche complicanze neurologiche, come la sindrome da iperperfusione in caso di interventi carotidei o ischemia midollare in caso di interventi per patologia aortica e verranno trattati più approfonditamente nelle sezioni dedicate.

Terapia intensiva postoperatoria

La terapia intensiva postoperatoria ha il ruolo di supportare le funzioni vitali fino a quando gli effetti dell'insulto chirurgico vengono a minimizzarsi; a questo si aggiunge il compito di individuare precocemente ed eventualmente trattare le complicanze postoperatorie. In base alla tipologia di procedura chirurgica e alle comorbidità del paziente, l'individuazione di pazienti che potrebbero beneficiare di monitoraggio intensivo postoperatorio e di manovre di estubazione protette gioca un ruolo chiave nel management postoperatorio.

Aneurisma discendente toracico e aneurisma toraco-addominale (TAAA) in approccio open

L'aneurisma toracico coinvolge ogni porzione dell'aorta toracica, distalmente alla arteria succlavia sinistra. I TAAA, invece, coinvolgono la porzione dell'aorta toracica associata a diverse porzioni dell'aorta addominale. La classificazione di Crawford divide i TAAA in 4 classi.

Valutazione preoperatoria

Oltre agli esami di routine standard in questi pazienti, a causa delle importanti modificazioni fisiopatologiche indotte dal clampaggio e dal declampaggio dell'aorta toraco-addominale, richiesti dalla tecnica chirurgica, e dell'alta incidenza di comorbidità cardiovascolari presente in questi pazienti, è richiesta un'attenta valutazione cardiologica associata spesso a esecuzione di test quali:
- stress test come, l'Ecostress-Dobutamina o la Scintigrafia al Tallio Dipiridamolo, per poter stabilire l'effettivo indice di rischio cardiaco;
- coronarografia per valutare l'eventuale necessità di un intervento di rivascolarizzazione cardiaca o, se possibile, di angioplastica coronarica;
- approfondita valutazione della funzionalità respiratoria con prove di funzionalità è fortemente consigliata.

A ciò si aggiunge:
- Valutazione approfondita della funzionalità renale e dell'assetto coagulativo.
- Rx Torace, alla ricerca di compressioni dell'albero bronchiale da parte dell'aneurisma.
- Ricerca di manifestazioni di patologia vascolare periferica: ECO TSA, presenza e bilateralità dei polsi carotidei, brachiali, radiali, femorali e pedidei.
- Valutazione di lesioni del nervo laringeo ricorrente destro; non è infrequente la lesione del nervo ricorrente sinistro e in presenza di lesione bilaterale ciò potrebbe condurre a problematiche durante l'estubazione.

Durante l'esame obiettivo specifica attenzione deve essere rivolta ai pazienti affetti da Sindrome di Marfan, in particolare allo stato funzionale cardiologico e respiratorio (spesso infatti sono pazienti affetti da deficit ventilatori restrittivi). L'anestesista deve inoltre considerare tali pazienti sempre a rischio di intubazione difficile a causa della presenza di palato ogivale, retrognazia e iperlassità dei legamenti che determina una maggior rischio di lussazione durante l'ipertensione del capo.

Gestione intraoperatoria

Preparazione e monitoraggio. La preparazione prevede: reperimento di accesso venoso di grosso calibro, incannulamento arterioso, eventuale posizionamento di catetere peridurale a livello T6-T7. Una volta avvenuta l'induzione, un catetere venoso centrale dovrà essere posizionato, insieme a una seconda linea di monitoraggio della PA cruenta in arteria femorale. Alcuni autori suggeriscono anche il posizionamento di una terza arteria (generalmente la radiale controlaterale). Il monitoraggio si compone di:

- ECG.
- PA cruenta.
- Pulsossimetria.
- Parametri respiratori del ventilatore.
- Eventuale ecocardiografia bidimensionale trans-esofagea (TEE) (questo monitoraggio è particolarmente utile in caso di disfunzione diastolica, in quanto diversi monitor non sono in grado di stimare tale alterazione).
- Eventuale monitoraggio emodinamico invasivo attraverso l'impiego di sistemi calibrati e non calibrati.
- Temperatura.
- Urinometro per monitoraggio della diuresi.
- Sondino nasogastrico (potrebbe aiutare nell'identificazione dell'esofago durante le manovre di isolamento e riparazione).
- Pressione Liquorale (PL). Questa avviene mediante una derivazione spinale esterna, introdotta attraverso un ago di Thuoy da 14G a livello L2-L3, L3-L4. L'inserzione del drenaggio spinale è una procedura che deve avvenire sterilmente, e qualora possibile, a paziente sveglio per avere un feedback da parte del paziente durante il posizionamento (eventuale dolore o parestesie). Come prevenzione delle complicanze neurologiche conseguenti ad una inadeguata perfusione midollare, è consigliato deliquorare il paziente, mantenendo i valori della PL costantemente al di sotto di 10 mmHg. In caso di sofferenza midollare quello che avviene è infatti un aumento della produzione di liquor che porta ad una ulteriore riduzione del flusso ematico, portando all'instaurazione di un circolo vizioso. La deliquorazione induce, invece, una riduzione della pressione liquorale, migliorando la perfusione midollare. Tra le controindicazioni al posizionamento sono state annoverate: rifiuto del paziente, coagulopatia e sepsi. Possibili complicanze sono: lesione nervosa o midollare, ematoma spinale, infezione, lesione del catetere, ipotensione intracranica, mal di testa, fistola liquorale, emorragia cerebrale.
- Eventuale ulteriore neuromonitoraggi per identificare eventi di ischemia midollare.

In particolare:

1) *Potenziali evocati somatosensitivi.* Sono in grado di individuare alterazioni ischemiche delle colonne laterali e dorsali. Ipotermia e anestetici inalatori possono interferire con il segnale.
2) *Potenziali evocati motori.* Anche loro possono subire modifiche a cause degli anestetici inalatori; inoltre possono subire gli effetti dei bloccanti neuromuscolari.
3) *Transcutaneous near-infrared spectroscopy (NIRS)* . È in gradi di fornire informazioni in continuo circa la perfusione e l'ossigenazione midollari.

Tubo endotracheale (TET). La scelta del tipo e delle dimensioni del tubo da posizionare è importante per ottimizzare la ventilazione monopolmonare. Il criterio di scelta deve considerare soprattutto la morfologia e la sezione delle vie aeree, nonché le eventuali patologie preesistenti. In presenza ad esempio di un dislocamento o di una compressione esercitata da un voluminoso aneurisma sul bronco principale sinistro, ed il conseguente rischio di rottura del bronco o dell'aneurisma stesso, sarà preferibile utilizzare tubi monolume insieme ad un bloccatore bronchiale. Il controllo del corretto posizionamento del tubo bilume o dell'esclusore bronchiale, deve avvenire sia tramite l'auscultazione sia mediante la fibroscopia.

Posizionamento. Un attenzione particolare deve essere posta al posizionamento. Il paziente viene posizionato in decubito laterale destro modificato in modo da permettere di effettuare agevolmente l'incisione chirurgica e assicurando l'esposizione di entrambe le regioni inguinali. L'arto inferiore declive viene flesso a livello del ginocchio e dell'anca, mentre quello superiore viene mantenuto esteso. Le spalle vengono poste a 60°, con l'arto superiore destro adagiato sul reggi braccio, mentre quello superiore sinistro flesso a livello della spalla e del gomito. Al termine, è necessario verificare nuovamente il posizionamento, prestando attenzione al rischio di decubiti, e il corretto funzionamento del TET.

Gestione emodinamica. La gestione emodinamica è particolarmente complessa in questo tipo di procedure. Ciò è dovuto innanzitutto alle ingenti perdite ematiche che si possono verificare. Durante la riparazione di TAAA si può arrivare anche a stimare 5000-6000 ml di perdita ematica; le perdite possono verificarsi fin dall'inizio dell'intervento e in questa prima fase sono dovute generalmente alle manovre di scollamento del polmone adeso alla parete dell'aneurisma. Spesso, soprattutto in caso di clampaggio prolungato, si rende necessario il confezionamento di un bypass parziale, con o senza ossigenatore, che dirige il flusso da una vena polmonare o dall'atrio sinistro all'arteria femorale (bypass atrio-femorale sinistro). Quindi il ventricolo sinistro provvede alla vascolarizzazione della parte superiore del corpo, mentre il bypass alla parte inferiore. È quindi evidente che una stretta collaborazione tra perfusionista e anestesista è necessaria; infatti, per esempio, se maggior sangue viene prelevato dal cuore sinistro, si viene a determinare un'ipoperfusione dei distretti superiori, tra cui quello cerebrale. Se il bypass parziale viene confezionato, è impiegata un'eparinizzazione inferiore (100 UI/kg) rispetto a quella utilizzata nel bypass completo (femoro-femorale con ossigenatore).

Di seguito sono schematizzati le principali fasi della procedura con le relative maggiori indicazioni di trattamento (**Tabella 31.2**).

Protezione midollare. Diverse sono le tecniche di protezione midollare impiegate nel periodo perioperatorio. Insieme al già citato monitoraggio della pressione liquorale associato a deliquarozione per ottenere un valore < a 10 mmHg e l'ottimizzazione dell'emodinamica, atta a garantire una sufficiente perfusione midollare, diverse altri provvedimenti sono stati descritti in letteratura:

- lo stesso bypass distale ha dimostrato possedere un effetto protettivo, soprattutto nei casi in cui è previsto un tempo di clampaggio > a 30 minuti;
- reimpianto delle arterie lombari e intercostali;
- ipotermia permissiva (si ricorda che si ha una riduzione della richiesta di O_2 del 5% ogni grado centigrado). Esistono sia tecniche sistemiche (sfruttando per esempio il bypass) sia tecniche regionali;
- tecniche farmacologiche (naloxone, steroidi, papaverina intratecale).

In considerazione della complessità dell'argomento e della non sempre chiara evidenza dei risultati che emergono dalla letteratura, spesso ogni centro elabora un proprio schema di protezione midollare, composto da diverse tipologie di tecniche.

Gestione postoperatoria e complicanze

Al termine dell'intervento, il tubo bilume deve essere sostituito con un tubo monolume. Se è presente edema della mucosa faringea, conseguente al massivo riempimento volemico, la manovra può essere procrastinata.

Successivamente il paziente verrà trasferito in Terapia Intensiva dove, qualora stabile, verrà progressivamente svezzato ed infine estubato, auspicabilmente entro le 12-24 ore postoperatorie. Il monitoraggio dovrà essere incentrato sull'individuazione precoce delle complicanze, tra cui:

1. **Complicanze polmonari**. Le complicanze polmonari rappresentano la maggior complicanza dei TAAA, con un'incidenza di circa il 30%. Fattori di rischio comprendono: tabagismo, BPCO, ventilazione monopolmonare prolungata, manovre chirurgiche sul diaframma, trasfusioni massive. La strategia preventiva coinvolge ogni fase perioperatoria. Nella fase preoperatoria, una valutazione delle eventuali condizioni polmonari, mediante le indagini precedente citate, e l'interruzione del fumo permettono l'ottimizzazione della funzione polmonare. Nell'intraoperatorio, un atteggiamento conservativo rispetto alle trasfusioni, una ventilazione monopolmonare protettiva e manovre chirurgiche atte a preservare il diagramma e il nervo frenico potrebbero avere un impatto significativo sul decorso postoperatorio. Le strategie postoperatorie invece coinvolgono: fluid management ottimale, una gestione multimodale del dolore (considerare il posizionamento di catetere peridurale) e estubazione precoce.
2. **Complicanze renali**. I pazienti sottoposti a questo tipo di intervento sono ad elevato rischio di AKI. Fattori di rischio sono: la disfunzione renale preoperatoria, la severità della malattia aterosclerotica, la durata del clampaggio aortico, trasfusioni e instabilità emodinamica. La patofisiologia è primariamente il

Tabella 31.2

Prima del clampaggio
• Mantenimento della volemia con cristalliodi e albumina • Mannitolo 18% 0,5-1 g/kg come protezione renale e midollare • Eparinizzazione sistemica • Considerare l'impiego di diuretici, dopamina, acetilcisteina in pazienti a rischio di sviluppare insufficienza renale
Preparazione al clampaggio in assenza di bypass
• Preparare farmaci per il supporto emodinamico (nitroprussiato, labetololo, esmolo, nitroglicerina); spesso si verifica infatti un rialzo pressorio al momento del clampaggio, imputato ad aumento del post carico. • Mantenere MAP 70-90 mmHg per garantire adeguata perfusione, soprattutto agli organi a valle del clampaggio (midollo spinale, reni ecc) • Preparare e utilizzare sistemi di emorecupero, soprattutto nel momento di apertura dell'aneurisma • All'apertura della pleura parietale, iniziare ventilazione monopolmonare • Controllo dei valori di pressione liquorale e mantenerla < 10 mmHg
Preparazione al clampaggio in presenza di bypass
• Il bypass viene allestito prima del clampaggio • Mantenere come target di pressione distale 50-60 mmHg, mentre la prossimale simile o di poco inferiore a quella prima del clampaggio • All'apertura della pleura parietale, iniziare ventilazione monopolmonare • Controllo dei valori di pressione liquorale e mantenerla < 10 mmHg
Durante il clampaggio
• Mantenere un'adeguata volemia • In caso di bypass, è possibile aumentare il tempo di tolleranza al clampaggio attraverso una linea arteriosa aggiuntiva che perfonde selettivamente le arterie viscerali con sangue raffreddato • In caso di TAAA IV tipo, si ricorre ad un approccio meno invasivo, effettuando un clampaggio aortico sovradiaframmatico semplice, non utilizzando il bypass o la deliquorazione; come protezione degli organi splancnici si effettua la perfusione selettiva delle arterie viscerali e renali con infusione fredde • Monitorare la pressione liquorale e deliquorare
Preparazione al declampaggio in assenza di bypass
• Assicurare una sufficiente volemia • Spesso piastrine, plasma addizionali e crioprecipitati sono richiesti per limitare il sanguinamento e aumentare il precarico • Spesso è necessaria infusione di bicarbonato e somministrazione di calcio • Infusione di vasocostrittore 5-10 minuti prima del declampaggio solitamente è iniziata • Nel momento della rimozione del clampaggio si verifica una reazione composta da vasodilatazione, iperemia reattiva, riduzione delle resistenze • Al termine della riparazione della parete toracica, riespansione polmonare e ripristino della ventilazione bipolmonare
Preparazione al declampaggio in presenza di bypass
• È richiesta una attenta cooperazione tra chirurgo, anestesista e perfusionista • Il perfusionista gradualmente riduce il flusso, mentre il chirurgo progressivamente rilascia il clampaggio • Spesso è richiesta un'espansione volemica, generalmente ottenuta attraverso l'impiego di componenti ematici • Generalmente si assiste ad un'acidosi e ipovolemia meno severe rispetto a quelle che si verificano in caso di mancato impiego di bypass • L'impiego dei vasopressori è frequentemente necessaria in questa fase; successivamente, all'uscita dal by-pass sinistro, sarà poi necessario un vasodilatatore poiché il post-carico, precedentemente regolato dalla pompa, tenderà progressivamente ad aumentare, unitamente all'impedenza al flusso ventricolare sinistro • Al termine della riparazione della parete toracica, riespansione polmonare e ripristino della ventilazione bipolmonare

risultato della necrosi tubulare acuta associata a ipotensione, ipovolemia, embolizzazione, ischemia renale e rabdomiolisi. L'approccio migliore per limitare la loro insorgenza è rappresentato da ottimizzazione del riempimento e raggiungimento di una adeguata pressione di perfusione renale, limitando contemporaneamente l'impiego di sostanze nefrotossiche.

3. **Complicanze neurologiche**. L'ischemia midollare (SCI) è una delle più temute complicanze della chirurgia toracoaddominale. Esiste una stretta correlazione tra tempo di clampaggio e rischio di danno midollare. Due sono i principali meccanismi alla base:

A. un insulto ischemico intraoperatorio, di possibile diversa origine, ma di durata sufficiente a determinare un danno irreversibile (più frequente nelle tecniche open);

B. una riduzione permanente, che si manifesta generalmente nel postoperatorio, del flusso ematico dovuta al sacrificio di vasi critici per la vascolarizzazione midollare (questa evenienza si verifica anche in caso di approcci endovascolari)

Generalmente si manifesta come sindrome dell'arteria spinale anteriore con perdita della funzione motoria e della sensazione di dolore e temperatura. L'obiettivo primario della gestione emodinamica intraoperatoria e postoperatoria è garantire una MAP adeguata (> 80-90 mmHg) e assicurare un buon trasporto di O_2. La valutazione neurologica precoce nell'immediato periodo postoperatorio è essenziale per un pronto riconoscimento della SCI. L'intervento immediato include l'ottimizzazione emodinamica e una aggressiva deliquorazione Il target è assicurare una pressione di perfusione midollare almeno di 70 mmHg. L'impiego di vasopressori potrebbe essere necessario. In caso di mancato miglioramento o remissione dei sintomi neurologici, è possibile incrementare gradualmente il target pressorio.

Anche eventi cerebrovascolari si possono verificare e hanno un'incidenza dal 3 al 10%.

4. **Complicanza cardiache**. Le complicanze cardiovascolari si verificano nel 10-20% dei pazienti e comprendono ischemia miocardica, insufficienza cardiaca congestizia e aritmie (principalmente fibrillazione atriale).

5. **Complicanze coagulative**. L'emorragia postoperatoria si verifica nel 2-5% dei pazienti. Un trattamento aggressivo e la correzione di ipotermia, acidosi e ipocalcemia sono fondamentali. A ciò si possono aggiungere fenomeni di ischemia epatica e di attività residua dell'eparina. Spesso si rende evidente una riduzione dei fattori di coagulazione associato ad un aumento dell'attività fibrinolitica. La somministrazione di fattori di coagulazione, piastrine e fibrinogeno dovrebbe essere guidata da test standard di coagulazione, insieme a risultati dei test viscoelastici (TEG, ROTEM)

6. **Complicanze Gastrointestinali (GI)**. È stata stimata un'incidenza totale di circa il 7%. Tra di esse si annovera l'ischemia mesenterica. L'evidenza di dolore addominale con acidosi lattica persistente rappresenta spesso un avvertimento precoce di questa complicanza potenzialmente fatale. Altre presentazioni cliniche possono essere la disfunzione epatica postoperatoria (1,6%), la malattia biliare (0,3%), entrambe correlate con un aumento della mortalità postoperatoria, ulcera peptica (0,9%), sanguinamento GI, (1,5%), ileo (2,2%) e colecistite acuta.

TEVAR (Thoracic Endovascular Aortic Repair)

Valutazione preoperatoria

Diverse linee guida consigliano l'utilizzo della tecnica endovascolare per aneurismi dell'aorta toracica discendente > 5,5 cm; tale tecnica è consigliata anche in situazioni di urgenza/emergenza ed è associata a un minor rischio di complicanze e mortalità. Oltre alle indicazioni che riguardano il trattamento dell'aneurisma dell'aorta toracica discendente, il suo impiego ha subito un'espansione delle indicazioni, soprattutto grazie al miglioramento tecnologico. Esistono anche tecniche ibride che combinano approcci open a tecniche endovascolari; tali tecniche impiegano bypass extra-anatomici permettendo un ampliamento delle indicazioni cliniche. Tuttavia deve essere comunque considerato un intervento ad alto rischio. Pertanto le valutazioni consigliate sono le medesime della procedura precedentemente affrontata.

Gestione intraoperatoria

Tecnica anestesiologica. La tecnica anestesiologica prescelta è solitamente quella della GA, anche se sono stati descritti casi in cui sono state impiegate con successo tecniche neuroassiali.

Monitoraggio emodinamico. Monitoraggio invasivo della PA e il posizionamento di un accesso venoso centrale per la somministrazione di vasopressori e inotropi è fortemente consigliato.

Durante il posizionamento dell'endoprotesi potrebbe essere richiesto dal chirurgo un periodo di ipotensione (PAS < 100 mmHg), per diminuire il rischio di migrazione. Oltre ai monitoraggi invasivi standard, l'utilizzo del TEE potrebbe presentare diversi vantaggi, tra cui: valutare la funzionalità sistolica sinistra, lo stato volemico e aiutare durante il posizionamento della protesi, per esempio verificando l'esclusione della sacca aneurismatica.

Monitoraggio neurologico. Esistono diversi monitoraggi che possono essere impiegati a questo scopo:

- Potenziali evocati somatosensitivi.
- Potenziali evocati motori.
- Transcutaneous near-infrared spectroscopy (NIRS)
- Drenaggio liquorale. Le indicazioni per il posizionamento includono: posizionamento previsto dell'endograft a livello T9 - T12, copertura dell'endograft toracica maggiore ai 20 cm, vasi collaterali patologici, malattia aneurismatica estesa (tipo I e II secondo la classificazione di Crawford). Razionale, posizionamento e management sovrapponibili a quelli per i TAAA.

Gestione postoperatoria e complicanze

Le complicanze postoperatorie maggiori delle procedura sono:

1. **Insufficienza renale acuta (2%)**. È a genesi multifattoriale. Diverse sono le possibili strategie preventive tra cui: mantenere l'emodinamica stabile, assicurando normovolemia e adeguata perfusione periferica, limitare l'utilizzo di mezzo di contrasto, evitare l'utilizzo di farmaci nefrotossici, considerare l'uso di bicarbonato e acetilcisteina, anche se chiare evidenze a riguardo non sono disponibili.
2. **Ictus ischemico (2-8%)**. Nel circa il 60% coinvolge il circolo posteriore e nel 40% dei casi quello anteriore.
3. **Ischemia midollare (3-10%)**. È più frequentemente tardiva, rispetto a quello che si verifica in caso di approccio open. Esistono fattori di rischio propri del paziente e di tipo chirurgico; tra i primi ritroviamo: età > 70 anni, ipotensione perioperatoria (MAP < 70 mmHg), insufficienza renale, BPCO, ipertensione; tra i secondi: copertura aortica della protesi > 205mm, esclusione o compromissione del circolo che supplementa l'arteria spinale anteriore, elevato grado di aterosclerosi, precedente chirurgia vascolare per aneurisma addominale, procedura eseguita in urgenza, impiego di 3 o più stents, ingenti perdite ematiche. Una pronta valutazione neurologica al momento del risveglio è fondamentale. Il trattamento è il medesimo rispetto a quello già precedentemente citato.
4. **Fenomeni emorragici**.
5. **Sindrome post impianto**. È definita con la presenza di febbre e leucitosi senza segni di infezione. Anche il rialzo degli indici di flogosi può aiutare nella diagnosi. È per lo più dovuta alla risposta infiammatoria scatenata dall'endoprotesi. Questa sindrome si è dimostrata in grado di aumentare il rischio di ischemia midollare tardiva.
6. **Complicanze tardive** (migrazione dell'endoprotesi, infezione della protesi, erosione esofagea, endoleak).

Al termine della procedura il paziente dovrebbe essere trasferito in Terapia Intensiva, dove sono consigliati protocolli di monitoraggio e trattamento in modo da individuare precocemente ogni possibile complicanza.

Endoarterectomia carotidea (CEA)

Valutazione preoperatoria

La valutazione deve seguire le raccomandazioni già precedentemente esposte. Un'attenzione particolare deve essere posta alla eventuale presenza di deficit neurologici preesistenti; nel momento della rivalutazione neurologica intraoperatoria e postoperatoria questo può aiutare a discriminare tra nuovi deficit neurologici o peggioramento di quelli esistenti e le condizioni invece già presenti al momento dell'intervento.

Gestione intraoperatoria

Monitoraggio in sala operatoria e posizionamento. Tutti i pazienti sottoposti a CEA devono essere monitorati secondo gli standard attuali: ECG (meglio a 5 elettrodi), pulsossimetria, $etCO_2$, temperatura, parametri respiratori del ventilatore. Il monitoraggio invasivo della pressione arteriosa è raccomandato, a causa delle variazioni pressorie che possono presentarsi. La sede prescelta dell'incannulamento è la arteria radiale controlaterale al lato da operare. 2 accessi venosi periferici dovrebbero essere posizionati, uno per eventuali farmaci vasoattivi e l'altro per i fluidi e i boli di altri farmaci. È necessario valutare inoltre la necessità di neuromonitoraggi.

Solitamente il paziente viene posizionato con le spalle a 30°, con la testa rivolta controlateralmente alla sede dell'intervento.

Tecnica anestesiologica. Al momento esistono 3 opzioni di management anestesiologico: generale (GA), regionale (RA) o una combinazione tra le due. Non sembrano esserci dati a supporto della superiorità di una tecnica rispetto all'altra circa il loro impatto sull'outcome.

La GA è forse ancora la più frequente tecnica utilizzata. I farmaci per l'induzione devono essere attentamente scelti, soprattutto in base al profilo di rischio cardiologico preoperatorio. Il monitoraggio neurologico può avvenire mediante 3 tipologie di neuromonitoraggi:

- quelli che misurano il flusso o la pressione dei grossi vasi cerebrali: TCD e SP –
  quelli che valutano l'integrità della funzione cerebrale: EEG, potenziali evocati somatosensoriali o motori
- quelli che stimano il metabolismo cerebrale: NIRS, saturazione del bulbo giugulare

È bene ricordare che l'accuratezza di ciascun metodo è stato primariamente testata in pazienti in RA e non è risaputo se i valori di cutoff in pazienti svegli o moderatamente sedati sono trasferibili in pazienti in GA, anche se alcuni i dati sembrano suggerire questa intercambiabilità. I vantaggi della GA includono: vie aeree sicure, neuroprotezione e miglior comfort del chirurgo. Tra gli svantaggi riscontriamo: impossibilità di monitoraggio neurologico diretto e documentato aumentato dell'impiego di shunt.

La RA (blocco cervicale superficiale e/o profondo) è una tecnica che alcuni chirurghi preferiscono. Permette infatti una valutazione neurologica diretta e una precoce identificazione di nuovi deficit neurologici. Inoltre evita l'impatto negativo dei farmaci della GA e delle manovre dell'intubazione sul sistema respiratorio e cardiovascolare. Tra le possibili complicanze ritroviamo: fallimento del blocco, paralisi dell'emidiaframma, imprevisto blocco spinale totale, iniezione intravascolare e convulsioni. Inoltre le vie aeree non sono protette e il paziente potrebbe non mostrarsi a suo agio durante la procedura. Il blocco cervicale profondo viene eseguita con la tecnica delle tre infiltrazioni a livello di C2, C3 e C4; come anestetico locale viene solitamente impiegata mepivacaina 2% o ropicavaina 0,75%, 5 ml per punto o 15 ml in caso di unica iniezione. Può essere eseguito con la tecnica a landmark, che prevede l'inserimento dell'ago fino al contatto con il processo trasverso (solitamente a 1-3 cm di profondità), rispettivamente di C2, C3 e C4, la successiva retrazione dell'ago di 1-2 mm e poi l'iniezione di anestetico, previa prova di aspirazione negativa. Il blocco può anche essere eseguito con tecnica ecoguidata, attraverso l'impiego di una sonda lineare ad alta frequenza (**Figura 31.1**). Il blocco cervicale superficiale prevede invece l'infiltrazione dei rami delle fibre sensitive in sede sottofasciale, dietro il muscolo sternocleidomastoideo, associato a infiltrazione in sede di incisione. Nello specifico, una volta raggiunto il margine posteriore dello sternocleidomastoideo, appena in profondità viene somministrato 5 ml di anestetico locale; successivamente l'ago viene mosso superiormente e inferiormente somministrando 5 ml per ognuno dei due movimenti.

L'utilizzo del solo blocco superficiale o dell'impiego di tecniche eco guidate potrebbe ridurre l'incidenza di complicanze legate a questa scelta anestesiologica. In alcuni casi, a completamento del blocco è richiesta l'iniezione di anestetico locale da parte del chirurgo. Recentemente è stata descritta anche l'iniezione perivascolare ecoguidata; insieme al blocco cervicale, sembrerebbe diminuire l'incidenza di blocco incompleto.

L'approccio combinato prevede l'esecuzione del blocco cervicale superficiale prima o dopo l'induzione di GA. L'induzione avviene con l'ausilio di farmaci e breve emivita ed è seguita dall'infusione di remifentanil che viene interrotto al momento del clampaggio in modo che il paziente sia in grado di collaborare per qualche minuto. Successivamente la sua infusione viene ripresa; questa potrà essere sospesa ogni qual volta si necessiti di una valutazione neurologica (**Figura 31.1**).

Gestione emodinamica. Ampie variazioni pressorie nel periodo perioperatorio sono comuni e sono legate alla presenza di placche del seno carotideo. La diminuita sensibilità dei barocettori, dovuto alla presenza della placca con limitato contatto degli stessi con il flusso ematico, sembra giocare un ruolo chiave. Inoltre anche la manipolazione chirurgica stessa potrebbe elicitare instabilità emodinamica accompagnata spesso da turbe del ritmo. La bradicardia improvvisa è comune. Avere agenti cronotropi (come l'atropina) a disposizione è prudente. In caso di ipotensione, la causa sottostante deve essere aggressivamente indagata e trattata (ischemia

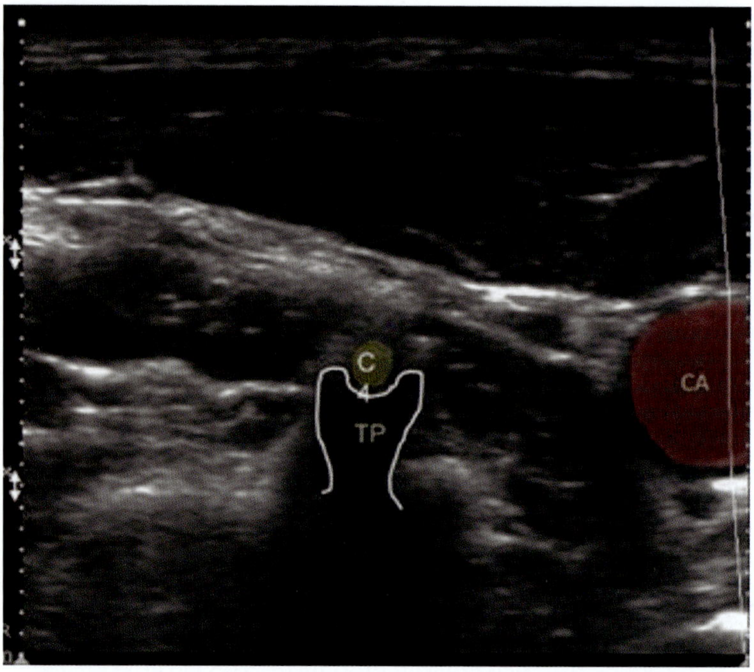

Figura 31.1 Radici nervose di C4, poste tra il tubercolo anteriore e posteriore del processo traverso di C4 (TP). Flaherty et. al 2014.

miocardica, eccessivo carico farmacologico, sanguinamento); talvolta l'utilizzo di vasocostrittori a piccoli boli si dimostra efficace. In molto casi, si assiste invece ad una risposta ipertensiva, spesso transitoria e della durata di sole alcune ore.

Cross-clamping. Il cross-clamping è una tappa cruciale della procedura e permette al chirurgo di rimuovere la placca in un campo non pulsatile ed esangue. È preceduta dalla somministrazione di eparina sistemica (0,7 mg/kg), con lo scopo di raggiungere un valore ACT tra i 200 e 250 secondi. Dopo la procedura, chirurgo e anestesista valuteranno la necessità o meno dell'impiego di protamina, in rapporto 1:1 con l'eparina, per antagonizzare l'eparinizzazione. Come conseguenza al cross-clamping, il flusso carotideo anterogrado all'emisfero cerebrale omolaterale è acutamente interrotto; se il flusso collaterale è inadeguato, si instaura una ipoperfusione cerebrale. La più popolare strategia per evitare l'ipoperfusione è il posizionamento di uno shunt che bypassa il punto dell'arteriotomia fornendo una parte di flusso anterogrado. Tuttavia questa procedura non è esente da possibili complicanze e potrebbe aumentare il rischio di embolia. L'atteggiamento chirurgico al posizionamento di shunt può variare; alcune équipe lo posizionano routinariamente, altre invece non lo impiegano mai. La maggior parte, invece, decidono di posizionarlo solo in presenza di una modifica del monitoraggio neurologico in caso di GA o di comparsa di sintomi neurologici nel paziente sveglio. È bene ricordare che, sebbene esistano diversi monitoraggi neurologici disponibili (EEG, TCD, etc), l'unico considerato dalla linee guida come affidabile al 100% rimane comunque la valutazione neurologica diretta del paziente.

Gestione postoperatoria e complicanze

Estubazione, monitoraggio postoperatorio. Prima dell'estubazione è necessario valutare il quadro neurologico; tuttavia forti stimoli tussigeni andrebbero evitati per il rischio di sanguinamento. Al termine della procedura, il trasferimento presso la Recovery Room è indicato per proseguire nella valutazione neurologica e nel monitoraggio cardiovascolare. Successivamente, il trasferimento al reparto di chirurgia vascolare con monitoraggio della pressione non invasiva oraria e valutazione neurologica è in genere sufficiente. Tuttavia, in caso elevati rischi perioperatori e/o complicanze intraoperatorie l'osservazione in Terapia Intensiva potrebbe essere indicata.

Complicanze. Nel periodo postoperatorio, l'insufficienza respiratoria da compressione da parte di ematoma in sede chirurgica o da edema dei tessuti molli del collo conseguente alla manipolazione chirurgica deve essere sempre considerata. In caso di stridor o deviazione tracheale, l'evacuazione chirurgica deve essere prontamente valutata.

Fino al 40% dei pazienti possono andare incontro a ipertensione nel primo periodo postoperatorio, di cui la metà nelle prime 3 h. Diversi sono i farmaci a disposizione tra cui: labetalolo, esmololo, nitroglicerina. Spesso è sufficiente un'unica somministrazione di farmaci per controllare il rialzo pressorio. Se non si verificano altri picchi ipertensivi, il paziente può venire dimesso in sicurezza dalla Recovery Room dopo 2-3 ore. Se invece per raggiungere una certa stabilità emodinamica è richiesta un'infusione di farmaci, deve essere organizzato il trasferimento in un reparto intensivo che possa garantire il proseguimento del monitoraggio invasivo in continuo.

In altri casi, al contrario, si assiste a fenomeni ipotensivi. La strategia primaria è rappresentata da un adeguato riempimento volemico. Solo talvolta si presenta la necessità di somministrare vasopressori in infusione.

Tra le complicanze maggiori che devono essere prontamente riconosciute ed eventualmente trattate ritroviamo quelle di tipo neurologico. L'ictus intraoperatorio, definito come comparsa immediata di nuovi deficit neurologici focali al risveglio dall'anestesia che persistono per più di 24h è una tra le più temute. Se i deficit compaiono dopo il completo risveglio dall'anestesia è invece più opportuno parlare di ictus postoperatorio. Il timing di comparsa dei sintomi spesso è in grado di suggerirne l'eziologia: se compare entro le 6 h è più frequente una causa tromboembolica e una revisione chirurgica è spesso consigliata; dopo 12-18 h la sindrome da iperperfusione cerebrale e l'emorragia intracranica si fanno più frequenti. Tuttavia altre possono essere le cause tra cui l'ipotensione e l'ipoperfusione. Ogni modifica dell'esame neurologico deve condurre ad una precoce indagine. In caso non sia indicata la revisione chirurgica, è necessario seguire le indicazioni di trattamento standard per l'ictus. La sindrome da iperperfusione cerebrale, dovuta principalmente a una disregolazione dei barocettori e dei vasi cerebrali, deve essere prontamente riconosciuta. L'eziologia tuttavia può anche essere ischemica, causata dall'attivazione della cascata della coagulazione e inibizione della fibrinolisi endoteliale. La sua incidenza è si aggira tra l'1 e il 3-5% circa, con una mortalità che arriva anche al 40%. La sintomatologia è caratterizzata da mal di testa omolaterale, dolore al viso e all'occhio; nei casi severi può progredire con convulsioni, emorragia intracerebrale, edema cerebrale e coma. L'identificazione di pazienti ad aumentato rischio e un trattamento antiipertensivo aggressivo con uno stretto monitoraggio neurologico, potrebbero minimizzare l'insorgenza di questa sindrome. In caso di convulsioni un trattamento target, sotto consiglio di un neurologo, potrebbe essere indicato. In tutti i casi sospetti vi è indicazione all'esecuzione di tecniche di imaging atte ad indagare la presenza di edema ed emorragia intracranica. Come già accennato anche una lesione dei nervi cranici può avvenire; la loro incidenza aumenta in caso di reintervento o di procedure urgenti. In tutti i casi sospetti vi è indicazione all'esecuzione di tecniche di imaging atte ad indagare la presenza di edema ed emorragia intracranica.

Endoaneurismectomia di aneurisma dell'aorta addominale (AAA) con tecnica open

L'incidenza di AAA si aggira attorno al 5 e il 10% negli uomini con più di 65 anni. Fattori di rischio sono rappresentati da: fumo, genere maschile ed età. Quando è indicato l'approccio open, la riparazione può avvenire per via transaddominale o retroperitoneale.

Valutazione preoperatoria

La valutazione deve seguire le indicazioni precedentemente esposte, tenendo sempre in considerazione il fatto che si tratta di una procedura ad alto rischio.

Gestione intraoperatoria

Monitoraggio in sala operatoria e posizionamento. Il monitoraggio routinario prevede: ECG, PA invasiva, pulsossimetria, eventuali parametri respiratori del ventilatore, emogasanalisi, emocromo ed elettroliti. Un accesso venoso di grosso calibro (14G) e l'incannulamento di un'arteria, frequentemente la radiale sinistra, sono consigliati. Il posizionamento di un catetere vescicale, con urinometro, solitamente dopo l'induzione della GA o l'esecuzione della anestesia neuroassiale, è fondamentale per uno stretto controllo della diuresi. L'impiego di un catetere venoso centrale a 2 o 3 lumi deve essere considerato.

Il paziente viene posizionato supino con il braccio destro lungo il fianco.

Tecnica anestesiologica. Questa procedura chirurgica può essere eseguita con GA, GA in combinazione con tecnica neuroassiale oppure tecnica combinata spinale/epidurale senza l'impiego della GA. Anche in questo caso non è stata dimostrata la superiorità di una tecnica. Tuttavia la tecnica maggiormente utilizzata è quella della GA associata o meno a blocchi centrali. L'impiego della analgesia peridurale si è dimostrata essere migliore nella gestione del dolore dei primi 3 giorni postoperatori. Inoltre si è dimostrata in grado di ridurre le complicanze polmonari da ventilazione meccanica, ischemia miocardica, complicanze renale e gastriche; tuttavia non vi sono sufficienti dati a supporto del potenziale beneficio sulla mortalità. Inoltre, nei pazienti che subiscono il posizionamento di un catetere peridurale toracico, si è riscontrato un maggior utilizzo di vasopressori per mantenere una stabilità emodinamica. Tutto ciò porta a raccomandare un'attenta analisi rischio/beneficio prima del posizionamento del catetere peridurale, considerando anche l'aumentato rischio di coagulopatia perioperatoria. Un'ulteriore alternativa per la gestione del dolore potrebbe essere l'esecuzione del TAP Block con o senza posizionamento di cateterino, È una tecnica semplice e scevra dalle potenziali complicanze dell'analgesia peridurale. Questo tipo di blocco è in grado di fornire un buon piano analgesico alla parete addominale e al peritoneo parietale, senza tuttavia modificare gli stimoli derivanti dai visceri.

Gestione emodinamica. L'infusione con Ringer Lattato a velocità di circa 30 ml/Kg circa fino al momento del clampaggio è raccomandata. Durante tale periodo, è necessario uno stretto controllo dei valori pressori mediante somministrazione di vasodilatatori, fino al momento del declampaggio. Questi andranno poi sospesi pochi minuti prima del declampaggio distale, mantenendo stabile il valore della pressione arteriosa sia con l'infusione di cristalloidi che con l'eventuale somministrazione di vasocostrittori. Non appena i valori pressori mostreranno una tendenza alla ripresa, sarà necessario riprendere la perfusione continua di farmaci vasodilatatori al fine di prevenire la possibile insorgenza di picchi pressori che potrebbero causare un importante sanguinamento delle anastomosi non ancora ben consolidate.

Controlli emogasanalitici seriati permetteranno di individuare e precocemente trattare con fenomeni di acidosi metabolica, conseguente al periodo di ischemia a carico degli arti inferiori.

Negli interventi chirurgici nei quali si rende necessario effettuare il clampaggio dell'aorta addominale al di sopra dell'origine delle arterie renali o, eventualmente, immediatamente al di sotto di esse e nei pazienti affetti preoperatoriamente affetti da insufficienza renale cronica, sarà necessario effettuare una strategia di «protezione d'organo», come limitare l'instaurarsi di anemia, migliorare il trasporto di O_2, limitare i fenomeni ipotensivi, minimizzare le trasfusioni e un buon controllo glicemico.

Complicanze postoperatorie

Tra le complicanze più frequentemente riscontrate troviamo:

1. **Complicanze polmonari** (16-18%, > per i casi emergenti). Sequestro di fluidi e distensione addominale sono le cause principali, associati a prolungata ventilazione meccanica. Un'ottimale gestione del dolore insieme a fisioterapia respiratoria sono raccomandate.
2. **Infarto del miocardio.** Si distingue in precoce, se si verifica dalla fine dell'intervento chirurgico a 12-24 ore dopo l'intervento, e in ritardato, quando si presenta da 24 a 72 ore dopo l'intervento. In pazienti a rischio medio-alto, si raccomanda vivamente la misurazione di ECG seriati postoperatori e di troponina per la diagnosi precoce di ischemia miocardica.
3. **Emorragia postoperatoria.** Uno stretto controllo della pressione arteriosa deve essere intrapreso fino a quando il rischio di emorragia postoperatoria non diventa basso, permettendo quindi il ripristino di valori pressori abituali.
4. **Ischemia degli arti inferiori.**
5. **Complicanze gastrointestinali** (ileo, pancreatite, colite ischemica, sindrome addominale compartimentale).
6. **Complicanze renali** (5%).

Endoaneurismectomia di aneurisma dell'aorta addominale con tecnica endovascolare (EVAR)

Valutazione preoperatoria

È sovrapponibile alle indicazioni date per il trattamento della riparazione dell'aneurisma dell'aorta addominale con tecnica open. Nonostante l'impiego della tecnica endovascolare, tale procedura è infatti da considerarsi un intervento a rischio intermedio; inoltre la possibilità di una conversione all'approccio open deve essere sempre considerata

Gestione intraoperatoria

Monitoraggio in sala operatoria e posizionamento. Il monitoraggio e il posizionamento sono i medesimi di quelli impiegati nella tecnica open.

Tecnica anestesiologica. La scelta della tecnica anestetica si basa sullo scenario clinico, la tipologia del paziente e sulle preferenze di chirurgo ed anestesista. L'intervento di EVAR può essere eseguito sia in GA, sia con tecnica neuroassiale e sia mediante anestesia locale associata a sedazione cosciente, soprattutto quando viene scelto l'accesso femorale. Quando l'GA è evitata, è stato riscontrato un minor tasso di complicanze; quando possibile, quindi, l'GA dovrebbe essere risparmiata. Tra le tecniche di RA maggiormente impiegate ritroviamo l'anestesia spinale, peridurale e combinata. Un buon piano anestesiologico è raggiunto eseguendo il blocco tra L3-L4 e L4-L5, nel caso di approccio femorale o iliaco.

Tuttavia, l'immobilità del campo chirurgico è una caratteristica imperativa e qualora il paziente non riesca ad assicurarla, il ricorso alla GA diventa obbligatorio, oppure in casi di procedure particolarmente complicate.

Gestione emodinamica. Per il controllo della stabilità emodinamica l'infusione di vasodilatatori potrebbe essere necessaria. Durante il posizionamento dell'endoprotesi e nella fase di dilatazione del pallone endoluminale è necessario effettuare una modesta ipotensione controllata, mantenendo valori pressori intorno ai 90/60 mmHg, al fine di limitare gli spostamenti della protesi all'interno dell'aorta e di consentire al chirurgo un più agevole posizionamento.

Dopo l'incannulamento femorale richiesto dalla procedura, è raccomandata l'eparinizzazione sistemica con un target ACT di 300 secondi.

Un adeguato riempimento volemico è consigliato per limitare l'incidenza di nefropatia da mezzo di contrasto, soprattutto nei soggetti a maggior rischio.

Complicanze postoperatorie

Tra di esse si possono annoverare:

1. **Complicanze del sito di accesso.** Possono variare da complicanze locali (ematoma, infezione, linfocele) a vere e proprie lesioni vascolari (lacerazioni ileo femorali, rotture, pseudoaneurismi ed fistole arterovenose).
2. **Ischemia arti inferiori.**
3. **Ischemia intestinale** (l'eziologia può essere variare, dalla diretta chiusura da parte dello stent al rilascio di materiale trombotico).
4. **Ictus** (frequentemente di tipo embolico).
5. **Ischemia midollare.**
6. **Insufficienza renale acuta.** È strettamente associata all'outcome e alla mortalità. Tuttavia, quando confrontata con la tecnica open, l'EVAR ha una minor incidenza di tale evento.
7. **Nefropatia da mezzo di contrasto.**
8. **Sindrome post impianto.** Incidenza stimata tra il 14 e il 60%.
9. **Complicanza tardive** (migrazione della protesi, endoleak, infezione).

Aneurisma aorta addominale/ toraco-addominale/ toracica in rottura

Questa rappresenta una vera e propria emergenza e quindi per la valutazione preoperatoria in tale contesto valgono le considerazioni fatte precedentemente. La mortalità si aggira intorno al 50% e spesso sono pazienti che subiscono un prolungato e complicato ricovero in Terapia Intensiva.

Ovviamente in caso di emergenza/urgenza potremmo anche trovarci di fronte al mancato rispetto del digiuno preoperatorio e quindi dobbiamo essere pronti a gestire un paziente a stomaco pieno, con tutte le precauzioni del caso. È sempre opportuno il consulto con il cardiochirurgo per patologie dell'aorta toracica.

Per quanto riguarda la gestione emodinamica, un valore di PAS > 70 mmHg si è visto essere in grado di diminuire il tasso di mortalità. Inoltre l'impiego di tecniche endovascolari associate alla sola anestesia locale sembrano avere un impatto positivo sull'outcome, se confrontate con la GA.

Chirurgia vascolare dell'arto inferiore: bypass arterioso, procedure endovascolari e amputazione

L'Arteriopatia ostruttiva degli arti inferiori o PAD (Peripheral Arterial Diseas) è una manifestazione comune in pazienti affetti da aterosclerosi. Il paziente può presentarsi al momento della chirurgia con diversi gradi di severità. In caso di elezione, il sintomo principale più comune è rappresentato dalla claudicatio o ischemia funzionale, caratterizzata da dolore muscolare a livello degli arti inferiori indotto da attività fisica e scomparsa a riposo. Nella manifestazione più severa, l'ischemia diventa critica, con dolore anche a riposo, possibile ulcerazioni e gangrena; in caso di rottura della placca con embolia, l'arto si presenterà pallido e senza polso. La classificazione di Rutherford viene classicamente impiegata per la classificazione dell'ischemia acuta arteriosa.

La rivascolarizzazione può essere eseguita con tecnica percutanea o chirurgica; la scelta è affidata al chirurgo vascolare e sarà basata sia sulla tipologia della patologia sia sulle caratteristiche del paziente; tuttavia anche i rischi anestesiologici devono essere considerati. Tra le possibili metodiche interventistiche ritroviamo:

- Endoarterectomia (prevede la rimozione diretta della placca).
- Confezionamento di bypass chirurgico.
- Tecniche endovascolari, come l'aspirazione del trombo per via percutanea, trombectomia meccanica, angioplastica/stenting, etc.
- Tecniche ibride.
- Amputazioni.

Valutazione preoperatoria

La valutazione preoperatoria può essere assimilata a quella esposta nella parte generale; deve essere incentrata sullo studio delle comorbidità. La capacità funzionale potrebbe non essere facilmente valutabile a causa della sintomatologia propria della patologia. Spesso questi pazienti subiscono diversi interventi di rivascolarizzazione; sapere se si siano verificate complicanze perioperatorie durante i precedenti interventi è essenziale per guidare misure preventive e studiare un management anestesiologico individualizzato.

In caso di ischemia acuta, spesso non vi è abbastanza tempo per compiere una valutazione approfondita; è ragionevole quindi eseguire una valutazione di base, alla ricerca di: allergie, terapia farmacologica in atto, valutazione delle vie aeree e comorbidità (cadiologiche, polmonari, renali e altre rilevanti).

Gestione intraoperatoria

Monitoraggio in sala operatoria e posizionamento. Tutti i pazienti devono essere monitorati secondo gli standard attuali: ECG a 2 o 3 derivazioni (II, V4, V5), pulsossimetria, $etCO_2$, temperatura, parametri respiratori, PA (invasiva o non). Spesso, monitoraggi invasivi aggiuntivi, come catetere venoso centrale, cateterizzazione dell'arteria polmonare, ecocardiografia trans esofagea, ecc, non sono necessari; tuttavia è sempre opportuno considerare la tipologia di paziente e di procedura durante la scelta del monitoraggio.

Tecnica anestesiologica. Il dibattito circa la modalità anestesiologica migliore per la chirurgia vascolare periferica è ancora molto acceso. I benefici identificati nell'impiego di tecniche di RA al posto della GA includono: stabilità emodinamica, diminuzione del rilascio di catecolamine e simpaticolisi; tutto ciò condurrebbe ad un aumento del flusso ematico periferico. Tuttavia sono state esposte diverse perplessità a riguardo. Innanzitutto, la riduzione di precarico o postcarico indotta dal blocco neuroassiale, potrebbe non essere vantaggioso in tutti i tipi di pazienti; in aggiunta questo spesso conduce all'utilizzo maggiore di vasocostrittori e/o l'aumento dell'entità del riempimento volemico. Secondariamente, non tutti gli studi dimostrano una modifica della risposta allo stress attraverso l'impiego della RA. Inoltre il rischio di ematoma epidurale/spinale deve essere sempre tenuto a mente. Il frequente impiego di farmaci anticoagulanti o antiaggreganti nel periodo perioperatorio, così come la somministrazione di eparina in infusione o di terapia trombolitica in caso di ischemia acuta, deve essere attentamente considerata durante la pianificazione della gestione anestesiologica. Lo sviluppo di ematoma spinale o epidurale in seguito a blocco neuroassiale, seppur raro, è in grado di condurre a conseguenze devastanti. L'eparinizzazione sistemica spesso richiesta in queste procedure non rappresenta una controindicazione all'esecuzione del blocco centrale. Tuttavia la recenti linee guida ASRA 2018 sull'impiego dell'anestesia regionale in pazienti che ricevono terapia antitrombotica/tromboloitica (IV edizione) ricordano che il rischio di ematoma epidurale potrebbe essere aumentato in questo contesto; raccomandano di far trascorrere 1 ora tra l'inserzione dell'ago e l'eparinizzazione e di evitare il blocco centrale in caso di utilizzo di altri farmaci che potrebbero interferire con l'emostasi. L'anestesia neuroassiale invece è controindicata in caso di terapia trombolitica. Un monitoraggio neurologico attento deve essere intrapreso nelle ore successive alla procedura in modo da identificare precocemente eventuali complicanze neurologiche.

Per la rivascolarizzazione infrainguinale, l'emodinamica potrebbe essere mantenuta più facilmente attraverso l'impiego della anestesia regionale; tuttavia la mancanza di dati certi sull'impatto sull'outcome, porta al fatto che la GA continui ad essere impiegata in molti casi. Epidurale, spinale, blocco nervoso periferico rimangono ad ogni modo valide alternative alla GA. Tecniche locoregionali dovrebbero essere incentivate in caso di ridotta funzione respiratoria, non infrequente in questa tipologia di pazienti.

In caso di bypass, i dermatomeri coinvolti sono principalmente L1-L4. Oltre al blocco neuroassiale, diverse alternative alla GA sono state proposte: combinazione blocco nervo femorale e nervo sciatico, blocco nervo femorale-sciatico-otturatorio, blocco paravertebrale T12-L1.

In caso di amputazione, l'anestesia neuroassiale o il blocco nervoso periferico si sono dimostrate in grado di ridurre il dolore postoperatorio.

Complicanze postoperatorie

Il tasso di complicanze per questo tipo di chirurgia si aggira attorno al 30% con una mortalità stimata a 30 giorni del 5% (maggiore in caso di ischemia acuta). Tra i fattori di rischio associati allo sviluppo di complicanze sono stati individuati: età, patologie renali e cardiache e elevato ASA score. Le complicanze sono simili a quelle associate alla chirurgia vascolare in generale. In associazione a queste, una specifica possibile complicanza di questa tipologia chirurgia è rappresentata dalla sindrome da riperfusione, che si manifesta spesso come sindrome compartimentale. I sintomi includono dolore severo, iperestesia, debolezza dell'arto. Un monitoraggio orario nelle prime ore dopo la rivascolarizzazione, mioglobinuria e CPK nei casi sospetti possono aiutare a porre diagnosi precocemente. Un ulteriore complicanza è la precoce trombosi del graft. Nonostante alcuni dati a favore della anestesia neuroassiale, non esistono prove sufficienti per dichiarare che il blocco neuroassiale sia superiore alla GA nel limitare l'incidenza di questa complicanza. In ultimo, la riperfusione di un arto ischemico, soprattutto se acuta, potrebbe comportare alterazioni dell'equilibrio acido-base, anche maggiori, che potrebbero essere di difficile trattamento.

Chirurgia venosa degli arti inferiori

L'insufficienza venosa degli arti inferiori e le relative manifestazioni possono essere soggette a trattamento chirurgico, atto a diminuire l'incidenza di fenomeni tromboembolici, formazione di ulcere, dolore e stasi venosa. Esistono diverse tecniche tra cui ministripping, interventi endovascolari mediante radiofrequenza o laser, iniezione di sostanze sclerosanti. Quelle che più necessitano di supporto e per le quali viene richiesta più frequentemente la presenza dell'anestesista sono però gli interventi di legatura e stripping di vene varicose. Spesso queste procedure vengono eseguite in regime di Day Surgery o ambulatoriale; solo in caso di gravi complicanze perioperatorie o in presenza comorbidità di elevato grado è indicato il ricovero ordinario.

Valutazione preoperatoria

La valutazione perioperatoria è sovrapponibile a quella per altri tipi di interventi in regime di Day Surgery e deve seguire le linee guida e le raccomandazioni esistenti. Elemento fondamentale è la selezione del paziente. Questa deve basarsi sia su criteri clinici (età, stato di salute) sia su criteri socioanagrafici che su fattori chirurgici. Il paziente deve essere adeguatamente informato del percorso clinico che dovrà affrontare e deve accettare tale proposta.

Gestione intraoperatoria

Tecnica anestesiologica. L'intervento può essere eseguito sfruttando diverse tecniche anestesiologiche combinate tra loro:

- tecniche locoregionali, associate o meno a sedazione e/o anestesia locale;
- tecniche neuroassiali;
- anestesia locale (di frequente somministrata mediante "tumescent technique"), spesso accompagnata da sedazione;
- molto raramente in GA

Il blocco più frequentemente impiegato è il blocco del nervo femorale, associato o meno al blocco del nervo genitofemorale. Prevede appunto l'infiltrazione di anestetico locale a livello del nervo femorale, in profondità rispetto alla fascia iliaca e lateralmente all'arteria femorale, previa aspirazione negativa 10-15 ml di anestetico sono spesso sufficienti (**Figura 31.2**).

Per la scelta dei farmaci, considerando il regime di ospedalizzazione, sono da preferire quelli a breve durata d'azione, soprattutto per i blocchi neuroassiali; un adeguato piano di anestesia e di comfort del paziente deve comunque essere garantito durante l'intera durata della procedura.

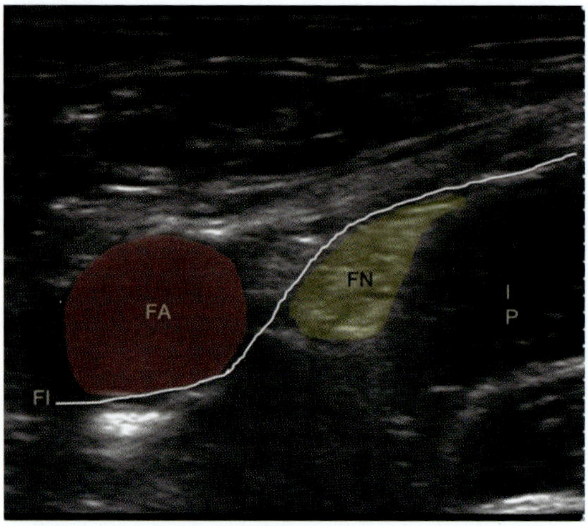

Figura 31.2 Nervo Femorale (FN) posto lateralmente all'arteria femorale (FA); i due sono divisi dalla fascia iliaca (FI). Flaherty et. al 2014.

Complicanze postoperatorie

Le complicanze che si possono verificare in seguito ad intervento di stripping sono:
- disturbi neurologici, spesso minori;
- ematoma;
- edema;
- infezione;
- cellulite;
- tromboflebite;
- raramente: trombosi venosa profonda, tromboembolia polmonare, lesione grossi vasi.

Letture consigliate

Singh S, Maldonado Y, Taylor MA: Optimal perioperative medical management of the vascular surgery patient. Anesthesiol Clin. 2014 Sep;32(3):615-37.

Sams S, Grichnik K, Soto R: Preoperative evaluation of the vascular surgery patient. Anesthesiol Clin. 2014 Sep;32(3):599-614.

Cinnella G, Pavesi M, De Gasperi A et al: Standards clinici per il Patient Blood Management e per il management della coagulazione e dell'emostasi nel perioperatorio. Position paper della Società Italiana di Anestesia, Analgesia, Rianimazione e Terapia Intensiva (SIAARTI).

Naylor AR, Ricco JB, de Borst GJ et al: Management of Atherosclerotic Carotid and Vertebral Artery Disease: 2017 Clinical Practice Guidelines of the European Society for Vascular Surgery (ESVS). Eur J Vasc Endovasc Surg. 2018 Jan;55(1):3-81.

Crimi E, Hill CC: Postoperative ICU management of vascular surgery patients. Anesthesiol Clin. 2014 Sep;32(3):735-57.

Apinis A, Sehgal S, Leff J: Intraoperative management of carotid endarterectomy. Anesthesiol Clin. 2014 Sep;32(3):677-98.

Wong GT, Lee EY, Irwin MG: Contrast induced nephropathy in vascular surgery. Br J Anaesth. 2016 Sep;117 Suppl 2:ii63-ii73.

Anton JM, McHenry ML: Perioperative management of lower extremity revascularization. Anesthesiol Clin. 2014 Sep;32(3):661-76.

Ullery BW, Lee JT: Considerations for patients undergoing endovascular abdominal aortic aneurysm repair. Anesthesiol Clin. 2014 Sep;32(3):723-34.

Nicolaou G, Ismail M, Cheng D: Thoracic endovascular aortic repair: update on indications and guidelines. Anesthesiol Clin. 2013 Jun;31(2):451-78.

Flaherty J, Horn JL, Derby R: Regional anesthesia for vascular surgery. Anesthesiol Clin. 2014 Sep;32(3):639-59.

ANESTESIA IN CHIRURGIA TORACICA

32

Benedetta Mura, Stefano Romagnoli

La **chirurgia toracica** è quella branca della chirurgia che si occupa del trattamento di patologie benigne e maligne degli organi contenuti nel torace. La chirurgia toracica concerne: la parete toracica, la pleura, i polmoni, la trachea e i bronchi, il mediastino, il diaframma e l'esofago. All'inizio del 1900 era rivolta principalmente al trattamento della tubercolosi e al drenaggio di empiemi polmonari. Successivamente, una profonda evoluzione scientifica ha allargato il suo campo di applicazione al trattamento di neoplasie polmonari, infezioni respiratorie, traumi toracici e insufficienza respiratoria terminale. Il progresso tecnologico e lo sviluppo di procedure meno invasive, come la chirurgia video-assistita (*Video-Assisted Thoracoscopy*, VATS) che ha rimpiazzato per alcuni interventi la toracotomia classica, e meno demolitive, come resezioni sublobari vs totali, hanno migliorato l'*outcome* dei pazienti. Di pari passo alla chirurgia toracica, l'anestesia ha subito un rapido miglioramento grazie alle maggiori conoscenze fisiopatologiche riguardanti la distribuzione di ventilazione e perfusione in posizione supina e laterale, all'introduzione di presidi innovativi per la ventilazione monopolmonare e alla standardizzazione del percorso di cura del paziente. Attualmente i chirurghi toracici fanno parte di un team multidisciplinare formato da anestesisti, oncologi, fisioterapisti e dietisti che collaborano all'unisono per l'ottimizzazione del percorso di cura che il paziente dovrà affrontare nel periodo perioperatorio.

Il capitolo è articolato in 3 sezioni: la prima parte riguarda la valutazione preoperatoria del paziente e la riabilitazione per rendere il paziente *fit for surgery*, la seconda parte spazia dal monitoraggio intraoperatorio al posizionamento del paziente fino alla fisiopatologia della ventilazione monopolmonare e il *management* anestesiologico; infine, la terza parte affronta la gestione delle possibili complicanze postchirurgiche e il recupero funzionale del paziente.

Fase preoperatoria

La valutazione respiratoria preoperatoria

La valutazione preoperatoria per interventi di chirurgia toracica deve: indagare la benignità/malignità della lesione e la sua aggredibilità chirurgica; definire l'estensione della malattia (stadiazione TNM) per stabilirne la curabilità chirurgica; valutare l'operabilità o meno del paziente, il rischio di sviluppo di complicanze respiratorie e cardiocircolatorie e il livello di assistenza necessario nel periodo postoperatorio.

La raccolta anamnestica pone il primo sospetto di patologia polmonare: i pazienti sono spesso maschi di età superiore ai 70 anni con storia di tabagismo e patologia cardio-polmonare preesistente (diabete, bronchite cronica e/o enfisema). Tosse, dispnea e raucedine sono talvolta accompagnati da sintomi extrapolmonari quali astenia, perdita di peso, sindromi paraneoplastiche o sintomi derivati da metastasi a distanza. I pazienti obesi sono "screenati" tramite apposito questionario STOP-BANG per documentare la possibile presenza di apnee notturne (*Obstructive Sleep Apnoea*, OSA), al fine di attuare una serie di misure profilattiche per scongiurare il rischio di ipoventilazione perioperatoria (e.g. preossigenare adeguatamente, evitare la premedicazione, disporre del materiale per gestire una possibile ventilazione e/o intubazione difficile).

L'anestesista che esegue l'esame obiettivo, oltre a valutare il pattern respiratorio e la presenza di rumori auscultatori patologici, deve ricercare eventuali anomalie quali clubbing digitale (da ipossia cronica o eteroplasia polmonare) o deviazione tracheale da masse mediastiniche o emo/pneumo/fibrotorace (possibile intubazione difficile prevista), e, infine, testare l'abilità del paziente nel tollerare la posizione supina (fame d'aria). Particolare attenzione va prestata ad alcuni esami di laboratorio preoperatori: il riscontro di policitemia all'emocromo completo con formula, infatti, è indice di ipossia cronica; la leucocitosi può testimoniare un'infezione polmonare in atto. L'individuazione di pazienti con livelli sierici di creatinina e filtrazione glomerulare (*Glomerular Filtration Rate*, GFR) alterati permette di mettere in atto le strategie profilattiche contro l'insorgenza di *Acute Kidney Injury* (AKI). All'ECG devono essere ricercati i segni di sovraccarico del cuore destro. Alterazioni evidenziate alla radiografia del torace sono frequenti e in caso di tumore polmonare possono precedere di alcuni mesi la comparsa dei primi segni e sintomi. In aggiunta, i pazienti eseguono una TC *total-body* per delineare in modo più definito e preciso l'anatomia del sistema toraco-polmonare e per lo studio dell'estensione, e quindi della stadiazione TNM della malattia. Essa definisce la neoplasia in termini di dimensioni della massa tumorale (T), coinvolgimento linfonodale (N) in associazione a broncoscopia, mediastinoscopia o mediastinotomia parasternale, e presenza o assenza di coinvolgimento extrapolmonare (M).

I test preoperatori per la valutazione della riserva funzionale polmonare (**Figura 32.1**) sono indispensabili per valutare la stratificazione del rischio del paziente, valutando la quantità di tessuto polmonare resecabile senza indurre un'insufficienza respiratoria. È noto che i fumatori hanno una riserva polmonare di base diminuita e un aumentato rischio di sviluppare complicanze polmonari postoperatorie rispetto ai non fumatori (23% vs 8% rispettivamente). La prima batteria di test da eseguire in tutti i pazienti sottoposti a chirurgia toracica valuta la funzione polmonare totale e si basa sull'analisi emogasanalitica e spirometrica. Indicatori di aumentato rischio operatorio sono: $PaCO_2$ > 45 mmHg in aria ambiente, capacità vitale forzata (CVF) < 50% del predetto, Volume Espiratorio Forzato nel primo secondo (*Forced Expiratory Volume,* FEV1)< 50% del predetto, FEV1/CVF < 50%, diffusione alveolo-capillare del monossido di carbonio (*Diffusion Lung CO,* DLCO) < 50% del predetto, *Maximum Voluntary Ventilation* (MVV) < 50% del predetto. Qualora i valori spirometrici non risultino adeguati per l'intervento, la valutazione procede con la stima della funzionalità postoperatoria di ciascun polmone mediante TC quantitativa o scintigrafia perfusionale: se i valori di *predicted postoperative* (pp) FEV1 e DLCO (ppoFEV1 e ppoDLCO) sono minori del 40% del predetto è necessario eseguire test di tolleranza all'esercizio fisico. Il test da sforzo cardiopolmonare (*CardioPulmonary Exercise Test,* CPET) – molto più accurato degli altri test (*stair climbing test, six minute walking test* e *shuttle walking test*) – identifica attraverso valori di massimo consumo di ossigeno (VO_2max) > 20 mL/Kg/min i pazienti con basso rischio di complicanze postoperatorie in cui la chirurgia toracica è sicura; i pazienti con valori di VO_2max < 10 mL/Kg/min hanno un rischio elevato e possono sottoporsi soltanto a interventi di chirurgia mininvasiva o resezioni segmentarie; valori di VO_2max compresi tra 10 e 20 mL/Kg/min richiedono ulteriori valutazioni multidimensionali per la stratificazione del rischio respiratorio.

Infine, se anche i test di secondo livello non soddisfano i criteri necessari per affrontare l'intervento chirurgico, si procede ad escludere funzionalmente il letto vascolare del polmone da operare tramite l'occlusione temporanea dell'arteria polmonare destra o sinistra con un palloncino: un aumento della pressione media polmonare sopra i 35 mmHg e/o una $PaCO_2$ > 60 mmHg e/o una PaO_2 < 45 mmHg indicano l'incapacità di tollerare l'asportazione di una tale quantità di tessuto polmonare.

La valutazione preoperatoria multidisciplinare permette quindi di identificare i pazienti ad alto rischio chirurgico le cui caratteristiche sono riassunte nella **Tabella 32.1**.

La preparazione preoperatoria

La maggior parte dei pazienti sottoposti a chirurgia toracica ha una malattia polmonare preesistente e giunge all'intervento con una disfunzione respiratoria più o meno grave. La chirurgia toracica, agendo su questo substrato patologico, può ulteriormente compromettere la funzionalità polmonare e incrementare il rischio di sviluppare complicanze polmonari postoperatorie per cause intra e postoperatorie. I fattori intraoperatori sono correlati al posizionamento in decubito laterale: il polmone declive tenderà a sviluppare atelettasie e edema; mentre il polmone non-decli-

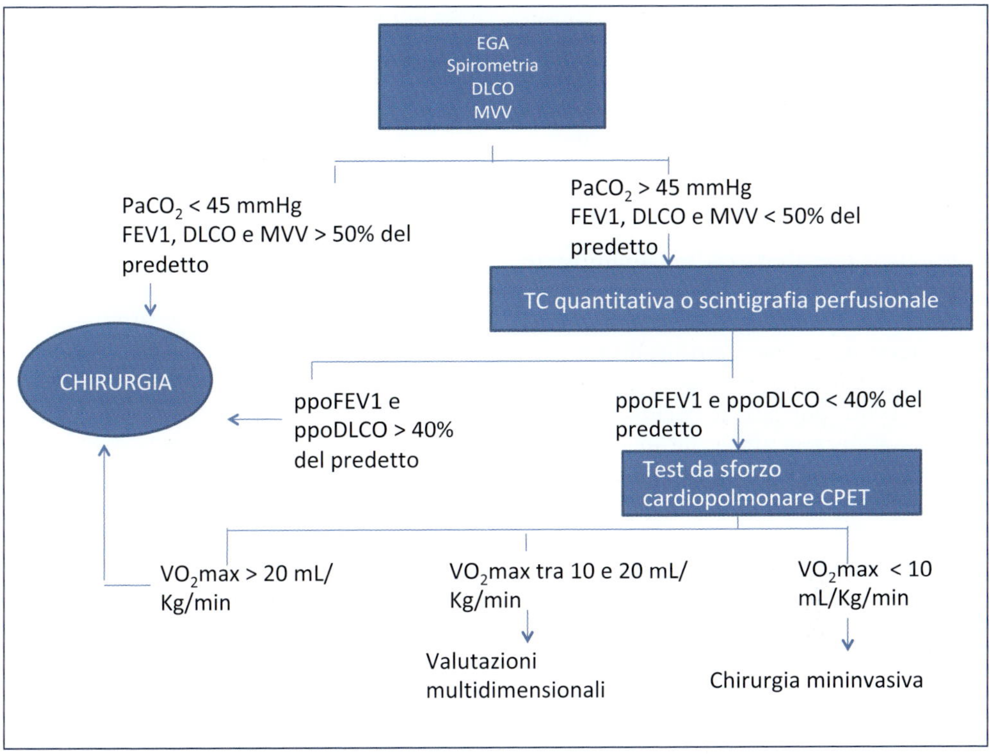

Figura 32.1 Test preoperatori per la valutazione della riserva funzionale polmonare.

ve subirà il traumatismo causato dalla resezione. Nel postoperatorio, la disfunzione respiratoria è peggiorata dal dolore dell'incisione toracotomica il quale impedisce l'inspirazione profonda e l'espettorazione efficace, facilitando l'accumulo di secrezioni, il rischio di sovrainfezione e lo sviluppo di atelettasie.

L'uso di un percorso di cura perioperatorio sistematico nei pazienti sottoposti a chirurgia toracica ha permesso di ridurre la durata della degenza ospedaliera e i tassi di complicanze postoperatorie.

Tali benefici sono raggiunti mediante l'istituzione di un team multidisciplinare (composto da anestesista, chirurgo, infermiere, fisioterapista, dietista) che garantisce l'assistenza perioperatoria al paziente, accompagnandolo nell'intero percorso diagnostico-terapeutico fino al follow-up post-dimissione. Il protocollo ERAS (*Enhanced Recovery After Surgery*) è composto da numerosi *items* la cui combinazione risulta avere un effetto sinergico nell'ottimizzare la *fitness* preoperatoria del paziente, attenuare la risposta allo stress associata alla chirurgia e favorire un recupero ottimale del paziente dopo l'intervento.

Affronteremo ora la preparazione preoperatoria del paziente, rimandando ai successivi paragrafi la fase intra- e post-operatoria.

Tabella 32.1 Fattori predittivi di aumentata morbilità e mortalità perioperatoria.

• ASA ≥ 3
• $PaCO_2$ > 45 mmHg
• ppoFEV1 e ppoDLCO < 40%
• VO_2max < 10 mL/Kg/min
• Pressione media arteria polmonare > 35 mHg, $PaCO_2$ > 60 mmHg, PaO_2 < 45 mmHg
• Resistenze vascolari polmonari (*Pulmonary Vascular Resistance,* PVR) > 190 dyne/sec/cm con l'esercizio

Tutti i pazienti devono ricevere una consulenza preoperatoria dedicata e lo sviluppo di un programma di preabilitazione multimodale della durata di almeno tre settimane è stato dimostrato migliorare significativamente la capacità funzionale e la qualità di vita del paziente e, allo stesso tempo, ridurre il rischio di complicanze polmonari.

La preabilitazione abbraccia tre ambiti: stato fisico, nutrizionale e psicologico del paziente. La prima area su cui intervenire è lo stato fisico del paziente in termini di *fitness*, istituendo un programma trisettimanale di esercizio fisico volto a incrementare forza, potenza, resistenza, mobilità ed equilibrio, a cui sarà affiancata una preparazione respiratoria preoperatoria basata su cinque punti chiave: 1. sospensione del fumo di sigaretta (e di alcol) per almeno quattro settimane prima dell'intervento chirurgico, con l'eventuale aiuto di cerotti di nicotina, per migliorare la clearance muco-ciliare e ridurre le secrezioni, 2. dilatazione delle vie aeree con $\beta_2$agonisti e/o anticolinergici e/o steroidi, 3. fluidificazione e mobilizzazione delle secrezioni con umidificatori, nebulizzatori, mucolitici, 4. rimozione delle secrezioni tramite tosse, drenaggio posturale e fisioterapia respiratoria (percussione, vibrazione e tecnica di espirazione forzata), 5. stabilizzazione delle patologie concomitanti (e.g. anemia, infezioni, MRGE) e ottimizzazione della terapia medica in atto (e.g. per la prevenzione della fibrillazione atriale è raccomandata la prosecuzione della terapia con β-bloccanti nel periodo postoperatorio). La valutazione dello stato nutrizionale e la gestione della nutrizione preoperatoria prevedono l'integrazione della dieta con supplementi nutrizionali orali nei pazienti malnutriti, la somministrazione di un carico orale di carboidrati preoperatorio allo scopo di ridurre l'insulino-resistenza postchirurgica, la possibilità di bere liquidi chiari fino a due ore prima dell'anestesia e assumere cibi solidi fino a sei ore prima dell'induzione dell'anestesia; la preparazione intestinale preoperatoria è sconsigliata. L'ultima, ma non per questo meno importante, valutazione preoperatoria riguarda lo stato psicologico del paziente. Spesso nel paziente che deve sottoporsi a un intervento chirurgico predominano sentimenti di paura, ansia, demotivazione e depressione che vanno prontamente combattuti tramite tecniche di rilassamento ed educazione, formazione e partecipazione attiva del paziente al percorso perioperatorio che dovrà affrontare con l'aiuto dei familiari.

Fase intraoperatoria

Il monitoraggio durante anestesia toracica

Il tipo di intervento chirurgico e la gravità delle patologie cardiopolmonari del paziente determinano il grado di monitoraggio intraoperatorio.

Il monitoraggio ASA standard è utilizzato in tutti i pazienti e comprende: elettrocardiogramma, pulsossimetria, concentrazione inspiratoria di ossigeno (FiO_2), capnometria, monitoraggio non invasivo della pressione arteriosa e sonda della temperatura in tutti gli interventi di durata superiore ai trenta minuti (temperatura centrale target ≥ 36°C). È imprescindibile l'uso di un sistema di monitoraggio elettroencefalografico della profondità dell'anestesia (e.g. ROOT Masimo SedLine®, BIS™, Entropia®) in tutti i pazienti sottoposti ad anestesia generale e, qualora siano stati utilizzati bloccanti neuromuscolari, un monitoraggio per valutare il grado di miorisoluzione. Nella chirurgia toracica, il fibrobroncoscopio rientra tra gli strumenti di monitoraggio indispensabili ed è utilizzato per il controllo del corretto posizionamento di un tubo a doppio lume (*Double Lumen Tube,* DLT) o di un occlusore bronchiale (o bloccatore bronchiale).

In caso di aumentato rischio relativo alla procedura chirurgica o al *performance status* del paziente, l'anestesista necessita di un monitoraggio aggiuntivo che include: un catetere arterioso (abitualmente posizionato in arteria radiale) per il monitoraggio in continuo della pressione arteriosa sistemica (ed eventuale applicazione di sistemi di monitoraggio emodinamico mini-invasivo; e.g. Vygon MostCare™-PRAM, Edwards EV-1000®, Pulsion Picco®, Pulsion PulsioFlex®) e la possibilità di eseguire emogasanalisi seriate, il posizionamento di un catetere venoso centrale e di un catetere vescicale per valutare rispettivamente la pressione venosa centrale e la diuresi oraria. La somministrazione di dosi non significative di farmaci vasoattivi per brevi periodi tramite un accesso venoso periferico è considerata sicura, non è pertanto raccomandato il posizionamento di un catetere venoso centrale per tale scopo.

Infine, seppure infrequentemente, nei pazienti gravemente compromessi (e.g. con cuore-polmonare) e ad alto rischio di sviluppare complicanze postoperatorie, sottoposti ad interventi di chirurgia toracica maggiore, è indicato il monitoraggio emodinamico invasivo e la stima del *cardiac output* tramite cateterismo dell'arteria polmonare; così come l'utilizzo dell'ecocardiogramma transesofageo nel sospetto di disfunzione ventricolare destra.

Il decubito laterale: posizionamento e fisiologia respiratoria

La posizione del paziente durante gli interventi di chirurgia toracica è raramente supina o, più spesso, in decubito laterale con letto spezzato. Quest'ultima offre un accesso ottimale alla cavità toracica ed è usata, oltre che per gli interventi sul polmone, per operazioni riguardanti l'aorta toracica, l'esofago e la colonna vertebrale a livello dorsale. Le incisioni laterali utilizzate sono la toracotomia anterolaterale e posterolaterale.

Il corretto posizionamento (**Figura 32.2**) prevede: la gamba inferiore è leggermente flessa per evitare lesioni del nervo sciatico, la gamba superiore è distesa e posizionata su un cuscino per non creare una eccessiva pressione sulla gamba inferiore, il braccio dipendente è abdotto su un reggibraccio con un rotolo sotto l'ascella per prevenire la compressione del plesso brachiale, il braccio non-dipendente è elevato e sostenuto da un secondo reggibraccio, la colonna vertebrale deve essere in posizione neutra, la testa deve essere in asse con la colonna e posizionata all'interno di un cuscino morbido incavato. Tale posizione viene stabilizzata tramite una fascia di contenimento a livello delle anche e talvolta una a livello delle gambe.

Il paziente in decubito laterale, sottoposto ad anestesia generale e curarizzato, con il torace aperto, ha un alterato rapporto ventilazione - perfusione (V/Q) che causa il peggioramento degli scambi gassosi: il polmone non-declive (o non-dipendente) è più ventilato e meno perfuso; mentre il polmone declive (o dipendente) riceve una maggiore perfusione di quello non-declive, così come quando il paziente ha il torace chiuso, ma al contempo è poco ventilato e perciò agisce come uno *shunt* fisiologico. Se il torace aperto e la miorisoluzione sono i determinanti di una buona ventilazione del polmone non-declive; la scarsa ventilazione del polmone declive è invece causata da: perdita di volume (Capacità Funzionale Residua, CFR) indotta dall'anestesia generale, compressione da parte del mediastino dall'alto, del contenuto addominale che spinge dal basso contro il diaframma e da sostegni, rotoli e supporti utilizzati in decubito laterale che favoriscono lo sviluppo di atelettasie e formazione di edema.

L'anestesia e il management intraoperatorio

L'anestesia generale con il paziente intubato in ventilazione meccanica controllata è il metodo anestesiologico più sicuro nella maggior parte degli interventi chirurgici toracici. Attualmente, nonostante i moderni anestetici inalatori sembrino causare un minor grado di infiammazione locale e sistemica rispetto all'uso endovenoso di propofol, non possono essere considerati superiori; quindi l'utilizzo di una anestesia bilanciata è da ritenersi equivalente a una anestesia totalmente endovenosa (TIVA). Raramente l'induzione dell'anestesia è di tipo inalatorio. L'impiego degli anestetici alogenati – nonostante riducano la vasocostrizione polmonare ipossica (*Hypoxic Pulmonary Vasoconstriction*, HPV) seppur in modo clinicamente

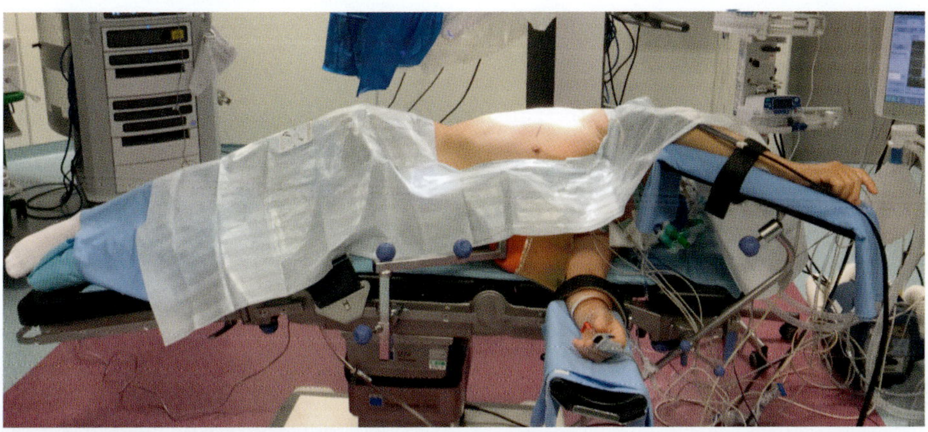

Figura 32.1 Posizionamento corretto del paziente in decubito laterale sinistro.

irrilevante – costituisce una scelta idonea per gli interventi di chirurgia toracica dato il loro effetto broncodilatatore, particolarmente utile in soggetti con reattività bronchiale (fumatori, BPCO, asmatici). La rapidità di eliminazione degli alogenati fa sì che i pazienti possano essere estubati appena finito l'intervento. D'altro canto, il propofol è una scelta altrettanto ragionevole considerati la sua cinetica rapida e la non interferenza con il meccanismo della HPV.

Opinioni discordanti esistono tra gli anestesisti circa la superiorità dell'utilizzo postoperatorio del catetere peridurale a scopo antalgico sulla combinazione anestesia generale-anestesia peridurale toracica (o anestesia *blended*). Questa associazione assicura un ottimo controllo del dolore e dello stress chirurgico con la tecnica di anestesia loco-regionale e garantisce l'ipnosi e la miorisoluzione con l'anestesia generale. Il catetere epidurale può essere inserito a livello medio-toracico (T4-T9) o toraco-addominale (T9-L2) con risultati pressoché equivalenti. Un catetere peridurale posizionato a livello lombare può essere usato per gli interventi di chirurgia toracica ma richiede un dosaggio maggiore di anestetico locale per garantire l'analgesia a livello toracico e per questo non è raccomandato.

Il protocollo ERAS raccomanda l'uso di bloccanti neuromuscolari non depolarizzanti aminosteroidei, come rocuronio, i quali possono essere chelati a livello plasmatico dall'antidoto sugammadex ed eliminati rapidamente per via renale anche in caso di blocco profondo – a differenza di quanto accade con gli inibitori dell'acetilcolinesterasi, come neostigmina – riducendo così il tempo di estubazione e il rischio di paralisi postoperatoria residua (*Post Operative Residual Curarization*, PORC). La premedicazione con farmaci ansiolitici è sconsigliata nei pazienti anziani o con grave compromissione respiratoria, negli altri casi per ridurre l'ansia preoperatoria e favorire la mobilizzazione precoce, è bene prediligere le benzodiazepine a breve durata d'azione.

Nel paziente sottoposto a chirurgia toracica, regimi fluidici particolarmente restrittivi e eccessivamente liberali devono essere evitati a favore dell'euvolemia (nel paziente avviato all'intervento in condizioni di euvolemia – bilancio zero), per scongiurare le conseguenze negative indotte dall'ipovolemia da una parte – alterata perfusione tissutale, AKI, ischemia splancnica e *multi organ failure* (MOF) – e dall'ipervolemia – edema, ipertensione addominale, insufficienza respiratoria, MOF – dall'altra. Lo stato volemico del paziente può essere stimato, nel caso di chirurgia a basso volume di sanguinamento, tramite la concentrazione di emoglobina sierica. Le soluzioni cristalloidi bilanciate (ringer lattato, ringer acetato, elettrolitica reidratante III) sono considerate il fluido di scelta rispetto alla soluzione salina 0,9% data la sua evidente nefro-tossicità.

La Ventilazione Monopolmonare

Le indicazioni

La separazione funzionale polmonare e la ventilazione monopolmonare (o *One Lung Ventilation*, OLV o *Single Lung Ventilation,* SLV) sono comunemente utilizzate in chirurgia toracica ed hanno indicazioni assolute e relative (**Tabella 32.2**).

La separazione dei due polmoni è considerata manovra salvavita e assolutamente necessaria per la prevenzione della contaminazione del polmone sano con sangue o pus proveniente dal polmone infetto o sanguinante, il lavaggio broncopolmonare unilaterale nei pazienti con proteinosi alveolare ed il controllo della distribuzione della ventilazione. Infatti, un'adeguata ventilazione del polmone sano si rende indispensabile sia in caso di fistole broncopleuriche o broncopleurico-cutanee quando in ventilazione meccanica la resisten-

Tabella 32.2 Indicazioni per la ventilazione monopolmonare.

Indicazioni assolute
– Prevenzione infezione polmone sano
– Emorragia massiva
– Proteinosi alveolare o asma o fibrosi cistica di un polmone
– Fistola broncopleurica o broncopleurico-cutanea
– Apertura chirurgica di una grossa via aerea
– Cisti o bolla gigante monolaterale
Indicazioni relative
– Aneurisma dell'aorta toracica
– Pneumonectomia
– Lobectomia ++ superiore
– Resezioni polmonari subsegmentali
– Esofagectomia
– Toracoscopia
– Edema polmonare post-tromboembolectomia con circolazione extracorporea
– Ipossiemia severa da malattia polmonare unilaterale

za al flusso è talmente bassa da comportare una grossa perdita aerea; sia in caso di cisti aerea e bolla gigante unilaterale le quali, sotto l'effetto della pressione ventilatoria positiva, possono rompersi e causare uno pneumotorace o uno pneumomediastino iperteso.

Le applicazioni più frequenti della ventilazione monopolmonare sono indicazioni relative e prevedono il collasso del polmone allo scopo di facilitare l'esposizione chirurgica, offrendo al chirurgo un campo operatorio più ampio. Infine, la ventilazione polmonare differenziale può essere d'aiuto in condizioni di ipossiemia severa conseguente a malattia polmonare unilaterale o di edema polmonare prevalentemente unilaterale post-tromboembolectomia con circolazione extracorporea.

I dispositivi e le tecniche di separazione dei polmoni

I dispositivi utilizzati per la ventilazione monopolmonare durante anestesia sono tre: tubi endotracheali a doppio lume, bloccatori bronchiali e tubi endobronchiali.

Tubi a doppio lume (DLT)

I DLT sono i devices più utilizzati per la separazione polmonare in quanto presentano alcuni vantaggi rispetto ai bloccatori bronchiali e ai tubi endotracheali, quali la possibilità di effettuare un'aspirazione delle secrezioni efficace, sia alla cieca che con il fibrobroncoscopio (FBS), la facile applicazione di una CPAP al polmone operato non ventilato e il rapido passaggio da ventilazione bipolmonare a monopolmonare e viceversa.

Un DLT è formato da due tubi saldati insieme, uno tracheale e uno bronchiale, ognuno dei quali ventila un polmone. In base alla sua conformazione, un DLT può essere sinistro o destro. La versione DLT *sinistro* ha il catetere sinistro posizionato nel bronco principale sinistro ed il catetere destro con la punta che termina in trachea; mentre la versione DLT *destro* ha il catetere destro inserito nel bronco principale destro, la cui estremità ha una fessura per la ventilazione del lobo polmonare superiore destro e il catetere sinistro che termina in trachea (**Figura 32.3**).

Tutti i DLT hanno due curvature (in piani a 90°) per facilitarne il posizionamento e due cuffie, la prossimale per la trachea (bianca) e la distale per il bronco principale (blu). Esistono quattro tipi di DLT che si distinguono per la presenza o meno di un uncino e per il lato del bronco intubato:

- Carlens: DLT sinistro con l'uncino e i lumi ovali, usato per l'intubazione del bronco principale sinistro. Si posiziona l'estremità sinistra del tubo contro la commissura anteriore della glottide con l'uncino posteriormente, si ruota di 270° in senso orario e si procede fino a quando l'uncino non si ancora alla trachea.
- White: corrisponde al tubo di Carlens destro per l'intubazione del bronco principale destro e si caratterizza per la presenza di un'apertura a livello della cuffia bronchiale per la ventilazione del bronco superiore destro.

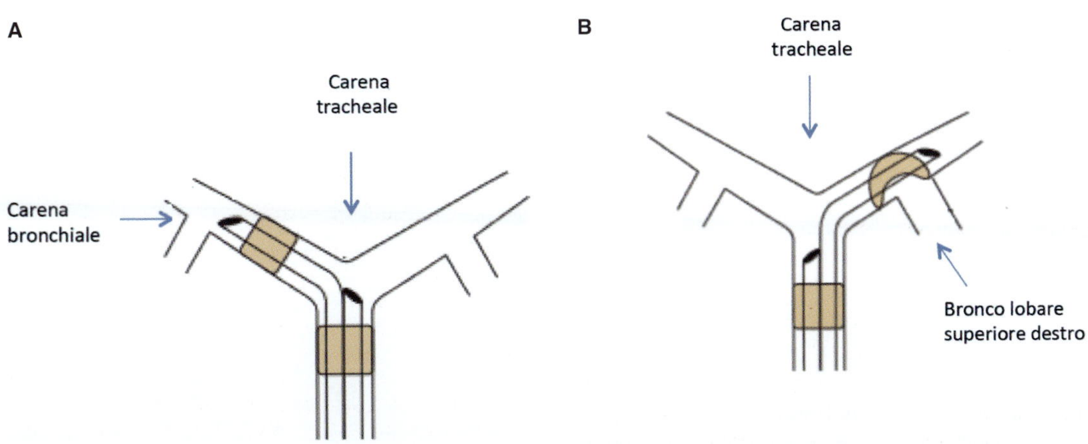

Figura 32.3 Rappresentazione schematica di un DLT sinistro (A) e destro (B).

- Bryce-Smith: è un tubo di Carlens modificato, senza uncino e i lumi rotondi, si utilizza per l'intubazione del bronco principale sia destro che sinistro.
- Robertshaw (**Figura 32.4**): il DLT più utilizzato, destro e sinistro, senza uncino. Il tubo di Robertshaw inizialmente prodotto in gomma rossa multiuso ha lasciato campo al più moderno tubo monouso in PVC trasparente dotato di due lumi a forma di "D" più ampi di quelli di Carlens. Il calibro interno maggiore (**Figura 32.5**) rispetto a un tubo a singolo lume garantisce una minore resistenza delle vie aeree alla ventilazione e un'aspirazione delle secrezioni più efficace tramite appositi cateteri forniti nel kit. L'assenza dell'uncino carenale per il fissaggio alla carena e la presenza delle due curvature lo rendono facilmente posizionabile, riducendo al contempo il rischio di rottura dell'uncino e il danno alle strutture laringee, frequenti con il tubo di Carlens. Le cuffie ad alto volume e a bassa pressione assicurano una tenuta efficace e minimizzano il rischio di traumi alle vie respiratorie, la cuffia tracheale è di colore trasparente mentre la cuffia bronchiale è di colore blu brillante per risultare ben riconoscibile alla FBS. Esiste anche un DLT disegnato *ad hoc* per il paziente tracheostomizzato.

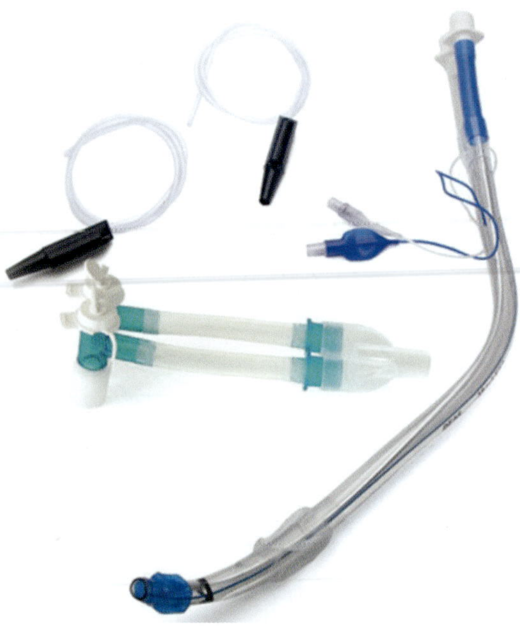

Figura 32.4 Kit del DLT di Robertshaw: tubo a doppio lume, mandrino, due connettori a gomito con tappo per aspirazione e lume per broncoscopia, connettore a Y 15mm, due cateteri per aspirazione.

Sono disponibili nelle misure 41, 39, 37, 35, 32, 28 e 26 French (Fr), le ultime due solo nel tipo sinistro. La scelta della dimensione più appropriata per ridurre al minimo le resistenze delle vie aeree tiene in considerazione numerosi parametri di cui il più importante è l'altezza, seguono il genere, il peso e l'età: nelle donne adulte solitamente è consigliato il posizionamento di un tubo 37 Fr, un 39 Fr nella maggior parte degli uomini adulti (**Tabella 32.3**). Esiste anche il metodo radiologico che consiste nella misura diretta del diametro della trachea e del bronco principale sinistro sulla radiografia o sulla TC del torace (**Figura 32.6**).

Nella chirurgia polmonare destra (che richiede il collasso del polmone destro), si posiziona un DLT sinistro che ventila il polmone sinistro. In caso di toracotomia sinistra, può essere utilizzato un DLT sia sinistro che destro. Quest'ultimo espone ad un aumentato pericolo di ipoventilazione del lobo superiore destro dovuto al non perfetto allineamento tra la scanalatura sulla cuffia endobronchiale e l'orifizio del bronco. Quindi, è preferibile posizionare un tubo sinistro in tutti gli interventi richiedenti la ventilazione selettiva di un polmone eccetto nei casi riportati nella **Tabella 32.4**.

Nota pratica: ad eccezione di interventi che prevedono una chirurgia a carico del bronco principale sinistro (e.g. pneumectomia sinistra, *sleeve lobectomy resection*, altro **Tabella 32.4**) si posiziona pressoché sempre un tubo sinistro.

Tecnica di posizionamento. Previo controllo della tenuta delle cuffie e delle connessioni e lubrificazione dell'estremità distale del tubo e, qualora necessario, del mandrino inserito nel lume sinistro, si esegue la laringoscopia con lama di

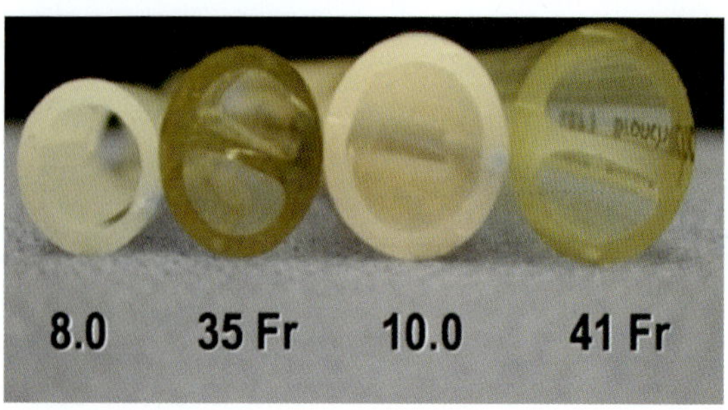

Figura 32.5 Confronto tra diametro interno dei DLT vs tubi a singolo lume.

Tabella 32.3 Scelta del tubo a doppio lume in base all'altezza e al genere.

	Dimensione tubo (Fr)	
	M	**F**
Altezza paziente (cm)		
136 - 164	37	35
165 - 179	39	37
180 - 194	41	39

Macintosh. Il tubo di Robertshaw viene inserito con la curva distale concava rivolta anteriormente fino a che la cuffia bronchiale oltrepassa le corde vocali; il mandrino è rimosso ed il tubo è prima ruotato di 90° in senso antiorario, in modo che la curva distale abbia ora la concavità rivolta verso il lato appropriato, poi spinto in avanti nel bronco principale scelto fino a che non si avverte una resistenza. Benché la profondità di inserimento sia correlata con l'altezza del paziente in entrambi i sessi secondo la formula: profondità (cm) = 12,5 + 0,1 x altezza (cm), ovvero altezza 170 ± 10 cm = profondità 29 ± 1 cm, il corretto posizionamento del DLT deve sempre essere confermato con la FBS. I due lumi del tubo sono collegati al ventilatore tramite i due connettori a gomito con tappo per aspirazione e lume per broncoscopia e il connettore a Y 15 mm.

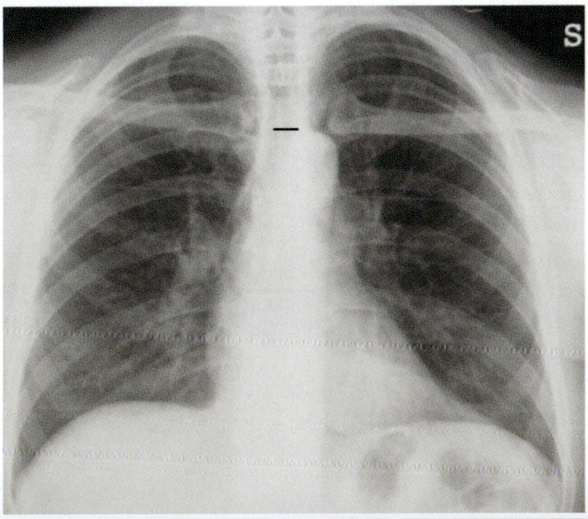

Larghezza trachea (mm)	Larghezza del bronco principale sinistro predetta* (mm)	Dimensione DLT (Fr)	Diametro esterno	
			Lume tracheale (mm)	Lume bronchiale (mm)
≥ 18	≥ 12,2	41	14-15	10,6
≥ 16	≥ 10,9	39	13-14	10,1
≥ 15	≥ 10,2	37	13-14	10,0
≥ 14	≥ 9,5	35	12-13	9,5
≥ 12,5	≥ 8,5	32	10-11	8,3
≥ 11	≥ 7,5	28	9,4	7,4

* Larghezza del bronco principale sinistro predetta (mm) = Larghezza trachea (mm) x 0,68

Figura 32.6 Radiografia del torace e scelta del DLT sinistro in base al diametro della trachea (linea nera) a livello delle clavicole.

Tabella 32.4 Indicazioni per il posizionamento del DLT destro.

Alterazione anatomica del bronco principale sinistro
– Compressione ab-estrinseco o endoluminale – Aneurisma aorta toracica discendente
Chirurgia che coinvolge il bronco principale sinistro
– Trapianto polmonare sinistro – Pneumonectomia sinistra – *Sleeve lobectomy resection* sinistra

A questo punto, la cuffia tracheale viene gonfiata e i polmoni ventilati manualmente: se la posizione del tubo è corretta i rumori respiratori e l'escursione dei due emitoraci saranno bilaterali e simmetrici così come si riscontreranno normali valori di saturimetria periferica, $EtCO_2$ e *compliance* polmonare in ventilazione manuale. È successivamente verificata l'effettiva separazione dei due polmoni tramite gonfiaggio (2-3 mL di aria) della cuffia endobronchiale posizionata nel bronco principale sinistro e clampaggio prima del connettore destro, cosicché il polmone destro sarà escluso e il polmone di sinistra sarà ventilato, poi del connettore sinistro cosicché l'auscultazione di rumori respiratori, l'osservazione dell'escursione del torace e la comparsa di condensa durante la fase espiratoria saranno presenti solo nel polmone di destra. L'assenza di perdita d'aria una volta rimosso il cappuccio del lume prossimale al clampaggio testimonia la tenuta della cuffia. Infine, il declampaggio del connettore e il riposizionamento del cappuccio permettono di verificare nuovamente la ventilazione di entrambi i polmoni. Per controllare l'intubazione con un DLT destro si procede in modo contrario. Per una migliore comprensione della tecnica di posizionamento del DLT e dell'anatomia respiratoria è possibile consultare il sito internet *thoracicanesthesia.com bronchoscopy simulation*.

Il mancato collasso del polmone escluso e l'insufficiente ventilazione del polmone dipendente, così come l'improvvisto aumento delle pressioni respiratorie, la comparsa di ipossiemia e la ventilazione del polmone escluso sono indici di malposizionamento del DLT. L'incidenza di malposizionamento di un DLT varia dal 38 al 78% quando l'anestesista si basa sul controllo clinico, pertanto è mandatorio l'uso routinario di un FBS per il controllo della corretta profondità del tubo in posizione supina, dopo il posizionamento in decubito laterale e in qualsiasi momento durante l'intervento chirurgico qualora sorga un dubbio di dislocazione.

Nel caso di un DLT sinistro correttamente posizionato (**Figura 32.7**), il fibroscopio inserito nel lume bronchiale permette di vedere un lieve restringimento del lume e la carena bronchiale, mentre nel lume tracheale è visibile la carena tracheale e la superficie superiore blu della cuffia endobronchiale appena sotto la carena.

Erniazione della cuffia bronchiale, deviazione della trachea verso destra e eccessivo restringimento del lume sinistro rilevano un'eccessiva pressione nella cuffia bronchiale, tale iperinflazione è la principale causa di lesioni dell'albero tracheobronchiale e perciò va assolutamente evitata.

Quando il FBS è inserito nel lume tracheale di un DLT destro (**Figura 32.8**) si visualizza la carena libera ed il lume bronchiale che si dirige verso destra; dal lume bronchiale si osserva la carena del bronco

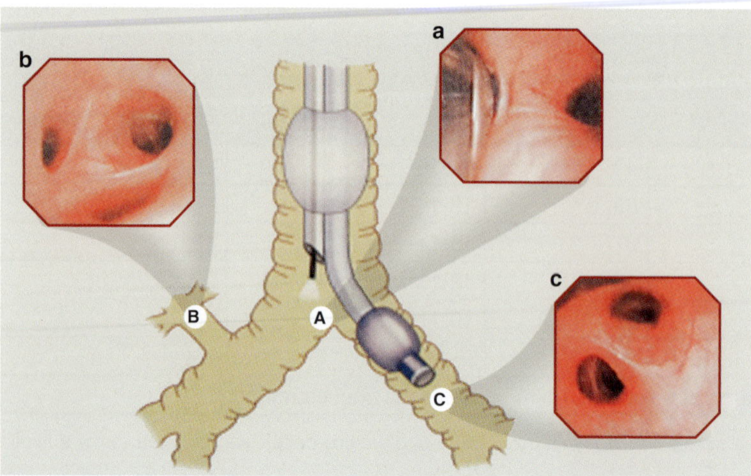

Figura 32.7 DLT sinistro. A: visione dal lume tracheale della carena tracheale, del bronco destro e della cuffia endobronchiale. B: visione dal lume tracheale del bronco superiore destro. C: visione dal lume bronchiale dei bronchi lobari sinistri superiore e inferiore.

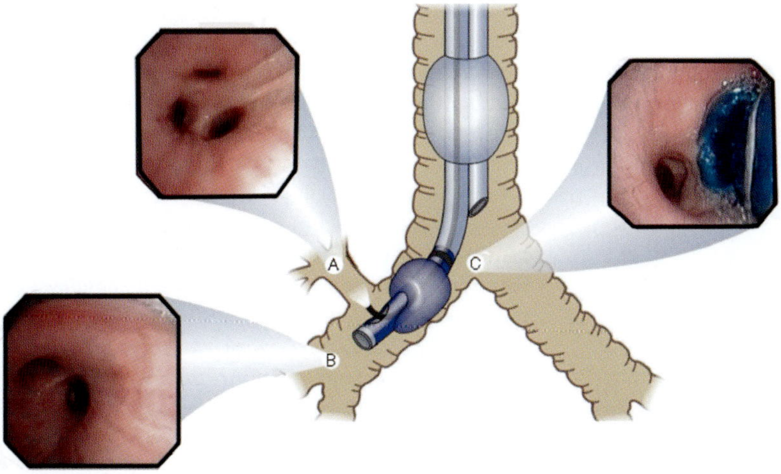

Figura 32.8 DLT destro. A: visione del bronco lobare superiore destro dal lume bronchiale. B: visione della carena bronchiale dal lume bronchiale. C: visione dal lume tracheale della carena e del lume bronchiale nel bronco principale destro.

principale destro e l'orifizio del bronco lobare superiore destro, inserendo la punta del fibroscopio flessa verso l'alto nella scanalatura per la ventilazione del lobo superiore destro.

Oltre alla modalità FBS-assistita esposta precedentemente, in caso di anomalie dell'albero respiratorio principale (varianti anatomiche o condizioni patologiche) il DLT necessario per la ventilazione monopolmonare può essere posizionato via FBS-guidata mediante due tecniche che prevedono entrambe una prima fase di posizionamento manuale del tubo in trachea e la ventilazione di entrambi i polmoni. La fase successiva è caratterizzata – nella prima modalità – dall'inserimento del fibroscopio nel lume bronchiale (attraverso il tappo del connettore) fino nel bronco principale: il fibroscopio fungerà da guida per l'introduzione del lume bronchiale del DLT nel bronco principale. Nella seconda modalità, il fibroscopio è inserito nel lume tracheale e il DLT è fatto avanzare e ruotato sotto controllo diretto fintanto che il lume bronchiale è correttamente posizionato nel bronco principale desiderato.

È importante ricordare che il broncoscopio a fibre ottiche di scelta è quello con diametro esterno 3,6 – 4,2 mm visto il suo agevole passaggio attraverso i lumi di tutti i DLT per adulti; con i tubi 39 e 41 Fr può essere adoperato, previa accurata lubrificazione, un fibroscopio spesso 4,9 mm, nei tubi 26 e 28 Fr uno di 2,2 mm.

Tubo endotracheale a lume singolo e bloccatori bronchiali

I bloccatori o occlusori bronchiali sono piccoli tubi cavi, posizionati sotto controllo FBS, dotati di una cuffia all'estremità distale. Sono utilizzati per la separazione polmonare nei bambini di età inferiore a 8 anni e peso inferiore a 25 Kg nei quali un DLT risulterebbe essere troppo grande e, talvolta, negli adulti. Ne esistono varie tipologie: Univent, Arndt, Cohen, Fuji, Ez. Sono utilizzati in tutte le situazioni in cui un DLT è controindicato, ovvero in caso di: intubazione difficile prevista, grave alterazione anatomica delle vie aeree, pazienti a stomaco pieno, malati critici intubati in cui la sospensione della ventilazione meccanica per la sostituzione del tubo monolume con un DLT non è tollerata o pazienti che necessitano la ventilazione meccanica dopo chirurgia toracica.

Il sistema tubo con bloccatore bronchiale Univent (**Figura 32.9**) è facile e veloce da posizionare quanto un tubo a lume singolo in posizione supina, prona e in decubito laterale.

Durante il suo posizionamento, il paziente continua ad essere ventilato senza interruzioni e, una volta gonfiata la cuffia del bloccatore – 6-7 mL di aria per il bloccaggio dei bronchi principali e 2-3 mL per i bronchi lobari –, si può assistere al collasso totale o parziale del polmone, quest'ultima situazione risulta essere molto utile in caso di emorragia polmonare circoscritta. Così come accade con un DLT, in caso di ipossiemia è possibile applicare una CPAP al polmone non ventilato mediante il lume dell'occlusore bronchiale. Il tubo Univent, a differenza di un DLT, può essere lasciato in sede al termine dell'intervento per la ventilazione meccanica postoperatoria.

Tecnica di posizionamento

Intubare, gonfiare la cuffia principale e ventilare il paziente, inserire il fibroscopio nel connettore e identificare la carena e i bronchi principali, sgonfiare leggermente la cuffia e ruotare il tubo verso il lato da bloccare, spingere il bloccatore bronchiale in avanti (senza ruotare il tubo principale) nel bronco principale destro oppure ruotare di 90° in senso antiorario il tubo principale sinistro e spingere il bloccatore bronchiale in avanti nel bronco principale sinistro per bloccarlo, quindi gonfiare la cuffia del bloccatore in modo che sia visibile subito sotto la carena. Togliere il fibroscopio. Le misure usate negli adulti hanno diametro interno 6-9 mm.

Il set del bloccatore di Arndt (**Figura 32.10**) è costituito da un adattatore multiporta e da un catetere di 7 o 9 Fr con cuffia ad alto volume e bassa pressione di forma ellittica (per il bronco sinistro) o sferica (per il bronco destro), a cui è connesso l'occlusore bronchiale. All'estremità distale di quest'ultimo, nella sola misura di 9 Fr, si trova un foro laterale per favorire la fuoriuscita di aria dal polmone. Nel lume più interno è presente una guida in nylon che termina con un'ansa regolabile che funge da guida per il broncoscopio.

Dopo l'inserimento del tubo endotracheale e il posizionamento dell'adattatore multiporta tra il tubo e la Y del circuito di anestesia standard, il bloccatore bronchiale adeguatamente lubrificato viene inserito attraverso la porta per bloccatore dell'adattatore; mentre il FBS viene inserito attraverso la porta per broncoscopio dell'adattatore e poi posizionato, attraverso l'ansa-guida del bloccatore, nel bronco che deve essere bloccato. A questo punto, il bloccatore viene spinto lungo il broncoscopio fino a che la cuffia non si trovi al di sotto dell'ingresso del bronco, il fibroscopio viene ritirato e la cuffia del bloccatore gonfiata. Una volta terminato il posizionamento, si toglie il filo guida.

Le caratteristiche dei bloccatori di Cohen, Fuji e Ez e per ulteriori approfondimenti consultare i seguenti link: *https://www.cookmedical.com/products/cc_aebts_webds/*, *https://www.ambuusa.com/products/airway-management/endobronchial-blockers/product/fuji-uniblocker* e *https://www.teleflex.com/emea/product-areas/anaesthesia/airway-management/spotlight-ez-blocker/index?language_id=8.*

Tubi endobronchiali a lume singolo

I tubi endobronchiali sono introdotti in un bronco principale sotto guida FBS; sono utilizzati raramente in quanto l'aspirazione e l'ossigenazione nel polmone operato sono pressoché impossibili e, in caso di intubazione del bronco principale destro, la ventilazione del lobo superiore destro è spesso esclusa.

La fisiopatologia

La ventilazione monopolmonare crea un'atelettasia selettiva del polmone da operare/non-declive/non ventilato a cui il circolo polmonare risponde tramite l'aumento della resistenza vasco-

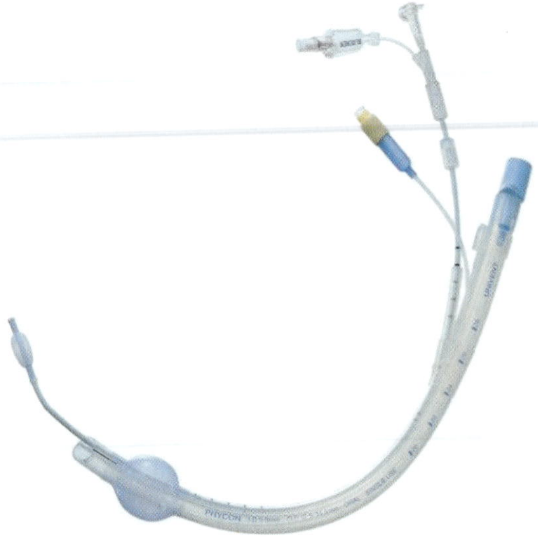

Figura 32.9 Il bloccatore bronchiale Univent.

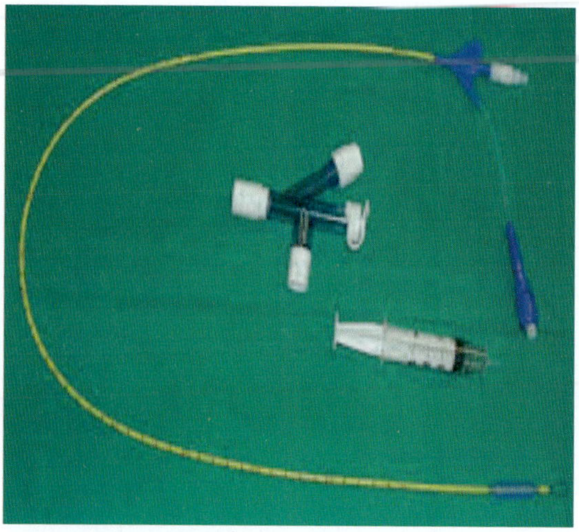

Figura 32.10 Il bloccatore bronchiale di Arndt.

lare polmonare (PVR) (dovuto principalmente alla HPV). Tale incremento di resistenza riduce il flusso ematico nel polmone da operare, dirottando il flusso sanguigno verso il polmone declive normalmente ventilato. In altre parole, l'HPV è un meccanismo che mantiene la PaO_2 a livelli sicuri, minimizzando la quota di flusso di *shunt* che si verifica nel polmone da operare.

Durante la ventilazione bipolmonare, il flusso ematico si distribuisce secondo un gradiente verticale per gravità, sia in posizione eretta sia in decubito laterale; quindi il flusso ematico al polmone declive sarà maggiore rispetto a quello del polmone non-declive. In decubito laterale, in ventilazione bipolmonare, il polmone declive riceve il 60% del flusso totale, mentre il polmone non-declive il 40%. In ventilazione monopolmonare, quando la percentuale di polmone ipossica è compresa tra il 30 e il 70%, la HPV diminuisce il flusso ematico al polmone non-declive di circa il 50%, portando il polmone declive a ricevere circa l'80% e il polmone non-declive circa il 20% del flusso totale (**Figura 32.11**). Tutto il flusso ematico diretto al polmone non-declive non ventilato è flusso di *shunt*. La OLV quindi crea uno *shunt* transpolmonare destro-sinistro (che idealmente dovrebbe essere circa il 20% della gittata cardiaca), assente nella ventilazione bipolmonare, che può determinare la caduta della PaO_2. L'eliminazione di anidride carbonica è inalterata in quanto il polmone dipendente iperventilato rilascia più CO_2 del normale, compensando il polmone escluso.

Durante OLV, per scongiurare il pericolo di una grave ipossia, sono messi in atto meccanismi vasocostrittori capaci di limitare la quantità di flusso ematico che giunge al polmone non-declive non ventilato. Il *primo* è la forza di gravità che provoca un gradiente verticale nella distribuzione del flusso ematico – tanto nella posizione eretta quanto nel decubito laterale – tale da rendere il polmone non-declive meno perfuso di quello declive. *Secondo*, la manipolazione chirurgica in termini di compressione o legatura dei vasi e retrazioni del polmone non-declive possono ridurre ulteriormente la perfusione. *Terzo*, la gravità della malattia polmonare nel polmone non-declive: un polmone francamente alterato ha il flusso ematico già ridotto preoperatoriamente e la sua atelettasia non può causare un incremento significativo dello *shunt*. *Quarto*, la vasocostrizione ipossica polmonare che, aumentando le resistenze vascolari polmonari a seguito dell'atelettasia indotta dalla OLV, dirotta il flusso sanguigno nel polmone ventilato, minimizzando la quota di flusso di *shunt* che si verifica nel polmone da operare. Affinché tale meccanismo risulti efficace, tutti i fattori che aumentano le resistenze vascolari nel polmone dipendente o inibiscono la HPV nel polmone non-dipendente devono essere evitati; tra questi ricordiamo l'uso di basse FiO_2, lo sviluppo di atelettasie e edema nel polmone declive, la riduzione della temperatura del paziente, l'utilizzo di farmaci vasodilatatori (nitroglicerina, nitroprus-

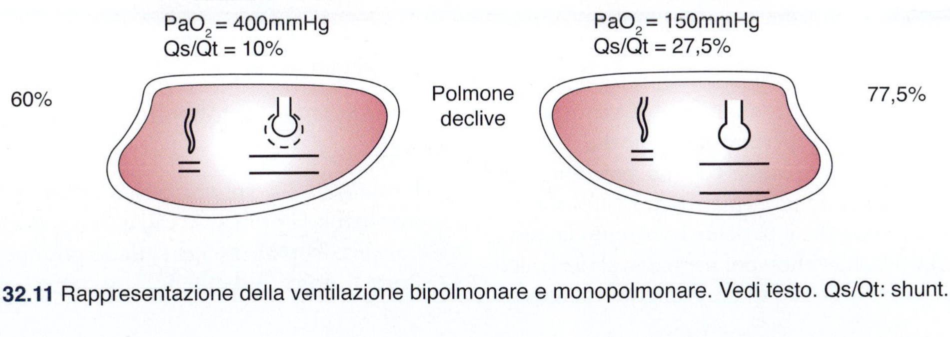

Figura 32.11 Rappresentazione della ventilazione bipolmonare e monopolmonare. Vedi testo. Qs/Qt: shunt.

siato, ossido nitrico), la pressione polmonare > 18 mmHg e l'iperventilazione ($PaCO_2$ < 30 mmHg). Sebbene tutti gli anestetici provochino una modesta inibizione dose-dipendente della HPV, è stato dimostrato che l'ossigenazione arteriosa non viene compromessa.

La strategia di ventilazione monopolmonare

La ventilazione protettiva del polmone declive durante OLV è caratterizzata dall'utilizzo di bassi volumi correnti (TV 4-6 mL/Kg), non superando una pressione nelle vie aeree oltre 30 mmHg per scongiurare il rischio di volutrauma, barotrauma e biotrauma e una frazione inspiratoria di ossigeno tale da mantenere una soddisfacente PaO_2 (FiO_2 > 50%). La tossicità da radicali dell'ossigeno e la formazione di atelettasie da riassorbimento indotte dalle alte FiO_2 sono due inconvenienti rari e, in pratica, trascurabili soprattutto se confrontati con i due aspetti positivi, ovvero il mantenimento di valori di PaO_2 sensibilmente al di sopra della soglia ipossiemica e la vasodilatazione nel polmone gravitario con la possibilità di accogliere ulteriore sangue proveniente da quello anti-gravitario. La frequenza respiratoria è impostata in modo tale da mantenere la normocapnia o una modesta ipercapnia (ipercapnia permissiva): il numero di atti respiratori al minuto è aumentato per compensare la riduzione del TV durante OLV.

Le manovre di reclutamento alveolare e l'applicazione della PEEP al polmone dipendente migliorano il rapporto ventilazione-perfusione e di conseguenza anche l'ossigenazione. Le manovre di reclutamento alveolare per la riapertura di unità alveolari atelettasiche sono considerate efficaci qualora si riscontrino una riduzione dell'$EtCO_2$, un miglioramento della PaO_2 e della *compliance* toraco-polmonare. L'applicazione di una adeguata PEEP al polmone dipendente – solitamente compresa tra 5 e 10 mmHg – ha il duplice scopo di prevenire l'atelectrauma, cioè la continua chiusura/apertura degli alveoli che si concretizza nel dereclutamento di unità alveolari disponibili per la ventilazione, e impedire – o quantomeno ridurre – le atelettasie da riassorbimento causate da un'alta FiO_2. Per garantire un'adeguata ossigenazione e ventilazione è raccomandato mantenere la ventilazione bipolmonare fino all'apertura della pleura, avendo l'accortezza di confermare la corretta posizione del DLT o del bloccatore bronchiale tramite fibrobroncoscopia una volta che il paziente ha assunto la posizione definitiva. Lievi flessioni e estensioni del collo, infatti, possono dislocare il tubo rispettivamente distalmente e prossimalmente rispetto alla profondità target.

L'ipossiemia durante OLV è un evento che dipende principalmente da tre parametri: quota di flusso di *shunt* residuo al polmone non-ventilato, *cardiac output* e grado di vasocostrizione polmonare. In caso di comparsa di una ipossia, il primo *step* prevede il controllo dello stato emodinamico del paziente oltre al corretto posizionamento del DLT mediante fibrobroncoscopia. Se la PaO_2 non migliora, è possibile fare un tentativo aumentando la FiO_2 e il TV, altrimenti sarà necessario reclutare e applicare una CPAP di 5-10 mmHg al polmone non declive. L'applicazione di CPAP selettiva al polmone non-declive incrementa l'ossigenazione del sangue che lo perfonde, migliorando la PaO_2 in modo significativo. 5-10 cmH_2O di CPAP aumentano il volume del polmone non-declive di 100-150 ml che, sebbene non interferiscano con l'esposizione chirurgica durante toracotomia, disturbano l'attività del chirurgo nelle procedure robotiche e toracoscopiche. L'applicazione di una CPAP deve essere sempre preceduta dalla riespansione polmonare in modo da vincere la pressione di apertura delle vie aeree e consentire l'omogenea distribuzione della pressione positiva. Quando la situazione non è corretta dalla sola applicazione della CPAP nel polmone non-dipendente, si possono associare modesti livelli (5-10 mmHg) di PEEP al polmone dipendente. L'applicazione della PEEP al polmone declive ha l'effetto positivo di migliorare il rapporto V/Q ma, al tempo stesso, causa la compressione di piccoli vasi intra-alveolari con associata diversione del flusso verso il polmone non-declive, con peggioramento dello *shunt*. È stato dimostrato che l'uso combinato di PEEP/CPAP migliora la PaO_2. Nel caso in cui l'ipossia persista, è necessario considerare la strategia di ventilazione a pressione positiva intermittente del polmone non-declive. Infine, l'ultima opzione per migliorare l'ossigenazione arteriosa prima di passare alla ventilazione bipolmonare consiste nel clampaggio dell'arteria polmonare del polmone non-ventilato, in modo da eliminare lo *shunt* attraverso il polmone escluso.

Fase postoperatoria

Le complicanze postoperatorie. La nausea e il vomito

La nausea e il vomito postoperatori (PONV) rappresentano la principale causa di insoddisfazione e *discomfort* del paziente nel periodo postoperatorio. Lo score di Apfel (**Tabella 32.5**) stratifica i pazienti in alto, moderato e basso rischio di PONV. Sebbene la chirurgia toracica non sia considerata altamente emetogena, è noto che la durata dell'intervento chirurgico aumenti il rischio base di PONV del 6% ogni 30 minuti. Data l'eziologia multifattoriale della PONV, è raccomandato l'approccio multimodale per la sua profilassi combinando strategie non farmacologiche e farmacologiche.

Tra le misure non farmacologiche associate a una ridotta incidenza di PONV ricordiamo: la corretta idratazione, l'uso intraoperatorio di TIVA con propofol, l'uso di blocchi nervosi periferici o tecniche di anestesia neurassiale a scopo antalgico per ridurre la necessità di oppioidi intra e postoperatori e di conseguenza il loro effetto emetogeno ed infine le tecniche di agopuntura. La profilassi monofarmacologica o la combinazione di due o tre farmaci con meccanismo d'azione diverso è effettuata rispettivamente in coloro che hanno un rischio intermedio e alto di PONV postoperatoria (**Tabella 32.6**).

In assenza di nausea e vomito e una volta accertata la validità del meccanismo della deglutizione, il protocollo ERAS consiglia la rialimentazione precoce entro 4-6 ore dalla chirurgia; così come la rimozione precoce del sondino nasogastrico (qualora l'intervento ne abbia richiesto il posizionamento) e del catetere vescicale. Tutto ciò per favorire la mobilizzazione precoce in tutti i pazienti.

Tabella 32.5 Lo score di Apfel.

Fattori di rischio	Rischio PONV (%)
Sesso femminile Non-fumatore Utilizzo di oppioidi Storia di PONV o cinetosi	0 fattori = 10 % 1 fattore = 20 % 2 fattori = 40 % 3 fattori = 60 % 4 fattori = 80 %

Tabella 32.6 Rischio di PONV e strategia farmacologica adottata.

Basso (< 40%)	Nessuna profilassi
Moderato (40-60%)	1 farmaco
Alto (> 60%)	2 o 3 farmaci

Farmaco e dose	Timing di somministrazione
Droperidolo 0,625 mg	Alla fine della chirurgia
Desametasone 4 mg	Prima dell'induzione
Ondansetron 8 mg	Alla fine della chirurgia
Prometazina 12,5 - 25 mg	Alla fine della chirurgia

Il dolore postoperatorio

Il trattamento del dolore postoperatorio è fondamentale per garantire il *comfort* del paziente e minimizzare la comparsa di complicanze polmonari, favorendo la dinamica respiratoria fisiologica e la mobilizzazione/deambulazione precoce.

È ormai ben noto che il dolore limita i movimenti della gabbia toracica, impedisce la respirazione profonda e la tosse efficace, rende difficile la rieducazione fisioterapica e facilita la formazione di aree atelettasiche e il ristagno di secrezioni con conseguente rischio di sovrainfezione. Una gestione non idonea del dolore acuto può determinare l'insorgenza del dolore postoperatorio cronico.

I principali punti algici sono localizzati a livello della incisione cutanea della toracotomia (IV-V spazio intercostale), nella sede di drenaggio ed in corrispondenza della spalla o del braccio omolaterali alla sede di inserzione del tubo di drenaggio il quale può causare irritazione pleurica.

La gestione del dolore prevede un approccio multimodale che combina tecniche antalgiche regionali, loco-regionali ed endovenose, per sfruttare l'effetto additivo o sinergico dei singoli farmaci e ridurre i loro effetti collaterali. L'analgesia postoperatoria con un catetere toracico peridurale posizionato preoperatoriamente a paziente sveglio è la metodica di scelta per il controllo del dolore dopo interventi di chirurgia toracica maggiore o in pazienti ad alto rischio. L'uso di adiuvanti come oppiodi, clonidina, desametasone e magnesio può potenziare e prolungare l'effetto degli anestetici locali, limitandone gli effetti collaterali indesiderati. Nel paziente con coagulopatia certa o sospetta è preferibile il blocco toracico paravertebrale, in grado di fornire un'analgesia equivalente alla tecnica epidurale e, così come il blocco del serrato anteriore, utilizzato come importante complemento nell'analgesia post-VATS. Il blocco del nervo intercostale è invece considerato un target di seconda linea. La somministrazione combinata di paracetamolo e FANS per via endovenosa è raccomandata in tutti i pazienti, a meno che non esistano controindicazioni, in quanto riducono la dose di oppioidi somministrata fino al 30% e minimizzano i loro effetti collaterali, come il rischio di depressione respiratoria, l'effetto sedativo-antitussigeno e la nausea e il vomito postoperatori. L'obiettivo della *opioid-sparing analgesia* è reso possibile anche dall'uso perioperatorio di ketamina che, sebbene non siano ancora definiti il miglior *timing* di inizio e la dose più efficace somministrabile, ha migliorato l'analgesia postoperatoria se usata come componente di una strategia multimodale.

Le aritmie

Le tachiaritmie sopraventricolari di nuova insorgenza colpiscono dal 18 al 20% dei pazienti sottoposti a chirurgia toracica non cardiaca. I fattori di rischio più importanti sono l'età avanzata, il genere maschile, la presenza di BPCO e cardiopatia preesistente. I disturbi del ritmo più comuni sono la fibrillazione atriale e il flutter atriale, di solito vengono diagnosticati in seconda giornata postoperatoria e, sebbene insorgano come fenomeno isolato, aumentano il rischio di accidenti cerebrovascolari. Le strategie profilattiche raccomandano nei pazienti che assumono ß-bloccanti la prosecuzione della terapia nel postoperatorio e in caso di deplezione di magnesio la sua integrazione; è sconsigliato invece l'uso di digossina. Nei pazienti ritenuti ad alto rischio di sviluppo di aritmie, è ragionevole considerare la somministrazione di diltiazem preoperatorio o di amiodarone postoperatorio con le dovute accortezze del caso.

Le complicanze respiratorie

I pazienti sottoposti a chirurgia toracica hanno un aumentato rischio di complicanze respiratorie, riassunte nella **Tabella 32.7**.

Un'intensa fisioterapia respiratoria per mobilizzare le secrezioni, insieme ad una attenta gestione del dolore (per prevenire l'ipoventilazione) e del bilancio fluidico (per scongiurare il rischio di edema polmonare da *fluid overload* in concomitanza ad un drenaggio linfatico compromesso dalla chirurgia), sono le chiavi per un recupero funzionale ottimale. Inoltre, la *Non Invasive Positive Pressure Ventilation* (NIPPV), la CPAP o le *High Flow Nasal Cannula* (HFNC) sono strategie ventilatorie efficaci per trattare l'insufficienza respiratoria acuta postchirurgica nei pazienti capaci di proteggere le proprie vie aeree e senza un aumentato rischio di aspirazione.

Non tutti i pazienti soddisfano i criteri di estubazione al termine della procedura chirurgica in sala operatoria; in questi casi si rende necessario il supporto ventilatorio meccanico postoperatorio in un ambiente intensivo con il duplice scopo di assistere i muscoli inspiratori e prevenire lo sviluppo di atrofia muscolare da disuso. La sostituzione del DLT con un tubo a lume singolo standard riduce il rischio di trauma e edema delle vie aeree. L'iniziale ventilazione meccanica protettiva è seguita da una fase di svezzamento che prevede la progressiva riduzione dei supporti secondo un percorso *multistep* fino al raggiungimento della completa indipendenza dei polmoni da qualsiasi forma di assistenza. La capacità dei polmoni di svolgere parte del lavoro respiratorio senza incorrere nel fenomeno della "fatica" è segnalata dal mantenimento di una $PaO_2 > 60$ mmHg con l'utilizzo di PEEP a valori inferiori a 10 cmH_2O e bassa FiO_2. Una volta che il paziente è diventato totalmente indipendente dal ventilatore, mantenendo buoni parametri emogasanalitici in assenza di *rapid shallow breathing* e complicanze alla radiografia del torace o segni di instabilità di altri organi, può essere estubato in sicurezza.

La radiografia del torace e il drenaggio toracico

Dopo un intervento di chirurgia toracica, il controllo radiografico del torace è un esame molto utile e raccomandato per la valutazione dell'espansione polmonare, la presenza di atelettasie, versamenti o pneumotorace, la verifica del corretto posizionamento di drenaggi toracici, cateteri di monitoraggio e tubo endotracheale (nel paziente intubato). È preferibile il posizionamento di un solo drenaggio toracico collegato a un sistema di raccolta con valvola ad acqua posto in posizione declive rispetto al torace del paziente. Il drenaggio, posizionato in sede apicale o basale per favorire rispettivamente la fuoriuscita di aria o liquido (sieroso e/o ematico) dalla cavità pleurica, ha il requisito fondamentale di essere dotato di un sistema unidirezionale allo scopo di impedire

Tabella 32.7 Principali complicanze polmonari postoperatorie.

	Incidenza (%)
Atelettasie	3 - 8
Polmonite	2,5 - 4
Air leak	2 - 10
Edema polmonare	2 - 5
Fistola broncopleurica	0,3 - 2
Empiema	0,3 - 1,1
Insufficienza respiratoria acuta / ARDS	0,7 - 5

la risalita del drenato. L'aggiunta di un sistema di aspirazione assicura una evacuazione di gas e fluidi più rapida ed efficace. La rimozione del drenaggio è indicata quando la quantità di drenato raccolta è inferiore a 300 cc in 24 ore o dopo 12 ore di assenza di perdite aeree.

Letture consigliate

Batchelor TJP, Rasburn JN, Abdelnour-Berchtold E, et al: Guidelines for enhanced recovery after lung surgery: recommendations of the Enhanced Recovery After Surgery (ERAS®) Society and the European Society of Thoracic Surgeons (ESTS). Eur J Cardiothorac Surg. 2019; 55:91-115.

Miller RD: Miller's Anesthesia, 6th edition. Philadelphia: Elsevier/Churchill Livingstone, 2005.

Searl CP, Ahmed ST: Core topics in thoracic anesthesia. Cambridge: Cambridge University Press, 2009.

Perioperative anesthesia care in thoracic surgery, recommendations, work in progress.

Slinger P, Blank RS, Campos J, et al: Principles and Practise of anesthesia for thoracic surgery. New York: Springer, 2011.

ANESTESIA NEL TRAPIANTO DI CUORE

33

Cecilia Bianchi, Luca Marchetti, Sabino Scolletta

Anestesia e Terapia Intensiva

Introduzione

Nonostante i grandi progressi nella terapia medica e l'avvento dei sistemi di assistenza meccanica circolatoria, l'insufficienza cardiaca in stadio avanzato rimane associata ad una cattiva prognosi con una sopravvivenza a 5 anni stimata del 20% .

L'insufficienza cardiaca avanzata si caratterizza per la presenza di:

- Tachicardia, dispnea e fatica a riposo o durante esercizio fisico di bassa intensità (NYHA III o IV)
- Episodi di ritenzione fluidica e/o riduzione della gittata cardiaca a riposo con conseguente ipoperfusione periferica
- Presenza di almeno 1 dei seguenti segni clinici:
  a) Frazione di eiezione (FE) < 30%
  b) Pattern di inflow mitralico di tipo pseudonormale e/o restrittivo (disfunzione diastolica di grado medio o severo)
  c) Pressione di incuneamento polmonare (PCWP) > 16 mmHg e /o Pressione atriale destra (RAP) > 12 mmHg da catetere arterioso polmonare
  d) Elevati livelli plasmatici di Brain Natriuretic Peptide (BNP) o del Proormone NT-proBNP in assenza di cause non cardiache
  e) Severa alterazione della capacità funzionale determinata dalla presenza dei seguenti parametri: 300 metri al test del cammino in 6 minuti, picco di consumo di ossigeno (VO_2) di 12 -14 ml/Kg/min
- Storia di almeno una precedente ospedalizzazione per scompenso cardiaco negli ultimi 6 mesi
- Presenza di tutti i parametri sopracitati nonostante l'ottimizzazione della terapia medica dello scompenso cardiaco e /o dello shock cardiogeno.

In questo contesto il trapianto di cuore si pone come la più efficace terapia per prolungare la sopravvivenza di questa popolazione. Recenti dati indicano che l'aspettativa di vita media dopo trapianto di cuore sia 11 anni e la sopravvivenza media condizionale al primo anno post-trapianto di 13 anni (**Figura 33.1** e **Figura 33.2**).

Tale aumento della sopravvivenza nel corso degli anni si deve ai progressi nell'ambito della selezione dei pazienti, alla miglior preservazione del cuore donato, alla gestione della terapia immunosoppressiva, alla profilassi del Citomegalovirus (CMV) e all'aumento di assistenze meccaniche di circolo, tipo Extra Corporeal Membrane Oxygenation (ECMO) o Ventricular Assist Device (LVAD), che vengono impiantate come bridge to transplant nei pazienti con disfunzione cardiaca end-stage e instabilità emodinamica.

Tuttavia, il primo anno post-trapianto continua a rappresentare il periodo più critico con la più elevata mortalità associata, contando il 40,2% della mortalità complessiva.

Occorre fare una distinzione tra le principali cause di morte nel primo anno post-trapianto e quelle che contraddistinguono gli anni successivi.

Durante il primo anno le cause maggiori di mortalità sono: il graft failure, Multiple Organ Failure (MOF), infezioni da CMV e il rigetto acuto. La sopravvivenza a lungo termine invece è inficiata dalla vasculopatia del graft, dagli effetti collaterali della terapia immunosoppressiva (come l'insorgenza delle neoplasie e delle infezioni).

La sopravvivenza varia significativamente in base alla diagnosi sottostante l'insufficienza cardiaca con una più elevata sopravvivenza nei pazienti che presentano una cardiomiopatia di natura non ischemica e più bassa nei casi di cardiopatie congenite.

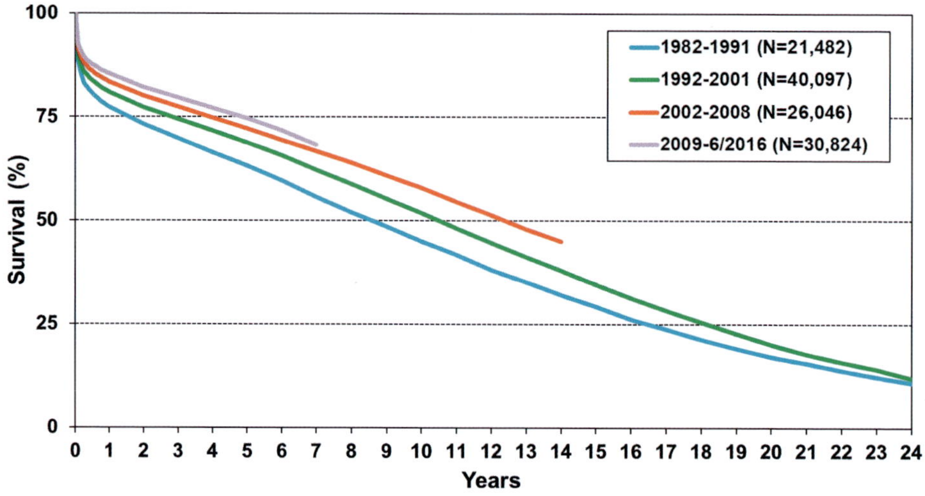

Figura 33.1 Sopravvivenza, per epoca e a lungo termine, degli adulti riceventi trapianto di cuore dal registro ISHLT.

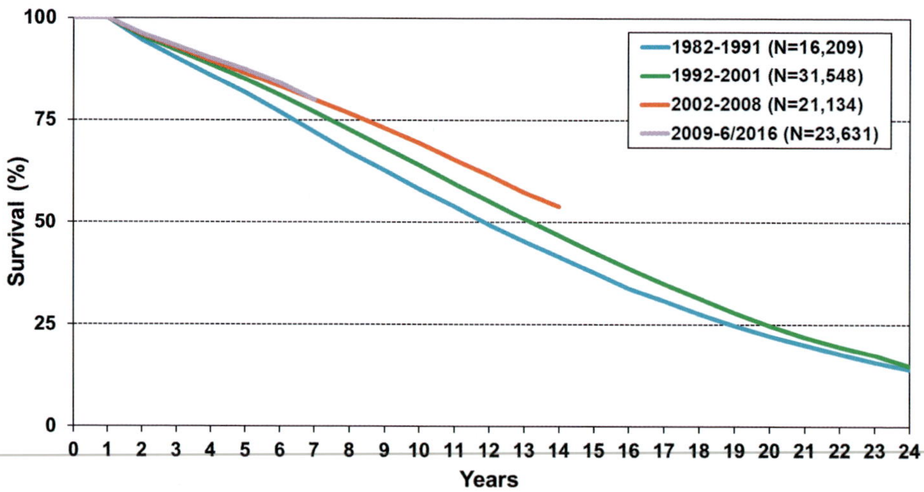

Figura 33.2 Sopravvivenza a 1 anno, per epoca condizionale, negli adulti riceventi trapianto di cuore dal registro ISHLT.

L'International Society for Heart and Lung Transplantation (ISHLT) dimostra come, nel corso degli anni, si è assistito ad una modificazione della causa primaria di insufficienza cardiaca. Negli anni passati la cardiomiopatia ischemica era l'eziologia principale di insufficienza cardiaca, mentre adesso predomina la cardiomiopatia non ischemica con una percentuale del 49,2% tra i potenziali riceventi trapianto. Tale cambiamento è da ascrivere a svariati fattori tra cui: la riduzione del fumo di sigaretta, i progressi nella terapia medica della cardiomiopatia ischemica e l'avvento dell'assistenze meccaniche circolatorie.

Storia

Il primo trapianto di cuore umano risale al 1967 ad opera di Christiaan Barnard, presso il Groote Scheur Hospital a Cape Town, South Africa.

Gli scarsi risultati avuti sulla sopravvivenza negli anni a seguire erano ascrivibili sia alla scarsa esperienza dei chirurghi sia alle difficoltà nel prevenire il rigetto dell'organo trapiantato.

Nel 1973 venne introdotta da Stanford la biopsia transvenosa endomiocardica per la diagnosi della presenza o meno di rigetto del graft.

Si deve a Jean-Francois-Borel nel 1976 e all'approvazione da parte della Food and Drug Administration (FDA) nel 1983 l'introduzione della ciclosporina A come farmaco immunosoppressore, evento che contribuì all'iniziale incremento della sopravvivenza e alla riduzione dei rigetti.

L'esito del trapianto dipende da un insieme di fattori tra cui: la giusta selezione dei riceventi, e dei donatori, il tempo d'ischemia, la protezione d'organo, la scelta appropriata della terapia immunosoppressiva e la gestione delle eventuali complicanze perioperatorie.

Il paziente "ricevente"

La selezione del ricevente richiede un approccio multidisciplinare finalizzato a stimare la prognosi nei pazienti con severa insufficienza cardiaca, valutare la probabilità di sopravvivenza alla chirurgia e le complicanze postoperatorie, identificare i fattori potenzialmente reversibili e valutare l'adeguatezza della terapia medica in corso.

Nel corso del tempo si è assistito ad un aumento numerico dei potenziali riceventi trapianto in conseguenza all' incrementato ausilio, come "bridge to transplant", dei device di assistenza meccanica di circolo tipo ECMO veno-arterioso (ECMO VA), left ventricular assist device (LVAD) o right ventricular assist Device (RVAD). In linea generale, il device di assistenza meccanica sinistra tipo LVAD è frequentemente utilizzato nei pazienti che presentano una disfunzione cardiaca sinistra end stage con rapido deterioramento clinico ed emodinamico. Questa strategia permette di stabilizzare il paziente e di indirizzarlo al trapianto cardiaco in condizioni di stabilità emodinamica, prima che si verifichi un'insufficienza multitiorgano. L'ECMO veno-arterioso, dall'altra parte, viene riservato per lo più negli stadi avanzati dell'insufficienza cardiaca, quando il device di assistenza meccanica sinistra LVAD non può essere preso in considerazione (per esempio in caso di controindicazioni anatomiche o in presenza di disfunzione biventricolare) ed è frequentemente impiegato nei pazienti in condizioni critiche con collasso emodinamico o profonda disfunzione biventricolare.

Nonostante l'aumento dei potenziali riceventi trapianto, il numero dei donatori rimane insufficiente, pertanto, nel 1989, lo United Network for Organ Sharing (UNOS) introdusse un sistema di stadiazione dei potenziali riceventi. Tale sistema prevede l'identificazione dei potenziali riceventi secondo un grado di urgenza stabilito in base al supporto medico che necessitano, con lo scopo di ottimizzare l'allocazione dell'organo verso quei pazienti con il più alto grado di urgenza, corrispondete allo STATUS 1A (**Tabella 33.1**).

Tabella 33.1

Criteri di stadiazione unos	
STADIO 1A	**Supporto meccanico circolatorio:** • LVAD e /o RVAD (sono messi in lista come stadio 1° per 30 giorni dopo l'impianto del device di assistenza meccanica o per tempo indefinito se insorgono complicanze legate al device stesso) • Cuore artificiale totale • Contropulsatore aortico • ECMO • Ventilazione meccanica continua • Infusione continua di uno singolo inotropo ad alto dosaggi o infusione di multipli inotropi con monitoraggio continuo emodinamico delle pressioni di riempimento ventricolare sinistro • urgenza o pazienti che non rientrano nei criteri sopracitati ma che potrebbero beneficiare del trapianto come i pazienti in stadio 1A
STADIO 1B	• Presenza di LVAD e/o RVAD • Infusione continua di farmaci inotropi • Urgenza o pazienti che non rientrano nei criteri sopracitati, ma che potrebbero beneficiare del trapianto come i pazienti in stadio 1B
STADIO 2	• Non presenza dei criteri per lo stadio 1A o 1B
STADIO 3	• Non idoneo temporaneamente a ricevere trapianto toracico d'organo

Per ciò che concerne i pazienti riceventi in lista d'attesa, è utile ricordare che, nel tempo, si è assistito ad un importante cambiamento delle caratteristiche demografiche, il quale ha portato ad una maggior percentuale di pazienti in età avanzata.

Dato lo scarso pool di donatori, vi é consenso ad accettare per questi pazienti, considerati "candidati marginali", cuori in condizioni subottimali come: donatore di età > 55 anni, ipertrofia moderata del ventricolo sinistro, anormalità nella cinetica regionale di parete, disturbi di un singolo vaso coronarico, storia di cocaina, tempi d'ischemia > di 4 ore. È stato osservato, in effetti, come l'outcome dei candidati "marginali" sia migliore rispetto a quello che si avrebbe seguendo il decorso naturale dell'insufficienza cardiaca end-stage.

Nel 2016 l'ISHLT, revisionando le linee guida del 2006, ha apportato alcune modifiche riguardo i criteri di selezione dei riceventi (vedi **Tabella 33.2**) le controindicazioni assolute e relative al trapianto. Le recenti linee guida dell'ISHLT confermano, come le precedenti, l'importanza dei test di stress cardiopolmonare per determinare l'eleggibilità dei pazienti al trapianto, ponendo in classe di raccomandazione 1 e livello di evidenza B la presenza di:

- Respiratory exchange ratio (RER) > 1.05
- Cut-off di picco di $VO_2 \leq 14$ ml/Kg/min in terapia con beta-bloccanti.

Nelle stesse linee guida si sottolinea l'importanza di utilizzare degli scores per determinare la prognosi dell'insufficienza cardiaca: la sopravvivenza ad 1 anno calcolata dal Seattle Heart Failure Model (SHFM) inferiore ad 80% o un Heart Failure Survival Score (HFSS) di grado alto-medio dovrebbero essere considerati per mettere i pazienti in lista d'attesa trapianto.

Viene rivisto inoltre il ruolo della cateterizzazione destra come criterio diagnostico. La caterizzazione destra dovrebbe essere performata in tutti i candidati adulti in preparazione per essere messi in lista d'attesa per trapianto cardiaco e dovrebbe essere ripetuta periodicamente fino al trapianto **(classe I, livello di evidenza C)**.

Controindicazioni al trapianto cardiaco

Le controindicazioni al trapianto cardiaco si dividono in assolute e relative (**Tabella 33.3** e **Tabella 33.4**).

Tra le controindicazioni assolute rimane l'ipertensione polmonare fissa definita dalla presenza di:

1. Pressione arteriosa polmonare sistolica > 60 mmHg
2. Resistenze vascolari polmonari > 6 Wood units
3. Gradiente transpolmonare > 16-20 mmHg.

È importante valutare la potenziale reversibilità dell'ipertensione polmonare, ricorrendo alla somministrazione di farmaci vasodilatatori e, nei pazienti non responsivi, sarebbe auspicabile iniziare un supporto meccanico circolatorio extracorporeo come LVAD / ECMO, al fine di ottenere un buon unloading del ventricolo sinistro.

Tabella 33.2 Indicazioni al trapianto di cuore.

INDICAZIONI ASSOLUTE:
• Compromissione emodinamica a causa dell'insufficienza cardiaca
• Shock cardiogeno refrattario
• Dipendenza dal supporto inotropo per mantenere un'adeguata perfusione d'organo
• Picco del consumo di ossigeno (VO_2) < 10 ml/Kg/min
• Severi sintomi di ischemia che limitano l'attività quotidiana e in cui la rivascolarizzazione non può essere una scelta
• Aritmie ventricolari ricorrenti refrattarie alla terapia
INDICAZIONI RELATIVE:
• Picco del consumo di ossigeno (VO_2) 11-14 ml/Kg/min (o 55% del predetto) e limitazioni allo svolgimento della normale attività quotidiana
• Ischemia instabile ricorrente che non può essere indirizzata all'intervento
• Instabilità ricorrente del bilancio fluidico/funzione renale non determinata dalla scarsa compliance alla terapia medica
INDICAZIONI INSUFFICIENTI:
• Bassa frazione di eiezione (FE)
• Storia di insufficienza cardiaca sintomatica in classe funzionale III o IV
• Picco di consumo di ossigeno (VO_2) > 15 ml/Kg/min (e > 55% del predetto) senza altre indicazioni

Tabella 33.3

CONTROINDICAZIONI ASSOLUTE: • Malattia sistemica con una aspettativa di vita inferiore a 2 anni nonostante trapianto cardiaco: 1. Neoplasia recente o attiva di organo solido negli ultimi 5 anni 2. AIDS con infezioni opportunistiche ricorrenti 3. Lupus eritematoso sistemico, sarcoidosi, amiloidosi con coinvolgimento sistemico 4. Disfunzione renale o epatica irreversibile 5. Disturbo severo ostruttivo polmonare Forced Expiratory Volume (FEV1 < 1l/min) • Ipertensione polmonare fissa definita come: 1. Pressione arteriosa polmonare sistolica (PAPS) > 60 mmHg 2. Gradiente medio transpolmonare > 15 mmHg 3. Resistenze vascolari polmonari > 6 unita Wood

Tabella 33.4

CONTROINDICAZIONI RELATIVE: • Età > 72 anni • Infezione attiva (ad eccezione delle infezione device-correlate in caso di device di assistenza ventricolare) • Ulcera peptica attiva • Diabete con danno d'organo • Disturbi vascolari periferici e cerebrovascolari • Obesità (BMI > 35 Kg/m²) o cachessia (BMI < 18 Kg/m²) • Creatinina > 2,5 mg/dl o velocità di filtrazione glomerulare < 30 ml/min • Bilirubina > 2,5 mg/dl, transaminasi sieriche superiori a tre volte il valore normale, International Normalized Ratio (INR) > 1,5 • Disfunzione polmonare severa con FEV 1 < 40% del predetto • Instabilità psicosociale • Abuso di droghe, tabacco o alcool negli ultimi 6 mesi • Infarto polmonare nelle ultime 6/8 settimane • Disturbo neurologico o neuromuscolare irreversibile

L'ipertensione polmonare è correlata all'aumento della mortalità post-trapianto perché il ventricolo destro del donatore, non essendo abituato a lavorare contro resistenze elevate, si può trovare improvvisamente ad affrontare un postcarico elevato. Si viene così a creare un'alterazione dell'accoppiamento ventricolo/arterioso con aumento del lavoro e del consumo di ossigeno miocardico che può precipitare in un'insufficienza ventricolare destra.

Tra le altre controindicazioni ricordiamo:

- L'età: pazienti di età > 70 anni, altamente selezionati, possono essere considerati per il trapianto cardiaco secondo i criteri di politica locale e di allocazione dell'organo in modo da mantenere un buon outcome;
- Body mass index (BMI) > 35/Kg/m²: è associato con una prognosi infausta post-trapianto. Per i pazienti obesi, è raccomandata una perdita di peso tale da raggiungere un BMI ≤ a 35 Kg/m² prima di essere messi in lista per trapianto;
- Diabete mellito: il diabete associato a danno d'organo o ad un persistente cattivo controllo della glicemia (emoglobina glicata > 7,5% o 58 mmol/mol) è una controindicazione relativa al trapianto;
- La presenza di disfunzione renale irreversibile, di una velocità di filtrazione glomerulare (eGFR) inferiore a 30 ml/min/1,73 m² è una controindicazione relativa al trapianto;
- I disturbi cerebrovascolari severi sintomatici sono considerati una controindicazione al trapianto, mentre i disturbi vascolari periferici possono essere una controindicazione relativa, quando la rivascolarizzazione non può essere fatta e quando la loro presenza limita la riabilitazione del paziente stesso.

Il "donatore"

Il già citato aumento dei pazienti in lista trapianto ha dato origine ad un ampliamento nei criteri di selezione /accettazione dei potenziali donatori come riportato nelle raccomandazioni della Consensus Conference del 2001 a Crystal City. Si è assistito nel tempo all'accettazione di donatori di età maggiore in cui è importante minimizzare i vari rischi addizionali come i tempi di ischemia dell'organo e le eventuali comorbidità, che potrebbero avere un impatto significativo sull'esito del trapianto. Di primaria importanza è conoscere la diagnosi di morte del potenziale donatore.

Le principali cause di morte dei donatori sono: il trauma cranico, l'anossia e lo stroke.

La risposta fisiologica alla morte cerebrale è caratterizzata da una marcata instabilità emodinamica dovuta a complesse interazioni e alterazioni nel sistema nervoso autonomo ed endocrino. L'iniziale risposta è predominata da uno storm catecolaminergico, durante il quale l'incremento esponenziale dei livelli plasmatici di adrenalina e noradrenalina, comporta ipertensione, ischemia sub-endocardica, necrosi, depressione miocardica con anomalie della cinetica regionale. Questa fase viene seguita da una pronunciata vasodilatazione con assenza di responsività al supporto vasocostrittorio, da perdita della termoregolazione centrale, insufficienza del sistema neuroendocrino e risultante insorgenza di aritmie, diabete insipido centrale e sviluppo di edema polmonare neurogeno.

Data l'aggressiva risposta fisiologica alla morte cerebrale, è importante, fin dall'inizio, adottare delle strategie terapeutiche finalizzate alle preservazione dell'organo. Da qui l'importanza del supporto emodinamico con farmaci inotropi, il mantenimento sia di uno stato euvolemico che di ottimali livelli di ossigenazione, utilizzando alte concentrazioni di ossigeno inspirato e ventilazione a pressione positiva.

La valutazione qualitativa del potenziale donatore è parte essenziale per la buona riuscita del trapianto. Si devono considerare tutti i parametri che possono impattare sulla fattibilità del trapianto. Di tutti i potenziali donatori si dovrebbero ottenere le seguenti informazioni: età, peso, altezza, tipizzazione ABO, radiografia torace, elettrocardiogramma, valutazione degli enzimi cardiaci (modesti incrementi dei livelli di troponina I non sono associati alla mortalità post-trapianto), coronarografia in tutti i donatori di sesso maschile con età superiore ai 45 anni e in tutte le femmine donatrici di età superiore ai 55 anni, esami sierologici virali (CMV, epatite B e C, HIV), ecocardiografia. Il ruolo dell'ecocardiografia è fondamentale, non solo per la valutazione della funzionalità sistolica e diastolica, ma anche per la detezione di significative valvulopatie, del forame ovale pervio, di anomalie della cinetica parietale, di anomalie congenite e della presenza di severa ipertrofia ventricolare sinistra (se > 14 mm è associata ad uno scarso outcome del paziente ricevente).

Controindicazioni donatori

Le principali controindicazioni correlate al potenziale donatore includono: eccessivo supporto inotropo, frazione di eiezione inferiore al 40%, anomalie della cinetica regionale, aritmie ventricolari intrattabili, disturbi cardiaci di natura congenita, patologie trasmissibili e neoplasie.

È l'ispezione diretta da parte del cardiochirurgo a decretare l'accettazione o meno dell'organo. Una volta che l'organo è stato considerato idoneo, si procede all'espianto e alla preservazione statica dello stesso con soluzione cristalloide fredda, che fino ad oggi ha rappresentato il gold standard per la protezione miocardica. Tuttavia un aspetto da considerare è la durata del tempo d'ischemia, ossia il tempo che intercorre dal clampaggio aortico del cuore del donatore alla rimozione del clampaggio dell'aorta del ricevente. Il tempo d'ischemia dovrebbe avere una durata inferiore alle 4 ore, dato che una durata maggiore risulta essere associata ad un incremento, statisticamente significativo, di rigetto acuto e della mortalità ad 1 e 5 anni.

La durata del tempo d'ischemia è influenzata da diverse variabili tra cui: l'esperienza dei cardiochirurghi nell'espianto e nel trapianto, la distanza tra l'ospedale del donatore e il centro trapiantologico di riferimento, l'esperienza del team dei trapianti e la coordinazione tra le varie parti. Da qui la ricerca di sistemi più appropriati di allocazione spaziale dell'organo (rispettando i criteri di urgenza secondo la stadiazione UNOS), la coordinazione di tutta l'équipe medica attraverso una stretta comunicazione allo scopo di far combaciare i tempi tra l'arrivo dell'organo e l'inizio del trapianto, la ricerca di metodiche di migliore preservazione dell'organo stesso. La sopracitata soluzione cristalloide fredda garantisce una protezione miocardica fino a 4- 6 ore, ma recenti evidenze hanno dimostrato la non inferiorità dell'utilizzo dei sistemi di perfusione ex vivo, che potrebbero aumentare i limiti temporali previsti, anche se quest'ultimi sono ancora in fase di studio.

Se da una parte abbiamo ribadito l'importanza dell'accurata selezione dei pazienti donatori e riceventi, dall'altra bisogna valutare il matching tra donatori e paziente, che prende in considerazione:

- il genere: è stato visto che i riceventi di sesso maschile di donatori di sesso femminile hanno una maggiore incidenza di rigetto del graft.
- compatibilità di gruppo ABO e tipizzazione del sistema dell'antigene leucocitario unano (Human Leukocyte Antigen, HLA)
- presenza di PRAs,
- compatibilità in base alla massa corporea: Non dovrebbe essere accettato un cuore da donatore che presenti un peso corporeo inferiore di più del 30% del peso del ricevente.

Inoltre dovrebbe essere prestata molta attenzione a trapiantare un cuore di dimensioni sotto la soglia stabilita nel caso di ricevente con ipertensione polmonare a causa del rischio maggiore di sviluppo di un'insufficienza cardiaca destra successiva.

Gestione anestesiologica

La comunicazione tra le varie figure professionali acquisisce nel trapianto un ruolo cruciale, in quanto determina la coordinazione tra le stesse, tale da far combaciare perfettamente i tempi tra arrivo dell'organo e inizio del trapianto stesso e ridurre così il tempo d'ischemia dell'organo. Idealmente, quando l'organo del donatore viene trasportato presso il centro di riferimento trapiantologico, il paziente ricevente dovrebbe essere in bypass cardiopolmonare. Per fare ciò è importante cercare di fare combaciare diversi fattori influenti il timing del trapianto tra cui: la tempistica di espianto d'organo e trasporto dell'organo, l'ottimizzazione pre-operatoria del paziente ricevente che deve essere correttamente monitorizzato e valutato, l'induzione dell'anestesia e l'inizio del bypass cardiopolmonare.

Valutazione anestesiologica

L'intervento di trapianto di cuore viene eseguito in regime di emergenza, pertanto il ricevente arriva in ospedale senza la preparazione prevista per ogni altro tipo di intervento svolto in regime di elezione. Spetta all'anestesista il compito di valutare il paziente prima dell'intervento, in modo da vedere quali siano le misure più appropriate, caso per caso, in base alla storia clinica e farmacologica del paziente.

La visita anestesiologica segue i medesimi criteri di ogni altra valutazione pre-intervento, andando ad analizzare anamnesi patologica remota, prossima e farmacologica del paziente, la valutazione delle vie aeree, eventuali allergie, il gruppo sanguigno, gli esami laboratoristici e strumentali a cui il paziente è stato sottoposto nel corso del tempo, richiedendo, se necessario, esami aggiuntivi.

Durante la visita anestesiologica, l'anestesista deve porre particolare attenzione se nella storia clinica del paziente si sono presentate aritmie maligne e se presenta devices antiaritmici impiantati. Questi ultimi devono essere rivalutati riprogrammati e, in caso di defibrillatore cardiaco impiantabile, disattivati prima dell'intervento, in modo tale che non creino interferenze con l'elettrobisturi chirurgico.

Deve inoltre essere accertato se il paziente candidato a trapianto ha subito precedenti interventi cardiochirurgichi con sternotomia o se è in terapia antiaggregante o anticoagulante, in quanto queste ultime possono aumentare il rischio di sanguinamento intraoperatorio. In caso di terapia antiaggregante con gli inibitori del recettore P2Y12 o i nuovi antiaggreganti (NOA) sarebbe auspicale eseguire un test per la valutazione della funzionalità piastrinica (come aggregometria) così che, se il paziente risulta antiaggregato, si dovrebbe ricorrere a terapia sostitutiva come eventuale trasfusione di piastrine.

Per quel che riguarda i farmaci anticoagulanti, in caso di assunzione di dicumarolici e INR maggiore di 1,5, è necessario antagonizzare l'effetto con trasfusione di concentrati protrombinici (PCC). La dose tipicamente consigliata è di 25 unità/Kg in caso di valori di INR compresi tra 2 e 4, mentre di 35 unità /Kg se INR è maggiore di 4.

Fondamentale è tenere a disposizione, prima dell'incisione chirurgica, le unità di emazie concentrate leucodeplete e irradiate in numero previsto dai protocolli seguiti dai vari centri trapiantologici. Importante è conoscere lo stato infettivologico da Cytomegalovirus (CMV) donatore/ricevente e la storia infettivologica sia del ricevente che del donatore, in modo tale da impostare successivamente una terapia antibiotica e/o antivirale consona e mirata.

I pazienti che sono in supporto emodinamico o meccanico devono essere mantenuti con tale supporto fintanto che il paziente non entra in bypass cardio-polmonare (CEC), in maniera tale da mantenere la stabilità emodinamica.

Monitoraggio ed induzione

Ogni monitoraggio e la sua invasività devono essere adeguati alla criticità del paziente e al tipo d'intervento a cui deve essere sottoposto con lo scopo di fornire al medico maggiori informazioni possibili, per impostare una gestione terapeutica perioperatoria più appropriata e individualizzata ("targeted therapy").

Oltre al monitoraggio tradizionale previsto dalle linee guida dell'American Society of Anesthesiologists, che comprende elettrocardiogramma (ECG) a 5 derivazioni, monitoraggio non invasivo della pressione arteriosa, pulsossimetro, valutazione emogasanalitica, nel paziente sottoposto a procedura invasiva, come quella del trapianto di cuore, sono necessari ulteriori sistemi di monitoraggio. Vanno infatti considerati: un accesso venoso di grosso calibro per eventuali tasfusioni e carichi volemici, il monitoraggio invasivo della pressione arteriosa, un catetere venoso centrale per la somministrazioni di farmaci cardiovasoattivi e il catetere arterioso polmonare. Riguardo l'utilizzo del catetere arterioso polmonare, si consiglia lo Swan Ganz a fibre ottiche con monitoraggio continuo della saturazione venosa mista e del cardiac index. È giusto ricordare che alcuni anestesisti preferiscono inserire il catetere arterioso polmonare già fin dall'inizio per meglio monitorizzare, guidare e ottimizzare il management emodinamico in base alla gittata cardiaca del paziente, le pressioni arteriose polmonari, l'assetto volemico, le resistenze vascolari sistemiche e polmonari. Inoltre si deve tenere in considerazione che, durante la procedura chirurgica, il catetere deve essere tirato indietro a livello della vena cava superiore e che il suo inserimento potrebbe essere difficoltoso nei pazienti riceventi il trapianto a causa della dilatazione delle camere destre, della presenza di aritmie, della presenza di insufficienza tricuspidalica, di eventuali cateteri del Pace Maker (PM) o la presenza di ECMO veno-arterioso.

L'accesso arterioso potrebbe presentare delle difficoltà ad essere reperito nei pazienti che presentano un'assistenza meccanica extracorporea a flusso continuo, pertanto sarebbe auspicale in tali casi utilizzare l'ecografia.

L'esecuzione dell'ecocardiografia transesofagea viene raccomandata in classe II dall'American Society of Echocardiography per tutti i pazienti sottoposti a trapianto di cuore ed è necessaria in tutte le fasi perioperatorie. Nella fase pre-impianto è utile per valutare la funzione sisto-diastolica biventricolare, lo stato volemico, la presenza di eventuale versamento pleurico, di forame ovale pervio (PFO), di trombi intracardiaci, di aterosclerosi aortica, tutti elementi che potrebbero determinare modifiche nell'assetto di gestione emodinamica e chirurgica del paziente. Nella fase post-impianto, l'ecocardiografia, come meglio descriveremo in seguito, è cruciale per lo svezzamento dal bypass cardio-polmonare, in quanto permette la visualizzazione real-time della presenza di aria intracardiaca, la valutazione accurata della funzione ventricolare destra e sinistra, di rilevanti valvulopatie e l'assenza di shunt intracardiaci.

Il principale obiettivo da raggiungere durante l'induzione è il mantenimento della stabilità emodinamica per prevenire il collasso cardio-vascolare. Il paziente ricevente è un paziente fragile, in cui ogni piccola variazione delle condizioni di precarico, postcarico e contrattilità possono apportare modifiche nel suo assetto emodinamico, che si potrebbero rivelare deleterie. È necessario assicurare un buono stato volemico evitando il sovraccarico, mantenere in range le resistenze vascolari sistemiche e polmonari, un'adeguata frequenza cardiaca in modo da assicurare la gittata. Lo studio di Suga e Sagawa della funzionalità cardiaca basato sulla curva pressione /volume illustrò per la prima volta le variazioni che subisce il cuore durante il ciclo cardiaco in base ai cambiamenti di precarico, postcarico e contrattilità attraverso il diagramma pressione-volume (**Figura 33.3** e **Figura 33.4**).

Precarico, postcarico e contrattilità sono i principali determinanti dello stroke volume generato ad ogni ciclo cardiaco che, in combinazione con la FC e il ritmo, determinano il volume di sangue che il ventricolo sinistro genera ad ogni minuto.

La capacità di ogni camera cardiaca a funzionare come una pompa idraulica dipende da quanto sangue effettivamente essa stessa può raccogliere (funzione diastolica) ed eiettare (funzione sistolica). L'analisi della curva pressione-volume fornisce un utile strumento per capire la patofisiologia della disfunzione sistolica e diastolica e le sue sottostanti cause.

Da tale curva (**Figura 33.5**) si evince che, al medesimo stato contrattile descritto dalla pendenza della retta rappresentante la relazione pressione-volume a fine sistole (end systolic pressure-volume relationship, ESPVR), altri fattori impattano sulla performance cardiaca. Ad esempio, la riduzione del postcarico risulta in un incremento dell'eiezione sistolica, soprattutto nei cuori disfunzionanti: questo si traduce in un aumento dello stroke volume e cardiac output (CO) e in uno shift della curva di funzione ventricolare in alto e a sinistra. Inversamente, una riduzione della compliance (disfunzione diastolica), indicata come end-diastolic pressure-volume relationship (EDPVR), determina una riduzione dello stroke volume a causa di un decremento del volume di fine diastole (precarico) alle medesime pressioni di riempimento. Nell'insufficienza cardiaca sia una riduzione nella contrattilità, una riduzione

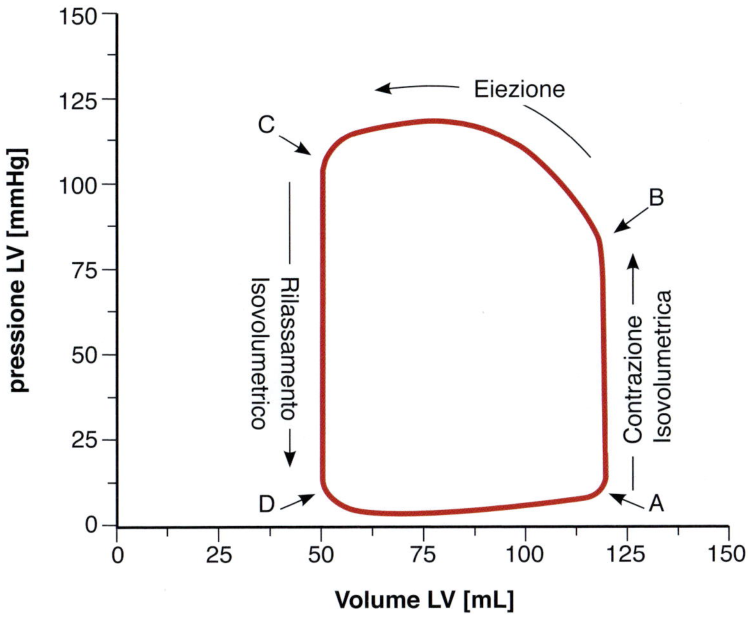

Figura 33.3 Curva pressione-volume del ciclo cardiaco.

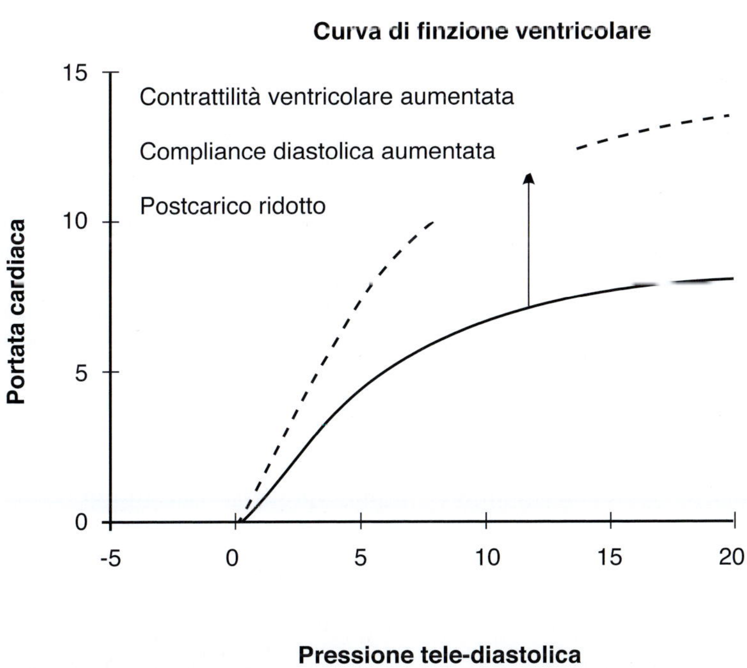

Figura 33.4 La curva di funzione ventricolare correla la pressione telediastolica al cardiac output. La curva si sposta verso sinistra quando la contrattilità sistolica ventricolare aumenta, quando abbiamo una maggiore compliance diastolica o quando c'è riduzione del postcarico.

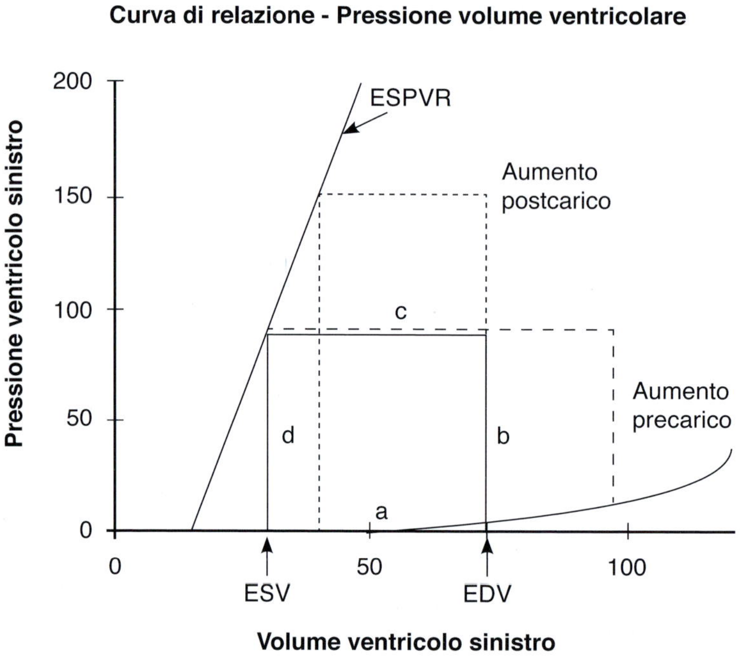

Figura 33.5 Variazioni curva Pressione-Volume in condizioni diverse di precarico e postcarico alla medesima forza contrattile.

della compliance endo-diastolica o un incremento del postcarico portano ad un decremento dello stroke volume.

Pertanto l'incremento della contrattilità e la riduzione del postcarico sono efficaci strategie per aumentare la gittata cardiaca. È utile ricordare che il cuore insufficiente risponde meno efficientemente ad un aumento del precarico, in quanto, rifacendoci alla relazione di Frank–Starling, si trova spesso a lavorare in un punto della curva in cui la relazione tra precarico e gittata cardiaca non risulta essere più lineare, facendo sì che un ulteriore aumento del carico volemico si traduca in sovraccarico (overload), con conseguente aumento delle pressioni intracardiache ed edema polmonare (**Figura 33.6**).

Da qui si evince l'importanza di pianificare una strategia d'induzione anestesiologica che possa impattare il meno possibile sull'equilibrio emodinamico del paziente e l'anestesista deve essere pronto ad affrontare ogni eventuale alterazione della funzione cardiovascolare. Non ci sono raccomandazioni o evidenze specifiche sulla tipologia di farmaci da utilizzare e questo viene rimandato alla personale esperienza da parte dell'anestesista. Bisogna considerare che il paziente potrebbe essere a stomaco pieno e quindi è da preferire un'induzione a rapida sequenza, usando un'anestesia bilanciata per raggiungere da una parte il rapido controllo delle vie aeree e dall'altra evitare la miocardiodepressione.

Può essere auspicabile, durante l'induzione, la combinazione di farmaci come:

- ipnotici a breve emivita e con minore effetto miocardiodepressivo, come etomidate, ketamina, benzodiazepine
- oppioidi a rapida azione in modo da non eliminare totalmente la risposta nervosa simpatica: il fentanyl è l'oppioide più comunemente utilizzato grazie al suo effetto scarsamente bradicardico e alla minima depressione miocardica con riduzione della risposta simpatica all'intubazione tracheale e allo stress chirurgico
- succinilcolina o rocuronio a dosi per rapida sequenza d'induzione.

È necessario il mantenimento di tutti i farmaci inotropi e vasocostrittori in corso, ricordando che i pazienti in insufficienza cardiaca end-stage hanno una downregulation dei recettori b-adrenergici e possono richiedere, potenzialmente, dosaggi più alti di inotropi b-agonisti.

Il mantenimento dell'anestesia, prima del bypass cardio-polmonare, può essere raggiunto con basse dosi di anestetici gassosi, mentre una giusta titolazione di quest'ultimi e degli oppiacei deve essere garantita in preparazione all'incisione cutanea e alla

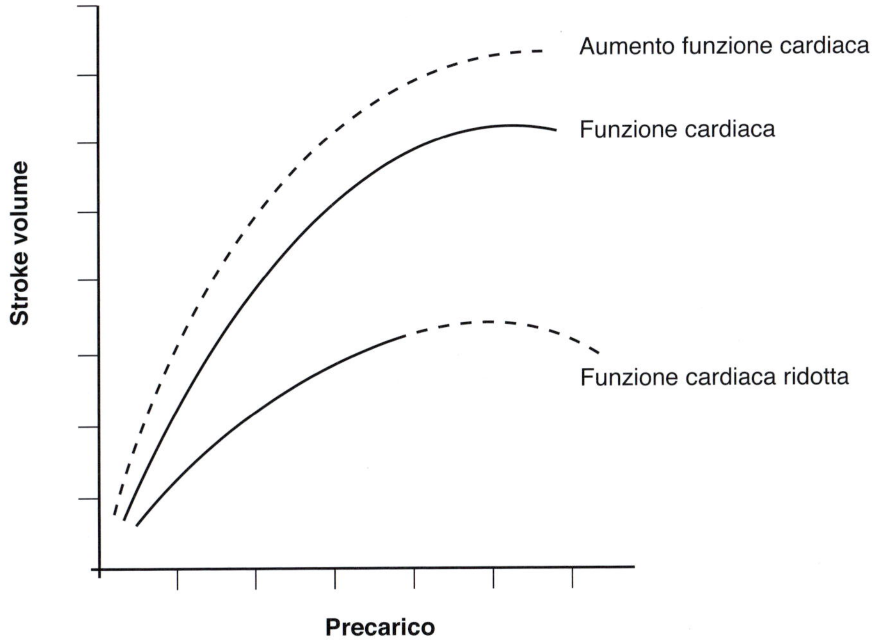

Figura 33.6 Curva di Frank Starling in varie condizioni cliniche.

sternotomia mediana. Per prevenire episodi di tachicardia e/o ipertensione che possono portare ad un incremento del postcarico e del consumo di ossigeno con precipitazione dell'ischemia miocardica.

Dopo l'intubazione endotracheale, si dovrebbe iniziare la ventilazione meccanica con alte concentrazioni di ossigeno e bassi volumi di tidal inspiratori (6 ml/Kg). L'impostazione dei parametri ventilatori deve essere focalizzata sull'effetto che essa stessa può avere sulle resistenze vascolari polmonari (PVR) e sulla funzione ventricolare destra. Si deve evitare l'ipossia e l'ipercapnia (che sono potenti vasocostrittori polmonari), si devono raggiungere livelli di pressione di fine espirazione che migliorino l'ossigenazione, ma che evitino incrementi della capacità funzionale residua oltre il livello ottimale, perché questo comporta un aumento delle resistenze vascolari polmonari. L'ossido nitrico inalato potrebbe essere una scelta per far fronte alla presenza di elevati valori di pressioni e resistenze vascolari polmonari e per ridurre la quota reversibile di queste, in maniera da raggiungere un migliore accoppiamento ventricolo-arterioso destro e ridurre così la possibilità di sviluppo di un'insufficienza cardiaca destra.

Una volta che la sternotomia e la pericardiectomia risultano completate, un tempo di coagulazione attivato (ACT) di circa 400-480 sec è desiderabile per iniziare le cannulazioni e il bypass cardiopolmonare. È consigliabile l'utilizzo di un agente antifibrinolitico prima di iniziare il bypass cardiopolmonare.

Ci sono tre tecniche principali per il trapianto cardiaco ortotopico: la tecnica biatriale, bicavale e la tecnica totale. Quella che oggi viene utilizzata più frequentemente è la tecnica bicavale.

Prima del declampaggio aortico, si somministra cortisone (metilprednisolone) alla dose 1 mg/Kg per ridurre la probabilità di rigetto iperacuto. Durante il periodo di riperfusione, il chirurgo può decidere di ritardare lo svezzamento dal bypass cardiopolmonare allo scopo di massimizzare la perfusione coronarica in caso di prolungato tempo di ischemia o nel caso di trapianto di cuore da donatore non ottimale. Successivamente viene iniziata l'infusione di farmaci inotropi in quanto, essendo il cuore trapiantato completamente denervato, non è presente la risposta riflessa mediata della frequenza cardiaca. L'infusione degli agenti inotropi deve essere abbastanza precoce, ma non eccessivamente perché l'utilizzo di tali agenti determina un aumento del consumo di ossigeno miocardico con ripercussioni negative sull'outcome. Non ci sono evidenze su quale sia l'inotropo più appropriato da utilizzare e la scelta deve essere basata sulla clinica del paziente. L'associazione dobutamina e noradrenalina sembra ottimale, in quanto determina un'attivazione individuale dei recettori β e α rispettivamente, permettendo il raggiungimento dell'obiettivo emodinamico con una differente attivazione di ciascun recettore. Nei pazienti con ipertensione polmonare residua sarebbe auspicabile l'utilizzo di dobutamina o inibitori delle fosfodiesterasi III (enoximone o milrinone) in combinazione con ossido nitrico (Ino) per assicurare sia un supporto inotropo sia una vasodilatazione polmonare, evitando il mismatch ventricolo destro/postcarico. Diverso è il caso in cui il paziente si presenti con normali pressioni polmonari e bassi valori di pressione arteriosa media sistemica: in tal caso è indicato l'utilizzo di adrenalina o dopamina.

Comune è l'inizio di agenti cronotropi, come l'isoprenalina, mentre la necessità di pacing atriale e ventricolare è raro. La titolazione dei farmaci cronotropi e inotropi può essere difficile nel miocardio desensibilizzato in quanto presenta vari gradi di resistenza all'azione delle catecolamine e questo può complicare la separazione dal bypass cardiopolmonare. Tipicamente un trapianto ben funzionante è in grado di generare una pressione arteriosa media maggiore di 60 mmHg, presenta un valore di pressione venosa centrale (PVC) inferiore a 16 mmHg e un indice cardiaco (cardiac index, CI) maggiore di 2,2 l/min/m^2 con bassi/ moderati dosaggi di vasopressori e inotropi. Se l'iniziale valutazione rivela un'inadeguata funzione del graft, il bypass cardiopolmonare viene ripreso con lo scopo di mettere il graft in una condizione di scarico, mentre viene ottimizzato il supporto inotropo. Dopo tale periodo si rivaluta il graft riducendo gradualmente l'assistenza extracorporea.

Alcune complicanze potrebbero presentarsi all'uscita dal bypass cardiopolmonare e potrebbero compromettere il weaning.

Prima della separazione dal bypass cardiopolmonare, il paziente deve essere riscaldato fino ad una temperatura maggiore di 35,5 °C, si inizia a riventilare il paziente, si valutano gli scambi respiratori all'emogasanalisi, si mantiene una PAM > 60 mmHg (anche con la somministrazione di vasocostrittori, ricordando che la vasopressina incrementa le resistenze vascolari sistemiche con scarso impatto sulle resistenze vascolari polmonari).

Nella fase di weaning dalla circolazione extracorporea il cuore viene caricato riducendo gradualmente i flussi di pompa dell'assistenza extracorporea, mantenendo uno stretto monitoraggio della pressione arteriosa, della pressione venosa centrale e della funzione biventricolare tramite ecocardiografia transesofagea. Dopo svezzamento dalla circolazione extracorporea, il catetere arterioso polmonare può essere riavanzato dopo rimozione della cannula in vena cava superiore. Una volta che il paziente è stato svezzato dalla circolazione extracorporea si somministra la protamina, ponendo particolare attenzione ai valori di pressione polmonare. È inoltre importante valutare ogni segno di coagulopatia ed è raccomandato, come da linee guida dell'European Association of Cardiothoracic Anaesthesiologist (EACTA) del 2016, l'eventuale utilizzo di test viscoelastici (tipo ROTEM o TEG) per guidare una trasfusione mirata di piastrine, fattori della coagulazione o fibrinogeno.

Prima della chiusura sternale è richiesta un'attenta monitorizzazione e ottimizzazione dei parametri emodinamici e della globale funzione cardiaca.

L'ecocardiografia transesofagea intraoperatoria

L'ecocardiografia transesofagea si pone come strumento diagnostico fondamentale in tutto il periodo perioperatorio e, nello specifico, nella fase intraoperatoria, guida lo svezzamento dalla circolazione extracorporea, fornendo in real time una visualizzazione completa della funzione cardiaca globale.

È consigliabile un approccio sistematico, come mostrato nella **Tabella 33.5**.

Attraverso l'ecocardiografia transesofagea è possibile prendere visione di:

1) presenza di aria nelle camere cardiache: è importante una completa deareazione delle camere cardiache prima dello svezzamento dalla circolazione extracorporea;
2) alterata funzione ventricolare sinistra: può essere dovuta a diverse cause come la scarsa protezione miocardica, il lungo tempo d'ischemia dell'organo e al rigetto iperacuto. L'ecografia trans-esofagea (ETE) aiuta l'anestesista nella scelta terapeutica più appropriata come l'aggiunta di inotropi in caso di ipocontrattilità oppure l'ottimizzazione volemica in caso di ipovolemia;
3) presenza di valvulopatie: le valvole di solito non presentano alterazioni, anche se una lieve insufficienza mitralica e tricuspidalica può presentarsi dopo anastomosi biatriale. L'insufficienza tricuspidalica può presentarsi sia per un aumento della tensione di parete che delle dimensioni dell'anulus dovuto alle anastomosi biatriali, ma si può avere anche in seguito a disfunzione destra acuta

Tabella 33.5 Valutazione sistematica strutture cardiache con ecocardiografia.

Strutture	Anormalità	Diagnosi differenziale	Proiezioni tee
Ventricolo sinistro	Disfunzione sistolica e diastolica	• Disfunzione primaria del graft • Rigetto iperacuto • Cattiva protezione miocardica	Medioesofagea 4 camere e 2 camere, trangastrica short axis, transgastrica long axis
Ventricolo destro	Sovraccarico pressorio: sbandieramento setto inter-ventricolare (SIV) a sinistra in sistole Sovraccarico volumetrico: sbandieramento SIV a sinistra in diastole Dilatazione ventricolo destro	• Aria a livello delle coronarie (++destra) • Ipertensione polmonare severa • Cattiva protezione miocardica	Medioesofagea 4 camere, transgastrica short axis, transgastrica long axis
Valvole	Jets di rigurgito	• Anormalità primarie valvole • Anormalità secondarie (dovute ad es a dilatazione anulare per insufficienza cardiaca)	Valvola aortica: medioesofagea short axis, medioesofagea long axis Valvola mitrale: medioesofagea: 4 camere, commissurale, 2 camere e long axis; transgastrica short axis Valvola tricuspide: medioesofagea inflow/outflow, 4 camere, bicavale modificata Valvola polmonare: medioesofagea inflow aoutflow
Atrio sinistro, atrio destro, setto interatriale, vena cava superiore ed interiore	Shunt sinistro/destro Masse	• PFO, difetto setto interatriale • Stenosi • Trombosi	Medioesofagea 4 camere e bicavale
Aorta e arteria polmonare	Masse Flusso turbolento Flap intimale	• Stenosi • Trombi • Dissezione	Arteria polmonare: Upper esofagea arco aortico short axis AORTA discendente

per sovraccarico pressorio cui è sottoposto il ventricolo destro trapiantato;

4) funzione ventricolare destra: come discuteremo più in dettaglio in seguito, il ventricolo destro può andare incontro a severa disfunzione a causa di molteplici fattori correlati;
5) Nella tecnica biatriale gli atri possono apparire più grandi e un ponte ecodenso di anastomosi tra i due atri può essere visto a livello dell'atrio sinistro. A livello di atri severamente dilatati è frequente la formazione di trombi, in particolar modo a livello dell'auricola sinistra;
6) Le vene polmonari e i grossi vasi dovrebbero essere indagati per valutare la presenza di stenosi prima del weaning dal bypass cardiopolmonare: le velocità al flusso Doppler dovrebbero essere nei range di normalità, almeno che non ci sia un mismatch tra le dimensioni dell'aorta e dell'arteria polmonare del donatore e del ri-

cevente. I valori normali delle velocità Doppler sono inferiori a 1 m/sec sull'arteria polmonare e inferiori a 1,4 m/sec sull'aorta ascendente;

7) Nella tecnica bicavale possono essere presenti, anche se con minore frequenza, stenosi a livello delle vene cave. La stenosi della vena cava superiore può portare ad edema cerebrale e alla sindrome della vena cava superiore, mentre la stenosi della vena cava inferiore può essere alla base dell'insufficienza epatica e renale.

Complicazione nella fase di svezzamento dal bypass cardiopolmonare

Insufficienza ventricolare destra

Particolare attenzione, durante la fase di weaning dalla circolazione extracorporea, va posta alla funzione ventricolare destra e alle pressioni polmonari, in quanto il cuore destro trapiantato può andare incontro ad una insufficienza acuta quando esposto a pressioni polmonari superiori a 45 mmHg.

Va ricordato infatti che la normale circolazione polmonare è un sistema ad alto flusso e basse pressioni. A differenza del ventricolo sinistro, le pareti ventricolari destre sono più sottili e tollerano poco un incremento acuto del postcarico. Quando questo accade si va incontro ad una distensione acuta del ventricolo destro con conseguente incremento del consumo di ossigeno e una riduzione della contrattilità. La dilatazione acuta del ventricolo destro, insieme al movimento paradosso del setto interventricolare, porta ad una riduzione del riempimento (precarico) del ventricolo sinistro, riduzione della gittata cardiaca e del trasporto di ossigeno periferico (DO_2) (**Figura 33.7** e **Figura 33.8**).

Inoltre, a causa dell'interdipendenza ventricolare, il verificarsi di sovraccarico pressorio (come nel caso in cui il cuore trapiantato si trova di fronte alla presenza di ipertensione polmonare) o volumetrico del ventricolo destro porta alla disfunzione diastolica ventricolare sinistra.

Nel setting di un aumento del postcarico destro e riduzione della perfusione coronarica si può andare incontro allo sviluppo di ischemia del ventricolo destro, in quanto la perfusione coronarica destra dipende da un gradiente pressorio tra aorta e ventricolo destro (**Figura 33.9**).

Rifacendoci alle curve pressione-volume, sappiamo che la massima efficienza ventricolare sinistra occorre quando il rapporto tra elastanza arteriosa sistemica (Ea) ed elastanza ventricolare (Ees) approssima l'unità, quindi il sistema é efficiente perché provvede ad un adeguato lavoro miocardico a massimo risparmio energetico. L'elastanza ventricolare destra (RV Ees) è rappresentata dalla pendenza della relazione pressione-volume in telesistole e riflette il grado di contrattilità ventricolare, mentre l'elastanza arteriosa destra (RV Ea) è definita come la pendenza della curva di relazione tra stroke volume del ventricolo destro e la pressione polmonare sistolica ed è indice di postcarico.

Nel caso di incremento improvviso delle pressioni polmonari si viene a creare un aumento dell'elastanza arteriosa con aumento del rapporto Ea/Ees, disaccoppiamento ventricolo-arterioso, aumento del consumo energetico e riduzione dello stroke volume (**Figura 33.10**).

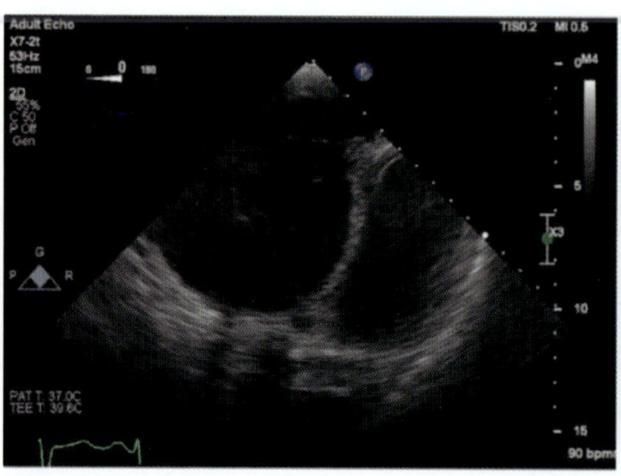

Figura 33.7 Dilatazione ventricolo destro: transgastrica asse corto.

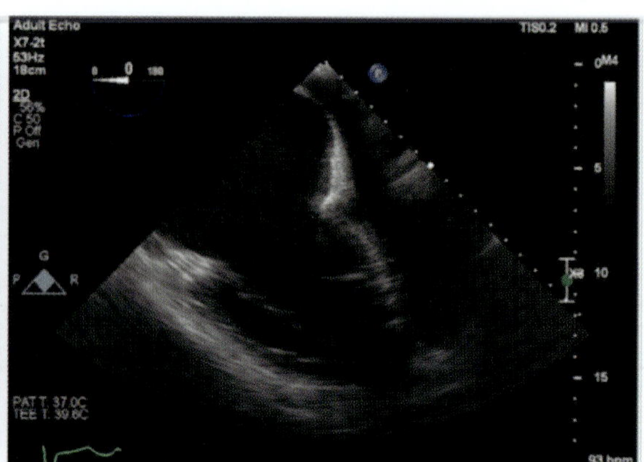

Figura 33.8 Dilatazione ventricolo destro: proiezione medio-esofagea 4 camere.

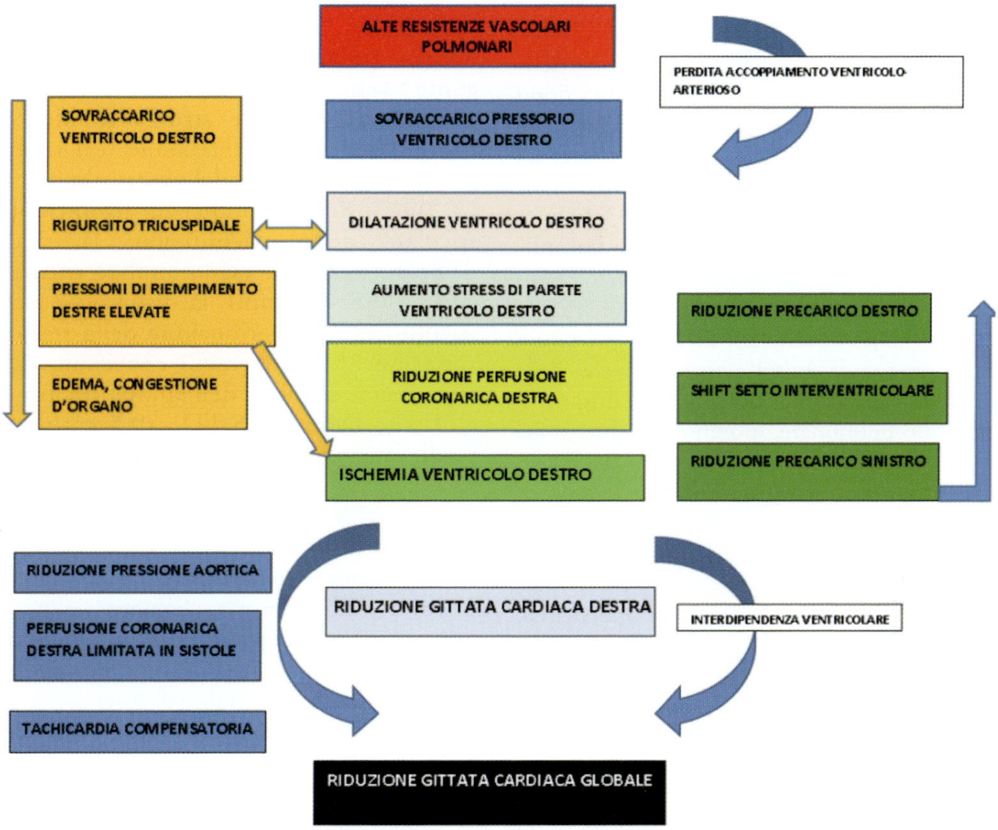

Figura 33.9 Patofisiologia dell'insufficienza ventricolare destra nel setting di aumentate resistenze vascolari polmonari.

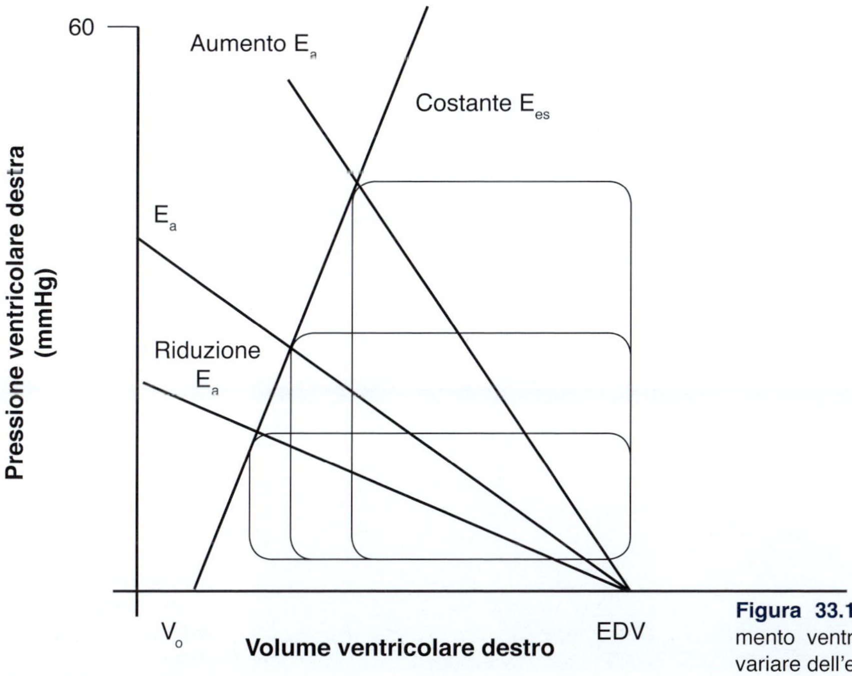

Figura 33.10 Variazione accoppiamento ventricolo-arterioso destro al variare dell'elastanza arteriosa (Ea).

Cause di insufficienza ventricolare destra

L'insufficienza ventricolare destra è una delle cause più comuni di morbidità e mortalità dopo trapianto cardiaco. I dati ISHLT indicano che approssimativamente il 20% delle morti precoci dopo trapianto cardiaco sono da attribuire all'insufficienza ventricolare destra (**Figura 33.11**).

Molteplici sono le cause sottostanti l'insufficienza ventricolare destra: elevate resistenze vascolari polmonari preesistenti, danno da ischemia-riperfusione, malperfusione del ventricolo destro a causa di presenza di emboli gassosi a livello della coronaria destra, inadeguata protezione durante il bypass cardio-polmonare, ipotensione, durata del tempo di ischemia, ostruzione meccanica a livello dell'anastomosi dell'arteria polmonare, mismatch di dimensione tra donatore e ricevente. L'ipertensione polmonare può essere ulteriormente aggravata dalla risposta infiammatoria dovuta al bypass cardiopolmonare, da condizioni di ipossiemia, acidosi e ipercapnia, trasfusione di globuli rossi concentrati, somministrazione di protamina alla fine del bypass per l'antagonizzazione dell'eparina.

Clinicamente l'insufficienza ventricolare destra si manifesta come difficoltà allo svezzamento dal bypass cardiopolmonare, instabilità emodinamica a causa di una sindrome da bassa portata in presenza di elevati valori di pressione venosa centrale e normali valori di PCWP. Anche se il gold standard per la diagnosi e management dell'ipertensione polmonare e della disfunzione destra, soprattutto in terapia intensiva, rimane il catetere di Swan Ganz, nel contesto intraoperatorio, l'ecocardiografia si pone come migliore strumento diagnostico che permette una valutazione real time della geometria e funzione del ventricolo destro.

Tra i principali indici di disfunzione ventricolare destra ricordiamo: la riduzione dell'escursione del piano anulare tricuspidalico (TAPSE <17 mm), la distensione del ventricolo destro, un riduzione della frazione di variazione dell'area (FAC) <35%, una riduzione velocità sistolica dell'anulus tricuspidalico al Tissue Doppler (S'TDI <9,5 cm/sec), uno strain longitudinale della parete libera inferiore al 20%, un aumento dei diametri della vena cava inferiore con scarsa collassabilità durante gli atti respiratori.

Quando il ventricolo destro si dilata a causa di un sovraccarico pressorio o volumetrico, il setto interventricolare diventa piatto e shifta verso il ventricolo sinistro durante la sistole. Questo può essere misurato utilizzando l'indice di eccentricità a livello della proiezione transgastrica mediopapillare.

Management insufficienza ventricolare destra

Gli obiettivi del trattamento dell'insufficienza ventricolare destra vertono sui seguenti punti:

- Ottimizzazione della volemia ventricolare destra evitando il sovraccarico volemico

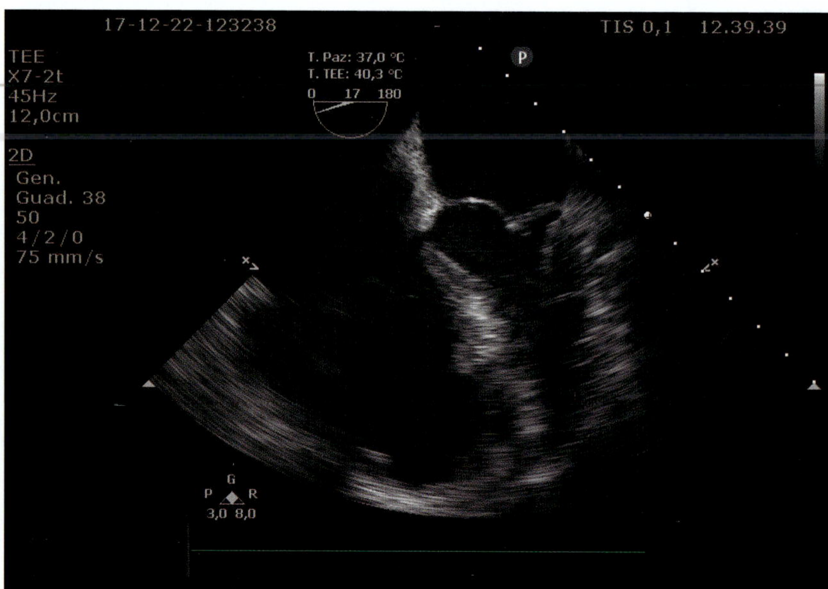

Figura 33.11 Medioesofagea quattro camere: disfunzione ventricolare destra.

- Incremento e supporto della contrattilità miocardica
- Riduzione del postcarico
- Aumento della perfusione coronarica
- Mantenimento di buoni valori di resistenze vascoalri sistemiche (RVS)
- Evitare condizioni di ipossia, ipercapnia, acidosi
- Eventuale utilizzo di supporto meccanico circolatorio.

Ottimizzazione precarico

In presenza di un ventricolo destro normalmente funzionante la frazione di eiezione ventricolare destra è primariamente dipendente dal precarico. Tuttavia nel setting di una distensione eccessiva attraverso fluidi si ha un aumento della tensione di parete secondo il meccanismo di Frank Starlink e le fibre raggiungono la loro massima lunghezza oltre la quale la funzione ventricolare si riduce. Questa situazione si viene a creare molto precocemente nel caso di disfunzione ventricolare destra ed ipertensione polmonare. Si dovrebbe raggiungere una condizione di euvolemia in modo da evitare sia l'ipovolemia sia l'ipervolemia poiché, entrambe, portano ad una condizione di bassa gittata cardiaca. Lo stato di riempimento del paziente può essere valutato in maniera grossolana tramite i valori di pressione venosa centrale (PVC), considerando tutti i limiti che quest'ultima misurazione possiede. L'ecocardiografia è utile a rilevare segni di eventuale ipo-o ipervolemia. L'ipervolemia può essere identificata in presenza di un aggravamento del rigurgito tricuspidalico, una dilatazione delle camere cardiache destre con associato bulging del setto interatriale e/o interventricolare in endo-diastole. La stessa valutazione della funzione diastolica tramite Doppler pulsato ci può fornire una misura dinamica dello stato di riempimento delle camere destre.

Contrattilità del ventricolo destro

Migliorare la funzione miocardica attraverso l'utilizzo di farmaci inotropi, è uno degli obiettivi principali nel management dell'insufficienza ventricolare destra.

Come detto precedentemente, la scelta dell'uno o dell'altro inotropo e l'eventuale combinazione degli stessi con farmaci a prevalente azione vasocostrittoria è dettata dalla condizione clinica ed emodinamica che si presenta. La dobutamina, avendo un'azione sia sui recettori B1 che B2, può ottimizzare il lavoro cardiaco in quanto la sua azione inotropa da una parte e vasodilatoria (anche a livello del circolo polmonare) dall'altra, portano ad un miglioramento dell'accoppiamento ventricolo-arterioso con riduzione del consumo energetico. In caso di presenza di ipotensione sistemica è indicata l'associazione della dobutamina con la noradrenalina oppure si può optare sull'adrenalina anziché sulla dobutamina. Il milrinone o enoximone possono essere una valida alternativa alla dobutamina, soprattutto nei pazienti trapiantati che mostrano una down regulation dei recettori beta. Spesso gli inibitori delle fosfodiesterasi III vengono associati alla noradrenalina a causa dei loro effetti ipotensivi sistemici. Gli inibitori delle fosfodiesterasi III, oltre ai loro effetti inotropi positivi e di vasodilatazione polmonare, presentano un effetto lusitropo che migliora in rilasciamento diastolico.

Riduzione del postcarico

I vasodilatatori polmonari specifici sono utili sia per ridurre il postcarico sia per ridurre la risposta vasocostrittoria polmonare a condizioni di ipossia. L'utilizzo di vasodilatatori polmonari per via sistemica può portare ad importante riduzione delle resistenze sistemiche, del post-carico destro e del precarico, con rischio di ischemia miocardica. Inoltre, l'azione non selettiva dei vasodilatatori per via sistemica può risultare in un mismatch ventilazione/perfusione. Quest'ultimo rischio è ridotto attraverso i vasodilatatori inalatori polmonari, attraverso i quali si ha un'azione mirata sui vasi polmonari delle unità polmonari ventilate. La selettiva riduzione delle resistenze vascolari polmonari senza una riduzione rilevante della perfusione coronarica è necessaria per migliorare la perfomance del ventricolo destro e contrastare la vasocostrizione polmonare ipossica nei pazienti ipossiemici. Tra questi ricordiamo: l'ossido nitrico inalatorio (Ino), prostacicline, l'iloprost, milrinone.

L'ossido nitrico riduce le resistenze vascolari polmonari (PVR) dopo trapianto cardiaco, migliorando la funzione ventricolare destra, con un effetto aggiuntivo sulla riduzione del volume di shunt intrapolmonare. Dobbiamo ricordare però che l'ossido nitrico ha un'emivita molto breve (inferiore ad 1 minuto) e la sua brusca interruzione può determinare 'effetto rebound' con drammatico peggioramento del quadro emodinamico e degli scambi respiratori. Pertanto l'interruzione dell'ossido nitrico deve essere fatta in maniera graduale.

Mantenimento di buoni valori di pressione sistemica e mantenimento perfusione coronarica

Un obiettivo principale nel management della disfunzione destra è il mantenimento di pressioni sistemiche al di sopra di quelle polmonari in modo tale da preservare la perfusione coronarica destra. Infatti, a differenza del circolo coronarico sinistro, in cui la perfusione si sviluppa quasi esclusivamente durante la fase diastolica, la perfusione dell'arteria coronarica destra si ha durante tutto il ciclo cardiaco. L'utilizzo dei vasopressori deve essere mirato a tale scopo, considerando sempre gli effetti che questi ultimi potrebbero avere sul circolo polmonare. Tra i vasopressori più comunemente usati, ricordiamo: la noradrenalina, la vasopressina e la fenilefrina.

a) *Noradrenalina*: esercita il suo effetto vasopressorio sistemico attraverso l'azione diretta su recettori alfa 1. L'attivazione di questi recettori può essere causa di un aumento, oltre che delle RVS, anche delle PVR con incremento del postcarico destro. Tuttavia tale effetto è stato visto solo ad alti dosaggi di noradrenalina.
   Oltre all'azione sugli alfa 1 la noradrenalina ha anche un'azione inotropa positiva sui recettori beta 1, andando così a migliorare l'accoppiamento ventricolo/arterioso destro, la gittata catdiaca e la perfomance ventricolare destra.
b) *Vasopressina*: causa vasocostrizione periferica attraverso i recettori V1. Inoltre presenta proprietà vasodilatatorie sul circolo polmonare attraverso un meccanismo ossido nitrico-dipendente agendo sui recettori V1. Queste proprietà determinano una riduzione sulle PVR e una riduzione del rapporto PVR/SVR. Bisogna tuttavia ricordare che la vasopressina, utilizzata ad alti dosaggi, presenta effetti avversi sul miocardio a causa della vasocostrizione coronarica.
c) *Fenilefrina*: azione diretta sui recettori alfa. Il suo utilizzo migliora la perfusione coronarica, ma può peggiorare la perfomance ventricolare destra a causa di un aumento delle PVR.

Evitare condizione di ipossiemia, ipercapnia, acidosi, ottimizzare ventilazione

Condizioni come ipossia, ipercania e la compressione del circolo polmonare durante la ventilazione possono portare ad importante riduzione del flusso polmonare. Sia l'ipossia che l'ipercapnia determinano vasocostrizione polmonare con aumento delle RVP.

La riduzione del flusso polmonare occorre sia a bassi sia ad alti volumi polmonari, portando ad incremento del postcarico ventricolare destro, riduzione del ritorno venoso e ad una disfunzione acuta del ventricolo destro. Quindi sia l'atelettasia che la ventilazione ad alti volumi devono essere evitate nei pazienti con disfunzione destra.

Supporto circolatorio meccanico

Nel caso in cui la terapia convenzionale fallisca e l'ipertensione polmonare con disfunzione cardiaca destra permanga, il supporto meccanico circolatorio, nella forma di assistenza ventricolare destra, deve essere preso in considerazione. Tale assistenza meccanica circolatoria deve essere protratta fintanto che non si ha un buon recupero della funzione ventricolare destra con riduzione delle pressioni di riempimento e delle pressioni polmonari. Anche l'utilizzo del contropulsatore aortico (IABP), può essere preso in considerazione per migliorare la perfusione coronarica nei cuori trapiantati.

Complicanze precoci post-trapianto

a) **Rigetto iperacuto**: può occorrere a causa di anticorpi preformati contro il donatore e richiede una rapida diagnosi e trattamento in base alla criticità del caso. Può essere necessario, in caso di instabilità emodinamica, supportare la funzione cardiaca con farmaci inotropi, vasopressori e, nei casi più critici, attraverso l'utilizzo di assistenze meccaniche circolarorie tipo VAD o ECMO. È necessario la rapida somministrazione di farmaci immunosoppressori ad alto dosaggio che incudono: corticosteroidi per via endovenosa, la terapia d'induzione citolitica, anti-metaboliti e inibitori della calcineurina. Può essere eseguita una plasmaferesi oppure la sommintrazione di immunoglobuline intravenose per rimuovere ed inattivare gli anticorpi. La diagnosi viene in seguito confermata tramite biopsia endomiocardica.

b) **Primary graft dysfunction (PGD)**
Occorre entro le prime 24 h post-trapianto ed è caratterizzato da una profonda instabilità emodinamica. Presenta un'incidenza del 2-36% ed è una delle principali cause di mortalità precoce post-trapianto cardiaco.
Si possono distinguere:
1. Prymary graft dysfunction left ventricular (PGD-LV) che include sia l'insufficienza biventricolare, che l'insufficienza cardiaca sinistra isolata e si verifica con una percentuale di circa il 28-71%;
2. Primary graft dysfunction right ventricular (PGD-RV) che si presenta con una minor frequenza (5-11%) e riguarda solo una disfunzione isolata cardiaca puramente destra.

I fattori di rischio possono essere correlati sia al donatore, che al ricevente e/o alla procedura chirurgica.

Nel 2011 Segovia et al avevano ideato uno score di rischio, il Radial Score Risk, per identificare i pazienti che presentano una più elevata probabilità di sviluppare un PGD. I fattori di rischio suddetti sono sei: 4 correlati al ricevente e 2 al donatore. Quelli relativi al ricevente sono: pressione atriale destra > 10 mmHg, età > 60 anni, diabete mellito e supporto inotropico. Quelli relativi al donatore invece sono i seguenti: età > 30 anni e durata del tempo d'ischemia > 240 minuti.

La presenza preoperatoria di supporto meccanico circolatorio (MCS), tipo ECMO, RVAD, LVAD, può impattare significativamente sulla probabilità di sviluppo di PGD, ma questo non viene analizzato in modo preciso dal Radial Score Risk dato che quando venne ideato, era stato basato su una popolazione con una bassa concentrazione di supporti meccanici circolatori.

Il PGD deve essere sospettato in caso di fallimento dello svezzamento dalla circolazione extracorporea, nonostante alti dosaggi di inotropi e vasopressori con la necessità di passare, quanto prima, ad assistenza meccanica circolatoria (MCS). In questi casi sembra che l'ECMO-VA, rispetto ad altre modalità di supporto emodinamico, migliori l'outcome dei pazienti che vanno incontro a PGD e deve essere iniziato prima che il paziente lasci la sala operatoria. Questo perché un ritardo di inizio può portare ad una ipoperfusione di organo con ripercussioni negativi sulla mortalità e sulla morbidità.

Per quanto concerne la terapia immunosoppressiva deve essere specificato che il PGD non riflette un danno di natura immunologica del graft e per questo motivo, la terapia immunosoppressiva d'induzione, (come meglio spiegato in seguito) generalmente non viene eseguita, tranne nei pazienti ad alto rischio immunologico (come i pazienti altamente sensibilizzati con anticorpi specifici anti-HLA donatore).

Terapia immunosoppressiva

L'outcome del trapianto risulta condizionato dall'insorgenza del rigetto immuno-mediato e fu proprio per questo motivo che molti centri, durate gli anni '70, hanno abbandonato i programmi correlati alla trapiantologia. Da qui l'importanza dell'impostazione di una terapia immunosoppressiva mirata ed efficace al singolo paziente. Lo sviluppo della terapia immunosoppressiva iniziò nel 1980 con l'introduzione nella pratica clinica della ciclosporina A, seguita negli anni successivi dal tacrolimus.

L'immunosoppressione prevede tre fasi separate:
1. **Terapia d'induzione**: è utilizzata nelle prime fasi post-trapianto ed è volta ad ottenere una rapida ed intensa immunosoppressione riducendo il rischio di rigetto acuto del graft. La terapia d'induzione non viene raccomandata dall'ISHLT come utilizzo routinario, ma può essere particolarmente utile nei pazienti con insufficienza renale, in quanto permette di ritardare l'introduzione in terapia degli inibitori della calcineurina che sono agenti altamente nefrotossici.
È basata principalmente sull'utilizzo di corticosteroidi ad alto dosaggio e, in base al livello di rischio di rigetto, sull'utilizzo della terapia anticorpale.

La terapia anticorpale può prevedere la somministrazione o di anticorpi policlonali anti-cellule T (sieri antitiocitari, rATG) oppure degli anticorpi monoclonali anti IL-2 (basiliximab). Non ci sono ancora evidenze che dimostrino la superiorità tra i due agenti anticorpali, ma una recente analisi dal registro ISHLT sembra dimostrare una maggiore sopravvivenza a 5 e a 10 anni tra i pazienti trattati con i sieri antitimocitari, anche se quest'ultimi possono essere associati ad un maggior rischio d'infezione, perché sono correlati ad un maggior rilascio di citochine e alla citopenia.

La terapia d'induzione non è esente da rischi, infatti può essere associata ad un maggior rischio d'infezioni e non riduce la probabilità di rigetto ad 1 anno.

2. **Terapia di mantenimento**: è la componente fondamentale del regime immunosoppressivo. È mirata a prevenire il rigetto acuto e si basa su una triplice terapia: corticosteroidi, micofenolato mofetile e gli inibitori della calcineurina (ciclosporina, tacrolimus). Questa combinazione di agenti farmacologici permette di agire simultaneamente su diversi targets del sistema immunitario, portando ad una riduzione della dose di ciascuno dei farmaci suddetti con conseguente riduzione degli effetti tossici.

Da ricordare anche gli inibitori della PSIs rappresentano una nuova classe di farmaci usati per la terapia di mantenimento. Questi includono il sirolimus e l'everolimus e inibiscono la divisione cellulare attraverso l'azione sugli mTOR (mammalian target of rapamycin) e portano ad una riduzione della proliferazione dei linfociti B e T.

Tolleranza immunologica

Lo sviluppo di strategie per l'induzione di una tolleranza immunologica nei riceventi trapianto d'organo rimane ancora un'area di ricerca.

Svariati farmaci sono stati sperimentati su studi animali come la deplezione linfocitaria, la generazione di un chimerismo misto, l'infusione di cellule dendritiche. Questo ha portato ad una maggiore sopravvivenza, però mancano studi sull'uomo che ne dimostrino la piena efficacia e fattibilità.

La terapia immunosoppressiva non è esente da effetti collaterali tra i quali ricordiamo: l'insorgenza di infezioni, l'insorgenza di neoplasie e la vasculopatia dell'allograft.

Infezioni

L'insorgenza di infezioni è una della cause maggiori di morte nel primo anno che segue il trapianto quando la terapia immunosoppressiva risulta più intensa, ma continua a rimanere un rischio anche a lungo termine. Nel primo periodo post-trapianto i microorganismi maggiormente responsabili di infezioni sono batteri nosocomiali. Successivamente invece, fanno da padrone le infezioni da patogeni acquisiti in comunità come il CMV, Aspergillus fumigatus, Candida spp, Pneumocystis jirovecii, Mycobacterium spp, Nocardia spp, Toxoplasma gondii. Per questo motivo, la maggior parte dei centri trapiantologici ha adottato dei protocolli di profilassi che prevedono la copertura dai patogeni maggiormente correlati ad infezione nei pazienti riceventi trapianto.

Neoplasie

Sono la seconda causa di morte dopo i 5 anni dal trapianto e la loro insorgenza è correlata alla terapia immunosoppressiva a lungo termine, a fattori genetici, alla presenza di infezione da CMV, all'età del ricevente. Le neoplasie cutanee sono le più frequenti, seguite dai disturbi linfoproliferativi che sono per lo più associati alla riattivazione o ad un'infezione primaria da virus di Epstein-Barr (EBV). La loro insorgenza necessita di una riduzione del regime immunosoppressorio.

Vasculopatia dell'allograft cardiaco

Si presenta nel 18% dei pazienti dopo 1 anno dal trapianto e in oltre il 50% dei pazienti a 10 anni dal trapianto. È associata ad outcome avverso ed è caratterizzata da un diffuso restringimento concentrico e longitudinale delle arterie epicardiche coronariche e delle piccole ramificazioni.

Molte strategie si sono dimostrate efficaci nella prevenzione della vasculopatia dell'allograft cardiaco come la modificazione dei fattori di rischio cardiovascolari e dell'immunosoppressione con gli inibitori TOR. Trial randomizzati hanno dimostrato l'efficacia della somministrazione delle statine e del diltiazem nella prevenzione della CAV, mentre il trattamento potrebbe prevedere, quando possibile, la rivascolarizzazione percutenea o chirurgica, anche se non sono stati dimostrati benefici sull'outcome. Il re-trapianto rimane il solo trattamento definitivo e i pazienti che ricevono il secondo trapianto per questo motivo hanno outcome simili ai pazienti che vanno incontro al trapianto cardiaco per la prima volta.

Rigetto acuto

Il rigetto acuto è la causa principale del 12% delle morti che avvengono nei primi tre anni dopo il trapianto di cuore e colpisce prevalentemente riceventi di giovane età.

Il rigetto è una risposta immunologica mediata principalmente dai linfociti T e può essere causato da un rigetto acuto cellulare (ACR), da un rigetto anticorpo-mediato (AMR) oppure può essere di tipo misto. All'esame bioptico il rigetto acuto si presenta come un insieme di infiltrati di cellule infiammatorie monucleari perivasculari e interstiziali. La biopsia endomiocardica rimane il gold standard per la diagnosi di rigetto. Questa procedura, usualmente effettuata dalla vena giugulare interna sotto guida ecografica o fluoroscopica, è in genere ben tollerata, ma può essere associata a rare complicazioni come: danno alla valvola tricuspide, perforazione del ventricolo destro, aritmia e complicazioni relative all'accesso vascolare.

Nel rigetto cellulare le cellule T, i macrofagi e le cellule plasmatiche infiltrano il miocardio, causando danno miocitario e/o morte e alla biopsia si caratterizza per la presenza di infiltrati cellulari mononucleari. Esiste un sistema di classificazione del rigetto cellulare acuto, rivisto dal gruppo di studio dell'ISHLT nel 2005, secondo il quale il rigetto può variare da un grado 0 (assenza di evidenza istologica di rigetto) ad un grado 3R (severo rigetto).

La decisione clinica sulla strategia terapeutica in caso di rigetto cellulare acuto è influenzata sia dalla clinica del paziente sia dal grado istologico di rigetto. I rigetti di grado lieve (1R) non sono solitamente trattati. I rigetti di grado moderato (2R) senza compromissione emodinamica possono essere trattati con steroidi orali o intravenosi. Il rigetto di grado severo, in assenza di compromissione emodinamica, viene trattato con terapia steroidea intravenosa con o senza l'aggiunta della terapia citolitica. La presenza di segni di instabilità emodinamica nel setting del rigetto moderato o severo necessita non solo della terapia steroidea, ma anche di una immunosoppressione di mantenimento più intensa e della terapia citolitica. I pazienti che si presentano in shock cardiogeno devono essere trattati in maniera aggressiva ricevendo farmaci sia per il rigetto acuto cellulare che anticorpi-mediato insieme al supporto emodinamico (inotropi, supporto circolatorio meccanico).

Nel rigetto umorale anticorpi donatore-specifici prodotti dalle cellule plasmatiche si legano all'endotelio capillare determinando l'attivazione del complemento e portando a danno delle cellule endoteliali stesse. Non esiste un regime terapeutico specifico per il rigetto umorale ed il management varia tra i vari centri trapiantologici, in base alla severità del quadro bioptico e alla funzione del graft. Il regime terapeutico tipico comprende la combinazione di corticosteroidi ad alto dosaggio per via endovenosa e per via orale, la plasmaferesi o l'immunoassorbimento, IVIg, rATG e il rituximab. I nuovi agenti per il trattamento del rigetto umorale sono il bortezomib e l'eculizumab, ma sono necessari studi di grosse dimensioni per validarne l'efficacia nel trapianto di cuore.

Conclusioni

Il trapianto di cuore si pone come scelta terapeutica in caso di insufficienza cardiaca end-stage non rispondente a terapia medica. Grazie al maggiore utilizzo delle assistenze meccaniche di circolo come ECMO VA, LVAD/RVAD nei pazienti con instabilità emodinamica o con comorbidità potenzialmente reversibili, si è avuto, nel corso del tempo, un aumento importante dei candidati a trapianto. Tale aumento è inoltre dovuto all'ampliamento di alcuni criteri di selezione tra i riceventi, in primis l'età. Tuttavia a questo non è seguito un corrispondente aumento del numero dei donatori.

Da qui lo sviluppo della stadiazione UNOS che permette una migliore allocazione dell'organo in base a specifici criteri di urgenza. Inoltre per i cosiddetti 'candidati marginali', si è avuto consenso ad accettare cuori in condizioni non ottimali con impatto positivo sull'outcome. La gestione del trapianto cardiaco prevede un approccio multidisciplinare che consiste nella collaborazione e comunicazione di varie figure professionali: anestesista, cardiochirurgo, infermieri, pneumologi, cardiologi, perfusionisti. Questo perché il fattore TEMPO gioca un ruolo fondamentale nell'esito dell'intervento: il tempo d'ischemia non dovrebbe mai superare i 240 minuti. Da qui l'importanza della gestione tempistica sia preoperatoria che intraoperatoria del ricevente e donatore in modo tale che, nel momento in cui arriva l'organo al centro trapiantologico di riferimento, il paziente ricevente si trovi già in bypass cardiopolmonare. La gestione anestesiologica deve mirare al mantenimento della stabilità emodinamica per tutto il periodo perioperatorio con una scelta farmacologica definita targeted therapy, si deve assicurare un monitoraggio efficace del paziente così da essere di supporto e di auto all'anestesista nelle sue scelte. L'ecocardiografia assume un ruolo chiave in tutto il periodo perioperatorio, permettendo una valutazione real-time delle varie strutture cardiache, della funzione biventricolare sisto-diastolica e di eventuali anomalie. Si ribadisce inoltre l'importanza di uno stretto monitoraggio del paziente anche nel periodo post-trapianto in quanto quest'ultimo può andare incontro a svariate complicanze. Tra queste l'insufficienza ventricolare destra è associata all'aumento di mortalità nel primo periodo post-trapianto e le complicanze legate alla terapia immunosoppressiva che sono invece causa di aumento di mortalità a lungo-termine.

Letture consigliate

Nguyen L, Banks DA: Anesthetic Management of thc paticnt undcrgoing heart transplantation. Best Practice and Research Clinical Anaesthesiology. 2017; 31:189-200.

Davis MK, Hunt SA: State of the art: Cardiac transplantation. Trends in Cardiovascular Medicine, 2014; 24:341-40.

Fischer S, Glas KE: A review of cardiac transplantation. Anesthesiology Clin. 2013; 31:383-403.

Vega E, Schroder J, Nicoara A: Postperative management of heart transplantation patients. Best Practice and Research Clinical Anaesthesiology 2017; 31:201-13.

Kobashigawa J, Zuckermann A, Macdonald P et al: Report from a consensus conference on primary graft dysfunction after cardiac transplantation. The Journal of Heart and Lung Transplantation 2014; 33:327-40.

Truby LK, DeRoo S, Spellman J et al: Management of primary graft failure after Heart Transplantation. Clinical Transplantation 2019; 33:147-53.

Tan Z, Roscoe A, Rubino A: Transesophageal Echocardiography in heart and lung transplantation. Journal of Cardiothoracic and Vascular Anesthesia, 2019; 33:1548-58.

Mehra MR, Canter CE, Hannan MM et al: The 2016 International Society for heart lung transplantation listing criteria for heart transplantation: a 10 year update. The Journal of Heart and Lung Transplantation, 2016; 35:1-23.

Konstam MA, Kiernan MS, Bernstein D, et al: AHA scientific statement, Evaluation and management of right sided heart failure. Circulation. 2018, 137:578-622.

ANESTESIA NEL TRAPIANTO DI POLMONE

Claudia Angeloni, Daniele Marianello, Luca Marchetti, Sabino Scolletta

34

Anestesia e terapia intensiva

Introduzione

Il primo trapianto monopolmonare è stato eseguito nell'uomo nel 1963 a Toronto dal Dottor James Hardy, ma è soltanto venti anni dopo, grazie alle nuove scoperte sull'immunosoppressione, che il *Toronto Lung Transplant Group* dichiara il suo successo con due pazienti vivi ed in buone condizioni di salute a più di un anno dalla chirurgia.

Il trapianto di polmone (Lung Transplantation LTX) nasce come strategia chirurgica volta al trattamento di malattie polmonari croniche end-stage che abbiano esaurito qualsiasi altra opzione terapeutica e la cui storia naturale della malattia di base abbia una mortalità nel breve- medio termine superiore a quella prevista dopo il trapianto stesso.

Non esistono al momento linee guida validate sulla scelta fra trapianto mono o bipolmonare, eccezion fatta per quelle patologie, come la fibrosi cistica, che portano i polmoni nativi a colonizzazioni di patogeni anche multiresistenti e le cui recidive di infezione sul neopolmone, in caso di trapianto singolo, potrebbero condurre con grande probabilità a fallimento del trapianto stesso e ad exitus.

Le patologie che beneficiano del trapianto di polmone, elencate nella **Tabella 34.1**, sono le più disparate. Più di un terzo degli impianti afferiscono a pazienti con broncopneumopatia cronica ostruttiva (BPCO), di cui una piccola percentuale dovuta a deficit genetico di α_1 antitripsina, seguita in seconda posizione dalla grande famiglia delle interstiziopatie (30%), fra le quali spiccano quelle idiopatiche, e dalla fibrosi cistica che copre il 16% del totale. Fra le varie patologie elencate, quelle che vantano sopravvivenza migliore a breve-medio termine dopo trapianto sono la fibrosi cistica e la BPCO. Tre le interstiziopatie, soprattutto la fibrosi polmonare idiopatica ha la peggior prognosi, tant'è che l'American Thoracic Society suggerisce di pensare a un possibile inserimento in lista fin dal momento della diagnosi.

L'International Society of Heart and Lung Transplantation (ISHLT) e nello specifico il gruppo di studio denominato *Pulmonary Transplantation Council*, tramite una revisione della letteratura dal 1980 al 2013 fornisce tre **criteri di inclusione**, che devono essere contemporaneamente presenti per poter selezionare i candidati ad eventuale trapianto:

- mortalità attesa a due anni superiore al 50% senza trapianto;
- probabilità di sopravvivenza a tre mesi dall'intervento superiore all'80%;

Tabella 34.1 Classificazioni delle principali patologie polmonari.

Malattie polmonari suppurative
fibrosi cistica bronchiectasie agammaglobulinemie
Malattie polmonari ostruttive
deficit α-1-antitripsina enfisema sarcoidosi
Malattie polmonari interstiziali
fibrosi polmonare idiopatica sclerodermia bronchiolite obliterante
Ipertensione polmonare
ipertensione polmonare primitiva cardiopatie congenite

– sopravvivenza a cinque anni dalla chirurgia in buone condizioni generali superiore all'80%.

Oltre alla presenza di queste tre condizioni fondamentali, devono essere rispettate le **controindicazioni assolute** al trapianto, visibili nella **Tabella 34.2**, definite tali poiché la presenza anche di una sola di queste condizioni rende proibitive sia la mortalità che la morbidità perioperatoria. Esistono anche numerose **controindicazioni relative**, sulle quali non vi sono al momento abbastanza dati in letteratura tali da poterne quantificare il peso sulla scelta dell'inclusione o meno nella lista trapianti, motivo per il quale si rimanda all'esperienza dei singoli centri la decisione finale sul rispetto delle stesse. Da sottolineare che fra queste vi è anche l'anamnesi positiva per pregressi interventi di chirurgia toracica, tutt'altro che infrequenti in questo tipo di pazienti, che nel 40-90% dei casi hanno necessitato di procedure che vanno dall'inserzione di un drenaggio toracico per versamento pleurico o pneumotorace spontaneo fino a procedure con invasività maggiore quali resezioni polmonari più o meno ampie e pleurodesi. Quest'ultima, in particolare, risulta un elemento importante da indagare nel colloquio preoperatorio col candidato a trapianto, in quanto associata ad aumentato rischio di perdite ematiche cospicue e problemi post-operatori quali Primary Graft Disease (PGD) e insufficienza renale acuta.

Per quel che concerne il nostro paese, il primo documento di consenso fra 18 esperti italiani, pubblicato nel 2017 e basato sulla revisione di articoli che coprono il lasso di tempo 1985-2016, concorda con quanto stabilito dall'ISHLT, ma aggiunge ai criteri di inclusione che si devono garantire al paziente l'aumento della sopravvivenza e una miglior qualità di vita dopo trapianto.

Come si evince dall'ultimo report del Centro Nazionale Trapianti (CNT) i trapianti di polmone nel nostro paese hanno avuto un trend in crescita, inframezzato da anni di minor attività fino al 2016, anno dal quale i numeri si sono mantenuti superiori ai 140 trapianti l'anno, grazie anche alla spinta positiva fornita dalla donazione di pazienti morti per cause cardiache (*Donation after Cardiac Death*, in acronimo DCD), che si va a sommare alla quota di espianti in precedenza forniti solo da pazienti morti per cause cerebrali (*Donation after Brain Death*, DBD). Ciò ha consentito di ridurre i tempi medi d'attesa in lista a circa 1 anno nel 2018, ma nonostante gli sforzi effettuati il numero di pazienti in lista non si è mai ridotto dal 2010, assestandosi su un plateau che oscilla dai 340 ai 380 pazienti circa. La sopravvivenza complessiva ad un anno dal trapianto, rilevata nel periodo 2002-2015, è del 69,6% per i pazienti e del 68,1% dell'organo stesso.

Lo sviluppo di metodiche di gestione del trapianto polmonare sempre più evolute ha dato ai pazienti con una malattia polmonare end-stage una possibilità terapeutica per migliorare la loro qualità di vita e la loro sopravvivenza sia a breve sia a lungo termine. Anche la cultura anestesiologica ha subito slanci in avanti grazie alla diffusione della chirurgia trapiantologica: non è infrequente infatti trovarsi a gestire pazienti sempre più complessi (e con maggiori comorbidità) che vengono sottoposti a trapianto di polmone ed anche dei pazienti che hanno subito trapianto di polmone e che nel tempo necessitino di altri tipi di chirurgia.

Il primo vero problema nella gestione del ricevente di LTX è che ha una malattia d'or-

Tabella 34.2 Controindicazioni assolute al trapianto di polmone.

Pazienti non in grado di comprendere ed accettare i rischi connessi alla procedura.
Pazienti che non assumono regolarmente la terapia medica prescritta (bassa compliance).
Malattie psichiatriche note che aumentino il rischio di autolesionismo e compromettano la collaborazione del paziente.
Pazienti soli e senza sostegno da parte della comunità.
Pazienti non in grado di portare a termine il percorso riabilitativo post-chirurgico.
Pazienti con problemi di abuso e dipendenza.
Gravi deformità della gabbia toracica.
Body mass index (bmi) ≥ 35.
Anamnesi positiva per neoplasie maligne recenti; necessari almeno due anni di periodo libero da malattia per quelle con basso tasso di recidiva e cinque per quelle con alta probabilità di recidiva.
Presenza di insufficienza "end stage" di un altro organo oltre ai polmoni, salvo la possibilità di eseguire un trapianto combinato.
Aterosclerosi severa che abbia causato ischemia e/o disfunzione d'organo non trattabile.
Patologie in fase acuta che abbiano portato ad instabilità emodinamica.
Sindromi emorragiche note non correggibili.
Positività per colonizzazione da parte di batteri multi/panresistenti.
Tubercolosi in fase attiva.

gano grave e terminale: questa condizione lo renderebbe inoperabile in altri setting ed è per questo che la gestione anestesiologica perioperatoria ha un ruolo fondamentale per la buona riuscita dell'impianto. I problemi che si verificano durante la gestione di un trapianto di polmone possono essere riassunti in base a tre momenti fondamentali:

Preoperatorio

- valutazione e attenta analisi della diagnostica effettuata durante il follow-up pneumologico (TAC torace, Prove di Funzionalità Respiratoria -PFR, Scintigrafia Polmonare ventilazione/perfusione, Cateterismo Cardiaco, Ecocardiogramma, Esami Ematochimici);

Intraoperatorio

- prevenzione delle complicanze che potrebbero verificarsi all'induzione dell'anestesia, intubazione tracheale con tubi endobronchiali, monitorizzazione avanzata (posizionamento accesso venoso centrale e Catetere di Swan-Ganz);
- ottimizzazione della ventilazione meccanica e gestione della ventilazione Monopolmonare (OLV-one lung ventilation);
- prevenzione e trattamento dell'ipertensione polmonare e dell'insufficienza cardiaca destra (controllo tramite TEE-ecocardiografia trans-esofagea, uso dell'Ossido Nitrico-NO);
- possibile utilizzo di assistenze cardiache extracorporee tipo ECMO (Extra Corporeal Mechanical Membrane Oxygenation) o CEC (Circolazione Extra-Corporea);
- mantenimento della funzionalità degli organi vitali;

Postoperatorio

- weaning dalla ventilazione meccanica;
- gestione del dolore postoperatorio;
- prevenzione complicanze infettive;
- immunosoppressione.

Essendo comunque il Trapianto di Polmone un intervento ad alto rischio e non scevro da complicanze, anche un anestesista esperto può trovarsi di fronte a delle difficoltà: la conoscenza di tali eventi avversi può portare alla riduzione del verificarsi degli stessi o comunque ad una gestione ottimale con risoluzione del problema. Numerosi sono quindi gli interventi da mettere in atto per migliorare la vita del paziente durante e dopo il trapianto di polmone e questo rende il ruolo dell'anestesista cruciale per la riuscita dell'intervento.

Valutazione pre-operatoria

La valutazione anestesiologica pre-operatoria del paziente candidato a trapianto di polmone risulta essere un elemento cardine per la scelta più appropriata sia della tecnica chirurgica sia della condotta anestesiologica: tale visita non serve solo per quantificare la probabilità di eventuali complicanze anestesiologiche, ma anche per una stratificazione del rischio più ampia, legata in buona parte alla capacità di tollerare una terapia immunosoppressiva per tutta la vita e a prevenire altre disfunzioni d'organo. Fra questi é particolarmente importante un'attenta valutazione sia del sistema respiratorio sia del sistema cardiovascolare ed acquisire dati anamnestici relativi a precedenti interventi toracici (fattore predittivo di possibile sanguinamento intraoperatorio). Proprio per la grande complessità di paziente ed intervento, le figure che entrano in gioco nella valutazione pre-operatoria sono molteplici e coinvolgono pneumologo, chirurgo toracico, infettivologo, fisioterapista, psichiatra, anestesista e, di non minore importanza, i parenti del paziente.

Gli accertamenti principali sono quelli che caratterizzano la malattia e la sua gravità: sebbene la malattia possa essere ostruttiva o restrittiva, fondamentale importanza ha la conoscenza della situazione del paziente e delle sue condizioni cliniche di base, come per esempio la capacità all'esercizio fisico, l'eventuale ossigenoterapia domiciliare, la presenza o meno di infezioni o colonizzazioni batteriche etc.

In tale ottica rivestono quindi ruolo essenziale gli accertamenti in **Tabella 34.3**.

Il gruppo AB0 e la compatibilità HLA sono preventivamente eseguiti nel momento dell'inserimento in lista d'attesa e sono utili per la scelta di un donatore compatibile; rx-torace e scintigrafia ventilazione/perfusione possono dare indicazioni sia sulla "capienza" della gabbia toracica (e quindi delle dimensioni dei nuovi polmoni) sia sul lato di inizio della procedura di espianto dell'organo nativo (scegliere di iniziare l'intervento espiantando per primo il polmone meno perfuso riduce la possibilità di grave compromissione della funzionalità respiratoria in OLV, nella fase iniziale dell'atto chirurgico di dissezione dell'organo).

Di fondamentale importanza sono gli esami microbiologici nell'eventualità che il paziente candidato a trapianto sia colonizzato o infetto: la conoscenza degli agenti patogeni e il loro antibio-

Tabella 34.3 Accertamenti preoperatori e loro utilità nella stratificazione del rischio anestesiologico nei pazienti candidati a trapianto di polmone.

Accertamenti preoperatori	Validità ed informazioni fornite
Rx torace	fornisce informazioni sulla presenza di alterazioni a carico del polmone (pneumotorace, addensamenti, bronchiectasie etc), sul piccolo circolo e sulla presenza di eventuali versamenti
emogasanalisi arteriosa (EGA)	fornisce una valutazione su stato ventilatorio, metabolico, elettrolitico ed evidenzia l'efficacia o meno dei meccanismi di compenso; dà una stima in tempo reale del valore di ematocrito (HCT) e dei livelli di emoglobina (Hb)
Prove di funzionalità respiratoria (PFR)	servono a dare un inquadramento generale sul funzionamento dei polmoni. Forniscono inoltre dati circa i volumi polmonari statici e dinamici.
Scintigrafia Polmonare Ventilazione/Perfusione	fornisce indicazioni sulla ventilazione e sulla perfusione e sul rapporto tra le due. Dà quindi informazioni utili in fase intraoperatoria su quale pneumonectomia fare prima (polmone con minore perfusione)
Ecocardiografia	consente di misurare funzionalità in toto e segmentaria del cuore; dimensione e pressioni presenti nelle camere cardiache (di particolare rilievo in questo contesto quelle in arteria polmonare), stato volemico del paziente
Cateterismo cardiaco	consente di monitorare nel tempo intra e postoperatorio le pressioni vigenti in atrio e ventricolo destro, in arteria polmonare e la pressione in atrio sinistro, oltre a fornire dati sulla funzionalità di cuore destro e sinistro
Esami ematochimici	forniscono dati sull' Hb di partenza, il valore complessivo dei leucociti e delle singole cellule immunitarie, sulla funzionalità epato-renale, sull'assetto coagulativo
Profilo microbiologico	indispensabile per la ricerca dei patogeni colonizzanti il polmone nativo, in particolare le resistenze selezionate nel tempo dai precedenti trattamenti, motivo per il quale a questo esame si associa sempre l'antibiogramma per guidare la scelta antimicrobica in modo mirato

gramma guideranno la scelta della terapia antibiotica e antimicotica da effettuare.

La presenza di un'assistenza circolatoria o respiratoria fornisce ulteriori informazioni sulla gravità della patologia di base e conseguentemente sulla condotta anestesiologica da pianificare per il trapiantando.

I tipi di trapianto polmonare possibili sono:

- SLTx (trapianto di polmone singolo)
- BSLTx (trapianto di polmone bilaterale sequenziale)
- HLTx (trapianto Cuore-Polmone).

I trapianti attualmente più eseguiti sono il BSLTx e SLTx, mentre il trapianto del blocco cuore-polmone è una procedura poco comune e con delle indicazioni molto precise e rigide.

Monitorizzazione del paziente in sala operatoria

Una volta giunto nel blocco operatorio, dopo le operazioni di riconoscimento del paziente, un'attenta lettura della visita anestesiologica e conferma del consenso precedentemente ottenuto, si procede a reperire qualora non fosse già presente, almeno un accesso venoso periferico di grosso calibro associato ad un secondo più piccolo da utilizzare per la sedazione intraoperatoria. In caso di difficile reperimento dell'accesso venoso, è possibile avvalersi della tecnica ecoguidata per valutare il circolo venoso profondo. Si sottolinea che in questi pazienti risulta fondamentale l'utilizzo di strumenti barriera (guanti, mascherina) sin dall'arrivo nel blocco operatorio, considerato che di lì a breve saranno sottoposti a pesanti trattamenti immunosoppressivi.

Ottenuto l'accesso venoso periferico, per scegliere il miglior punto di inserimento del catetere per il monitoraggio invasivo della pressione arteriosa si procede alla palpazione dei polsi periferici radiali bilateralmente e all'esecuzione del test di Allen, per assicurarsi che l'arteria ulnare sia in grado di fornire un circolo collaterale valido nel momento in cui dovesse venir meno l'apporto fornito dall'arteria radiale incannulata. In assenza di polsi validi a questo livello si possono utilizzare, ma solo in seconda battuta, le arterie brachiali, poiché queste non hanno un circolo collaterale di compenso e potrebbero portare più facilmente ad ischemia dell'arto superiore ipsilaterale in pazienti con scarsa riserva vascolare. L'inserimento del catetere arterioso può avvenire in presala o in sala operatoria dopo posizionamento sul tavolo operatorio e monitorizzazione del paziente, ma in ogni caso prima dell'induzione di modo da poter iniziare a somministrare i farmaci anestetici in massima sicurezza.

Al catetere arterioso possono poi essere connessi diversi strumenti che forniscono un'analisi approfondita dello stato emodinamico del paziente grazie all'analisi dell'onda di polso arteriosa, come i Pulse Contour Methods (PCM).

Dopo essersi assicurati un valido accesso venoso periferico, il paziente viene portato in sala operatoria e invitato a spostarsi sul lettino operatorio precedentemente riscaldato con aria calda mediante un apposito telino, per poi essere monitorizzato. Vengono quindi posizionati 5 elettrodi per ottenere un ECG a 5 derivazioni; un saturimetro a un dito o a un lobo dell'orecchio, un sistema di monitoraggio della profondità dell'anestesia e della perfusione cerebrale (entropia, NIRS, BIS etc); si predispone il controllo della temperatura corporea (vescicale o esofagea); si connette il monitoraggio invasivo arterioso; e si procede alla preossigenazione del paziente, passaggio fondamentale prima dell'induzione perché ha lo scopo di denitrogenare l'aria respirata dal paziente, in modo da allungare i tempi alla desaturazione durante la fase apnoica che precede l'intubazione. Esistono diverse tecniche per metterla in atto, ma la più usata è far respirare per almeno 3 minuti ossigeno puro al paziente facendogli fare dei respiri tranquilli.

Una volta indotto il paziente, viene infine completato il monitoraggio emodinamico con inserimento di un catetere venoso centrale (CVC) in vena giugulare interna o succlavia con visualizzazione della pressione venosa centrale (PVC); posizionato il catetere di Swan-Ganz per controllare le pressioni polmonari, delle camere cardiache destre e telediastolica ventricolare sinistra sia intraoperatoriamente che nel postoperatorio e introdotta la sonda per l'ecocardiografia transesofagea (TEE).

Induzione e mantenimento dell'anestesia

Il momento dell'induzione dell'anestesia generale è uno dei più delicati per questa tipologia di pazienti e può presentare molteplici sfide per l'anestesista, sia dal punto di vista della gestione delle vie aeree e del mantenimento di scambi respiratori validi, sia per quanto riguarda il mantenimento di un piano sedativo ottimale durante tutti gli step chirurgici. L'attenzione posta alla gestione anestesiologica parte fin dalla scelta della pre-anestesia, poiché anche piccole dosi di benzodiazepine od oppiacci possono far precipitare rapidamente un quadro respiratorio di per sé già compromesso, motivo per il quale, ove possibile, è consigliabile evitarla favorendo il colloquio col paziente ed utilizzando anestetici locali qualora siano richieste manovre invasive o fastidiose. Sarà in ogni caso il quadro polmonare di base a guidare l'anestesista sulla scelta, dato che alcune patologie come la BPCO tendono a scompensarsi rapidamente anche in caso di minima depressione respiratoria, mentre altre come l'ipertensione polmonare severa associata ad uno scompenso cardiaco destro, beneficiano di una ansiolisi ed una diminuzione dell'ipertono adrenergico ad essa associato.

Dai primi anni '80 la scelta dei farmaci a disposizione per l'induzione si è notevolmente ampliata, fornendo diversi strumenti e strategie anestesiologiche. Si può spaziare da oppioidi ed oppiacei, benzodiazepine con diverse emivite, propofol e ogni tipo di curaro (solitamente si prediligono quelli con rapido onset e che danno maggior stabilità emodinamica come rocuronio e cisatracurio, anche nell'ottica di una RSI, Rapid Sequence Intubation), ricordando che la combinazione vincente è quella che prevede l'associazione di diverse categorie di farmaci, in modo da sfruttarne le sinergie e ridurne complessivamente gli effetti collaterali (**Tabella 34.4**). Negli ultimi anni anche la ketamina, precedentemente messa in discussione per via dell'aumento di consumo di ossigeno cui porta, è stata ripresa in considerazione ed è utilizzata anche routinariamente in alcuni centri: non vi sono infatti studi conclusivi che dimostrino la superiorità di un farmaco rispetto ad un altro, né ve ne sono alcuni da escludere a priori, ma ognuno di questi va accuratamente selezionato in base all'anamnesi del singolo paziente, considerando nell'insieme le alterazioni polmonari e le comorbidità associate.

Questa particolare tipologia di pazienti, che per esaurimento della riserva respiratoria già in condizioni basali non sono in grado di tollerare periodi di ipossia ed ipercapnia prolungati, vanno pertanto indotti con cautela ed intubati con rapidità e proprio per questo viene suggerito da molti esperti di pianificare accuratamente l'accesso alle vie aeree e di predisporre sempre in sala operatoria un carrello attrezzato con diversi dispositivi, come indicato dal documento SIAARTI sulla gestione delle vie aeree in chirurgia toracica (**Tabella 34.5**).

La natura dell'intervento stesso richiede di utilizzare speciali devices che consentano la ventilazione monopolmonare di uno o entrambi i polmoni in modo alternato in caso di trapianto doppio.

Fra questi annoveriamo:

- tubi tracheali bilume destri e sinistri (**Figura 34.1**)
- tubi bronchiali con rostro (tipo Carlens e White)
- bloccatori endobronchiali e tubo Univent
- tubi bilume per tracheostomia
- fibroscopio c vidco-cndoscopi flessibili
- tubi con fibra ottica e visione in continuo

I tubi endotracheali bilume, come il Robertshaw, hanno la peculiarità di avere due cuffie, di cui una

Tabella 34.4 Dosaggi dei principali farmaci usati per induzione e mantenimento nel trapianto di polmone.

Farmaci	Induzione	Mantenimento
Midazolam	0,1- 0,2 mg/kg	1-4 mcg/kg/min
Diazepam	0,1-0,4 mg/kg	---
Propofol	1-3 mg/kg	3-10 mg/kg/h
Fentanil	1-2 mcg/kg	2-10 mcg/kg/h
Remifentanil	---	0,05-0,5 mcg/kg/min
Ketamina	1-4 mg/kg	10-40 mcg/kg/min
Rocuronio	0,6 mg/kg (1,2 mg/kg per induzione rapida)	3-6 ml/h
Cisatracurio	0,15 mg/kg	3-6 ml/h

Tabella 34.5 Dispositivi per la gestione base e avanzata delle vie aeree in chirurgia toracica (Dalle raccomandazioni SIAARTI, 2009).

Laringoscopio con lame 3 e 4 macintosh Tubi orotracheali cuffiati di diverse dimensioni Mandrini di differenti grandezze e malleabilità Vari tipi di introduttori (frova; gum elastic bougie) Pinza di Magill Maschere laringee o altri dispositivi sovraglottici di diverse misure Cannule da 14 Gauge e set per cricotiroidotomia

più piccola bronchiale che solitamente è blu ed una più grande trasparente tracheale; in cima si snodano in due vie separate che, se clampate selettivamente, consentono la ventilazione monopolmonare controlaterale. La variante più usata è quella sinistra, in cui la componente tracheale ventila il polmone destro e quella bronchiale il sinistro; in questo caso per inserire correttamente il tubo, che è sempre mandrinato, dopo aver visualizzato in laringoscopia le corde vocali, ci si abbocca alle stesse e, dopo aver rimosso il mandrino, vi si passa attraverso avendo cura di eseguire una rotazione di 90° in senso antiorario. Il corretto posizionamento del tubo è sempre confermato dalla visualizzazione della curva dell'end tidal CO_2 ($EtCO_2$), da prove di ventilazione monopolmonare, in cui clampando una via e poi l'altra si assiste ad espansione e ventilazione monolaterale, e dalla fibroscopia di controllo, poiché solo la visione diretta delle cuffie ne dà assoluta conferma (**Figura 34.2**). Esiste anche la versione adattata per pazienti portatori di tracheostomia.

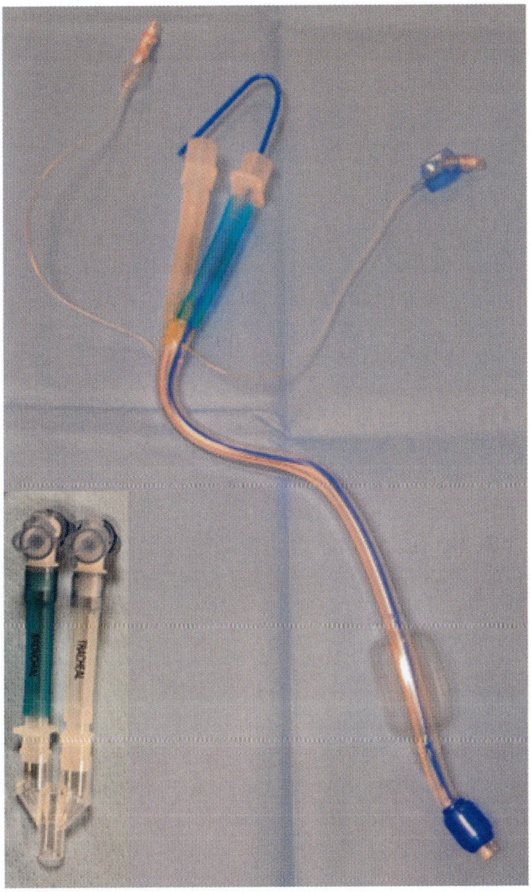

Figura 34.1 Un tubo bilume. Nella figura è mostrato un tubo bilume sinistro, in cui la cuffia blu più piccola in punta è quella bronchiale, da posizionarsi dopo la biforcazione tracheale a livello del bronco principale sinistro, mentre quella più prossimale trasparente è la cuffia tracheale. Nel lume bronchiale (blu) possiamo vedere un mandrino, che è sempre presente ed è utilizzato per agevolare l'inserimento del tubo stesso. In fondo a sinistra vediamo l'apposito raccordo a Y, utilizzato per effettuare la OLV: quando si clampa il raccordo bronchiale blu si ventila il solo polmone destro, se al contrario si clampa il raccordo tracheale trasparente si ventila solo il polmone sinistro.

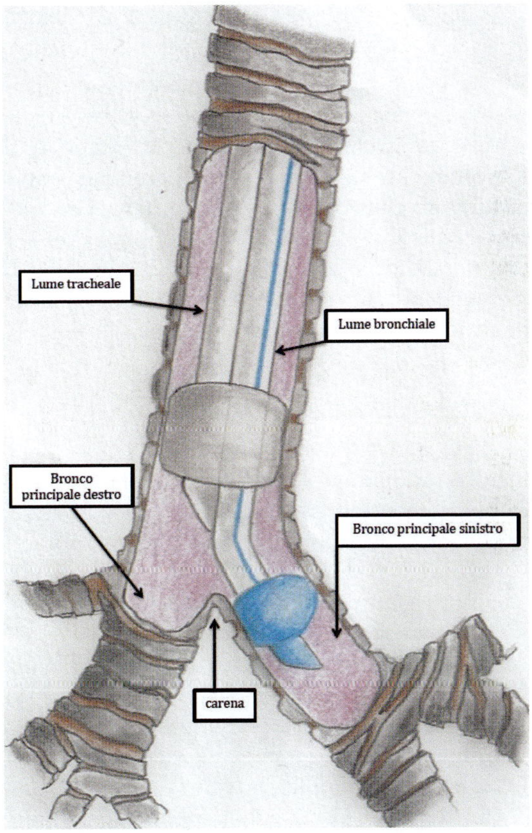

Figura 34.2 Posizionamento bilume. Posizionamento del tubo endobronchiale destro. È possibile apprezzare la posizione della cuffia del lume bronchiale (in questo caso nel bronco di sinistra). Il posizionamento viene confermato mediante fibrobroncoscopia: in un primo momento viene introdotto il fibroscopio nel lume tracheale per la visualizzazione della cuffia bronchiale che deve essere in corretta posizione. Successivamente accedendo dal lume bronchiale vengono visualizzati i due bronchi lobari superiore sinistro e inferiore sinistro in modo da escludere un cattivo posizionamento con scivolamento del tubo verso il basso.

Meno utilizzati, ma ugualmente validi, sono i tubi bronchiali con rostro, denominati Carlens quando conformati per imbroncarsi a sinistra e White per la destra. Sono concettualmente simili ai bilume sopra descritti, ma sono di gomma morbida e presentano una sorta di uncino, il rostro, che ne semplifica l'inserimento, eseguito come per un normale tubo orotracheale, che fa in modo che si posizionino alla biforcazione tracheale proprio in virtù di questa caratteristica.

I bloccatori endobronchiali sono dispositivi che presentano un palloncino gonfiabile in punta e si introducono all'interno di un tubo orotracheale standard, o in uno specifico, detto Univent, e vengono posizionati e cuffiati sotto guida fibroscopica, nel bronco da escludere.

Per quanto concerne il mantenimento dell'anestesia, è possibile scegliere fra anestetici alogenati ed endovenosi, ricordando che per i primi l'assorbimento a livello polmonare può essere modificato dalla patologia di base ed avendo l'accortezza di convertirli a TIVA (Total IntraVenous Anesthesia) qualora fosse previsto un periodo di assistenza extracorporea o di deconnessione della ventilazione per esigenze chirurgiche.

Gestione emodinamica intraoperatoria

I pazienti sottoposti a trapianto di polmone subiscono durante la fase intraoperatoria vari cambiamenti nell'assetto emodinamico. Questa condizione è determinata da molteplici fattori:

- manovre chirurgiche (pneumonectomia, clampaggio di vasi polmonari e atrio destro, manipolazione di polmone e cuore)
- manovre anestesiologiche (ipovolemia dovuta all'induzione dell'anestesia generale, diminuzione dello stress adrenergico etc)
- impianto del neopolmone (vasodilatazione da soluzione cardioplegica).

Tutte queste condizioni inficiano la gestione emodinamica del ricevente e devono essere prevenute dall'anestesista. Ruolo fondamentale ha dunque la monitorizzazione avanzata che deve essere eseguita con: catetere arterioso per la pressione arteriosa sistemica cruenta, catetere venoso centrale per la lettura della PVC, catetere di Swan-Ganz per la lettura in continuo delle pressioni in arteria polmonare e sonda per TEE.

Solitamente coloro che sono candidati a trapianto di polmone hanno un certo grado di ipertensione polmonare dovuto sia alla così detta *componente fissa*, ossia quella non modificabile con la somministrazione di vasodilatatori, sia una *componente variabile* dovuta all'ipertrofia intimale dei vasi dell'albero polmonare; quest'ultima ha un ruolo molto importante perché spesso è la causa delle crisi ipertensive polmonari che si verificano durante le fasi perioperatorie e che possono compromettere gravemente ed in modo acuto la funzionalità del cuore destro. Il ventricolo destro ha delle caratteristiche strutturali che gli consentono una certa adattabilità in condizioni di cronicità: questo significa che i pazienti che hanno un'ipertensione polmonare cronica sono meno suscettibili a variazioni della pressione perché il ventricolo si è gradualmente adattato a lavorare con alte pressioni; viceversa si capisce come i pazienti che non sono affetti da ipertensione polmonare siano più suscettibili a variazioni di pressione con un ventricolo destro che può andare facilmente incontro a failure acuta. Ciò accade perché il ventricolo destro e l'albero vascolare polmonare sono normalmente abituati a rispondere rapidamente a svariati stimoli, quali dolore, agitazione, ipercapnia, ipossia ed acidosi, determinandone tutte vasocostrizione. Particolare attenzione va posta nel momento dell'induzione dell'anestesia dove la vasodilatazione e la cardio-depressione dovuta allo stimolo farmacologico possono portare a ipotensione severa che può gravemente ridurre la perfusione coronarica. Ricordiamo che le arterie coronarie sono perfuse in maniera peculiare: la sinistra in fase diastolica e la destra in modo bifasico, ricevendo sangue sia durante il periodo diastolico che sistolico. Nei pazienti con ipertrofia ventricolare destra (come per esempio i pazienti con ipertensione polmonare cronica) la perfusione della coronaria destra avviene solo in diastole e questo fa spiegare perché l'ipotensione associata ad insufficienza ventricolare destra porti facilmente verso una bradicardia spinta che può evolvere fino all'arresto cardiorespiratorio.

Ruolo cruciale riveste anche il rapporto interventricolare tra il sistema destro e sinistro perché, molto semplicemente, un ventricolo destro con contrattilità depressa porta meno sangue verso il sistema sinistro e questo, a sua volta, non genererà uno stroke volume adeguato verso la periferia come pure per il circolo coronarico, peggiorando grazie a questo circolo vizioso l'assetto cardiaco. I cambiamenti di forma di un ventricolo destro insufficiente (che assume forma a D, detta *D-Shape*, a causa dello spostamento ed appiattimento del setto interventricolare verso il ventricolo di sinistra) portano inevitabilmente ad un peggioramento della funzione sisto-diastolica ventricolare sinistra conducendo così ad una condizione di insufficienza biventricolare. Tutte queste modificazioni spiegano come l'interdipendenza ventricolare sia un elemento cruciale nella gestione di un trapianto di polmone e quanto sia importante la monitorizzazione ecocardiografica transesofagea nell'individuazione precoce di tutte queste alterazioni.

Le strategie per ottimizzare la funzionalità ventricolare destra sono molteplici ed attuabili in qualsiasi momento a partire dal preoperatorio, mediante visita anestesiologica mirata ed esami specifici volti a inquadrare e definire la severità del problema; nel periodo peri ed intraoperatorio, con un atteggiamento pro-attivo (ovvero cercando di prevenire complicanze) che reattivo (risolvendo problemi che si sono già manifestati), entrambi volti a evitare un sovraccarico ventricolare e facilitandone la funzione nelle fasi più delicate dell'intervento; sia nel postoperatorio proseguendo con un monitoraggio mirato.

L'ottimizzazione del precarico ventricolare destro è dirimente in questa tipologia di pazienti perché può migliorare la gittata cardiaca destra, ma un carico fluidico troppo generoso può peggiorare la funzionalità di un ventricolo destro in sofferenza. Il monitoraggio della PVC e delle pressioni polmonari possono guidare una più attenta somministrazione di liquidi così come la visualizzazione e lo studio delle cavità destre tramite ecografia.

La funzionalità ventricolare destra può migliorare anche con la terapia farmacologica. Esistono vasodilatatori polmonari (che diminuiscono quindi il postcarico ventricolare destro) come nitroprussiato di sodio 0,1-5 mcg/kg/min e epoprosterenolo 2-10 mcg/kg/min che possono essere associati ad inotropi come adrenalina 0,01-0,5 mcg/kg/min, dobutamina 3-10 mcg/kg/min e milrinone 0,125-0,375 mcg/kg/min. L'associazione tra vasodilatatore polmonare per via sistemica e terapia inotropa positiva ha solitamente un buon successo in pazienti con una disfunzione ventricolare destra lieve-moderata, mentre per le condizioni più gravi a volte è necessario ricorrere sia all'uso di ossido nitrico inalatorio ed in extrema ratio a sistemi di assistenza extracorporei (**Tabella 34.6**).

Tabella 34.6 Gestione della disfunzione ventricolare destra.

Cosa fare:	
Valutazione preoperatoria	Ecocardiografia preoperatoria Cateterismo destro
Monitoraggio	Posizionamento CVC Posizionamento catetere di Swan-Ganz Ecocardiografia transesofagea
Prevenire la vasocostrizione polmonare	Evitare ipossia ipercapnia e acidosi Adeguato piano anestesiologico
Trattamento ipertensione lieve-moderata	
Vasodilatatori polmonari	Nitroprussiato di sodio 0,1-5 mcg/kg/min Epoprosterenolo 2-15 ng/kg/min
Inotropi	Adrenalina 0,01-0,5 mcg/kg/min Dobutamina 3-10 mcg/kg/min Milrinone 0,125-0,375 mcg/kg/min
Ossido nitrico	NO 5-30 ppm
Trattamento ipertensione grave con disfunzione ventricolare destra	
Vasodilatatori sistemici+inotropi	Aumentare fino a dosaggio massimale
Ossido nitrico	NO 30 ppm
→Se refrattarietà	Circolazione Extra-Corporea (CEC)/ Extra Corporeal Membrane Oxygenation (ECMO)

L'ossido nitrico è una molecola lipofila, altamente diffusibile attraverso le membrane epiteliali ed endoteliali vicine alle cellule muscolari lisce e ne determina vasodilatazione. Questa molecola deriva dall'arginina ed è sintetizzata da un enzima, la NO sintetasi: la produzione endogena regola il tono vascolare e l'aggregazione piastrinica. Esiste una forma disponibile in soluzione gassosa con azoto che gli consente di essere somministrato tramite il circuito del ventilatore meccanico. È stato dimostrato che il beneficio massimo dalla somministrazione di NO è ottenuto con l'erogazione di 5-30 parti per milione (ppm). Quando inalato l'NO raggiunge le regioni ben ventilate del polmone deviando il flusso ematico negli alveoli più ventilati, migliorando in questo modo sia l'ossigenazione sia riducendo la quota di shunt e favorendo la funzionalità ventricolare destra.

Alterazioni del setting emodinamico possono avvenire anche durante la fase di clampaggio e declampaggio dell'arteria polmonare. Questo perché durante la legatura dell'arteria polmonare, sebbene diminuisca la quota di shunt e quindi migliori l'ossigenazione, può aumentare considerevolmente la pressione polmonare: come precedentemente accennato, se il ventricolo è già abituato a lavorare con pressioni superiori alla norma non succederà probabilmente nulla, mentre se il ventricolo è normale (non ipertrofico) potrà verificarsi un'insufficienza acuta del cuore destro e rendere necessario l'utilizzo di un'assistenza extracorporea per proseguire la procedura chirurgica. Dopo aver portato a termine le anastomosi vascolari, il chirurgo provvederà al declampaggio dell'arteria polmonare per ripristinare il flusso sanguigno. Tale manovra favorirà l'entrata in circolo di una serie di sostanze che possono portare ad ipotensioni a volte molto gravi: l'aria accumulata nelle strutture può entrare nel circolo sistemico e introdursi nell'albero coronarico, provocandone alterazioni anche gravi (si può assistere a sovraslivellamenti del tratto ST all'ECG, alla comparsa di aritmie ventricolari o di bradicardia severa); il riassorbimento in circolo della soluzione pneumoplegica può provocare ipotensione severa, così come il rilascio dei mediatori dell'infiammazione che sono prodotti durante la fase ischemica del neo-polmone e l'eventuale utilizzo di farmaci vasodilatatori prima dell'impianto. (**Tabella 34.7**). Il trattamento prevede innanzitutto la risoluzione della causa ed in secondo luogo l'utilizzo di farmaci specifici come i vasocostrittori sistemici, utilizzabili in flush (efedrina, fenileferina, metaraminolo) o in infusione continua come noradrenalina 0,01-0,5 mcg/kg/min.

L'utilizzo del TEE e lo sviluppo tecnologico delle metodiche di analisi delle immagini ha portato un aumento dell'utilizzo della stessa durante interventi cardiochirurgici. La possibilità di avere informazioni real-time sullo stato funzionale delle sezioni destre ha reso il TEE indispensabile durante il trapianto di polmone per la possibilità

Tabella 34.7 Cause di ipotensione durante la fase di impianto del neopolmone.

Evento	Manifestazioni	Soluzioni attuabili
Embolia gassosa	alterazioni del tratto ST aritmie ventricolari bradicardia	vasocostrittori inotropi
Mediatori dell'infiammazione	ipotensione	efedrina fenilefrina noradrenalina
Soluzione pneumoplegica	ipotensione	efedrina fenilefrina noradrenalina
Farmaci vasodilatatori	ipotensione	sospensione delle infusioni efedrina fenilefrina noradrenalina
→Se ipotensione persistente nonostante l'ottimizzazione emodinamica pensare a failure precoce dell'organo impiantato. →Se ipossia, ipercapnia, acidosi pensare ad assistenza extracircolatoria		

di identificare in real-time le anomalie nella cinetica del ventricolo destro o l'analisi dell'arteria polmonare è dirimente durante l'impianto del neo-polmone, divenendo un'utile guida per scelte terapeutiche adeguate e mirate. (**Figura 34.3**)
Lo studio ecografico del cuore destro comprende una serie di misurazioni, fra le quali annoveriamo:

- TAPSE (Tricuspidal Annular Plane Systolic Excursion): è uno dei primi indici studiati nella valutazione funzionale del ventricolo destro che è strettamente dipendente dalla volemia ventricolare e che, derivando da un'elaborazione in M-mode, necessita di un ottimo allineamento per avere validità. Il TAPSE valuta lo spostamento di una porzione del ventricolo di destra verso l'apice ventricolare. In caso di precedente anuloplastica tricuspidalica o di insufficienza valvolare severa può fornire valori non attendibili. Valori normali sono >16 mm
- FAC (Accorciamento Frazionale dell'Area): si ottiene con la differenza tra volume telediastolico e volume telesistolico ventricolare destro con una formula simile a quella della FE

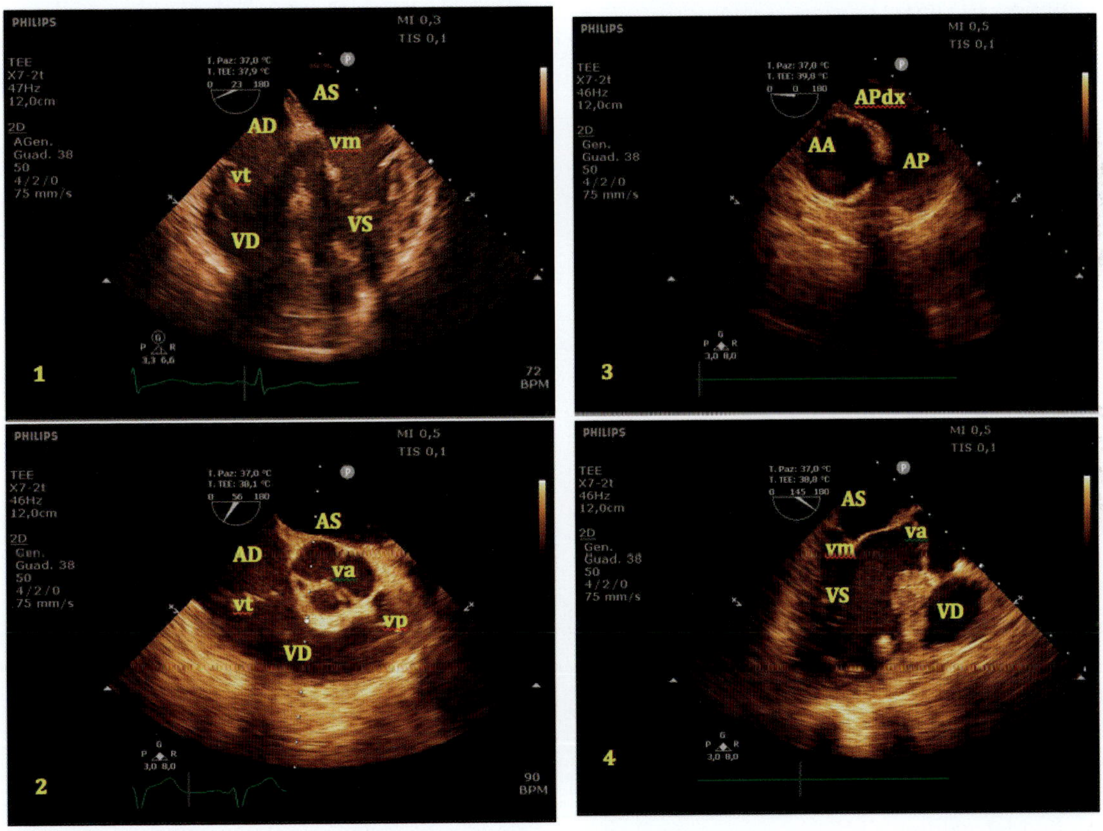

Figura 34.3 Immagine ecocardiografica TEE.
AD: atrio destro; AS: atrio sinistro; VD: ventricolo destro; VS: ventricolo sinistro; vt: valvola tricuspide; vp: valvola polmonare; vm: valvola mitrale; va: valvola aortica; AA: aorta ascendente; AP: arteria polmonare; APdx: arteria polmonare destra.
1: proiezione medioesofagea 4 camere. È possibile visualizzare le quattro camere cardiache e le due valvole atrio-ventricolari.
2: proiezione medioesofagea del ventricolo destro inflow-outflow. È possibile vedere l'atrio destro e il ventricolo destro completamente svolto con il suo inflow (valvola tricuspide e l'outflow (valvola polmonare).
3: proiezione medioesofagea asse corto su aorta ascendente. Possibile visualizzare il tronco dell'arteria polmonare e l'arteria polmonare di destra.
4: proiezione medioesofagea asse lungo. È possibile vedere l'atrio di sinistra, la valvola mitrale il ventricolo di sinistra, la valvola aortica e la radice aortica.

(frazione d'eiezione) del ventricolo di sinistro: il vero limite è quello di ottenere una buona immagine con ottima visualizzazione del bordo endocardico. Valori normali sono >35%

- Onda SM al TDI (velocità di eiezione sistolica con Doppler tissutale): si ottiene campionando con il Doppler Pulsato a livello dell'anello tricuspidalico laterale e risente sia di un corretto allineamento (essendo valutato con il Doppler) sia del ciclo cardiaco che della fase respiratoria. È comunque un indice importante in quanto non dipende dallo stato volemico e dà indicazioni precise sulla funzione sistolica ventricolare destra. Valori normali sono >10 cm/s.

Tecniche di ventilazione intraoperatoria

La scelta di come ventilare intraoperatoriamente i pazienti da sottoporre a trapianto di polmone è una sfida rilevante ed è di fondamentale importanza per la buona riuscita dell'intervento e la prevenzione di alcune complicanze perioperatorie ad essa correlate. La procedura chirurgica può essere a grandi linee suddivisa in tre fasi: la fase pre-impianto di ventilazione dei polmoni nativi, quella della OLV (one lung ventilation) durante l'impianto e la fase post-impianto col neo-polmone in sede. Di queste la OLV è probabilmente la più delicata, dato che porta ad una esacerbazione dell'ipossia ed ipercapnia di base, con conseguente acidosi ed aumento delle resistenze vascolari polmonari, fino ad un possibile sovraccarico acuto del ventricolo destro con successiva instabilità emodinamica.

Non esiste una modalità ventilatoria superiore alle altre in modo certo, ma vi sono alcuni principi base universalmente accettati, validi per tutte le fasi operatorie e volti ad evitare volutrauma e barotrauma.

- Il tidal volume (TV) su cui settare il ventilatore è di 4-6 ml/kg di peso ideale e, nel caso in cui i polmoni del donatore siano abbastanza diversi come dimensioni da quelli del ricevente, si può usare come riferimento anche il peso del donatore stesso, per evitare insufflazioni eccessive o insufficienti del parenchima polmonare stesso.
- la PEEP (pressione positiva di fine espirazione) va impostata sulla miglior compliance polmonare, normalmente fra i 3 e 10 cmH_2O, la cosiddetta best PEEP, ovvero quella che consente di insufflare i polmoni, a parità di VT desiderato, con la minor driving pressure.
- La FiO_2 deve essere quella minima in grado di garantire una $PaO_2 \geq 70$ mmHg.
- Le pressioni di picco e plateau devono essere le più contenute possibili e tassativamente mantenute al di sotto di 30 cmH_2O la prima e 15-16 cmH_2O la seconda.

Oltre a questi, vi sono alcune considerazioni più specifiche da fare. Nella prima e seconda parte dell'intervento è facile andare incontro ad uno stato di ipercapnia tollerata, detta **ipercapnia permissiva**, fino al raggiungimento di uno stato di acidosi respiratoria moderata entro e non oltre ad un $pH \leq 7.2$. Questo risulta uno scotto da pagare per mantenere una ventilazione protettiva e perché un certo grado di ipercapnia può risultare vantaggioso, poiché sembra diminuire il rilascio di alcuni mediatori dell'infiammazione, ma quando sfocia in acidosi severa provoca vasodilatazione cerebrale con aumento della pressione intracranica (PIC) ed ha effetto cardiodepressore.

Una volta impiantato, il neo-polmone viene riespanso, sotto visione diretta, prima manualmente e poi tramite il ventilatore meccanico mantenendo sempre una ventilazione protettiva e abbassando la FiO_2 al minimo indispensabile per ottenere una $PaO_2 \geq 70$ mmHg, il che corrisponde di solito ad una FiO_2 del 30% massimo. Come precedentemente accennato, è frequente inoltre l'utilizzo dell' iNO per migliorare il rapporto ventilazione/perfusione e l'ossigenazione, oltre che per un ruolo protettivo nei confronti del danno da ischemia-riperfusione, dato che sembra diminuire lo stato infiammatorio, favorire la coagulazione e soprattutto, essendo un vasodilatatore, diminuendo le forze idrostatiche polmonari prevenendo quindi l'insorgenza di edema.

A procedura ultimata, prima di spostarsi verso la terapia intensiva, il tubo bilume viene sostituito da un monolume in laringoscopia mediante uno scambiatubi e successivamente eseguito un controllo fibroscopico di entrambi i polmoni, per controllare lo stato delle anastomosi, la presenza di secrezioni o sangue ed eseguire eventuali prelievi per colture.

Si ricorda inoltre l'importanza fondamentale della fisioterapia e la riabilitazione respiratoria, che deve essere iniziata nel preoperatorio, con un percorso volto al mantenimento e allo sviluppo della muscolatura respiratoria e alla rieducazione respiratoria. Di pari importanza è la valutazione ed il mantenimento di un buono stato nutrizionale.

Gestione delle principali complicanze intraoperatorie

Il trapianto di polmone può essere una procedura abbastanza lunga, specialmente se bilaterale sequenziale, con massive perdite ematiche, che si verificano soprattutto in quei pazienti già sottoposti a chirurgia toracica nei quali si sono sviluppate aderenze pleuriche o briglie che rendono difficile lo scollamento del polmone dalle pareti toraciche ed essendo vascolarizzate favoriscono perdita di massa ematica. Altro elemento che può provocare sanguinamenti cospicui è l'utilizzo intraoperatorio di sistemi di assistenza extracorporea che necessitano per il loro ottimale funzionamento ed utilizzo di una scoagulazione sistemica, solitamente mediante eparina ad alto peso molecolare per via endovenosa.

Il problema della gestione fluidica è la suscettibilità del neo-polmone di sviluppare edema, sia per uno scarso drenaggio linfatico (ricordiamo che il polmone impiantato è privo della rete linfatica), sia per la componente riperfusionale, sia per la possibile rottura della membrana alveolo-capillare (o di un malfunzionamento della stessa) che facilita la formazione di edema interstiziale. Le raccomandazioni sono ancora incerte sul quantitativo di liquidi da utilizzare, ma è logico e verosimile optare per una condotta restrittiva con soluzioni cristalloidi in modo da prevenire questa complicanza.

La somministrazione di emazie concentrate ed altri prodotti di banca va calibrata sulle necessità del caso: evitare l'emodiluizione mantenendo valori di emoglobina superiori a 8 mg/dl è auspicabile per mantenere un trasporto di ossigeno (DO_2) adeguato alle necessità metaboliche del paziente. Valori superiori a 10 mg/dl non richiedono nessun intervento mentre nella zona grigia dei valori tra 8-10 mg/dl l'eventuale trasfusione deve essere calibrata in base ai valori di DO_2 e saturazione venosa centrale ($ScvO_2$). Da ricordare come le emazie concentrate che vengono trasfuse devono essere "pulite" il più possibile da elementi immunizzanti per cui, nel nostro centro, le sacche vengono preventivamente irradiate.

Come precedentemente descritto il sanguinamento è un evento non raro che può verificarsi durante trapianto di polmone, sia esso singolo che bilaterale sequenziale. Per questo è necessario utilizzare degli algoritmi specifici nella correzione delle cause del sanguinamento che prevedano al minimo l'utilizzo di plasma fresco congelato (PFC) e che siano mirati alla supplementazione di ciò che effettivamente manca. Negli ultimi anni si sono sviluppate tecnologie mirate allo studio della formazione del trombo nelle sue fasi dinamiche come la tromboelastografia (TEG **Figura 34.4**) e la tromboelastometria (ROTEM). Entrambe le metodiche forniscono informazioni real-time sulla qualità dei componenti del trombo, dalla formazione di trombina fino alla fase di trombolisi, che quindi possono essere utili nella terapia specifica del sanguinamento (possibile supplementazione di fattore protrombinici, di fibrinogeno, di piastrine o di agenti antifibrinolitici). Questo ovviamente permette di ridurre al minimo l'utilizzo di PFC con un notevole guadagno per il paziente: si evitano sovraccarico, emodiluizione, si riduce il rischio di eventi avversi e complicanze come TRALI (transfusion related acute lung injury) e TRACO (transfusion related acute circulatory overload).

I pazienti che si sottopongono a trapianto dovranno assumere per il resto della propria vita una terapia immunosoppressiva che viene iniziata in sala operatoria nel momento del completamento delle anastomosi vascolari e prima della fase di declampaggio dell'arteria polmonare. I farmaci usati variano nei vari centri, in base ai protocolli sviluppati e prevedono l'utilizzo di cortisone ad elevati dosi (metilprednisolone 10 mg/kg come dose induttiva poi ridotta fino ad 1 mg/kg die) in associazione, almeno nelle fasi iniziali, ad inibitori della funzione linfocitaria come ciclosporina, azatioprina, tacrolimus, etc. Queste molecole vanno dosate in base alla funzione renale, al loro livello ematico e alla conta leucocitaria.

Importante nei pazienti che si sottopongono a trapianto è la scelta dell'antibiotico profilassi e/o antibiotico terapia. Alcune malattie polmonari portano all'instaurarsi di infezioni croniche, il più delle volte conosciute e studiate in fase pre-trapianto, causate da microrganismi multiresistenti, come succede nei malati di fibrosi cistica o bronchiectasie. I patogeni più spesso coinvolti sono Pseudomonas, Enterococcus, Staphylococcus: in questi casi il lavoro di équipe e la consulenza di un microbiologo ed un infettivologo dedicato sono necessarie per l'impostazione di una terapia antimicrobica adeguata e mirata. Per quei pazienti che invece non sono portatori di infezioni croniche, la terapia antibiotica sarà eseguita in base ai protocolli della struttura.

Complicanze postoperatorie immediate e gestione perioperatoria del paziente

L'obiettivo principale dopo trapianto di polmone, sia esso singolo o bilaterale sequenziale, è l'estubazione tracheale e il conseguente passaggio al normale respiro spontaneo. In alcuni selezionati

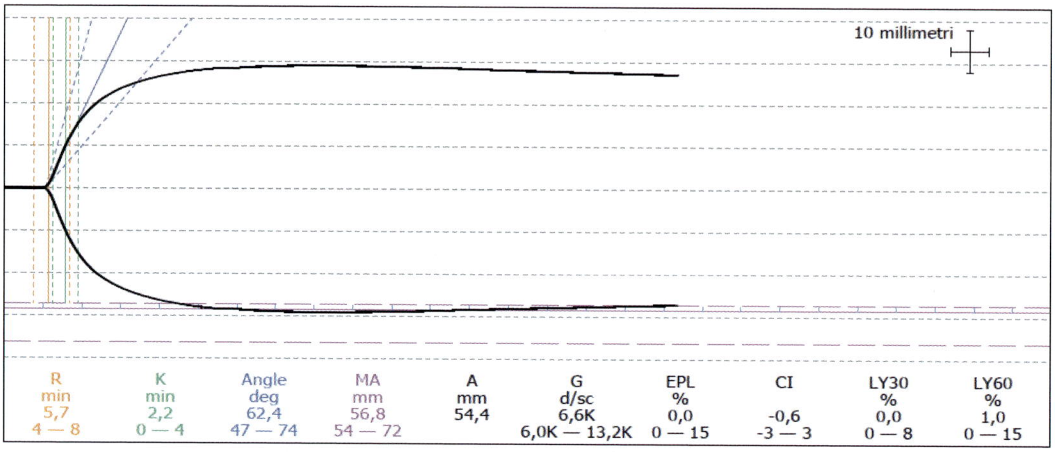

Figura 34.4 TEG. Nell'immagine è possibile vedere il risultato di un esame tromboelastografico normale. In questo caso l'analisi viene effettuata dopo aver aggiunto al campione di sangue un attivatore della coagulazione (Kaolino). I parametri, riportati sotto il grafico sotto forma di valore numerico, di maggiore interesse sono:
R (reaction time) che indica il momento in cui dalla fase liquida si passa a quella solida. Un'alterazione della R può significare una mancanza di fattori della coagulazione oppure, in caso di anticoagulazione sistemica, un residuo nell'eparina utilizzata o anche la presenza di anticoagulanti orali ancora in circolo;
MA (maximum amplitude) è il momento in cui il coagulo assume consistenza (fase solida), e valuta quindi l'interazione tra il fibrinogeno e le piastrine. Un valore alterato può quindi stare a significare un possibile deficit di fibrinogeno (che può essere investigato mediante un esame specifico al TEG che con reagenti specifici analizza il contributo del fibrinogeno nella stabilità del coagulo. Questo esame viene reso possibile aggiungendo al campione ematico un antiaggregante che annulla la funzionalità piastrinica);
LY 30 indica la fibrinolisi, quindi la degradazione del coagulo. Un'eccessiva fibrinolisi è causa di sanguinamento che può essere controllato mediante la somministrazione di farmaci antifibrinolitici come l'acido tranexamico. Esistono condizioni per cui si può andare incontro ad una iperfibrinolisi primaria e secondaria che sono causa di emorragie massive che necessitano di trattamento precoce.

casi, solitamente nel trapianto singolo, può avvenire direttamente in sala operatoria: logicamente si tratta di pazienti con pochissime comorbidità che vengono sottoposti ad un trapianto che richiede poche ore per essere completato. L'estubazione così precoce è favorevole perché evita un secondo possibile traumatismo alla trachea (non è necessario cambiare il tubo bilume con un monolume com'è prassi a fine procedura), la sospensione della ventilazione meccanica che potrebbe favorire barotraumi o volutraumi sul neo-polmone ed evitare complicanze sull'anastomosi bronchiale indotta dalla ventilazione meccanica. Più frequentemente accade invece che il paziente venga condotto in un reparto di terapia intensiva specializzato nelle cure postoperatorie. La valutazione dell'organo, necessaria al fine di iniziare il weaning dal ventilatore prevede l'esecuzione dell'emogasanalisi arteriosa e venosa e la radiografia del torace, oltre a seriate fibroscopie di controllo. Se tutti i parametri respiratori e toracici sono nella norma e si è raggiunta la stabilità emodinamica si puo procedere alla sospensione della sedazione e alla valutazione delle funzioni neurocognitive.

In media i tempi per effettuare la stabilizzazione del quadro clinico sono di circa 6 ore.

Controlli seriati radiografici ed ecografici del torace sono utili per monitorizzare in modo riproducibile e non invasivo la presenza o l'evoluzione dell'edema da riperfusione, che si presenta nella quasi totalità dei pazienti e porta ad un quadro con diverse gravità chiamato Primary Graft Dysfunction (PGD), gravato da una sostanziosa mortalità perioperatoria. Alcune cause della presenza di questa tipologia di edema possono essere la perdita dell'endotelio alveolare, l'insufficiente drenaggio linfatico del polmone impiantato che provoca un'eliminazione inefficace di liquidi, meno frequentemente la presenza di infezioni o l'instaurarsi di fenomeni di rigetto. Non sempre la presenza di edema da riperfusione altera gli scambi gassosi, ma comunque va monitorizzata per la valutazione globale dell'organo (**Figura 34.5**).

Nel postoperatorio si deve porre particolare attenzione alla gestione dell'analgesia, in funzione anche di una riabilitazione respiratoria ottimale: un approccio multimodale è sicuramente quello più utilizzato ed adeguato. L'insieme di terapia endovenosa con paracetamolo, FANS e oppioidi/oppiacei garantisce un buon piano analgesico che può essere implementato con tecniche di analgesia locoregionale. Molto discusso è ancora l'utilizzo di tecniche epidurali per i rischi connessi alla tecnica in sé e alle manovre chirurgiche collegate all'esecuzione del trapianto. Fra i blocchi di parete toracica più usati per l'analgesia postoperatoria ricordiamo il Serratus Plane Block ed il Paravertebral Block.

Logicamente anche l'induzione e il mantenimento dell'immunosoppressione giocano un ruolo cruciale nell'immediato postoperatorio. Esami clinici routinari e l'applicazione di protocolli di immunosoppressione specifici evitano il verificarsi del rigetto acuto e iperacuto, grave complicanza che peggiora l'outcome del paziente.

Le principali cause di mortalità post trapianto sono le infezioni ed il rigetto. Sono possibili anche gravi complicanze dovute all'ischemia ipossica cerebrale in caso di instabilità emodinamica nel periodo perioperatorio. Il sanguinamento è una possibile complicanza soprattutto in quei paziente che hanno subito interventi chirurgici al torace prima del trapianto e che quindi hanno polmoni nativi più difficili da isolare per le reazioni fibrotiche che li rendono tenacemente adesi alla parete toracica.

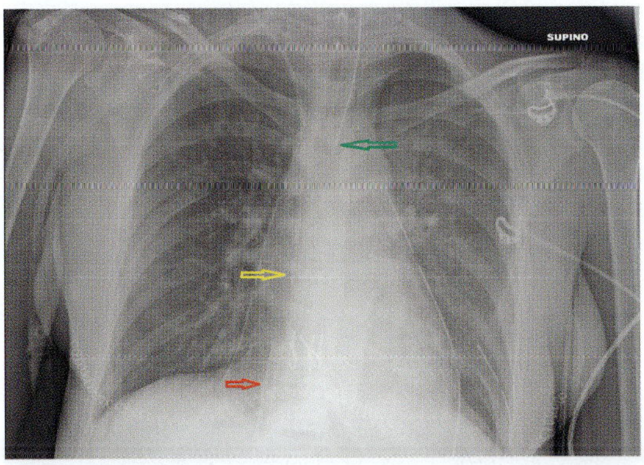

Figura 34.5 Rx. Radiografia del torace dopo trapianto bilaterale sequenziale. Freccia verde: tubo endotracheale; Freccia gialla: catetere venoso centrale in corretta posizione; Freccia Rossa: posizione cannula di drenaggio venoso per ECMO. È possibile apprezzare anche la presenza di graf metallici sulla linea di sutura della cute e la presenza di drenaggi pleurici (uno a destra e due a sinistra). Sono visibili anche un piccolo scollamento del polmone sinistro con ispessimenti interstiziali dello stesso.

Ruolo di non secondaria importanza riveste la funzionalità del rene, organo indispensabile nell'omeostasi idrica del paziente sottoposto a trapianto. Il danno renale può essere attivato sia da farmaci nefrotossici sia da problemi emodinamici legati all'intervento. In questi casi una terapia dialitica precoce può aiutare sia la ripresa dell'organo in caso di insufficienza renale acuta (IRA) da necrosi tubulare acuta (NTA) sia il mantenimento di un bilancio idrico adeguato alle necessità cliniche.

Sistemi di assistenza meccanica al circolo e agli scambi gassosi

La tecnologia in ambito di assistenze meccaniche extracorporee si è notevolmente evoluta nell'ultimo decennio ed ha permesso il perfezionamento di metodiche di supporto vitale avanzato sia del sistema respiratorio sia del sistema cardiovascolare. L'ECMO è una macchina in grado di svolgere molteplici funzioni, grazie alle sue componenti di base:

- una cannula di inflow, che preleva il sangue venoso dal paziente;
- una cannula di outflow che restituisce al paziente il sangue depurato dalla macchina;
- la membrana polmone, anche detta ossigenatore, che ossigena il sangue venoso e lo depura dall'anidride carbonica (CO_2), vicariando in toto o alleggerendo il lavoro dei polmoni;
- una pompa in grado di generare un flusso continuo, che aumenta la pressione arteriosa media, sostituendosi alla gittata cardiaca in caso di insufficienza del miocardio;
- uno scambiatore di calore in grado di modulare la temperatura corporea (**Figura 34.6**).

L'ECMO può essere di due tipi:

ECMO veno-venoso che serve nei casi in cui l'organo deficitario siano i polmoni e funziona da "aiuto respiratorio". In questo caso le cannule di inflow e di outflow sono posizionate in vena cava inferiore ed atrio destro (ad una distanza l'una dall'altra tale da evitare fenomeni di ricircolazione ematica) oppure tramite una sola cannula posizionata dalla giugulare interna, detta cannula a doppio stadio, che ha due lumi (uno di pescaggio che viene posizionato in cava inferiore e l'altro che rende il sangue in atrio destro). Questo metodo fornisce quindi un aiuto alla ventilazione in quanto il polmone insufficiente dovrà lavorare in maniera minore per scambiare i gas, dato che il sangue in entrata dall'arteria polmonare sarà già ossigenato e decapneizzato.

ECMO veno-arterioso che è una vera assistenza sia al circolo sia alla ventilazione. In questo caso le

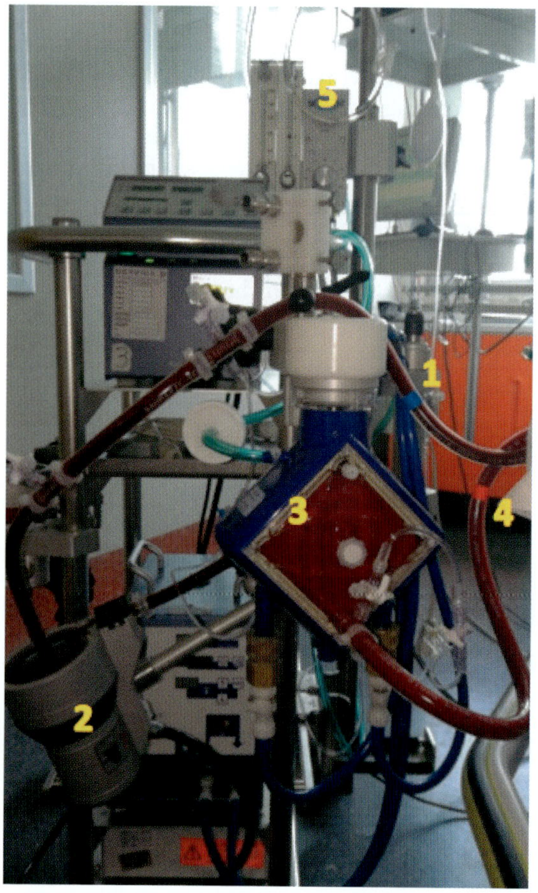

Figura 34.6 ECMO Visione d'insieme di un ECMO. Il numero 1 indica la cannula venosa che drena il sangue dalle sezioni destre del paziente che poi, attraverso una pompa centrifuga 2, spinge il sangue verso l'ossigenatore 3, che è l'apparato preposto agli scambi gassosi; al numero 4 viene indicata la cannula arteriosa che reimmette il sangue al paziente dopo essere stato depurato. Al numero 5 sono indicate le colonne per impostare flusso gas, flusso ossigeno e FiO_2.

cannule saranno una venosa posizionata in atrio destro che serve per il drenaggio del sangue dalle cavità destre e l'altra in arteria (femorale o ascellare) per la rimessa in circolo del sangue ossigenato e depurato dall'anidride carbonica. Questa modalità di assistenza permette di aiutare sia il polmone, che non è più capace di sopperire alle necessità ventilatorie, sia il cuore che (per esempio) è diventato insufficiente per l'aumento delle resistenze vascolari polmonari.

Entrambi i settings possono essere utilizzati nel preoperatorio, come *bridge to transplant*, in pazienti in attesa di trapianto che subiscono un drammatico peggioramento delle condizioni cliniche e che vengono quindi assistiti fino al trapianto stesso.

L'utilizzo di assistenze meccaniche è però non privo di rischi e prevede la presenza di un'équipe multidisciplinare e specialistica per la gestione sia del paziente sia dell'interazione tra macchina e paziente (**Tabella 34.8**). Da non sottovalutare poi la necessità di un'anticoagulazione sistemica

Tabella 34.8 Indicazioni e Controindicazioni all'utilizzo di dispositivi di assistenza extracorporea (ECLS) secondo le Linee Guida ELSO (extracorporeal life support organization).

Indicazioni
– Insufficienza respiratoria ipossica per qualsiasi causa: Da considerare ECLS se mortalità attesa > 50%, associata a $PaO_2 < 150 + FiO_2 > 90\%$ Indicata quando mortalità attesa > 80%, associata a $PaO_2 < 100 + FiO_2 > 90\%$ nonostante terapia ottimizzata da 6 ore – Ipercapnia severa con conseguente acidosi respiratoria nonostante ventilazione meccanica con alte Plateau > 30 cmH_2O – Come alternativa all'intubazione e alla ventilazione meccanica per pazienti in lista per trapianto di polmone (*bridge to transplant)* – Shock cardiorespiratorio non responsivo ad altra terapia
Controindicazioni
– Per la mancanza di evidenze scientifiche dirimenti a riguardo, non esistono controindicazioni di tipo assoluto, ma il paziente va ogni volta valutato in base alla situazione clinica. Esistono tuttavia condizioni, da considerare controindicazioni relative, che spesso portano ad un outcome sfavorevole e vanno indagate: – Ventilazione meccanica prolungata per più di una settimana con $FiO_2 > 90\%$ e pplateau > 30 cmH_2O – Immunosoppressione con conta dei neutrofili < 400/mm^3 – Emorragie intracraniche recenti o instabili clinicamente – Comorbidità terminali senza possibilità di recupero (es: gravi danni o morte cerebrale, malati oncologici terminali) – Non vi è un cut-off per l'età, ma questa va considerata poiché un suo aumento correla in modo proporzionale con l'aumento della mortalità

che in fase di intervento provocherà un aumento del rischio emorragico.

Questo tipo di assistenza può essere utilizzata anche nel periodo intraoperatorio, come già detto sopra, in caso di insufficienza cardiaca secondaria alle manovre chirurgiche o alle complicanze precedentemente descritte. Va ricordato però che in pazienti ad alto rischio di complicanza cardiorespiratoria può essere programmata la possibilità di assistenza circolatoria meccanica già nella fase di valutazione e, se posizionato intraoperatoriamente l'ECMO veno arterioso, si può procedere a weaning dallo stesso in sala operatoria. Ricordiamo che l'utilizzo precoce di questi dispositivi, ovvero entro 1-2 ore dall'insorgenza dell'aggravamento clinico, porta ad outcome migliori.

Letture consigliate

https://ishlt.org/publications-resources/standards-guidelines/guidelines,-consensus-documents,-and-standards-sta

https://www.elso.org/Resources/Guidelines.aspx

Nicoara A, Anderson-Dam J: Anesthesia for Lung Transplantation. Anesthesiol Clin. 2017; 35:473-489.

Kachulis B, Mitrev L, Jordan D: Intraoperative anesthetic management of lung transplantation patients. Best Pract Res Clin Anaesthesiol. 2017; 31:261-272.

ANESTESIA NEL TRAPIANTO ORTOTOPICO DI FEGATO

35

Jacopo Belfiore, Gianni Biancofiore

Introduzione

Il primo trapianto ortotopico di fegato (TOF) ad essere stato eseguito in Europa risale al 1968. Nel corso degli ultimi 25 anni, il tasso di sopravvivenza post-TOF è progressivamente incrementato raggiungendo, attualmente, il 96% ed il 70% rispettivamente a 1 e a 10 anni. Questo significativo risultato è dovuto a diversi fattori, tra cui l'introduzione di nuovi farmaci immunosoppressori, il miglioramento delle tecniche chirurgiche, una diagnosi e gestione più tempestive delle complicanze ed il miglioramento dell'esperienza specifica di tutte le figure professionali coinvolte. Le indicazioni principali al TOF sono rappresentate da malattie epatiche croniche gravi (end-stage liver disease, ESLD) ed acute. Relativamente alle prime, ogni paziente la cui aspettativa di vita è inferiore ad un anno in assenza di trapianto dovrebbe essere indirizzato presso un centro trapianti. La **Tabella 35.1** mostra le principali e più frequenti condizioni patologiche con indicazione a TOF. L'epatite cronica da virus C rappresenta la principale indicazione seguita dal carcinoma epatocellulare. Però, a seguito dell'incremento dell'incidenza dell'obesità nella popolazione generale e allo sviluppo delle nuove terapie anti-virali, esse verranno a breve raggiunte come causa più frequentemente implicate nell'indicazione a TOF dalla steato-epatite non alcolica.

Per quanto riguarda le patologie acute, oltre alle infezioni virali (HAV, HBV, HDV)le intossicazioni acute (paracetamolo, amanita falloide) sono un'altra causa che può richiedere un TOF in regime di emergenza/urgenza. Anche in caso di gravi forme di insufficienza epatica acuta, il TOF è associato a tassi di sopravvivenza a 5 anni fino al 70%. Relativamente alle *controindicazioni* al trapianto di fegato, possiamo elencare: anamnesi positiva per abuso attivo di alcool e sostanze stupefacenti, infezione sistemica attiva, evidenza di malignità extra-epatica e totale assenza di supporto socio-economico. Infine, l'insufficienza multi-organo avanzata può rappresentare una controindicazione al trapianto di fegato ma, anche, una possibile indicazione al trapianto multi-organo, in relazione alla severità del quadro clinico e agli organi coinvolti.

Valutazione anestesiologica preoperatoria

Poiché l'insufficienza epatica è una malattia multisistemica, la valutazione pre-operatoria di un paziente candidato a TOF si articola, da una parte, nella valutazione della severità della malattia epatica di base e, dall'altra, in quella delle varie disfunzioni d'organo che si possono associare alla cirrosi. La valutazione della severità dell'insufficienza epatica si basa su

Tabella 35.1

Indicazioni a Trapianto di Fegato
Epatopatie virali (HCV-HBV-HDV)
Carcinoma epatocellulare (HCC)
Cirrosi alcolica
Steato-epatite non alcolica
Colangite sclerosante primaria
Cirrosi biliare primitiva
Epatite autoimmune
Cirrosi criptogenetica
Epatopatie iatrogene (paracetamolo, amiodarone)
Insufficienza epatica acuta
Epatopatie genetiche: Morbo di Wilson, amiloidosi
Sindrome di Budd-Chiari

due principali scores: il Child-Pugh-Turcotte (CPT) ed il Model of End-stage Liver Disease score (MELD). La classificazione CPT si fonda su otto parametri riassunti nella **Tabella 35.2**. Secondo numerosi studi, il tasso di sopravvivenza a un anno dei pazienti in classe A è del 100%, 80% in classe B e 45% in classe C. Nel 2002 è stato introdotto il MELD Si tratta di una scala di valutazione inizialmente sviluppata per predire la prognosi a breve termine dei pazienti sottoposti a TIPSS (shunt porto-sistemico intra-epatico trans-giugulare) dopo sanguinamento gastro-intestinale e, successivamente, introdotta anche per predire la mortalità a breve termine dei pazienti con diagnosi di ESLD. Il MELD si basa sulla valutazione di tre parametri ematici (bilirubinemia, creatininemia e INR) e presenta alcune limitazioni. Prima fra tutte è il fatto che esso non tiene conto dell' eventuale presenza di un HCC associato alla ESLD, Inoltre, tanto il MELD quanto il CTP non tengono conto del grado e severità delle disfunzioni d'organo (cardiopatia cirrotica, encefalopatia cirrotica, sindrome epato-polmonare) che si associano ad una ESLD severa. In tutti questi casi saranno pertanto necessarie ulteriori valutazioni per definire la stratificazione del rischio operatorio dei pazienti candidati a trapianto. Al fine di incrementare il valore predittivo del MELD, nel 2016 è stato aggiunta la sodiemia dando vita al MELD-Na, una iposodiemia è infatti indice significativo di una ESLD grave. Infine, è possibile oggi eseguire il calcolo del D-MELD, ovvero la variazione dello score stesso nel tempo.

Secondo le più recenti linee guida europee, un valore cut-off del MELD score > 15 indica un paziente con ESLD candidabile per il TOF. Durante la valutazione pre-operatoria è necessario eseguire anche uno screening microbiologico nel ricevente, in particolare dal punto di vista odontostomatologico, otorinolaringoiatrico, oftalmico e uro-genitale.

Valutazione neurologica: l'insufficienza epatica cronica è spesso associata all'accumulo di neurotossine tra cui ammonio, acidi grassi a catena corta e mercaptani. Tali sostanze riescono a by-passare il metabolismo epatico grazie alla presenza degli shunts porto-sistemici caratteristici della malattia con successivo loro accumulo a livello del sistema nervoso centrale. L'ammonio, dopo metabolizzazione a glutammina, è anche responsabile dell'aumento dell'osmolalità cellulare e conseguente predispozione all'edema cerebrale. Al fine di ridurre tale tossicità, è possibile introdurre in terapia disaccaridi non riassorbibili come il lattulosio e/o antibiotici non riassorbibili a livello intestinale, come la rifaximina, entrambi in grado di ridurre la produzione batterica di ammonio e ridurre l'aggravarsi dell'encefalopatia epatica porto-sistemica. La **Tabella 35.3** riporta la classificazione revisionata nel 2016 dei diversi livelli di severità dell'encefalopatia epatica. In caso di necessità, è indicato richiedere una valutazione neurologica specialistica ed eventuali indagini di imaging diagnostico avanzato come TC cranio e eco-Doppler dei vasi intra-cranici e cerebro-afferenti.

Valutazione cardiologica: Tutti i pazienti candidati a TOF devono essere sottoposti ad una attenta valutazione cardiologica che comprende, oltre all'esame clinico, un ECG a 12 derivazioni ed un esame ecocardiografico trans-toracica (TTE). L'incidenza di ischemia coronarica (CAD) nei pazienti sottoposti a trapianto di fegato varia tra il 5-26%. L'anamnesi clinica deve indagare la presenza di eventuali fattori di rischio cardiovascolare, in particolare una positività ad eventi coronarici, ipertensione arteriosa, diabete mellito, fumo, obesità, steato-epatite non alco-

Tabella 35.2

Child-Pugh-Turcotte				NA - MELD
PT-INR	<1.7	1.71-2.3	>2.3	Na (mEq/l)
Encefalopatia	Assente	Grado I-II	Grado III-IV	Creatinina (mg/dl)
Ascite	Assente	Lieve	Moderato-severa	Bilirubina (mg/dl)
Bilirubina (mmol/dl)	<34	34-50	>50	INR
Albumina (g/L)	>35	28-35	<28	

Tabella 35.3

Encefalopatia epatica porto-sistemica	
Grado 1	- *Deficit dell'attenzione lieve-moderato* - *Awarness* - *Alterazione ritmo sonno-veglia*
Grado 2	- *Evidenti disturbi comportamentali* - *Disprassia* - *Disorientamento nel tempo* - *Letargia*
Grado 3	- *Stato soporoso* - *Completo disorientamento nel tempo e elle spazio*
Grado 4	- *Coma*

lica, vasculopatie periferiche, ipercolesterolemia. In presenza di due fattori di rischio, il paziente, specie se ultra-50enne, può essere candidato all'esecuzione di una TC coronarica con valutazione quantitativa dei depositi di calcio vascolare. Un valore di calcium score index > 100 pone indicazione all'esecuzione di un test da stress. In presenza di tre o più fattori di rischio, il paziente sarà candidato direttamente all'esecuzione di test da stress. La capacità funzionale di un paziente con ESLD spesso non consente di eseguire test da stress basati sull'attività fisica a causa di un precoce esaurimento muscolare, pertanto nei soggetti defedati, malnutriti o sarcopenici, si suggerisce di eseguire un esame ecocardiografico con infusione di dobutamina al fine di slatentizzare eventuali ischemie inducibili. Secondo l' American College of Cardiology/American Heart Association, i pazienti candidati a TOF con test da stress positivo o con età > 40 anni e anamnesi positiva per CAD o con diagnosi di angina stabile devono essere sottoposti a coronarografia ed eventuale rivascolarizzazione coronarica pre-trapianto. Per quanto riguarda i soggetti con CAD, non esistono indicazioni concordi sulla tempistica (pre o post-TOF) degli interventi di rivascolarizzazione coronarica. I pazienti con ESLD possono, inoltre, presentare i segni della così detta *cardiomiopatia cirrotica* caratterizzata da: risposta attenuata allo stimolo β-adrenergico (conseguente al rilascio di sostanze tossiche dal tratto gastro-intestinale, a sua volta dovuto dall'ipertensione portale persistente tipica della cirrosi), ridotta compliance diastolica ed alterazioni della ripolarizzazione (sindrome del QT lungo). Gli esiti clinici di tale cardiomiopatia sono una ridotta contrattilità cardiaca in risposta a stress fisico e farmacologico, una ridotta tolleranza alle variazioni acute di volemia e la possibilità di comparsa di aritmie (torsione di punta). Di particolare rilievo ed interesse per l'anestesista è la disfunzione diastolica poiché renderà, quando presente, il paziente maggiormente suscettibile ai rapidi cambiamenti emodinamici che derivano dal de-clampaggio della vena cava inferiore: il rapido aumento della pressione di riempimento destra e il conseguente alterato rilasciamento diastolico incrementano il rischio di scompenso acuto cardiaco destro. Infine, i pazienti candidati a TOF con ESLD severa sono in genere caratterizzati da un quadro emodinamico con circolo iperdinamico ad alta portata cardiaca dovuto alla presenza di shunts tra la circolazione portale e quella sistemica, associato a bassi valori di resistenze periferiche sistemiche e a progressiva riduzione della contrattilità cardiaca. Nel corso della sua evoluzione clinica, la cardiomiopatia cirrotica può determinare anche una disfunzione dei canali del potassio e ipertrofia miocardica. In questo contesto fisiopatologico, alcuni fattori precipitanti come eventi settici (spesso peritoniti batteriche spontanee o colangiti) TIPSS, o il trapianto stesso stesso, possono esacerbare la riduzione delle resistenze vascolari periferiche o l'aumento del ritorno venoso, risultando in un ulteriore incremento delle pressioni di riempimento e, in definitiva, dell'incapacità del cuore di mantenere una adeguata portata (**Tabella 35.4**).

Valutazione pneumologica

Fino al 50% dei pazienti con ESLD sviluppano complicanze pneumologiche tipiche quali l'idrotorace epatico, la sindrome epato-polmonare e l'ipertensione porto-polmonare. Inoltre,

Tabella 35.4

Cardiomiopatia cirrotica	
ECG	*Prolungamento tratto Q-T*
Ematochimici	*pro-BNP/BNP elevati*
Stress test positivi per ischemia inducibile	*Ecocardiografia-test dobutamina* *ECG da sforzo*
Ecocardiografia	*FE < 55%* *Ipertrofia miocardica* *E/E' > 10* *PAPs > 30 mmHg (ipertensione polmonare moderata) o > 50 mmHg (ipertensione polmonare severa)*

in rari casi, possono verificarsi complicanze meno frequenti come teleangectasia emorragica ereditaria, enfisema da deficit di α1-antitripsina e interstiziopatia polmonare di grado variabile. Pertanto, i pazienti candidati a trapianto di fegato devono eseguire in fase di valutazione pre-operatoria un Rx-torace eventualmente associato a TC toracica e prove di funzionalità respiratoria. L'idrotorace epatico (complicanza del tutto reversibile a seguito del trapianto di fegato) è diretta conseguenza di una ascite severa: il liquido ascitico trasuda attraverso le soluzioni di continuo fisiologicamente presenti nel diaframma e va a costituire un versamento pleurico di variabile entità. L'ecografia toracica e l'Rx del torace sono sufficienti per fare diagnosi. La terapia si basa sull'introduzione di un'opportuna terapia diuretica e Na-restrittiva, oltre al posizionamento di cateteri di drenaggio pleurico qualora l'entità stimata del versamento stesso sia significativa.

Lo stato iperdinamico che caratterizza la cirrosi incrementa la velocità del flusso laminare attraverso il microcircolo polmonare esponendo l'endotelio vascolare a forze di shear-stress, che, insieme, al carico di citochine pro-infiammatorie accumulatesi in corso di insufficienza epatica cronica, determina un rimodellamento del letto vascolare polmonare. In pratica, a seguito dell'iperdinamismo, viene a costituirsi una disfunzione endoteliale che può evolvere o in una risposta vasodilatatoria nel circolo polmonare (*sindrome epato-polmonare*) o in uno stimolo neoangiogenico a carico del microcircolo polmonare con severo aumento delle resistenze nel circolo polmonare (*ipertensione porto-polmonare*). Nella sindrome epato-polmonare aumenta l'espressione dell'isoforma inducibile dell'ossido nitrico sintetasi (i-NOS) e dell'eme-ossigenasi (HO-1). Il conseguente incremento del pool di NO guida la risposta vasodilatatoria del circolo polmonare per la quale i pazienti presenteranno un quadro di vaso-dilatazione polmonare con conseguente "effetto shunt" che porta ad una riduzione del tempo di transito dei globuli rossi attraverso i capillari alveolari. Ne risultano pertanto un progressivo calo dei valori di saturazione di O_2 e un aumento della differenza alveolo-arteriosa di O_2 >15 mmHg. L'ecografia con mezzo di contrasto identifica lo shunt osservando la comparsa di microbolle nelle sezioni sinistre cardiache in meno di 3-6 battiti. Clinicamente, i pazienti possono presentarsi con diversi gradi di dispnea, platipnea, ortodeossia e cianosi. Per la sindrome epato-polmonare non esiste un trattamento specifico se non il trapianto. L'ipertensione porto-polmonare si presenta invece a seguito dell'azione combinata delle forze di shear-stress (determinate dalla circolazione iperdinamica) e di quella di una particolare citochina, l'endotelina-1. Tali fattori, a cui si può anche aggiungere una azione pro-fibrotico e neo-angiogenica, determinano un potente effetto vasocostrittivo sulle cellule muscolari liscie delle arteriole e dei capillari polmonari. Nel caso la valutazione TTE evidenzi il sospetto di un quadro di ipertensione pomonare, si dovrà eseguire uno studio emodinamico tramite cateterismo di Swan-Ganz che definisce il quadro emodinamico specifico può essere rappresentato da ipertensione polmonare di grado lieve (25-35 mmHg), moderato (35-45 mmHg) o severo (>45 mmHg) con elevati valori delle resistenze vascolari polmonari (RVP > 240 dyn.sec.cm^{-5}) e una pressione di incuneamento (PAOP) < 15 mmHg. Una volta riscontrati i valori elevati di pressione polmonare, la diagnosi differenziale viene posta con il circolo iperdinamico (caratterizzato da PAP elevata, elevato CO ma normali valori di RVP e PAOP) e con il quadro di ipertono venoso polmonare (defînto da PAP elevata, CO e RVP normali, ma elevati valori di PAOP). L'ipertensione porto-polmonare lieve costituisce un rischio preoperatorio normale, la forma moderata ha un rischio di mortalità preoperatoria aumentato, mentre, i pazienti con ipertensione porto-polmonare severa possono essere sottoposti a TOF solo se è dimostrata l'assenza di disfunzione ventricolare destra. La funzione ventricolare destra dovrebbe essere sempre studiata nei pazienti candidati a TOF e, in fase intraoperatoria, indagata mediante ecocardiografia trans-esofagea (TEE). Infatti, durante la fase di riperfusione, il CO aumenta significativamente causando un brusco rialzo della pressione polmonare, aumentando il rischio di disfunzione ventricolare destra.

Valutazione nefrologica

Una eventuale disfunzione renale costituisce un importante fattore predittivo per la sopravvivenza del paziente epatopatico, in particolare dopo trapianto di fegato. La sindrome epato-renale (HRS) si presenta nei pazienti con ESLD con un'incidenza tra il 18% e il 40% . La diagnosi viene posta molto frequentemente per esclusione ed è caratterizzata da un quadro di insufficienza renale con valori di creatinina sierica > 1.5 mg/dl, anamnesi negativa per shock, proteinuria, nefropatie parenchimali primitive, ed assunzione di sostanze nefrotossiche. L'eziopatogenesi si basa sull'ipertensione portale, che determina lo sviluppo di una profonda vasodilatazione splancnica con conseguente riduzione della perfusione distrettuale renale eventualmente aggravata dalla riduzione relativa del volume intra-vascolare caratterizzante l'assetto emodinamico dei pazienti con ESLD. Queste alterazioni determinano una progressiva vasocostrizione renale sulla base dell'attivazione del sistema renina-angiotensina-aldosterone e del sistema nervoso autonomo simpatico con conseguente ischemia progressiva del parenchima renale. Nelle fasi successive si svilupperanno riduzione della filtrazione glomerulare, aumento della creatinina sierica e riduzione dell'escrezione renale di Na e acqua. Alcuni autori hanno differenziato una HRS di tipo 1, caratterizzata da una rapida evoluzione clinica ed elevato tasso di mortalità a 2 settimane dalla diagnosi e una HRS di tipo 2, che si presenta con una evoluzione più lenta con riduzione progressiva della funzione renale che coincide con una prognosi migliore ma comunque severa senza TOF. I pazienti con HRS tipo 2 presentano un sedimento urinario normale, una escrezione di Na urinario < 10 mEq/l e oliguria progressiva fino ad un quadro di uremia terminale. Sfortunatamente, la creatinina sierica non rappresenta un valido marker precoce di HRS in quanto i pazienti con ESLD sono caratterizzati da malnutrizione fino alla cachessia e grave impoverimento della massa muscolare. La prima linea terapeutica è costituita dalla somministrazione di albumina e vasocostrittori analoghi della vasopressina, in particolare la terlipressina. Altri vasocostrittori come la noradrenalina e la vasopressina stessa possono essere impiegati nelle forme più gravi. La terapia sostitutiva renale continua (CRRT) sembra rappresentare un ottimo "bridge" fino al trapianto di fegato, almeno negli stadi più avanzati.

Management anestesiologico intra-operatorio

Il TOF si articola classicamete in tre fasi: pre-anepatica, anepatica e neoepatica. Durante la **fase pre-anepatica** il fegato nativo viene resecato e rimosso e, pertanto, le perdite ematiche possono essere considerevoli. In questa fase, la manipolazione chirurgica ed il clampaggio dei vasi responsabili del ritorno venoso al cuore (vena Cava e vena Porta) contribuiscono ad alterazioni emodinamiche che possono essere molto importanti. La fase pre-anepatica termina con il clampaggio della vena cava inferiore a cui segue quello dell'arteria epatica e della vena Porta. Inizia quindi la **fase anepatica** nel corso della quale si procede al confezionamento delle anastomosi vascolari. Esistono due tecniche chirurgiche di re-impianto dell'organo che differiscono, in linea generale, per la conservazione o meno della vena cava inferiore nativa.

a) clampaggio totale: consiste nella completa occlusione oltre che dell'arteria epatica, anche di vena Cava inferiore sopra e sotto il fegato, vena Porta. L'organo viene re-impiantato rispettando l'anatomia fisiologica. Al clampaggio descritto consegue una brusca riduzione del ritorno venoso al cuore durante tutto il confezionamento delle anastomosi che però non deve essere eccessivamente compensato con l'espansione volemica. Infatti, in tal caso, al de-clampaggio dei vasi potrebbe conseguire un pericoloso stato di rebound ipervolemico con conseguente congestione venosa intraepatica e sofferenza del graft. In caso di instabilità emodinamica severa si può impiegare un *Bypass veno-venoso* che mette in comunicazione mediante una circolazione extra-corporea generata da una pompa centrifuga il distretto della vena cava inferiore (tramite l'incannulamento della vena femorale) con quello della vena cava superiore (tramite l'incannulamento della vena ascellare). In tal modo, a partire dal clampaggio della vena cava inferiore, il sangue venoso proveniente dal distretto venoso sistemico sotto-diaframmatico venga "ritornato" attraverso il circuito extracorporeo, al circolo venoso sopra-diaframmatico. Teoricamente, questo approccio dovrebbe anche risultare maggiormente nefro-protettivo e dovrebbe causare un minor "strain" miocardico ma gli studi clinici a supporto sono scarsi e tale tecnica sta gradualmente cadendo in disuso anche in considerazione delle possibili sue complicanze come l'embolia gassosa, la tromboembolia polmonare e l'ipotermia. *b) Piggy-back*: la tecnica prevede un clampaggio parziale della vena cava lungo il suo maggior asse. Permane il clampaggio totale della vena porta e dell'arteria epatica. La conseguente conservazione parziale del ritorno venoso conferisce alla fase anepatica una maggiore stabilità emodinamica, rispetto alla tecnica precedente (**Figure 35.1** e **35.2**).

La fine del confezionamento delle anastomosi vascolari (venose ed arteriosa) coincide con la fine della fase anepatica e la riperfusione del'organo dà inizio alla **fase neo-epatica**. Inizialmente viene de-clampata la vena cava inferiore ottenendo un incremento del ritorno venoso al cuore e un miglioramento sia della pressione arteriosa che della portata cardiaca. Successivamente viene de-clampata la vena porta causando la re-immissione in circolo di un volume di sangue di circa 500 ml refluo dal sistema gastro-intestinale che si presenta freddo, con un pH acido ed iperkaliemico come conseguenza della conservazione ipotermica (4 °C) dell'organo. Quando tale volume di sangue raggiunge le sezioni cardiache destre possono verificarsi episodi di profonda ipotensione, bradicardia, aritmie e rapida riduzione della funzione sistolica, fino a possibile arresto cardiocircolatorio. Questi eventi vengo definiti, nel loro complesso, *sindrome da riperfusione* che può essere trattata mediante l'utilizzo di vasocostrittori come noradrenalina e vasopressina, il reintegro della calcemia con CaCl e il contrasto dell'acidosi con bicarbonato. Una ulteriore temibile complicanza emodinamica in fase neoepatica è lo scompenso cardiaco destro acuto determinato dall'eccessivo riempimento volemico, dall'impiego di una strategia trasfusionale non restrittiva o dalla comparsa di embolia gassosa. L'approccio terapeutico è basato sull'incremento della FiO_2, terapia diuretica e uso di inotropi. La fase neoepatica si completa con il confezionamento dell'anastomosi dell'arteria epatica e della via biliare

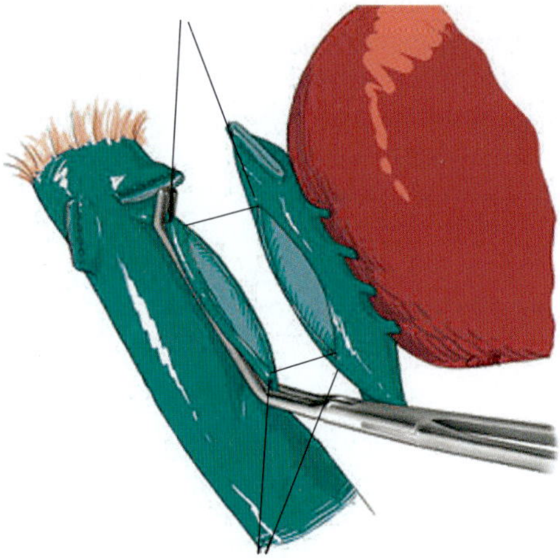

Figura 35.1

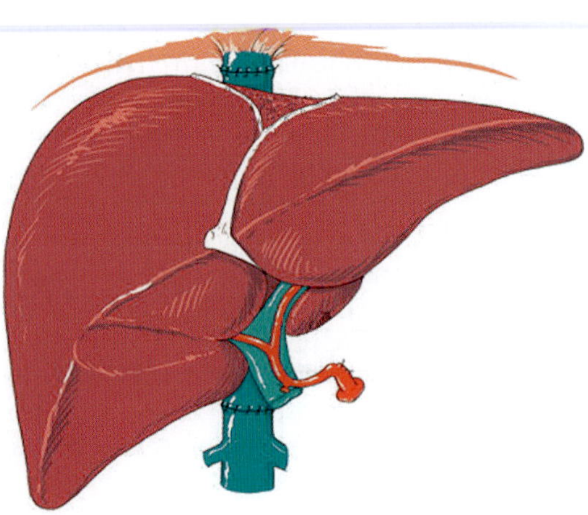

Figura 35.2

(che viene ricostruita mediante anastomosi duttale termino-terrminale tra la via biliare principale del fegato del donatore e quella nativa). Durante quest'ultima fase devono essere valutati i primi segni della ripresa dell'attività funzionale del graft: una buona clearance del lattato con miglioramento dell'acidosi, il miglioramento dell'emostasi valutata con test viscoelastici e la produzione di bile ne sono i principali indicatori.

Nonostante le complicanze chirurgiche siano drasticamente ridotte, esse rappresentano comunque uno dei fattori prognostici post-operatori principali per la sopravvivenza a breve e a lungo termine dei soggetti sottoposti a TOF. Esse possono essere

A. *Complicanze vascolari*: sul versante arterioso, la più frequente è la trombosi a carico dell'arteria epatica o di uno dei suoi rami che comporta insufficienza acuta dell'organo trapiantato e che spesso richiede un re-intervento per la rivascolarizzazione. Nei casi più gravi si rende necessario il re-trapianto. Sul versante venoso, seppur più raramente, può verificarsi una stenosi a carico del tratto anastomotico della vena cava inferiore, dovuta a iperplasia intimale e fibrosi reattiva. La tecnica piggy-back ha ridotto drasticamente l'incidenza di tale complicanza grazie al clampaggio parziale della vena cava inferiore e all'anastomosi eseguita tra la confluenza delle sovraepatiche del graft con la vena cava inferiore nativa, ma, in caso si presentino, la terapia elettiva consiste in un approccio endovascolare. Infine può verificarsi anche trombosi venosa portale soprattutto se già presente in anamnesi pre-operatoria (in particolare nei pazienti pediatrici con diagnosi di atresia biliare, cui consegue ipoplasia portale). Nei pazienti in cui è possibile, è indicata la profilassi con anticoagulazione a breve termine fin dalle prime giornate post-operatorie.

B. *Complicanze biliari*: l'ischemia della via biliare è tra le più temibili e si presenta a seguito di incompatibilità del sistema AB0, trombosi dell'arteria epatica e anche a causa della sindrome da riperfusione. Inoltre, essa rappresenta una delle complicanze più frequenti nel caso di un graft proveniente da donatore post-arresto cardiaco (DCD). Dilatazione post-TOF della via biliare, innalzamento degli indici di colestasi, colangiti e ascessi biliari ricorrenti costituiscono le modalità di presentazione dell'ischemia a carico della via biliare. Spesso, il trattamento consiste nel re-trapianto. La stenosi a carico dell'anastomosi biliare è un'altra complicanza legata a una tecnica chirurgica sub-ottimale che causa fibrosi e ischemia della via biliare stessa. Il trattamento elettivo è l'ERCP con possibile posizionamento di stent nella via biliare o il confezionamento di un'epatico-digiunostomia.

Gestione emodinamica e fluidoterapia

Un monitoraggio emodinamico invasivo "aggressivo" è essenziale per la gestione peri-operatoria del TOF in quanto, specie nella fase intra-operatoria, possono presentarsi brusche e severe modificazioni dell'emodinamica in funzione delle diverse fasi del trapianto, delle comorbidità, della severità dell'epatopatia di base del ricevente e delle possibili complicanze intra-operatorie. Quindi, oltre al monitoraggio standard costituito da ECG a 3/5 derivazioni, pulsossimetria e pressione arteriosa invasiva vi è la necessità di ulteriori sistemi di monitoraggio più avanzato. Il catetere di Swan-Ganz ha rappresentato per anni il gold-standard per il monitoraggio emodinamico in corso di TOF anche grazie alla possibilità di misurare in continuo le pressioni in arteria polmonare ed allo sviluppo di monitors per la misurazione semi-continua della portata cardiaca, del volume tele diastolico e dello stroke volume. Inoltre, il catetere polmonare fornisce la stima dei valori di resistenza vascolare sistemica e polmonare oltre a quella del trasporto e consumo di ossigeno. Esistono però delle importanti limitazioni. Infatti, la CVP e la pressione di incuneamento non sono affidabili come surrogato della misura di pre-carico destro e sinistro rispettivamente e quindi non dovrebbero essere usate come guida per la gestione emodinamica in corso di TOF. Il volume tele-diastolico sembra essere più preciso nella guida al riempimento volemico, ma necessita di un corretto posizionamento del catetere di Swan Ganz. Anche il monitoraggio della SvO_2 sembra non riflettere con grande precisione il mismatch tra le variazioni di portata e di consumo di O_2 durante cambiamenti eccessivamente rapidi dell'emodinamica. Pertanto, si va sempre più diffondendo l'impiego dell'ecocardiografia trans-esofagea (TEE). Le acquisizioni si limitano alle finestre medio esofagee in quanto eventuali varici di quarto grado rappresentano una controindicazione all'esplorazione trans-gastrica. L'ovvio vantaggio principale di TEE consiste nella possibilità di visualizzare real-time immagini dinamiche dell'attività cardiaca in tutte le sue componenti, potendo identificare precocemente anomalie della cinesi regionale/globale, sia nelle sezioni cardiache sinistre che destre e valutare la funzione valvolare. Inoltre, l'esame consente di ottenere misure quantitative: l'utilizzo del Doppler pulsato sul tratto di efflusso del ventricolo sinistro (LVOT) consente di ottenere il VTI-LVOT che rappresenta un surrogato dello stroke volume. Il Doppler continuo sul flusso tricuspidale viene utilizzato come metodo per il calcolo della PAPs. Infine, combinando il tissue-Doppler e il Doppler pulsato a livello della valvola mitralica, è possibile identificare e quantificare il grado di disfunzione diastolica tramite il calcolo del rapporto E/E'. La limitazione principale del TEE consiste nell'essere operatore dipendente e richiede un training avanzato al fine di non rischiare interpretazioni erronee di quanto osservato. Infine, esistono diversi sistemi di monitoraggio emodinamico utilizzati durante TOF che si basano sulla tecnologia della pulse contour analysis (PICCO, Vigileo, LiDCO, etc) che però trovano un impiego solo nei pazienti meno severi. Infatti, come già evidenziato precedentemente, i pazienti con ESLD presentano un circolo iperdinamico con alta portata cardiaca e bassi valori di resistenze vascolari periferiche associati a ipertensione portale che è alla base della riduzione del volume intravascolare. Su questo substrato clinico, durante il TOF si sovrappongono brusche modificazioni della volemia imputabili a perdite ematiche più o meno consistenti, al clampaggio cavale e alla sindrome da riperfusione. Si tratta quindi di condizioni emodinamiche complesse per le quali un monitoraggio emodinamico "less invasive" non è indicato. Per le stesse ragioni fisiopatologiche cardiocircolatorie, nel peri-operatorio del TOF sarà spesso necessario ricorrere ad una manipolazione farmacologica del sistema cardio-circolatorio Gli agenti vasocostrittori di interesse sono noradrenalina, dopamina e vasopressina. Il dosaggio di tali farmaci deve essere particolarmente accurato in quanto essi possono esacerbare una eventuale ipertensione polmonare con conseguente scompenso cardiaco destro acuto. Per quanto riguarda la fluidoterapia, alcuni autori sostengono il vantaggio di mantenere una CVP < 5 cmH_2O, principalmente nella fase di resezione epatica al fine di ridurre l'incidenza di emorragia intra-operatoria. Lo svantaggio principale di un tale approccio consiste in una possibile instabilità emodinamica e di una maggiore incidenza di insufficienza renale post-operatoria. Relativamente al "dosaggio" della quantità di fluidi intra-operatori, è pratica diffusa quella di perseguire una strategia restrittiva al fine di ridurre la possibilità di emodiluizione e di sovraccarico polmonare con conseguente rischio di insufficienza respiratoria post-operatoria. L'albumina può essere infusa specialmente in soggetti ipoalbuminemici ma non vi sono prove che essa possa essere superiore ai cristalloidi in termini di efficacia emodinamica. Per quanto riguarda questi ultimi, non vi è evidenza che uno sia preferibile all'altro. Va comunque ricordato che 1) il Ringer Lattato necessita di un efficiente metabolismo epatico del lattato; 2) la soluzione fisiologica allo 0.9% può causare acidosi ipercloremica se impiegata in grandi quantità; 3) plasmalyte presenta elevate concentrazioni di acetato come sistema tampone che è pro-infiammatorio e potenzialmente cardiotossico. Infine, le gelatine dovrebbero essere evitate poiché il loro impiego può associarsi ad aumentato rischio di insufficienza renale, coagulopatia e reazioni di tipo anafilattico.

Glicemia e equilibrio elettrolitico

La glicemia è un parametro spesso alterato nei pazienti cirrotici. In particolare una ipoglicemia è riscontrabile in corso di insufficienza epatica acuta a causa di una riduzione della glicogenolisi mentre una iperglicemia si sviluppa in genere durante la fase neo-epatica a causa dell'aumentata glicogenolisi con deplezione delle riserve di glicogeno del graft. È fondamentale mantenere valori di glicemia fisiologici in corso di TOF perché valori più elevati espongono il paziente a aumento del rischio di rigetto e peggiorano la sindrome da ischemia-riperfusione. Relativamente all'equilibrio elettrolitico, i pazienti con ESLD sviluppano iponatriemia. Questa condizione deve essere corretta evitando un reintegro eccessivamente rapido del Na poiché i pazienti possono risultare esposti al rischio di mielinolisi pontina. L'iponatriemia è spiegata dall'attivazione cronica dell'asse renina-angotensina-aldosterone che determina una riduzione della clearance dell'acqua libera. Relativamente al potassio, durante la fase neo-epatica post-riperfusione può manifestarsi una iperkaliemia, che può essere anche severa ma passeggera, come conseguenza del danno da ischemia-riperfusione dell'organo trapiantato. La severità dell'iperkaliemia dipende dalla funzione renale pre-operatoria, dalla gestione delle trasfusioni di sangue e dalla durata dell'ischemia dell'organo. Reltivamente al Calcio, il mantenimento della sua omeostasi è essenziale in quanto lo ione Ca+ contribuisce come co-fattore essenziale a tutta una serie di processi biochimici inclusa l'emostasi. Principale causa di ipocalcemia è la chelazione di tale ione da parte del citrato che, in caso di emoragia, viene involontariamente somministrato anche in grandi quantità poiché esso è contenuto negli emocomponenti con funzione anticoagulante.

Coagulazione

L'insufficienza epatica grave, sia acuta che cronica, è caratterizzata da un quadro molto complesso di alterazione della funzione emostatica caratterizzato da una riduzione della sintesi da parte del fegato disfunzionante sia dei fattori procoagulanti che di quelli anticoagulanti. Ne risulta un equilibrio molto fragile che può essere interrotto in senso pro-trombotico o emorragico a seconda dei fattori di rischio prevalenti. Pertanto, in questi pazienti possono coesitere una emostasi deficitaria e una tendenza trombo-embolica. L'aumentato rischio emorragico classicamente associato al TOF non è quindi tanto collegato ad una riduzione dei livelli sierici dei fattori della coagulazione vitamina K dipendenti (II, VII, IX e X), quanto alla trombocitopenia e trombocitopatia, spesso presenti nei pazienti con ESLD, e, soprattutto, all'ipertensione portale ed ai disordini emodinamici associati. La gestione della cosidetta "coagulopatia cirrotica" in corso di TOF avviene preferenzialmente tramite i test viscoelastici (come tromboelastografia e tromboelastometria) poiché essi sono in grado di fornire informazioni più complete ed in tempi più rapidi rispetto ai tradizionali test di laboratorio. La sintesi epatica deficitaria di fattori anticoagulanti (proteina C, la proteina S e l'Antitrombina III) combinata all'aumento della sintesi del fattore VIII e del fattore di von Willebrand da parte delle cellule endoteliali e la ridotta sintesi di ADAMTS 13 (metalloproteasi plasmatica che limita, in vivo, il legame piastrinico al fattore di von Willebrand) spiegano il possibile sbilanciamento dell'omeostasi verso un assetto pro-trombotico, in corso di ESLD. Anche la via della fibrinolisi è alterata in corso di insufficienza epatica, sia verso l'iperfibrinolisi che verso l'ipofibrinolisi.

Letture consigliate

Adelmann D, Kronish K, Ramsay MA: Anesthesia for liver transplantation Anesthesiology Clin 2017;35(3):491-508.

Nandhakumar A, McCluskey SA, Srinivas C, et al: Liver transplantation: advances and perioperative care. Indian J Anaesth 2012;56: 326-65.

EASL Clinical Practice Guidelines: Liver transplantation J Hepatol 2015. http://dx.doi.org/10.1016/j.jhep.2015.10.006

Tripodi A, Mannucci PM: The coagulopathy of chronic liver disease. N Engl J Med 2011;365:147-56.

Liu LL, Niemann CU: Intraoperative management of liver transplant patients. Transplantation Reviews 2011;25: 124-129.

FARMACOLOGIA DEGLI ANESTETICI LOCALI

Etrusca Brogi, Francesco Forfori

36

Introduzione

Il termine anestetici locali (AL) comprende una classe farmacologica eterogenea accomunata da un analogo meccanismo d'azione basato sull'interruzione transitoria e reversibile della conduzione nervosa in corrispondenza del sito in cui vengono iniettati. Le caratteristiche fisico-chimiche dei diversi farmaci e le peculiarità del sito d'iniezione ne condizionano l'attività clinica e la tossicità. Il loro principale utilizzo consiste nel permettere l'esecuzione d'interventi chirurgici/diagnostici e nella gestione del dolore post-operatorio o del dolore cronico. Il maggior vantaggio dell'utilizzo degli AL, e quindi dell'anestesia loco regionale, è il mantenimento della coscienza e del respiro spontaneo del paziente durante l'esecuzione di queste procedure. Le caratteristiche dei singoli AL sono riportate in **Tabella 36.1**. Questi farmaci possono essere somministrati per via intratecale, peri-neurale, topica, endovenosa (Bier block) e per infiltrazione.

Struttura chimica

Le caratteristiche chimico-fisiche degli AL sono estremamente importanti da conoscere perché ne influenzano potenza, onset d'azione e durata. Gli AL sono basi deboli la cui struttura consiste in un anello aromatico lipofilico (che determina potenza ed onset dell'AL) legato attraverso un legame estere o amidico ad un gruppo aminico idrofilico (può esistere in forma neutra o ionizzata).

Secondo il tipo di catena intermedia (legame estere o amidico), gli AL possono essere distinti in aminoesteri e aminoamidi (**Figura 36.1**). La natura della catena intermedia condiziona il metabolismo di queste sostanze; gli aminoesteri sono facilmente e rapidamente idrolizzati nel plasma ad opera delle pseudocolinesterasi, mentre, gli anestetici amidici vengono degradati meno rapidamente e catabolizzati pressoché unicamente a livello dei microsomi epatici. Questo conferisce agli aminoamidi una stabilità e una durata d'azione maggiore. La funzionalità epatica e il legame proteico sono quindi fattori importanti nel processo di eliminazione degli AL.

Il **Gruppo aromatico** costituisce il polo lipofilo ed è responsabile della diffusione, del legame proteico e della attività della molecola.

Il **Gruppo aminico** costituisce il polo idrofilo e condiziona l'idrosolubilità, la diffusione e la ionizzazione della molecola.

La **Catena intermedia** (estere o amide) condiziona il metabolismo e l'emivita (**Figura 36.2**).

Gli anestetici locali sono basi deboli, ed in soluzione possono dissociarsi in una forma neutra (in grado di attraversare lo strato lipidico della membrana cellulare – forma non dissociata, lipofila) mentre il sito d'azione è raggiunto dalla forma ionizzata (forma dissociata – idrofila). Il grado di dissociazione è estremamente importante, perché le forme non dissociate sono più lipofiliche, presentando un maggiore penetrazione nella struttura nervosa, un più rapido onset e una maggiore durata d'azione. La forma basica, liposolubile, è responsabile dell'interazione con i componenti del doppio strato lipidico cellulare e condiziona la diffusione perineurale, mentre la quota ionizzata idrofila, dopo l'ingresso cellulare dell'AL, ne determina l'effetto farmacologico. Ne deriva che la liposolubilità condiziona la potenza degli AL. Gli anestetici a maggiore liposolubilità sono anche i più potenti; ciò dipende dalla capacità di attraversare la matrice fosfolipidica delle membrane cellulari. Tanto maggiore sarà la lipo-

Tabella 36.1 Caratteristiche dei singoli AL.

Anestetico locale	Struttura chimica	pK_a	Liposolubilità	Peso molecolare (g/mol)	Legame proteico (%)	Onset	Durata d'azione	Dose max (mg)	Uso clinico
Procaina	Esteri	8,9	4	236	6	Rapido	Breve	400	Infiltrazione /spinale
Tetracaina	Esteri	8,6	4,1	264	75,6	Lento	Lunga	10	blocchi periferici/ spinale
Clorprocaina	Esteri	8,7	0,14	271	-	Rapido	Breve	800	blocchi periferici/peridurale
Prilocaina	Amidi	7,9	2,5	220	55	Lento	Media	400[a]-600[b]	Infiltrazione/blocchi periferici/peridurale
Lidocaina	Amidi	7,9	2,9	234	64	Rapido	Media	300[a]-500[b]	Infiltrazione/ topica/blocchi periferici/peridurale/ spinale
Mepivacaina	Amidi	7,6	0,8	246	78	Rapido	Media	300[a]-500[b]	Infiltrazione/ topica/blocchi periferici/peridurale/ spinale
Bupivacaina	Amidi	8,1	10	288	95	Lento	Lunga	175[a]-225[b]	Infiltrazione/blocchi periferici/peridurale/spinale
Levobupivacaina	Amidi	8,2	8	288	93,4	Lento	Lunga	175[a]-225[b]	Infiltrazione/blocchi periferici/peridurale/spinale
Ropivacaina	Amidi	8,2	3	274	94	Medio	Lunga	300	Infiltrazione/blocchi periferici/peridurale/spinale

solubilità di un AL, tanto maggiore sarà la capacità dell'AL di penetrare nel nervo e quindi la sua efficacia clinica. La liposolubilità inoltre permette all'AL di accumularsi nelle cellule della mielina e in altri compartimenti peri-neurali cosicché si viene a creare un deposito a lento rilascio che ne aumenta la durata d'azione.

L'equilibrio tra le due forme (dissociata/indissociata) dipende dal pK_a di ciascuna molecola e dal pH dell'ambiente circostante. Il pK_a è definito come il pH al quale il 50% di un AL è presente in forma ionizzata ed il 50% in quella non-ionizzata. Il pK_a è importante, quindi, nel determinare l'onset di un AL. Anestetici con un pK_a prossimo al pH fisiologico avranno un onset più rapido perché presenti in soluzione in maggior parte nella quota non-ionizzata (base). Al crescere del pK_a prevarrà in soluzione la quota ionizzata, presentando un onset più lento. L'influenza del pH sul meccanismo di azione di questi farmaci spiega la scarsa efficacia degli AL in caso di acidosi o in ambiente acido (come spesso si riscontra negli ascessi).

Anche la percentuale del legame proteico (con le proteine di membrana e plasmatiche) riveste un ruolo importante nella farmacocinetica degli AL. Il binding proteico è direttamente proporzionale alla durata d'azione. AL con basso binding proteico, presentano un onset più rapido ma una bassa durata d'azione. Generalmente, una grossa percentuale di AL è legata alle proteine, espressione di una grande affinità di legame per le proteine recettoriali. Quindi, la durata del blocco dipende dalla solidità del legame tra AL e recettore proteico sulla membrana nervosa.

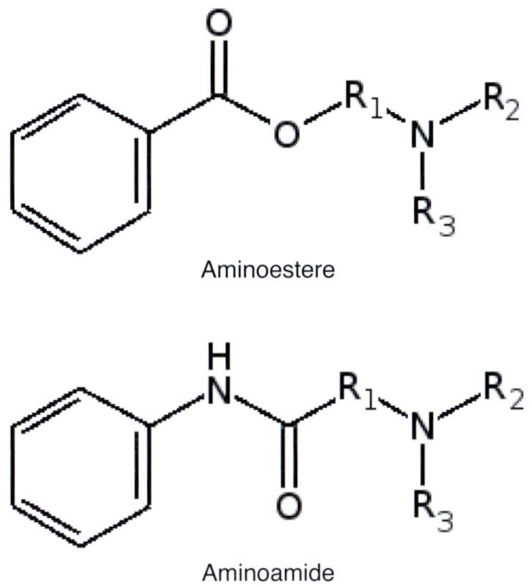

Figura 36.1

Infine, è importante conoscere la stereoisomeria degli AL. Gli isomeri sono molecole chimicamente identiche ma con diversa configurazione spaziale. La molecola degli aminoamidi presenta un carbonio asimmetrico, ed è proprio la presenza di questa molecola che permette la possibilità di ottenere configurazioni spaziali diverse. Gli isomeri possiedono caratteristiche farmacologiche diverse e differiscono per attività intrinseca, tossicità e metabolismo. Ad esempio, la stereoselettività svolge un ruolo centrale nello sviluppo della tossicità sistemica: la Ropivacaina e la Levobupivacaina consistono solo dell'enantiomero levogiro mentre la Bupivacaina è una miscela racemica (enantiomero destro e levogiro). Gli isomeri R presentano una capacità di bloccare i canali del $Na^+/Ca^{2+}/K^+$ rispettivamente di 2 volte, 7 volte e 3 volte di più degli isomeri S. La Bupivacaina presenta infatti un minor margine di sicurezza rispetto alla Ropivacaina e alla Levobupivacaina.

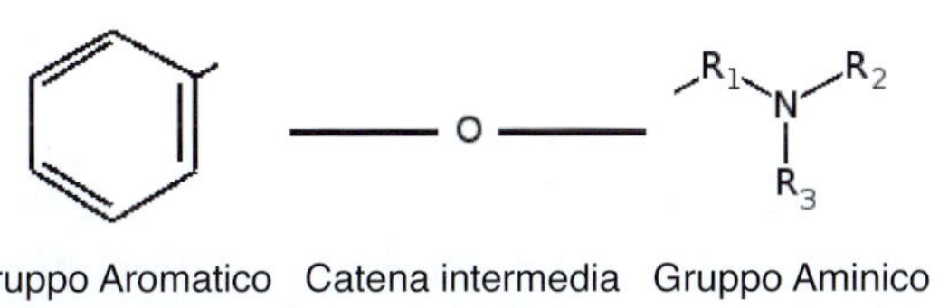

Figura 36.2

Oltre alle caratteristiche sopradescritte, altri fattori influenzano l'onset e la durata degli AL: la dose somministrata, il sito d'iniezione, l'aggiunta di adiuvanti e l'utilizzo di formulazioni AL. La sede di somministrazione dell'anestetico locale, in funzione del differente flusso ematico locale, influenza la velocità di assorbimento e quindi il raggiungimento del picco plasmatico: con la stessa dose di anestetico locale, si raggiungerà un picco plasmatico maggiore per un blocco intercostale rispetto ad un blocco periferico dell'arto inferiore. Allo stesso modo, somministrando dosi di AL maggiore, si otterrà un gradiente di concentrazione maggiore e quindi una più rapida diffusione nel sito d'interesse. Parallelamente, l'uso di un vasocostrittore riduce l'assorbimento sistemico di anestetico locale e ne ridurrà conseguentemente l'assorbimento plasmatico.

Meccanismo d'azione

Gli anestetici locali bloccano la generazione di un potenziale d'azione e la sua propagazione lungo le fibre nervose, producendo nel punto in cui sono applicati, un blocco reversibile della conduzione nervosa sia in senso centripeto che centrifugo. L'iniezione di AL, inibisce la sensibilità (quindi anche la percezione degli stimoli nocicettivi) e la motricità della zona corporea innervata dalla fibra bloccata (distalmente al sito d'iniezione). Il sito d'azione è rappresentato dalla membrana nervosa, bloccando direttamente i canali del sodio. Gli anestetici locali agiscono riducendo o annullando il transitorio aumento di permeabilità della membrana cellulare agli ioni sodio. S'ipotizza un'azione diretta con la struttura proteica di questi canali. Il sito d'azione degli AL si troverebbe sulla porzione intracellulare dei canali del Na^+ e solo la forma non dissociata è in grado di attraversare lo strato lipidico della membrana cellulare. Le molecole d'anestetico, una volta attraversata la membrana cellulare della fibra nervosa, si legherebbero ad un recettore presente sulla faccia interna della membrana, di fatto impedendo l'ingresso massivo di ioni Na^+ e quindi bloccando la fase di depolarizzazione. Una volta all'interno della cellula avviene la dissociazione dell'AL, la forma ionizzata è la forma attiva che si lega al recettore del sodio impedendone il cambio del canale dallo stato di chiusura e riposo a quello di apertura (**Figura 36.3**).

Sito d'azione

Gli AL agiscono quindi a livello della fibra nervosa. Il diametro delle fibre nervose e il gra-

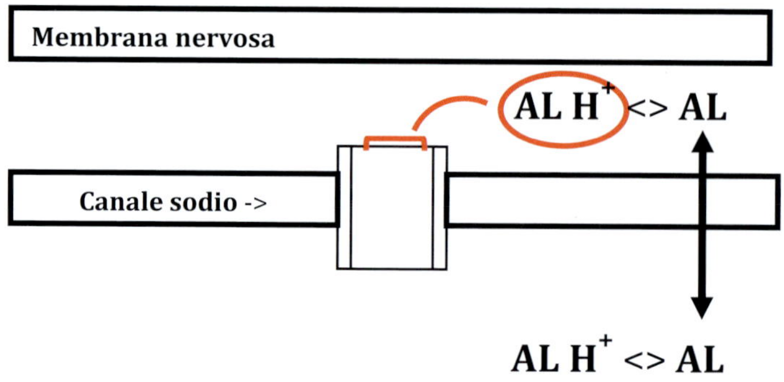

Figura 36.3 Meccanismo d'azione degli AL.

do di mielinizzazione hanno un ruolo importante nella conduzione nervosa e influenzano la sensibilità agli AL. Maggiore è il diametro delle fibre, maggiore sarà la quantità di anestetico necessaria per ottenere un blocco nervoso. Il diametro delle fibre nervose influenza la velocità della conduzione nervosa. Le fibre nervose mieliniche sono rivestite dalle cellule di Schwann, cellule sviluppate intorno all'assone. Le zone dell'assone dove manca questo rivestimento prendono il nome di nodi di Ranvier. Nelle fibre mieliniche la conduzione nervosa procede da un nodo di Ranvier al successivo. Le fibre nervose amieliniche mancano di questo rivestimento. Il numero minimo di nodi di Ranvier, che deve essere bloccato dall'AL per determinare un blocco dell'impulso nervoso è tre, indipendentemente dal diametro della fibra. La distanza internodale e quindi il numero dei nodi varia tra fibre spesse e sottili conducendo ad una diversa sensibilità all'AL delle fibre nervose. La distanza tra nodi aumenta con l'aumentare del diametro della fibra.

A seconda del diametro le fibre nervose sono classificate in:

- *Fibre A*: mieliniche, elevata conduzione nervosa. Le $A\alpha$ sono responsabili dell'innervazione motoria e propriocettiva della muscolatura scheletrica. Le $A\beta$ trasmettono la percezione tattile e la pressione. Le $A\gamma$ controllano il tono dei fusi muscolari. Le $A\delta$ conducono dolore e temperatura. Dalle fibre $A\alpha$ alle $A\delta$ osserviamo progressivamente una riduzione del diametro della fibra, quindi sono fibre che diventano progressivamente più sensibili al blocco;
- *Fibre B*: fibre di piccole dimensioni, mieliniche, pre-gangliari simpatiche. Il blocco di queste fibre determina vasodilatazione, in quanto innervano i vasi. Le fibre B sono le fibre mieliniche pre-gangliari del sistema nervoso autonomo, quindi il blocco simpatico ha una estensione maggiore di quello sensitivo e motorio.
- *Fibre C*: fibre di piccole dimensioni, amieliniche, post-gangliari simpatiche, conducono dolore e temperatura.

I sistemi di conduzione del dolore sono quindi rappresentati dalle fibre $A\delta$ e C (**Tabella 36.2**).

Blocco differenziale

Proprio in virtù dell'influenza del diametro sulla capacità dell'AL di generare il blocco, avremo che le differenti fibre nervose non risultano bloccate contemporaneamente dagli AL. Si definisce blocco differenziale, infatti, quel fenomeno per cui diverse concentrazioni e dosi di AL sono in grado di produrre un differente blocco nervoso. Inizialmente, potremo osservare il blocco simpatico con vasodilatazione periferica (percezione di calore da parte del paziente). Poi avremo la perdita della percezione del calore e del dolore. Infine osserveremo il blocco della sensibilità tattile, pressoria e motoria. Questa fenomeno ha un importante applicazione pratica. Se vogliamo solo bloccare la sensibilità ma lasciare inalterata la motricità di un distretto, dovremo usare concentrazioni inferiori di AL. Importante quindi conoscere la concentrazione minima bloccante di un determinato AL. Quanto più spessa è una fibra nervosa, tanto maggiore sarà la quantità di AL per determinarne il blocco. Per ogni nervo è

Tabella 36.2 Caratteristiche delle fibre nervose.

Tipo di fibra	Funzione	Diametro micron	Velocità conduz. m/sec
A α	Propriocezione, moto	12-30	70-120
β	Tatto, pressione	5-12	30-70
γ	Motrici, (fusi m.)	3-6	15-30
δ	Dolore, temperatura	2-5	12-30
B	Pregangliari Sist. autonomo	0,5-2	3-15
C	Dolore	0,4-1,2	0,5-2

[a] senza adrenalina
[b] con adrenalina

richiesta una specifica concentrazione minima per determinare il blocco, tipica di ciascun AL, probabilmente in relazione anche alla diversa liposolubilità. Da ricordare però che la concentrazione di AL e della minima concentrazione bloccante è influenzata dal sito di iniezione dell'AL. In quanto AL viene iniettato nelle vicinanze del nervo e non direttamente nel nervo, per evitarne lesioni. Quindi, AL deve diffondere dal sito di iniezione al nervo. Durante questo processo, gli AL vengono in parte riassorbiti dal torrente circolatorio, diluiti nei tessuti, ne consegue che solo una parte di AL iniettato raggiungerà il nervo. La concentrazione minima bloccante sarà quindi a sua volta influenzata da tutti quei fattori già discussi sopra; pH, dose, caratteristiche chimico-fisiche dell'AL, sito d'iniezione, metabolismo ed eliminazione dell'AL.

La diffusione intravascolare può verificarsi a seguito di tutte le tecniche loco-regionali. Oltre agli effetti desiderati (il blocco nervoso) possono quindi verificarsi reazioni avverse, se vengono raggiunte concentrazioni ematiche tossiche di AL. Quindi, i fattori che influenzano la percentuale di riassorbimento degli AL, saranno gli stessi che influenzeranno il raggiungimento di concentrazioni ematiche tossiche e quindi la probabilità di osservare reazioni avverse. Tra questi fattori troviamo: il sito di iniezione, le caratteristiche chimico fisiche dell'AL, la dose somministrata, l'aggiunta di adiuvanti. Per i dettagli sulla tossicità degli AL si rimanda al capito dedicato.

Adiuvanti – miscele di AL

Per aumentare l'attività degli AL si possono aggiungere alle soluzioni diversi farmaci, come vasocostrittori, alcalinizzanti, oppioidi e agonisti adrenergici. L'associazione con l'adrenalina prolunga la durata del blocco anestetico e riduce l'assorbimento sistemico dell'anestetico, proprio in virtù del suo effetto di vasocostrizione. L'adrenalina viene aggiunta alla forma commerciale dell'AL in una concentrazione di 1:200.000, 1:100.000. Gli effetti collaterali più importanti che possiamo osservare sono, agitazione, tachicardia e aumento pressorio. Le controindicazioni all'utilizzo di queste preparazioni sono l'ipertensione, la stenosi mitralica, la malattia coronarica, l'ipertiroidismo, le malattie vascolari periferiche.

L'alcalinizzazione delle soluzioni di anestetico locale ha lo scopo di ridurre il tempo necessario all'instaurarsi del blocco anestetico. L'aggiunta di bicarbonato di sodio aumenta il pH e aumenta la quota di basi non ionizzate, causando una maggior diffusione del farmaco ed un onset più rapido del blocco neurale. Generalmente si aggiunge 1 mEq di bicarbonato di sodio a 10 mL di AL (per la bupivacaina non dobbiamo usare più di 0,1 mEq di bicarbonato di sodio per evitarne la precipitazione).

L'associazione con oppioidi aumenta l'effetto analgesico. Anche la clonidina ed il magnesio rappresentano due adiuvanti ormai ampiamente riconosciuti, aumentando l'effetto antalgico degli AL.

La combinazione di un anestetico locale a breve durata d'azione e rapido inizio con un AL a più lunga durata e onset più tardivo, ha l'obiettivo di ottenere un blocco che si instauri rapidamente e con durata maggiore. Da ricordare che per le miscele di AL non si possono raggiungere dosi massime dei rispettivi AL.

Letture consigliate

Berde CB, Strichartz GR: Local Anesthetics. In: Miller RE, ed. Anesthesia, 5th ed. New York: Churchill Livingstone, 2000: 491-522

Scott DB et al: Factors affecting plasma levels of lignocaine and prilocaine. Br J Anaesth. 1972 Oct;44(10):1040-9.

Zink W, Graf BM: The toxicity of local anesthetics: the place of ropivacaine and levobupivacaine. Curr Opin Anaesthesiol 2008; 21: 645-650.

Graf BM: The cardiotoxicity of local anesthetics: the place of ropivacaine. Curr Top Med Chem 2001; 1: 207-214.

Milligan KR: Recent advances in local anaesthetics for spinal anaesthesia. Eur J Anaesthesiol. 2004; 21:837-47.

Vaida G et al: Prolongation of lidocaine spinal anesthesia with phenylephrine. Anesth Analg. 1986; 65:781-5.

Popping DM et al: Clonidine as an adjuvant to local anesthetics for peripheral nerve and plexus blocks: a meta-analysis of randomized trials. Anesthesiology. 2009; 111:406-15.

ANESTESIA NEUROASSIALE

Francesco Forfori, Etrusca Brogi

37

Introduzione

I blocchi neuroassiali (Central Neuraxial Block; CNB) rappresentano una tecnica di anestesia loco-regionale che consiste nell'iniezione di anestetico locale (AL) a livello dello spazio subaracnoideo o epidurale, determinando l'interruzione temporanea della conduzione dello stimolo nervoso a livello delle radici dei nervi spinali. I CNB determinano un blocco motorio, sensitivo e simpatico reversibile e permettono l'esecuzione di diversi interventi chirurgici, la gestione del dolore post-operatorio e la parto analgesia. Queste tecniche oltre a poter essere utilizzate isolatamente, possono essere usate in combinazione con l'anestesia generale (Anestesia Integrata). Questa associazione si è dimostrata particolarmente vantaggiosa nel ridurre l'utilizzo di oppiodi, nella diminuzione della durata della degenza ospedaliera, nella riduzione delle complicanze chirurgiche postoperatorie (principalmente respiratorie), delle perdite ematiche intraoperatorie e dell'incidenza di trombosi venosa profonda. L'anestesia neurassiale può comunque essere gravata da complicanze peri-procedurali che vanno attentamente conosciute in modo da ridurne l'incidenza e la gravità. Tra queste troviamo ad esempio il rischio di complicanze emorragiche nei pazienti che assumono farmaci anticoagulanti. È quindi importante la valutazione preoperatoria e l'attento rispetto dei tempi di interruzione di questi farmaci prima di eseguire un blocco neuroassiale. L'esecuzione di una puntura spinale in pazienti con disturbi della coagulazione o che assumono farmaci anticoagulanti può provocare infatti sanguinamento e conseguente ematoma spinale, responsabile di compressione e deficit neurologico. L'alterato stato di coagulazione e/o l'assunzione di farmaci anticoagulanti/antiaggreganti è una condizione comune non solo nei pazienti ricoverati in terapia intensiva ma anche in pazienti che devono essere sottoposti a chirurgia d'elezione (sempre maggiore è il numero di pazienti ASA 4 e pazienti geriatrici) o d'urgenza (traumatologia). Diverse linee guida, alle quali si rimanda, sono state pubblicate sulla gestione dell'anestesia regionale in pazienti che assumono farmaci in grado di interferire col sistema coagulativo. Quindi, le conseguenze emodinamiche e le complicanze emorragiche legate a specifiche tecniche di anestesia regionale non devono essere sottovalutate. In questo scenario, il rapporto rischio-beneficio derivante dall'esecuzione delle diverse tecniche di anestesia regionale deve essere valutato caso per caso. (**Tabella 37.1**)

Anatomia

La conoscenza della distribuzione dei nervi spinali del sistema sensitivo, motorio ed autonomo è fondamentale per determinare il corretto livello segmentario richiesto per un particolare intervento oltre che per prevedere gli effetti fisiologici dell'esecuzione del blocco. È fondamentale quindi conoscere la distribuzione dermatomerica dei nervi spinali. Infatti, ogni segmento midollare corrisponde ad una determinata area cutanea, che prende il nome di dermatomero ed è innervato sensitivamente da un nervo spinale specifico. La superficie corporea può essere suddivisa in dermatomeri, ossia aree cutanee lineariformi, a ciascuno dei quali corrisponde un segmento midollare tramite un nervo spinale sensitivo. (**Figura 37.1**).

La colonna vertebrale è costituita da 33 vertebre che si differenziano anatomicamente a seconda del segmento della colonna vertebrale. In particolare i corpi vertebrali presentano dimensioni maggiori

Tabella 37.1 Intervallo di tempo necessario tra le somministrazioni di farmaci antitrombotici e l'esecuzione di un blocco neuroassiale (CNB) o rimozione del catetere (raccomandazioni del 2013 di "The association of Anaesthetists of Great Britain & Ireland, The Obstetric Anaesthetists' Association, Regional Anaesthesia UK".

	Pre- CNB	Catetere Posizionato	Dopo rimozione del catetere
UFH sc	4h	Porre particolare attenzione	1h
LMWH sc (dosaggio profilattico)	12h	Porre particolare attenzione	4h
LMWH sc (dosaggio terapeutico)	24h	Porre particolare attenzione	4h
Fondaparinux (dosaggio profilattico)	36-42h[1]	Non consigliato	6-12h
Fondaparinoux (dosaggio terapeutico)	Non indicato[1]	Non consigliato	12h
Warfarin	INR ≤1.4	Non consigliato	Dopo rimozione catetere
Dabigatran	48h[2]	Non consigliato	6h
Aspirina	No Controindicazioni	No precauzioni aggiuntive	No precauzioni aggiuntive
Clopidogrel	7 gg	Non consigliato	6h
Prasugrel	7 gg	Non consigliato	6h
Ticagrelor	5 gg	Non consigliato	6h
Abciximab	48h	Non consigliato	6h
Tirofiban	8h	Non consigliato	6h

UFH, eparina non frazionata; sc, sottocutanea; LMWH, eparina a basso peso molecolare; INR, international normalised ratio; CrCl, clearance della creatinina; 1 dosaggio attività anti-Xa; 2 CrCl > 80ml.min-1.

nel tratto lombare. Inoltre, i processi spinosi hanno decorso pressoché orizzontale nel segmento lombare mentre a livello toracico decorrono inclinati dall'alto verso il basso. Questa caratteristica anatomica ha importanti implicazioni pratiche. L'ago per eseguire un blocco neuroassiale, a livello toracico, dovrà essere introdotto inclinato verso l'alto. Inoltre la curvatura fisiologica della colonna vertebrale influenza la diffusione dell'AL nello spazio subaracnoideo.

Le vertebre sono sostenute dalla presenza di dischi intervertebrali e dai legamenti:

- il legamento longitudinale anteriore, che decorre lungo il margine anteriore dei corpi vertebrali;
- il legamento longitudinale posteriore, che decorre lungo il margine posteriore dei corpi vertebrali;
- il legamento interspinoso, tra radice ed apice dei processi spinosi;
- il legamento sovraspinoso, che decorre lungo l'apice dei processi spinosi;
- il legamento intertrasverso, che collega i vari processi trasversi;
- il legamento giallo è composto da fibre elastiche ed unisce l'estremità caudale della vertebra superiore con l'estremità cefalica della lamina inferiore.

Il canale spinale si estende dal forame magno fino allo iato sacrale. I limiti ossei del canale sono il corpo vertebrale anteriormente, i peduncoli lateralmente i processi spinosi e le lamine posteriormente. Il midollo spinale, con le sue meningi, si estende per tutta la lunghezza del canale vertebrale e termina a livello di L1-L2 nel cono midollare. Cranialmente il midollo spinale è in continuità con il midollo allungato, caudalmente termina nel cono midollare, che continua nel filo terminale, con le radici dei nervi lombari, sacrali e coccigei, e si estende distalmente fino al coccige. Nell'eseguire un'anestesia spinale non si dovrebbe pungere sopra L2/L3 per evitare il rischio di puntura accidentale del midollo spinale.

I nervi spinali originano dal midollo spinale tramite una radice ventrale, che conduce impulsi efferenti, e una dorsale, che conduce quelli afferenti. Le radici dorsali e ventrali dopo l'uscita dallo spazio subaracnoideo incontrano lo spazio peridurale.

Il midollo spinale è ricoperto da tre meningi:

- la dura madre: la più esterna delle tre meningi, si estende fino alla seconda vertebra sacrale dove termina a fondo cieco.
- l'aracnoide: compresa tra pia e dura madre, termina a livello di S2.
- la pia madre avvolge il midollo spinale; caudalmente al cono midollare continua nel filo terminale.

Lo spazio subaracnoideo separa la pia madre e l'aracnoide e contiene il liquido cefalorachidiano, le radici dei nervi spinali ed i vasi sanguigni del midollo spinale. L'anestesia spinale consiste nel somministrare AL nello spazio subaracnoideo e determina il blocco delle radici nervose dei nervi spinali.

Lo spazio epidurale è uno spazio virtuale che si estende dalla base del cranio fino alla membrana sacrococcigea. Posteriormente è delimitato dal legamento giallo dalla superficie anteriore della lamina e dai processi articolari. Anteriormente è

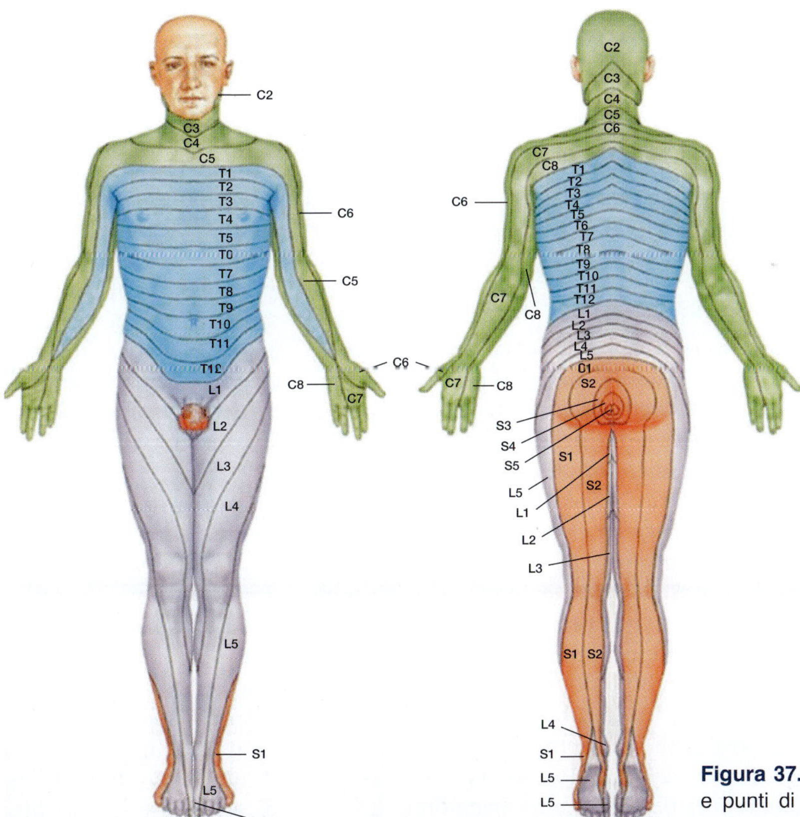

Figura 37.1 Dermatomeri e punti di riferimento cutanei.

delimitato dal legamento longitudinale posteriore che copre i corpi vertebrali ed i dischi intervertebrali. Lateralmente è delimitato dai fori intervertebrali e dai peduncoli. È connesso tramite i forami intervertebrali con lo spazio paravertebrale. Questo spazio contiene grasso, tessuto linfatico, le vene e le arterie epidurali. Inoltre, in questo spazio decorrono le radici dei nervi spinali. All'interno dello spazio peridurale, le radici nervose sono rivestite dalla dura madre che ostacola la penetrazione degli AL e quindi ritarda l'onset del blocco. La distanza dalla cute allo spazio epidurale è in media 4-6 cm. Lo spazio è più ampio in regione lombare rispetto al resto della colonna vertebrale; 5-6mm lombare, 3-5mm toracico, 3mm cervicale. Il legamento giallo rappresenta il punto di repere più importante per l'orientamento della puntura dello spazio epidurale. All'introduzione dell'ago nel legamento giallo, la resistenza diminuisce per poi cadere bruscamente dopo l'ulteriore progressione di alcuni mm. Gli AL vengono quindi iniettati nello spazio epidurale per interrompere la conduzione nelle fibre nervose e autonome. È importante inoltre ricordare i cambiamenti anatomici che si verificano durante la gravidanza. Lo spazio epidurale infatti si assottiglia a causa della dilatazione venosa. Inoltre i legamenti vertebrali si allargano e si osserva un'importante ritenzione idrica nei tessuti. Per questi motivi l'identificazione dello spazio epidurale risulta più difficile nella gravida con un rischio aumentato di puntura durale (**Figura 37.2** e **37.3**).

Anestesia subaracnoidea

La somministrazione di AL nello spazio subaracnoideo determina il blocco della trasmissione dello stimolo nervoso nel territorio in cui si diffonde l'AL, interessando le radici dei nervi spinali ma anche i gangli delle radici dorsali e delle fibre nervose autonome. L'effetto dell'AL è massimo nel sito d'iniezione, in relazione al picco di concentrazione. La concentrazione di AL nello spazio subaracnoideo si riduce gradualmente dopo la sua somministrazione, in parte perché viene riassorbito e in parte perché diffonde dal sito d'iniezione. Questo determina un blocco differenziale, che dipende dalla diversa concentrazione di AL nei diversi segmenti del midollo spinale e quindi delle radici nervose che vengono bloccate. Quanto più spessa è una fibra nervosa, tanto maggiore sarà la quantità necessaria di AL per determinarne il blocco, esistendo una specifica concentrazione minima (tipica di ciascun AL, in relazione anche alla diversa liposolubilità). Si definisce blocco differenziale, infatti, quel fenomeno per cui diverse concentrazioni e dosi di AL sono in grado di produrre un differente blocco nervoso. Inizialmente, potremo osservare il blocco simpatico con vasodilatazione periferica (percezione di calore da parte del paziente). Poi avremo la perdita della percezione del calore e del dolore. Infine osserveremo il blocco della sensibilità tattile, pressoria e motoria. Questo ha un importante applicazione pratica. Se vogliamo bloccare solo la sensibilità ma lasciare inalterata la motricità di un distretto, dovremo usare concentrazioni inferiori di AL.

L'estensione del blocco spinale dipende dalla diffusione dell'AL nello spazio subaracnoideo che è a sua volta influenzata da:

- Il rapporto tra peso specifico dell'AL/ peso specifico liquor. Gli AL possono essere classificati in isobarici (stesso peso specifico del liquor, massimo effetto nel sito di iniezione), iperbarici (peso specifico maggiore del liquor, diffonde secondo la forza di gravità), ipobarici(peso specifico inferiore a quello del liquor);
- Posizione del paziente durante la somministrazione dell'AL (laterale, seduta, prona) e subito dopo, ossia nel periodo in cui AL si fissa;
- Livello del sito d'iniezione AL;
- Concentrazione e volume dell'AL;
- Velocità di somministrazione dell'AL;
- Utilizzo di adiuvanti e vasocostrittori;
- Caratteristiche del paziente (peso/altezza).

L'onset e la durata del blocco sono strettamente influenzati dalla farmacodinamica e farmacocinetica degli AL (si rimanda ai capitoli specifici). La risoluzione del blocco è caratterizzata dall'iniziale recupero della motricità, seguita dal recupero della sensibilità ed infine dal ripristino della funzionalità del sistema autonomo.

La somministrazione di AL nello spazio subaracnoideo, oltre a determinare un blocco neuronale con anestesia nella zona di innervazione, può determinare delle reazioni sistemiche dirette ed indirette. Il blocco delle fibre nervose simpatiche pregangliari determina vasodilatazione con conseguente ipotensione, riduzione del ritorno venoso, ed ipovolemia relativa. L'entità dell'ipotensione dipende dall'estensione del blocco simpatico, maggiore è il numero di segmenti spinali bloccati, più grave sarà l'ipotensione. Se il blocco simpatico si

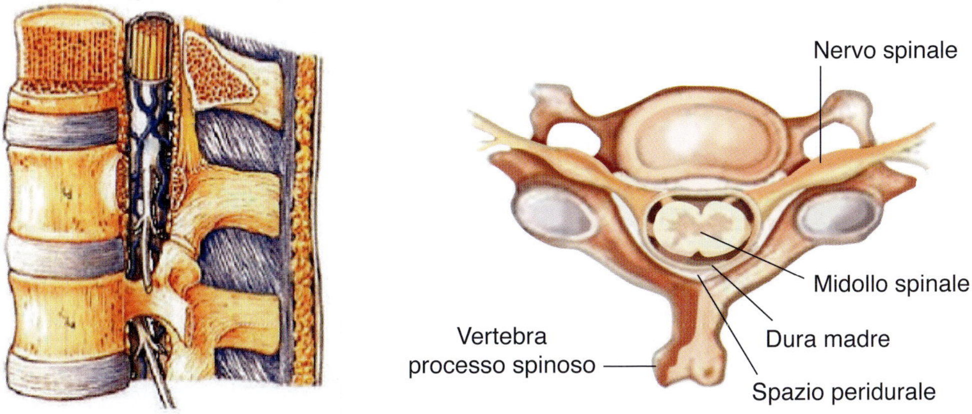

Figura 37.2 Anatomia del canale vertebrale.

estende anche sopra T5 con interessamento di T1-T4, si avrà un blocco simpatico totale caretterizzato da bradicardia (per blocco delle fibre simpatiche cardiache) ed ipotensione marcata per perdita dei meccanismi di compenso. L'anestesia spinale può inoltre determinare il blocco dei nervi spinali toracici con riduzione della capacità polmonare totale e riduzione del volume di riserva espiratoria. Un paziente sano, senza patologie polmonari, non presenterà sintomi respiratori fino a che non venga bloccato il nervo frenico. Infine, il blocco dei segmenti

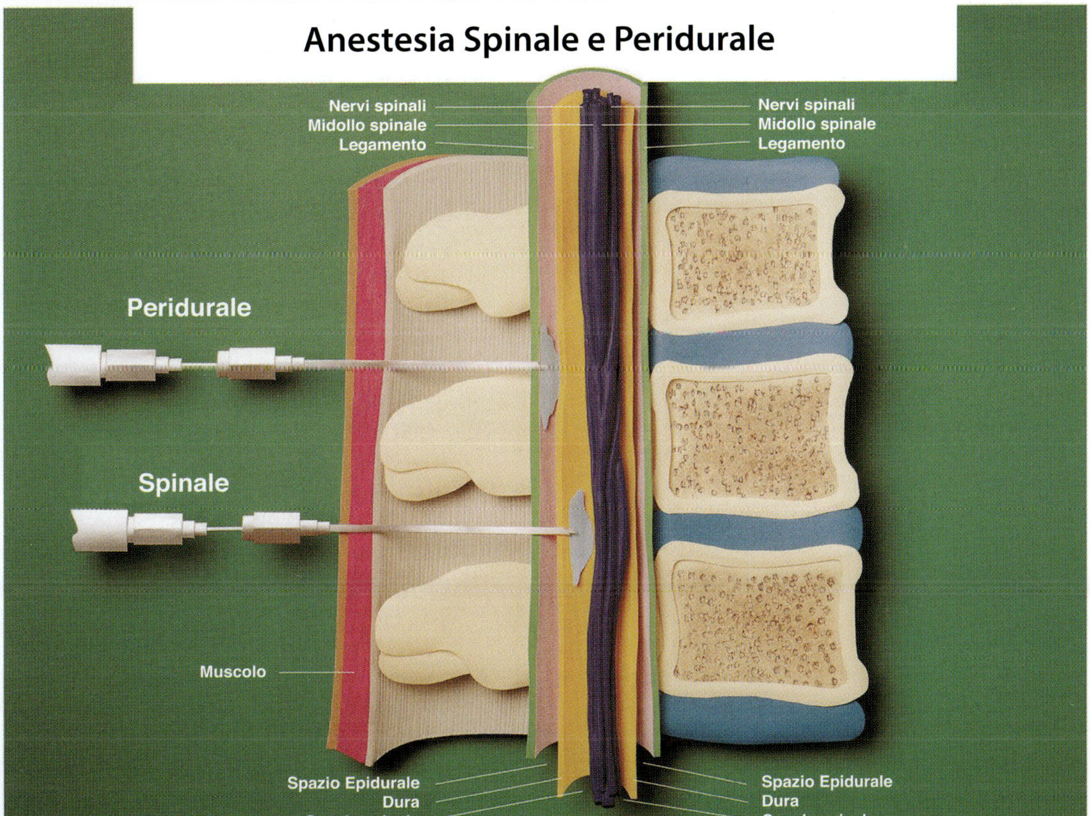

Figura 37.3 Differente localizzazione dell'anestesia neurassiale (Adattata da HEALTH EDCO.com).

sacrali parasimpatici S2-S4 provoca atonia vescicale e assenza di stimolo minzionale. Si può quindi osservare un blocco vescicale che può richiedere cateterizzazione.

Indicazioni dell'anestesia spinale

- Procedure chirurgiche sotto la linea ombelicale (T10); procedure ortopediche agli arti inferiori, anca, regione inguinale; chirurgia vascolare; chirurgia urologica; chirurgia ginecologica ed ostetrica; chirurgia perineale;
- Terapia antalgica;

Inoltre l'anestesia spinale può essere presa in considerazione nei pazienti a stomaco pieno che devono essere sottoposti a chirurgia d'urgenza (es. traumatologia) o nei pazienti in cui si preveda una intubazione difficile (essendo comunque preparati ad affrontare la possibile necessità di una via aerea difficile).

I vantaggi dell'anestesia spinale sono caratterizzati dal raggiungimento di una buona miorisoluzione e da un buon controllo antalgico post-operatorio. Inoltre l'anestesia spinale, rispetto all'anestesia generale, è caratterizzata da un rischio inferiore di trombosi venosa profonda, embolia polmonare, insufficienza respiratoria e polmoniti nel post-operatorio. La rapida risoluzione del blocco dopo l'intervento chirurgico rende l'anestesia spinale particolarmente vantaggiosa nella chirurgia ambulatoriale e in Day Surgery.

Controindicazioni

Le controindicazioni assolute sono:

- rifiuto del paziente;
- paziente non collaborante;
- patologie cardio circolatorie (stenosi aortica moderata/severa);
- disturbi della coagulazione congeniti o acquisiti;
- aumentata pressione intracranica;
- infezione nel sito di puntura;
- sepsi e batteriemia;
- allergia AL.

Le controindicazioni relative sono:

- deformazioni spinali, osteoporosi, metastasi ossee;
- stenosi del canale spinale;
- emicrania o lombalgie in anamnesi;
- preesistente patologia del sistema nervoso centrale (es. sclerosi multipla, poliomelite);
- infezione attiva da virus Varicella Zoster;
- patologie cardio-circolatorie (recente IMA, grave coronaropatia);
- ipovolemia severa.

Particolare attenzione andrebbe rivolta per interventi molto lunghi (più di 3 ore) o dove si prevedono perdite ematiche importanti, poiché l'anestesia spinale riduce i meccanismi di compenso.

Tecnica

Prima dell'esecuzione di un'anestesia spinale è sempre necessario assicurarsi un accesso venoso, monitorare il paziente (saturimetro, pressione, ECG) e controllare che il carrello d'emergenza sia prontamente disponibile ed adeguatamente rifornito. Il ventilatore e il materiale per la gestione delle vie aeree devono essere sempre a disposizione, così come tutti i farmaci e i presidi per un'eventuale anestesia generale o per la gestione delle complicanze peri-procedurali.

Per l'esecuzione di un'anestesia spinale possono essere usati due tipi di aghi:

- Gli aghi da spinale con punta conica (pencil point, 25-29G, Pencan, Sprotte, Whitacre), a matita, con il foro dell'ago posto ad una certa distanza dalla punta dell'ago. Quando la dura viene perforata dalla punta conica, le sue fibre vengono divaricate e successivamente si richiudono. Sono caratterizzati da un rischio di cefalea post puntura durale molto basso;
- gli aghi da spinale a punta tagliente (Quincke, 25-27G). Il foro della punta dell'ago si trova nella parte terminale. Quando la dura viene perforata dalla punta tagliente, le sue fibre vengono tagliate.

Gli aghi da spinale devono essere inseriti nel sito di puntura utilizzando un introduttore, in quanto sono aghi molto sottili e possono deviare o piegarsi dalla linea mediana durante la loro inserzione (**Figura 37.4**).

L'anestesia spinale può essere eseguita con il paziente in posizione seduta, prona o in decubito laterale. In posizione seduta il paziente è sostenuto da un operatore che si trova davanti al paziente. In questa posizione è più facile localizzare la linea mediana e percepire gli spazi intervertebrali. Lo svantaggio è caratterizzato dal fatto che in questa posizione il rischio d'ipotensione sistemica è aumentato. In decubito laterale, il paziente deve curvare la schiena verso l'esterno, portare le ginocchia verso l'addome e il mento al petto. Questa posizione permette di aprire gli spazi interverte-

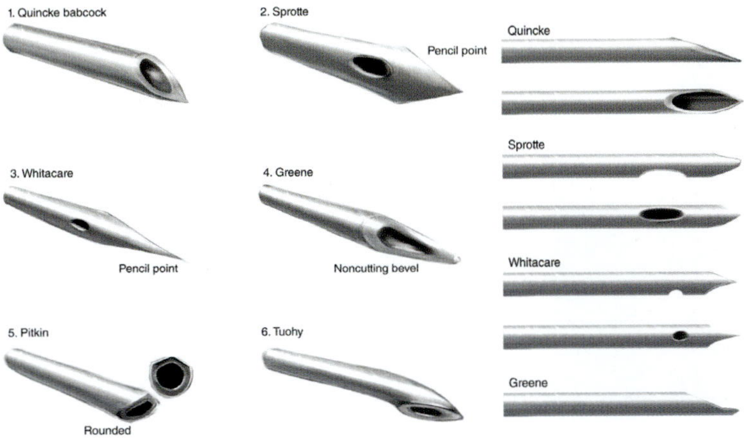

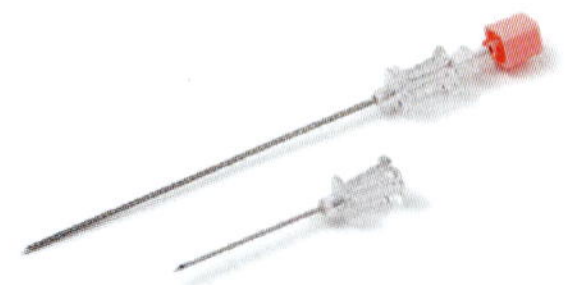

Figura 37.4 Tipologia di aghi da spinale ed introduttore (Adattata da NYSORA - New York School of Regional Anesthesia).

brali. La colonna vertebrale deve essere parallela al letto operatorio e le creste iliache perpendicolari al letto. Un assistente deve trovarsi davanti al paziente. Questa posizione è più confortevole per il paziente e comporta un'ipotensione meno marcata. Inoltre, questa posizione può essere usata per l'esecuzione di anestesie selettive unilaterali usando AL iperbarici. La posizione prona viene usata per interventi sul retto, perineo, sacro o colonna vertebrale inferiore utilizzando soluzione ipobarica. Si ottiene la flessione della colonna piegando il tavolo operatorio o posizionando un cuscino sotto la pancia del paziente (**Figura 37.5**).

Dopo un'attenta disinfezione locale ed una completa asepsi, a prescindere dalla posizione assunta dal paziente, l'operatore deve localizzare la linea mediana. Si disegna quindi una linea che unisce le due creste iliache (linea di Tuffier) che incrocia il processo spinoso di L4 e lo spazio intervertebrale di L4/L5. Si individua successivamente lo spazio intervertebrale che corrisponde al sito di inserimento dell'ago. Si esegue quindi un'anestesia locale della cute e dei legamenti sopraspinoso e interspinoso con AL. Si procede quindi all'inserimento dell'introduttore con il pollice e indice della mano dominante e si procede in modo da far fissare l'introduttore nel legamento interspinoso. A questo punto si fissa l'introduttore con la mano non dominante e si inserisce nell'introduttore l'ago da spinale. Il raggiungimento dello spazio subaracnoideo con l'ago da spinale viene percepita con il classico scatto durale (**Figura 37.6**). A questo punto si rimuove il mandrino dell'ago da spinale e si osserva il deflusso di liquido cefalorachidiano (LCR), si esegue un'aspirazione e successivamente si inietta la dose di AL. La fuoriuscita di sangue o l'aspirazione di sangue rosso vivo, può essere dovuta alla presenza dell'ago da spinale in una vena

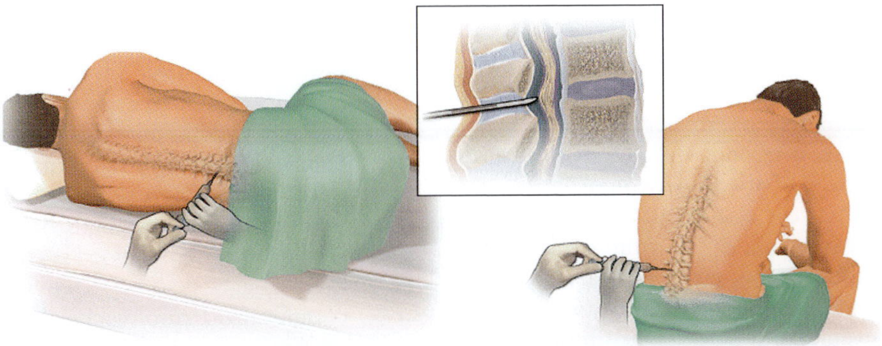

Figura 37.5 Posizionamento durante anestesia neurassiale (Adattata da www.anesthesiaresearch.net).

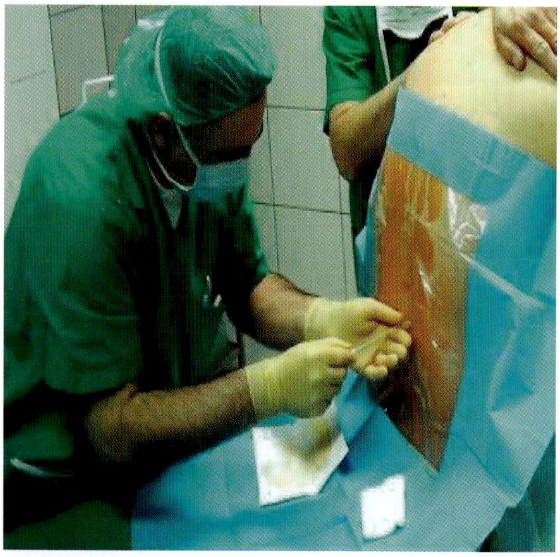

Figura 37.6 Corretto posizionamento dell'ago da spinale (Adattata da www.quora.com).

peridurale. La fuoriuscita di LCR leggermente ematico che schiarisce rapidamente può essere dovuta alla perforazione di una vena lungo la progressione dell'ago da spinale verso lo spazio subaracnoideo. Il paziente può riferire la percezione di parestesie durante la puntura. Le parestesie sono causate dal contatto dell'ago da spinale con una radice nervosa o il periostio.

L'anestesia spinale può essere eseguita anche seguendo un approccio paramediano. Con questa tecnica il legamento giallo è il target verso lo spazio subaracnoideo. L'operatore deve ricercare il processo spinoso, il sito d'inserzione dell'ago corrisponde a 1,5 cm lateralmente e caudalmente rispetto al processo spinoso, con l'ago diretto in direzione cranio-mediale, con un angolo di circa 10-15 gradi. Si utilizza questa tecnica quando l'approccio mediano risulta difficoltoso per patologia degenerativa della colonna o grave obesità.

Somministrato l'AL nello spazio subaracnoideo, particolare attenzione deve essere posta al posizionamento del paziente per favorire la distribuzione dell'AL, a seconda del tipo di AL utilizzato (isobarico, ipobarico, iperbarico). La distribuzione dell'AL deve essere controllata con il test del calore ad intervalli di 2-5 minuti. La prima sensazione che viene avvertita dal paziente è un senso di calore ai piedi dovuta alla vasodilatazione. Successivamente si perde la sensibilità tattile. La funzione motoria risulta bloccata nel punto di maggior concentrazione dell'AL.

Complicanze

Le complicanze dell'anestesia spinale possono essere classificate in base al timing dell'insorgenza in precoci e tardive.

Precoci

- Ipotensione: dovuta al blocco delle fibre simpatiche pregangliari. Tipicamente accompagnata da bradicardia e nausea. Il trattamento consiste nel posizionare il paziente in Trendelenburg, somministrare ossigeno, fluidi, ed atropina in caso di bradicardia. Se non risponde, utilizzare un vasopressore.
- nausea e vomito;
- anestesia spinale totale: blocco spinale totale con paralisi del diaframma. Più frequentemente dovuta a sovradosaggio di anestetico locale o per l'esecuzione accidentale di una spinale mentre si effettua una epidurale. Il quadro clinico è caratterizzato da agitazione, difficoltà respiratoria, severa ipotensione, perdita di coscienza. Il trattamento richiede intubazione immediata, ventilazione meccanica, somministrazione di fluidi, atropina, vasopressori. In caso di arresto cardiaco, iniziare la rianimazione cardio-polmonare;
- diminuzione della temperatura corporea: la vasodilatazione associata al blocco simpatico favorisce la riduzione della temperatura corporea.

Tardive

- Ritenzione urinaria: dovuto al blocco dei segmenti parasimpatici da S2-S4;
- cefalea post-puntura durale: si manifesta 24-48 ore dopo l'esecuzione di una spinale, è dovuta ad una perdita continua di liquor dal foro provocato dalla puntura della dura. La cefalea è tipicamente dipendente dalla posizione e diventa più severa in posizione eretta. Generalmente si verifica in donne giovani e se vengono utilizzati aghi a largo diametro, soprattutto dopo numerosi tentativi. Il trattamento è soprattutto sintomatico utilizzando analgesici per via sistemica, riposo a letto, somministrazione di liquidi. Nei casi più gravi, si può ricorrere al blood patch;
- lombalgia;
- complicanze neurologiche: dovute ad azione diretta dell'ago sulle strutture nervose, emorragie del canale spinale (soprattutto in pazienti in terapia anticoagulante), me-

ningite batterica, esacerbazione di precedenti malattie neurologiche. L'ematoma spinale è dovuto ad una lesione vascolare diretta dall'ago, soprattutto in pazienti in terapia con anticoagulanti. La sintomatologia clinica è caratterizzata da dolore acuto alla schiena all'altezza del sanguinamento e si irradia alle gambe con paresi o paralisi flaccida, iperreflessia o spasticità, deficit sensitivi con ritenzione urinaria e disturbi gastrointestinali. Il trattamento consiste nella decompressione chirurgica immediata. La sindrome della cauda equina è un'ulteriore complicanza dell'anestesia spinale, dovuta a neurotossicità dell'anestetico locale o da lesione diretta con l'ago. Si manifesta con paralisi periferica, disturbi sensitivi a sella, dolore, ritenzione urinaria e impotenza.

Anestesia spinale continua (CSA)

Consiste nell'introduzione di un catetere nello spazio subaracnoideo. La somministrazione continua di AL o di un oppioide permette il raggiungimento di un'adeguata anestesia intraoperatoria e un'ottima analgesia post operatoria. I vantaggi di questa tecnica sono l'onset rapido, l'utilizzo di bassi dosaggi di AL/oppioide e l'ottimo controllo del dolore post-operatorio. Rispetto alla tecnica single-shot, permette di ottenere un piano anestetico prolungato in base alle necessità chirurgiche e permette di gestire il dolore post-operatorio. Inoltre, l'AL viene somministrato solo dopo che il paziente è stato posizionato, con conseguente riduzione dei rischi cardiorespiratori. È possibile inoltre con questa tecnica usare AL a breve durata d'azione, ed ottenere una più rapida regressione del blocco. La CSA è indicata per interventi chirurgici di durata maggiore a quella dell'effetto di una singola iniezione, e nei pazienti anziani. Le controindicazioni e le complicanze sono le stesse delle tecniche neuroassiali. La tecnica consiste nell'eseguire una puntura lombare, come per l'anestesia spinale classica. Il catetere viene inserito nel sito di puntura attraverso l'introduttore nello spazio subaracnoideo per un massimo di 2-3 cm. Si collega l'estremità del catetere ad un filtro e si fissa alla cute. Si aspira con cautela LCR ed infine si posiziona il paziente per l'intervento. A questo punto potrà essere somministrato AL.

Anestesia epidurale

L'anestesia epidurale (EA) consiste nell'iniezione di farmaci nello spazio epidurale per bloccare la conduzione delle fibre nervose simpatiche, sensitive e motorie. Può essere usata in combinazione all'anestesia generale. Oltre agli AL, numerosi farmaci possono essere iniettati nello spazio epidurale; steroidi (terapia antalgica), oppioidi (gestione del dolore post-operatorio), adiuvanti (clonidina, magnesio), sangue autologo (blood patch).

I vantaggi clinici dell'uso dell'analgesia epidurale sono ampiamente riconosciuti. Oltre a fornire un buon piano antalgico, l'anestesia epidurale è caratterizzata dai seguenti effetti:

- riduzione dello stress chirurgico (decremento della secrezione di ormoni adrenergici, diminuzione delle alterazioni della coagulazione in senso procoagulante, decremento della attivazione di uno stato pro-infiammatorio). L'anestesia epidurale ha mostrato effetti protettivi nei confronti di complicanze quali trombosi venosa profonda e tromboembolia, ed un effetto anti-infiammatorio.
- miglioramento della dinamica polmonare e facilitazione dello svezzamento dal ventilatore dopo interventi di chirurgia toracica o nei pazienti con trauma toracico. Fornendo un'adeguata analgesia e abolendo la sensazione del dolore correlata agli atti respiratori, si può infatti ottenere un miglioramento della dinamica e degli scambi respiratori;
- effetto cardioprotettivo. L'epidurale toracica può produrre un blocco selettivo segmentale delle innervazioni simpatiche cardiache (T1-T5) e può aumentare la perfusione coronarica, ridurre il mismatch fra richiesta e consumo di ossigeno, ridurre le aritmie perioperatorie e l'ischemia miocardica. Tuttavia, il ruolo dell'epidurale toracica nella chirurgia cardiaca è ancora dibattuto, soprattutto per le possibili complicazioni di questa tecnica ed il concomitante utilizzo di anticoagulazione sistemica necessaria durante il bypass cardiopolmonare.

L'estensione, la durata e l'onset dei farmaci somministrati in peridurale seguono gli stessi principi già illustrati per l'anestesia spinale, presentando però alcune peculiarità. Per l'anestesia peridurale, l'onset è più lento e la funzione motoria spesso rimane preservata. Inoltre sono necessarie concentrazioni e volumi di AL maggiori per ottenere estensioni anestetiche confrontabili tra spinale e peridurale. Queste caratteristiche sono dovute alle peculiarità anatomiche dello spazio epidurale. Infatti, all'interno dello spazio epidurale le radici nervose sono circondate dalle tre meningi; queste guaine ostacolano la penetrazione dell'AL, ritardandone l'onset.

L'AL somministrato in peridurale può seguire quattro percorsi:
- diffusione lungo lo spazio epidurale;
- riassorbimento sistemico attraverso le vene epidurali;
- diffusione transdurale;
- perfusione laterale attraverso i forami intervertebrali (**Figura 37.7**).

Indicazioni

- procedure chirurgiche addominali, procedure ortopediche a carico degli arti inferiori, dell'anca e della regione inguinale; chirurgia vascolare; chirurgia toracica; chirurgia urologica; chirurgia ginecologica ed ostetrica; chirurgia perineale;
- gestione del dolore post- operatorio e post-traumatico (es. fratture costali);
- partoanalgesia;
- terapia antalgica;

Inoltre l'anestesia epidurale può risultare particolarmente vantaggiosa nei pazienti a stomaco pieno o nei pazienti in cui si preveda una intubazione difficile.

Controindicazioni

Le controindicazioni assolute sono:
- rifiuto del paziente;
- paziente non collaborante (psichiatrico, pediatrico);
- patologie cardiocircolatorie, se la procedura richieda un'estensione sensoria fino a T6;
- disturbi della coagulazione congeniti o acquisiti;
- aumentata pressione intracranica;
- infezione nel sito di puntura;
- sepsi e batteriemia;
- allergia AL.

Le controindicazioni relative sono:
- deformazioni spinali, osteoporosi, metastasi ossee;
- stenosi del canale spinale;
- emicrania o lombalgie in anamnesi.

Tecnica

Per eseguire un'anestesia epidurale e posizionare correttamente un catetere epidurale, è fondamentale comprendere l'anatomia dello spazio epidurale e la relazione tra il segmento del midollo spinale, il nervo spinale e il dermatomero cutaneo. In particolare, è importante ricordare come l'anatomia e le dimensioni delle vertebre si modifichino lungo la colonna vertebrale.

Lo spazio epidurale si trova tra la dura madre e le pareti del canale vertebrale, si estende dal forame magnum al legamento sacrococcigeo e si trova in comunicazione con lo spazio paravertebrale attraverso i forami intervertebrali. L'ampiezza dello spazio epidurale varia nelle differenti porzioni del-

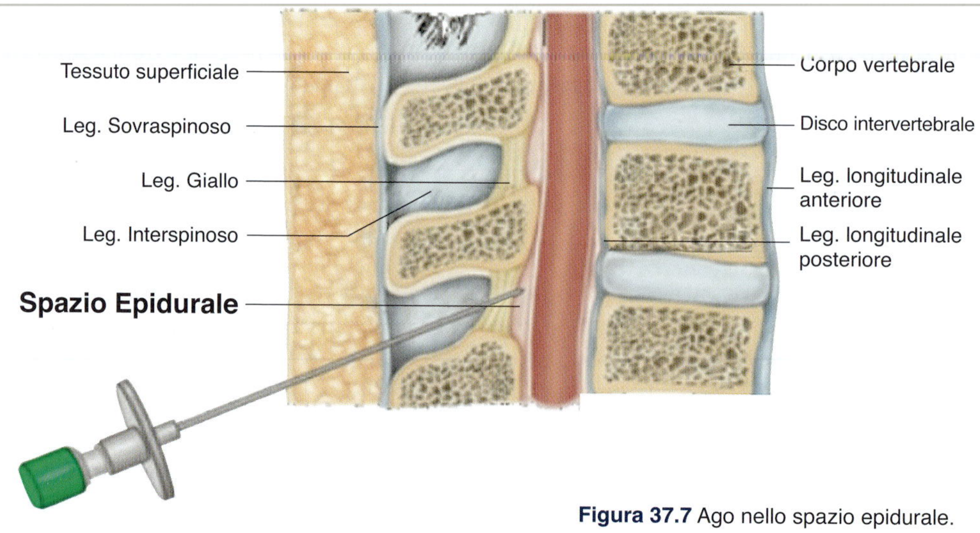

Figura 37.7 Ago nello spazio epidurale.

la colonna: a livello lombare misura 5-6 mm, a livello toracico-medio 3-5 mm ed a livello cervicale 3 mm. La distanza dalla cute allo spazio epidurale è in media di circa 4-6 cm, ma può variare dai 3-8 cm. Nella corretta identificazione dello spazio epidurale l'utilizzo dell'ecografia per l'esecuzione della tecnica aumenta il tasso di successo e riduce il numero di tentativi. Con l'implementazione degli ultrasuoni, infatti, è possibile identificare e comprendere l'anatomia dello spazio epidurale e, di conseguenza, valutare il corretto sito di puntura e la profondità dell'inserzione dell'ago.

Lo spazio epidurale può essere punto a qualsiasi livello della colonna vertebrale. L'accesso mediano lombare è sicuramente il più utilizzato. In questo tratto i processi spinosi decorrono orizzontalmente, lo spazio peridurale raggiunge la sua massima larghezza. L'approccio toracico è sicuramente più difficile, soprattutto per il decorso obliquo dei processi spinosi. Per l'esecuzione di un'anestesia epidurale possono essere usati diversi tipi di aghi: Tuohy, Spottre, Crawford. I Tuohy sono gli aghi più comunemente usati. Questi aghi presentano una punta stondata e smussa con un'apertura posta lateralmente. All'interno di questi aghi può essere introdotto il catetere epidurale (**Figura 37.8**).

Prima dell'esecuzione di un'anestesia epidurale è sempre necessario posizionare un accesso venoso, monitorare il paziente (saturimetro, pressione arteriosa, ECG) e controllare che il carrello d'emergenza sia prontamente disponibile ed adeguatamente rifornito. Il ventilatore e il materiale per la gestione delle vie aeree devono essere sempre a disposizione, così come tutti i farmaci e i presidi per un'eventuale anestesia generale o per la gestione delle complicanze peri-procedurali.

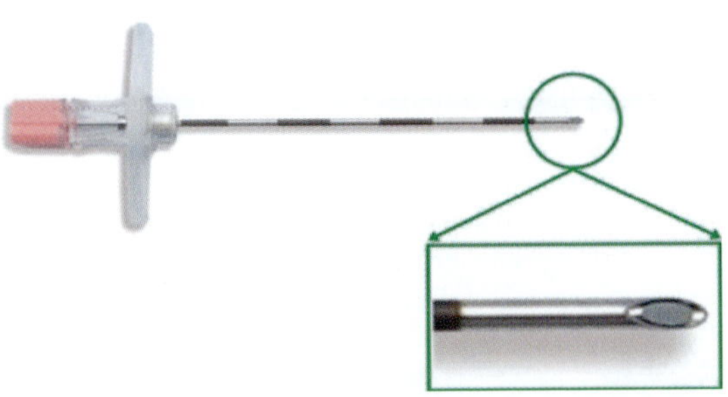

Figura 37.8 Ago di Tuohy (Adattata da www.vygon.it).

Il paziente può trovarsi in posizione seduta o sul fianco. Dopo un'accurata disinfezione locale ed una completa asepsi, a prescindere dalla posizione assunta dal paziente, l'operatore deve localizzare la linea mediana. L'approccio lungo la linea mediana e l'identificazione dei processi spinosi e degli spazi intervertebrali rappresentano la tecnica standard per il posizionamento del catetere epidurale. In alternativa, l'operatore può scegliere un approccio paramediano. Il sito di puntura in questo caso è localizzato nello spazio intervertebrale selezionato, 1,5-2 cm lateralmente al bordo superiore del processo spinoso inferiore, con l'ago da peridurale introdotto con un angolo di circa 15° rispetto al piano sagittale e circa 35° rispetto alla superficie cutanea, in direzione cranio mediale.

Occorre ricordare che a livello dello spazio peridurale vige una pressione subatmosferica. Nella regione lombare la pressione negativa è massima. Inoltre nella regione toracica le variazioni di pressione intratoracica dovute alla respirazione si riflettono sulla pressione epidurale. Questo fenomeno ha importanti implicazioni pratiche. Lo spazio epidurale può essere infatti identificato seguendo la tecnica della perdita di resistenza o della goccia pendente.

- Tecnica della perdita di resistenza: il punto di repere più importante è l'identificazione del legamento giallo. Infatti, lungo il decorso dell'ago attraverso cute e sottocute, non sono apprezzabili sostanziali resistenze. Il passaggio del legamento sopraspinale determina un ostacolo al passaggio dell'ago. All'introduzione dell'ago nel legamento giallo la resistenza diminuisce per poi cadere bruscamente nel momento in cui l'ago raggiunge lo spazio epidurale. La perdita di resistenza non può essere apprezzata solo con l'introduzione dell'ago, ma deve essere utilizzata una siringa a bassa resistenza riempita con aria o acqua (mandrino ad aria/acqua). L'ago deve essere introdotto esercitando una pressione costante sullo stantuffo della siringa. In pratica, dopo aver raggiunto il legamento interspinoso, in prossimità del legamento giallo, si rimuove il mandrino dall'ago di Tuohy e si raccorda la siringa. Si introduce ulteriormente l'ago esercitando una pressione costante sullo stantuffo fino ad avvertire una riduzione brusca della resistenza. Abbiamo così raggiunto lo spazio peridurale, pertanto è possibile rimuovere la siringa ed introdurre il catetere epidurale attraverso l'ago di Tuohy (**Figura 37.9**).

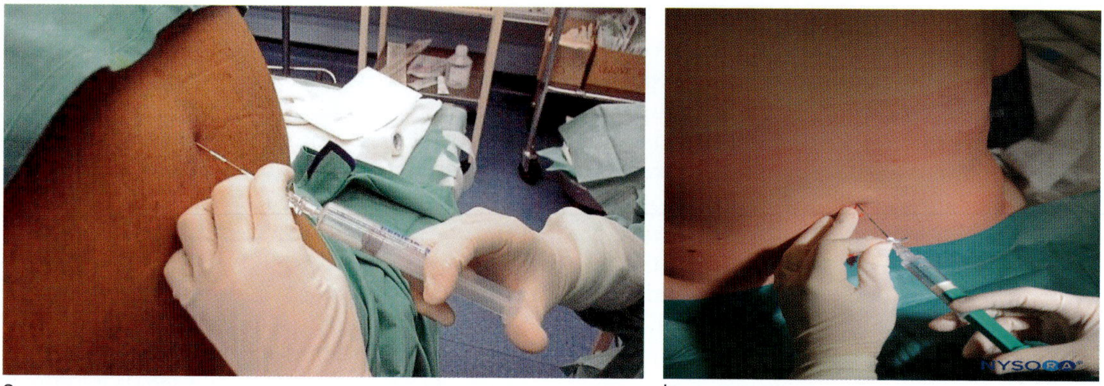

a b

Figura 37.9 Tecnica della perita di resistenza con mandrino ad aria (a) ed acqua (b).

- Tecnica della goccia pendente: procedere come sopra descritto, una volta rimosso il mandrino, non raccordare con una siringa, ma riempire con fisiologica la parte distale dell'ago di Tuohy. Procedere cautamente con l'ago, una volta che la punta penetra nello spazio peridurale, la goccia verrà aspirata nell'ago (**Figura 37.10**).

Prima di introdurre il catetere, questo deve essere lavato con 1-2 cc di fisiologica per controllarne la pervietà. Il catetere deve essere introdotto nello spazio epidurale per un massimo di 3-4 cm, per evitare fenomeni di kinking. Rimuovere quindi l'ago di Tuohy. Si posiziona un adattatore all'estremità del catetere e si esegue un test di aspirazione. Posizionare quindi un filtro antibatterico all'estremità distale del catetere. Se il test di aspirazione è risultato negativo, per liquor e/o sangue si può somministrare la dose test di 3-4 mL di AL. In questa fase, devono essere monitorati parametri quali pressione arteriosa, frequenza cardiaca, sensibilità e motricità per almeno 5 minuti. Mantenere il contatto verbale con il paziente. Se non ci sono segni di anestesia subaracnoidea, allora si può iniziare la somministrazione di AL attraverso il catetere. Fissare con cura il catetere alla cute del paziente.

Se durante l'introduzione dell'ago il paziente riferisce parestesie o tremori muscolari, l'ago deve essere immediatamente ritirato e reintrodotto cambiando direzione. Se viene aspirato sangue o se questo fuoriesce dall'ago, significa che siamo all'interno di una vena peridurale. Se invece fuoriesce liquido chiaro, abbiamo punto la dura.

Il tempo di permanenza di un catetere peridurale è di circa 2-3 giorni. Quotidianamente deve esserne controllata la posizione e l'efficacia, ed occorre vigilare sulla eventuale comparsa di parestesie/deficit, soprattutto unilaterali.

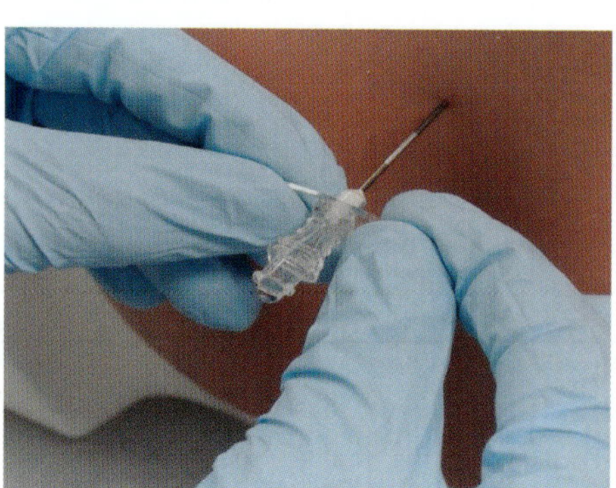

Figura 37.10 Tecnica della goccia pendente.

Complicanze

Le complicanze dell'anestesia epidurale possono essere classificate in base al timing dell'insorgenza in immediate e tardive.

Immediate

- tossicità da AL in caso di sovradosaggio o per puntura accidentale di un vaso;
- puntura della dura;
- reazione vaso vagale;
- blocco insufficiente (blocco non sufficiente in senso craniale o caudale);
- anestesia peridurale massiva;
- anestesia spinale totale.

Tardive

- ritenzione urinaria;
- cefalea post-puntura durale;

- lombalgia;
- complicanze neurologiche: dovute ad azione diretta dell'ago sulle strutture nervose, emorragie del canale spinale (soprattutto in pazienti in terapia anticoagulante), meningite batterica, esacerbazione di precedenti malattie neurologiche, sindrome della cauda equina. L'ematoma epidurale è dovuto ad una lesione vascolare diretta con l'ago soprattutto in pazienti in terapia con anticoagulanti. La sintomatologia clinica è caratterizzata da dolore acuto alla schiena all'altezza del sanguinamento e si irradia alle gambe con deficit sensitivi, debolezza o paralisi degli arti inferiori. Il trattamento consiste nella decompressione chirurgica immediata.

Anestesia combinata spinale ed epidurale (CSEA)

Questa tecnica sfrutta i vantaggi delle due tecniche sopradescritte; l'onset rapido, l'alto tasso di successo, la riduzione dei dosaggi dei farmaci della spinale sono combinati con la possibilità di prolungare l'anestesia in caso di interventi di lunga durata e di gestire l'analgesia post-operatoria. Negli ultimi anni si è osservata una particolare diffusione di questa tecnica soprattutto nel campo dell'ostetricia, sia per la parto-analgesia che per il taglio cesareo. Le controindicazioni sono le stesse delle tecniche neuroassiali.

La CSEA può essere eseguita con il paziente in posizione seduto in decubito laterale. Il primo step consiste nell'individuare lo spazio peridurale utilizzando un ago Tuohy (sia seguendo l'accesso mediano che paramediano). Una volta individuato lo spazio peridurale si inserisce nel Tuohy un ago da spinale 27G fino a perforare la dura (scatto durale). Dopo l'aspirazione di LCR, si somministra AL. A questo punto si deve retrarre l'ago da spinale, ponendo particolare attenzione a mantenere stabile l'ago Tuohy. Si introduce quindi il catetere da epidurale lungo l'ago Tuohy fino ad un massimo di 3-4 cm. Si aspira il contenuto del catetere, per verificare la non fuoriuscita di sangue o LCR. A questo punto si collega il filtro antibatterico e si fissa il catetere alla cute.

Tecnica ecoguidata

L'utilizzo degli ultrasuoni (US) per eseguire tecniche di anestesia neurassiale ha portato cambiamenti importanti nella pratica clinica. Gli US forniscono immagini in tempo reale e consentono di rilevare le strutture nervose, gli spazi intervertebrali, di calcolare la distanza tra cute e spazio epidurale e di definire le strutture circostanti. Prima di tentare un blocco nervoso, gli operatori devono acquisire una conoscenza di base dell'aspetto ecografico dei diversi tessuti, della funzionalità della macchina ecografica e dell'uso della sonda ecografica.

Anche in assenza di anomalie della colonna vertebrale, la stima di un livello intervertebrale specifico può non essere accurata in molti pazienti e può determinare il posizionamento di uno o due livelli spinali più alto del previsto. La difficoltà nell'individuare il livello spinale è frequente soprattutto nei pazienti obesi e nella valutazione dei livelli spinali superiori. Inoltre, i punti di riferimento cutanei non permettono di stabilire con precisione la profondità a cui troveremo lo spazio subaracnoideo o epidurale.

Durante la valutazione ecografica pre-procedurale si può localizzare con precisione la linea mediana, identificare un dato spazio intervertebrale, calcolare la profondità dello spazio epidurale, identificare varianti anatomiche ed individuare quindi i pazienti nei quali un CNB può essere difficile. È stato dimostrato che l'utilizzo degli US per le tecniche neuroassiali riduce il numero di tentativi, aumenta il tasso di successo al primo tentativo, riduce la necessità di eseguire tentativi su più livelli ed aumenta il comfort del paziente durante la procedura. Tuttavia, l'integrazione degli US nella pratica clinica è ancora agli inizi.

La sonda ecografica viene posizionata 2-3 cm lateralmente alla colonna vertebrale (scansione obliqua sagittale paramediana), con il paziente in posizione seduta o in decubito laterale, con il marker rivolto cranialmente, ed il trasduttore inclinato leggermente medialmente verso la linea mediana. Il sacro viene identificato come una struttura piatta iperecogena con una grande ombra acustica anteriormente. Si fa scorrere il trasduttore in direzione craniale, e si individua una zona ipoecogena, lo spazio interlaminare L5-S1. Spostando ulteriormente il trasduttore in direzione craniale possiamo indentificare analogamente gli spazi interlaminari L3-4 e L4-5.

La lamina appare iperecogena poiché l'osso impedisce la penetrazione degli US, determinando un'ombra acustica anteriore a ciascuna lamina. Il legamento giallo viene visualizzato come una struttura iperecogena e la dura come una struttura iperecogena anteriore al giallo. Lo spazio epidurale appare come un'area ipoecogena tra il legamento giallo e la dura. Il legamento giallo e la dura possono anche essere visualizzati come una singola struttura iperecogena lineare, che viene indicata come "complesso posteriore".

La sonda ecografica può inoltre essere posizionata lungo l'asse trasversale, con il paziente in posizione seduta o in decubito laterale, partendo sopra al processo spinoso e facendo scorrere il trasduttore leggermente in direzione craniale o caudale per identificare lo spazio interspinoso. In questa scansione si osservano in sequenza (lungo una traiettoria da posteriore ad anteriore) la dura posteriore, il midollo spinale e la dura anteriore. I processi articolari e i processi trasversi sono invece visualizzati lateralmente. Si riproduce così un'immagine ecografica che prende il nome di "bat sign". La scansione trasversale risulta più difficile nella regione toracica per la maggiore angolazione dei processi spinosi.

Un approccio US-guided o US-assisted può essere scelto dall'anestesista per eseguire l'anestesia neuroassiale. Nell'US-assisted approach, gli US vengono usati solo per visualizzare l'anatomia spinale e determinare il sito, la profondità e la traiettoria ottimali per l'inserimento dell'ago prima di eseguire l'anestesia spinale o epidurale. Nell'approccio US-guided, gli US permettono di visualizzare in tempo reale l'introduzione dell'ago. Quest'ultima tecnica richiede una manualità nettamente superiore (**Figura 37.11** e **37.12**).

Blocco caudale

L'anestesia caudale è una forma alternativa di anestesia peridurale che si ottiene mediante iniezione di AL nel canale sacrale dell'osso sacro. Viene eseguita quando si vuole ottenere un blocco delle radici nervose sacrali e coccigee (metameri S2-S5). È indicata per interventi nella regione anorettale e vaginale. La principale applicazione è nella gestione del dolore post-operatorio in combinazione all'anestesia generale nel paziente pediatrico, in quanto fornisce un piano antalgico di lunga durata, senza blocco sensitivo-motorio. Questa tecnica però è gravata da un alto tasso di fallimento. L'uso degli ultrasuoni può aumentare il tasso di successo, permettendo di identificare lo iato sacrale. I nervi sacrococcigei provvedono all'innervazione sensitiva della vagina, della regione anorettale, del pavimento pelvico, dello sfintere della vescica e dell'ano e della cute del perineo, con esclusione della base peniena e della porzione anteriore delle grandi labbra.

Il sacro è un grande osso triangolare formato dalla fusione delle cinque vertebre sacrali. Ha un apice smussato, caudale che si articola con il coccige. La base si articola con la quinta vertebra lombare all'angolo lombo-sacrale. La superficie dorsale è convessa e presenta una cresta mediana e quattro tubercoli spinosi (le spine sacrali fuse). Lateralmente alla cresta mediana, la superficie posteriore è formata dalla fusione delle lamine. Da

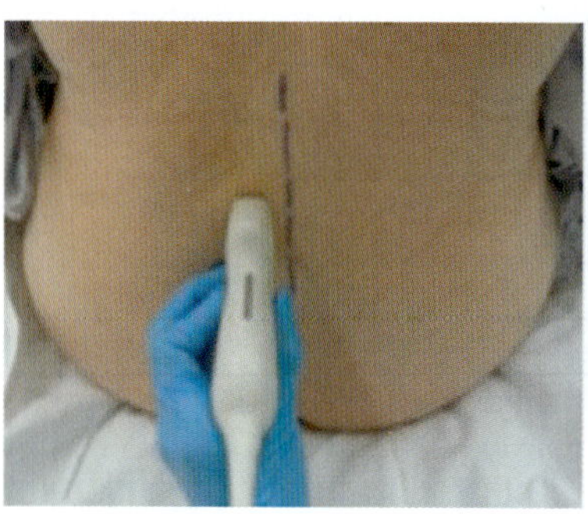

Figura 37.11 Scansione ecografica paramediale sagittale.

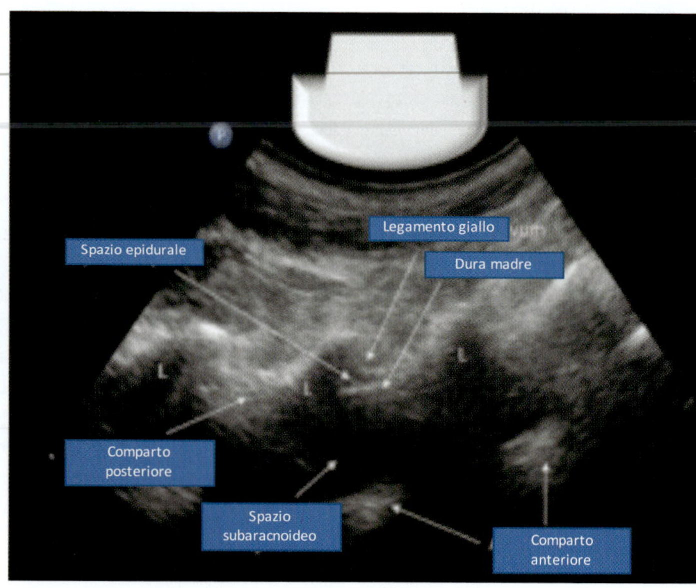

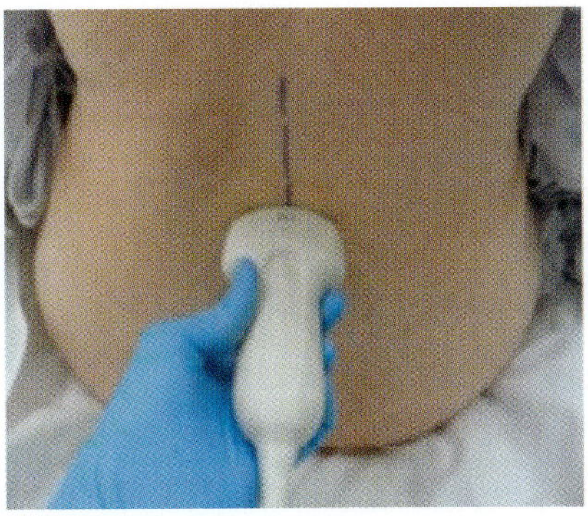

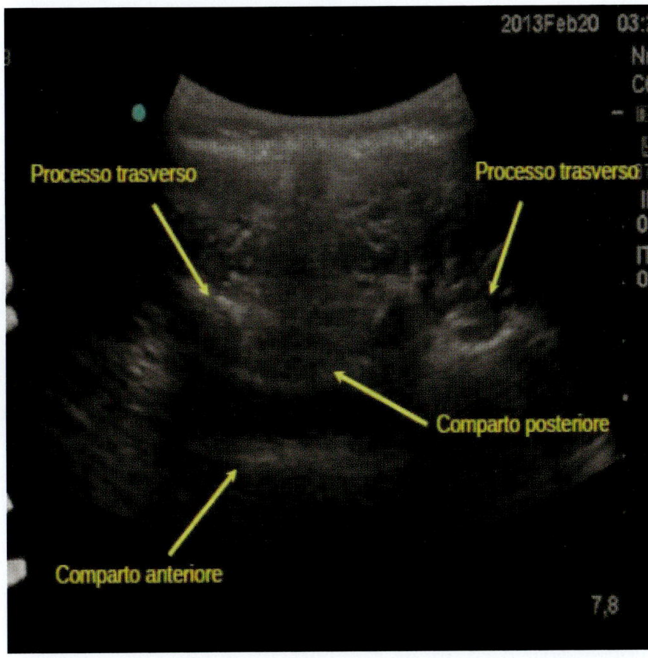

Figura 37.12 Scansione ecografica trasversale.

ciascun forame intervertebrale fuoriesce il ramo dorsale di un nervo spinale sacrale. Al di sotto del quarto (o terzo) tubercolo spinoso troviamo lo iato sacrale, rivestito posteriormente dal legamento sacro-coccigeo, estensione del legamento giallo. Lo iato sacrale è formato dalla mancata fusione delle lamine di S5, è delimitato lateralmente dai corni sacrali e dalla membrana sacro coccigea posteriormente. Nel canale sacrale si trovano i nervi sacrali e coccigei emergenti dal filum terminale. Lo spazio subaracnoideo termina con la dura madre a S1-S3.

Con il paziente in decubito laterale e le ginocchia flesse o in posizione prona, si palpa il corno sacrale. Se risulta difficile individuare alla palpazione il corno sacrale, questo repere può essere stimato misurando 5 cm dalla punta del coccige sulla linea mediana. Si esegue quindi l'anestesia locale con lidocaina nel corno sacrale. A questo punto si inserisce un ago 22 G con un angolo di 70-80° rispetto alla cute. Avanzare l'ago attraverso la membrana sacrococcigea fino a che non si penetra la membrana sacrococcigea che viene identificata con una sensazione di "pop". Rimuovere il mandrino e verificare che non fuoriesca liquor o sangue. A questo punto somministrare una dose test di AL. Da ricordare che il canale sacrale è ricco di vene epidurali, quindi una certa percentuale di riassorbimento di AL si può verificare anche in caso in cui non sia stata eseguita una iniezione intravascolare accidentale. Inoltre, l'estensione del bocco caudale è variabile e dipende fortemente dalle variabili anatomiche di ciascun paziente.

Blocco paravertebrale toracico e lombare

I blocchi paravertebrale toracico (TPVB) e lombare (LPVB) rappresentano un'alternativa all'anestesia spinale ed epidurale per procedure chirurgiche unilaterali nel torace e nell'addome. TPVB e LPVB producono un blocco del nervo somatico e simpatico ipsilaterale a causa di un effetto diretto dell'anestetico locale sui nervi somatici e simpatici nel TPVS e nel TPVB. Questo blocco determina anestesia nel dermatomero corrispondente al sito d'iniezione. La distribuzione dermatomerica di anestesia o analgesia dipende dal livello bloccato e dal volume di anestetico locale iniettato. Il PVB fornisce un'adeguata analgesia nei pazienti con fratture costali unilaterali e dopo toracotomia, con minori effetti cardiovascolari e respiratori rispetto ai blocchi neuroassiali centrali. Un catetere può anche essere inserito per l'infusione continua di anestetico locale. La distribuzione dermatomerica dell'AL a seguito di una singola iniezione è spesso imprevedibile, con un certo grado di estensione sia cefalica che caudale. Quando vogliamo ottenere anestesia ed analgesia su diversi dermatomeri è più affidabile la tecnica ad iniezione multipla, in cui piccoli volumi di anestetico locale sono iniettati in diversi livelli toracici contigui.

Lo spazio paravertebrale toracico (PVS) è un'area cuneiforme che si trova su entrambi i lati della colonna vertebrale. Questa area è delimitata dalla pleura parietale (anterolateralmente), dal corpo vertebrale (medialmente) e dal legamento costotrasverso superiore (posteriormente). Il PVS contiene i rami dorsali e ventrali delle radici spinali e fibre simpatiche. Di conseguenza il blocco paravertebrale (PVB) può fornire blocco motorio, sensoriale e simpatico unilaterale. Il nervo spinale esce dal forame intervertebrale e quindi si divide nei rami dorsali e ventrali. Il ramo dorsale fornisce innervazione alla cute e ai muscoli della regione paravertebrale. Il ramo ventrale continua lateralmente come il nervo intercostale. Si sottolinea come lo spazio paravertebrale toracico sia continuo con lo spazio intercostale lateralmente con lo spazio epidurale medialmente e con spazio paravertebrale controlaterale (attraverso la fascia prevertebrale). Di conseguenza, l'iniezione di anestetico locale nello spazio paravertebrale può determinare un'estensione laterale dei farmaci (verso i nervi intercostali) o un'estensione mediale nello spazio epidurale attraverso i forami intervertebrali. Particolare attenzione durante l'esecuzione di questo blocco dovrà essere posta nei confronti del rischio di causare pneumotorace a causa delle caratteristiche anatomiche di questo spazio.

Il paziente, se possibile, viene posizionato seduto. Gli operatori devono identificare i punti di repere anatomici: processi spinosi, processo trasverso ed apice della scapola (corrisponde a T7). L'ago viene inserito perpendicolarmente alla cute fino ad incontrare il processo trasverso della vertebra. La profondità alla quale viene individuato il processo trasverso è variabile (3-4 cm) e dipende dalle caratteristiche anatomiche dell'individuo e dal livello a cui è inserito l'ago. Se l'osso non viene individuato, si deve presumere che l'ago si trovi tra due processi trasversali adiacenti. L'ago deve essere retratto nel tessuto sottocutaneo e reinserito con una direzione cefalica o caudale alla stessa profondità (4 cm) fino a quando l'osso non viene individuato. Una volta incontrato il processo trasverso, l'ago viene fatto gradualmente avanzare fino a quando non viene percepita una perdita di resistenza, dovuta al passaggio dell'ago lungo il legamento costotrasversale superiore nel TPVS. Una costante attenzione alla profondità dell'inserzione dell'ago è essenziale per evitare complicanze quali lo pneumotorace o la puntura dello spazio epidurale. La guida ecografica può essere utilizzata per aiutare a identificare lo spazio paravertebrale (PVS), per controllare la posizione dell'ago e monitorare la diffusione degli anestetici locali (**Figura 37.13**).

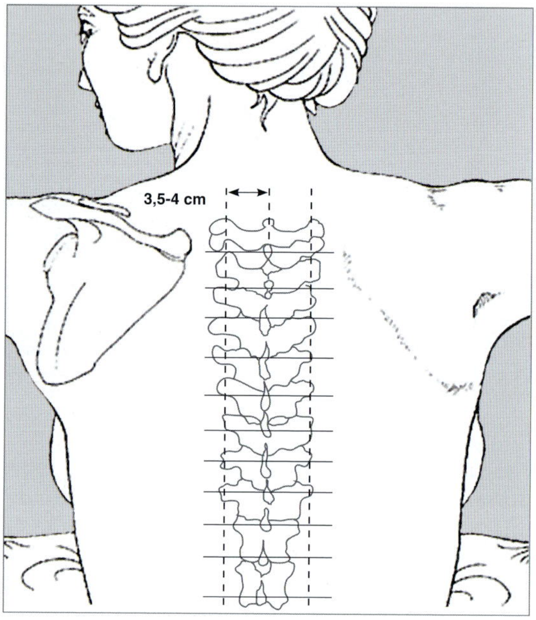

Figura 37.13 Blocco paravertebrale (Adattata da Blocchi semplici per la chirurgia addominale).

Letture consigliate

Horlocker TT, Wedel DJ, Rowlingson JC, et al: Regional anesthesia in the patient receiving antithrombotic or thrombolytic therapy: American Society of Regional Anesthesia and Pain Medicine Evidence-Based Guidelines (Third Edition). Regional anesthesia and pain medicine 2010; 35:64-101

Gogarten W: The influence of new antithrombotic drugs on regional anesthesia. Current opinion in anaesthesiology 2006; 19:545-550.

Sinclair CJ, Scott DB, Edstrom HH: Effect of the Trendelenberg position on spinal anaesthesia with hyperbaric bupivacaine. Br J Anaesth 1982; 54:497-500.

Cyna AM, Andrew M, Emmett RS, et al: Techniques for preventing hypotension during spinal anaesthesia for caesarean section. Cochrane Database Syst Rev 2006:CD002251.

Tuominen M, Taivainen T, Rosenberg PH: Spread of spinal anaesthesia with plain 0.5% bupivacaine: Influence of the vertebral interspace used for injection. Br J Anaesth 1989; 62:358–361.

Palmer CM: Continuous spinal anesthesia and analgesia in obstetrics. Anesth Analg 2010; 111:1476–1479.

Carrier FM, Turgeon AF, Nicole PC et al: Effect of epidural analgesia in patients with traumatic rib fractures: a systematic review and meta-analysis of randomized controlled trials. Canadian journal of anaesthesia = Journal canadien d'anesthesie 2009; 56:230-242.

Freise H, Lauer S, Konietzny E, et al: Hepatic effects of thoracic epidural analgesia in experimental severe acute pancreatitis. Anesthesiology 2009; 111:1249-1256.

Bulger EM, Edwards T, Klotz P, et al: . Epidural analgesia improves outcome after multiple rib fractures. Surgery 2004; 136:426-430.

Gauss A, Jahn SK, Eberhart LH, et al: Cardioprotection by thoracic epidural anesthesia? meta-analysis. Der Anaesthesist 2011; 60:950-962.

Nishimori M, Ballantyne JC, Low JH: Epidural pain relief versus systemic opioid-based pain relief for abdominal aortic surgery. The Cochrane database of systematic reviews 2006; CD005059.

Perlas A, Chaparro LE, Chin KJ: Lumbar Neuraxial Ultrasound for Spinal and Epidural Anesthesia: A Systematic Review and Meta-Analysis. Regional anesthesia and pain medicine 2016; 41:251-260.

Rawal N, Holmstrom B, Croehurst JA, et al: The combined spinal-epidural technique. Anaesthsiol Clin North America 2000;18: 267–295.

Locks GF, Almeida MC, Pereira AA: Use of the ultrasound to determine the level of lumbar puncture in pregnant women. Rev Bras Anestesiol 2010; 60:13–19.

Salman A, Arzola C, Tharmaratnam U, et al: Ultrasound imaging of the thoracic spine in paramedian sagittal oblique plane: the correlation between estimated and actual depth to the epidural space. Reg Anesth Pain Med 2011; 36:542–547.

Weed JT, Taenzer AH, Finkel KJ, et al: Evaluation of pre-procedure ultrasound examination as a screening tool for difficult spinal anaesthesia. Anaesthesia 2011; 66:925–930.

Waldman S: Caudal epidural nerve block. In Waldman S (ed): Interventional Pain Management, 2nd ed. Saunders, 2001, p 520.

Batra RK, Krishnan K, Agarwal A: Paravertebral block. Journal of anaesthesiology, clinical pharmacology 2011; 27:5-11.

Spinal Anesthesia. Available at https://www.nysora.com/techniques/neuraxial-and-perineuraxial-techniques/spinal-anesthesia.

BLOCCHI NERVOSI PERIFERICI

38

Etrusca Brogi, Niccolò Castellani Nicolini, Francesco Forfori

Introduzione

L'utilizzo dell'ecografo per eseguire blocchi nervosi periferici rappresenta ormai il gold-standard nella pratica clinica quotidiana. Tra i principali vantaggi dell'utilizzo dell'ecografia troviamo sicuramente la diretta visualizzazione dell'ago e dello spread dell'anestetico locale (AL) attorno alle strutture nervose. Infatti, l'ecografia consente uno studio real-time e bidimensionale delle strutture anatomiche, sia dei fasci nervosi che delle strutture circostanti, permettendo l'identificazione di quelle varianti anatomiche che non sarebbero riconoscibili utilizzando la tecnica blind/elettrostimolata.

Non dobbiamo però ricordare che la tecnica ecografica è operatore dipendente e quindi è necessaria l'acquisizione di adeguate competenze nell'utilizzo dell'ecografo per eseguire correttamente i blocchi nervosi ecoguidati. Prima di tentare un blocco nervoso, gli operatori devono acquisire una conoscenza di base dell'aspetto ecografico dei diversi tessuti, della funzionalità della macchina ecografica, dei rudimenti di manipolazione della sonda ecografica e di visualizzazione / orientamento dell'ago all'interno del fascio ultrasonoro.

Tipicamente i nervi periferici appaiono come una struttura a "nido d'ape", con strutture ipoecogene (fasci di nervi) e strutture iperecogene (il tessuto connettivo tra le strutture neurali). Inoltre, i nervi possono presentarsi come strutture rotonde, ovalari o triangolari se visualizzate in asse corto, oppure come strutture longitudinali se visualizzate in asse lungo. Altre strutture che devono essere identificate durante lo studio ecografico sono: le vene (anecoica, collassabile sotto pressione con trasduttore), le arterie (anecoica, pulsante, non collassabile), le fasce (strati iperecogeni), i muscoli (ipoecogeno, con struttura striata) e le ossa (bordo iperecogeno, cono d'ombra).

Per di più è importante imparare a visualizzare strutture come la pleura soggetta a movimenti con gli atti respiratori per evitarne la puntura accidentale (soprattutto nei blocchi del plesso brachiale). A seconda del tipo di blocco eseguito, guadagno, penetrazione, profondità, frequenze e risoluzione dell'immagine devono essere ottimizzate. Infine, dobbiamo sapere che per l'esecuzione di un blocco periferico, l'ago può essere inserito in plane (lungo l'asse del fascio ultrasonografico) o out of plane (l'ago passa attraverso l'asse corto del fascio ultrasonografico) e avanzato verso il nervo. Cambiamenti di traiettoria e riposizionamenti dell'ago possono spesso essere necessari durante la procedura (**Figura 38.1**). Una volta posizionato l'ago, l'anestetico locale viene somministrato sotto visualizzazione ecografica diretta finché il nervo è circondato da AL. Di conseguenza, la guida ecografica consente la somministrazione di volumi adeguati di anestetico locale e la prevenzione della somministrazione accidentale di farmaci intravascolari od intraneurali, riducendo in maniera significativa le complicanze dell'anestesia loco-regionale. La letteratura attuale ha dimostrato come l'utilizzo degli ultrasuoni riduce il numero di tentativi, migliora il tasso di successo al primo tentativo, riduce la necessità di più tentativi di puntura, l'incidenza di complicazioni e migliora il comfort del paziente durante le procedure di anestesia regionale.

In questo capitolo discuteremo le tecniche per l'esecuzione dei diversi blocchi nervosi periferici. Parallelamente all'approccio ecografico descriveremo anche l'approccio classico (blind/landmark) in quanto, nonostante la superiorità ampiamente trattata dell'approccio US, sul terri-

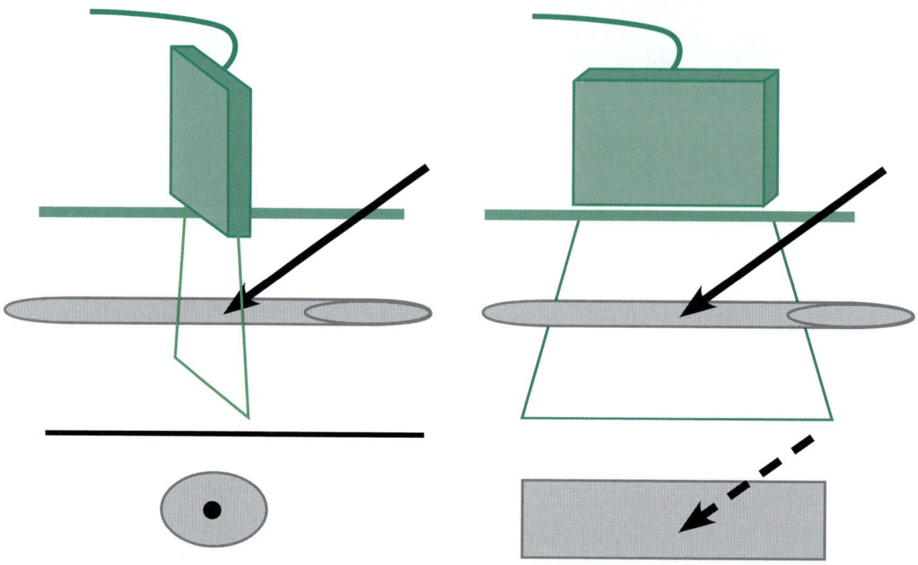

Figura 38.1 Orientamento del trasduttore con i piani assiali di base. Visione trasversa o asse corto (sinistra), visione longitudinale o asse lungo (destra). L'ago (freccia) è visualizzato in sezione nell'asse corto ed interamente nell'asse lungo.

torio spesso la disponibilità di un ecografo non è ancora scontata. È ancora necessario, quindi, conoscere e saper eseguire queste tecniche anche con l'approccio blind. La conoscenza anatomica dei nervi è chiaramente fondamentale anche con l'approccio eco-guidato, alla scopo di visualizzare l'area che andremo a circondare con AL per ottenere un blocco più idoneo con minor quantitativo di farmaco per l'intervento chirurgico.

Anestesia regionale per intubazione endotracheale

Generalmente, l'anestesista esegue l'intubazione endotracheale in anestesia generale, con l'utilizzo di ipnotici e curari. Però, nei pazienti con fratture della colonna vertebrale cervicale o con sospetta intubazione difficile, il gold standard per la gestione delle vie aeree è rappresentata dall' intubazione con l'ausilio del fibroscopio a paziente sveglio. Questa tecnica infatti permette di mantenere il respiro spontaneo, la pervietà delle vie aeree e garantisce la cooperazione del paziente. Inoltre, in caso di difficoltà tecniche, la procedura può essere interrotta senza incorrere a complicanze "life-threatening", con un rischio minimo per il paziente. Controindicazioni a questo approccio sono il rifiuto del paziente, i pazienti pediatrici e i pazienti non cooperanti.

Durante la procedura, le vie aeree che vengono incontrate dal broncoscopio e conseguentemente dal tubo endotracheale possono determinare fastidio, dolore ed evocare riflessi specifici. È importante quindi conoscere l'innervazione di questa zona per fornire un'adeguata anestesia, lenire i riflessi evocabili al fine di semplificare la manovra e migliorare il comfort del paziente. L'innervazione delle vie aeree superiori è fornita dai nervi trigemino, glossofaringeo e vago.

Esistono varie tecniche per eseguire l'anestesia regionale delle vie aeree superiori. AL possono essere somministrati direttamente nel nasofaringe e nell'orofaringe utilizzando una cannula di calibro 20 G collegato ad una fonte di ossigeno tramite un rubinetto a tre vie (tecnica McKenzie); si ottiene così un effetto spray che aumenta notevolmente l'area di somministrazione dell'anestetico locale e consente l'esecuzione dell'anestesia direttamente della mucosa nasale e orale. In alternativa, può essere utilizzato un atomizzatore (disponibili per applicazioni nasali e orali). Infine, un modo sicuro e non invasivo per anestetizzare le vie aeree fino alla trachea è rappresentato dall'utilizzo di un nebulizzatore ed una mascherina facciale. Parallelamente, la blanda sedazione con ipnotici e sedativi endovenosi può contribuire a ridurre l'ansia e rendere più agevole la manovra. A questo punto l'operatore introduce il broncoscopio flessibile (attraverso le vie nasali o orali) e quando viene visualizzata l'epiglottide e le corde vocali, questa area può essere anestetizzata iniettando AL attraverso il canale operativo del broncoscopio flessibile. Infine, per completare l'anestesia regionale durante questa procedura, possono essere eseguiti dei blocchi nervosi (glossofaringeo, nervo laringeo superiore, nervi laringei ricorrenti).

Blocco del nervo glossofaringeo: fornisce innervazione sensitiva al terzo posteriore della lingua e rappresenta il braccio afferente del riflesso del vomito; pertanto, questo blocco è particolarmente utile per abolire questo riflesso. Il blocco del nervo glossofaringeo può essere eseguito seguendo un approccio intra-orale iniettando AL a livello del pilastro tonsillare posteriore (lateralmente al bordo laterale della lingua) oppure iniettando AL subito posteriormente al processo stiloideo (si trova nel punto medio di una linea disegnata dall'angolo della mascella alla punta del processo mastoideo).

Blocco nervoso laringeo superiore: fornisce innervazione sensitiva alle strutture laringee al di sopra delle corde vocali. Decorre inferiormente all'osso ioide dove si divide nei rami interni ed esterni. Il ramo interno penetra poi nella membrana tiroidea mentre il ramo esterno non penetra nella membrana tiroidea ma decorre sulla laringe fino al muscolo sterno-tiroideo. Il nervo laringeo superiore può essere bloccato inserendo l'ago lateralmente al corpo dell'osso ioide dirigendo l'ago verso il corno maggiore di questo osso; vengono bloccati sia i rami interni che quelli esterni del nervo laringeo superiore.

Blocco nervoso laringeo ricorrente: fornisce innervazione sensitiva delle corde vocali e della trachea. Il nervo decorre lungo il solco tracheoesofageo e fornisce innervazione motoria a tutti i muscoli intrinseci della laringe (ad eccezione del muscolo cricotiroideo). I blocchi diretto e bilaterale di questo nervo non vengono eseguiti in quanto possono provocare paralisi delle corde vocali bilaterali e ostruzione delle vie aeree. Si esegue quindi un approccio translaringeo. A paziente in posizione supina, s'identifica la cartilagine cricoidea e la membrana cricotiroidea. L'ago deve essere inserito lungo la linea mediana a livello della membrana cricotiroidea. Si può quindi iniettare AL.

US: gli ultrasuoni possono essere di ausilio nell'identificare le strutture ossee, vascolari, la membrana cricotiroidea, la cartilagine tiroidea, la cartilagine cricoide e per osservare lo spread dell'AL attorno alle strutture nervose. Questo aspetto può essere particolarmente utile nei pazienti obesi. La sonda ecografica lineare deve essere posizionata sul piano sagittale per identificare l'osso ioide; il trasduttore viene quindi ruotato trasversalmente per identificare la membrana tiroidea, e contare gli anelli tracheali.

Blocco del plesso cervicale

Il blocco del plesso cervicale, profondo e superficiale, viene indicato in una varietà di procedure chirurgiche (la chirurgia superficiale del collo e delle spalle, la chirurgia della tiroide e la linfoadenectomia). L'uso più comune è rappresentato dall'endoarterectomia carotidea, poiché permette, a paziente sveglio, il monitoraggio neurologico durante la procedura. Il plesso cervicale origina dai rami anteriori dei quattro nervi cervicali superiori (C2-C4). Questi nervi, una volta usciti dai rispettivi forami intervertebrali, attraversano la regione cervicale anteriore, anteriormente ai processi trasversi delle rispettive vertebre. A questo livello formano tre tronchi nervosi; C4 dà origine anche a un ramo discendente e partecipa alla formazione del plesso brachiale, mentre C1 emette un ramo che si unisce al nervo ipoglosso. Il plesso cervicale è situato profondamente nel collo, nella loggia carotidea, a ridosso dei processi trasversi delle vertebre cervicale, tra i muscoli elevatore della scapola, splenio del collo e il muscolo scaleno medio (posteriormente) e i muscoli prevertebrali e il muscolo scaleno anteriore (anteriormente). I rami del plesso cervicale superficiale emergono dal margine posteriore dello sternocleidomastoideo e innervano la cute e le strutture superficiali della testa, del collo e della spalla. I rami del plesso cervicale profondo ruotano intorno al margine laterale del muscolo scaleno anteriore ed innervano le strutture più profonde del collo. Le controindicazioni all'esecuzione del blocco del plesso cervicale comprendono il rifiuto del paziente, l'infezione locale e precedenti interventi chirurgici o radioterapia al collo. Allo stesso modo, a causa del rischio di paresi del nervo frenico, il blocco del plesso cervicale profondo è controindicato nei pazienti con paralisi del nervo frenico controlaterale e compromissione polmonare significativa. Un'ulteriore importante complicazione di questo blocco è rappresentato dall'erronea iniezione di AL a livello subaracnoideo, epidurale o vascolare. Per il blocco del nervo cervicale e profondo il paziente si trova in posizione supina con il collo rivolto verso il lato opposto del lato dove deve essere eseguito il blocco, con un cuscino sotto le spalle per esporre al meglio le zone dove eseguire il blocco.

Blocco cervicale profondo: i punti di repere da identificare sono il processo mastoideo, il tubercolo di Chassaignac (processo trasverso di C6) ed il margine posteriore dello sternocleidomastoideo. L'operatore disegnata una linea che collega il processo mastoideo al tubercolo di Chassaignac; lungo questa linea decorrono i processi trasversi delle vertebre cervicali. Seguendo questa linea è quindi possibile identificare i processi trasversi da C2 a C6. L'ago viene inserito a livello di ciascun processo trasverso perpendicolarmente alla cute con inclinazione lievemente caudale. In ogni spazio, l'ago viene fatto avanzare fino ad incontrare il tubercolo posteriore del processo trasverso. A questo punto, l'ago viene ritirato 1-2 mm e viene somministrato AL. Per l'esecuzione di questo blocco può essere utilizzato un neurostimolatore. La stimolazione dell'elevatore della scapola causa elevazione e rotazione interna della scapola.

Blocco cervicale superficiale: posizione del paziente e reperi anatomici come per il blocco cervicale profondo. Il punto d'inserzione dell'ago è rappresentato dal punto medio della linea che collega il processo mastoideo a C6. È qui che i rami del plesso cervicale superficiale emergono dal margine posteriore del muscolo sternocleidomastoideo. Per l'approccio ultrasonografico, la sonda ecografica lineare deve essere posizionata con orientamento trasversale a livello del punto medio del margine posteriore dello sternocleidomastoideo. Il plesso può essere visualizzato lateralmente al margine posteriore dello sternocleidomastoideo, con aspetto a nido d'ape (**Figura 38.2**).

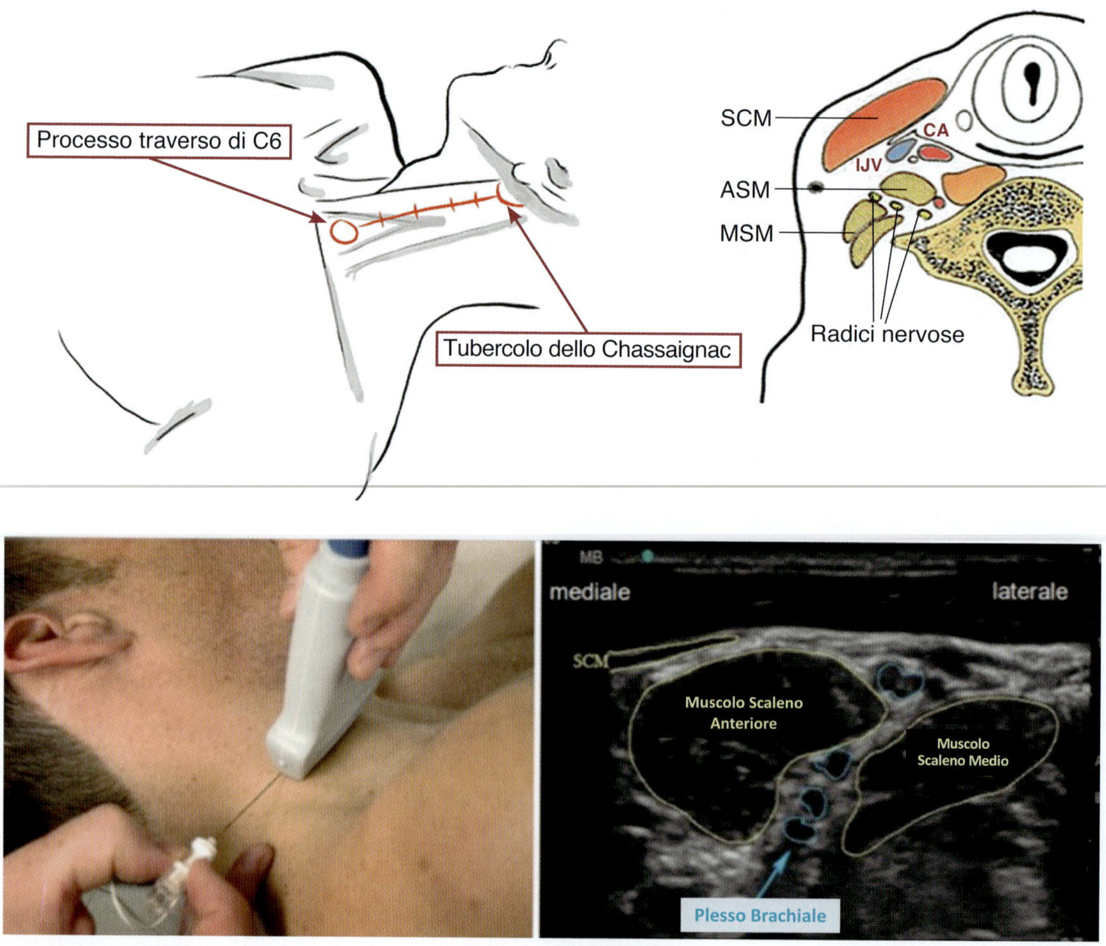

Figura 38.2 Reperi anatomici per identificazione del blocco cervicale ed anatomia della regione interessata e tecnica con ecoguida.

Blocco nervoso periferico per gli arti superiori

Il plesso brachiale è responsabile dell'innervazione dell'arto superiore; fornisce l'innervazione motoria dell'intero arto superiore ed anche la gran parte dell'innervazione sensitiva, ad eccezione delle regioni cutanee cefaliche della spalla. Questa regione è infatti innervata dai rami discendenti del plesso cervicale (sensibilità alla spalla sopra la clavicola, ai primi due spazi intercostali anteriormente, al triangolo cervicale posteriore e alla parte superiore torace). Inoltre, la regione postero-mediale del braccio fino al gomito è innervata dai rami del 2° nervo intercostale. I blocchi nervosi dell'arto superiore possono essere eseguiti non solo per l'esecuzione dell'intervento chirurgico, ma utilizzando cateteri a permanenza possono essere usati per il controllo antalgico post-operatorio e per eseguire procedure invasive al letto del paziente. Inoltre, questi blocchi possono essere eseguiti per la gestione del dolore nei pazienti con fratture e lussazioni articolari, fornendo sollievo dal dolore e rilassamento muscolare. Il plesso brachiale può essere bloccato seguendo 4 approcci diversi (blocco plessico interscalenico, sopraclavicolare, infraclavicolare e blocco del nervo ascellare) ognuno con specifici vantaggi ed indicazioni e parallelamente con rischi e controindicazioni peculiari. Inoltre i rami del plesso brachiale possono essere bloccati in modo selettivo a livello del gomito e del polso in modo da ottenere un'anestesia "tailored" per specifici interventi chirurgici

Il plesso brachiale è costituito dai rami ventrali di C5-C8 e T1, inoltre il plesso brachiale riceve fibre nervose anche da C4 e T2. Questi nervi, una volta usciti dai rispettivi forami intervertebrali, attraversano la regione cervicale anteriore tra il muscolo scaleno anteriore e medio; a questo livello viene effettuato il blocco plessico interscalenico. Seguendo il loro decorso lateralmente, giunti nella fossa interscalenica i rami si uniscono a formare tre tronchi:

- tronco superiore (C5-6)
- tronco medio (C7)
- tronco inferiore (C8-T1)

I tronchi quindi passano al di sotto della clavicola e la prima costa dietro all'inserzione del muscolo scaleno anteriore; subito sopra alla clavicola si effettua il blocco plessico sopraclavicolare. L'arteria succlavia attraversa questa regione, subito posteriormente al muscolo scaleno e anteriormente al fascio nervoso. Lungo il decorso, lateralmente, ciascun tronco nervoso (superiore, medio, inferiore) si divide in un ramo anteriore e posteriore, il fascio nervoso è disposto intorno all'arteria succlavia; a questo livello viene effettuato il blocco plessico infraclavicolare.

Le sei divisioni di ciascun tronco convergono per formare 3 tronchi secondari (laterale, mediale e posteriore) a livello del processo coracoideo. Il tronco secondario laterale decorre lateralmente all'arteria ascellare e da questo tronco origina il nervo muscolo cutaneo. Dal tronco secondario posteriore origina il nervo ascellare ed il nervo radiale. Dal tronco secondario mediale (decorre medialmente all'arteria ascellare) originano il nervo ulnare, il nervo cutaneo mediale del braccio e dell'avambraccio. Il nervo mediano origina dal tronco secondario mediale e laterale. Il blocco del nervo ascellare viene eseguito a livello del cavo ascellare. Il plesso brachiale, lungo tutto il suo decorso dai processi trasversi delle vertebre cervicali fino all'ascella, si trova all'interno dello spazio perivascolare circondato da una fascia che origina dall'estensione laterale della fascia posteriore del muscolo scaleno anteriore e dalla fascia anteriore del muscolo scaleno medio. Questa disposizione anatomica permette l'esecuzione dei blocchi nervosi secondo la single-injection technique.

Blocco plessico interscalenico: con questa tecnica il plesso brachiale risulta bloccato attraverso l'iniezione single-shot di AL nello spazio perineurale tra i muscolo scaleno anteriore e medio. Il blocco interscalenico è indicato per le procedure sulla spalla e sull'omero prossimale e sui due terzi laterali della clavicola. Questo approccio richiede generalmente ampi volumi di anestetico e spesso anche il plesso cervicale ne risulta bloccato; provoca quindi anestesia dei dermatomi C5 -C7 e del plesso cervicale (C2-C4), coprendo anche la cute sopra l'acromion. Tuttavia, questo approccio è a spesso inefficace nel bloccare C8-T1 (lato ulnare della mano), di conseguenza, non è raccomandato in genere per la chirurgia della mano. Il blocco interscalenico può anche essere utilizzato per la chirurgia del braccio o dell'avambraccio; tuttavia, la maggiore incidenza di blocco incompleto del tronco inferiore con questa tecnica può fornire un'analgesia inadeguata nella distribuzione ulnare. Le controindicazioni assolute includono il rifiuto del paziente, l'infezione locale e l'allergia all'anestetico locale. Particolare attenzione deve essere posta nei pazienti con BPCO, paresi controlaterale dei nervi laringeo, frenico o ricorrente. Potenziali complicanze sono rappresentate da iniezione epidurale, intratecale o carotidea di

LA, paresi del nervo laringeo, ricorrente, blocco del nervo frenico e dei nervi simpatici cervicali. Contrariamente, un vantaggio è rappresentato dalla relativa distanza dalla cupola pleurica, ne consegue basso rischio di pneumotorace (PNX).

Per la tecnica blind, i principali punti di repere sono rappresentati dalla testa sternale e clavicolare del muscolo sternocleidomastoideo, la clavicola e la vena giugulare esterna ed il margine superiore della cartilagine cricoide. L'approccio classico di Winnie viene eseguito a livello della sesta vertebra cervicale. Il paziente giace supino con il capo leggermente girato dal lato opposto del sito di esecuzione del blocco con le spalle leggermente spinte verso il basso. Il paziente viene quindi invitato a sollevare leggermente la testa per poter meglio visualizzare il margine posteriore del muscolo sternocleidomastoideo. Spostandoci lateralmente con la mano non dominante, si ricerca la fossa degli scaleni (formata dai muscoli scaleni anteriori e posteriori). La percezione della pulsazione dell'arteria succlavia che decorre in questa fossa può essere di aiuto. Successivamente, l'operatore segna una linea che collega la cartilagine tiroide alla fossa degli scaleni. Il punto di mezzo della linea tracciata dalla cricoide alla fossa rappresenta il punto d'introduzione dell'ago, che si trova a livello del processo trasverso di C6. Si utilizza un ago collegato ad un elettrostimolatore (0,5 mA, 0,1 msec), dopo aver ottenuto una risposta motoria (della spalla, del braccio o dell'avambraccio), si esegue un'aspirazione con lo stantuffo dell'ago per escludere il posizionamento intravascolare o intratecale. L'ago deve essere inserito perpendicolarmente alla superficie cutanea con direzione caudale di circa 45° e fatto progredire fino a che non otteniamo una risposta motoria o incontriamo il piano osseo. In questo ultimo caso, l'ago va retratto e riposizionato. Altrimenti, un trasduttore US può essere posizionato sul piano trasversale a livello della cricoide, 3-4 cm sopra la clavicola, sopra la vena giugulare esterna. Il plesso brachiale è visualizzato lateralmente all'arteria carotide, tra il muscolo scaleno anteriore e medio. Il plesso brachiale è tipicamente visualizzato ad una profondità di 1-3 cm. Una volta che l'arteria è stata identificata, il trasduttore viene spostato lateralmente. L'obiettivo è identificare i muscoli scaleno anteriore e medio e gli elementi del plesso brachiale. L'ago viene quindi inserito secondo un approccio in-plane o out of plane verso il plesso brachiale, seguendo la direzione latero-mediale. Il passaggio attraverso la fascia prevertebrale, viene percepito con una sensazione di perdita di resistenza. Dopo un'attenta aspirazione per escludere il posizionamento dell'ago intravascolare, vengono iniettati 1-2 ml di anestetico locale per verificare il corretto posizionamento dell'ago. La guida US consente la visualizzazione della diffusione dell'anestetico locale per assicurare un'adeguata diffusione. Un catetere a permanenza può essere inserito per l'analgesia postoperatoria prolungata. In questo caso si deve usare un ago Tuohy da 17 G che permette l'avanzamento del catetere nella fascia periscalenica.

Blocco plessico sopraclavicolare: l'approccio sopraclaveare al plesso brachiale provoca l'anestesia dei dermatomi da C5 a T1 e fornisce anestesia o analgesia dell'intero arto superiore. Il blocco plessico sopraclavicolare è indicato per gli interventi della mano, avambraccio e braccio e nella regione della spalla. Controindicazioni generali all'uso di questa tecnica sono quelle che si applicano a qualsiasi blocco regionale, come infezione locale, anomalie significative della coagulazione e incapacità di cooperazione del paziente durante l'esecuzione del blocco o durante la chirurgia. Come il blocco interscalenico, il blocco sopraclavicolare non si esegue bilateralmente o in pazienti con compromissione respiratoria a causa del potenziale rischio di pneumotorace o blocco del nervo frenico. Il vantaggio di questo approccio è rappresentato dal fatto che il plesso viene bloccato ad un livello dove i tre tronchi decorrono ravvicinati; il blocco quindi insorge rapidamente ed interessa tutto il plesso.

Per la tecnica landmark, i principali punti di repere sono il capo clavicolare del muscolo sternocleidomastoideo e la clavicola stessa. Il paziente si trova in posizione semiseduta con la testa ruotata sul lato opposto della sede dove verrà eseguito il blocco. Al paziente viene chiesto di abbassare la spalla e flettere il gomito. Il polso è supinato in modo che il palmo della mano sia rivolto verso il viso del paziente. Questa manovra consente di rilevare qualsiasi movimento delle dita prodotto dalla stimolazione nervosa. Il punto di inserzione dell'ago si trova lateralmente al capo clavicolare dello sternocleidomastoideo, nella fossa infrascalenica. L'ago viene fatto avanzare perpendicolarmente alla pelle per 2-5 mm e poi inclinato caudalmente sotto il dito. Utilizzando un neurostimolatore, dovremmo osservare contrazione di tutte le dita o in flessione o estensione. Per la tecnica US, il trasduttore deve essere posizionato sul piano trasversale immediatamente sopra al punto medio della clavicola. Il plesso brachiale appare come un fascio di strutture ipoecogene laterali all'arteria. Il plesso brachiale è tipicamente visualizzato a una profondità di 1-2 cm in questa posizione. L'ago viene quindi inserito in plane verso il plesso brachiale, in direzione latero-mediale. Il passaggio dell'ago nella fascia perineurale è spesso associato a un "pop" dovuto ad una perdita di resistenza. Dopo un'attenta aspirazione, vengono iniettati 1-2 ml di anestetico locale per confermare il corretto posizionamento dell'ago. Se l'iniezione di anestetico locale non sembra determinare una diffusione intorno al plesso brachiale, può essere necessario il riposizionamento dell'ago. La vicinanza del plesso brachiale alla pleura e l'arteria succlavia rappresenta sicuramente lo svantaggio maggiore per questo blocco. Tuttavia, la guida ecografica e la conseguente capacità di identificare queste strutture hanno aumentato la sicurezza di questo approccio. Anche per questo blocco, un catetere a permanenza può essere inserito per fornire un'analgesia postoperatoria continua.

Blocco plessico infraclavicolare: Questo blocco determina anestesia della mano, del polso, dell'avambraccio, del gomito e del braccio distale ma non sulla cute dell'ascella e del braccio mediale (nervo intercostobrachiale). Le indicazioni per il blocco infraclavicolare sono le stesse del blocco ascellare, ma con questo approccio vengono bloccati con maggior frequenza i nervi muscolo cutaneo e radiale. Inoltre, a differenza dell'approccio ascellare, può essere eseguito senza abduzione del braccio, rendendolo più adeguato per i pazienti con limitata mobilità della spalla. Oltre ai tipici rischi e complicanze dei blocchi periferici (iniezione intravascolare, allergia a AL), questo blocco è gravato dal rischio di puntura pleurica con PNX ed il rischio di puntura dell'arteria o vena succlavia con emotorace. L'approccio infraclavicolare blocca il plesso brachiale al di sotto della clavicola, circa nel punto medio della calvicola, nel trigono clavico-pettorale. Nella regione sottoclavicolare, i tre tronchi secondari del plesso decorrono strettamente vicini. Il punto di inserzione dell'ago richiede il riconoscimento dei punti di repere ossei; la estremità sternale della clavicola e il processo coracoideo. Il punto di inserzione dell'ago è circa 2 cm caudalmente e 2 cm medialmente dal processo coracoideo, oppure sposandoci dall'estremità distale della clavicola e spostandoci lateralmente, il punto di inserzione è rappresentato dal punto in cui scompare il polso dell'arteria succlavia. L'ago viene fatto avanzare in direzione perpendicolare alla cute. La profondità del plesso nervoso è di circa 4 cm (fino a 8 cm nei pazienti con massa muscolare prominente). Utilizzando un neurostimolatore, il nervo può essere identificato quando viene evocata la contrazione muscolare (a livello del polso ed estensione delle dita) o quando vengono evocate delle parestesie. Anche per questo approccio, può essere posizionato un catetere per l'analgesia post-operatoria continua.

Per l'approccio US, il trasduttore deve essere posizionato medialmente al processo coracoideo, sotto la clavicola, con orientamento parasagittale. L'arteria ascellare può essere identificata in profondità ai muscoli pettorale maggiore e minore. I fasci nervosi sono visualizzati come strutture iperecogene rotonde attorno all'arteria. La vena ascellare è vista come una struttura ipoecogena comprimibile che giace medialmente sull'arteria ascellare. Il trasduttore viene spostato nella direzione cefalica-caudale e mediale-laterale finché l'arteria non viene identificata nella sezione trasversale. La parete toracica e la pleura possono essere visualizzate nella regione mediale e caudale dell'immagine ecografica. L'arteria ascellare e/o il plesso brachiale sono tipicamente identificati a una profondità di 3-5 cm in pazienti di dimensioni medie. L'ago viene inserito out of plane.

Blocco del plesso ascellare: determina l'anestesia per i tre nervi della mano (radiale, mediano, ulnare) ma questo blocco non fornisce analgesia per la spalla. L'anestesia si ottiene attraverso l'iniezione di AL nella guaina neurovascolare del plesso brachiale a livello dell'ascella. Rappresenta il blocco di scelta per gli interventi a livello del braccio, nella regione del gomito, dell'avambraccio e della mano. Non presenta controindicazioni specifiche. Difficoltà tecniche sono rappresentate dal frequente tasso di insuccesso nel bloccare il nervo muscolocutaneo (innervazione sul lato radiale dell'avambraccio). Il braccio deve essere abdotto per l'esecuzione del blocco. Nel cavo ascellare i tronchi secondari (laterali, mediali e posteriori) formano i principali nervi terminali dell'arto superiore (ascellare, muscolocutaneo, mediano, ulnare e radiale). In questa regione, il nervo mediano è situato superiormente all'arteria, mentre il nervo ulnare si trova inferiormente ad esso ed il nervo radiale posteriormente. La guaina neurovascolare contiene questi tre nervi. All'interno della guaina possono trovarsi dei setti che però risultano spesso incompleti permettendo una singola iniezione per il blocco di questi tre nervi. Il nervo muscolocutaneo invece si trova in prossimità del muscolo coracoideo e richiede un'ulteriore iniezione per il suo blocco. Il paziente viene posto in posizione supina con il braccio abdotto a 90 gradi. Il principale punto di repere è la pulsazione dell'arteria ascellare. Il punto di inserzione dell'ago si trova superiormente alla pulsazione del arteria ascellare. L'ago deve essere fatto avanzare in direzione longitudinale al vaso arterioso in direzione prossimale. La percezione dell'ago che attraversa la guaina neurovascolare viene avvertita dall'operatore con una sensazione di perdita di resistenza. Il neurostimolatore viene usato per identificare i diversi nervi. Il nervo mediano viene identificato dalla flessione del polso o della dita e dalla pronazione dell'avambraccio. Il nervo ulnare viene identificato ridirigendo l'ago dallo stesso sito di inserzione posteriormente ed inferiormente all'arteria e determina flessione del polso e delle ultime due dita e adduzione del pollice. Il nervo radiale determina contrazione del muscolo tricipite e dall'estensione del polso e delle dita. Il blocco viene completato dall'iniezione di AL del nervo muscolocutaneo; per questo blocco l'ago deve essere diretto verso il corpo del muscolo coracobrachiale, determinando la flessione del gomito. L'approccio ecografico consiste nel posizionare la sonda sopra l'arteria ascellare con il paziente nella stessa posizione per l'approccio landmark. Le strutture di interesse sono superficiali (1-3 cm sotto la cute) e l'arteria ascellare viene facilmente identificata. Intorno all'arteria ascellare si possono osservare tre dei quattro rami principali del plesso brachiale: il nervo mediano (superficiale e laterale dell'arteria), ulnare (superficiale e mediale dell'arteria) e radiale (posteriore e laterale o mediale ai nervi dell'arteria). I nervi appaiono come strutture iperecogene rotonde. Tre muscoli circondano il fascio neurovascolare: il bicipite (anteriore e superficiale), il coracobrachiale a forma di cuneo (anteriore e profondo), e il muscolo grande rotondo e del latissimus dorsi (mediale e posteriore). Il nervo muscolocutaneo si trova negli strati fasciali tra i bicipiti e i muscoli coracobrachiali, anche se la sua posizione è variabile e può essere vista all'interno di entrambi i muscoli. Di solito è visto come una struttura ovale appiattita ipoecogena con un bordo iperecogeno brillante. Il muscolo grande pettorale viene palpato sul punto di inserzione omerale e il trasduttore viene posizionato sulla cute immediatamente distale a quel punto, perpendicolare all'asse del braccio. Facendo scorrere il trasduttore prossimalmente, si vedrà l'arteria ascellare, il tendine congiunto e i rami terminali del plesso brachiale, se non immediatamente evidenti. Primo obiettivo è l'identificazione del nervo muscolocutaneo, nel piano tra i muscoli del coracobrachiale e del bicipite. L'ago viene inserito in-plane. Successivamente, la sonda ecografica andrà riposizionata sopra l'arteria ascellare per visualizzare i tre nervi che si trovano a circondare questo vaso arterioso. Il primo nervo che si va a bloccare è il nervo radiale, quindi sempre in-plane, l'ago andrà diretto posteriormente al vaso e qui dopo stimolazione con il neurostimolatore per confermare la corretta posizione, si inietta AL. Successivamente mantenendo l'immagine ecografica l'ago andrà ridiretto per raggiungere il nervo ulnare e successivamente il mediano (**Figura 38.3**).

Blocchi nervosi periferici dei singoli nervi dell'arto superiore: sebbene la maggior parte dell'anestesia regionale degli arti superiori si compia mediante i vari approcci sopradescritti, i singoli nervi terminali possono essere bloccati selettivamente. Infatti uno dei maggiori limiti del blocco del plesso brachiale (a prescindere dall'approccio) è rappresentato dal fatto che spesso non fornisce anestesia dell'intero arto superiore in quanto l'innervazione è spesso variabile. Inoltre alcune procedure chirurgiche non richiedono il blocco di tutto il plesso per essere eseguite ed il blocco dei soli rami terminali può essere sufficiente ad eseguire l'intervento. Infine, il blocco selettivo dei singoli rami può essere eseguito come completamento di un blocco del plesso brachiale incompleto. Tra i vari blocchi nervosi periferici troviamo:

Blocco del nervo soprascapolare: può essere utilizzato in aggiunta per la chirurgia artroscopica della spalla. Questo blocco può essere combinato al blocco interscalenico come blocco supplementare per migliorare l'analgesia o come blocco rescue in caso di fallimento del blocco interscalenico. Questo nervo fornisce l'innervazione sensitiva al 70% dell'articolazione della spalla e all'articolazione acromioclavicolare. Inoltre, il nervo soprascapolare fornisce innervazione motoria ai muscoli sovraspinato e infraspinato.

Il nervo soprascapolare nasce dal tronco superiore del plesso brachiale ed attraversa la zona soprascapolare, proseguendo lateralmente lungo il bordo superiore della spina scapolare. Con il paziente in posizione seduta, si identifica e si traccia una linea lungo il bordo superiore della spina scapolare. Una seconda linea viene tracciata partendo dalla spina della scapola parallelamente alla

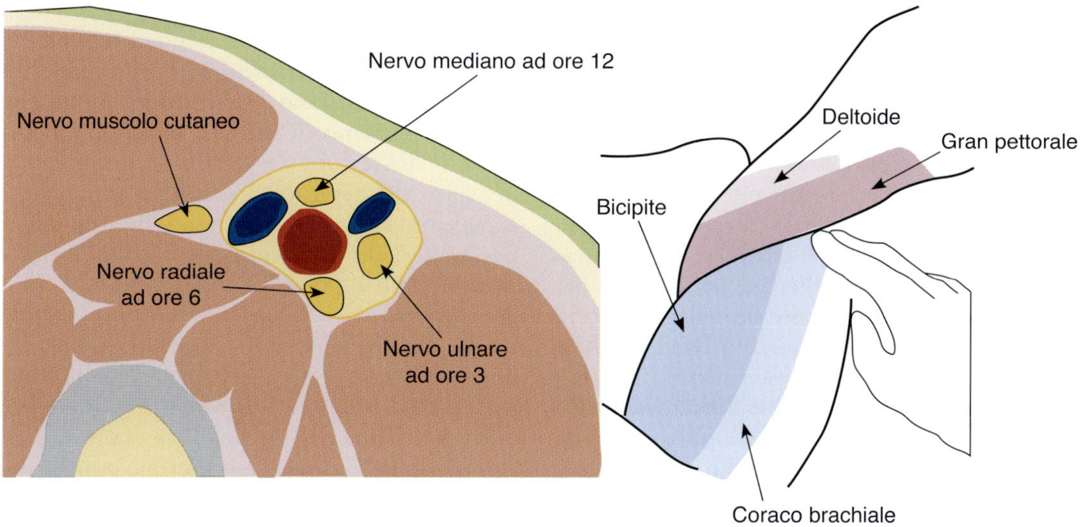

Figura 38.3 Reperi anatomici per identificazione dell'arteria ascellare e disposizione dei nervi per il blocco ascellare. Nervo mediano ad ore 12, nervo ulnare ad ore 3, nervo radiale ad ore 6, il nervo muscolocutaneo si posiziona al di fuori dal fascio muscolo nervoso.

colonna vertebrale. Il punto di inserzione dell'ago corrisponde ad 1 cm lateralmente dal punto di incontro delle due linee con l'ago diretto perpendicolarmente alla superficie cutanea fino ad incontrare la scapola. A questo punto, l'ago deve essere diretto superiormente; utilizzando un neurostimolare; il nervo soprascapolare viene identificato dalla risposta motoria (rotazione esterna della spalla).

Blocco del nervo intercostobrachiale: è indicato per la chirurgia che coinvolge il braccio superiore, mediale e posteriore. Un'ulteriore indicazione è rappresentata dal ridurre la percezione dolorosa dovuta al posizionamento del laccio emostatico applicato alla regione superiore del braccio. Il nervo intercostobrachiale origina da T2, non è un elemento del plesso brachiale e, pertanto, non è anestetizzato da alcun approccio del plesso brachiale. Insieme al nervo cutaneo mediale del braccio, il nervo intercostobrachiale fornisce la sensibilità cutanea alla metà superiore del braccio, mediale e posteriore. Il blocco viene eseguito inietando AL per via sottouctanea lungo la piega ascellare.

Blocco del nervo cutaneo dell'avambraccio mediale e laterale: viene eseguito per completare un blocco plessico brachiale incompleto ed è indicato per la chirurgia superficiale dell'avambraccio (chirurgia fistola artero-venosa). Il nervo cutaneo laterale dell'avambraccio origina dal nervo muscolocutaneo e fornisce innervazione cutanea alla metà laterale (radiale) dell'avambraccio. Il nervo cutaneo mediale dell'avambraccio origina dal tronco secondario mediale del plesso brachiale e fornisce innervazione cutanea alla metà mediale (ulnare) dell'avambraccio. Per eseguire questi blocchi, il paziente è in posizione supina con il braccio in supinazione e l'avambraccio esteso sul gomito. Viene quindi tracciata una linea intercondiloidea e individuato il tendine del muscolo bicipite. Il punto di inserzione dell'ago è situato lungo il margine laterale del tendine del muscolo bicipite al di sopra della fascia muscolare. Un'ulteriore iniezione di AL deve essere eseguita per via sottocutanea, lateralmente al primo sito di iniezione, lungo la piega del gomito.

Blocchi selettivi del gomito e al polso: a questo livello il nervo radiale, ulnare e mediano possono essere bloccati singolarmente. Questo approccio viene usato per completare un blocco plessico incompleto. Inoltre non ci sono controindicazioni specifiche all'esecuzione di questi blocchi. I vantaggi del blocco selettivo sono la riduzione del rischio di puntura vascolare e del volume complessivo di anestetico locale utilizzato ed un più rapido onset del blocco senza bloccare l'intero arto. 1) Blocco del nervo radiale: è indicato per interventi a livello dell'articolazione del polso o per completare un blocco plessico incompleto e nelle fratture del radio. Il nervo radiale fornisce la sensibilità alla regione posteriore dell'avambraccio e della mano ed innerva anche la muscolatura dell'avambraccio posteriormente. Il nervo radiale decorre lungo il braccio posteriormente nel terzo prossimale del solco mediano del bicipite. Da qui, passa sulla superficie interna dell'omero nel solco del nervo radiale fino al terzo distale tra il muscolo brachiale ed il muscolo bicipite. Negli epicondili, il nervo radiale si trova relativamente in profondità tra i muscoli brachiale e brachioradiale. A livello del capitello radiale si divide nei suoi rami terminali. Il ramo superficiale decorre sulla faccia mediale del muscolo brachioradiale lungo l'avambraccio, successivamente nel terzo inferiore si porta tra il muscolo brachio-radiale e radiale sul lato estensorio dell'avambraccio e termina sul palmo della mano. Il ramo profondo penetra nel muscolo supinatore dove fornisce fibre muscolari e si porta posteriormente al muscolo interosseo dell'avambraccio. Al gomito, il blocco selettivo del nervo radiale si ottiene posizionando un ago a circa 1,5 cm lateralmente al tendine del bicipite a livello degli epicondili. Se si utilizza uno stimolatore, si cerca la risposta motoria di dorsi-flessione della mano (estensione e divaricamento delle dita). A livello del polso, viene palpata l'arteria radiale all'altezza del solco prossimale del polso. L'ago viene inserito subito lateralmente all'arteria. 2) Blocco nervoso mediano: è indicato per la chirurgia a livello della porzione radiale del palmo della mano e per la riduzione di fratture (pollice). Fornisce innervazione sensoriale al palmo radiale della mano, alle dita prossimali, dal pollice al terzo dito ed innervazione motorio ai flessori dell'avambraccio. Il nervo decorre nel solco mediale del bicipite superficialemnete all'arteria brachiale e giunge nell'avambraccio tra i capi del muscolo pronatore rotondo. Decorre quindi tra i muscoli flessori delle dita superficiale e profondo. Giunto al polso, passa attraverso il canale del carpo dove si divide nei suoi rami terminali. Il punto di inserzione dell'ago per il blocco a livello del gomito si ottiene inserendo l'ago medialmente sull'arteria brachiale a livello degli epicondili. Utilizzando un elettrostimolatore otterremmo una risposta motoria che consiste nella flessione del polso e/o nell'opposizione del pollice o una parestesia al pollice o all'indice. Per il blocco a livello del polso, si individua il tendine del muscolo palmare lungo attraverso la flessione del polso con dita estese. Il nervo decorre tra il tendine del muscolo palmare lungo e del muscolo flessore radiale del carpo. L'ago viene inserito a livello della piega prossimale del polso e fatta avanzare fino alla comparsa di parestesie. 3) Blocco nervoso ulnare: è indicato per interventi chirurgici sul lato ulnare della mano così come per la riduzione di fratture del V dito e per il completamento di un blocco plessico incompleto. Nella regione del gomito, il nervo decorre nel solco del nervo ulnare, quindi si porta tra i capi del muscolo flessore ulnare del carpo sul lato flessore dell'avambraccio e decorre al di sotto del muscolo fino al polso. Giunge quindi al di sopra del retinacolo dei flessori, sul lato palmare della mano, e si divide nel ramo superficiale e profondo. A livello del gomito, si palpa l'epicondilo mediale e il solco ulnare. L'ago va introdotto a circa 1 cm di distanza dall'epicondilo e diretto in direzione distale. Usando l'elettrostimolatore, otterremo parestesie al mignolo o flessione delle dita, adduzione del pollice e/o deviazione ulnare del polso. A livello del polso, l'ago va inserito dal lato radiale del tendine del flessore ulnare del carpo fino a che non vengono evocate parestesie. Tecnica US per il nervo radiale: il trasduttore lineare viene posizionato trasversalmente sull'area anterolaterale del braccio, 3-4 cm sopra la piega del gomito. Il nervo appare come una struttura iperecogena, triangolare o ovale con l'aspetto a nido d'ape caratteristico di un nervo periferico distale. Il nervo radiale è meglio visualizzato nell'area laterale del gomito e giace nel piano interfasciale tra i muscoli brachioradiali e quelli brachiali. Tecnica US per il nervo mediano: il trasduttore è posizionato appena sopra la piega e regolato per ottenere una visione chiara dell'arteria brachiale. Il nervo mediano si trova sul lato mediale in stretto contatto con l'arteria, si visualizza come una struttura iperecogena di forma ovale di circa la stessa dimensione dell'arteria. Spostandoci distalmente dalla piega del gomito, il nervo mediano si separa dall'arteria e giace in profondità rispetto al muscolo pronatore e al flessore superficiale mentre raggiunge l'avambraccio. Tecnica US per il nervo ulnare: il nervo ulnare è identificato nella zona posteromediale del gomito, pochi centimetri prossimalmente alla piega, come una struttura ovale iperecogena "a nido d'ape" immediatamente sotto la fascia brachiale e superficiale al muscolo tricipite.

Blocchi digitali: derivano dai nervi mediano e ulnare e si dividono distalmente nel palmo della mano accompagnando i vasi sanguigni decorrendo lateralmente alla guaina dei tendini flessori, ventro-lateralmente alle dita. I principali vantaggi dei blocchi digitali sono la rapida insorgenza ed il piccolo volume di AL richiesto per eseguire il blocco. L'ago è inserito sul lato dorsolaterale della base del dito e diretto anteriormente verso la base della falange. L'ago è avanzato fino a quando non entra in contatto con la falange.

Blocco nervoso periferico per gli arti inferiori

A causa della complessità anatomica dell'innervazione dell'arto inferiore, non è possibile anestetizzare tutto l'arto inferiore eseguendo un singolo blocco nervoso periferico ma è necessario integrare più blocchi. L'anestesia spinale rappresenta sicuramente la tecnica più efficace per l'anestesia di tutto l'arto inferiore con un singola iniezione, ma la conoscenza delle tecniche loco-regionali è sicuramente fondamentale soprattutto nei pazienti che presentano controindicazioni all'anestesia spinale. I blocchi nervosi periferici per gli arti inferiori possono essere usati come tecnica anestetica o come terapia perioperatoria per la gestione del dolore dopo la chirurgia ortopedica e traumatologica. I principali benefici sono un buon controllo del dolore, possibilità di mobilizzazione precoce e nessun bisogno di cateterizzazione urinaria. Inoltre, molto utile è risultato l'utilizzo di catetere a permanenza per l'infusione continua di AL nella gestione del dolore acuto dopo fratture femorali o stabilizzazione chirurgica.

Integrando il blocco del plesso lombare o femorale con il blocco del nervo sciatico è possibile eseguire diversi interventi chirurgici agli arti inferiori. Per la chirurgia distale degli arti inferiori, tuttavia, sono preferibili approcci più selettivi come il blocco del nervo sciatico nel cavo popliteo o il blocco a livello della caviglia.

L'arto inferiore è innervato da due plessi nervosi; plesso lombare (T12, L1-4) e sacrale (L4-S2). I rami ventrali di questi nervi vanno a formare i due plessi che risultano connessi anatomicamente attraverso rami di L4. Dal plesso lombare originano 3 rami terminali: il nervo femoro-cutaneo laterale, il nervo femorale ed il nervo otturatorio. Non appena i rami ventrali del plesso fuoriescono dai corrispettivi forami intervertebrali, attraversano il muscolo grande psoas. Attraversando questo muscolo, i rami ventrali si dividono in due branche, anteriore e posteriore, che vanno a confluire per formare i rami terminali. Il nervo femorale nasce dal margine laterale del muscolo grande psoas, tra questo muscolo e il muscolo iliaco. Discende sotto il ligamento inguinale dove si trova lateralmente all'arteria femorale. Il nervo femorale si trova all'interno della fascia iliaca, in un compartimento separato attraverso il legamento ileopettineo dal compartimento dove si trovano arteria e vena femorale. Proseguendo nel suo decorso, il nervo femorale si divide in rami anteriori e posteriori. Il ramo anteriore è responsabile dell'innervazione sensitiva della cute della regione anteriore e mediale della coscia, dell'innervazione motoria (muscolo sartorio e pettineo) e rami articolari per l'articolazione del bacino. I rami posteriori sono responsabili dell'innervazione motoria del muscolo quadricipite, articolazione del ginocchio e della porzione anteriore del femore. Infine, il ramo posteriore termina formando il nervo safeno che discendendo inferiormente nella zona mediale della gamba è responsabile dell'innervazione sensitiva della regione antero-mediale della gamba e del piede. Il nervo femoro cutaneo laterale, nasce dal margine laterale del muscolo grande psoas e decorre obliquamente verso la spina iliaca antero-superiore all'interno della fascia iliaca. Quindi si dirige verso il legamento inguinale dove si divide nei rami terminali. Il nervo cutaneo femorale laterale innerva la regione laterale e della coscia fino al ginocchio. Il nervo otturatore nasce dal margine mediale del muscolo grande psoas e discende verso la pelvi, fino ad entrare nel compartimento degli adduttori attraversando il forame otturatorio. Qui si divide nei rami anteriori e posteriori. I rami anteriori innervano il muscolo adduttore superficiale e forniscono rami articolari per il bacino. I rami posteriori innervano il muscolo otturatore esterno e forniscono rami articolari per il ginocchio.

Il plesso sacrale è costituito dai rami anteriori di L4-S3, nasce nella pelvi e i rami convergono nel loro decorso verso il grande forame ischiatico. Il plesso assume una forma triangolare, con apice rivolto verso il forame infrapiriforme. Nella pelvi, il plesso giace contro la parete della pelvi, anteriormente al muscolo piriforme e posteriormente all'arteria iliaca interna e l'uretere. Il nervo sciatico rappresenta uno dei rami terminali del plesso sacrale, esce dal bacino attraverso la regione posteriore della coscia sotto il muscolo piriforme, quindi discende tra il grande trocantere del femore e la tuberosità ischiatica, coperto dal muscolo grande gluteo. Il nervo sciatico attraversa i muscoli gemello esterno ed interno, il muscolo otturatore interno, quindi passa posteriormente al muscolo quadrato del femore. Continuando distalmente il suo decorso nel compartimento posteriore della coscia, il nervo si trova anteriormente al muscolo bicipite del femore e posteriormente ai muscoli adduttori piccolo e grande. Il nervo decorre poi lungo la regione posteriore della coscia fino al terzo inferiore del femore, dove si divide in due grandi rami, il nervo tibiale e peroneo comune, generalmente 6-9 centimetri superiormente alla piega poplitea. Nella fossa poplitea si trova postero lateralmente ai vasi poplitei. Nota bene: il nervo sciatico è costituito da due distinti tronchi nervosi, i nervi tibiale e peroneo comune. Una comune guaina perineurale avvolge questi due nervi dalla loro origine nella pelvi. Quando il nervo sciatico scende verso il ginocchio, i due componenti si separano dando origine ai nervi tibiale e peroneo comune.

Il nervo peroneo comune continua il suo percorso lateralmente e discende lungo la testa e il collo del perone. I suoi rami principali in questa regione sono i rami articolari per il ginocchio e dei rami cutanei che vanno a formare il nervo surale. I rami terminali del nervo peroneo comune sono i nervi peronei superficiali e profondi. Il nervo tibiale è la più grande delle due divisioni del nervo sciatico e continua il suo percorso caudalmente attraverso la fossa poplitea. I suoi rami terminali sono i nervi plantari mediali e laterali. Questo nervo fornisce inoltre rami collaterali per i nervi surali, rami muscolari per i muscoli del polpaccio e rami articolari per la caviglia.

Blocco del plesso lombare: questo blocco non permette la completa anestesia dell'arto inferiore ma se viene eseguito in aggiunta al blocco del nervo sciatico, trova indicazioni per interventi chirurgici dell'arto inferiore con l'esclusione dell'articolazione del bacino. È particolarmente efficace per le fratture del collo del femore, le procedure sul ginocchio e le procedure che coinvolgono la coscia anteriore. Per effettuare un anestesia che permetta di eseguire interventi sull'articolazione del bacino, il plesso lombare deve essere eseguito in aggiunta al blocco a livello del nervo gluteo superiore e il nervo del muscolo quadrato del femore, innervati dalle branche prossimali del plesso sacrale. Il plesso lombare da solo, può essere eseguito per interventi che interessano la regione prossimale ed anteriore della coscia. Le principali sfide per ottenere un blocco efficace sono legate alla profondità e alle dimensioni del plesso. Questo blocco richiede il posizionamento dell'ago nei muscoli profondi ed è gravato da un alto rischio di tossicità sistemica. Inoltre, la vicinanza delle radici del nervo lombare allo spazio epidurale comporta anche il rischio di diffusione epidurale dell'anestetico locale.

Con il paziente in decubito laterale (psoas compartment block) e le gambe piegate sull'addome, si disegnano tre linee. Si identifica la cresta iliaca e si traccia la prima linea che corrisponde alla linea che collega le due creste iliache. La seconda linea corrisponde ad una linea perpendicolare alla prima e che decorre sui processi spinosi delle vertebre. La terza linea decorre parallela alla seconda ed attraversa la spina iliaca postero superiore. Il punto di inserzione dell'ago corrisponde al punto sulla linea che collega le due creste, tra il terzo laterale e mediale della seconda linea. L'ago è inserito con angolazione perpendicolare alla cute e fatto avanzare fino ad incontrare il processo trasverso della vertebra, l'ago a questo punto viene ridiretto fino a che, utilizzando un elettrostimolatore, viene ottenuta la contrazione del muscolo quadricite. Per l'approccio US si utilizza una sonda convex. Il paziente è sempre posizionato in decubito laterale. La sonda, posizionata su una linea 4 cm lateralmente dalla linea mediana, permette l'identificazione dei processi trasversi, del sacro, e dello spazio tra S1 e L5. Una volta identificato L5, gli altri processi trasversi delle vertebre sono facilmente identificabili. L'ago viene inserito con orientamento latero-mediale, in plane, verso il margine laterale dello psoas, fino a che non entra in contatto con il plesso lombare e venga stimolata la contrazione del muscolo quadricipite. In alternativa, può essere eseguito "il metodo del trifoglio". Il trasduttore è posto trasversalmente nel fianco adiacente alla cresta iliaca. Questa posizione permette di identificare una immagine ecografica simile ad un trifoglio: muscolo maggiore dello psoas, il muscolo erettore della spina dorsale, e il muscolo quadrato dei lombi. Il plesso lombare viene identificato come una struttura ovale iperecogena postero-medialmente al muscolo grande psoas vicino al processo trasversale. L'ago deve essere inserito circa 4 cm lateralmente alla linea mediana o alla giunzione del terzo laterale e due terzi mediali di una linea tra il processo spinoso di L4 e una linea parallela alla colonna vertebrale che passa attraverso la spina iliaca posteriore superiore. Quindi, l'ago è avanzato anteriormente sotto guida US fino a quando la punta dell'ago raggiunge il plesso lombare o si osserva una contrazione muscolare appropriata (**Figura 38.4**).

Blocco del nervo femorale: questo blocco è indicato per procedure che interessano la parte prossimale ed anteriore della coscia e per la gestione del dolore

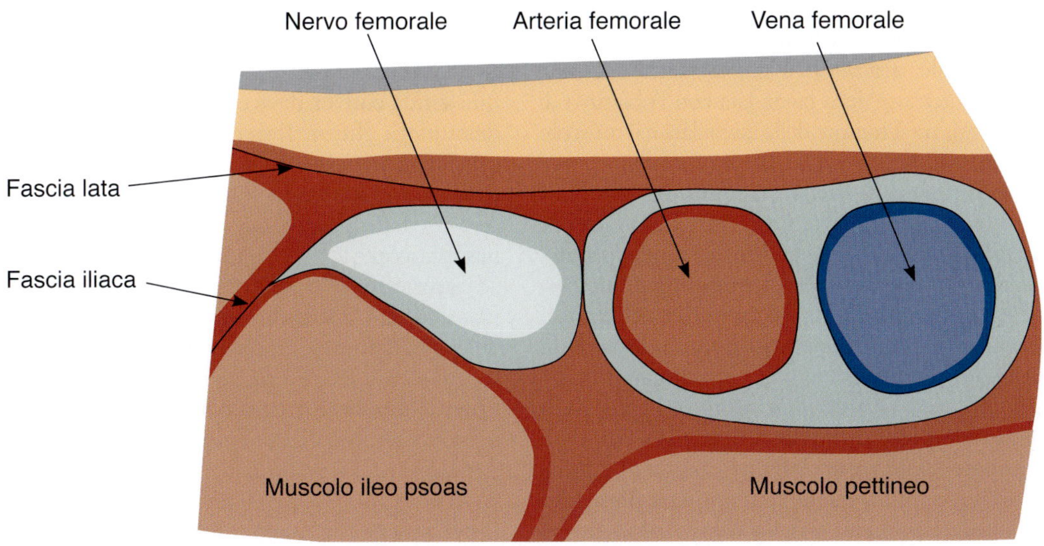

Figura 38.4 Disposizione del nervo femorale rispetto al fascio vascolare. Facilmente memorizzabile mediante gli acronimi "VAN" (Vena Arteria Nervo) da mediale a laterale o "NAVe" (Nervo Arteria Vena) da laterale a mediale.

post-operatorio per procedure sul femore e ginocchio (artroplastica totale del ginocchio, ricostruzione dei legamenti crociati). Il blocco del nervo safeno può essere eseguito in aggiunta al blocco del nervo sciatico per fornire anestesia alla gamba nella regione distale, caviglia e piede. Per la tecnica landmark, i punti di repere sono la piega inguinale e la pulsazione dell'arteria femorale. Per la tecnica US, il trasduttore lineare deve essere posizionato sulla piega inguinale e ricercato il fascio vascolare. Il nervo femorale appare come una struttura iperecogena (di forma triangolare o ovale) lateralmente rispetto all'arteria femorale, mediale rispetto al muscolo ileopsoas e profonda alla fascia iliaca. L'ago è inserito con orientamento latero-mediale e avanzato verso il nervo femorale. Utilizzando un elettrostimolatore, la contrazione che otteniamo è a carico del muscolo sartorio. Questo blocco può essere utilizzato anche per inserire un catetere per il controllo postoperatorio del dolore. Particolare attenzione al fatto che il nervo femorale si trova all'interno della fascia iliaca, quindi la punta dell'ago ed il catetere devono trovarsi all'interno di questa fascia per ottenere un blocco adeguato. Il blocco del nervo safeno si esegue con il paziente in posizione supina e si ricerca il muscolo sartorio medialmente alla patella. Il punto d'inserimento dell'ago corrisponde a 3-4 cm superiormente e 6-8 cm posteriormente al margine supero mediale della patella. Utilizzando un elettrostimolatore si evocano parestesie lungo la regione mediale della gamba.

Blocco del nervo otturatore: è generalmente eseguito per trattare lo spasmo del muscolo adduttore associato a paraplegia (strokes, sclerosi multipla, paralisi cerebrale), per trattare il dolore dell'articolazione dell'anca. Il blocco del nervo otturatorio è anche utilizzato in chirurgia urologica per sopprimere il riflesso dell'otturatore durante la resezione transuretrale della parete laterale della vescica. Per l'esecuzione di questo blocco, il paziente viene posizionato supino con l'arto inferiore abdotto. Il punto d'inserzione dell'ago corrisponde a 2 cm lateralmente e 2 cm caudalmente rispetto al tubercolo pubico. L'ago viene fatto progredire fino a penetrare il forame otturatorio. Utilizzando un elettrostimolatore si evoca contrazione degli adduttori.

Blocco del nervo cutaneo femorale: fornisce anestesia o analgesia nella coscia anterolaterale. Questo blocco trova indicazione per l'analgesia postoperatoria per la chirurgia dell'anca, meralgia parestesica e per la biopsia muscolare. Le numerose varianti anatomiche del decorso di questo nervo rendono la guida ecografica fondamentale per aumentare il tasso si successo di questo blocco. Il nervo cutaneo femorale si trova tipicamente tra i muscoli tensore della fascia lata e sartorio, da 1 a 2 cm mediale e inferiore alla spina iliaca anteriore superiore. Il trasduttore deve essere posizionato, con il paziente in posizione supina, trasversalmente, immediatamente sotto alla spina iliaca anteriore superiore. Il nervo cutaneo femorale viene visualizzato come una struttura ipoecogena ovale. L'ago viene inserito in plane con un orientamento latero-mediale, attraverso il tessuto sottocutaneo e il muscolo tensore della fascia lata con l'obiettivo di iniettare AL tra il tensore della fascia lata e il muscolo sartorio.

Blocco del nervo sciatico: può fornire una buona analgesia per la parte posteriore della coscia e l'estremità inferiore distale. Diversi approcci sono descritti per questo blocco nervoso: approcci anteriori, posteriori e laterali. La scelta del tipo di approccio è influenzata dal tipo di intervento chirurgico da eseguire e dalla capacità del paziente di assumere la posizione prona o in decubito laterale. Approccio posteriore transgluteo: con il paziente in decubito laterale e la gamba flessa sul torace, i punti di repere sono rappresentati dal grande trocantere e dalla spina iliaca postero superiore. Il punto di iniezione dell'ago è circa 4 cm distalmente alla linea di mezzo tracciata tra i due punti. L'ago viene inserito perpendicolarmente alla superficie cutanea. Il fascio nervoso si trova circa 6-8 cm in profondità. Utilizzando un elettrostimolatore, l'obiettivo è quello di ottenere una contrazione visibile dei muscoli posteriori della coscia, dei polpacci, del piede o delle dita del piede a una corrente di 0,3-0,5 mA. Per l'approccio US, una sonda convex deve essere posizionata tra il grande trocantere e la tuberosità ischiatica, con orientamento trasversale. Il nervo sciatico appare come una struttura iperecogena, ovale o ellittica, situato tra i due reperi ossei. Il muscolo grande gluteo è situato superficialmente. L'ago deve essere inserito in plane con orientamento latero-mediale. Approccio posteriore parasacrale: con il paziente in decubito laterale e la gamba flessa sul torace, i punti di repere sono rappresentati dalla spina iliaca postero superiore (SIPS) e la tuberosità ischiatica. Si disegna una linea che collega questi due punti di repere. Il punto di inserimento dell'ago si trova a circa 6 cm dalla SIPS su questa linea. La risposta motoria del plesso sciatico è solitamente ottenuta a una profondità compresa tra 6 e 8 cm. L'obiettivo è quello di ottenere contrazioni dei muscoli posteriori della coscia, dei muscoli del polpaccio, del piede o delle dita dei piedi con un'intensità di corrente di 0,3-0,5 mA. Approccio posteriore subgluteo: con il paziente in decubito laterale e la gamba flessa sul torace, i punti di repere sono rappresentati dal grande trocantere, dalla tuberosità ischiatica. Si disegna una linea tra questi due punti, si individua il punto medio. Si disegna quindi una seconda linea, perpendicolare alla prima, partendo dal punto medio. Il punto di inserzione dell'ago si individua a 4 cm in direzione caudale. Per l'approccio US, una sonda convex deve essere posizionata a livello della piega glutea. Il nervo sciatico appare come una struttura iperecogena, ovale o ellittica. L'ago deve essere inserito in plane con orientamento latero-mediale. Approccio anteriore: fornisce un'anestesia completa della gamba sotto il ginocchio ad eccezione della regione mediale, innervata dal nervo safeno. Quando combinato con un blocco del nervo femorale, si ottiene l'anestesia dell'intero ginocchio e della parte inferiore della gamba. Questo blocco è eseguito nei pazienti che non possono assumere la posizione laterale, necessaria per l'approccio posteriore. Con il paziente in posizione supina, i punti di repere sono rappresentati dalla piega inguinale e dalla pulsazione dell'arteria femorale. Il punto di inserimento dell'ago si trova a circa 4-5 cm distalmente alla linea che passa sulla piega inguinale (perpendicolarmente a quest'ultima). La risposta motoria del nervo sciatico si ottiene tipicamente ad una profondità di 8-12 cm. Per l'approccio US, una sonda convex deve essere posizionata 8 cm distalmente dalla cresta inguinale con orientamento longitudinale. Il nervo sciatico appare come una struttura iperecogena, ovale o elittica, situato posteriormente e medialmente al piccolo trocantere. Ruotando la sonda di 180°, l'ago deve essere inserito in plane con orientamento medio- laterale.

Blocco del nervo sciatico a livello della fossa poplitea: fornisce anestesia ed analgesia postoperatoria del polpaccio, della tibia, del perone, della caviglia e del piede. Indicazioni comuni includono chirurgia correttiva del piede, debridement del piede, stripping corto della vena safena, riparazione del tendine di Achille. Contrariamente al blocco più prossimale del nervo sciatico, il blocco della fossa poplitea consente al pazienti di mantenere la flessione del ginocchio. Due approcci sono stati descritti: posteriore e laterale. Approccio posteriore: con il paziente in posizione prona, i punti di repere sono rappresentati dalla piega della fossa poplitea, dal tendine del muscolo bicipite femorale (lateralmente) e dai tendini di semitendinoso e semimembranoso (medialmente). Il punto di inserimento dell'ago è segnato a 7 cm sopra la piega della fossa poplitea nel punto medio tra i tendini. La risposta motoria del nervo sciatico si ottiene tipicamente ad una profondità di 3-5 cm. Possono essere stimolati due tipi di contrazione: la stimolazione del nervo peroneo comune determina dorsi-flessione e abduzione del piede, mentre la stimolazione del nervo tibiale provoca flessione plantare e adduzione. Per l'approccio US, una sonda lineare deve essere posizionata a livello della fossa poplitea con orientamento trasverso. L'iniezione di AL può essere effettuata nel punto in cui le due componenti del nervo si trovano all'interno della stessa guaina oppure l'operatore può decidere di eseguire l'iniezione di AL intorno a ciascuna componente nervosa. Le strutture vascolari devono essere identificate. Il nervo tibiale è situato superficialmente e lateralmente alla vena ed è visualizzato come una struttura iperecogena, ovale o rotonda con un pattern a nido d'ape. Identificato il nervo tibiale, il nervo peroneo comune viene visualizzato leggermente più superficiale e laterale rispetto al nervo tibiale. Il trasduttore può essere fatto scorrere in direzione prossimale in modo da osservare tutto il decorso dei due nervi finché i nervi tibiale e peroneo comune non formano il nervo sciatico. Quando il trasduttore viene spostato prossimalmente, i vasi poplitei diventano più profondi e diventano più difficili da visualizzare con gli US. È necessario quindi regolare profondità e guadagno. Identificate le strutture nervose, l'ago deve essere inserito in plane latero-medialmente. Approccio laterale: Con il paziente in posizione supina, i punti di repere sono rappresentati dalla piega della fossa poplitea, dal tendine del bicipite femorale e il muscolo vasto laterale. Il sito di inserimento dell'ago si trova tra i muscoli vasto laterale e bicipite femorale, 8 cm prossimalmente alla piega poplitea. Per l'approccio US, una sonda lineare deve essere posizionata a livello della piega poplitea, con il paziente in decubito supino ed il ginocchio flesso. L'ago deve essere inserito dalla regione laterale della gamba, in plane.

Blocchi a livello della caviglia: a questo livello possono essere bloccati i cinque nervi periferici che innervano la caviglia ed il piede. È indicato per gli interventi chirurgici che interessano la caviglia ed il piede (bunionectomia, artroplastica, osteotomia e amputazione). Il blocco della caviglia può anche fornire l'analgesia in caso di fratture, di lesioni a carico dei tessuti molli e in caso di artrite. Con questo blocco non viene determinato il blocco motorio della gamba e del polpaccio prossimale, rappresenta quindi un blocco periferico molto utile per la chirurgia ambulatoriale del piede. Per questi blocchi non è necessario evocare parestesie o usare elettrostimolatori. Di questi 5 nervi, il nervo safeno è ramo terminale del nervo femorale, mentre gli altri 4 rappresentano rami terminali del nervo sciatico. A livello della caviglia il nervo safeno viene bloccato inserendo l'ago immediatamente al di sopra e davanti al malleolo mediale. Blocco del nervo tibiale posteriore: decorre medialmente al tendine di Achille, posteriormente all'arteria tibiale posteriore. Con il paziente in posizione supina, si individua l'arteria tibiale posteriore ed il tendine di Achille. Il punto di inserzione dell'ago si trova medialmente al tendine di Achille all'altezza del margine superiore del malleolo mediale, lateralmente all'arteria tibiale. Blocco del nervo surale: innerva l'area laterale della caviglia e del piede. Con il paziente in posizione supina, si individua tendine di Achille. Il punto di inserzione dell'ago si trova tra il tendine di Achille ed il malleolo esterno. Blocco del nervo peroneo superficiale: innerva il dorso del piede, ad eccezione del I e II dito. Il punto di inserzione dell'ago si trova sopra e medialmente il malleolo esterno. Blocco del nervo peroneo profondo: innerva i muscoli estensori brevi delle dita e la cute del I e II dito. Il punto di inserzione dell'ago si trova sopra e immediatamente al di sopra del malleolo esterno, tra i tendini del muscolo tibiale anteriore e del muscolo estensore lungo dell'alluce.

Blocchi della parete toracica ed addominale

Il TAP block (Transverus Abdominis Plane) può essere utilizzato per fornire l'analgesia omolaterale alla parete addominale anteriore. Le indicazioni di questo blocco sono: analgesia postoperatoria per interventi laparotomici, appendicectomia, chirurgia laparoscopica, addominoplastica e parto cesareo.

La parete addominale è costituita da tre strati muscolari (muscolo obliquo esterno, obliquo interno, trasverso dell'addome) e dalle corrispondenti guaine fasciali. Le aponeurosi posteriori dell'addome trasverso e i muscoli obliqui interni si fondono e si attaccano alla fascia toracolombare. Gli anestetici locali vengono iniettati tra il trasverso dell'addome e il muscolo obliquo interno. La diffusione di anestetico locale è variabile ed è influenzata da diversi fattori, tuttavia questa tecnica teoricamente può bloccare i rami anteriori dei sei nervi toracici inferiori e il primo nervo lombare (da T7 a L1). I rami terminali di questi nervi somatici decorrono attraverso la parete addominale laterale all'interno di un piano tra il muscolo obliquo interno e trasverso dell'addome.

L'iniezione di anestetico locale nel TAP può provocare analgesia unilaterale a cute, muscoli e peritoneo parietale della parete addominale anteriore. L'esatta diffusione cefalica-caudale e l'estensione dell'anestesia e dell'analgesia ottenuta con il blocco TAP sono variabili. La distribuzione effettiva dell'AL dipende probabilmente dalla tecnica usata, dal punto di inserimento dell'ago, dal volume di anestetico locale iniettato e dalle caratteristiche anatomiche del paziente. I pazienti obesi hanno un grande strato sottocutaneo di grasso che può rendere difficile l'identificazione dei tre piani muscolari.

L'imaging della parete addominale tra il margine costale e la cresta iliaca rivela tre strati muscolari, separati da una fascia iperecogena: il muscolo obliqua esterno, obliquo interno e i muscoli trasversali dell'addome. Immediatamente sotto quest'ultimo muscolo si trova la fascia trasversalis, seguita dal peritoneo e dall'intestino. Il TAP block può essere eseguito seguendo una tecnica di perdita di resistenza (landmark) o utilizzando ultrasuoni. Per il TAP block il paziente deve trovarsi in posizione supina. Per la tecnica single-injection, si utilizzano aghi 22 gauge, mentre per introdurre cateteri a permanenza, viene utilizzato un ago Tuohy da 10 cm con diametro da 18 a 21 gauge. Il TAP block può essere inoltre eseguito seguendo un approccio sottocostale, anteriore, posteriore o laterale. Approccio sottocostale: blocco sensitivo dei nervi intercostali T6-T9 tra la guaina del retto dell'addome e il muscolo trasverso dell'addome. Per questo approccio, la sonda ecografica lineare viene posizionata parallelamente al margine subcostale vicino al processo xifoideo. Il muscolo retto dell'addome e la guaina del retto posteriore sono visualizzati insieme al muscolo trasverso dell'addome. L'ago è inserito sopra il retto dell'addome vicino alla linea mediana e avanzato da mediale a laterale (in alternativa, laterale a mediale). L'endpoint dell'iniezione è la diffusione dell'anestesia locale tra la guaina del retto posteriore e il margine anteriore del muscolo trasverso dell'addome. Approccio laterale: blocco sensitivo dei nervi intercostali T10-T11 ed il nervo subcostale T12, tra la guaina del retto dell'addome e il muscolo trasverso dell'addome. Seguendo questo approccio, L1 non risulta coperto e richiede un blocco TAP anteriore. Questo approccio viene eseguito posizionando un trasduttore ecografico sulla linea medioascellare tra la gabbia toracica e la cresta iliaca. L'ago viene inserito nella linea ascellare anteriore e la punta dell'ago viene fatta avanzare fino a raggiungere il piano fasciale tra i muscoli obliqui interni e trasversali dell'addome. Approccio anteriore: il trasduttore deve essere posizionato medialmente sulla spina iliaca anteriore superiore rivolta verso l'ombelico con un'inclinazione caudale. L'ago è inserito medialmente nella spina iliaca anteriore superiore. La punta dell'ago viene fatta avanzare fino a posizionarla tra i muscoli obliqui interni e trasversali dell'addome. Approccio posteriore: il trasduttore è posizionato a livello della linea medio-ascellare e spostato posteriormente per raggiungere il margine posteriore del piano muscolare.

Blocco dei nervi ileoipogastrico e ileoinguinale

Le indicazioni all'esecuzione di questi blocchi sono: anestesia e analgesia postoperatoria per interventi di ernioplastica inguinale. L'obiettivo è iniettare AL tra il trasverso dell'addome e il muscolo obliquo interno, in prossimità dei due nervi. Il blocco dei nervi ileoipogastrico e ileoinguinale provoca l'anestesia della regione ipogastrica, della piega inguinale, la parte superio-mediale della coscia, del pube, della radice del pene e la parte anteriore dello scroto.

I nervi ilioipogastrici e ileoinguinali sono rami del primo nervo lombare (L1) ed hanno sia funzione sensoriale che motoria. I due nervi emergono dal muscolo psoas al suo margine superiore e incrociano obliquamente il quadrato dei lombi. A livello della cresta iliaca, i nervi entrano nel muscolo trasverso dell'addome e corrono tra esso e il muscolo obliquo interno. Il nervo ilioipogastrico si divide in due rami che forniscono l'innervazione sensitiva cutanea dell'area pubica superiore e del glutei. Il nervo ileoinguinale entra nel muscolo obliquo interno e attraversa il canale inguinale e quindi emerge dall'anello inguinale superficiale per fornire innervazione sensitiva alla cute della regione superomediale della coscia e dell'area pubica. I blocchi nervosi ilioinguinali e ilioipogastrici possono essere eseguiti seguendo la tecnica landmark o utilizzando gli ultrasuoni. Con il paziente in posizione supina, il trasduttore viene posizionato sull'addome, su una linea che unisce la spina iliaca anteriore superiore con l'ombelico. L'uso degli ultrasuoni permette di visualizzare direttamente questi strati muscolari e di iniettare anestetico locale sia tra il trasverso dell'addome e muscoli obliqui interni sia tra i muscoli obliqui interni ed esterni.

Blocco del rectus sheath (fascia del muscolo retto dell'addome)

Questo blocco provoca anestesia dell'area periombelicale e trova indicazione per l'analgesia postoperatoria per la riparazione dell'ernia ombelicale e altri interventi di chirurgia ombelicale in particolare nel paziente pediatrico. L'obiettivo è la diffusione dell'anestesia locale tra muscolo retto e guaina del retto posteriore. La sonda ecografica viene posizionata trasversalmente sull'addome, immediatamente laterale all'ombelico. Si visualizza quindi il muscolo retto dell'addome, lateralmente, l'aponeurosi dei muscoli obliqui interni, obliquo esterno e trasverso dell'addome. Il nono, il decimo e l'undicesimo nervo intercostale si trovano nello spazio tra il muscolo retto dell'addome e la sua guaina del retto posteriore. L'utilizzo del Color Doppler mette in evidenza le arterie epigastriche che si trovano in questa regione. Con il paziente in posizione supina, l'ago è inserito con un orientamento medio-laterale.

Blocco dei nervi intercostali

Il blocco del nervo intercostale rappresenta un'alternativa all'anestesia spinale o epidurale per il controllo del dolore toracico e addominale. Il blocco intercostale unilaterale è utile per ridurre il fabbisogno di farmaci durante la toracotomia, per alleviare il dolore delle coste fratturate e per la gestione del dolore postoperatorio. Il blocco intercostale produce un'anestesia sensoriale della parete toracica nei rispettivi dermatomi per 12 ore. Inoltre, il blocco intercostale continuo e multilivello sembra migliorare significativamente la funzionalità polmonare, (attraverso il controllo antalgico) e migliora la gestione del dolore nei pazienti con fratture costali.

I nervi toracici da T1 a T12 una volta fuoriusciti dai forami intervertebrali si dividono in un ramo anteriore e uno posteriore. Il ramo ventrale del nervo spinale toracico continua lateralmente come nervo intercostale. Questo nervo viaggia lungo il margine inferiore della costa, inferiormente all'arteria e alla vena intercostale. L'estensione della distribuzione dermatomale risultante dell'AL dipende dal livello di blocco. Al fine di ottenere un adeguato controllo del dolore, gli operatori devono bloccare un livello aggiuntivo sopra e uno al di sotto dei livelli stimati del dermatomo. Gli operatori devono identificare i seguenti reperi anatomici: la dodicesima costa, la settima costa, il processo spinoso, l'angolo della costa (6-8 cm latente al processo spinoso) e lo spazio intercostale. Dopo aver identificato il sito di puntura, che corrisponde al livello della linea medioascellare. L'ago è avanzato sotto il margine inferiore della costa con orientamento caudale (per evitare lesioni vascolari intercostali). Il paziente può essere in posizione prona, laterale o semi seduta. L'ago è avanzato fino a quando non tocca la costa. Una piccola quantità di anestetico locale può essere iniettata per anestetizzare il periostio. A questo punto l'ago deve essere orientato in direzione caudale. L'ago è ora avanzato di qualche mm, mantenendo l'angolo di inclinazione di 20 gradi in posizione verticale. Si può avvertire un "pop" della fascia del muscolo intercostale interno, specialmente se si usa un ago smussato. A questo punto, vengono iniettati 3-5 ml di AL.

PECS I e PECS II e il blocco del piano del muscolo serrato

I blocchi del piano pettorale (Pecs) e del muscolo serrato sono le tecniche più recenti di anestesia loco-regionale del torace utilizzando US. Questi blocchi sono indicati come alternativa ai blocchi paravertebrale, intercostale, intrapleurico ed epidurale del torace, principalmente per l'analgesia dopo l'intervento chirurgico sull'emitorace. Tra i primi utilizzi di questo blocco, troviamo la chirurgia senologica, successivamente le sue indicazioni si sono estese alla gestione del dolore post chirurgia toracica e per le fratture costali. Questi blocchi consistono nell'iniettare AL nel piano fasciale situato tra due piani muscolari per andare a bloccare specifici nervi. In particolare, il blocco Pecs I, mediante un'iniezione di anestetico locale nel piano fasciale tra il muscolo pettorale maggiore e quello minore, determina il blocco dei nervi pettorali mediale e laterale, che innervano i muscoli pettorali. Il blocco Pecs II consiste nell'iniettare una seconda dose di AL lateralmente al punto di iniezione Pecs I, nel piano tra il muscolo pettorale minore e i muscoli anteriori dentati, determinando il blocco dei nervi intercostali superiori. Infine, il blocco del muscolo serrato consiste nell'iniezione di AL tra i muscoli dentato anteriore e latissimus dorsi; il dentato anteriore è innervato dal nervo toracico lungo (C5, C6 e C7). Pecs I: con il paziente in posizione supina e con l'arto superiore lungo il corpo oppure abdotto di 90°, l'operatore deve identificare, utilizzando una sonda ecografia, il muscolo pettorale maggiore, pettorale minore e il ramo pettorale dell'arteria toracoacromiale. Il trasduttore viene ruotato lievemente per meglio identificare il ramo pettorale dell'arteria toracoacromiale. L'ago viene inserito in plane in direzione latero-mediale. L'iniezione dell'AL sotto visualizzazione diretta US permette di vedere l'AL che si distribuisce tra gli spazi dei muscoli pettorali. Pecs II: l'obiettivo è anestetizzare due compartimenti fasciali diversi, il compartimento pettorale con i nervi pettorali e i rami intercostali per l'ascella e il torace. La dose di anestetico locale deve essere quindi suddivisa tra queste due zone. Con il paziente in posizione supina, con il braccio abdotto di 90 gradi o lungo il corpo, il primo punto di iniezione corrisponde al Pecs I, mentre il secondo è sulla linea ascellare anteriore a livello della quarta costa. La profondità è di solito 1-3 cm per la prima iniezione e 3-6 cm per la seconda iniezione. Con il trasduttore a livello medio-clavicolare e inclinato infero-lateralmente, è possibile identificare l'arteria e la vena ascellare e la seconda costa. Il trasduttore viene quindi spostato lateralmente fino a identificare il piccolo pettorale e il dentato anteriore. Spostando lateralmente il trasduttore, è possibile identificare la terza e la quarta costa. Blocco del piano del muscolo serrato: viene eseguito nella regione ascellare, in una posizione più laterale e posteriore rispetto ai blocchi Pecs I e II. Nel cavo ascellare, il nervo intercostobrachiale, i rami cutanei laterali dei nervi intercostali (T3-T9), il nervo toracico lungo e il nervo toracodorsale si trovano in un compartimento tra i muscoli dentato anteriore e latissimus dorsi, tra le linee ascellare posteriore e media. I due principali punti di riferimento anatomico sono il gran dorsale e il muscolo dentato anteriore. Con il paziente in posizione supina, si contano le coste dalla clavicola mentre si sposta il trasduttore lateralmente e distalmente fino a identificare la quarta e la quinta costa. Il trasduttore è orientato nel piano coronale e poi inclinato posteriormente fino a quando viene identificato il gran dorsale. Il muscolo dentato risulta ipoecogeno, localizzato profondo subito sopra le coste. La rotazione posteriore del trasduttore permette l'identificazione del piano tra i muscoli dentati anteriori e latissimus dorsi.

Letture consigliate

Hangiandreou NJ: AAPM/RSNA physics tutorial for residents. Topics in US: B-mode US: basic concepts and new technology. Radiographics : a review publication of the Radiological Society of North America, Inc 2003; 23:1019-33.

Geng J, Chen XL, Wang XD, et al: Ultrasound imaging increases first-attempt success rate of neuraxial block in elderly patients. Zhonghua yi xue za zhi 2016; 96:3459-63.

Perlas A, Chaparro LE, Chin KJ: Lumbar Neuraxial Ultrasound for Spinal and Epidural Anesthesia: A Systematic Review and Meta-Analysis. Regional anesthesia and pain medicine 2016; 41:251-60.

Simmons ST, Schleich AR: Airway regional anesthesia for awake fiberoptic intubation. Regional anesthesia and pain medicine 2002; 27:180-92.

Soeding P, Eizenberg N: Review article: anatomical considerations for ultrasound guidance for regional anesthesia of the neck and upper limb. Canadian journal of anaesthesia = Journal canadien d'anesthesie 2009; 56:518-33.

Sauter AR, Ullensvang K, Niemi G, et al: The Shamrock lumbar plexus block: A dose-finding study. European journal of anaesthesiology 2015; 32:764-70.

Chin KJ, Tse C, Chan V: Ultrasonographic identification of an anomalous femoral nerve: the fascia iliaca as a key landmark. Anesthesiology 2011; 115:1104.

Provenzano DA, Viscusi ER, Adams SB, et al: Safety and efficacy of the popliteal fossa nerve block when utilized for foot and ankle surgery. Foot & ankle international 2002; 23:394-9.

Vloka JD, Hadzic A, April E, et al: The division of the sciatic nerve in the popliteal fossa: anatomical implications for popliteal nerve blockade. Anesthesia and analgesia 2001; 92:215-7.

Hebbard PD: Transversalis fascia plane block, a novel ultrasound-guided abdominal wall nerve block. Canadian journal of anaesthesia = Journal canadien d'anesthesie 2009; 56:618-20.

Blanco R: The 'pecs block': a novel technique for providing analgesia after breast surgery. Anaesthesia 2011; 66:847-8.

Blanco R, Parras T, McDonnell JG, et al: Serratus plane block: a novel ultrasound-guided thoracic wall nerve block. Anaesthesia 2013; 68:1107-13.

TOSSICITÀ DEGLI ANESTETICI LOCALI

Etrusca Brogi, Francesco Forfori

39

Introduzione

Nel 1979 il Prof. Albright, in un editoriale pubblicato su Anesthesiology, presentò una serie di casi clinici riguardanti improvvise complicanze aritmiche ventricolari, che in alcuni casi portavano alla morte, a seguito di un'iniezione intravascolare accidentale di anestetico locale (AL). Era la prima volta nella storia dell'anestesia loco-regionale che venivano denunciati gli effetti tossici sistemici degli anestetici locali. Questo editoriale suscitò un grosso interesse. Iniziarono, infatti, a comparire numerosi altri case reports di madri sottoposte a taglio cesareo e decedute a seguito d'iniezione intravascolare accidentale di Bupivacaina 0,75%. Non essendo ben chiaro quale fosse il meccanismo patogenetico alla base della tossicità sistemica della Bupivacaina, la FDA decise di emettere urgentemente, in maniera preventiva, un warning sulla Bupivacaina 0,75%, non più raccomandabile in ostetricia. Non solo, la grande attenzione suscitata spinse la ricerca scientifica a sviluppare altri anestetici locali (AL) che presentassero un miglior profilo si sicurezza e con minori proprietà tossiche (come la Ropivaciana e Levobupivacaina). Inoltre, la consapevolezza del possibile effetto tossico degli anestetici locali ebbe un grosso impatto positivo sulla riduzione dell'incidenza degli effetti tossici sistemici. Mulroy et al., in una review del 2002, confrontò l'incidenza dei casi di reazioni tossiche sistemiche in due periodi, pre e post 1981, osservando un declino statisticamente significativo. Questo dato venne confermato dalla review di Hawkins del 2011 riguardante la morbilità e mortalità in ostetricia, dove veniva chiaramente mostrato come dopo il 1984 il numero di complicanze a seguito di anestesia regionale fosse notevolmente ridotto. Gli stessi autori conclusero che la consapevolezza della tossicità degli anestetici locali e i miglioramenti tecnici della anestesia loco-regionale avessero contribuito in modo sostanziale alla riduzione delle complicanze tossiche sistemiche.

Effetti tossici sistemici

La tossicità sistemica (neurologica e cardiovascolare) degli anestetici locali si verifica a seguito del raggiungimento di una concentrazione ematica tossica di AL. Tutti gli AL sono assorbiti nel torrente circolatorio dal loro sito di iniezione, ma se non vengono raggiunte le concentrazioni ematiche tossiche non si verificano le conseguenti reazioni sistemiche. La tossicità sistemica dipende quindi dalla concentrazione plasmatica massimale di AL e dall'intervallo di tempo in cui viene raggiunta. Le reazioni avverse si manifestano primariamente come disturbi del SNC. Esiste una stretta relazione tra comparsa di reazioni tossiche e l'aumento della concentrazione di AL; quanto più elevate sono le concentrazioni plasmatiche quanto maggiore sarà il rischio e la gravità del le reazioni avverse. I principali meccanismi che determinano il raggiungimento di concentrazioni plasmatiche tossiche sono l'iniezione accidentale intravascolare (arteriosa o venosa) o l'assorbimento sistemico di un volume di anestetico locale extravascolare (**Figura 39.1**). Inoltre, fattori che influenzano notevolmente la velocità con cui si raggiungono le concentrazioni tossiche sono: le proprietà intrinseche del farmaco, le caratteristiche del paziente, la sede e le modalità di somministrazione dell'AL (**Tabella 39.1**).

La sede di somministrazione dell'anestetico locale, in funzione del differente flusso ematico locale, influenza la velocità di assorbimento e quindi il raggiungimento del picco plasmatico tossico: con la stessa dose di anestetico locale, si

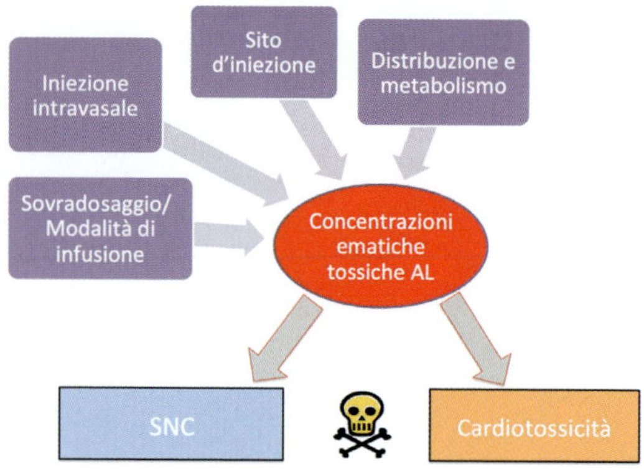

Figura 39.1 Meccanismi di tossicità degli AL.

raggiungerà un picco plasmatico maggiore per un blocco intercostale rispetto ad un blocco periferico dell'arto inferiore (**Figura 39.2**). Parallelamente, l'uso di un vasocostrittore riduce l'assorbimento sistemico di anestetico locale e ne ridurrà conseguentemente l'assorbimento plasmatico.

Anche il legame proteico degli anestetici locali riveste un ruolo importante nel raggiungimento della concentrazione ematica tossica. La forma non legata alle proteine è maggiore durante la gravidanza mentre diminuisce in corso di sepsi o di acidosi. Il metabolismo degli AL amidici è prevalentemente epatico, pertanto in pazienti con insufficienza epatica si raggiungeranno concentrazioni ematiche tossiche somministrando dosaggi inferiori di anestetico locale.

Le manifestazioni cliniche a carico del SNC si verificano a concentrazioni ematiche di AL inferiori rispetto a quelle cardiache. La sintomatologia che ne consegue può essere estremamente varia: da senso di irrequietezza e intorpidimento della lingua fino a tremori muscolari, disturbi visivi, convulsioni e arresto respiratorio. Spesso i quadri neurologici più gravi sono preceduti da prodromi. L'anestesista deve prontamente riconoscere questi segni in modo da interrompere tempestivamente la somministrazione di AL e trattare la sintomatologia clinica. Da ricordare che la $PaCO_2$ e il pH influenzano la soglia convulsivante. Ne consegue che, per il trattamento di questo tipo di complicanza, oltre alla rapida interruzione della somministrazione di AL e l'eventuale utilizzo di farmaci anticonvulsivanti (come le benzodiazepine), è importante gestire la ventilazione, fornendo ossigeno e riducendo la $PaCO_2$.

Come già anticipato, la cardiotossicità richiede il raggiungimento di concentrazioni ematiche di AL maggiori rispetto alle manifestazioni cliniche a carico del sistema nervoso centrale: questa caratteristica è definita dal *circulatory collapse/CNS excitation ratio*, tipica di ogni AL. Ad esempio, la Bupivacaina presenta un *circulatory collapse/CNS excitation ratio* più basso rispetto alla Ropivacaina o la Levobupivacaina, mostrando quindi un profilo di cardiotossicità maggiore. La cardiotossicità degli anestetici locali presenta un'azione bifasica: a basse dosi abbiamo disturbi del ritmo, con tachicardia sopraventricolare, ventricolare e fibrillazione ventricolare, mentre a dosi più elevate osserviamo un effetto dromotropo, cronotropo e inotropo negativo. Anche gli effetti sulla muscolatura liscia dei vasi periferici presentano un'azione bifasica, con vasocostrizione per concentrazioni plasmatiche inferiori seguiti da vasodilatazione all'aumentare della concentrazione. La cardiotossicità degli anestetici locali dipende dagli effetti diretti e indiretti sul cuore. Tra gli effetti diretti troviamo:

- effetto inotropo negativo (depressione non stereospecifica); gli anestetici locali bloccano i canali del Ca^{2+}, riducendone quindi il rilascio dal reticolo sarcoplasmatico. Inoltre bloccano la pompa Na^+/Ca^{2+} determinando un'ulteriore riduzione del rilascio di Ca^+. L'effetto ino-

Tabella 39.1 Fattori determinanti tossicità da anestetico locale (AL).

Fattori determinanti tossicità da AL		
Assorbimento	Distribuzione AL	LA
Perfusione regionale	Metabolismo	Tipo (estere/ amide)
Vasocostrizione	Età	Emivita
Velocità di iniezione AL	Gravidanza	liposolubilità
Somministrazione a bolo/continua	Comorbidità	pKa
Sovradosaggio	Farmaci	Legame proteico

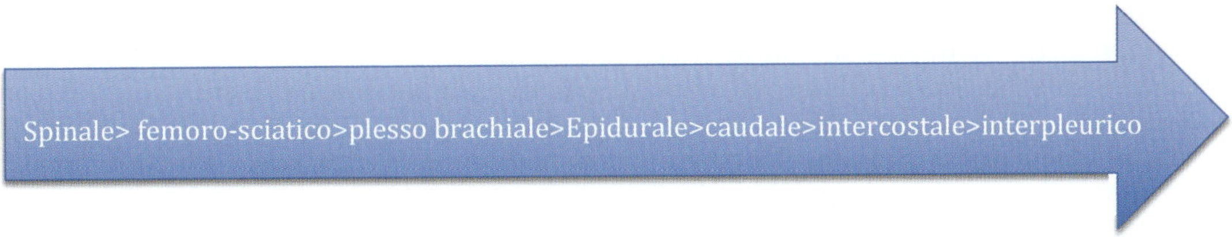

Figura 39.2 Concentrazioni plasmatiche crescenti di AL per i diversi blocchi regionali.

tropo negativo è dovuto anche alla riduzione della produzione mitocondriale di ATP in quanto questi farmaci penetrano, attraverso la membrana mitocondriale esterna, all'interno del mitocondrio ed influenzano il processo di fosforilazione ossidativa responsabile della produzione di ATP.

- effetto dromotropo negativo (depressione stereospecifica): dovuta al blocco dei canali ionici voltaggio dipendenti ($Na^+/Ca^{2+}/K^+$). Il risultato è il blocco della genesi del potenziale d'azione a livello del nodo senoatriale, con conseguente allungamento del PR e QRS.
- effetto lusotropo negativo: determinano un lento re-uptake del Ca^{2+} a livello del reticolo sarcoplasmatico.

Tra gli effetti indiretti troviamo:

- azione a livello del nucleo del tratto solitario (NTS)
- anafilassi
- ischemia cardiaca secondaria a ipotensione
- ipossiemia da convulsioni

Da sottolineare comunque che nella pratica clinica, le complicanze che sembrano essere molto più frequenti a seguito dell'utilizzo di AL, sono le complicanze di tipo neurologico periferico. L'iniezione di AL intraneuronale, soprattutto se eseguita iniettando il farmaco ad alte pressioni, può determinare danno a carico del tessuto nervoso.

Stereoselettività

La stereoselettività svolge un ruolo centrale nello sviluppo della tossicità sistemica: la Ropivacaina e la Levobupivacaina consistono solo dell'enantiomero levogiro mentre la Bupivacaina è una miscela racemica (enantiomero destro e levogiro). Gli isomeri R presentano una capacità di bloccare i canali del $Na^+/Ca^{2+}/K^+$ rispettivamente di 2 volte, 7 volte e 3 volte maggiore degli isomeri S. Questo fenomeno sembra essere attribuibile alla diversa lipofilicità degli anestetici locali. La Bupivacaina proprio in virtù della sua maggior lipofilicità ha un minor margine di sicurezza della Ropivacaina, mentre la Levobupivacaina occupa una posizione intermedia. Non solo, la maggior depressione cardiaca della Bupivacaina è da attribuire anche al meccanismo di "fast in - slow out blockade" dei canali del Na^+ tipico di questo farmaco. La lidocaina invece esercita un effetto antiaritmico perché segue un meccanismo di "fast in - fast out blockade" dei canali del Na^+. Nella pratica clinica, sono quindi necessarie dosi inferiori di Bupivacaina, rispetto alla Ropivacaina e Levobupivacaina, per il verificarsi delle reazioni tossiche sistemiche. Mazoit et al., in un trial condotto su cuori di coniglio, osservarono che la Bupivacaina, la Levobupivacaina e la Ropivacaina prolungavano l'intervallo QRS con un rapporto 1:0,4:0,3. Santos et al., in un modello sperimentale sulle pecore, dimostrarono che la dose cumulativa di anestetico locale necessaria ad indurre convulsioni e arresto cardio circolatorio era minore per la Bupivacaina, seguita da Levobupivacaina, ed infine dalla Ropivacaina. L'incidenza di aritmie ventricolari era invece simile nei tre gruppi. Groban et al., in un modello su cani anestetizzati, osservarono che la dose cumulativa (mg/Kg) e la concentrazione plasmatica di anestetico locale in grado di determinare cardiotossicità fosse minore per la Bupivacaina. Per ottenere le stesse complicanze erano necessarie dosi maggiori di Ropivacaina. La Levobupivacaina presentava un profilo di sicurezza intermedio.

Per motivi etici, è particolarmente difficile condurre uno studio sugli effetti tossici sistemici sull'uomo. Pochi sono gli studi su volontari sani, rendendo difficile poter raggiungere delle conclusioni utili nella pratica clinica sulla dose cumulativa tossica degli anestetici locali. Bardsley et al., valutarono gli effetti cardiovascolari di Levobupivacaina e Bupivacaina somministrati i.v. a volontari sani. Questi autori osservarono un significativo minor effetto cardiovascolare della Levobupivacaina rispetto alla Bupivacaina. In particolare, la Bupivacaina determinava un maggior effetto inotropo e dromotropo negativo. Stewart et al., paragonarono gli effetti cardiovascolari della Levobupivacaina e Ropivacana quando somministrata i.v. in volontari sani in uno studio doppio cieco randomizzato. Gli sperimentatori sospendevano la somministrazione degli anestetici locali quando comparivano i primi segni di tossicità sistemica. Gli autori non osservarono differenze statisticamente significative tra la Ropivacaina e la Levobupivacaina sull'onset dei primi segni di tossicità neurologica (p=0,87), sul volume totale del farmaco somministrato al momento della comparsa del primo sintomo CNS (P = 0,5), sull'indice cardiaco (p = 0,48), nell'intervallo PR (P = 0,21), sulla durata del QRS (P = 0,63), sull' intervallo QT (P = 0,724) e sulla frequenza cardiaca (p = 0,26). Nel complesso, un minor numero di sintomi a carico del SNC furono osservati per Levobupivacaina rispetto alla Ropivacaina. Comunque gli autori conclusero che la Levobupivacaina e la Ropivacaina producevano effetti simili sul sistema nervoso centrale e cardiovascolare quando infusi per IV. Knusen et al., confrontarono l'incidenza di sintomi a carico del SNC e i cambiamenti ecocardiografici durante l' infusioni i.v. di Ropivacaina, Bupivacaina e placebo in uno studio crossover, randomizzato, doppio cieco in 12 volontari sani. Gli autori osservarono che la dose massima tollerata era più alta per l'infusione di Ropivacaina in nove dei 12 soggetti, mentre, era più alta dopo somministrazione di Bupivacaina in tre soggetti. La concentrazione plasmatica arteriosa massima tollerata era due volte più alta per la Ropivacaina (P < 0,001). Gli spasmi muscolari si verificavano più frequentemente dopo somministrazione di Bupivacaina (P <0,05). La tossicità a carico del CNS era evidente a una concentrazione plasmatica inferiore per Bupivacaina rispetto alla Ropivacaina. La Bupivacaine determinava inoltre un maggiore allungamento della durata del QRS rispetto al placebo (P <0,001) e alla Ropivacaina (P <0,01). Inoltre la Bupivacaina riduceva sia la funzione sistolica ventricolare sinistra che la funzione diastolica rispetto al placebo (P <0,05 e P <0,01, rispettivamente), mentre la Ropivacaina riduceva solo la funzione sistolica (P <0,01). Il limite maggiore di questi studi è rappresentato dall'impossibilità di creare delle curve dose-risposta nel soggetto sano, in quanto la somministrazione di farmaco veniva cessata non appena comparivano i primi effetti tossici sistemici. Un altro punto fondamentale da valutare è la percentuale di successo di "resuscitation" a seguito di arresto cardiocircolatorio da tossicità da anestetico locale. Lo studio sopraccitato di Ohmura et al. su cavie, mostrò come l'arresto cardiaco determinato dalla Ropivacaina fosse più suscettibile al trattamento rispetto alla Bupivacaina e alla Levobupivacaina. L'introduzione, quindi, di Ropivacaina e Levobupivacaina ha rappresentato un enorme progresso dal punto di vista tossicologico. Paragonandoli alla Bupivacaina, questi farmaci, anche se in grado di determinare effetti tossici sistemici, presentano un profilo di sicurezza maggiore.

Trattamento e prevenzione

Vista la gravità delle reazioni avverse che si possono verificare durante la somministrazione di AL, è sempre necessario predisporre un monitoraggio cardiovascolare durante la somministrazione del farmaco. Una fonte di ossigeno e il carrello dell'urgenza devono essere immediatamente disponibili. Il trattamento degli effetti tossici cardiovascolari (LAST) è sintomatico e si orienta in base alla gravità. Oltre al trattamento delle aritmie e dell'arresto cardiocircolatorio seguendo i protocolli dell'ALS, trova spazio nella gestione della LAST anche l'infusione di emulsione lipidica. La dose di Intralipid 20% è di 1,5 mL/Kg, seguiti da 0,25 mL/Kg/min per 20 min, si può ripetere il bolo ogni 3-5 minuti fino a 3 mL/kg di dose totale. La dose può essere aumentata a 0,5 mL/ kg/min in base all'emodinamica. Sono state formulate varie ipotesi sul meccanismo d'azione dell' Intralipid. La teoria del "lipid sink" ipotizza la formazione di una fase lipidica plasmatica con sottrazione e riduzione della concentrazione di AL nel sito d'azione. Un altro meccanismo proposto prevede che il rapido aumentare del contenuto di acidi grassi intracellulari contribuisca a migliorare la sintesi di ATP nel cardiomiocita. In condizioni aerobiche normali, gli acidi grassi sono, infatti, il substrato preferito per la fosforilazione ossidativa dei miociti, che genera circa l'80-90% di adenosina trifosfata cardiaca. Infine, secondo la teoria dei canali ionici, gli acidi grassi liberi avrebbero effetti diretti sui canali del calcio e del sodio, incrementandone la funzionalità (antagonizzando il blocco effettuato da AL).

Diverse sono le tecniche da seguire per prevenire la tossicità da AL. Tra questi troviamo: l'aspirazione con lo stantuffo della siringa prima di iniettare AL, la dose test, l'utilizzo della dose minima efficace e l'utilizzo di dosaggi incrementali di AL. Da ricordare però che un'aspirazione negativa non garantisce che l'ago non sia all'interno del vaso, una vigorosa aspirazione potrebbe determinare il collasso del vaso e dare un falso negativo. L'utilizzo dell'ecografo rappresenta, invece, un valido aiuto per prevenire le complicanze durante la somministrazione di AL. La visualizzazione diretta dell'ago e dello spread dell'AL attorno alle strutture nervose consente la somministrazione di volumi adeguati di anestetico locale e la prevenzione della somministrazione accidentale di farmaci intravascolari o intraneurali, riducendo in maniera significativa le complicanze dell'anestesia loco-regionale. La letteratura attuale ha dimostrato come l'utilizzo degli ultrasuoni riduca il numero di tentativi, migliori il tasso di successo e riduca l'incidenza di complicazioni durante le procedure di anestesia regionale.

In conclusione, le complicanze a seguito della somministrazione di AL possono essere molto gravi. È importante conoscere queste complicanze per prevenirle e trattarle al meglio, nell'ottica di migliorare la safety del paziente. L'utilizzo dell'ecografo per l'anestesia loco-regionale e la somministrazione di AL rappresenta ormai il gold-standard nella pratica clinica quotidiana.

Letture consigliate

Albright GA: Cardiac arrest following regional anesthesia with etidocaine or bupivacaine. Anesthesiology 1979; 51: 285-287.

Edde RR, Deutsch S: "Cardiac arrest after interscalene brachial-plexus block." Anesth Analg 1977; 56: 446-447.

Prentiss JE: Cardiac arrest following caudal anesthesia. 1979; Anesthesiology 50: 51-53.

Heath ML: Deaths after intravenous regional anaesthesia. Br Med J (Clin Res Ed) 1982; 285: 913-914.

Marx GF: "Cardiotoxicity of local anesthetics-the plot thickens." Anesthesiology 1984; 60: 3-5.

McClure JH: "Ropivacaine." Br J Anaesth 1996; 76: 300-307.

Petitjeans F, Mion G, Puidupin M, et al: Saissy. "Tachycardia and convulsions induced by accidental intravascular ropivacaine injection during sciatic block." Acta Anaesthesiol Scand 2002; 46: 616-617.

Mulroy MF: "Systemic toxicity and cardiotoxicity from local anesthetics: incidence and preventive measures." Reg Anesth Pain Med 2002; 27: 556-561.

Hawkins JL, Chang J, Palmer SK, et al: Anesthesia-related maternal mortality in the United States: 1979-2002. Obstetrics and gynecology 2011;117:69-74.

Becker DE, Reed KL: "Essentials of local anesthetic pharmacology." Anesth Prog 2006; 53:98-108.

Butterworth JF: "Models and mechanisms of local anesthetic cardiac toxicity: a review." Reg Anesth Pain Med 2010; 35:167-176.

Bourne E, Wright C, Royse C: "A review of local anesthetic cardiotoxicity and treatment with lipid emulsion." Local Reg Anesth 2010; 3:11-19.

Braid DP, Scott DB: The systemic absorption of local analgesic drugs. British journal of anaesthesia. 1965; 37:394-404.

Fragneto RY, Bader AM, Rosinia F, et al: Measurements of protein binding of lidocaine throughout pregnancy. Anesthesia and analgesia. 1994; 79:295-7.

Englesson S, Grevsten S: The influence of acid-base changes on central nervous system toxicity of local anaesthetic agents. II. Acta Anaesthesiol Scand. 1974; 18:88-103.

Zink W, BM Graf: "The toxicity of local anesthetics: the place of ropivacaine and levobupivacaine." Curr Opin Anaesthesiol 2008, 21:645-650.

Graf BM: "The cardiotoxicity of local anesthetics: the place of ropivacaine." Curr Top Med Chem 2001; 1: 207-214.

David JS, Ferreti C, Amour J, et al: Gueugniaud. "Effects of bupivacaine, levobupivacaine and ropivacaine on myocardial relaxation." Can J Anaesth 2007; 54: 208-217.

Longobardo M, Delpon E, Caballero R, et al: Valenzuela. "Structural determinants of potency and stereoselective block of hKv1.5 channels induced by local anesthetics." Mol Pharmacol 1998; 54:162-169.

Clarkson C, Hondeghem W, LM: "Mechanism for bupivacaine depression of cardiac conduction: fast block of sodium channels during the action potential with slow recovery from block during diastole." Anesthesiology 1985; 62: 396-405.

Ohmura S, Kawada M, Ohta T, et al: "Systemic toxicity and resuscitation in bupivacaine-, levobupivacaine-, or ropivacaine-infused rats." Anesth Analg 2001; 93(3): 743-748.

Mazoit JX, Boico O, Samii K, et al: Myocardial uptake of bupivacaine:II. Pharmacokinetics and pharmacodynamics of bupivacaine enantiomers in the isolated perfused rabbit heart. Anesth Analg 1993;77:477-82.

Santos AC, DeArmas P: Systemic toxicity of levobupivacaine, bupivacaine and ropivacaine during continuous intravenous infusion to nonpregnant and pregnant ewes. Anesthesiology 2001; 95:1256-64.

Groban L, Deal DD, Vernon JC, et al: Butterworth. "Cardiac resuscitation after incremental overdosage with lidocaine, bupivacaine, levobupivacaine, and ropivacaine in anesthetized dogs." Anesth Analg 2001; 92(1): 37-43.

Bardsley H, Gristwood R, Baker H, et al: "A comparison of the cardiovascular effects of levobupivacaine and rac-bupivacaine following intravenous administration to healthy volunteers." Br J Clin Pharmacol 1998; 46: 245-249.

Stewart J, Kellett N, Castro D: The central nervous system and cardiovascular effects of levobupivacaine and ropivacaine in healthy volunteers. Anesthesia and analgesia. 2003; 97:412-6.

Knudsen K, Beckman Suurkula M, Blomberg S, et al: Central nervous and cardiovascular effects of i.v. infusions of ropivacaine, bupivacaine and placebo in volunteers. British journal of anaesthesia. 1997; 78:507-14.

Rothschild L, Bern S, Oswald S, et al: Intravenous lipid emulsion in clinical toxicology. Scand J Trauma Resusc Emerg Med. 2010; 18:51.

Aromaa U, Lahdensuu M, Cozanitis DA: Severe complications associated with epidural and spinal anaesthesias in Finland 1987-1993. A study based on patient insurance claims. Acta Anaesthesiol Scand. 1997; 41:445-5.

TECNICHE DI ANESTESIA LOCOREGIONALE IN CHIRURGIA ORTOPEDICA

40

Gianluca Russo, Dario Bugada, Vito Torrano, Edoardo Flaviano

La chirurgia ortopedica sfida l'anestesista con la sua diversità: il grado di variabilità chirurgica **è notevole,** dalla chirurgia minore delle dita all'emipelvectomia. Anche i pazienti ortopedici possono essere molto differenti fra loro e vanno dai neonati con anomalie congenite ai giovani atleti sani, senza dimenticare i pazienti geriatrici con frattura di femore o altra frattura.

In particolare, tutte le fratture delle ossa lunghe predispongono ad embolia grassosa. Anche la chirurgia ortopedica in elezione pone l'anestesista davanti a diverse e peculiari difficoltà. Ad esempio, la protesi d'anca o la protesi del ginocchio possono entrambe avere come complicanza il tromboembolismo così come l'utilizzo del cemento può causare instabilità emodinamica durante l'intervento di artroprotesi.

Anche l'utilizzo del tourniquet in numerosi interventi ortopedici può ovviamente limitare le perdite ematiche, ma, allo stesso tempo, comporta rischi aggiuntivi di danno nervoso, vascolare e metabolico.

L'anestesia neurassiale e le altre tecniche di anestesia locoregionale periferica hanno un ruolo importante nel ridurre l'incidenza di complicanze tromboemboliche, nel garantire una gestione ottimale del dolore, nel facilitare la riabilitazione e il recupero postoperatorio.

Nell'ultimo decennio, grazie anche all'introduzione della guida ecografica, la diffusione dell'anestesia locoregionale per gli interventi di chirurgia ortopedica è notevolmente aumentata sia in termini quantitativi che qualitativi.

In questo capitolo sono descritte le tecniche locoregionali ecoguidate dei plessi nervosi e nervi periferici più frequentemente utilizzati,

Blocco del plesso brachiale

L'anestesia dell'arto superiore e della spalla può essere ottenuta bloccando il plesso brachiale (C5-T1) o le sue ramificazioni terminali. Se l'intervento chirurgico coinvolge la regione anteriore della spalla è necessario bloccare anche il plesso cervicale superficiale (C1-C4). La regione dermatomerica postero-mediale prossimale del braccio è innervata dal nervo intercostobrachiale (T2) e dal nervo cutaneo mediale del braccio.

Anatomia del plesso brachiale

Il plesso brachiale è formato dall'unione dei rami ventrali dei nervi cervicali dal quinto all'ottavo e dal primo nervo toracico. L'unione del ramo ventrale del quarto nervo cervicale (C4) e del secondo nervo toracico (T2) è di solito parziale o nulla. Appena le radici oltrepassano il forame intervertebrale convergono a formare i tronchi, le divisioni, le corde ed infine i rami terminali. I tre tronchi si dispongono verticalmente tra il muscolo scaleno anteriore e medio e sono perciò denominati superiore, medio ed inferiore. Il tronco superiore deriva principalmente da C5-C6, il tronco medio da C7 mentre il tronco inferiore da C8-T1. Appena i tronchi giungono al bordo laterale della prima costa e sotto la clavicola, ogni tronco si divide in divisioni anteriori e posteriori. Al passaggio dalla clavicola le fibre nervose si uniscono ancora per formare tre corde che vengono denominate, in relazione all'arteria ascellare, laterale, mediale e posteriore. La corda laterale è l'unione delle divisioni anteriori del tronco superiore e medio; la corda mediale è la continuazione della divisione anteriore del tronco inferiore; la corda posteriore è l'unione delle divisioni posteriori dei tre tronchi. A livello del bordo laterale del muscolo pettorale minore ogni corda si divide in ramificazioni terminali. Dalla corda laterale origina la branca laterale del nervo mediano ed il nervo muscolocutaneo; dalla corda mediale origina la branca mediale del nervo mediano ed il nervo ulnare; dalla corda posteriore originano il nervo ascellare ed il nervo radiale (**Figura 40.1**).

Approcci ecoguidati al plesso brachiale

Una fascia connettivale che deriva dalla fascia prevertebrale e dalla fascia dei muscoli scaleni avvolge il plesso brachiale. Questa fascia si estende dal forame intervertebrale fino all'arto superiore ed è la base anatomica per il blocco del plesso brachiale. L'iniezione all'interno di questa fascia permette la diffusione dell'anestetico ed il conseguente blocco da C5 a T1, anche se l'intensità del blocco nervoso può variare in base al livello dell'iniezione. L'approccio interscalenico, ad esempio, è il migliore per le procedure chirurgiche della spalla, del braccio ed avambraccio. L'iniezione a livello interscalenico produce un blocco intenso dei dermatomeri C5-C7 e meno intenso dei dermatomeri C8-T1. Per questo l'approccio interscalenico potrebbe non essere indicato per gli interventi chirurgici che coinvolgono la regione innervata dal nervo ulnare.

Al contrario, l'approccio ascellare al plesso brachiale è indicato per la chirurgia del gomito e della mano. Questo approccio produce un blocco intenso dei dermatomeri C7-T1 ma non è adeguato per la chirurgia della spalla. Anche gli approcci sopraclavicolare ed infraclavicolare al plesso brachiale producono un'anestesia chirurgica per le procedure del braccio, avambraccio e mano.

- Blocco ecoguidato interscalenico
- Blocco ecoguidato sopraclavicolare
- Blocco ecoguidato infraclavicolare
- Blocco ecoguidato ascellare.

Volume e tipo di anestetico locale: 10-25 ml

- Mepivacaina 1,5% per interventi brevi (1-3 h),
- Ropivacaina da 0,5% a 1%/Levobupivacaina 0,5%-0,75% per anestesia/analgesia di lunga durata (10-12h),
- infusione Ropivacaina 0,2%/Levobupivacaina 0,125% per tecniche in continuo. Infusione consigliata: 5-10 ml/h, in continuo o a boli intermittenti, unita a somministrazione PCA on demand.

Per aumentare la durata del blocco singolo è possibile unire adiuvanti. Stando all'evidenza attuale, i risultati migliori si ottengono unendo desametasone 4 mg per via sistemica (e.v.) che prolunga il blocco oltre le 20 h.

Sonoanatomia e tecnica di blocco interscalenico

La regione cervicale laterale è facile da studiare in ecografia, poiché i principali elementi anatomici sono poco profondi, circa 3-5 cm. Le

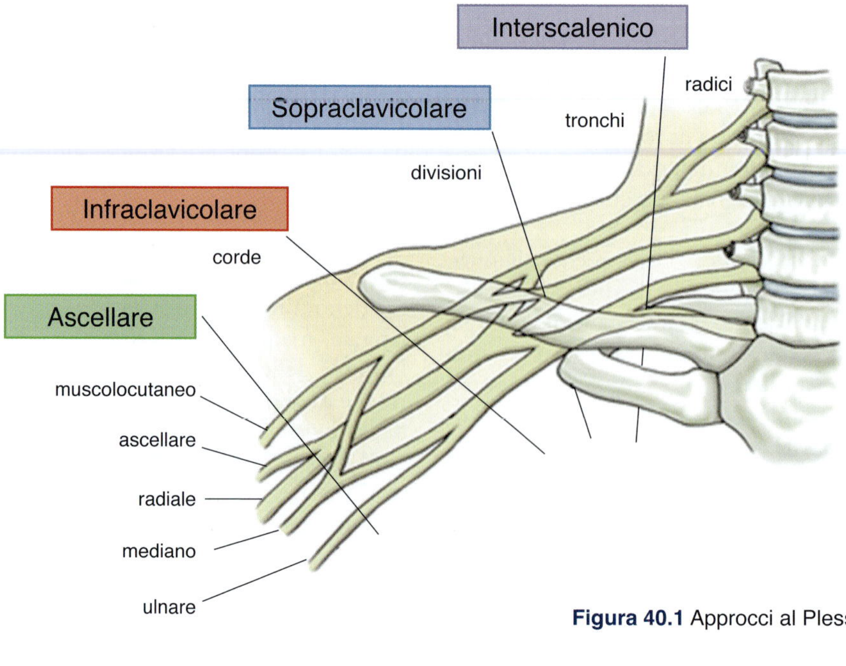

Figura 40.1 Approcci al Plesso Brachiale.

radici del plesso brachiale sono identificate come delle aree nervose ipo o anecogene circondate da tessuto connettivo iperecogeno. In ecografia è semplice identificare la biforcazione carotidea che solitamente avviene a livello della vertebra C4, la vertebra C6 che è l'ultima con un processo trasverso bifido e la vertebra C7 che è la prima senza il processo trasverso bifido.

L'ecografia migliora il tasso di successo del blocco interscalenico, infatti l'indentificazione delle strutture nervose (radici nervose, tronchi nervosi, vertebre cervicali, vasi e muscoli) permette di adattare la puntura alla realtà anatomica. In alcuni casi, la conferma che un'area ipoecogena localizzata fuori dal solco interscalenico sia effettivamente una radice può richiedere il ricorso alla neurostimolazione.

La visualizzazione del plesso è solitamente realizzata in asse corto utilizzando una sonda lineare ad alta frequenza, mentre l'ago (50 mm) può essere inserito sia in plane che out-of-plane controllando sempre la diffusione dell'anestetico locale (preferibilmente 10-15 ml) nel solco interscalenico ed intorno alle strutture nervose (**Figura 40.2**).

Complicanze:

- iniezione intratecale o peridurale a causa del passaggio dell'ago attraverso un forame intervertebrale con conseguente rachianestesia totale o anestesia peridurale. Esiste anche il rischio di trauma del midollo e delle radici che può essere responsabile di lesioni neurologiche gravi e definitive.
- puntura vascolare arteriosa o venosa con o senza iniezione intravascolare di anestetico locale. Il rischio convulsivo secondario ad una iniezione intra-arteriosa, carotidea o vertebrale è particolarmente importante.
- blocco del nervo frenico (blocco dell'emidiaframma), blocco dei nervi ricorrenti (disfagia e disfonia), blocco del ganglio stellato (sindrome di Claude Bernard-Horner).

Sonoanatomia e tecnica di blocco sovraclavicolare

La prima pubblicazione dell'utilizzo degli ultrasuoni in ALR risale al 1978, quando La Grange riferiva un blocco sopraclavicolare facilitato dal reperimento dell'arteria succlavia al Doppler. L'ecografia permette di visualizzare chiaramente l'anatomia della regione sovraclavicolare. Di solito l'insieme del plesso brachiale è raggruppato in uno spazio unico al di sopra della clavicola, ma talvolta invece può organizzarsi in due contingenti divisi da un ramo arterioso proveniente dall'arteria succlavia.

Tecnicamente la visualizzazione del plesso avviene in asse corto utilizzando una sonda lineare ad alta frequenza mentre l'ago viene introdotto in plane, sempre controllando la diffusione dell'anestetico iniettato (volume 20-25 ml).

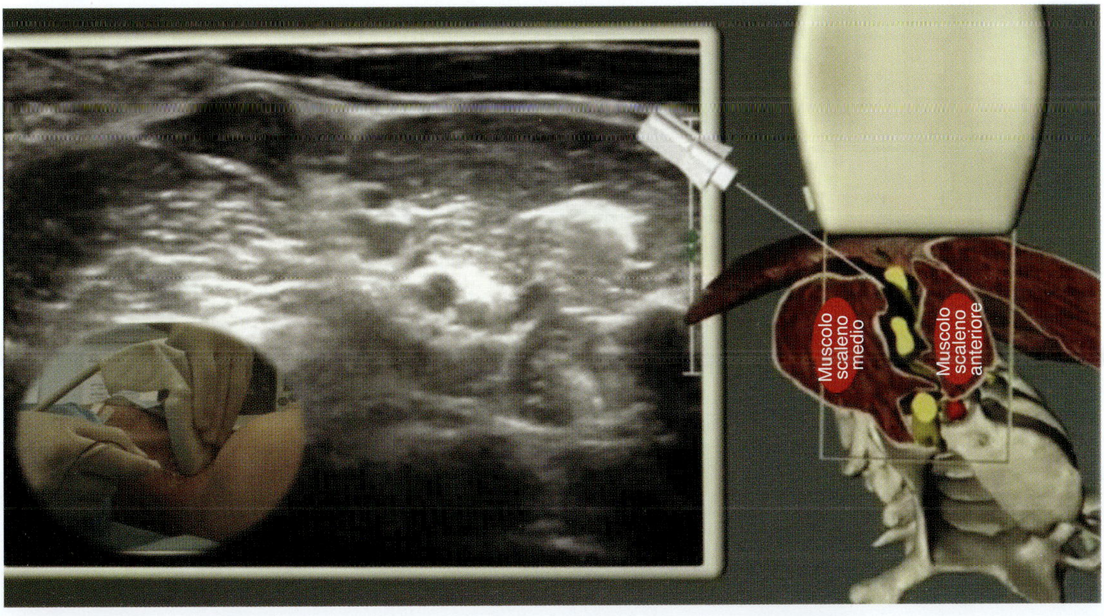

Figura 40.2 Blocco Interscalenico del Plesso Brachiale - approccio ecoguidato "in plane".

Complicanze: pneumotorace ed emotorace, sebbene entrambe notevolmente ridotte dall'utilizzo dell'ecografia. Raramente possono avvenire anche il blocco dei nervi ricorrenti, del ganglio simpatico e del nervo frenico (**Figura 40.3**).

Sonoanatomia e tecnica di blocco infraclavicolare

A livello infraclavicolare la visualizzazione delle strutture nervose e vascolari così come la localizzazione dell'ago è più difficile dato che le strutture anatomiche sono più profonde.

Se possibile, l'arto superiore deve essere posto in abduzione per avvicinare il plesso alla superficie cutanea e facilitare l'esecuzione del blocco.

Tecnicamente il plesso viene visualizzato in asse corto intorno all'arteria ascellare e l'ago viene inserito in plane controllando dopo l'iniezione la diffusione dell'anestetico locale (volume 20-25 ml) intorno alle corde nervose: posteriore, mediale e laterale.

Complicanze: puntura dei vasi ascellari arteriosi e/o venosi (**Figura 40.4**).

Sonoanatomia e tecnica di blocco ascellare

La sonda viene posta nella fossa ascellare e si visualizzano in asse corto le ramificazioni periferiche del plesso brachiale (mediano, ulnare, radiale, muscolocutaneo), l'arteria e le vene che non devono essere schiacciate dalla pressione della sonda durante la procedura. L'ecografia migliora sicuramente la comprensione dell'anatomia della regione ascellare, mostrando le frequenti varianti, ma rende anche più sicura la procedura permettendo la perfetta visualizzazione della punta dell'ago nella tecnica eseguita in plane. Per confermare le varianti anatomiche visualizzate può essere d'ausilio l'utilizzo della neurostimolazione. Un volume di 20-25 ml di anestetico locale è sufficiente per ottenere l'anestesia chirurgica.

Complicanze: nessuna specifica, rimangono le possibili complicanze da danno traumatico delle strutture nervose e di tossicità sistemica da iniezione di anestetico locale tipiche di tutti i blocchi nervosi (**Figura 40.5**).

Anatomia rilevante del nervo femorale e del triangolo femorale

Il n. femorale è il più voluminoso tra i nervi del plesso lombare. Si tratta di un nervo misto, provvisto di fibre motrici somatiche responsabili dell'innervazione del m. ileo-psoas, dei mm. anteriori e di una parte dei muscoli mediali della coscia. Sul versante sensitivo è invece coinvolto nell'innervazione della cute della faccia anteriore della coscia e di quella antero-mediale della gamba. Ha infine un ruolo preminente nella trasmissione delle afferenze nocicettive a partenza dal femore e dalle articolazioni di anca e ginocchio.

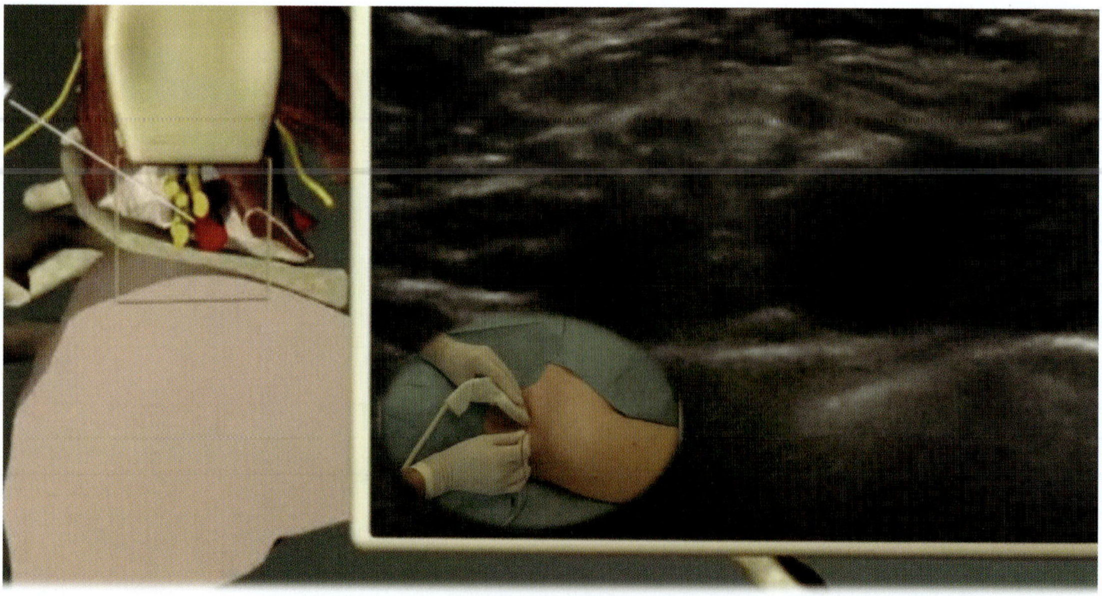

Figura 40.3 Blocco Sopraclavicolare del Plesso Brachiale - approccio ecoguidato "in plane".

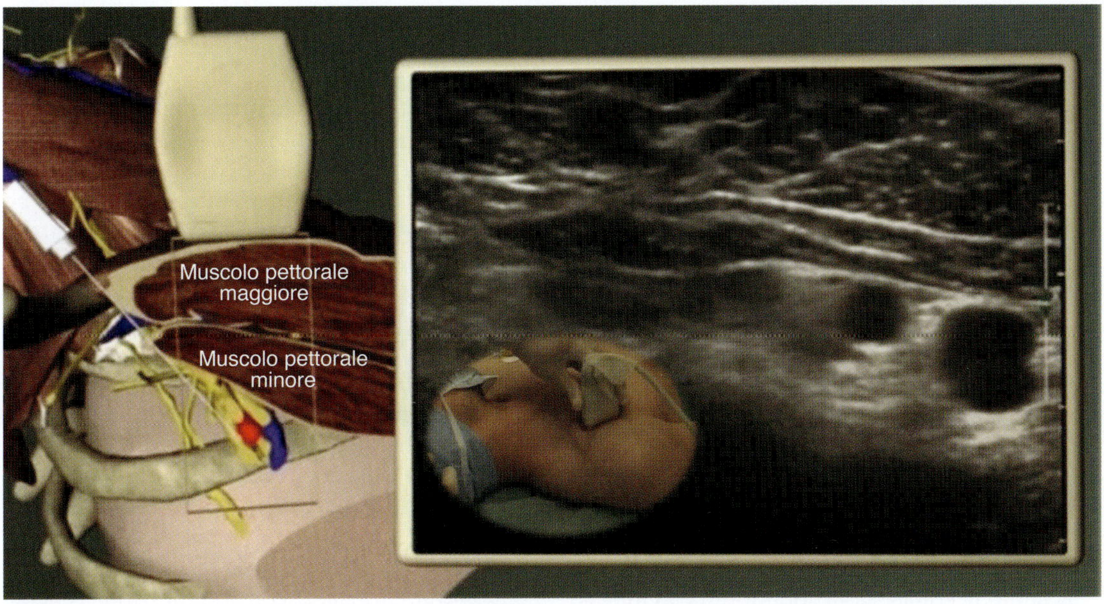

Figura 40.4 Blocco Infraclavicolare del Plesso Brachiale - approccio ecoguidato "in plane".

Il nervo origina dall'unione dei rami ventrali delle radici lombari L2, L3 ed L4, emerge dal contorno laterale del m. grande psoas e, discendendo verso il basso, si adatta all'angolo che questo muscolo forma all'unione con il muscolo iliaco. Arriva così al legamento inguinale, passandovi sotto, e, percorrendo con il muscolo ileo-psoas la *lacuna muscolorum,* giunge nella coscia, all'interno della fossa ileo-pettinea, correndo tra la faccia anteriore del m. ileo-psoas, sul quale il nervo è adagiato, e un doppio strato fasciale che lo delimita dal davanti: la fascia iliaca e fascia lata. In questa stessa area, medialmente al nervo, corrono i vasi femorali, con l'arteria femorale posta late-

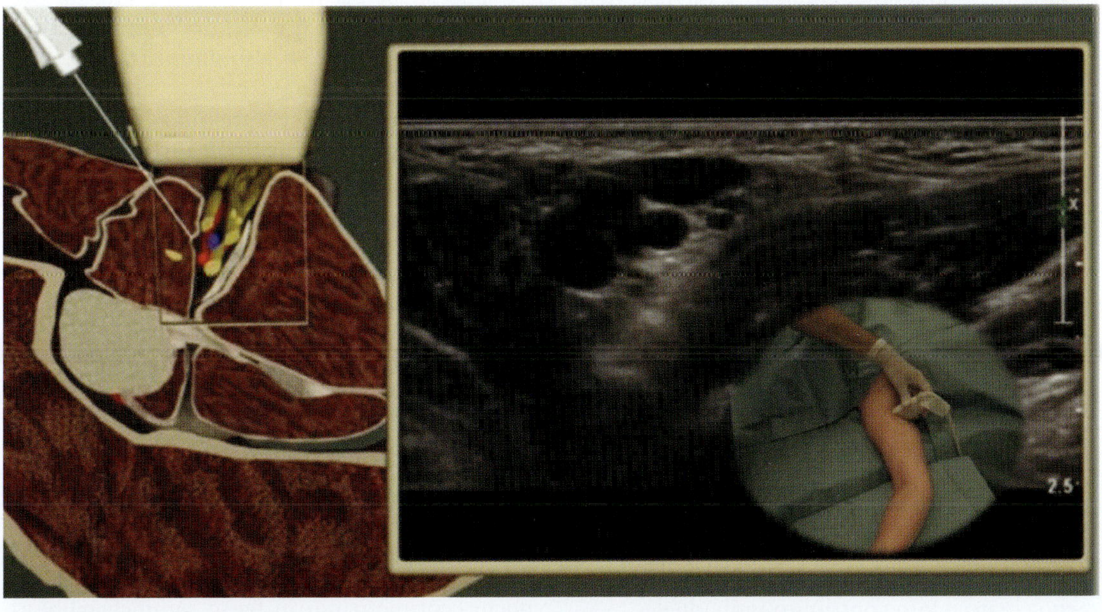

Figura 40.5 Blocco Ascellare del Plesso Brachiale - approccio ecoguidato "in plane".

ralmente alla vena omonima, entrambi compresi tra la fascia lata superficialmente, e la fascia iliaca, posta più in profondità. È sempre da qui che il nervo rilascia i suoi rami terminali:

1. *N. muscolo-cutaneo laterale*: misto. Innervazione motoria: m. sartorio. Innervazione sensitiva: cute della faccia anteriore della coscia ad opera dei *rami perforanti superiori e inferiori*;
2. *N. muscolo-cutaneo mediale*: misto. Innervazione motoria: m. pettineo (di rado) e m. adduttore lungo (in parte). Innervazione sensitiva: cute antero-superiore della coscia;
3. *N. del muscolo quadricipite.* Quasi interamente motorio, si risolve in 4 rami, ciascuno destinato a uno dei 4 capi del m. quadricipite femorale;
4. *N. safeno:* sensitivo. Discende prima di lato all'a. femorale profonda, per poi spostarsi in posizione mediale, scavalcando il nervo anteriormente. Giunto nel canale degli adduttori (dell'Hunter), perfora la fascia vasto-adduttoria, che ne forma la parete anteriore si porta al condilo mediale del femore dove rilascia due rami terminali: *ramo infrapatellare e ramo tibiale.* Il primo si porta sotto la patella ad innervare cute e strutture antero-mediali dell'articolazione del ginocchio. Il secondo discende sulla faccia antero-mediale della gamba fino al contorno mediale del piede e, cammin facendo, ne innerva la cute.

Si definisce con il termine di *Triangolo femorale* (o dello Scarpa) quella regione anatomica situata nella parte superiore, anteriore e mediale della coscia, avente come base il legamento inguinale e come apice l'intersezione tra i bordi mediali dei mm. sartorio e adduttore lungo (i quali ne rappresentano al contempo le pareti laterale e mediale rispettivamente). Al suo interno si colloca il fascio vascolo-nervoso, il cui rapporto spaziale con il m. sartorio si modifica nel corso della sua progressione in periferia. Prossimalmente il muscolo si trova infatti al lato del fascio, per poi spostarsi disegnando una traiettoria obliqua dapprima al davanti (costituendosi a "tetto") e poi medialmente. A chiarire l'interesse delle tecniche di ALR in quest'area, ci sono gli elementi nervosi del fascio, posti lateralmente all'AFP e rappresentati dal *n. safeno*, dal *n. per il muscolo vasto mediale* e dal *n. muscolo-cutaneo mediale.* Il ruolo di queste strutture nella trasmissione dei segnali nocicettivi dalla regione antero-mediale del ginocchio è complessivamente riconosciuto, resta invece meno chiaro il loro contributo individuale.

Sonoanatomia e tecnica di blocco del n. Femorale in regione inguinale

Indicazioni: 1) **Chirurgiche**: chirurgia del femore (in combinazione variabile con N. sciatico, N. otturatorio, N. FCL), interventi complessi al ginocchio (in combinazione con N. sciatico e N. otturatorio), chirurgia della gamba (in combinazione con N. sciatico), trattamento di ferite nella regione anteriore della coscia; 2) **Terapia del dolore**: nel post-operatorio delle suddette chirurgie o, in generale, a seguito di traumatismi del femore, da candidare o meno al trattamento cruento; 3) **Altro**: tecnica analgesica finalizzata a favorire la realizzazione di un corretto posizionamento del paziente a fini diagnostici o procedurali (es. anestesia spinale in pazienti con frattura di femore), applicazione tourniquet in paziente cosciente;

Controindicazioni: controindicazioni generali e (comunque sempre relative) tra le quali vanno ricordate la chirurgia vascolare pregressa all'inguine o la presenza di un'ernia inguinale;

Posizione: supina;

Sonda: lineare ad alta frequenza 10-15 MHz;

Volume e tipo di anestetico: non meno di 20 ml;

- Mepivacaina 1,5% per interventi brevi (1-3 h),
- Ropivacaina da 0,5% a 1%/Levobupivacaina 0,5%-0,75% per anestesia/analgesia di lunga durata (10-12h),
- infusione Ropivacaina 0,2%/Levobupivacaina 0,125% per tecniche in continuo. Infusione consigliata: 4-6 ml/h, in continuo o a boli intermittenti, unita a somministrazione PCA on demand.

Tecnica: associare sempre guida ecografica ed elettroneurostimolazione. Con l'arto leggermente abdotto ed extraruotato, poggiare la sonda subito al di sotto del legamento inguinale parallelamente ad esso. Tenendo il marker in posizione laterale, scorrere con la sonda in senso latero-mediale fino ad individuare l'a. femorale, facendo seguire dei piccoli movimenti in senso cranio-caudale (e viceversa), alla ricerca del punto immediatamente al di sopra della biforcazione dell'arteria femorale nei suoi due rami, profondo e superficiale. Il nervo sarà visualizzabile subito lateralmente all'arteria come struttura iperecogena di aspetto vagamente ellissoidale ed appiattita. Molto importante è approcciare il nervo a questo livello: esso, infatti, si divide precocemente, ed intercettarlo anche solo pochi centimetri più in basso significherebbe rischiare di incorrere in blocchi incompleti, specie in caso di chirurgia del femore prossimale. Mantenere durante tutta la procedura i vasi femorali sotto visione (come vasi unici, prima della divisione). Con un ago da 50 mm entriamo lateralmente alla sonda con approccio "in plane" fino a raggiungere il nervo, circondandolo. L'ENS avvalorerà la scelta del target, aumentando il profilo di sicurezza della manovra, andando ad elicitare una risposta motoria tipica, nota come "dancing patella", ovvero, dei movimenti scorrimento in senso caudo-craniale della rotula a seguito della contrazione ritmica del m. quadricipite femorale. Verificare sempre la scomparsa della risposta motoria per un'intensità del twitch inferiore agli 0,4 mA. Ricordarsi, infine, di porre sempre la massima attenzione sia alla corretta distribuzione del farmaco al di sotto della fascia iliaca (pena l'insuccesso del blocco) che all'esito negativo dei test d'aspirazione. Descritto anche un approccio "out-of-plane".

Complicanze/effetti indesiderati specifici: puntura dei vasi femorali.

Sonoanatomia e tecnica di blocco del triangolo femorale

Indicazioni: 1) analgesia (anche in continuo) nel post-operatorio di interventi complessi del ginocchio (es. chirurgia protesica). Il grande vantaggio di questa tecnica, oltre ad assicurare un eccellente controllo del dolore a partenza dal compartimento antero-mediale dell'articolazione, è quello di risparmiare la funzione motoria del m. quadricipite femorale (diversamente dal blocco del N.femorale), favorendo l'inizio di una riabilitazione precoce ed attiva;

Controindicazioni: generali;

Posizione: supina;

Sonda: lineare ad alta frequenza 10-15 MHz;

Volume e tipo di anestetico: 10 ml (volumi superiori espongono a risalita cefalica al n. femorale ed eventuale blocco motorio);

- Mepivacaina 1,5% per interventi brevi (1-3 h) – anestesia della porzione cutanea mediale della gamba per tollerare il tourniquet,
- Ropivacaina da 0,5% a 1% / Levobupivacaina 0,5%-0,75% per anestesia/analgesia di lunga durata (10-12h),
- infusione ropivacaina 0,2% / Levobupivacaina 0,125% per tecniche in continuo. Infusione consigliata: 10 ml/h, in continuo o a boli intermittenti, unita a somministrazione PCA on demand.

Tecnica: con l'arto leggermente abdotto ed extraruotato, poggiare la sonda trasversalmente, sulla faccia antero-mediale della coscia, a metà della distanza compresa tra ASIS e base della patella. Marker in posizione laterale. Con dei movimenti di scorrimento nei vari piani dello spazio, cercare di ottenere un' immagine con al centro i vasi arteriosi profondi (a. e v. femorale profonda) e con il m. sartorio posto "a tetto" al di sopra di questi. Con un ago di lunghezza variabile, 75-100 mm, entrare "in plane" lateralmente alla sonda cercando idealmente di inserirsi nella guaina compresa tra il m. sartorio e il m. vasto mediale del femore. Raggiungere l'arteria femorale profonda ponendosi al di sotto del piano fasciale del m. sartorio, per finire con la punta dell'ago lateralmente al vaso. Iniziare la somministrazione del farmaco (o di fisiologica) cercando il così detto "double bubble sign", ovvero comparsa di una seconda immagine anecogena di aspetto circolare giustapposta a quella della arteria. Qualora optassimo per il posizionamento di un catetere perineurale è consigliato portare la punta dell'ago a ore 12 o 14 rispetto all'arteria, avendo l'accortezza di rimanere sempre al di sotto del piano fasciale del m. sartorio. Segno distintivo di un corretto posizionamento della punta ci verrà dall'osservazione di uno scivolamento verso il basso (rispetto alla nostra immagine eco) dell'AFP associato ad una transitoria perdita dell'aspetto circolare della stessa in concomitanza della somministrazione del mezzo liquido. ENS non necessario.

Complicanze / effetti indesiderati specifici: puntura vasi femorali profondi (**Figura 40.6**).

Anatomia del nervo sciatico

Il nervo sciatico è il nervo più voluminoso del corpo umano e, considerato con i suoi rami terminali, risulta essere anche il più lungo. Si tratta di un nervo misto, responsabile dell'innervazione motrice dei muscoli della loggia posteriore della coscia, dei muscoli della gamba e del piede in toto, nonché dell'innervazione sensitiva di cute e ossa del piede e della gamba, eccezion fatta per la porzione cutanea antero-mediale di quest'ultima (di pertinenza del n. safeno, ramo terminale del n. femorale). Il nervo ricopre inoltre un ruolo di importanza progressivamente crescente nell'innervazione sensitiva dolorifica delle articolazioni dell'anca, del ginocchio e della caviglia.

Il nervo emerge dal plesso lombo-sacrale e in particolar modo dall'unione dei rami ventrali delle radici spinali lombari L4 e L5 (tronco lombo-sacrale) e sacrali S1, S2 e S3. Detti rami si suddividono a loro volta in una branca anteriore e in una posteriore: dall'unione delle branche posteriori dei rami ventrali delle radici da L4 a S2 prende origine la componente *peroneale comune* del n. sciatico (o fibulare), mentre dall' unione delle branche anteriori dei rami ventrali delle radici da L4 a S3 ha origine la componente *tibiale*. Le due componenti, quindi, risultano essere anatomicamente e funzionalmente distinte sin dalla loro origine per quanto racchiuse all'interno della stessa guaina; sarà però solo in prossimità del cavo popliteo, con il rilascio delle due branche terminali, che questa separazione "de facto" risulterà apprezzabile anche sul piano anatomico.

I rami nervosi costitutivi del n. sciatico (e in generale del plesso sacrale) convergono sulla faccia anteriore del m. piriforme, per proseguire poi come un'unica struttura in senso infero-laterale, abbandonando la pelvi attraverso il grande forame ischiatico e passando al di sotto del m. piriforme. Proseguendo nella sua traiettoria il nervo passa nello spazio compreso tra il grande trocantere e la tuberosità ischiatica, ricoperto dal m. grande gluteo e adagiato sulla faccia posteriore del gruppo muscolare dei rotatori laterali dell'anca (a cui anche il m. piriforme appartiene), che sono, in ordine cranio-caudale: m. gemello superiore, m. otturatore interno, m. gemello inferiore e m. quadrato del femore. Il nervo passa poi nella loggia osteo-fasciale posteriore della coscia da dove discende pressochè verticalmente lungo la linea aspra del femore, separato dalla stessa dalla faccia posteriore del m. adduttore magno prima, e dal capo breve del bicipite femorale poi. In questo suo tratto il nervo è incrociato posteriormente, in senso medio-laterale, dal capo lungo del m. bicipite femorale. Il nervo giunge così nella parte superiore della cavità poplitea, compreso tra il mm. semitendinoso e semimembranoso medialmente e il m. bicipite femorale lateralmente. Qui il nervo si divide nei suoi 2 rami terminali: il *n. tibiale*, branca mediale e diretta prosecuzione del n. sciatico verso il basso, e il *n. peroneale comune*, branca laterale, proseguendo la sua corsa nella loggia antero-laterale della gamba, rilascia un ramo superficiale e uno profondo.

Approcci ecoguidati al nervo sciatico

La considerevole lunghezza del n. sciatico ha portato nel tempo allo sviluppo di diverse tecniche di blocco, da realizzarsi a vari livelli lungo il suo decorso. In uno scenario che si presenta quindi straordinariamente composito, possiamo schematicamente raggruppare i diversi approcci in:

1. Blocchi prossimali del N. Sciatico: blocco parasacrale, blocco sottogluteo e blocco per via anteriore;

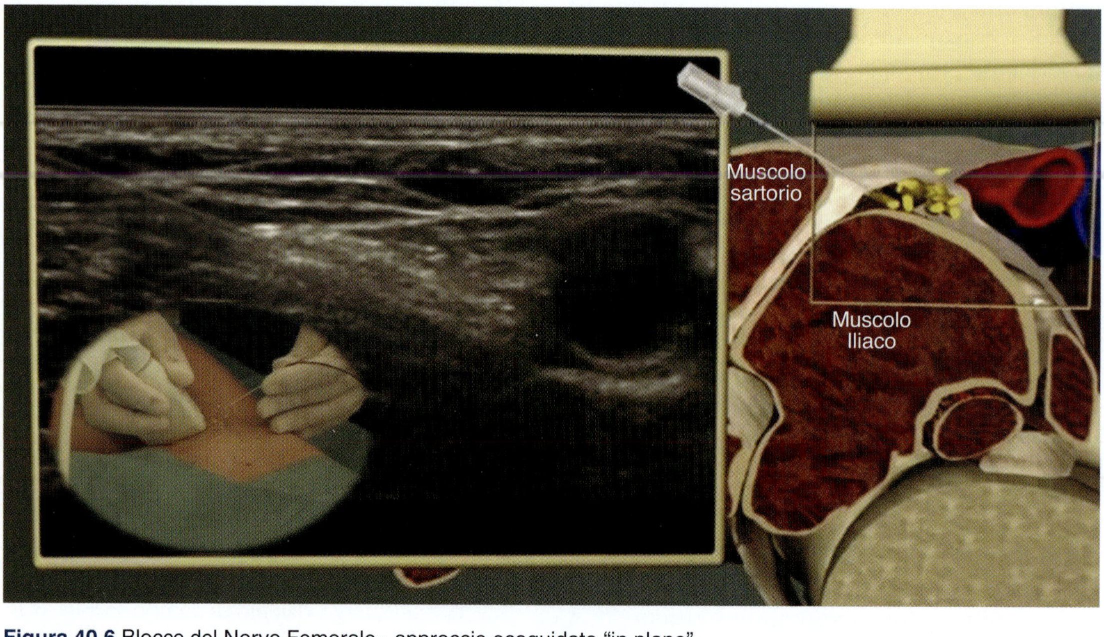

Figura 40.6 Blocco del Nervo Femorale - approccio ecoguidato "in plane".

2. Blocchi distali del N. Sciatico: blocco al poplite.

Indicazioni (spesso in combinazione con un blocco del n. femorale)

1. Interventi all'anca, ginocchio, gamba o piede (es. protesi d'anca e di ginocchio, sintesi piatto tibiale, artrodesi di caviglia, sutura lesione parti molli, chirurgia del piede);
2. Osteosintesi dopo frattura nella regione della gamba e del piede;
3. Amputazione nella regione della coscia, della gamba e del piede;
4. Simpaticolisi regionale (es. disturbi circolatori, problemi di cicatrizzazione, CRPS1);
5. Terapia del dolore (es. post-operatoria, achillodinia, posizionamento indolore a fini diagnostici del paziente traumatizzato).

Importante è sottolineare come nella chirurgia realizzata al di sotto del cavo popliteo, l'efficacia tra blocchi prossimali e distali sia sostanzialmente la stessa. Diverso il discorso nella chirurgia più prossimale, come la protesica d'anca, in cui il blocco parasacrale è l'unico a conservare un'indicazione. Lo stesso dicasi per gli interventi che prevedono l'applicazione di una fascia ischemica direttamente alla coscia: anche in questi casi sarà infatti necessario orientarsi verso le tecniche più prossimali, al fine di garantire, in un paziente cosciente, la piena tolleranza del presidio. Per quanto riguarda, infine, il blocco del n. sciatico per via anteriore, esso è da riservarsi a quei casi in cui, in presenza di controindicazioni assolute o relative, fosse necessario o preferibile mantenere il paziente in decubito supino.

Tutti gli approcci sono potenzialmente validi per convertire un'analgesia single-shot in una in continuo mediante il posizionamento di un catetere perineurale; ciononostante, la via distale (al poplite o comunque lungo la linea sciatica) è da preferirsi. Essa infatti permette di conciliare la relativa facilità della tecnica con un minor rischio di decubito o inginocchiamento del cateterino, nonché di ridurre il rischio di dislocamento, specie se ad essere adoperato è un approccio long-axis.

Controindicazioni

Controindicazioni relative: coagulopatia, infezione sito d'ingresso o stato settico, sindrome compartimentale;

Controindicazioni assolute: nessuna.

Tecnica di blocco ideale

Per garantire il pieno successo del blocco e ridurre al minimo il rischio di complicanze ad esso correlate, è sempre buona norma associare l'ecoguida ed l'elettroneurostimolazione, il che è particolarmente vero se non si padroneggia a pieno la tecnica.

Obiettivo ecografico: circondare la struttura nervosa in toto (*doughnut sign*) posizionandosi preferibilmente al di sotto della fascia paraneurale;

Obiettivo con ENS: ottenere una stimolazione con intensità di corrente intorno a 0,4-0,5 mA. A ciascun livello il twitch corretto è considerato essere l'estensione/eversione del piede per la *componente peroneale* o la flessione/inversione del piede per la *componente tibiale*. La contrazione dei muscoli della loggia posteriore della coscia non è considerata sufficiente a garantire un blocco di successo, i rami muscolari del n. sciatico potrebbero infatti essersi già separati dal corpo centrale. Unica eccezione a questa regola la ritroviamo nel tecnica parasacrale: in questo caso, trattandosi di un blocco realizzato in prossimità dell'origine del nervo (e del plesso sacrale), le fibre conservano ancora uno stretto rapporto di contiguità.

Volume e tipo di anestetico: non meno di 20 ml;

- Mepivacaina 1,5% per interventi brevi (1-3 h),
- Ropivacaina da 0,5% a 1%/Levobupivacaina 0,5%-0,75% per anestesia/analgesia di lunga durata (10-12h),
- infusione Ropivacaina 0,2%/Levobupivacaina 0,125% per tecniche in continuo. Infusione consigliata: 4-7 ml/h, in continuo o a boli intermittenti, unita a somministrazione PCA on demand.

Per aumentare la durata del blocco singolo è possibile unire adiuvanti. Stando all'evidenza attuale i risultati migliori si ottengono unendo desametasone 4 mg per via sistemica (ev) che prolunga il blocco oltre le 20 h.

Sonoanatomia e tecnica di blocco dello sciatico parasacrale

Decubito: laterale, lato da bloccare rivolto verso l'alto con ginocchio e anca flesse, arto declive esteso (*posizione Sims);*

Sonda: convex 2-5 MHz;

Tecnica: l'obiettivo consiste nell'individuare il PBI (*posterior border of the ischium*), struttura ossea di aspetto iperecogeno distinta da quelle circostanti per la caratteristica curvatura. A tal fine, posizionare la sonda con il marker in posizione laterale sul piano assiale con il margine mediale posto circa 8 cm lateralmente al limite craniale della piega glutea. Generalmente il PBI è individuabile già a questo livello; in caso contrario far scorrere dapprima la sonda cranialmente per individuare l'ala iliaca (struttura iperecogena continua ed obliqua), poi caudalmente, fino ad individuare un'interruzione di questa linea obliqua, grossolanamente assimilabile ad uno "scalino" (grande forame ischiatico). A questo punto inclinare la sonda caudalmente: così facendo, si aprirà un piano di scansione più favorevole in cui la discontinuità individuata apparirà più ampia e il PBI, margine laterale dello scalino, più evidente. Il nervo si presenta come una struttura iperecogena con aspetto a "fettuccia" compresa tra il PBI lateralmente e il sacro medialmente, ricoperto in senso antero-posteriore dal m. piriforme (non sempre apprezzabile) e dal m. grande gluteo. L'ago di 80-120 mm potrà essere inserito "in-plane", in senso latero-mediale, o "out-of-plane", ma comunque ponendo sempre la massima attenzione ad evitare i vasi glutei inferiori posti medialmente al nervo.

Complicanze / effetti indesiderati specifici: puntura vasi glutei inferiori, aberrazione dell'ago nella piccola pelvi, blocco completo del plesso sacrale (ipoestesia perineale e ritenzione urinaria per il coinvolgimento del nn. pudendo e gluteo inferiore).

Sonoanatomia e tecnica di blocco dello sciatico sotto-gluteo

Decubito: laterale (posizione di Sims preferibile), supino con arto sollevato o prono;

Sonda: convex 2-5 MHz (o lineare ad alta frequenza se morfotipo favorevole);

Tecnica: la sonda, con l'indicatore di orientamento in posizione laterale, viene posizionata su una linea che unisce il grande trocantere e la tuberosità ischiatica. I riferimenti ossei appariranno come strutture iperecogene, e possiamo osservare dalla superficie verso la profondità: tessuto adiposo, muscolo grande gluteo, nervo sciatico, muscolo quadrato del femore/capo lungo del bicipite femorale. Il nervo appare come una struttura iperecogena tra il muscolo grande gluteo e il muscolo quadrato del femore/ capo lungo del bicipite femorale. Con un Ago di 80-120 mm, la punta va fatta avanzare mediante tecnica in plane in senso latero-mediale fino al raggiungimento del target. Descritta anche una tecnica "out-of-plane".

Complicanze / effetti indesiderati specifici: non segnalati (**Figura 40.7**).

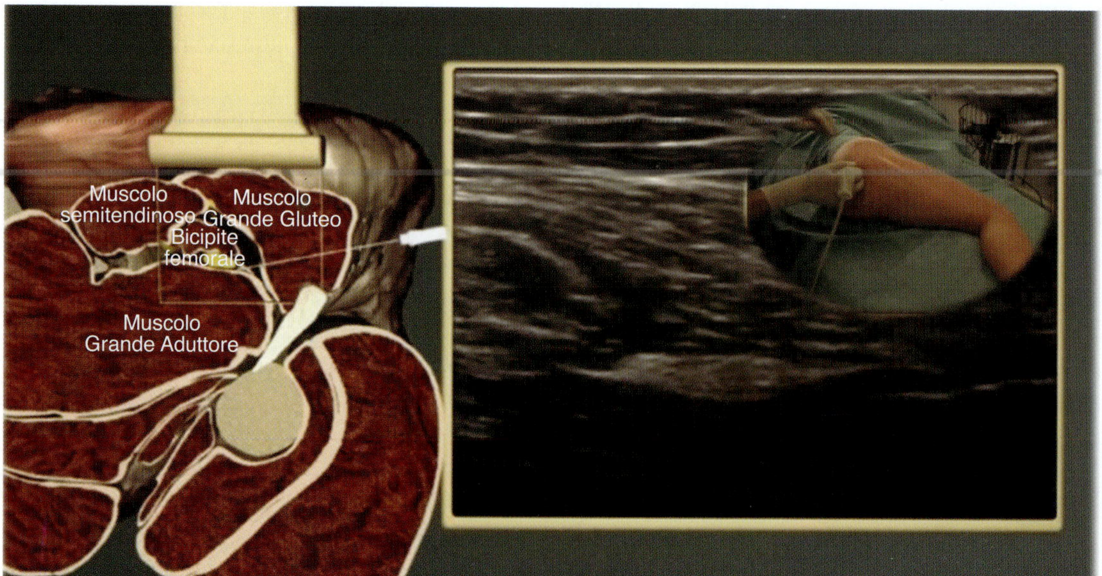

Figura 40.7 Blocco Sottogluteo del Nervo Sciatico - approccio ecoguidato "in plane".

Sonoanatomia e tecnica di blocco dell sciatico per via anteriore

Posizione: supina;

Sonda: convex 2-5 MHz (o lineare ad alta frequenza se morfotipo favorevole);

Tecnica: con l'arto leggermente abdotto ed extraruotato, si posiziona la sonda (indicatore in posizione laterale) sulla faccia interna della coscia, a circa 8-10 cm dalla piega inguinale e parallelamente a questa. Le strutture da ricercare sono: il femore (linea curva iperecogena con cono d'ombra posteriore), e i vasi femorali (a. femorale e a. profonda del femore). Medialmente ai vasi femorali si trova il gruppo muscolare degli adduttori. Il n. sciatico, di aspetto iperecogeno e ovalare, si trova tra il m. grande adduttore anteriormente e il m. grande gluteo posteriormente, idealmente al vertice di un triangolo isoscele la cui base è costituita dai reperi sono-anatomici già richiamati all'attenzione. L'ago di 80-120 mm potrà essere inserito con tecnica "out of plane" o "in plane", disegnando indistintamente una traiettoria latero-mediale o medio-laterale;

Complicanze/effetti indesiderati specifici: puntura vasi femorali (comune con approccio latero-mediale "in plane"), fallimento del blocco (una seconda struttura iperecogena, corrispondente al tendine del m. grande adduttore, può essere confusa con il nervo).

Sonoantomia e tecnica di blocco dello sciatico al poplite

Posizione: prona, laterale (posizione di Sims preferibile), supina con arto sollevato (più comune);

Sonda: lineare 10-15 MHz;

Tecnica: sonda posizionata trasversalmente sulla piega cutanea poplitea, con l'indicatore della sonda in direzione laterale. La sonda viene spostata medialmente e lateralmente per identificare l'arteria poplitea pulsante, circolare e la vena comprimibile; il nervo tibiale si trova lateralmente e superficialmente rispetto all'arteria poplitea e appare come una struttura ovale, iperecogena. Per facilitare l'identificazione del nervo si eseguono movimenti di scorrimento e tilting in senso craniale e poi caudale: il nervo sciatico si dividerà nelle due componenti muovendosi caudalmente e si riunisce in un unico tronco cranialmente, delimitato lateralmente dal m. bicipite femorale e medialmente dai mm. semimembranoso e semitendinoso. Il punto ideale per l'inserimento dell'ago è alla biforcazione delle due branche nervose; si fa avanzare l'ago con tecnica in plane o, più raramente, "out of plane". Idealmente, il punto target è fra le due componenti.

Complicanze/effetti indesiderati specifici: puntura vasi poplitei (rara).

Tecnica di blocco dei nervi in regione di caviglia con reperi anatomici

Indicazione: 1. Anestesia incompleta del plesso lombo-sacrale; 2. Chirurgia/analgesia del piede come tecnica primaria (es. alluce valgo, amputazioni);

Controindicazioni: assenza del piede;

Posizione: supina;

Volume e tipo di anestetico: 20-25 ml;

- Mepivacaina 1,5% per interventi brevi (1-3 h),
- Ropivacaina da 0,5% a 1%/Levobupivacaina 0,5%-0,75% per anestesia/analgesia di lunga durata (10-12h),

Tecnica:

1. Blocco nervi *safeno*, *surale* e *peroneo superficiale*: collocati nel sottocute rispettivamente a livello di malleolo mediale (safeno - posteriormente), malleolo laterale (surale - posteriormente) e a metà della linea che congiunge i due malleoli (peroneo superficiale). L'iniezione sottocutanea di 10-15 ml lungo tale linea, arrivando bilateralmente fino al tendine di achille permette l'anestesia dei tre rami nervosi
2. Blocco del n. *peroneo profondo*: dopo aver palpato l'a. dorsale del piede, iniettare previo test d'aspirazione negativo, 3-5 ml di anestetico in prossimità della stessa; possibile l'utilizzo dell'ecografo per individuare la pulsazione dell'arteria o il nervo. Per reperire lo spazio in cui è collocata l'arteria è possibile effettuare una estensione del piede, individuando il solco fra il tendine dei muscoli estensore lungo dell'alluce e estensore lungo delle dita.
3. Blocco del n. *tibiale posteriore*: Entrare con l'ago subito dietro al malleolo mediale e posteriormente all'arteria tibiale (se non fosse percepibile, entrare subito medialmente al tendine d'Achille), mantenendo un'inclinazione perpendicolare alla cute. Dopo aver raggiunto il contatto osseo, ritirare la punta di 1 mm e, previo test d'aspirazione negativo, sommini-

strare 3-5 ml di anestetico. Possibile in questo caso anche l'utilizzo di un ENS (risposta in flessione plantare delle dita del piede);

Si consiglia di iniziare sempre dal blocco dei nn. safeno, surale e peroneo superficiale, questo ridurrà il discomfort per il paziente associato al blocco degli altri due tronchi nervosi (n. tibiale posteriore e n. peroneo profondo).

Complicanze / effetti indesiderati specifici: ischemia del piede, complicanza rara ma temibile, per cui alcuni autori consigliano di evitare un'infiltrazione circolare completa del terzo distale di gamba.

Letture consigliate

Ihnatsenka B, Boezaart AP: Ultrasound: Basic understanding and learning the language. International journal of shoulder surgery 2010; 4:55-62.

Mian A, Chaudhry I, Huang R, et al: Brachial plexus anesthesia: A review of the relevant anatomy, complications, and anatomical variations. Clinical anatomy (New York, NY) 2014; 27:210-21.

Awad IT, Duggan EM: Posterior lumbar plexus block: anatomy, approaches, and techniques. Regional anesthesia and pain medicine 2005; 30:143-9.

Ota J, Hara K: Ultrasound-guided sciatic nerve block. Masui The Japanese journal of anesthesiology 2008; 57:580-7.

Pearce CJ, Hamilton PD: Current concepts review: regional anesthesia for foot and ankle surgery. Foot & ankle international 2010; 31:732-9.

EMERGENZE INTRAOPERATORIE: LE *CRISIS CHECKLIST*

41

Matteo Bendinelli, Stefano Romagnoli

Introduzione

La chirurgia è parte integrante dei sistemi sanitari di tutto il mondo. Il numero di interventi chirurgici eseguiti ogni anno a livello globale è enorme e in continua crescita, in qualunque realtà socioeconomica: si stima che nel 2012 siano stati eseguiti 312,9 milioni di interventi chirurgici in tutto il mondo; questo si traduce in un'operazione ogni 25 persone ed è maggiore del numero di bambini nati ogni anno (dati OMS). Tuttavia, nonostante i continui sforzi delle varie figure professionali e delle società scientifiche nel garantire la massima sicurezza delle cure, la realtà della sala operatoria (alti flussi di lavoro, numero di persone e professionalità coinvolte, complessità nella gestione anestesiologica e chirurgica, lavoro talvolta in regime di urgenza o emergenza) espone i pazienti al rischio di eventi avversi o criticità che possono verificarsi durante l'anestesia o la chirurgia: i report documentano un'incidenza aggregata pari a circa 145 eventi critici ogni 10.000 interventi chirurgici. Circa l'1,5% degli interventi è dunque complicato da eventi critici intra-operatori, con un'incidenza reale comunque verosimilmente sottostimata. La sicurezza in sala operatoria è dunque un problema reale ed ha un enorme impatto sulla salute pubblica globale, se si considera l'immenso volume di procedure chirurgiche eseguite nel mondo.

Le criticità di sala operatoria (ad esempio emorragia massiva, arresto cardiaco, ipertermia maligna) sono eventi ad alto rischio per il paziente e fortemente stressanti per le équipe; la loro tendenza ad evolvere rapidamente richiede interventi tempestivi e coordinati in scenari in cui la componente tempo è cruciale, dato che gli esiti sono molto spesso tempo-dipendenti (**Figura 41.1**). In queste situazioni, il modo in cui il team si comporta e la capacità di mettere *rapidamente* in atto le misure appropriate può fare la differenza tra la vita e la morte del paziente.

Per queste caratteristiche e per il fatto di essere eventi rari nella vita professionale di un singolo operatore, la gestione delle criticità intra-operatorie ha fatto e fa tuttora affidamento in larga parte sulla memoria dei clinici e sulla loro capacità di mantenere nel tempo competenze e conoscenze acquisite in passato, complesse e di volta in volta diverse in relazione allo scenario. A fronte di tali complessità, l'incapacità di aderire alle migliori pratiche terapeutiche raccomandate è comune: uno studio condotto su scenari di sala operatoria in simulazione ad alta fedeltà con casi di arresto cardiaco in fibrillazione ventricolare ha riscontrato che il 61% degli anestesisti eseguiva deviazioni maggiori dai protocolli ALS (Advanced Life Support).

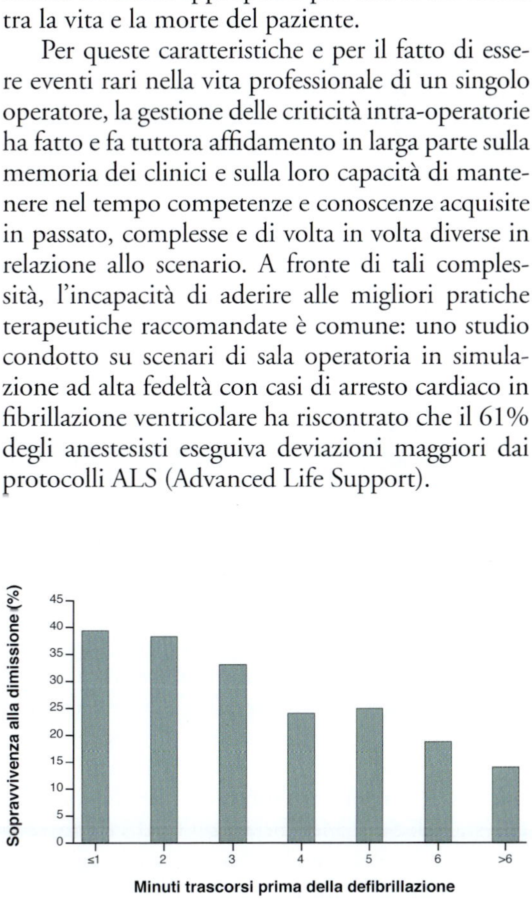

Figura 41.1 Gli eventi critici richiedono interventi rapidi ed efficaci. È ben noto ad esempio che ritardi nella defibrillazione nei pazienti in arresto cardio-respiratorio con ritmo defibrillabile sono associati ad outcome peggiori: la possibilità di sopravvivenza si riduce per ogni minuto di ritardo nell'erogazione dello shock (Chan PS et al, 2008).

Le criticità intra-operatorie sono dunque una sfida alle capacità cognitive e alla memoria dei clinici. Per garantire trattamenti ottimali di tali eventi una parte della ricerca clinica e della formazione medica si è concentrata sui possibili benefici derivanti dall'uso di specifici strumenti cognitivi: le crisis checklist, o checklist di criticità.

Che cos'è una checklist

Uno studio pubblicato addirittura nel 1978 su *Anesthesiology* (Cooper JB *et al*), dal titolo "incidenti prevenibili in anestesia", introduceva il concetto che il fattore umano contribuisce all'outcome avverso dei pazienti. "Il volume e la complessità di ciò che sappiamo hanno oltrepassato la nostra capacità individuale di fornire i benefici del nostro sapere in modo corretto, sicuro e affidabile. La stessa conoscenza che ci ha salvato ci ha schiacciato sotto il suo peso. Questo significa che per aver ragione degli insuccessi è necessaria una strategia differente, una strategia che si basi sull'esperienza e che sfrutti il sapere acquisito, ma che in qualche modo ponga rimedio alle nostre inevitabili e umanissime inadeguatezze. E questa strategia esiste, anche se sembrerà quasi ridicola nella sua semplicità, o forse addirittura insensata per chi di noi ha trascorso anni e anni a sviluppare metodicamente competenze e tecnologie sempre più avanzate. È una lista, una lista di controllo: una *checklist*." Così Atul Gawande, uno dei padri della checklist di sicurezza del paziente chirurgico, costruita e pubblicata dall'Organizzazione Mondiale della Sanità (OMS) nelle *Guidelines for Safe Surgery* del 2008, introduceva il concetto di checklist nel suo libro *The Checklist Manifesto: How to Get Things Right*. Il primo progetto di una checklist per la sicurezza del paziente chirurgico nasceva nel maggio del 2004, quando l'OMS avviava la *World Alliance for Patient Safety* in risposta alla risoluzione dell'assemblea mondiale sulla salute del 2002: da tale assemblea veniva la forte richiesta agli Stati Membri ed all'OMS di porre la massima attenzione al problema della sicurezza del paziente chirurgico. La checklist di sicurezza OMS, nata allo scopo di *prevenire* il verificarsi di eventi avversi, si è dimostrata in numerosi studi in grado di ridurre in maniera sostanziale il rischio di complicanze perioperatorie e il tasso di mortalità legato alle cure chirurgiche. Da allora si è diffusa nelle sale operatorie di pressoché tutto il Mondo, divenendo di fatto uno standard of care; a partire dal 2009 è stata introdotta su disposizione del Ministero della Salute anche nelle sale operatorie degli ospedali italiani (**Figura 41.2**).

Una checklist è uno **strumento cognitivo** nella forma di una lista di azioni da mettere in atto, creata per guidare gli operatori *mentre* stanno eseguendo uno o più compiti, con l'obiettivo di ridurre gli errori e le omissioni e di incrementare la velocità e la fluidità della performance. È derivata da documenti che descrivono in maniera esaustiva e dettagliata sequenze di azioni che sarebbe altrimenti difficile prendere in esame in tempo reale, soprattutto se in una situazione di emergenza. Dunque, la principale differenza rispetto a linee guida, protocolli o procedure di sala operatoria è che questi strumenti sono progettati per essere utilizzati *mentre* il compito viene eseguito (**Figura 41.3**).

Il termine *crisis checklist* o checklist di criticità, descrive delle checklist progettate per essere utilizzate durante eventi critici intraoperatori, dunque in condizioni di emergenza, allo scopo di migliorarne il trattamento: tra di esse ad esempio emorragia massiva, embolia gassosa, vie aeree difficili, ipossia, incendio, ipertermia maligna, tossicità da anestetici locali. Questo progetto è nato nel 2011, come estensione del già citato lavoro per l'implementazione della checklist di sicurezza, la quale, al contrario, viene utilizzata regolarmente durante il normale percorso chirurgico dei pazienti.

Le caratteristiche di una crisis checklist

Ciò che si richiede ad uno strumento cognitivo da utilizzare in condizioni di emergenza è che guidi gli operatori in condizioni di stress attraverso una sequenza di compiti complessi e che eviti l'omissione di azioni chiave. Deve inoltre assicurare che la sequenza di azioni messa in atto sia quella più indicata e più efficace per quella specifica criticità e che non vengano eseguite manovre non necessarie o non indicate.

Affinché questo avvenga, una checklist deve avere determinati requisiti:

1) Contenuto: le indicazioni devono derivare da linee guida, protocolli o documenti di consenso di enti nazionali o internazionali riconosciuti e dovrebbero rappresentare la best practice attuale; una buona checklist è sintetica e funzionale, riportando solo le informazioni realmente importanti: non deve replicare

Ministero della Salute

Raccomandazioni per la sicurezza in sala operatoria - Ottobre 2009

Checklist per la sicurezza in sala operatoria

Sign In → *I sette controlli da effettuare prima dell'induzione dell'anestesia*	→ **Time Out** → *I sette controlli da effettuare prima dell'incisione della cute*	→ **Sign Out** *I sei controlli da effettuare prima che il paziente abbandoni la sala operatoria*
1) Il paziente ha confermato: - identità - sede di intervento - procedura - consensi (anestesiologico, chirurgico, emocomponenti)	**1) tutti i componenti dell'équipe si sono presentati con il proprio nome e funzione**	**L'infermiere conferma verbalmente insieme ai componenti dell'équipe:** **1) nome della procedura registrata (Quale procedura è stata eseguita?)**
2) Il sito di intervento è stato marcato/non applicabile	**2) Il chirurgo, l'anestesista e l'infermiere hanno confermato:** identità del paziente, sede d'intervento, procedura, il corretto posizionamento	**2) il conteggio finale di garze, bisturi, aghi e altro strumentario chirurgico, è risultato corretto**
3) Controlli per la sicurezza dell'anestesia completati	**Anticipazione di eventuali criticità o preoccupazioni:** **3) chirurgo:** durata dell'intervento, rischio di perdita di sangue, altro?	**3) il campione chirurgico, con relativo contenitore e richiesta, è stato etichettato (compreso l'identificativo del paziente e descrizione del campione)**
4) Posizionamento del Pulsossimetro sul paziente e verifica del corretto funzionamento	**4) anestesista:** specificità riguardanti il paziente, scala ASA, altro?	**4) eventualità di problemi relativamente all'uso di dispositivi medici**
Identificazione dei rischi del paziente: **5) Allergie:** no / sì	**5) infermiere:** è stata verificata la sterilità (compresi i risultati degli indicatori) e ci sono eventuali problemi relativi ai dispositivi e/o altre preoccupazioni?	**5) chirurgo, anestesista e infermiere revisionano gli aspetti importanti e gli elementi critici per la gestione dell'assistenza post operatoria**
6) Difficoltà di gestione delle vie aeree o rischio di aspirazione? no / sì, e la strumentazione/assistenza disponibile	**6) La profilassi antibiotica è stata eseguita negli ultimi 60 minuti?** sì / non applicabile	**6) Piano per la profilassi del tromboembolismo post-operatorio**
7) Rischio di perdita ematica > 500 ml (7ml/kg nei bambini)? no / sì, l'accesso endovenoso è adeguato e i fluidi sono disponibili	**7) Le immagini diagnostiche sono state visualizzate?** sì / non applicabile	**Dati del paziente** Nome e Cognome____ Data di nascita __/__/____ Procedura eseguita____

La checklist non ha valore esaustivo, pertanto sono consigliate integrazioni e modifiche per l'adattamento alle esigenze locali.

Figura 41.2 La checklist di sicurezza del paziente chirurgico adottata nel 2009 dal Ministero della Salute Italiano. Consultabile al sito: http://www.salute.gov.it/imgs/C_17_pagineAree_2610_listaFile_itemName_0_file.pdf.

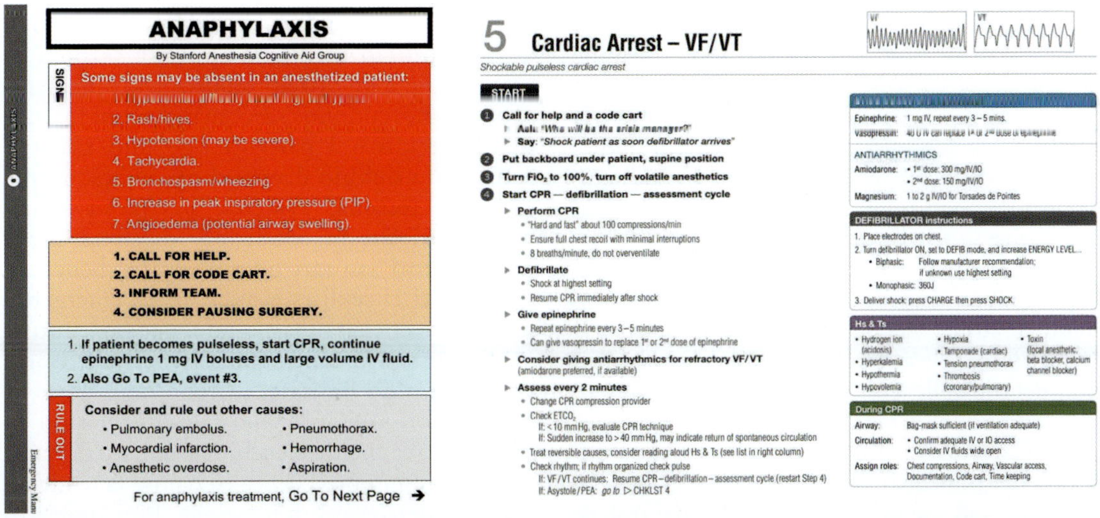

Figura 41.3 Esempi di crisis checklist: a sinistra una checklist dall'Emergency Stanford Manual, a destra una delle checklist di criticità del Brigham and Women's Hospital di Boston. In entrambi i casi si può apprezzare una scrittura chiara e concisa, con tabelle associate a codici colore. Nella seconda, sotto al titolo e in alto a destra, è inserita una breve descrizione e vi sono figure di ausilio per la diagnosi.

un articolo omnicomprensivo, ma deve essere pratica;

2) Format e design: aspetto spesso sottovalutato, il formato (elettronico, blocco cartaceo, poster) e il modo in cui l'informazione è presentata giocano un ruolo vitale per favorire l'uso efficace della checklists durante un evento critico. Lo strumento cognitivo deve essere preciso, ordinato e deve mettere in risalto le informazioni più importanti, eventualmente con simboli di allerta o tabelle;
3) Familiarità: le checklists dovrebbero essere rese familiari agli operatori sanitari. Prima dell'introduzione nella pratica clinica dovrebbero essere illustrate e fatte utilizzare durante apposite sessioni di training o in scenari simulati. La familiarizzazione con lo strumento aumenta la probabilità che questo venga utilizzato durante un'emergenza e che gli operatori ne facciano un uso efficace;
4) Lavoro di squadra: uno strumento cognitivo deve supportare sia i singoli membri che l'intero team nel gestire l'emergenza, favorendo la comunicazione e la coordinazione tra le diverse figure professionali.

Un blocco di checklists presenta in prima pagina un elenco numerato delle criticità trattate, così da favorire la rapida identificazione della giusta scheda durante un'emergenza. Le checklists, numerate, sono tenute insieme da un anello o da una spirale e il materiale utilizzato per la stampa, in caso di formato cartaceo, deve essere di buona qualità e impermeabile all'acqua.

Le singole checklists elencano le manovre da eseguire secondo una sequenza puntata o numerata, così da favorirne la lettura e la memorizzazione. Ove opportuno, sono inserite informazioni aggiuntive in tabelle demarcate da un codice-colore (ad esempio azzurro per i dosaggi, viola per le possibili eziologie). Alcuni modelli contengono figure di ausilio alla diagnosi, ad esempio traccia ECG tipica delle aritmie cardiache defibrillabili e non defibrillabili. Possono essere inseriti numeri di telefono (ad esempio numero del centro sangue nella checklist dell'emorragia massiva) e dosaggio dei principali farmaci relativi alla criticità in esame (ad esempio dosaggio del dantrolene nella checklist dell'ipertermia maligna).

Il blocco deve occupare una posizione di rilievo in sala operatoria (ad esempio attaccata al braccio del ventilatore) ed essere ben visibile e facilmente accessibile, senza tuttavia creare impedimento al normale flusso di lavoro.

Perché una checklist di criticità?

Un editoriale di qualche anno fa (Nanji KC *et al*, 2012) suggeriva provocatoriamente che "*non ci si dovrebbe aspettare che gli operatori sanitari gestiscano eventi rari senza l'uso di uno strumento cognitivo*". In effetti, un importante corpo di evidenze suggerisce che il fallimento nell'aderire alle best practices durante le emergenze è comune; studi condotti su scenari di arresto cardiaco hanno dimostrato che vi è un calo significativo nella ritenzione delle conoscenze dei clinici nell'arco di mesi o anni dopo il conseguimento della certificazione ACLS (Advanced Cardiovascular Life Support). In scenari simulati è stato osservato che spesso durante una criticità la performance delle équipe presenta dei difetti evitabili, riconosciuti dagli stessi partecipanti durante la fase di debriefing.

Il concetto della fallibilità del fattore umano si è sviluppato in tempi relativamente recenti, derivato in larga parte dall'esperienza maturata in altri settori professionali. L'uso delle checklists e dei manuali di emergenza è ormai da molti anni divenuto la norma in altri settori lavorativi ad alto rischio, come l'aviazione e il lavoro nelle centrali nucleari: qui questi strumenti sono accettati e si sono dimostrati utili per migliorare le performance durante eventi critici rari e inaspettati. Gli stessi operatori vengono fin da subito formati al loro utilizzo mediante apposite sessioni di formazione e gli attuali reports sugli incidenti aerei comprendono raccomandazioni all'uso delle checklists. I pazienti e le loro malattie sono senza dubbio diversi dagli aeroplani, ma c'è una crescente evidenza basata su scenari simulati che in condizioni di stress anche gli operatori sanitari possano trarre beneficio dall'uso di checklists e manuali di emergenza nel gestire criticità inaspettate, per vari motivi.

Durante un'emergenza, il tempo e le risorse cognitive sono limitate. In condizioni di stress, gli operatori sanitari hanno più difficoltà nel richiamare alla mente elenchi o sequenze di interventi appresi in precedenza ed hanno la tendenza a commettere errori di fissazione. In neuropsicologia è ben noto che la mente umana, quando è in condizioni di stress, come in contesti complessi o di fronte all'imprevisto, deve affrontare alcune difficoltà di fondo:

- la fallibilità della memoria e dell'attenzione, soprattutto quando si tratta di cose abituali, che sfuggono facilmente quando siamo incalzati da circostanze più pressanti --> è questo il caso degli errori di omissione: ad esempio dimenticarsi di mettere la modalità "sincro" per cardiovertire una tachicardia sopraventricolare emodinamicamente instabile, o dimenticarsi di aumentare temporaneamente la frazione inspiratoria di ossigeno (FiO_2) in caso di via aerea difficile. Gli errori di omissione, errori banali, sono il bersaglio ideale per una classica checklist;
- la tendenza a saltare alcune operazioni anche quando ci ricordiamo che dovremmo eseguirle: ad esempio, in un'intubazione eseguita in un paziente in shock emorragico, saltare il controllo della corretta posizione del tubo endotracheale (visualizzazione curva capnografica, auscultazione dei rumori respiratori bilateralmente) per dedicarsi ad altre procedure terapeutiche (fluidoterapia, somministrazione di vasopressori);
- errori di fissazione (effetto tunnel): l'eccessiva percezione di un rischio come prioritario da parte del clinico o del team può determinare una perdita di consapevolezza della reale situazione e della visione d'insieme (*situational awareness*).

Il principale colpevole dei difetti di performance in corso di criticità è una combinazione di carenze nel lavoro in team (comunicazione, definizione della leadership, distribuzione dei ruoli, capacità decisionali dinamiche) e il fallimento nel ricordare e fare un corretto uso delle conoscenze in nostro possesso in momenti chiave. Un crescente corpo di evidenze mostra che **in condizioni di emergenza gli errori meramente tecnici o causati da una preparazione carente sono responsabili solo di una piccola parte dei fallimenti diagnostici e di trattamento**: la maggior parte degli errori sono errori del pensiero, in altre parole, errori cognitivi. Questi sono stati per molto tempo sottovalutati in medicina, probabilmente perché meno tangibili e meno facili da identificare rispetto agli errori procedurali, dai quali tuttavia sono ben distinti.

Gli errori cognitivi più comuni in anestesia sono stati recentemente revisionati (Stiegler MP *et al*, 2011). La cosa interessante è che, sia durante scenari simulati che durante la reale attività clinica, gli anestesisti tendono a ripetere comunemente sempre gli stessi errori cognitivi (**Tabella 41.1**).

Questi difetti di performance, causati da errori e bias cognitivi facilmente prevenibili, sono una delle ragioni fondamentali per cui le checklists e i manuali di emergenza possono essere utili agli anestesisti e alle équipe di sala operatoria durante eventi critici rari o refrattari ai primi trattamenti. Il pensiero intuitivo, anche se necessario e spesso utile nel rispondere efficientemente a cambiamenti improvvisi della situazione, può trarci in inganno e, se non controllato, può aggravare lo scenario.

I clinici esperti, spesso giustamente chiamati in aiuto durante un evento critico, hanno senz'altro una grande capacità di riconoscere i vari quadri clinici e sanno applicare con efficacia modelli mentali sviluppati nel corso di precedenti esperienze. Tuttavia, nessun clinico è esperto nella gestione di tutti gli aspetti di un evento critico, né è esente dal commettere errori cognitivi. Ad esempio, durante un arresto cardiaco in attività elettrica senza polso (pulseless electrical activity, PEA), alcune importanti diagnosi eziologiche H e T possono essere dimenticate anche quando più clinici esperti nell'ACLS sono presenti. Rendendo disponibili informazioni che non sono facilmente recuperabili a memoria in condizioni di stress, le checklists e i manuali di emergenza possono essere di aiuto, permettendo ai clinici di concentrare la loro attenzione residua su altri compiti o su processi cognitivi più importanti.

Infine, uno strumento cognitivo migliora il lavoro e la comunicazione in team e permette un'efficace distribuzione dei compiti: ad esempio la gestione dell'ipertermia maligna richiede una diagnosi precoce, un rapido intervento e una coordinazione del personale di sala operatoria in favore dell'anestesista (per il trattamento di un caso di ipertermia maligna possono essere necessarie più di 10 fiale di dantrolene, ciascuna da diluire in 60 mL di acqua per preparazioni iniettabili).

Le evidenze in letteratura

I dati che attualmente supportano l'uso degli strumenti cognitivi per migliorare la gestione degli eventi critici intraoperatori vengono prevalentemente da studi condotti in scenari di simulazione ad alta fedeltà. Questo metodo è molto utilizzato in medicina per valutare le capacità dei clinici di gestire le emergenze e per la formazione.

Uno dei primi studi è stato quello pubblicato nel 2011 da Ziewacz *et al*, in cui due équipe chirurgiche sono state arruolate per partecipare

Tabella 41.1 Comuni bias cognitivi in anestesia (in ordine alfabetico, tradotto e riadattato da Stiegler MP *et al*, 2011).

Errore cognitivo	Definizione	Esempio
Bias di commissione	Tendenza all'azione piuttosto che all'inazione, eseguendo manovre non indicate e deviando dai protocolli	Posizionamento di accessi vascolari o monitoraggi invasivi non necessari, con conseguente rischio di complicanze
Bias di conferma	Cercare o accettare solo le informazioni che confermano la diagnosi desiderata o sospettata	Cambiare più volte il bracciale della pressione e la sua sede perché si ritiene che il valore misurato non sia attendibile
Bias di disponibilità	Scegliere una diagnosi perché viene prima in mente a causa di esperienze negative avute con essa in passato	Diagnosticare un semplice broncospasmo come anafilassi, perché in passato si è avuto un caso di anafilassi con esito infausto
Bias di omissione	Esitare nell'intraprendere manovre di emergenza per la paura di sbagliare o provocare danni, tendenza all'inazione	Ritardare il posizionamento di un drenaggio nel sospetto di pneumotorace per la paura di un'errata diagnosi e per le responsabilità nell'eseguire la procedura
Bias di risposta, o feedback bias	Interpretare erroneamente una non risposta come una risposta positiva	Ritenere di non aver mai avuto un caso di awareness intraoperatoria perché non si sono mai avuti reclami al riguardo
Bias di sovraconfidenza	Eccessiva fiducia in sé stessi, non riconoscere il bisogno di aiuto, credere di essere infallibile	Ritardare la richiesta di aiuto di fronte ad un'intubazione difficile, perché si è sicuri che alla fine ce la faremo
Bias viscerale	Controtransfert: le emozioni positive o negative riguardo al paziente influenzano le nostre decisioni	Non somministrare terapia antalgica aggiuntiva ad un paziente perché "è uno che si lamenta"
Chiusura prematura	Accettare una diagnosi plausibile prima di averla verificata e non considerando altre possibili diagnosi	Ritenere che l'ipotensione in un paziente traumatizzato sia dovuta a emorragia, perdendo una diagnosi di pneumotorace
Effetto cornice	I pensieri successivi sono influenzati da alcuni aspetti salienti della presentazione iniziale	Dopo essere stati informati che il paziente era agitato in fase preoperatoria, attribuire l'agitazione postoperatoria alla personalità del paziente piuttosto che a ipoglicemia
Effetto tunnel, o ancoraggio	Fossilizzarsi su un problema perdendo la visione complessiva della situazione	Concentrarsi sulla difficoltà ad intubare un paziente, dimenticandosi che è prioritario ossigenarlo
Principio dello spacchettamento	Incapacità di tirar fuori tutte le informazioni rilevanti, specialmente in fase di consegna del paziente da parte di un collega	Omissione dei risultati di esami importanti, patologie mediche, precedenti chirurgici del paziente
Psych-out error	Trascurare le cause mediche di un comportamento inappropriato da parte del paziente, attribuendole a una diagnosi psichiatrica	Delirium post-operatorio: prescrivere misure di contenzione non prendendo in considerazione l'ipossia come possibile causa
Ritirata della zebra	Possibilità di una diagnosi rara, ma il clinico è riluttante nell'indagarla	Cercare spiegazioni alternative per un'elevata CO_2 di fine espirazione ($EtCO_2$), quando dovrebbe essere presa in considerazione la diagnosi di ipertermia maligna

ad una serie di possibili emergenze intra-operatorie potenzialmente letali, simulate presso una sala operatoria attraverso scenari di simulazione ad alta fedeltà. Come misura di outcome è stata valutata la capacità dei team di aderire agli interventi terapeutici ritenuti essenziali nella gestione di ciascuna crisi (**Figura 41.4**). Ad esempio, in caso di arresto cardiaco in ritmo defibrillabile (fibrillazione ventricolare / tachicardia ventricolare senza polso) alcuni steps critici erano erogare il primo shock con il defibrillatore entro tre minuti dal verificarsi dell'arresto cardiaco e somministrare adrenalina entro 5 minuti; in caso di bradicardia con instabilità emodinamica alcuni steps critici erano somministrare atropina entro 5 minuti dall'insorgenza della bradicardia; in caso di anafilassi rimuovere i potenziali agenti causali e somministrare adrenalina e fluidi endovenosi entro tre minuti. Per ogni criticità simulata, il tasso di fallimento nell'aderire agli interventi chiave è diminuito considerevolmente con l'uso delle checklists: negli scenari in cui le checklists non venivano utilizzate (e quindi gli operatori affrontavano la crisi facendo affidamento esclusivamente sulla memoria) è stato fallito il 24% dei processi chiave (11 su 46 processi saltati o non eseguiti nei tempi raccomandati), mentre la performance negli scenari in cui le checklists erano utilizzate era migliore, con un tasso di fallimento del 4% (2 su 46 processi chiave saltati o non eseguiti nei tempi raccomandati).

Uno studio simile ma più ampio (Arriaga *et al*, 2013), coinvolgente 17 équipe su 106 scenari in simulazione ad alta fedeltà in sala operatoria, ha documentato un risultato simile: l'uso delle checklists migliorava significativamente l'aderenza agli interventi terapeutici raccomandati, riducendo del 75% il numero di step falliti (6% di step mancati con la checklist a disposizione vs 23% senza checklist, P<0,001) (**Figura 41.5**).

L'aderenza agli steps terapeutici fondamentali è, in molte situazioni, determinante per l'outcome dei pazienti: uno studio recente (McEvoy MD *et al*, 2014) ha dimostrato ad esempio che l'aderenza ai protocolli ACLS è associata ad un'aumentata sopravvivenza dei pazienti dopo un arresto cardiaco, mentre l'esecuzione di manovre sbagliate e le omissioni o i ritardi degli step terapeutici indicati sono associati ad una ridotta sopravvivenza. L'e-

Key processes for cardiac arrest: VF/VT

1. After onset of pulseless VF/VT, chest compressions (once initiated) are given without prolonged interruption(s) (no pause >30 seconds, except for when explicitly clearing patient and delivering shocks).
2. Patient receives a shock within 3 minutes of onset of pulseless VF/VT.
3. Patient receives the appropriate joule setting when all shocks delivered.
4. Initial dose of epinephrine (or vasopressin) given within 5 minutes of onset of pulseless VF/VT.
5. Initial dose of amiodarone (or lidocaine) given after epinephrine (or vasopressin).
6. Repeat dose of epinephrine (or vasopressin) given within 3 to 5 minutes after the first dose.
7. At least 1 team member in the room explicitly calls for outside help (eg, phone call) within 1 minute of onset of pulseless VF/VT.
8. At least 1 team member calls for the defibrillator within 1 minute of the onset of VF/VT.

Key processes for hemorrhage

25. Blood bank is notified within 5 minutes of sudden unexpected substantial blood loss.
26. Intravenous fluids opened or fluid bolus given within 5 minutes of sudden unexpected blood loss.
27. Packed red blood cells are administered within 10 minutes of sudden unexpected blood loss with hemodynamic instability.
28. At least 1 team member in the room explicitly calls for outside help (eg, phone call) within 5 minutes of onset of sudden unexpected blood loss.

Figura 41.4 Interventi terapeutici chiave per arresto cardiaco e emorragia massiva intra-operatoria (Ziewacz et al, 2011). VF = ventricular fibrillation, fibrillazione ventricolare. VT = ventricular tachycardia, tachicardia ventricolare.

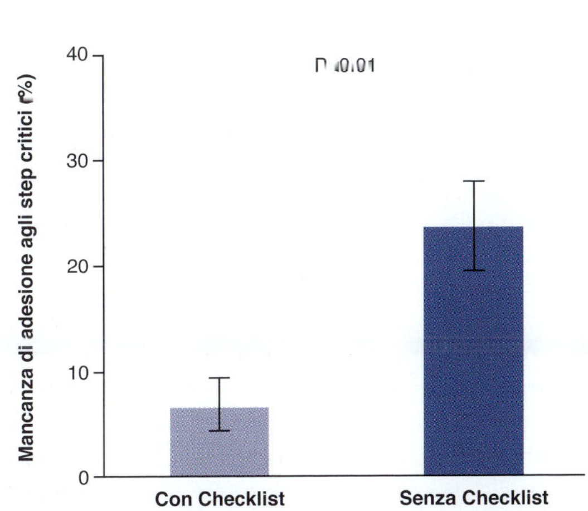

Figura 41.5 L'uso delle checklist durante criticità di sala operatoria è risultato in una riduzione di quasi il 75% dei fallimenti ad aderire agli interventi terapeutici raccomandati (Arriaga et al, 2013).

sperienza maturata dalla gestione di emergenze di sala operatoria in scenari simulati dunque fa pensare che questi strumenti, riducendo il fallimento nell'adesione agli steps gestionali raccomandati, abbiano il potenziale di influenzare significativamente e in maniera positiva la pratica clinica e gli outcome delle criticità intra-operatorie.

Per quanto riguarda la loro applicazione nella realtà clinica i dati attualmente disponibili non sono molti e derivano principalmente da case report: essendo state adottate in varie istituzioni solo da alcuni anni infatti, i primi dati riguardo alla loro implementazione clinica stanno iniziando a comparire adesso in letteratura. Un aspetto di cui bisogna inoltre tenere conto nella ricerca in tale settore è che l'efficacia delle checklists di criticità in emergenze reali è difficilmente dimostrabile secondo i canoni di uno studio clinico, sia per la natura infrequente di questi eventi, sia per questioni etiche, legate al fatto che non sarebbe etico osservare errori nella gestione di una criticità intra-operatoria e non intervenire (gruppo di controllo).

Esistono comunque almeno due case reports di un impiego real-time con successo di questi strumenti durante criticità reali: un caso di embolia gassosa dalle checklist di criticità di Harvard e un caso di ipertermia maligna dallo Stanford Emergency Manual. Questo tipo di report è fondamentale, perché aiuta a collegare gli studi di simulazione alla pratica clinica e aggiunge importanti dati a supporto dell'uso delle checklists in chirurgia.

Come si usa una crisis checklist

Vi è un'idea sbagliata che i manuali di emergenza non siano adeguati nella gestione di eventi improvvisi dagli esiti tempo-dipendenti. Certamente, può essere dannoso consultare un documento o un dispositivo digitale al momento sbagliato. I primi steps nel rispondere ad un'emergenza dovrebbero essere eseguiti immediatamente, come azioni riflesse, senza l'uso di uno strumento cognitivo: ad esempio la risposta precoce ad un'ipotensione acuta o le compressioni toraciche immediate nell'arresto cardiaco. Le checklists di criticità possono tuttavia essere particolarmente di aiuto se la condizione è infrequente, come ad esempio in caso di tossicità da anestetici locali, oppure refrattaria ai trattamenti iniziali, come un'ipotensione che non risponde a fluidoterapia e vasopressori; un uso precoce può comunque essere effettuato quando vi è personale a sufficienza per dare il ruolo di lettura a qualcuno, come durante un arresto cardiaco in PEA. Da questo punto di vista la formazione è fondamentale, perché un personale che ha familiarizzato con questo strumento e che è formato al suo utilizzo riesce ad impiegarlo al meglio, inserendolo nel momento più opportuno nella gestione di una crisi di sala operatoria.

Un aspetto fondamentale è che una checklist di criticità dovrebbe essere verbalizzata, cioè letta chiaramente e ad alta voce da uno dei componenti dell'équipe: questo crea una consapevolezza collettiva della situazione ("tutti sanno che c'è un problema") e rende più efficace la comunicazione in team. Inoltre, rende chiaro a tutti il punto in cui ci troviamo: le manovre indicate sono già state eseguite? Devono essere ancora fatte o sono in corso di esecuzione? Oppure è ritenuto opportuno non eseguirle?

Durante l'attività di sala operatoria, le fasi in cui una checklist di criticità può essere utilizzata sono tre:

> *prima di un caso difficile, per prepararsi*: le checklists possono ottimizzare la fase di briefing preoperatorio e possono essere utilizzate, correlandole di volta in volta alla storia del paziente e al tipo di chirurgia, per evidenziare e prevenire possibili complicanze e per pianificare risposte adeguate (esercizio del tipo "cosa dobbiamo fare se..."). Ad esempio, preparazione della sala e verifica delle scorte farmaci in caso di paziente a rischio di ipertermia maligna, oppure preparazione di emocomponenti, fluidi per infusione e riscaldamento del paziente in caso di chirurgia ad alto rischio emorragico, come quella epatica. Oltre a favorire la comunicazione e migliorare la gestione nel caso in cui la criticità si verificasse, questa pratica ha anche il beneficio di favorire la memorizzazione e l'apprendimento per casi futuri, soprattutto per il personale meno esperto;

> *nel corso di un evento critico*: sebbene difficile da implementare in maniera efficace, l'uso di questo tipo è quello che può avere il maggiore impatto diretto sulla gestione del paziente;

> *dopo un evento critico*: una volta che il paziente è stato stabilizzato una checklist può essere utilizzata per valutare cosa è stato dimenticato o se possono essere eseguite ulteriori azioni (esercizio del tipo "vediamo cos'altro potremmo fare"). Ad esempio, esecuzione di tromboelastometria rotazionale (ROTEM) dopo

un'importante emorragia intraoperatoria. Inoltre, uno strumento cognitivo può guidare la fase di debriefing, rinforzando l'apprendimento e migliorando la gestione di eventi simili in futuro (**Tabella 41.2**).

Infine, vi è naturalmente il già citato uso in scenari simulati, principalmente a scopo di formazione e per familiarizzare il personale all'uso della checklist.

Limiti delle checklists

Sebbene vi siano evidenze a supporto dell'uso degli strumenti cognitivi per la gestione delle criticità intraoperatorie, le checklists hanno inevitabilmente dei limiti e alcune domande rimangono senza risposta:

- definire se e in quali situazioni un loro uso può essere controproducente: di fronte ad uno scenario critico, un anestesista deve essere in grado di eseguire rapidamente una diagnosi corretta e, di conseguenza, agire in maniera intuitiva ed efficace (*recognition primed-decision making model*). In momenti come questi, quando cioè la situazione richiede azioni immediate, può essere deleterio consultare uno strumento cognitivo;
- le checklists sono uno strumento dinamico: il loro contenuto deve essere revisionato e aggiornato nel tempo, in relazione ai cambiamenti delle evidenze scientifiche e delle conoscenze disponibili. Uno strumento cognitivo che contiene informazioni sbagliate, non aggiornato o con un design inappropriato potrebbe avere un impatto negativo nella gestione dello scenario;
- nessuna checklist può rimediare a diagnosi sbagliate o errori di fissazione: un errore nella diagnosi può portare all'uso della checklist sbagliata;
- nell'attività clinica reale gli eventi si verificano senza dubbio in circostanze più varie di quelle che possono essere simulate, dunque le checklists potrebbero non applicarsi perfettamente a tutti i contesti clinici;
- la loro implementazione non è facile e deve essere accompagnata da un'adeguata formazione del personale: la familiarizzazione del personale è prerequisito fondamentale per uno strumento cognitivo.

Infine, un importante ostacolo all'implementazione delle checklists è rappresentato dall'esistenza di una cultura professionale che non supporta il loro uso: alcuni clinici pensano che utilizzare uno strumento cognitivo rifletta una mancanza di conoscenze o di capacità decisionali e ritengono, a priori, di non aver bisogno di una checklist per gestire efficacemente un'emergenza. Alcuni studi (Low *et al*, 2011), comunque, evidenziano che i clinici più giovani sono più interessati a conoscere e saper utilizzare efficacemente gli strumenti cognitivi e non ritengono che il loro uso rifletta difetti nelle loro competenze professionali.

Principali strumenti cognitivi attualmente in uso

Alcune delle principali società di anestesia hanno adottato l'uso delle checklists: tra di esse l'Anesthesia Patient Safety Foundation, l'American Society of Anesthesiologists, la European Society of Anesthesiology, la Association of Anaesthesist of Great Britain & Ireland e anche la Società Italiana di Anestesia Analgesia Rianimazione e Terapia Intensiva (SIAARTI).

Le checklists di criticità più citate e utilizzate si distinguono in base all'istituzione e all'area geografica di provenienza e alla modalità con cui

Tabella 41.2 Briefing e debriefing dopo un evento critico.

Il **briefing preoperatorio** è un momento formale di pianificazione e incontro tra i vari componenti dell'équipe, in cui i singoli membri espongono agli altri le rispettive previsioni e preoccupazioni riguardo potenziali difficoltà che potrebbero emergere da un punto di vista chirurgico (rischio emorragico, dissezione particolarmente prolungata), anestesiologico (vie aeree difficili, necessità di più linee infusionali, necessità di monitoraggio post-operatorio) o infermieristico (strumentario, posizione del paziente). Il briefing preoperatorio è incluso nella checklist OMS di sicurezza del paziente chirurgico.

Il **debriefing** dopo un evento critico oppure dopo incidenti mancati per poco è un momento di riunione in cui i membri del team analizzano e discutono in maniera razionale e costruttiva di come è stato gestito l'evento, sia a livello individuale che di team: cosa è andato bene e cosa poteva essere fatto meglio, eventuali errori e difetti nella comunicazione e in altri aspetti non tecnici della performance, strategie per migliorare la gestione di casi simili in futuro. È fondamentale dopo un evento critico e idealmente l'intero team dovrebbe prendervi parte, anche se vi sono molte barriere alla sua esecuzione; la presenza e la formazione all'uso degli strumenti cognitivi in sala operatoria può rendere la fase di debriefing una pratica più frequente e utile per tutti.

sono state create (analisi e revisione della letteratura vs gruppi di consenso):

> Anaesthetic Crisis Manual, creato con approccio evidence-based e adottato dalla European Society of Anesthesiology (ESA) e dall'Australian Society of Anesthesiology. Pubblicato per la prima volta nel 2011, è una raccolta di 22 protocolli sul modello delle checklists, per la gestione delle più comuni criticità anestesiologiche in sala operatoria. La seconda edizione (2017) è stata tradotta e adottata anche dalla SIAARTI, che ne ha inviato una copia a tutti i soci nel 2018. A differenza degli altri modelli presenta una sezione dedicata alla prevenzione delle crisi, da utilizzare nella fase preoperatoria di casi complessi;
> Operating Room Crisis Checklist (2013), sviluppate al Brigham and Women's Hospital di Boston e alla Scuola di Salute Pubblica di Harvard, con il contributo di Atul Gawande. Consiste in una raccolta di 12 checklists basate su trattamenti evidence-based revisionati da un gruppo multidisciplinare composto da clinici esperti di sala operatoria, specialisti della simulazione in campo medico e uno sviluppatore di checklists per la compagnia aerea Boeing. Sono accessibili e scaricabili gratuitamente online, a differenza delle precedenti, di cui è gratuitamente accessibile solo la prima edizione;
> Stanford Emergency Manual (terza edizione, 2016 **Figura 41.6**): strumento cognitivo per eventi critici perioperatori elaborato da un gruppo di anestesisti di Stanford (Stanford Anesthesia Cognitive Aid Group) e derivanti dal lavoro pionieristico eseguito in gruppi di simulazione a partire dagli anni '90 da Gaba D e Howard S. Accessibile e scaricabile gratuitamente online, contiene strumenti cognitivi per la gestione di 25 diversi eventi critici perioperatori;
> Crisis Management Handbook dell'Australian Patient Safety Foundation, un manuale di 74 pagine pubblicato nel 2005. Per la sua costruzione sono stati selezionali i 24 incidenti più comuni durante anestesia in Australia, riportati in maniera anonima all'Australian Incident Monitoring Study, ed è stata eseguita una serie di meetings nazionali per elaborare strategie di trattamento condivise. A differenza dei precedenti è dunque stato utilizzato un approccio prevalentemente consensus derived; è inoltre l'unico ad adottare un approccio sistematico alla diagnosi e alla gestione iniziale di ciascuna criticità, mediante l'acronimo COVER ABCD-A SWIFT CHECK.

Sulla scia di tali modelli, negli anni numerose altre società scientifiche hanno adottato strumenti cognitivi dedicati a specifici settori della medicina peri-operatoria e anche alla medicina di emergenza. Tra di essi:

- Algoritmi ACLS riadattati per il setting peri-operatorio (Moitra *et al*, 2012) e algoritmi ACLS per uso in sala operatoria, pronto soccorso o nell'ambito dell'emergenza territoriale;
- Strumenti cognitivi per il trattamento dell'ipertermia maligna, tra cui anche una checklist SIAARTI;

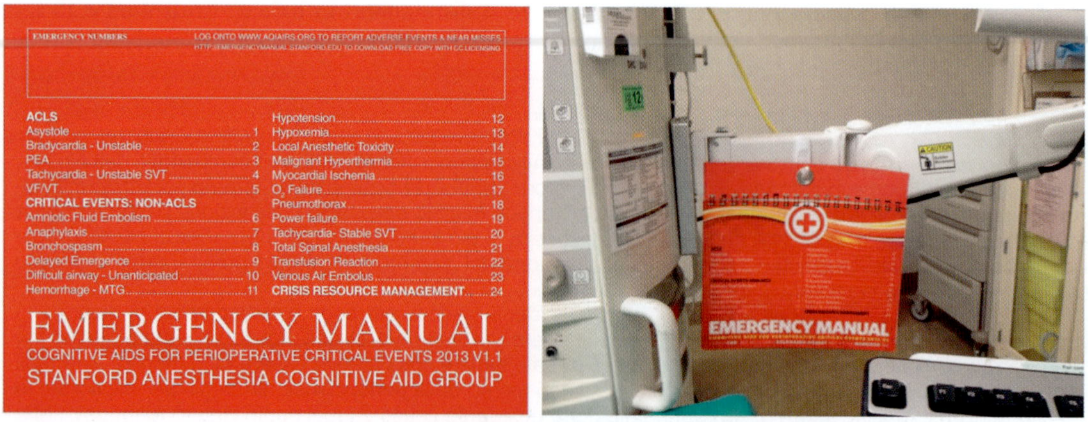

Figura 41.6 Stanford Emergency Manual: la copertina contiene una tabella dei contenuti in ordine alfabetico, per agevolare una rapida consultazione. Nella figura a destra la postazione del manuale, appeso al braccio del computer dell'apparecchio di anestesia.

- Una checklist dell'American Society of Regional Anesthesia and Pain Medicine per il trattamento della tossicità sistemica da anestetici locali. La stessa società raccomanda che la checklist venga mantenuta a disposizione in qualunque area in cui vengono utilizzati elevati dosaggi di anestetici locali;
- Checklist ENLS (Emergency Neurological Life Support) della Neurocritical Care Society, dedicate agli steps terapeutici raccomandati nelle prime ore di un'emergenza neurologica;
- Checklist OMS per la gestione del paziente traumatizzato, da mettere in atto nel dipartimento di emergenza, dopo primary e secondary survey;
- Checklist per la preparazione della sala operatoria e l'anestesia nel paziente traumatizzato e, più in generale, l'anestesia eseguita in regime di emergenza (Tobin *et al*, 2013; Behrens *et al*, 2016).

In ambito ostetrico-ginecologico, la Society for Obstetric Anesthesia and Perinatology raccomanda (Lipman S *et al*, 2014) che in caso di arresto cardiaco nella donna in gravidanza una checklist che enfatizzi gli steps terapeutici fondamentali sia immediatamente disponibile. Anche l'American Heart Association in uno scientific statement (Jeejeebhoy FM *et al*, 2015) incoraggia le istituzioni a creare dei point-of-care in cui siano disponibili delle checklists dedicate in caso di criticità ostetriche, compreso l'arresto cardiaco materno.

Meritano infine menzione le checklists per eventi critici in ambito pediatrico sviluppate recentemente dalla Society for Pediatric Anesthesia; includono anche il dosaggio dei farmaci di emergenza basato sul peso del paziente e una checklist dedicata all'emorragia post-partum. Accessibili gratuitamente online, sono disponibili anche come app per smartphone (Pedi Crisis 2.0).

Principi per lavorare in sicurezza in sala operatoria

Innanzitutto, un concetto centrale della medicina peri-operatoria è che la responsabilità della sicurezza e dell'esito degli interventi chirurgici non è attribuibile a singole figure professionali (chirurgo, anestesista), ma è condivisa da tutti i componenti dell'équipe (Ministero della Salute, Raccomandazioni per la sicurezza in sala operatoria 2009).

Di seguito alcuni concetti di carattere generale per lavorare in sicurezza in sala operatoria, con particolare attenzione alla gestione anestesiologica; alcuni di essi sono inclusi nella checklist OMS:

- è doveroso presentarsi ai colleghi di sala che non si conoscono, per almeno due buoni motivi: studi psicologici hanno confermato che due colleghi che non si conoscono per nome non lavorano insieme con lo stesso affiatamento di due che si sono invece presentati; inoltre, quando un collega ha la possibilità di presentarsi all'équipe prima dell'inizio dell'intervento è più probabile che successivamente noti un problema e si attivi per trovarne una soluzione;
- dare importanza al briefing preoperatorio: un fondamentale momento di confronto tra i componenti dell'équipe per prevenire le complicanze e pianificare eventuali misure da mettere in atto in caso di criticità;
- prima di ogni procedura, verificare che tutto il materiale necessario per l'anestesia sia controllato, funzionante e pronto all'uso; in tale ambito possono essere utili checklists mentali, come l'acronimo MSMAID = **m**achine, **s**uction, **m**onitor, **a**irway, **I**V, **d**rugs --> apparecchio di anestesia, aspiratore, strumenti di monitoraggio, materiale per la gestione delle vie aeree e l'acquisizione degli accessi vascolari, farmaci (**Tabella 41.3**);
- in caso di criticità chiamare *precocemente* aiuto da parte di colleghi, possibilmente più esperti, oppure richiedendo altro personale necessario in relazione allo scenario clinico (infermieri, consulenti, ecc): la richiesta di aiuto è quasi sempre collocata tra i primi step nella maggior parte delle checklists di criticità e dei manuali di emergenza esistenti;
- essere consapevoli del tipo di euristica a cui si fa affidamento e di come questo approccio può influenzare le nostre decisioni. È noto ad esempio che gli errori cognitivi più frequenti variano in relazione all'esperienza: i bias di disponibilità e di sovraconfidenza (**Tabella 41.1**) potrebbero per sua natura essere più comuni tra gli anestesisti esperti, mentre il bias di omissione è probabilmente più frequente tra gli anestesisti con minore esperienza.

Una menzione particolare merita l'approccio del Crisis Resource Management (CRM - **Figura 41.7**), termine che si riferisce a tutte le non-technical skills necessarie per ottimizzare e rendere più efficace il lavoro di squadra in condizioni di emergenza. Questo approccio è ormai riconosciu-

Tabella 41.3 Principi per la corretta preparazione e somministrazione di farmaci in sala operatoria.

In merito alla preparazione dei farmaci, lo European Board of Anesthesiology ha recentemente (Whitaker *et al*, 2017) emanato delle raccomandazioni per evitare gli errori di somministrazione: – tutti i farmaci preparati per l'uso in anestesia, terapia intensiva, dipartimento di emergenza e terapia del dolore dovrebbero essere chiaramente etichettati, ove possibile attraverso l'uso di etichette prestampate o, altrimenti, attraverso pennarelli marcatori indelebili; – analogamente, dovrebbero essere etichettate tutte le linee e le sacche infusionali contenenti farmaci; – ciascuna siringa dovrebbe essere etichettata subito dopo che il farmaco è stato aspirato, e comunque prima che questa lasci le mani dell'operatore; – aspirare ed etichettare un farmaco per volta; – mai etichettare siringhe vuote; – evitare interruzioni o distrazioni durante la preparazione dei farmaci; – nella preparazione di farmaci ad alto rischio (e.g. potassio cloruro, eparina, adrenalina) è raccomandato un doppio controllo in tutte le fasi di preparazione; – le siringhe dovrebbero essere collocate su un piano di lavoro, in maniera ordinata e standardizzata: ad esempio farmaci dell'emergenza separati dai farmaci per l'induzione dell'anestesia; – lavare le cannule (ad esempio al termine dell'anestesia) per evitare che la quota di farmaco residuo in esse contenuto venga inavvertitamente somministrata al di fuori della sala operatoria (recovery room, reparto); – qualsiasi medicina o fluido che, in qualunque momento, non sia identificabile (ad esempio siringa non etichettata) dovrebbe essere considerata non sicura e quindi buttata; – le fiale dovrebbero essere conservate nella loro confezione originale; è buona norma comunque confermare che il farmaco aspirato sia quello giusto, leggendo sempre il nome del principio attivo riportato sulla fiala; – per ridurre al minimo il rischio della trasmissione di infezioni, il contenuto di ciascuna fiala dovrebbe essere somministrato ad un solo paziente.

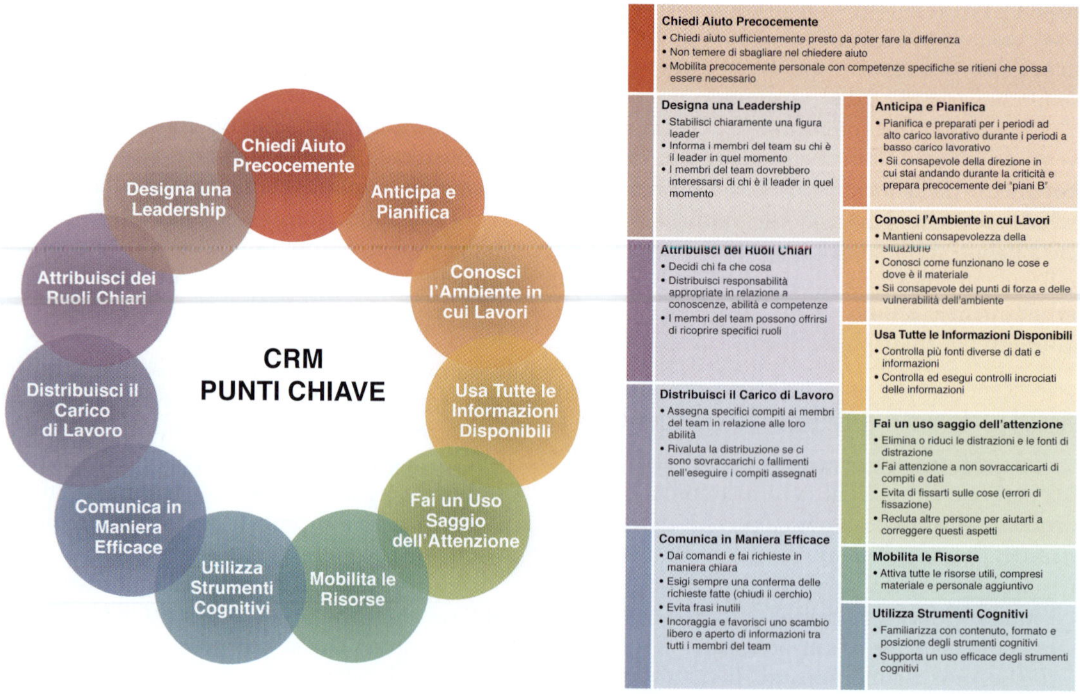

Figura 41.7 Punti chiave del Crisis Resource Management. La loro integrazione nella realtà clinica può migliorare il lavoro di squadra in condizioni di emergenza (Goldhaber-Fiebert SN et al, 2013).

to e integrato nella formazione attraverso simulazione.

Conclusioni

Le complicanze chirurgiche sono una causa considerevole di morte e disabilità in tutto il mondo. Sono devastanti per i pazienti, costose per i sistemi sanitari e spesso prevenibili. Gli strumenti cognitivi si sono dimostrati efficaci nel contrastare gli effetti dello stress sul lavoro individuale e di équipe, favoriscono la coordinazione e la comunicazione in team e sono di supporto nel richiamare alla mente tutte le azioni evidence-based necessarie per una risposta ottimale ad eventi critici rari e spesso imprevisti; uno strumento con queste caratteristiche può ridurre l'incidenza di eventi avversi perioperatori prevenibili e migliorare l'outcome dei pazienti che sviluppano criticità intra-operatorie.

A fronte di questo, vi è la necessità di un cambiamento culturale nella medicina perioperatoria: questi strumenti non si implementeranno da soli, né salteranno fuori dai carrelli di emergenza durante una criticità. La speranza è che la cultura medica sappia cogliere l'opportunità e, attraverso strategie di formazione e di implementazione accurate, incoraggi un uso appropriato degli strumenti cognitivi. La funzione delle checklists nelle procedure operative viene comunemente fraintesa: sono strumenti semplici, concisi, funzionali, che servono a potenziare le capacità di professionisti esperti. L'obiettivo di uno strumento cognitivo è quello di supportare, non di sostituire il giudizio clinico e una preparazione o una formazione più approfondite; non accettare a priori di farne uso è segno di debolezza e, probabilmente, di tracotanza ingiustificata.

Nonostante le importanti evidenze di una loro efficacia in scenari simulati, lo studio dell'impiego e dell'impatto *clinico* degli strumenti cognitivi durante criticità reali è più difficile ed è ragionevole concludere che, nonostante un probabile beneficio, potremmo non essere mai in grado di fornire un'evidenza di livello 1A (RCT multipli) a loro supporto. Nonostante l'ampia disseminazione di questi strumenti e la loro implementazione da parte di numerose istituzioni, sono dunque necessarie ulteriori ricerche per valutarne gli effetti clinici.

Letture consigliate

Gawande A: Checklist. Come fare andare meglio le cose. Torino, Giulio Einaudi editore, 2009.

Ministero della Salute. Raccomandazioni per la sicurezza in sala operatoria: raccomandazioni e checklists. 2009.

Borshoff DC: Il Manuale delle Crisi in Anestesia. Ed. italiana a cura di Latronico N, Rasulo F, Bressan F, 1ª edizione italiana sulla 2ª inglese. Roma, Antonio Delfino Editore, 2018.

Ziewacz JE, Arriaga AF, Bader AM, et al: Crisis checklist for the operating room: development anf pilot testing. J Am Coll Surg 2011; 213:212-217.

Semeraro F, Signore L, Cerchari EL: Resuscitation 2006; 68:101-8.

IL CONTROLLO DELLA TEMPERATURA CORPOREA IN ANESTESIA E TERAPIA INTENSIVA

42

Giuliano Michelagnoli

La temperatura corporea centrale è strettamente regolata attraverso un sistema di controllo a feedback negativo, che normalmente la mantiene entro un range di pochi decimi di gradi Celsius. Tuttavia, essa può subire variazioni o per un'alterazione dei meccanismi centrali di termoregolazione indotta dall'anestesia generale, o per effetto delle tecniche di anestesia neuroassiale. Di conseguenza, i pazienti anestetizzati che non vengono riscaldati diventano ipotermici, e la loro temperatura si abbassa tipicamente da 1 a 2 °C in assenza di altri fattori che influenzino la dispersione di calore.

Termoregolazione

Come molti altri sistemi di controllo fisiologico, la termoregolazione utilizza un controllo a feedback negativo per minimizzare le perturbazioni dai valori fisiologici.

Afferenze periferiche provenienti da fibre A-Delta e C, attraverso i nervi periferici e poi il midollo spinale, raggiungono l'ipotalamo, dove vengono processate. Esistono dei valori "soglia" superati i quali, vengono elaborate delle risposte autonomiche che mirano o a preservare il calore, o a disperderlo. Per "Guadagno"(o ***gain***), si intende l'entità del contributo che ogni tipo di afferenza è in grado di generare nel sistema efferente. Esiste, infatti, una gerarchia nelle afferenze sensitive termiche, con i segnali provenienti dal core centrale (testa e tronco) che influenzano le risposte regolatrici in misura maggiore rispetto ai segnali afferenti provenienti dalle zone periferiche.

Arti superiori e inferiori, invece, funzionano come superfici "tampone", nel cui contesto la temperatura può variare in un range piuttosto ampio. Ad esempio, sono normalmente più freddi da 2 a 4 °C rispetto al nucleo nei pazienti esposti a temperature ambiente ospedaliere.

Le risposte termoregolatrici primarie nell'uomo sono la vasocostrizione a livello degli sfinteri pre-capillari (shunt arterovenoso) e il brivido in risposta al freddo, mentre in risposta al calore si hanno la vasodilatazione pre-capillare attiva e la sudorazione. Le soglie per vasocostrizione (o vasodilatazione) e sudorazione sono simili (36,5-37 °C circa), mentre il brivido si verifica a una soglia di temperatura inferiore di circa 1 °C. La funzionalità dei sistemi protettivi di termoregolazione si riduce progressivamente e fisiologicamente con l'età: studi sperimentali, infatti dimostrano che la sensibilità del valore "soglia" che regola la vasocostrizione si riduce nel paziente anziano, esponendolo a un maggior rischio di sviluppare ipotermia.

Tuttavia, i modelli intraoperatori del sistema di termoregolazione umano non sono semplici come un termostato "on/off", a causa dell'attivazione sequenziale delle difese e degli effetti dell'anestesia sul controllo termoregolatore.

Effetti dell'anestesia generale sulla regolazione della Temperatura corporea

Gli anestetici per inalazione, inclusi agenti volatili (sevoflurano, desflurano, isoflurano e protossido di azoto) e anestetici endovenosi o sedativi-ipnotici (propofol, dexmedetomidina) e gli oppioidi compromettono il controllo termoregolatore in modo dose-dipendente, anche se gli stessi risultati non sono stati evidenziati per le benzodiazepine (midazolam).

I meccanismi precisi di alterazione dei meccanismi regolatori sono sconosciuti.

Tuttavia, è stato dimostrato che le comuni combinazioni e dosi di farmaci usati per mantenere l'anestesia generale **riducono sincronicamente le soglie di vasocostrizione e brivido in modo concentrazione-dipendente** (quindi, sotto anestesia, i meccanismi di difesa termoregolatori funzionano meno). La relazione "concentrazione anestetico-riduzione soglia termoregolatoria" segue un andamento lineare per gli agenti anestetici endovenosi, ma diventa sproporzionatamente maggiore a concentrazioni più elevate di anestetici volatili. La maggior parte degli agenti anestetici generali oscura anche il normale pattern di brividi e ne riduce la massima intensità. In particolare, i brividi non sono possibili quando i pazienti sono paralizzati da agenti bloccanti neuromuscolari (NMBA).

Complessivamente, gli anestetici generali riducono la soglia di vasocostrizione a circa 34,5 °C e riducono la soglia dei brividi a 1 °C in meno rispetto alla soglia di vasocostrizione. La sudorazione di solito rimane quasi intatta durante l'anestesia generale. Se, dunque, il normale range fisiologico di temperature soglia è di pochi decimi di gradi Celsius, durante l'anestesia questo aumenta da 10 a 20 volte. Solo quando la temperatura interna diminuisce al di sotto della soglia di vasocostrizione (o supera la soglia di sudorazione) i pazienti anestetizzati attivano le difese termoregolatorie (**Figura 42.1** e **42.2**).

Effetti dell'anestesia neurassiale sulla regolazione della temperatura corporea

Sebbene gli anestetici locali utilizzati nelle tecniche di anestesia neuroassiale (ad es. Anestesia epidurale o spinale) non raggiungano il cervello, i pazienti che ricevono l'anestesia neuroassiale diventano ipotermici in misura simile a quelli sottoposti ad anestesia generale.

Le alterazioni della termoregolazione in presenza di un blocco neuroassiale hanno 3 caratteristiche:

1. L'ipotermia (e la conseguente sensazione di freddo) viene riferita dai pazienti con un minor grado di discomfort, rispetto a quanto atteso. Di conseguenza, i pazienti in genere non lamentano sensazione di freddo anche se sono ipotermici. I meccanismi alla base di tale riduzione del disagio non sono sconosciuti, ma probabilmente si basano sulla de-afferentazione indotta dagli anestetici locali a livello del midollo e delle radici dei nervi spinali. L'assenza di segnali di temperatura dalla parte inferiore del corpo potrebbe essere interpretata nell'ipotalamo come indice di uno stato relativo di calore.
2. L'anestesia neurassiale altera il controllo della termoregolazione centrale, riducendo le soglie di vasocostrizione e brivido. I cambiamenti nella soglia del brivido sono proporzionali al numero di metameri coinvolti nell'anestesia (e quindi, al livello del blocco) (**Figura 42.3**). I meccanismi con cui la somministrazione di un anestetico locale, in una posizione senza alcuna relazione anatomica o funzionale con l'ipotalamo (dove avviene il controllo delle soglie di temperatura) può compromettere il controllo termoregolatorio centrale sono sco-

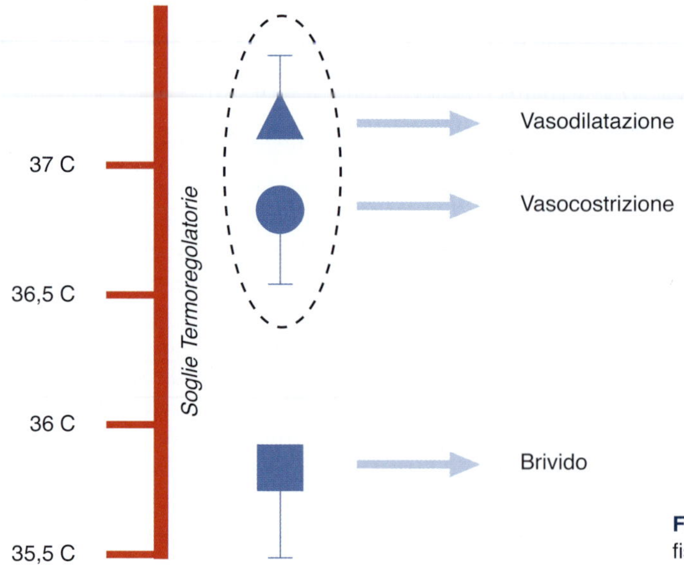

Figura 42.1 Soglie termoregolatorie fisiologiche.

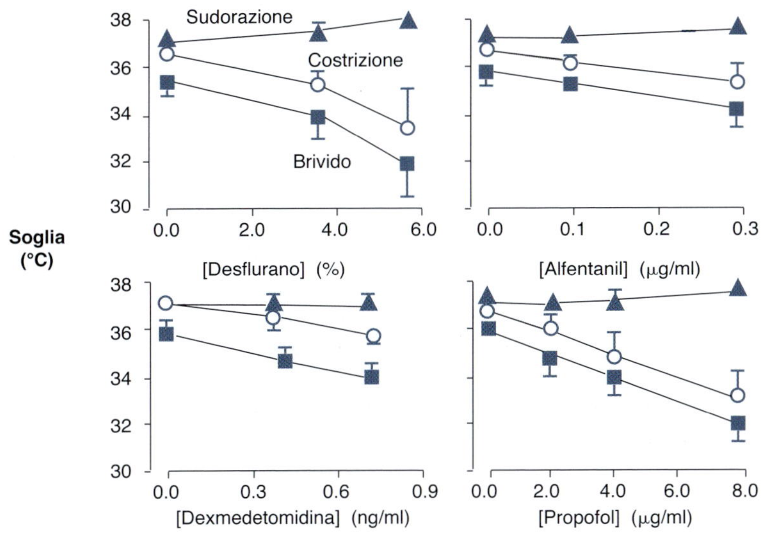

L'intervallo inter-soglia aumenta marcatamente in funzione della concentrazione di vari agenti anestetici. Oltre a ridurre la soglia di vasocostrizione, gli anestetici volatili riducono il guadagno della risposta (cioè la misura in cui la vasocostrizione aumenta con un'ulteriore riduzione della temperatura interna).

Figura 42.2 Soglie termoregolatorie e farmaci anestetici. Il divario progressivo tra i valori fisiologici incrementa in modo lineare con l'incremento della concentrazione. Adattato da Sessler DI. Temperature monitoring and perioperative thermoregulation. Anesthesiology 2008; 109:318. DOI: 10.1097/ALN.0b013e31817f6d76.

nosciuti, ma sono probabilmente mediati perifericamente. La compromissione centrale è evidente anche quando l'anestesia neurassiale viene indotta con un anestetico locale a breve durata d'azione con un'emivita plasmatica di soli secondi come la 2-cloroprocaina. Tuttavia, l'alterazione del controllo termoregolatore centrale è minore dopo l'anestesia neurassiale rispetto all'anestesia generale.

3. Poiché la vasodilatazione attiva, la sudorazione, la vasocostrizione e il brivido sono difese termoregolatorie autonomiche principalmen-

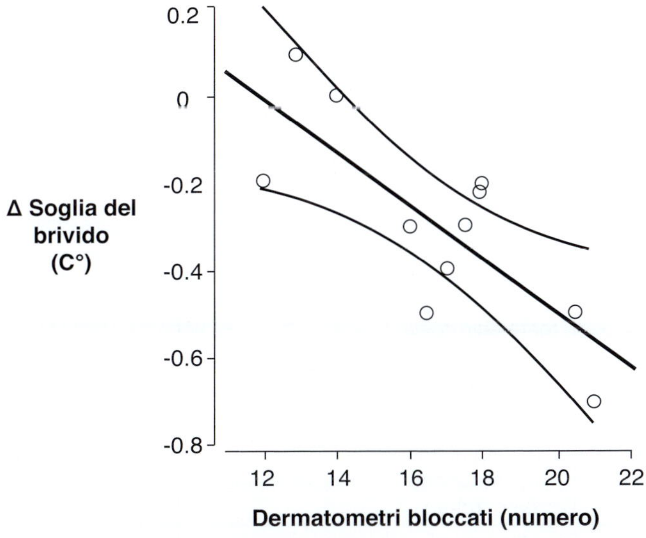

Relazione tra numero di dermatomeri bloccati (5 sacrali, 5 lombari, 12 toracici) e riduzione della soglia di brivido, in 2 gruppi di pazienti: uno con blocco spinale esteso, e uno con blocco ridotto.
La soglia di brivido è ridotta maggiormente in blocchi estesi, rispetto a quelli con minor numero di dermatomeri bloccati (P<0,006).
Le linee curve indicano l'intervallo di Confidenza del 95% per la retta di regressione.

Figura 42.3 La soglia del brivido è proporzionale al livello del blocco neuroassiale. Anesthesiology 1996; 84:1327. DOI: 0000542-199606000-00008.

te neuromediate, ciascuna richiede una conduzione nervosa intatta. L'anestesia neuroassiale previene la maggior parte delle attività neurali efferenti e afferenti da e verso la parte inferiore del corpo al cervello, inclusi i segnali di dolore afferenti ed i segnali efferenti che controllano la vasocostrizione e i brividi. Ne consegue che il guadagno e l'intensità massima delle difese termoregolatrici sono sostanzialmente ridotti.

In contrasto con l'anestesia neuroassiale, i blocchi nervosi periferici non hanno effetti termoregolatori clinicamente importanti. I blocchi periferici impediscono solo le risposte termoregolatorie neurologiche mediate localmente, che possono essere compensate in altre regioni.

Tecniche combinate generali e neuroassiali

Nei pazienti sottoposti ad anestesia con tecniche locoregionali neurassiali combinate con anestesia generale, gli effetti additivi di ciascuna tecnica nella compromissione della termoregolazione comportano un rischio di ipotermia intraoperatoria maggiore rispetto alle tecniche singole. Con le tecniche combinate, la temperatura della soglia di vasocostrizione, la velocità con cui si manifesta la vasocostrizione e la massima intensità della vasocostrizione sono tutti ridotti dalla somma degli effetti indipendenti di ogni singola tecnica. Pertanto, i pazienti diventano più freddi prima che le difese termoregolatrici siano attivate e una volta attivate, le difese sono meno efficaci nel prevenire ulteriori diminuzioni dell'ipotermia centrale rispetto ai pazienti che hanno entrambe le tecniche da sole.

Se quindi tutti i tipi di chirurgia comportano una qualche alterazione nella temperatura corporea, il monitoraggio e il mantenimento della normotermia durante il periodo perioperatorio rivestono un'importanza fondamentale nel garantire l'omeostasi di tutti i processi cellulari, da quelli del metabolismo energetico, a quelli di coagulazione del sangue.

Oltre a un incremento del rischio generico di mortalità, l'ipotermia intraoperatoria peggiora il recupero del paziente operato in diversi aspetti specifici del percorso perioperatorio: infatti i dati in letteratura mostrano un aumento del tasso di infezioni e del catabolismo proteico, insieme con un diminuito metabolismo dei farmaci e prolungamento del tempo di recupero dall'anestesia (**Tabella 42.1**).

Ipotermia intraoperatoria

Il calo della temperatura interna centrale si sviluppa in quasi tutti i pazienti chirurgici che non vengono riscaldati, e risulta dalla combinazione di:

- Alterazioni nella termoregolazione indotte dall'anestesia.
- Temperatura ambiente della sala operatoria.
- Esposizione di cavità e visceri durante determinate procedure chirurgiche.

Il più importante di questi fattori è la compromissione della termoregolazione poiché gli adulti non anestetizzati potrebbero teoricamente essere in grado di resistere, almeno inizialmente, alla perdita di calore attraverso la vasocostrizione e i brividi.

L'ipotermia intraoperatoria si sviluppa con un caratteristico pattern a tre fasi:

1. Durante la prima ora dopo l'induzione dell'anestesia generale o per gli effetti di un blocco

Tabella 42.1 Benefici della normotermia nell'Evidence Based Medicine.

Autore/data di pubblicazione	Δ T (°C)	n. di Pazienti	Outcome	Gruppo normo-termico	Gruppo potermico
Kurz et al. 1996	1,9	200	Infezione della ferita chirurgica	6%	19%
Carli et al. 1989	1,5	12	Catabolismo proteico	728+254 mmol/die (escrezione urinaria azoto)	1240+558 mmol/die (escrezione urinaria azoto)
Heier et al. 1991	2	20	Durata della miorisoluzione (vecuronio)	28±4 minuti	62±8 minuti
Lenhardt et al. 1997	1,9	150	Tempo di recupero post anestesia	53±36 minuti	94±65 minuti

neuroassiale, la temperatura del core diminuisce rapidamente, a causa della ridistribuzione di calore verso i tessuti periferici. Questa iniziale rapida riduzione della temperatura interna è dovuta principalmente alla vasodilatazione indotta dalla anestesia che è dovuta a compromissione del controllo termoregolatore centrale piuttosto che a effetti diretti periferici di anestetici.
2. Dopo la vasodilatazione e la redistribuzione del calore, il successivo ulteriore calo di temperatura mostra un andamento lineare che è funzione della differenza tra produzione di calore metabolico e perdita di calore. Quest'ultima dipende dalla temperatura ambiente, dall'estensione dell'esposizione chirurgica della pelle o delle cavità corporee e dal fatto che il paziente sia isolato o attivamente riscaldato. Le principali vie di dispersione di calore verso l'ambiente sono solitamente radiazione e convezione e in genere, solo piccole quantità di calore vengono perse per conduzione ed evaporazione. Attraverso grandi incisioni chirurgiche si perdono quantità sconosciute di calore, che però possono essere notevoli in caso di incisioni estese, e specialmente durante la chirurgia addominale aperta.
3. Una volta che i pazienti diventano sufficientemente ipotermici per attivare la vasocostrizione termoregolatoria (tipicamente a circa 34,5 °C durante l'anestesia generale), la temperatura interna raggiunge un plateau e non diminuisce ulteriormente a prescindere dalle dimensioni dell'incisione o dalla durata dell'intervento. Un plateau nella temperatura interna può anche risultare da un processo passivo se la produzione di calore è bilanciata contro la perdita di calore. Una volta attivata, la vasocostrizione artero-venosa mantiene efficacemente il calore metabolico nei tessuti centrali, impedendo così ulteriori diminuzioni della temperatura centrale. Tuttavia, la perdita di calore dai tessuti periferici continua. Di conseguenza, il contenuto di calore corporeo continua a diminuire anche se la temperatura interna rimane costante (**Figura 42.4**).

Effetti negativi dell'ipotermia sulle funzioni cellulari

Coagulopatia

La coagulopatia indotta dall'ipotermia è causata dalla combinazione di una riduzione nell'aggregazione piastrinica e dell'attività degli enzimi della cascata coagulativa. Ne consegue un incremento degli episodi di sanguinamento perioperatorio e di trasfusioni. In una meta-analisi, anche l'ipotermia lieve (ad es. 1 °C) ha aumentato la perdita di sangue di circa il 20%.

La coagulopatia indotta dall'ipotermia viene spesso trascurata dai test di laboratorio di routine poiché questi sono eseguiti a 37 °C e sono quindi riportati come normali sebbene non lo sarebbero se la temperatura fosse aggiustata.

Infezioni del sito chirurgico

Esistono almeno tre meccanismi mediante i quali l'ipotermia perioperatoria altera le difese dell'ospite contro la contaminazione della ferita chirurgica:

- Riduzione della perfusione tissutale nel tessuto cruentato (a causa della vasocostrizione), con accesso ridotto per le cellule immunitarie ai tessuti periferici.
- Diminuzione della motilità delle cellule immunitarie (ad es. macrofagi).
- Riduzione nella capacità rigenerativa dei tessuti e di formazione della cicatrice, necessaria per prevenire la deiscenza della ferita e la sua eventuale contaminazione.

In uno studio randomizzato su 200 pazienti sottoposti a chirurgia colo-rettale, i pazienti normotermici avevano meno probabilità di sviluppare infezioni rispetto al gruppo di controllo (6% vs 19%, con calo consentito di Temperatura di 2 °C). Sia il riscaldamento sistemico che il riscalda-

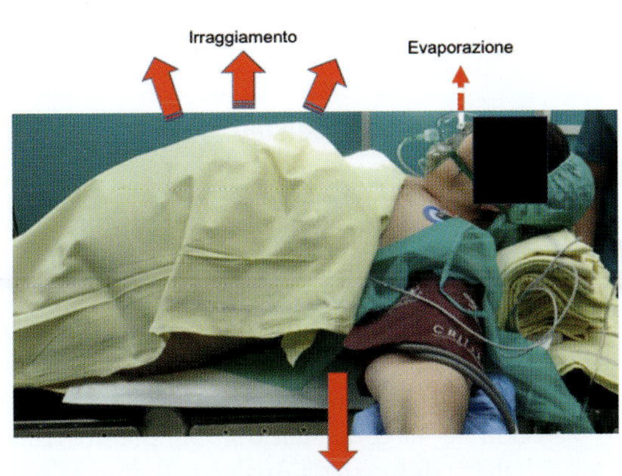

Figura 42.4 Vie di dispersione del calore corporeo e riduzione della temperatura durante un intervento chirurgico.

mento locale delle ferite possono ridurre in modo comparabile il rischio di infezione.

Prolungamento degli effetti del farmaco

Anche l'ipotermia lieve prolunga l'azione dei farmaci utilizzati durante l'anestesia, in particolare dei bloccanti neuromuscolari (vecuronio e atracurio). Analogamente, le concentrazioni plasmatiche di propofol sono aumentate del 28% con l'ipotermia (3 °C), principalmente a causa della riduzione del flusso ematico epatico. Inoltre, l'ipotermia riduce il MAC degli anestetici inalatori.

Brividi

La vasocostrizione è efficace anche durante l'anestesia. Di conseguenza, la temperatura interna raramente scende alla temperatura inferiore di 1 °C che sarebbe necessaria per raggiungere la soglia dei brividi. I brividi dovrebbero essere evitati poiché aumentano acutamente il tasso metabolico e potenzialmente provocano ischemia miocardica. I brividi postoperatori sono comuni nei pazienti ipotermici.

Ischemia miocardica

L'ipotermia si traduce in stimolazione simpatica con aumento della concentrazione plasmatica di noradrenalina con conseguente aumento del tasso metabolico e ipertensione. Questi effetti aumentano il consumo di ossigeno nel miocardio, in particolare se si verificano brividi. Nei pazienti con cardiopatia ischemica, questi effetti possono portare a ischemia miocardica e aritmie, sebbene non vi siano prove sufficienti che una lieve ipotermia causi danno miocardico

Prevenzione e gestione dell'Ipotermia perioperatoria

Il monitoraggio della temperatura corporea durante intervento chirurgico, deve essere applicato in tutte le procedure di durata superiore ai 30 minuti, soprattutto nei soggetti con elevato rischio operatorio, sia per caratteristiche del paziente, sia per tipo di intervento.

Secondo le raccomandazioni pubblicate dalla Società Italiana di Anestesia Analgesia Rianimazione e Terapia Intensiva (SIAARTI) è raccomandato misurare la temperatura centrale, impiegando sistemi a bassa invasività. Quelli di uso più comune, che con più fedeltà approssimano la reale misura della temperatura del core, sono i sensori esofagei di temperatura (che però male si adattano a pazienti svegli sottoposti ad anestesia locoregionale) e i cateteri vescicali dotati di termistore. In casi più rari, cateteri vascolari dotati di termistore (posizionati per fini di monitoraggio emodinamico), forniscono una misura della reale temperatura centrale, ma si tratta di sistemi troppo invasivi per giustificare il loro impiego ai fini del monitoraggio termico.

È stato introdotto recentemente in commercio un sistema di monitoraggio basato su un sensore riscaldato servo-controllato che, posizionato sulla cute della fronte, fornisce un dato di temperatura accurato e preciso, paragonabile a quello di un catetere da arteria polmonare con termistore.

Le strategie di gestione dell'ipotermia si fondano su: preriscaldamento, riscaldamento passivo e tecniche di riscaldamento attivo.

Preriscaldamento prima dell'induzione dell'anestesia

L'ipotermia di ridistribuzione può essere prevenuta, riscaldando i pazienti per circa 10 minuti prima dell'induzione dell'anestesia o l'effettuazione di un'anestesia neurassiale. Il calore assorbito, infatti, aumenta la temperatura del tessuto periferico, riducendo così il normale gradiente di temperatura tra il core e la periferia.

Isolamento passivo

Particolari teli di materiale isolante, posizionati sulla superficie corporea, permettono la formazione di uno strato di aria ferma, intrappolata sotto al telo, che, indipendentemente dal materiale di cui è costituito l'isolante, riducono la perdita di calore cutanea del 30% (alle temperature tipiche della sala operatoria). La pelle completamente coperta compensa approssimativamente la riduzione del 30% nella produzione di calore metabolico che accompagna l'anestesia generale. L'aggiunta di ulteriori strati di isolamento non offre particolari vantaggi aggiuntivi. La maggior parte dei pazienti trattati con solo isolamento passivo chirurgici diventa e rimane ipotermica.

Riscaldamento attivo

Riscaldamento della superficie cutanea - La maggior parte dei pazienti chirurgici viene attivamente riscaldata sulla superficie cutanea perché è facilmente accessibile, può essere riscaldata in modo sicuro e la maggior parte della perdita di calore proviene dalla pelle.

Il riscaldamento ad aria forzata è l'approccio più comune nella chirurgia convenzionale e nelle procedure che impiegano il flusso laminare. Questi sistemi sono efficaci perché la modesta intensità del calore è distribuita su un'ampia superficie corporea. Poiché l'aria non raggiunge le regioni dipendenti dalla pelle, si evita la pericolosa combinazione di calore e pressione sulla pelle. In posizione supina, il riscaldamento ad aria forzata è più efficace sulla parte inferiore del corpo perché una superficie corporea più ampia è coperta rispetto al riscaldamento del corpo superiore. Viceversa, nella posizione di decubito laterale, il riscaldamento è più efficace sulla parte superiore del corpo.

Sono state espresse preoccupazioni teoriche per quanto riguarda il potenziale per i dispositivi di riscaldamento ad aria forzata per disturbare il flusso laminare e promuovere il rischio di infezione. Tuttavia, il flusso laminare stesso paradossalmente aumenta il rischio di infezione, apparentemente staccando le particelle batteriche dal personale del letto e guidandole direttamente nell'incisione. Non vi sono prove cliniche che il riscaldamento ad aria forzata accresca il rischio di infezione, e entrambi i principali studi hanno dimostrato che la normotermia riduce il rischio di infezione con il riscaldamento ad aria forzata. Inoltre, non vi è alcun effetto del riscaldamento ad aria forzata sul numero di colonie batteriche che crescono quando le piastre di coltura batterica sono posizionate vicino a pazienti sottoposti a chirurgia con flusso laminare.

Controllo della Temperatura in Terapia Intensiva

Ipertermia febbrile in Terapia Intensiva

La febbre di per sé non richiede generalmente un trattamento con antipiretici o raffreddamento esterno (es. Coperta di raffreddamento, impacchi di ghiaccio) e alcune evidenze suggeriscono che l'uso di antipiretici può peggiorare i risultati nella sepsi.

Diversi studi randomizzati controllati in corso dovrebbero aiutare a chiarire il ruolo degli antipiretici e del raffreddamento esterno nei pazienti critici. Tuttavia, finché questi dati non saranno disponibili, non è possibile esprimersi in favore o meno di un trattamento farmacologico di routine della febbre con antipiretici o raffreddamento esterno.

Se è richiesto un antipiretico, la maggior parte degli esperti suggerisce il paracetamolo (parenterale meglio che enterale) piuttosto che i FANS.

La gestione clinica del "Colpo di calore" va oltre gli scopi di questo capitolo.

Controllo mirato della Temperatura (Targeted Temperature Management-TTM e Ipotermia terapeutica-TH)

Il danno neurologico è la causa più comune di morte nei pazienti con arresto cardiaco extraospedaliero e in generale contribuisce alla mortalità dei pazienti con arresto cardiaco.

Una meta-analisi su 11 pubblicazioni (inclusi 3 RCT) ha dimostrato che **il controllo** della temperatura nei pazienti con sindrome post-arresto cardiaco, ne migliora l'outcome neurologico, rispetto ai gruppi di controllo (no controllo della temperatura).

Esistono studi più datati che dimostrano un buon outcome per temperature comprese tra i 32-34 °C, mentre altri, più recenti, che mostrano gli stessi buoni risultati per temperature di 33-36 °C.

Sicuramente, nelle fasi di rianimazione post arresto cardiaco, l'ipertermia deve essere evitata. Il mancato controllo della temperatura interna del paziente è associato allo sviluppo di febbre e peggior esito neurologico e di mortalità, con il rischio di morte che aumenta per ciascun grado oltre 37 °C durante le prime 48 ore dopo l'arresto cardiaco (OR 2,26, IC 95% 1,24-4,12).

L'insorgenza precoce della febbre è associata a esiti peggiori, mentre l'insorgenza ritardata della febbre non ha mostrato gli stessi effetti deleteri.

Nel complesso, questi dati suggeriscono che il controllo attivo della temperatura interna del paziente post-arresto cardiaco, con un target tra 32 e 36 °C, associato alla prevenzione attiva della febbre, è la strategia ottimale per promuovere la sopravvivenza del paziente

Indicazioni alla TTM o alla TH

Il trattamento post arresto cardiaco dei pazienti che non mostrano un recupero della coscienza dopo rianimazione cardiopolmonare deve prevedere un controllo attivo della temperatura. La TH (32-34 °C) non deve essere usata in pazienti con sanguinamento non comprimibile attivo, ma il TTM (temperatura centrale mantenuta ≤ 36 °C) è comunque ragionevole in questa popolazione. Sia il TH che il TTM possono essere utilizzati in pazienti gravide o in soggetti emodinamicamente instabili e in quelli sottoposti ad angioplastica coronarica o trombolisi. Tuttavia, la TH è associata ad un aumentato rischio di sanguinamento nelle ultime due popolazioni. La prevenzione della febbre è raccomandata in tutti i pazienti con arresto cardiaco senza una direttiva avanzata che escluda gli interventi necessari.

Tempi e durata del trattamento

Nei pazienti post arresto cardiaco, si raccomanda di ottenere il controllo attivo della temperatura interna del paziente il più presto possibile, mantenendo il controllo per almeno 48 ore. I dati clinici sostengono fortemente l'evitare la febbre per almeno 48 ore dopo l'arresto cardiaco. Indipendentemente dalla strategia selezionata, è necessario un dispositivo di raffreddamento con un meccanismo di feedback per controllare attivamente la temperatura del paziente. Il controllo attivo deve essere intrapreso e mantenuto anche se il paziente è già moderatamente ipotermico alla presentazione.

Letture consigliate

Kurz A: Physiology of Thermoregulation Best Practice & Research. Clinical Anaesthesiology 2008; 22:627–644.

Di Marco P, Canneti A: Normotermia Perioperatoria Buone Pratiche cliniche SIAARTI www.siaarti.it/standardclinici.

Torossian A, et al: Thermal management during anaesthesia and thermoregulation standards for the prevention of inadvertent perioperative hypothermia. Best Practice & Research Clinical Anaesthesiology 2008; 22:659-68.

Daniel I: Sessler Perioperative thermoregulation and heat balance. Lancet 2016; 387:2655-2664.

Nielsen N, Wetterslev J, et al: Targeted Temperature Management at 33°C versus 36°C after Cardiac Arrest. New England Journal of Medicine 2013; 369:2197-206.

ANESTESIA E SEDAZIONE *BRAIN-DIRECTED*: DALLA SALA OPERATORIA ALLA TERAPIA INTENSIVA

43

Stefano Romagnoli, Federico Franchi, Frank Rasulo, Zaccaria Ricci

Introduzione

Scriveva l'ex Presidente degli Stati Uniti d'America nel 2015: "*a new era of medicine through research, technology, and policies that empower patients, researchers, and providers to work together toward development of individualized care*". Con queste parole, e soprattutto dedicando fondi per creare trattamenti individualizzati al paziente secondo i principi di genetica e biologia molecolare, il Presidente avviava quella che oggi viene identificata con i termini di "medicina di precisione" o, alternativamente, "medicina personalizzata". Un principio, quello della medicina personalizzata, che solo apparentemente si contrappone al processo di standardizzazione (protocolli, *checklists*, linee guida, *consensus*, percorsi di *Enhanced Recovery After Surgery*, medicina basata sull'evidenza) che stiamo vivendo negli ultimi anni di medicina moderna. È infatti su un substrato basato sulle linee guida comuni che si inserisce la ricerca dell'approccio terapeutico più appropriato allo specifico paziente andando ad incontrare quella che è la variabilità individuale determinata da quelle caratteristiche genetiche di difficile individuazione. La risposta del paziente a farmaci sedativi ed ipnotici è solo un esempio di quella che oggi viene indicata come variabilità correlata alla farmacogenomica. In tal senso, l'individuazione della dose più appropriata di ipnotico in sala operatoria (SO) e sedativo in terapia intensiva (TI), attraverso un monitoraggio dedicato e con l'applicazione di specifici protocolli, è un esempio calzante di medicina personalizzata applicata all'anestesia.

Gli anestesisti e gli intensivisti monitorizzano i propri pazienti durante la chirurgia e durante il ricovero in TI: pressione arteriosa, saturazione dell'emoglobina, scambi gassosi, pressioni delle vie aeree, diuresi, temperatura etc. È quasi paradossale che il cervello, organo "bersaglio" dei farmaci ipnotici e sedativi che quotidianamente vengono somministrati da anestesisti e intensivisti sia l'organo meno monitorizzato.

L'elettroencefalografia (EEG) non è, infatti (almeno a tutt'oggi), un monitoraggio routinario in SO e in TI e una serie di parametri assolutamente indiretti e fallibili (e.g. pressione arteriosa, frequenza cardiaca) vengono utilizzati come surrogato imperfetto della profondità dell'anestesia e della sedazione. Alla base di questa condizione sta il fatto che la traccia EEG, rispetto ad altre metodiche di indagine (e.g. elettrocardiografia) è complessa e richiede una specifica preparazione prevalentemente di competenza di neurologi e neuro-anestesisti/neuro-intensivisti. Per le altre discipline, anestesisti non dedicati alla neurochirurgia e intensivisti non dedicati alla neurologia/neuro-chirurgia, l'EEG rimane ancora una "*black box*". Per consentire ai non specialisti del settore di utilizzare i sistemi EEG per l'ottimizzazione della somministrazione di anestetici-ipnotici-sedativi, le Aziende hanno messo in commercio dal 1994 (anno di introduzione nella pratica clinica dell'indice bispettrale – Bispectral Index, BIS™-Medtronic) sistemi semplificati di registrazione EEG frontale e "auto analisi" della traccia (processazione dell'EEG – pEEG) con erogazione di un numero adimensionale che consentisse all'operatore di identificare rapidamente il livello di profondità dell'anestesia e della sedazione. BIS™ (Medtronic, Boulder, CO), E-Entropy™ (GE Healthcare, Helsinki, Finland), Narcotrend® (Narcotrend Gruppe, Hannover, Germany), SedLine® (Masimo Corp, Irvine, CA), e NeuroSENSE® (NeuroWave Systems, Inc., Cleveland Heights, OH) sono solo alcuni esempi di quanto si può trovare oggi in commercio (**Figura 43.1** e **43.2**).

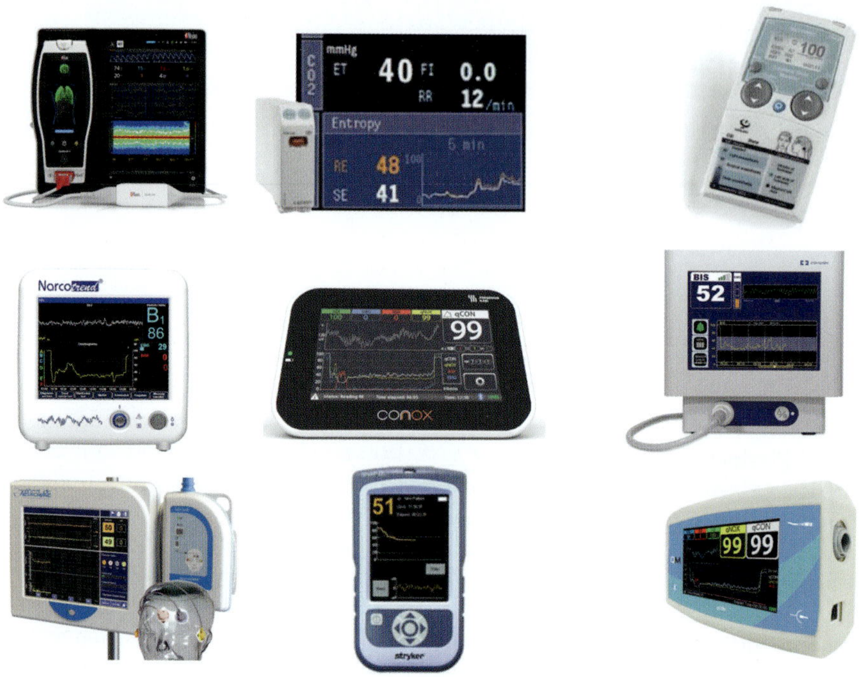

Figura 43.1 Alcuni dei sistemi per l'analisi elettroencefalografica frontale processata (pEEG) attualmente in commercio.

Ad oggi non c'è alcuna evidenza che un sistema funzioni meglio di un altro sebbene gli algoritmi, proprietari e segreti, operino in maniera diversa (ma non così diversa come può sembrare) e, sistemi di fissaggio dei sensori, numero di canali e altre differenze tecniche (visualizzazione delle tracce grezze, sensori mono o bilaterali, visualizzazione del *Density Spectral Array, DSA*, schermi *touch*, etc), differenzino un apparecchio dall'altro. Ogni operatore quindi, sulla base di abitudine e preferenza, sceglierà il sistema (o i sistemi) con il quale si troverà meglio. Negli ultimi anni (1994-2020) la letteratura dedicata ai pEEG è cresciuta esponenzialmente e l'evoluzione tecnologica ha percorso passi molto lunghi in questo campo. Nonostante siano stati pubblicati studi di elevata qualità, raccomandazioni, *consensus* e linee guida che ne raccomandano l'utilizzo, ad oggi i sistemi pEEG non sono considerati *standard* in SO e in TI. Nel presente capitolo verranno descritti i principi sui quali si basano i pEEG (dalla traccia grezza dell'EEG frontale al numero di processazione) e le applicazioni cliniche in SO e TI non neurochirurgiche (*setting* NON neuro-chirurgici e neuro-rianimatori). Un paragrafo particolarmente importante è dedicato alla sorgente degli artefatti.

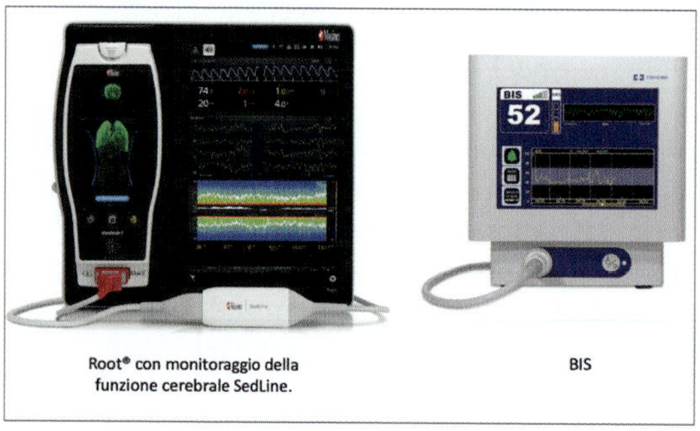

Figura 43.2 Sistema Root® con pEEG SedLine® di Masimo (Masimo Corp, Irvine, CA) e sistema BIS™ (Medtronic, Boulder, CO).

La tecnologia dei pEEG: dalla traccia grezza al numero passando per lo spettro

Le regioni sottocorticali dell'encefalo (e.g. il talamo) generano piccoli potenziali che non possono essere identificati e registrati da elettrodi posti sullo scalpo in quanto un campo elettrico diminuisce in ampiezza con il quadrato della distanza della sua origine. Cionondimeno, in virtù delle continue interconnessioni con gli strati profondi, l'attività elettrica rilevabile a livello della superficie frontale riflette quella che è l'attività corticale e sotto-corticale (**Figura 43.3**).

L'esigenza di monitors che automaticamente acquisissero questi segnali elettrici di superficie (frontali) e li elaborassero generando un numero indicativo della profondità dell'anestesia e della sedazione (BIS e PSI in **Figura 43.4**), nasce dal fatto che l'osservazione e l'analisi della traccia grezza richiede personale specializzato raramente disponibile nell'attività quotidiana di SO e TI.

Per quanto l'analisi frontale di tracce EEG sia sensibilmente meno dettagliata e completa del tracciato EEG tradizionale, questi sistemi si sono dimostrati efficaci per la gestione corretta della sedazione e dell'anestesia. Questi sistemi, anche definiti *Depth of Anesthesia Monitor* (DoA) (**Figura 43.1**), generano tre tipologie principali di informazioni al clinico: 1) la traccia grezza; 2) l'indicatore numerico di profondità della sedazione/anestesia; 3) lo spettrogramma 2D.

La traccia grezza

La traccia grezza EEG (**Figura 43.5**) rappresenta la sommazione dei potenziali dei neuroni corticali post-sinaptici registrati attraverso sensori posizionati sulla superficie cutanea frontale. Prima di posizionare i sensori, la cute deve essere attentamente sgrassata utilizzando del disinfettante alcolico in modo tale da ridurre l'impedenza (forza di opposizione di un circuito al passaggio di una corrente elettrica).

Analogamente a come accade nell'elettrocardiogramma (ECG), le correnti macroscopiche registrate sulla cute rappresentano la sommazione di microscopiche correnti generate da singoli contribuenti (cellule elettricamente attive). Differentemente dall'ECG, l'EEG fisiologico non ha pattern ripetitivi e tanto meno specifiche forme d'onda correlano con eventi particolari. Ciononostante, i progressivi cambiamenti che si manifestano in un cervello dalla condizione di normale risposta a stimoli verbali all'assenza completa di risposta ad ogni tipo di stimolazione passando attraverso l'ansiolisi e la sedazione può essere chiaramente rappresentato e interpretato in un EEG non processato (grezzo) (**Figura 43.5**). È importante sottolineare che in letteratura, per identificare le onde EEG presenti o dominanti all'interno delle varie **epoche** (finestre temporali di EEG della durata, generalmente, di 30 secondi) si parla di **oscillazioni** (e.g. *alpha oscillations, beta oscillations, delta oscillations* etc.). Altro dato da sottolineare: il range di frequenze attribuite alle varie classi (gamma, beta, alfa, teta, delta, slow) variano leggermente nell'ambito della letteratura. Nel presente capitolo si fa riferimento ad un articolo chiave pubblicato dal gruppo di ricercatori di Boston (USA) del Prof. Emery Brown (*Purdon PL et al. Clinical Electroencephalography for Ane-*

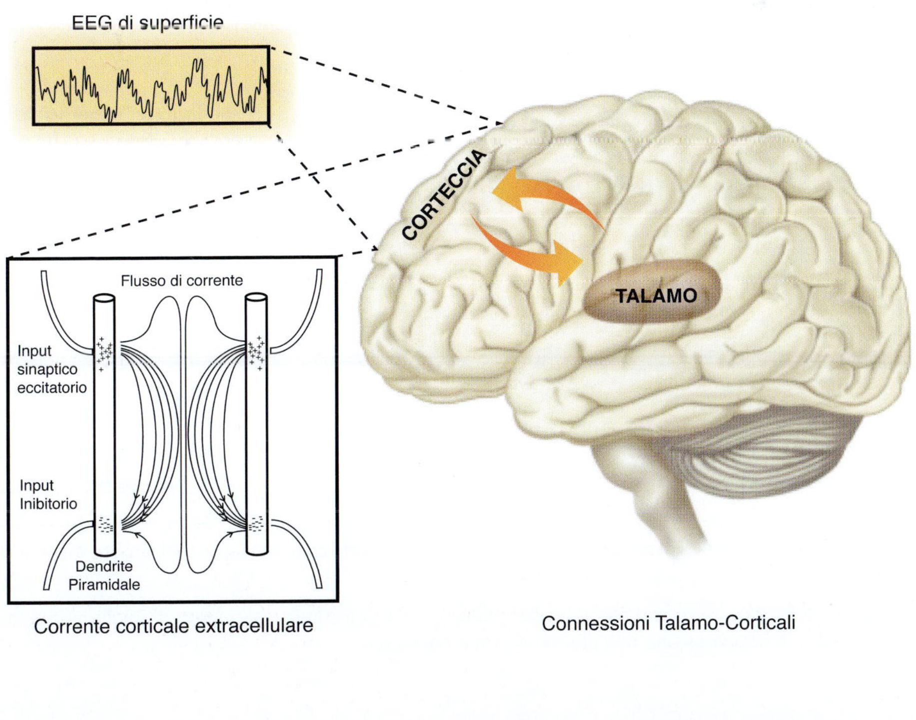

Figura 43.3 EEG di superficie e connessioni talamo-corticali.

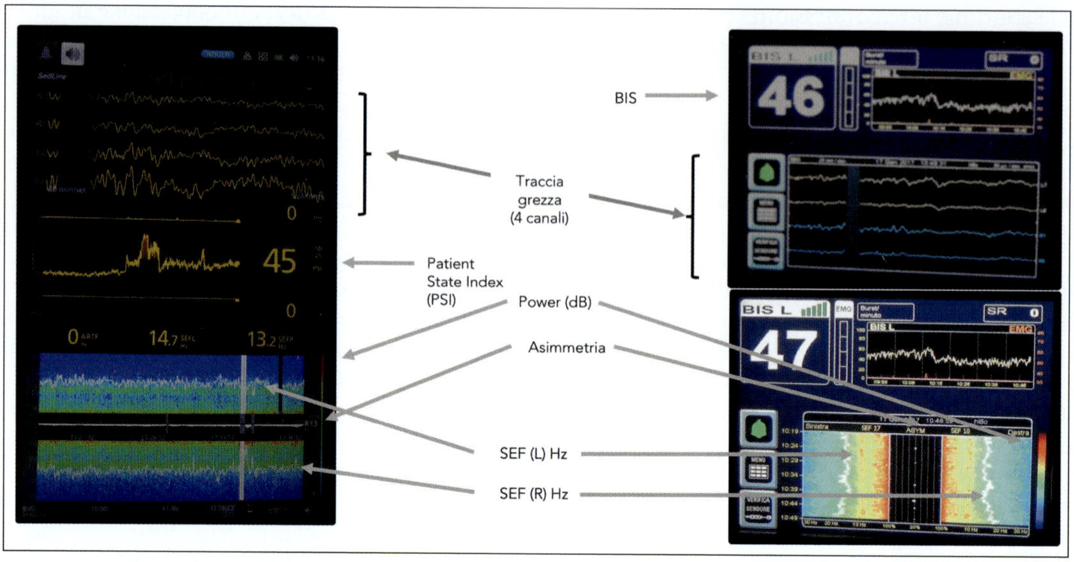

Figura 43.4 Sistema Root® con pEEG SedLine® di Masimo (Masimo Corp, Irvine, CA) e sistema BISTM (Medtronic, Boulder, CO): parametri e dati generati.

sthesiologists. Anesthesiology 2015; 123:937-60) (**Figura 43.6**).

Questi cambiamenti progressivi dalla prima all'ultima traccia mostrata in figura 5 si manifestano a dosi crescenti di ipnotici-anestetici endovenosi (e.g. propofol, benzodiazepine, barbiturici) e inalatori (isoflurano, sevoflurano, desflurano). **Quello che non è possibile prevedere è quale pattern corrisponderà a quale dosaggio di farmaco** in virtù della variabilità della quale si è precedentemente scritto. Più nel det-

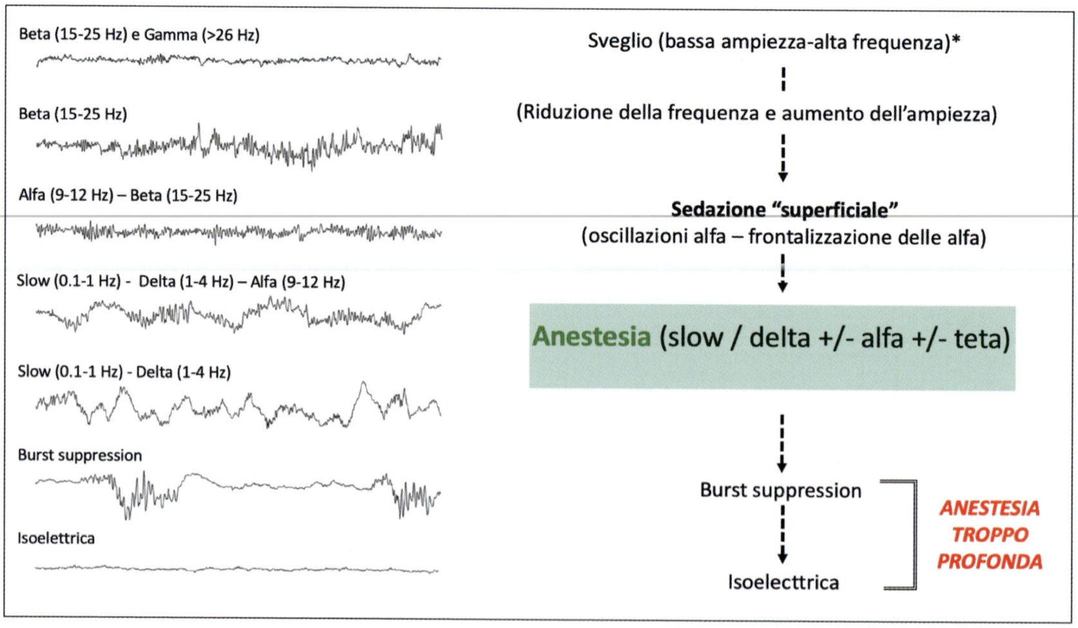

* Ampie oscillazioni provocate dall'ammiccamento si inseriscono comunemente sul tracciato durante la fase di induzione ipnotica.

Figura 43.5 Progressivo cambiamento dei pattern di EEG frontale dallo stato di veglia verso la sedazione leggera, l'anestesia e la soppressione dell'attività elettrica cerebrale.

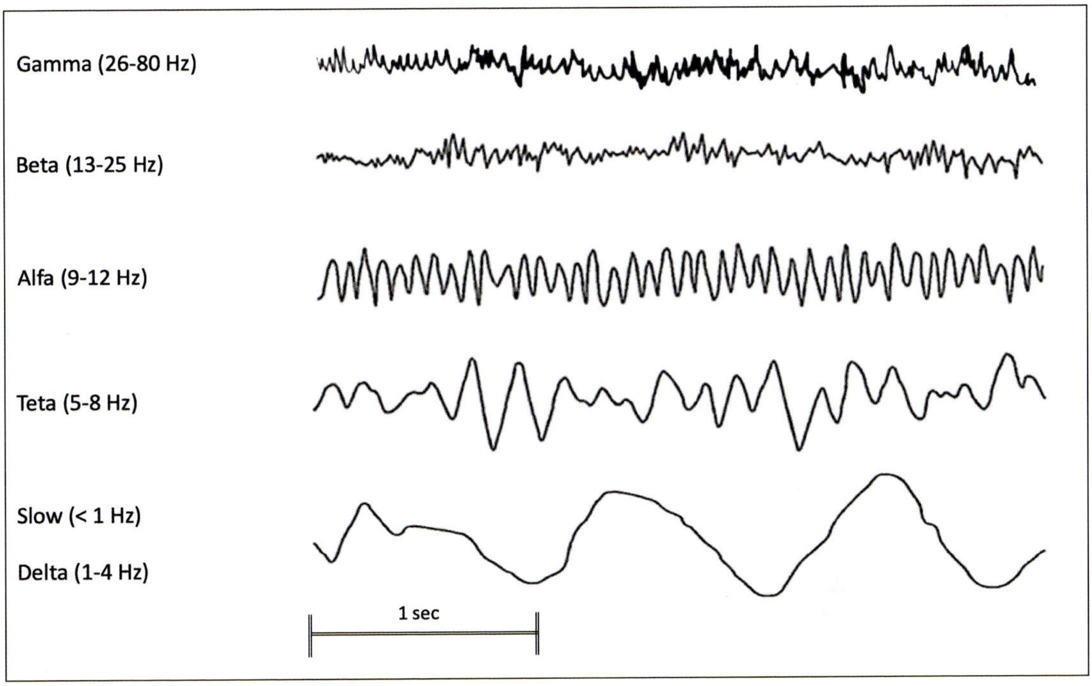

Figura 43.6 Frequenze base componenti i tracciati-pattern EEG.

taglio, ogni traccia grezza è composta dall'associazione di tracce a frequenze e ampiezze variabili (**Figura 43.6**) che, nel soggetto sveglio vedono una dominanza di alte frequenze (beta, gamma) e basse ampiezze e che nel paziente in anestesia vedono la dominanza di onde lente (slow) e delta (<4 Hz) che si combinano (o sulle quali si iscrivono), onde alfa (oscillazioni alfa) e onde teta con la scomparsa di onde rapide come le gamma e le beta (vedi la ketamina).

Le componenti alfa e teta possono variare in quantità in base al farmaco utilizzato e all'età del paziente: ad esempio, nel giovane e nell'adulto (<60 anni) sotto anestesia da propofol, l'EEG frontale presenta dominanza di onde slow-delta (<4 Hz) con ampia rappresentazione di oscillazioni alfa (9-12 Hz) mentre se questi soggetti ricevono anestetici inalatori alogenati anche onde teta (5-8 Hz) si sommano alle precedenti (fenomeno del *fill-in* allo spettrogramma 2D). Nel paziente giovane durante sedazione da dexmedetomidina e nel paziente anziano in anestesia da propofol o alogenati, le componenti alfa possono mancare.

L'indicatore numerico di profondità della sedazione-anestesia

I monitor DoA, attraverso l'applicazione di algoritmi proprietari, analizzano e processano la traccia grezza EEG generando un numero adimensionale che rappresenta la profondità della sedazione e anestesia (e.g. BIS™ per il sistema Medtronic, il PSI – Patient State Index – per il sistema Masimo®, SE – State Entropy™ – per il sistema General Electric etc.) (**Figure 43.2** e **43.4**).

In seguito alla somministrazione dell'ipnotico, con un ritardo quantificabile in 20-30 secondi, necessari affinché la macchina analizzi un periodo sufficientemente lungo di EEG, il valore numerico indicativo di ipnosi-anestesia inizia a diminuire in relazione ai cambiamenti mostrati dal tracciato partendo da un valore pari a 100 (paziente completamente sveglio) fino ad un valore adeguato all'anestesia (PSI: 25-50; SE e BIS: 40-60). In caso di assenza di attività elettrica cerebrale (isoelettrica) il valore numerico scenderà fino a zero. La complessa capacità analitica di questi sistemi deriva dalla cooperazione di neuroscienziati, biostatistici, matematici, bioingegneri e un gran numero di banche dati e librerie, migliaia di casi clinici e tracce di volontari sani.

In SO, valori inferiori a 25 (PSI) o 40 (BIS, SE) o superiori a 50 (PSI) o 60 (BIS, SE) identificano un'anestesia **troppo profonda o troppo su-**

perficiale rispettivamente. Per quanto gli attuali sistemi siano molto attendibili **rispetto all'algoritmo** di processazione della traccia grezza, la possibilità che **influenze esterne all'attività elettrica cerebrale possano** influenzare il dato sono sempre possibili (vedi gli artefatti). Al fine di essere certi che il dato visualizzato sia effettivamente lo specchio dell'attività elettrica cerebrale di superficie, l'operatore dovrebbe prendere dimestichezza con la visualizzazione e l'interpretazione della traccia in modo tale da confrontarla con il dato numerico (né più né meno di quello che siamo da sempre abituati a fare con la traccia ECG e il dato di frequenza cardiaca). Infatti, arrivare ad un dato numerico attraverso una sorta di "pulizia" della traccia da attività elettriche extra-cerebrali (e.g. elettromiografia (EMG) o campi elettrici esterni) è la vera difficile sfida dei sistemi pEEG.

Basti considerare che il segnale elettrico registrato dai sensori frontali è circa 100 volte inferiore a quello dell'ECG in termini di ampiezza e, pertanto, molto più sensibile ad insidiose interferenze elettriche. Potenziali sorgenti di disturbi elettrici sono numerose: EMG, elettro-oculografia (EOG), ECG, sistemi di monitoraggio del blocco neuro-muscolare (e.g. Train Of Four), sistemi di riscaldamento attivo (e.g. coperta termica ad aria), segnali "*powerline*" di parete, pompe roller (e.g. macchine da terapia sostitutiva renale).

Alcune caratteristiche peculiari dell'EEG sono indicative di stati di funzione cerebrale. Un'attività corticale elevata è comunemente associata a desincronizzazione dei due emisferi frontali in quanto i neuroni lavorano indipendentemente nel processo di genesi del comportamento della coscienza. Durante anestesia e altri meccanismi che deprimono la coscienza, si sviluppano processi di sincronizzazione. Di questi aspetti, l'operatore che utilizza questi sistemi ne deve tenere conto. In aggiunta, alcuni farmaci anestetici (ketamina, protossido d'azoto, dexmedetomidina) hanno degli effetti particolari sui pEEG e necessitano di un'ulteriore attenzione:

La **KETAMINA** (antagonista del recettore del glutammato N-metil-D-Aspartato [NMDA]) interrompe gli input a neuroni di tipo inibitorio (antagonista non competitivo) consentendo a neuroni ad essi interconnessi di essere disinibiti attivandosi. L'azione della ketamina si manifesta con un'anestesia dissociativa che si accompagna ad oscillazioni ad alta **frequenza nell'ordine delle frequenze beta (15-25 Hz)** piuttosto che onde lente (<1 Hz) e delta (1-4 Hz) con pazienti pertanto potenzialmente **non coscienti/non responsivi ma con valori elevati di pEEG** (PSI> 50; BIS/SE>60).

Nota importante: cosa accade se si somministra una dose sub-anestetica intraoperatoria a scopo di analgesia multimodale *opioid-sparing* (e.g. 0,06-0,12 mg/Kg/h o 1-2 mcg/Kg/min – linee guida *Pain Agitation Deliurum Immobility-Mobilization/Rehabilitation and Sleep Disruption – PADIS; Devlin JW et al. Crit Care Med 2018;46:e825-e873*) al pEEG? L'effetto non è prevedibile. È possibile, seppure infrequente, che si presentino delle oscillazioni beta che innalzano il valore PSI-BIS-SE. Al fine di identificare l'eventuale effetto di "disturbo" si consiglia, pertanto, di avviare l'infusione di ketamina dopo la stabilizzazione del tracciato EEG e della sua processazione pEEG in corso di anestesia generale di mantenimento. Qualora si manifestasse il problema, si consiglia di tenere presente il fatto o, meglio, di sospendere l'infusione per evitare interpretazioni sbagliate del livello di profondità, riavviando l'infusione a fine intervento.

Il **PROTOSSIDO D'AZOTO** aumenta l'ampiezza delle alte frequenze EEG e riduce quella delle basse frequenze con effetti minimi sul valore del pEEG.

Il tracciato tipico in corso di sedazione da **DEXMEDETOMIDINA**, talora utilizzato per l'analgesia multimodale *opioid-sparing* intra (*off-label*) o post-operatoria, è quello caratterizzato da ampie oscillazioni lente (slow + delta) "povere" di oscillazioni alfa con bassi valori di pEEG in un paziente però che, se utilizzata da sola, è generalmente facilmente risvegliabile (utilizzo come sedativo in TI per *light sedation*). Il tracciato, infatti, che si osserva è quello di uno stage N3 (*non-Rapid Eye Movement*) o *Slow Wave Sleep* della parte EEG della polisonnografia. In sala operatoria (SO), quando associato ad un ipnotico agonista del recettore dell'Acido Gamma-Amino-Butirrico ($GABA_A$) come il propofol (attivazione della funziona inibitoria del recettore) può contribuire a ridurre il livello di sedazione impoverendo di oscillazioni alfa il tracciato e facendo dominare le oscillazioni lente (slow e delta). **Nota importante**: il tracciato del soggetto giovane-adulto in corso di anestesia da propofol si caratterizza per la dominanza di onde lente (slow e delta) sulle quali si iscrivono oscillazioni alfa. Lo stesso tipo di anestesia nel paziente anziano si caratterizza per la scomparsa delle componenti alfa generando un tracciato molto simile a quello del paziente in sedazione da dexmedetomidina (**Figura 43.7a** e **43.7b**).

Density Spectral Array (DSA)

La lettura della traccia grezza in termini di ampiezza e frequenza può essere particolarmente complessa. Alcuni monitor (e.g. Masimo SedLine® o il BIS con sensore bilaterale) ricavando il segnale da 4 canali ed esplorando bilateralmente l'attività elettrica frontale generano il così detto DSA (*Density Spectral Array*). Il DSA è una visualizzazione dell'attività elettrica bi-emisferica di rapida interpretazione. Attraverso l'uso di un insieme di colori (da quelli caldi come il rosso e l'arancione a quelli freddi come il blu e l'azzurro, passando per il verde) vengono rappresentate le frequenze che compongono le tracce grezze EEG. In pratica, attraverso l'applicazione della trasformata rapida di Fourier, una traccia grezza viene scomposta nelle sue sinusoidi componenti (**Figure 43.8-43.10**).

Una volta che le componenti costituenti la traccia grezza sono state isolate, queste vengono riportate su un grafico nel quale l'asse delle x rappresenta le frequenze mentre quello delle y l'ampiezza (**Figura 43.8**). Il DSA, a sua volta non è altro che la rappresentazione colorata della distribuzione delle frequenze (**Figura 43.8-43.10**).

Per quanto sussistano delle differenze tecniche tra strumenti diversi, globalmente, il DSA fornisce una serie informazioni:

1) Le frequenze del tracciato con un range (modificabile) da 0 a 30 Hz (asse y di sinistra) espresse come potenza. Il "*power spectrum*" (asse y a destra; **Figura 43.4**). L'unità di misura del "*power spectrum*" è il decibel (dB), trasformazione matematica delle frequenze EEG che, per motivi di praticità, consente di visualizzare nella stessa scala anche frequenze molto diverse. Il range varia da -60 a 40 dB su un intervallo di frequenze compreso tra 0 e 30 Hz. Un vantaggio che offre la visualizzazione del DSA è legato al fatto che la schermata del tracciato grezzo consente di visualizzare un brevissimo periodo di tempo mentre il DSA

A – Anestesia da propofol in paziente di 60 anni

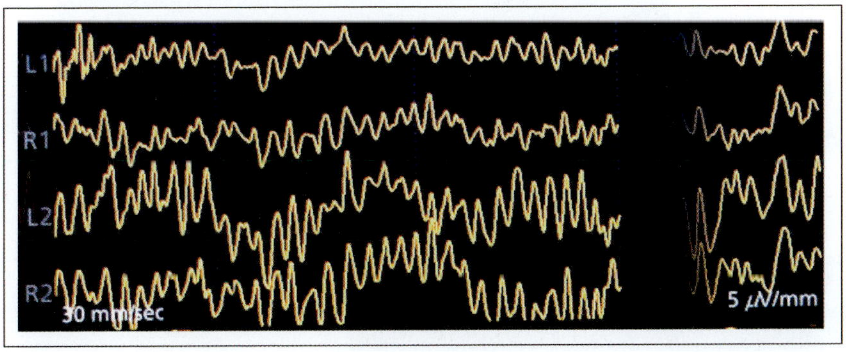

B – Anestesia da propofol in paziente di 82 anni

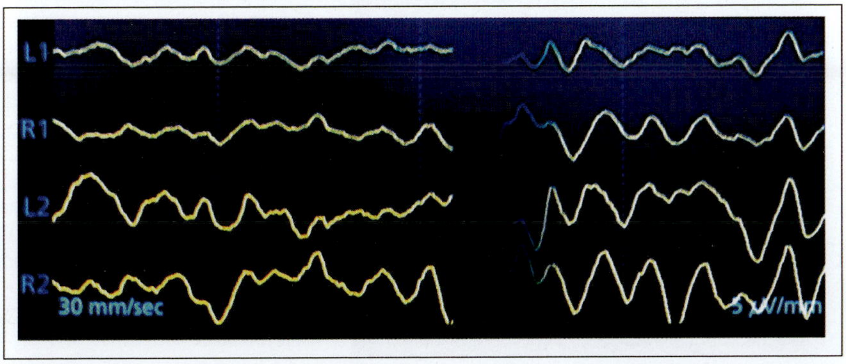

Figura 43.7 Esempi di tracciati EEG in corso di anestesia con propofol in un paziente di 60 anni (A) e in uno di 82 anni (B).

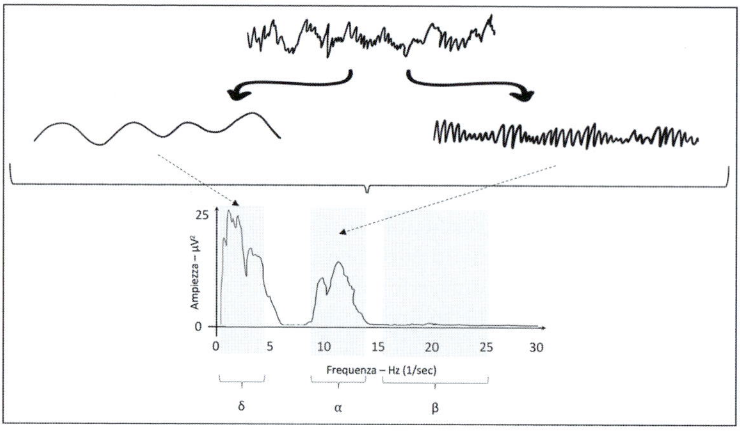

Figura 43.8 Trasformata rapida di Fourier. Scomposizione della traccia grezza nelle sinusoidi componenti e rappresentazione su grafico frequenza (Hz) per ampiezza (μV^2). I due picchi rispettivamente tra 0,1 e 4 Hz e tra 9 e 12 Hz indicano che la traccia grezza originale aveva una dominanza di frequenze lente (slow e delta) e oscillazioni alfa.

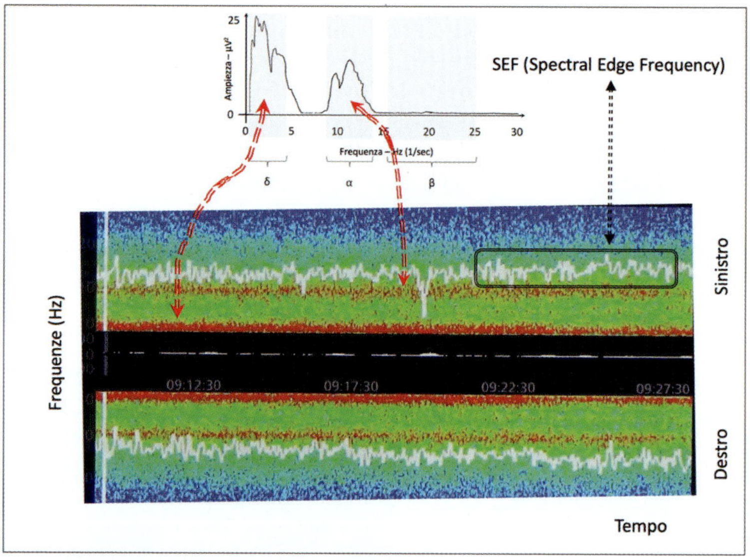

Figura 43.9 DSA *(Density Spectral Assay)* – Le frequenze più rappresentate nella traccia grezza vengono riprodotte in con colori caldi (rosso e arancione).

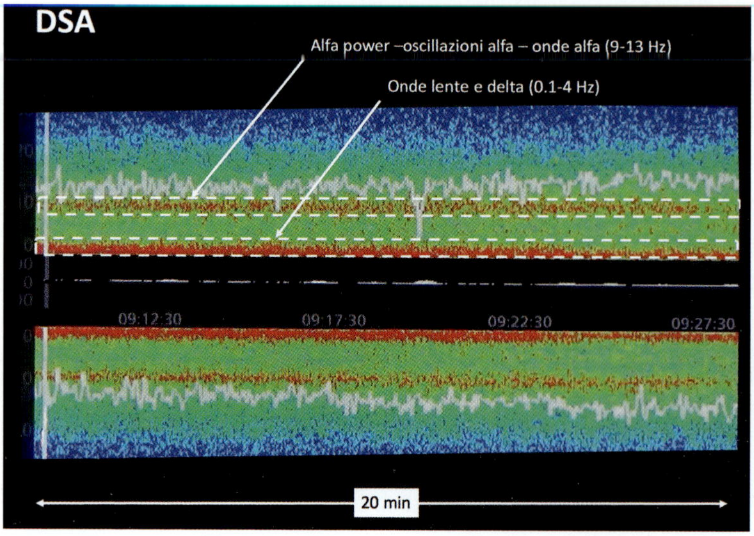

Figura 43.10 Le due strisce rosse rappresentate in figura significano che nel periodo di tempo identificato dal DSA, la traccia EEG era essenzialmente rappresentata da frequenze molto basse (slow e delta; 0,1 – 4 Hz) e frequenze nello spettro delle alfa (9-13 Hz). La visualizzazione rappresentata in figura è un esempio caratteristico di un'anestesia da propofol in un paziente non anziano.

mostra quanto accaduto nel periodo precedente. In pratica quindi la schermata del DSA contiene gli spettrogrammi di sinistra e di destra che rappresentano la potenza dell'EEG su entrambi i lati del cervello entro un intervallo di frequenza specifico.

2) Tempo (asse x). L'aggiornamento degli spettrogrammi si effettua da destra a sinistra e corrisponde al valore numerico PSI ogni 1,2 secondi ma si può scorrere la visualizzazione fino a 2 ore prima (per Masimo® SedLine®).
3) Il parametro *Spectral Edge Frequency* (SEF) (sinistro, SEFL e destro, SEFR) rappresenta la frequenza al di sotto della quale si colloca il 95% della potenza totale dell'EEG del paziente. SEFL e SEFR sono rappresentati da valori numerici compresi tra 0 e 30 Hz. I trend SEFL e SEFR indicano i valori numerici SEFL e SEFR nel periodo tempo impostato dall'operatore (in alcuni modelli in commercio). L'intervallo dell'asse verticale è compreso tra 0 e 30 Hz ed è anch'esso configurabile dall'utente. I limiti spettrali del 95% di sinistra e destra vengono visualizzati come linee del trend bianche.
4) Il grafico di asimmetria visualizza e quantifica la differenza nell'attività cerebrale tra i lati sinistro e destro con una misurazione di asimmetria, ASYM, visualizzata alla destra del grafico.
5) Il BS: viene espresso come frazione del tempo di registrazione totale o "rapporto di soppressione" (Suppression Ratio, SR). Il rapporto di soppressione è la misura della quantità di attività elettrica della corteccia cerebrale frontale e prefrontale soppressa, espressa come percentuale di tempo.

Molto importante: il BS rappresenta un'attività quasi-periodica bilaterale caratterizzata da onde EEG lente (<15Hz) intervallate da periodi di bassa ampiezza (<5,0 mV) o assente attività della durata >0,5 secondi. Il monitor Masimo SedLine® rappresenta i periodi di BS con delle linee nere verticali (**Figura 43.11**). Il fenomeno BS mai è fisiologico, nemmeno nelle fasi più profonde del sonno. Può essere rilevato in caso di danno cerebrale (ischemico, emorragico, tumorale) o per effetto farmacologico. Il fenomeno di BS si associa frequentemente allo sviluppo di delirium post-operatorio, instabilità emodinamica e maggiore incidenza di mortalità in TI.

Origine degli artefatti che possono influenzare la misura della profondità

Bisogna porre **grande attenzione alla comparsa di artefatti** per evitare due gravi conseguenze: 1) commettere errori terapeutici (*over-under sedation*); 2) perdere **fiducia** nello strumento.

Il segnale elettrico registrato sulla superficie dello scalpo è circa 100 volte più piccola di quella registrata da un comune ECG. Conseguentemente, qualunque corrente che non origini dall'encefalo può determinare una grande influenza sul tracciato e sul processo di analisi (processazione della traccia grezza). Sono numerose le sorgenti di attività elettrica che possono alterare la traccia EEG di superficie: 1) ECG che decorre lungo il collo; 2) EMG derivata dai muscoli della faccia e dello scalpo; 3) EOG; 4) correnti elettriche ambientali (*powerline signals*); 5) strumenti che circondano il paziente (e.g. Train-Of-Four, macchine da dialisi continua o intermittente, pompe infusionali, riscaldatori attivi come le coperte ad aria calda). Per depurare il segnale elettrico di superficie da tutto quello che non è encefalico, la traccia viene sottoposta ad un elaborato processo di analisi e filtraggio al fine di rimuovere le interferenze. Questo comporta anche un ritardo tra il cambiamento della traccia grezza e l'aggiornamento del numero indice (30-60 secondi). Di questo, l'operatore deve tenere conto specialmente durante **la fase di induzione dell'anestesia** che non deve portare a somministrare l'ipnotico fino a che il valore BIS-PSI-SE sia entro il range desiderato perché il ritardo di processazione con ogni probabilità condurrebbe ad una condizione di *oversedation*. L'operatore, per questi motivi e per identificare eventuali influenze esterne deve imparare ad osservare ed interpretare le tracce grezze né più né meno di quanto oggi fa con l'ECG. Le Aziende del settore stanno compiendo grandi sforzi per "pulire" i segnali e rendere gli indicatori di profondità più solidi. In **Figura 43.12** si vede chiaramente che a fronte di una traccia con le caratteristiche di adeguata ipnosi (ampie oscillazioni – slow/delta – sulle quali si iscrivono oscillazioni alfa) il valore di SE sarebbe compatibile con uno stato di veglia o quasi tale. La separazione di Response Entropy (RE) da State Entropy (SE) è testimone di attività EMG dei muscoli della faccia e dello scalpo che determina l'innalza-

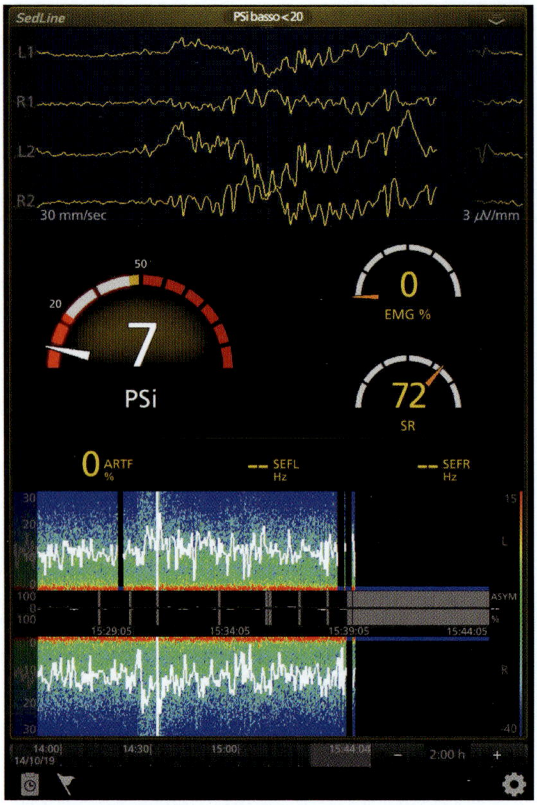

Figura 43.11 Burst suppression (BS).

mento del valore SE. Infatti, SE registra attività comprese tra 0 e 32 Hz mentre RE arriva a 47 Hz (**Figura 43.13**). Esplorando frequenze più alte, va ad indagare fenomeni EMG che sono proprio caratterizzati da più elevate frequenze. La sola somministrazione di curaro senza l'incremento dell'ipnotico è seguita dalla riduzione immediata di SE (freccia gialla in **Figura 43.12**) ai valori desiderati e alla sovrapposizione di RE e SE. È comunque importante sottolineare due aspetti: 1) un'attivazione dei muscoli della faccia e dello scalpo NON necessariamente indicano uno stato di veglia (come nell'esempio); 2) un'attivazione dei muscoli della faccia e dello scalpo potrebbero essere la spia di una superficializzazione. In quest'ottica è importante che l'operatore sappia interpretare bene la traccia EEG grezza per eseguire la manovra corretta. È anche vero che se le alte frequenze NON derivassero da attività EMG ma da onde beta-gamma EEG, la somministrazione di curaro non determinerebbe una riduzione di SE come in figura. Questo però andrebbe evitato se non si vuole rischiare una condizione di *awareness*. In aggiunta l'operatore deve anche essere consapevole del fatto che il paziente si trova in una condizione di assoluta stabilità rispetto a quello che è il piano chirurgico e anestesiologico e pertanto, male si spiega un improvviso innalzamento di SE, se non per il fatto che è comparsa una componente EMG (**Figura 43.14**). Un fenomeno similare è possibile con tutti i sistemi di monitoraggio (**Figura 43.15**). In **Figura 43.16** si vede come, sebbene infrequentemente, un riscaldatore attivo (tipo Bair Hugger™) possa generare un artefatto elettrico in caso di sensori non adeguatamente isolati. In **Figura 43.17** si vede come il sistema possa non filtrare correttamente il segnale afferente ECG in pazienti con EEG piatto. In **Figura 43.18** si vede quello che può accadere quando si avvia l'infusione di Ketamina anche a dosi sub-anestetiche. Questo fenomeno non dovrebbe essere incluso tra gli artefatti ma piuttosto tra gli effetti fisiologici e farmacologici della ketamina che, inibendo i recettori inibitori NMDA determina la comparsa di componenti beta ad alta frequenza che, in un certo senso, ingannano il sistema di processazione innalzando il valore di ipnosi (PSI in questo caso). Quando si verifica questo fenomeno, la scelta potrebbe essere quella di fare a meno dell'adiuvante analgesico (scelta consigliata) evitando la sua influenza sul tracciato oppure quella di tenere conto di quanto si sta verificando e accettare l'innalzamento (non correlato ad una superficializzazione) del valore di ipnosi. Si sconsiglia questo secondo approccio in quanto una reale comparsa di ritmo ad alta frequenza potrebbe non essere correttamente interpretato.

La profondità dell'anestesia in Sala Operatoria

Tipicamente, o quantomeno in passato, la gestione dell'analgo-sedazione si basava sull'osservazione di dati fisiologici (frequenza cardiaca, pressione arteriosa, variazione degli stessi, movimenti spontanei del paziente) in associazione a dosaggi di farmaci. Allo stato attuale, purtroppo, i monitor DoA non rappresentano né un *gold standard* né un requisito minimo di uso in sala operatoria neppure in caso di anestesia totalmente endovenosa con paziente curarizzato. Infatti, ad oggi ancora emergono discussioni in merito alla assoluta necessità di usare i moni-

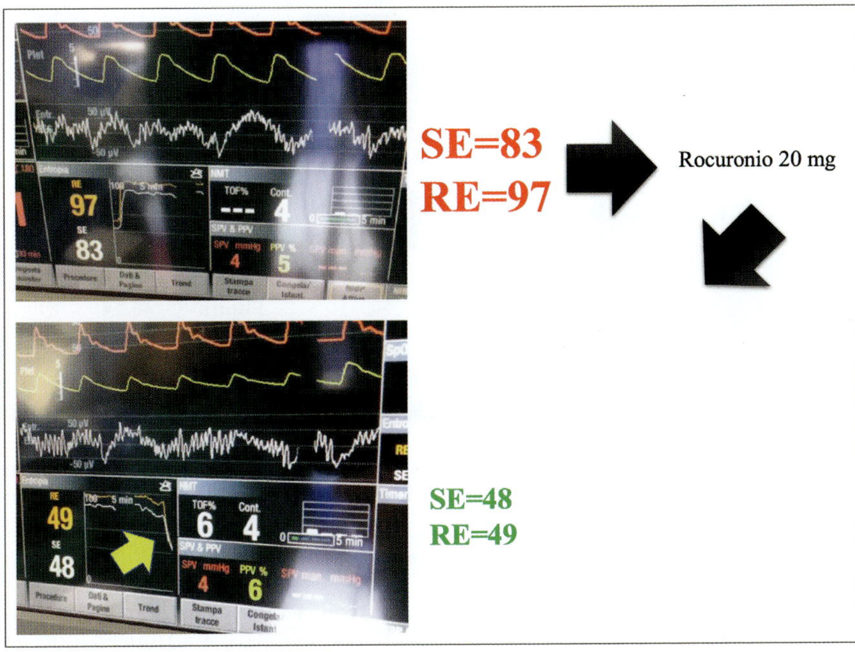

Figura 43.12 Effetto dell'EMG sull'algoritmo di processazione – Entropia.

tors DoA per l'ottimizzazione dell'anestesia generale. Ad oggi non sono quindi obbligatori in molte (non tutte) le SO benché le linee guida della Società Europea di Anestesiologia avessero chiaramente dichiarato che, al fine di ridurre l'incidenza di delirium post-operatorio, **tutti** i pazienti (di qualunque età) sottoposti ad anestesia generale dovrebbero essere monitorizzati mediante DoA. Già nel 2006 la *"Practice Advisory for Intraoperative Awareness and Brain Function Monitoring – A Report by the American Society of Anesthesiologists Task Force on Intraoperative Awareness"* ha chiaramente riportato che i sistemi di monitoraggio dell'anestesia dovessero essere utilizzati in specifiche condizioni scegliendo il paziente caso per caso. Nel 2015 la Società In-

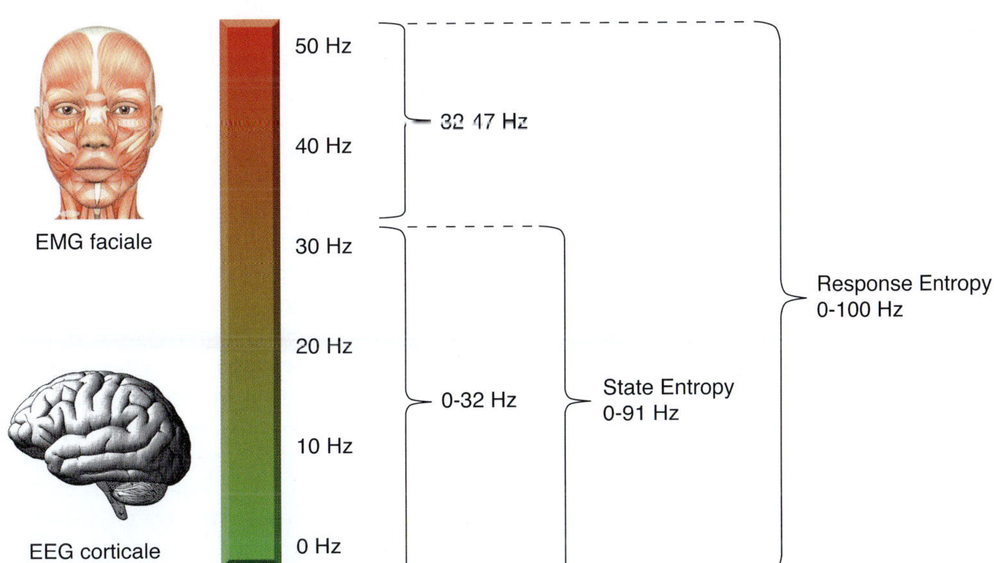

Figura 43.13 Entropia. Frequenze registrate da SE ed RE.

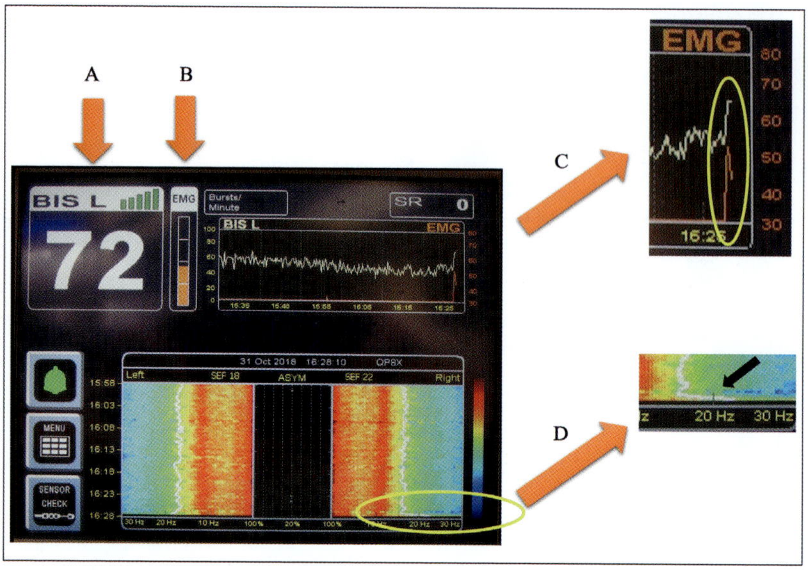

Figura 43.14 Effetto dell'EMG sull'algoritmo di processazione – BIS. A: incremento del valore BIS al di sopra del limite di 60; B, segnale EMG positivo (led arancioni); C, trend in incremento di EMG e BIS; D, incremento del SEF verso valori di 25 Hz (freccia nera).

glese e Irlandese di anestesia affermava che: "*Use of depth of anaesthesia monitors is recommended when patients are anaesthetised with total intravenous techniques and neuromuscular blocking drugs, to reduce the risk of accidental awareness during general anaesthesia. However, there is no compelling evidence that routine use of depth of anaesthesia monitoring for volatile agent-based general anaesthetics reduces the incidence of accidental awareness when end-tidal agent monitoring is vigilantly monitored and appropriate low agent alarms are set... The anesthesia practitioner may use processed electroencephalographic monitors of anesthetic depth during intravenous sedation or general anesthesia of older patients to reduce postoperative delirium*". Finalmente, nelle 2017 la Società Europea di Anestesiologia si è dichiarata espressamente a favore dell'utilizzo del monitoraggio cerebrale. Nel 2018 la Federazione Mondiale delle Società di Anestesiologia (WFSA) e l'Organizzazione Mondiale della Sanità (OMS) riportavano che: "*the use of an electronic device intended to measure brain function (processed electroencephalography, depth of anesthesia monitor), while not universally recommended or used, is suggested, particularly in cases at risk of awareness under general anesthesia or postoperative delirium*".

Originariamente costruiti per evitare i drammatici fenomeni di risveglio intraoperatorio i monitors per la profondità dell'anestesia si stanno diffondendo per il motivo opposto: ridurre l'incidenza di anestesie troppo profonde. La Società Europea di Anestesiologia si sta impegnando già dal 2018 a diffondere la cultura dell'utilizzo dei sistemi di monitoraggio della profondità dell'anestesia al fine di ridurre gli effetti deleteri un'anestesia troppo profonda. Lo sbilanciamento tra il livello di anestesia e le reali esigenze dei pazienti rappresenta una delle cause più comuni di ipotensione arteriosa intraoperatoria. L'ipotensione intraoperatoria rappresenta una delle cause principali che portano ad un incremento significativo di danno miocardico dopo chirurgia non cardiaca (*Myocardial Injury After Non-Cardiac Surgery*, MINS), danno renale acuto (*Acute Kidney Injury*, AKI), delirium, declino neuro-cognitivo e mortalità. Consistenti dati di letteratura hanno dimostrato che l'utilizzo dei monitors DoA riduce in maniera significativa sia l'incidenza di risveglio intraoperatorio, fenomeno raro ma drammatico, che di complicanze correlate ad anestesie inadeguatamente profonde (delirium, disturbi in neuro-cognitivi, mortalità). Alla luce di tali evidenze e dell'impegno da parte di Società Scientifiche internazionali in tal senso, si potrebbe considerare mandatorio utilizzare durante anestesia generale un monitoraggio elettroencefalografico che identifichi il corretto dosaggio dei farmaci ipnotici. Nonostante questo, ancora oggi molte sale operatorie non sono dotate dei monitors DoA e troppo scetticismo ingiustificato esiste tra gli anestesisti. La conoscenza dettagliata dei sistemi di monitoraggio elettroencefalografici dedicati all'anestesia rappresenta un prerequisito fondamentale per

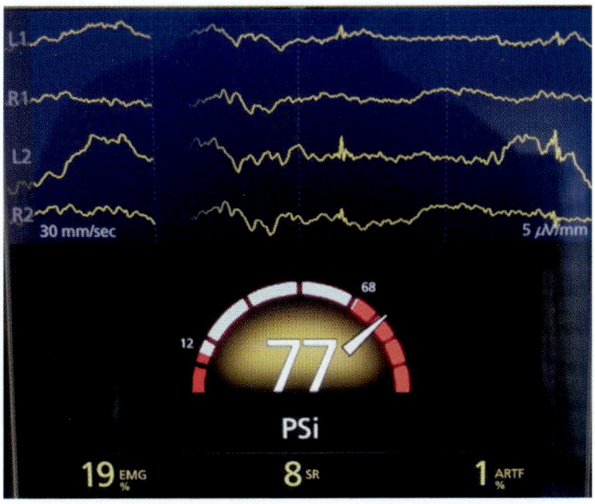

Figura 43.15 Effetto dell'EMG sull'algoritmo di processazione – SedLine®. Il segnale EMG (19%) chiaramente indica l'orgine del valore PSI elevato (77). In questo caso, registrato in paziente critico in terapia intensiva, nonostante una profonda sedazione mostra un'attività muscolare.

A B

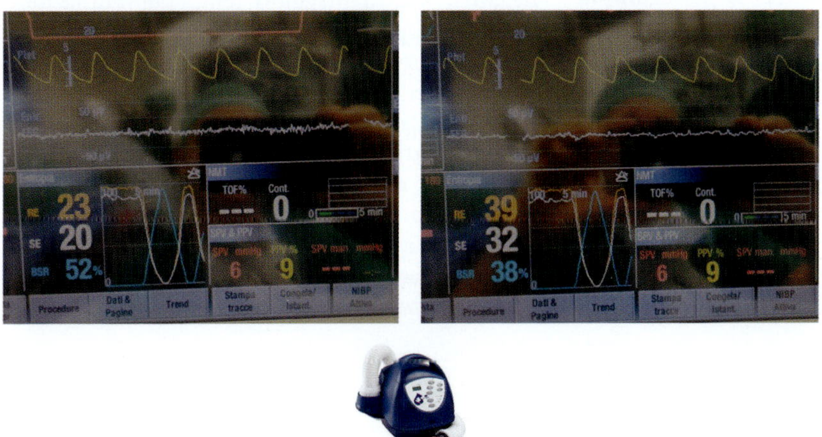

Figura 43.16 Effetto del riscaldatore ad aria calda (Bair Hugger™) sulla traccia di Entropia verosimilmente per l'effetto di un sensore non bene isolato (fenomeno molto infrequente). A, riscaldatore acceso e traccia simile alla veglia (bassa ampiezza e alta frequenza); B, riscaldatore spento e traccia *flat* per effetto di un incremento progressivo della dose di ipnotico conseguentemente all'artefatto precedentemente descritto.

A B C

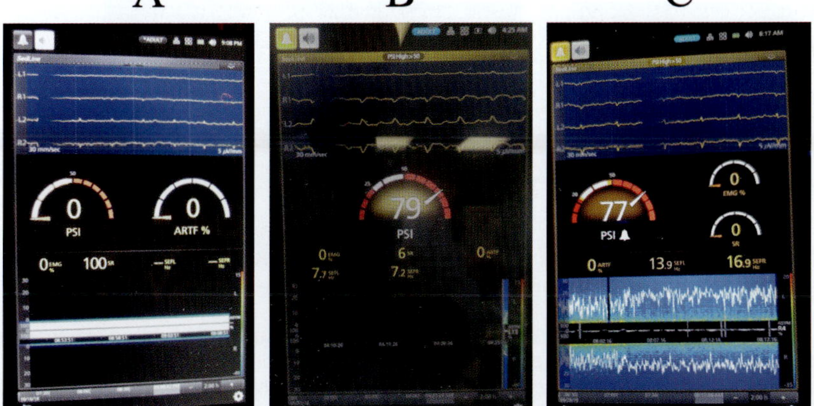

Figura 43.17 Pazienti con EEG piatto (*flat line*) ricoverati in terapia intensiva. L'attività ECG viene correttamente identificata e filtrata nel caso A mentre nei casi B e C determina valori di PSI elevato nonostante bassi SEF e SR positiva (B). Nel caso C anche il DSA non appare in stato di soppressione nonostante l'assenza di potenza significativa in qualunque frequenza.

utilizzare questi sistemi correttamente, evitare di essere ingannati dalla comparsa di artefatti e, conseguentemente, perdere fiducia nei sistemi alimentando ulteriormente un ingiustificato scetticismo.

Utilizzo del DoA in terapia intensiva: monitoraggio della profondità della sedazione

Se le evidenze di letteratura relative all'utilizzo dei monitors DoA in sala operatoria per l'ottimizzazione della profondità dell'anestesia sono arrivate ad un livello molto alto, lo stesso non è possibile dire circa il loro utilizzo in TI per regolare il livello di profondità della sedazione.

Abbiamo assistito negli ultimi 20 anni a cambiamenti molto radicali sull'utilizzo dei farmaci della sedazione nei pazienti ricoverati in TI. Si è passati da condizioni di sedazione profonda (RASS -5) ad ottenere brevi risvegli una/due volte al giorno all'attuale obiettivo da perseguire in tutti i pazienti la sedazione leggera (*light sedation* – RASS 0/-2). In sedazione leggera il paziente dovrebbe apparire *comfortable, cooperative, calm* (le così dette "tre C"). Il concetto di *light sedation* è bene espresso dall'"*early Comfort using Analgesia, minimal Sedatives and maximal Humane care (eCASH)*". Ciononostante, non tutti i pazienti possono però permettersi di essere coscienti calmi e collaboranti. Ci sono condizioni per le quali è necessario mantenere una sedazione moderato-profonda (RASS<-3) come in caso di gravi dissincronie paziente-ventilatore, gravi insufficienze respiratorie, tutte quelle condizioni per le quali il paziente è curarizzato (prime fasi del trattamento con *extracorporeal membrane oxygenation* (ECMO), prime 24-48 ore di sindrome da distress respiratorio acuto - ARDS), così come nelle primissime ore dopo chirurgia maggiore con paziente intubato o nelle prime fasi del trattamento del paziente con gravi patologie encefaliche. In tutte queste situazioni le scale cliniche di valutazione della profondità della sedazione, come la RASS, perdono di validità in quanto una volta arrivati al livello -5 non c'è altro modo di verificare l'assenza di fenomeni BS se non utilizzando un sistema basato sulla elettroencefalografia. Sebbene in minor misura rispetto a quanto avviene per la SO, anche in TI esistono evidenze di letteratura che dimostrano un'associazione significativa tra l'eccessiva profondità della sedazione e *outcome* negativi, inclusi maggiori tempi di ventilazione meccanica, più alta incidenza di delirium e superiore mortalità. Condizioni cliniche che possono richiedere una sedazione profonda sono la sindrome da astinenza alcolica, le condizioni di stato epilettico refrattario, l'ipertensione endocranica e le crisi epilettiche non convulsive (condizione clinica che si sta rivelando più frequente di quanto atteso). È importante sottolineare che anche le recenti linee guida americane PADIS hanno affermato che, benché certamente indica-

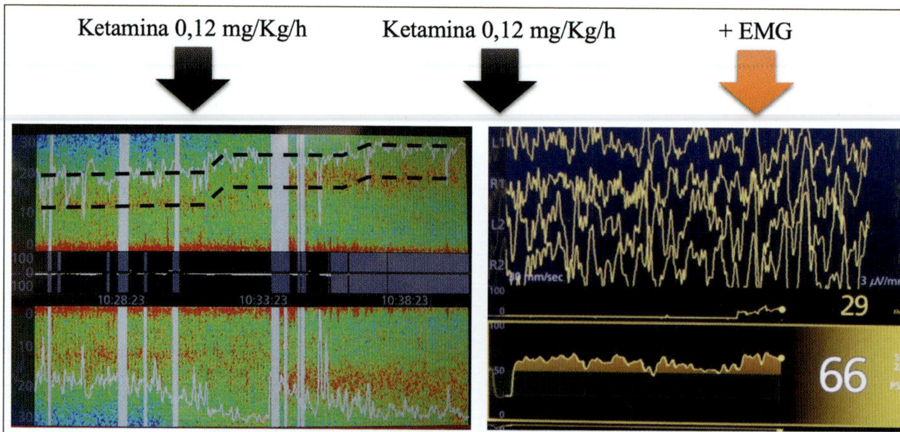

Figura 43.18 Effetto (infrequente) della ketamina a dose sub-anestetica (0,12 mg/Kg/h) con finalità *opioid sparing* sulla traccia EEG. Un aumento della componente rossa (spot) al DSA, un incremento del SEF e un incremento del PSI sono conseguenti alla comparsa di attività beta da inibizione NMDA da ketamina. Nella parte destra della figura si nota anche la comparsa di attività EMG che, ulteriormente, potrebbe contribuire all'innalzamento del PSI.

ti per la valutazione della sedazione profonda nel paziente curarizzato, dati di letteratura hanno dimostrato che anche condizioni di sedazione meno profonda possano giovarsi dei monitoraggi basati sull'elettroencefalogramma per una migliore e più precisa regolazione della sedazione. È utile infine aggiungere che le scale cliniche di valutazione della sedazione sono per definizione discontinue e necessitano di un'interazione fisica con il paziente che certamente riceve un stimolo e subisce una non necessaria superficializzazione o risveglio notturno. Infatti, anche quando utilizzate per la valutazione della sedazione nelle ore notturne per identificare la qualità e la quantità del sonno, le scale cliniche rappresentano esse stesse motivo di disturbo alterando inevitabilmente l'architettura del sonno stesso. Sistemi di monitoraggio basati sull'elettroencefalografia rappresenteranno probabilmente in futuro gli strumenti più adatti per la valutazione e la ottimizzazione del sonno nel paziente critico. Infine, bisogna ricordare che l'influenza dell'EMG sul valore di ipnosi in TI può essere frequente in quanto il paziente ricoverato in TI raramente riceve farmaci bloccanti neuromuscolari. Un'attenzione particolare a questo fenomeno deve essere posta quando utilizziamo i monitors basati sull'elettroencefalogramma in TI, sempre ricordando comunque che il fenomeno elettroencefalografico BS deve essere sempre evitato a meno che ricercato per motivi clinici.

Conclusioni

I sistemi di monitoraggio EEG-*based* rappresentano strumenti fondamentali per personalizzare il dosaggio dei farmaci ipnotici che quotidianamente somministriamo ai nostri pazienti, in SO per la chirurgia e in TI per la sedazione. Questi sistemi di monitoraggio rappresentano strumenti ai quali oggi non è più possibile rinunciare se si vuole somministrare un'anestesia sicura, evitando i drammatici fenomeni di risveglio intraoperatorio e, al tempo stesso, gli altrettanto gravi e frequenti casi di over-sedation. Affinché il sentimento di scetticismo che ancora pervade gli ambienti anestesiologici ed intensivologici svanisca definitivamente, è necessario diffondere la conoscenza di questi strumenti aumentando il livello di fiducia degli operatori.

Letture consigliate

Searle R, Hopkins PM: Pharmacogenomic variability and anaesthesia. Br J Anaesth 2009; 103:14–25.

Rampil I: A Primer for EEG Signal Processing in Anesthesia. Anesthesiology 1998; 89:980–1002.

Purdon PL, Sampson A, Pavone KJ, et al: Clinical Electroencephalography for Anesthesiologists: Part I: Background and Basic Signatures. Anesthesiology 2015; 123:937–60.

Shander A, Lobel GP, Mathews DM: Brain Monitoring and the Depth of Anesthesia. Anesth Analg 2018; 126:705–9.

Fritz BA, Kalarickal PL, Maybrier HR, et al: Intraoperative Electroencephalogram Suppression Predicts Postoperative Delirium. Anesth Analg 2016; 122:234–42.

Aldecoa C, Bettelli G, Bilotta F, et al: European Society of Anaesthesiology evidence-based and consensus-based guidelines on postoperative delirium. Eur J Anaesthesiol 2017; 34:1–23.

Monk TG, Saini V, Weldon BC, et al: Anesthetic management and one-year mortality after noncardiac surgery. Anesth Analg 2005; 100:4–10.

Vincent JL, Shehabi Y, Walsh TS, et al: Comfort and patient-centred care without excessive sedation: the eCASH concept. Intensive Care Med 2016; 42:962–71.

Devlin JW, Skrobik Y, Gélinas C, et al: Clinical Practice Guidelines for the Prevention and Management of Pain, Agitation/Sedation, Delirium, Immobility, and Sleep Disruption in Adult Patients in the ICU, 2018.

Romagnoli S, Franchi F, Ricci Z: Minerva Anestesiologica 2019 (in press).

Terapia del dolore

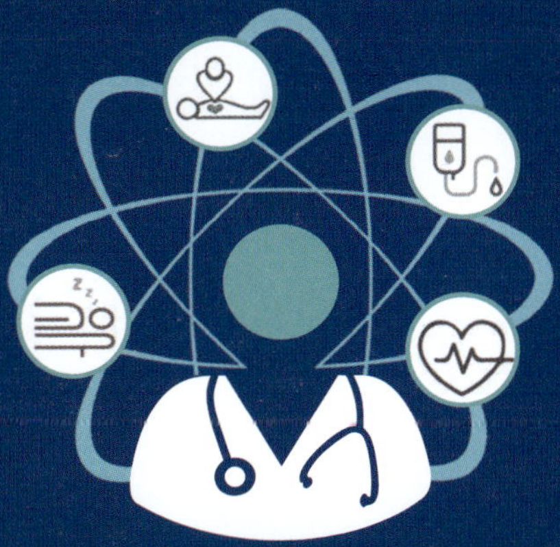

ACUTE PAIN SERVICE E ANALGESIA POST OPERATORIA

44

Emma Pruneri, Lisa Anicetti, Filippo Pelagatti, Elena Angeli, Gianluca Villa

Il dolore è un'esperienza sensoriale ed emotiva spiacevole associata ad un danno tissutale reale o potenziale, o descritta in termini di tale danno. Il dolore peri-operatorio è il dolore che deriva/correla alla patologia di base ed al suo trattamento chirurgico. Un suo adeguato approccio è fondamentale per il benessere a breve e lungo termine del paziente, mediando di fatto la riduzione delle risposte neuro-endocrine allo stress.

Nell'immediato periodo postoperatorio, un più adeguato controllo del dolore è associato sia ad una migliore stabilità emodinamica che ad una maggior efficacia della dinamica ventilatoria, gestione e clearance delle secrezioni tracheobronchiali e, in ultima analisi, ad una minor incidenza di complicanze cardiovascolari e respiratorie. Un'adeguata analgesia è stata inoltre associata ad una minor incidenza di nausea e vomito postoperatori, alla possibilità di una mobilizzazione precoce, all'assenza di contratture di difesa, ad un minor rischio di delirium e ad un tono dell'umore migliore durante la convalescenza.

Tra gli effetti a lungo termine derivanti dall'ottimale analgesia perioperatoria, la riduzione di cronicizzazione del dolore è sicuramente il più importante, soprattutto per le ripercussioni fisiche e psicologiche sul paziente, sui tempi di degenza/recupero e sui costi associati.

La gestione del dolore chirurgico non può prescindere da un'accurata comprensione dei meccanismi fisiopatologici che sottendono al sintomo e da un approccio sistematico della sua gestione. In particolare, da una parte è fondamentale comprendere i meccanismi attraverso i quali l'informazione dolorifica si è generata, diffusa e manifestata nel singolo paziente; dall'altra, è necessario pianificare l'approccio analgesico e la sua gestione attraverso un modello organizzato, in grado di misurare e risolvere il dolore postoperatorio. L'analgesia postoperatoria non deve essere considerata come un procedura che inizia al termine dell'intervento chirurgico, ma piuttosto un atto da pianificare sin dal periodo preoperatorio (con la scelta della tecnica chirurgica, l'utilizzo di tecniche e farmaci pre-emptive, la preparazione idonea del paziente) e quindi da proseguire nell'intra- e post-operatorio. I farmaci e le tecniche a disposizione per una corretta analgesia postoperatoria sono molteplici ed una loro adeguata conoscenza ci permette di impostare un piano terapeutico personalizzato in base all'intervento effettuato, alle comorbidità del paziente e alle necessità riabilitative.

Il dolore: le componenti e le vie

Il dolore è per sua natura un'esperienza soggettiva complessa, caratterizzata da diverse componenti:

- *sensitivo-discriminativa*: che permette di identificare lo stimolo algogeno in termini di localizzazione corporea e attraverso specifiche caratteristiche fisiche;
- *emozionale-affettiva*: in genere caratterizzata dall'attivazione dei riflessi autonomici sovraspinali connessi alla sintomatologia algica, dalla tonalità affettiva sgradevole e dalla spinta motivazionale a reagire;
- *cognitivo-valutativa*: influenzata dalle pregresse esperienze personali e dall'ambiente socio-culturale di provenienza, consta nell'elaborazione dello stimolo doloroso in termini di memorizzazione, comparazione con esperienze passate, apprendimento, capacità di astrazione, attenzione e vigilanza;
- *motoria:* in genere responsabile di atteggiamenti compensatori antalgici, dei fenomeni di evitamento, allontanamento e fuga.

Da un punto di vista fisiologico, le "fasi" responsabili della percezione dolorosa, una volta avvenuto un danno organico, sono quattro:

1. *Trasduzione*: la noxa patogena scatena un evento chimico che viene tradotto in attività elettrica dai nocicettori.
2. *Trasmissione:* l'impulso elettrico generato viene trasmesso ai centri cognitivi superiori del sistema nervoso centrale tramite le vie nervose sensitive afferenti.
3. *Modulazione*: il segnale generato a livello periferico con la traduzione viene modulato (inibito/ampliato) a diversi livelli del sistema nervoso.
4. *Percezione*: fase terminale del processo in cui si crea l'esperienza finale soggettiva ed emotiva del dolore. Si compone di *cognizione* (capacità di riconoscere, discriminare e memorizzare gli stimoli esterni) e di *attenzione* (solo un numero fisso di afferenze può arrivare al cervello, se il paziente è distratto da altri stimoli la percezione del dolore diminuisce di intensità).

Concettualmente, l'intero sistema che permette la percezione e l'elaborazione del dolore può essere diviso in 3 sottoinsiemi:

1. *Sistema afferenziale*: conduce gli impulsi nocicettivi dalla periferia ai centri superiori
2. *Sistema di riconoscimento*: codifica ed interpreta l'informazione valutandone la pericolosità e predisponendo la strategia della risposta motoria, neurovegetativa, endocrina e psico-emotiva.
3. *Sistema di modulazione e controllo*: provvede ad inviare impulsi inibitori al midollo spinale allo scopo di ridurre la potenza degli impulsi nocicettivi afferenti.

Sistema afferenziale

Il *sistema afferenziale* inizia con la trasduzione di uno stimolo sensoriale percepito come dolorifico da parte dei nocicettori, terminazioni nervose libere intraepidermiche di fibre afferenti che rispondo a diversi stimoli liberando bradichinina, ATP, leucotrieni, neuropeptidi, citochine, istamina, prostaglandine. La quantità di queste ultime, in particolare, è inversamente proporzionale alla soglia del dolore, una loro inibizione, quindi, aumenta la soglia del dolore.

Le fibre afferenti, ossia i neuroni di I ordine, si dividono in:

- *fibre A* δ, con una velocità compresa tra 5 e 30 m/s, associate a nocicettori specifici e responsabili della componente epicritica del dolore;
- *fibre del gruppo C*, amieliniche e con lenta velocità di conduzione (0,5-2 m/s), responsabili della componente protopatica del dolore.

Le fibre originano a livello delle radici dei gangli dorsali per l'innervazione somatosensitiva di tutto il corpo tranne quella della testa e dei 2/3 superiori del collo che origina a livello del ganglio trigemino.

Le fibre nocicettive provenienti dal neurone di I ordine entrano nel midollo spinale attraverso le radici posteriori e, nelle lamine I-II-V-X della sostanza grigia, contraggono rapporti sinaptici con i neuroni di II ordine. Questi sono di due tipi:

- *neuroni nocicettivi specifici (NS)*: responsabili della discriminazione sensitiva, rispondono esclusivamente a stimoli di elevata intensità, nocivi, derivanti dalle fibre Aδ e C, con un campo recettoriale ristretto e da un solo tipo di tessuto;
- *neuroni wide dinamic range (WDR)*: rispondono a stimoli nocivi e non, provenienti dalle fibre Aδ, Aβ e C, con un campo recettoriale ampio e afferenze provenienti da diversi tipi di tessuti; in genere responsabili del "dolore riferito", dell'efficacia antalgica di tecniche che attivano fibre di grosso calibro (es. lo sfregamento cutaneo di zone algogene).

I neuroni di II ordine si organizzano in vie dolorifiche ascendenti che mediano la trasmissione dell'informazione ai centri superiori dove avverrà la percezione del dolore.

Le vie dolorifiche ascendenti vengono classicamente suddivise in una via antero-laterale ed in una postero-mediale.

La via *antero-laterale* si compone di tre tratti:

- spino-talamico: in cui l'informazione dolorosa viene trasportata da neuroni di II ordine che generano prevalentemente dalle lamine I, II, V del midollo spinale. Gli assoni di tali neuroni decussano la linea mediana a livello della commessura bianca ventrale e ascendono nella colonna antero-laterale del midollo controlaterale. Hanno un'organizzazione somatotopica in cui le fibre dalla parte caudale del corpo sono laterali e quelle dalla parte più craniale mediali, a queste si affianca il fascio trigemino-talamico a livello della porzione superiore del midollo cervicale e a livello bulbare. Il fascio spino-talamico termina su tre strutture talamiche: 1) il complesso ventrale posteriore (laterale, VPL e mediale, VPM), che proietta alla corteccia somatosensoriale primaria e secondaria; 2) il complesso posteriore, che proietta alla corteccia retroinsulare; 3) il complesso intralaminare a proiezione diffusa sulla corteccia. Il *lemnisco viscerale*, invece, è la via spino-talamica che proietta le informazioni viscerali;

- spino-reticolare, dalle lamine I, V, VII e VIII, una parte decussa e una parte resta omolaterale. Gli assoni proiettano alla sostanza reticolare ed in parte al talamo e all'ipotalamo;
- spino-mesencefalico, dalle lamine I, V e VIII, proiettano ai nuclei del mesencefalo, al nucleo grigio periacqueduttale e al nucleo cuneiforme; permette l'interazione tra le informazioni somatiche generali e le informazioni visive/acustiche.

I tratti che proiettano alla sostanza reticolare e al mesencefalo sono responsabili delle reazioni di difesa motorie e della componente affettiva-emotiva del dolore.

La via postero-mediale

Si compone del tratto spino-cervico-talamico e del fascio delle colonne dorsali ed è attivata dalle fibre di grosso calibro. I neuroni di I ordine decorrono nel cordone posteriore omolaterale con una disposizione somatotopica e si uniscono a formare il fascicolo gracile di Goll (le fibre della metà inferiore del corpo da T7) e il fascicolo cuneato di Burdach (da T1 a T6 e del plesso brachiale da C4 a T1), questi fascicoli a livello dei nuclei gracile e cuneato della porzione dorsale del bulbo prendono contatto con i neuroni di II ordine i cui assoni decorrono nel fascio spino-cerebellare dorsale. Queste fibre si collegano con il nucleo Z, posto cranialmente ai nuclei gracile e cuneato, e da qui parte delle fibre vanno al cervelletto mentre un altro contingente di fibre proietta al talamo con il lemnisco mediale (**Figura 44.1**).

Sistema di riconoscimento

Il sistema di riconoscimento dello stimolo nocicettivo risiede a livello della corteccia parie-

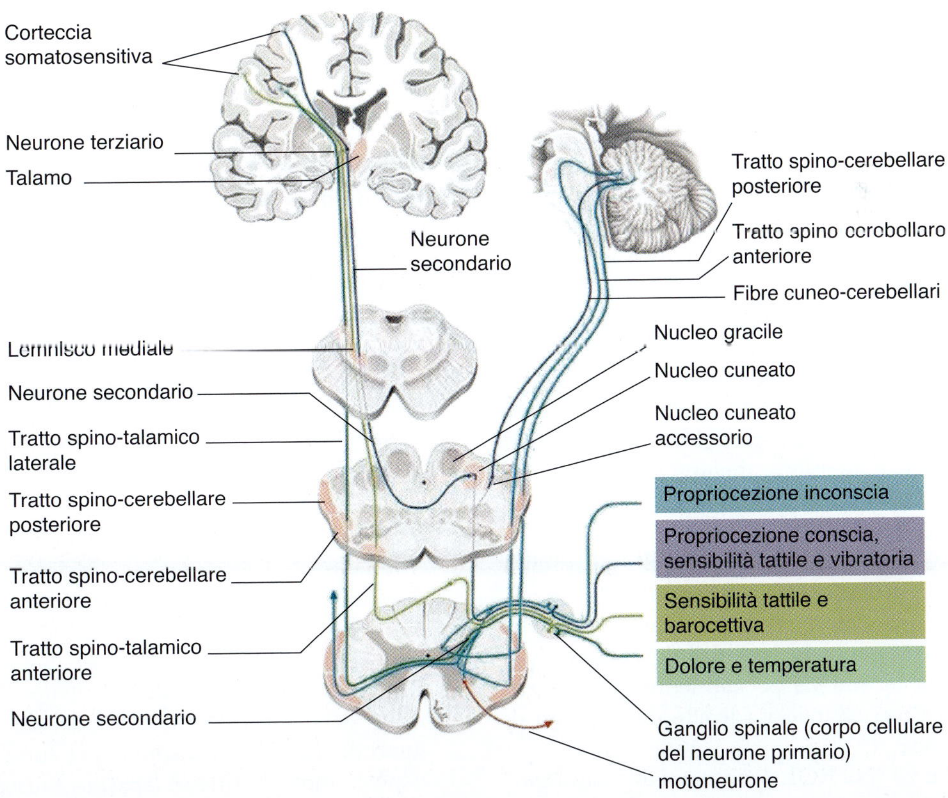

Figura 44.1 Le vie del dolore.

tale somatosensitiva primaria e secondaria e del sistema limbico. La corteccia parietale somatosensitiva (I e II) riceve le afferenze dal VPM e VPL del talamo, qui avviene il riconoscimento delle componenti qualitative e quantitative del dolore.

Il sistema limbico (corteccia orbitofrontale, giro del cingolo, insula ed operculum parietale), invece, riceve le proiezioni dai nuclei mediali del talamo, esso è responsabile del riconoscimento della componente emotiva del dolore. L'ipotalamo contrae connessioni con questo sistema ed ha un'importante influenza nella patogenesi del dolore cronico attraverso la stimolazione dell'asse ipotalamo-ipofisi-surrene.

Modulazione del dolore

La *modulazione del dolore* avviene per amplificazione o inibizione della trasmissione a vari livelli: periferica, spinale e sovraspinale.

A livello *periferico* può verificarsi iperalgesia primaria, ossia un abbassamento della soglia dolorifica con aumento della risposta agli stimoli dolorifici (meccanici e/o termici) dovuta ad un danno tissutale. Iperalgesia secondaria, invece, si può verificare nella zona circostante la lesione per l'applicazione di uno stimolo meccanico in genere non doloroso (allodinia meccanica). L'iperalgesia secondaria è una conseguenza dell'iperalgesia primaria: alla sensibilizzazione periferica nella zona della lesione consegue una sensitizzazione dei neuroni secondari centrali che ricevono anche le afferenze dalle fibre Aδ della zona circostante la lesione.

A *livello spinale* i neuroni di II ordine esposti a stimoli nocicettivi ad alta frequenza veicolati dalle fibre C rispondono con fenomeni di:

- NEUROPLASTICITÀ: incremento della frequenza di scarica con abbassamento della soglia di eccitabilità, dovuta alla liberazione della sostanza P e del Glutammato che attivano i recettori NMDA;
- FENOMENO DEL WIND-UP: persistenza di un potenziale d'azione per più di 60 secondi dopo la scomparsa di uno stimolo nocivo;
- MUTAMENTI FENOTIPICI: causano iperalgesia secondaria per aumento del numero di recettori eccitatori a livello dei neuroni di II ordine;
- GATE CONTROL: fenomeno di modulazione metamerico che avviene a livello delle corna dorsali del midollo spinale. In particolare, a livello della sostanza gelatinosa di Rolando, l'informazione somatica epicritica mediata da neuroni mielinici di I ordine attivano interneuroni inibitori posti a tal livello, in grado di ridurre la progressione craniale dell'informazione algica a livello dei neuroni di II ordine (in genere attivati da fibre Aδ e C). Questo fenomeno è alla base di alcuni sistemi antidolorifici che si basano sulla stimolazione transcutanea delle fibre delle colonne dorsali e dei nervi periferici (**Figura 44.2**).

La *modulazione sovraspinale*, infine, si avvale delle vie discendenti inibitorie che originano a livello mesencefalico (nucleo grigio periacqueduttale e del rafe magno) e, attraversando il bulbo (formazione reticolare bulbare), contraggono rapporti sinaptici con le corna posteriori del midollo (neuroni di II ordine e interneuroni inibitori) bloccando sia l'ingresso dei segnali dolorifici sia l'attivazione della via spinotalamica. Da un punto di vista molecolare, questi fenomeni avvengono tramite l'inibizione del rilascio di neurotrasmettitori e/o riducendo l'eccitabilità delle membrane neuronali, principalmente grazie a sistemi basati su recettori oppioidi (con ligandi quali beta-endorfine ed encefaline) e monoaminergici (con ligandi come noradrenalina e la serotonina) (**Figura 44.3**).

Reazione metaboliche al dolore

La stimolazione nocicettiva determina l'insorgenza di risposte riflesse periferiche, sovrasegmentarie, segmentarie e corticali. Le modificazioni endocrino-metaboliche, respiratorie, cardiocircolatorie e psicologiche che caratterizzano la risposta metabolica allo stress del paziente chirurgico possono ulteriormente essere amplificate da un'inadeguata analgesia postoperatoria tramite le suddette risposte riflesse. Per tale motivo, un'adeguata analgesia è prioritaria per l'outcome del paziente chirurgico.

Viste nel dettaglio, le diverse risposte riflesse determinano:

1. Risposte periferiche: rilascio locale neuro-mediato di sostanze chimiche algogene responsabili dell'iperalgesia primaria e secondaria.
2. Risposte segmentarie: determinano l'attivazione dei neuroni somato-motori del metamero di afferenza corrispondente con relative risposte motorie riflesse (spasmo muscolare e contrattura). In maniera analoga si può verificare l'attivazione dei neuroni pregangliari

simpatici con conseguente ipertono simpatico noradrenalino-mediato (vasocostrizione periferica, aumento del lavoro cardiaco, ipotonia gastro-intestinale e genito-urinaria).
3. Risposte sovrasegmentarie: attivano risposte ormonali a carattere adattativo, principalmente a carico dell'asse simpatico-surrenale e ipotalamo-ipofisi-surrene (rilascio di catecolamine, CRH (corticotropin releasing hormones) e vasopressina (ADH)).

Un inadeguato trattamento del dolore post-operatorio ha, quindi, importanti conseguenze metaboliche che possono essere descritte come:
- Ipertono simpatico e rilascio di catecolamine ed ormoni controinsulari.
- Iperattività mineralcorticoide e tentativo di espansione volemica.
- Ipercatabolismo e reprioritarizzazione dei substrati energetici.
- Iperinfiammazione ed alterazione dell'omeostasi emocoagulativa.

A queste si associano ulteriori eventi fisiopatologici basati su alterazioni dell'omeostasi cardiocircolatoria e dei meccanismi di ventilazione/scambio polmonari responsabili delle principali complicanze post-chirurgiche.

Classificazione del dolore

Il dolore può essere classificato in base a diversi criteri, tra cui il tempo di insorgenza/persistenza del sintomo ed il meccanismo fisiopatologico che ne induce e/o mantiene le caratteristiche.

In base al criterio temporale, vengono così distinti:
- Il dolore acuto, di breve durata e correlato alla noxa patogena responsabile.
- Il dolore persistente, dovuto al persistere della noxa.
- Il dolore cronico, che perdura per lungo tempo (in genere oltre i 3 mesi) anche dopo la sospensione dello stimolo algogeno.

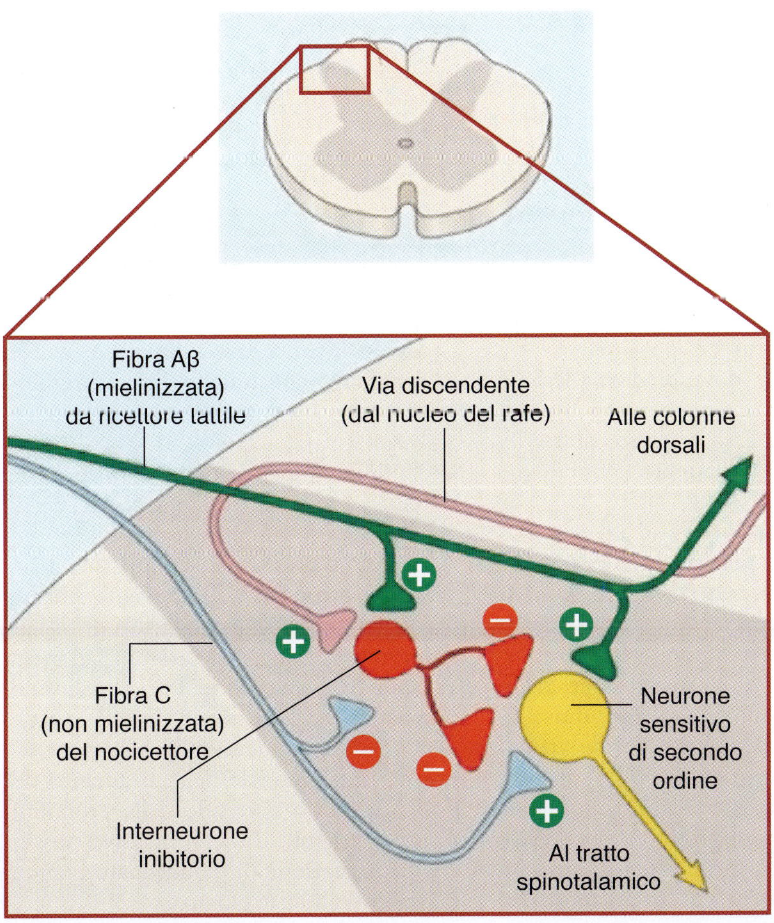

Figura 44.2 Teoria del Gate control.

TRASDUZIONE	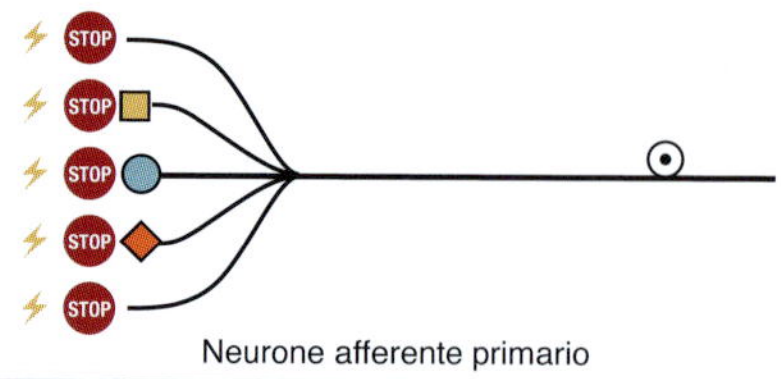	Anestetico locale topico	
TRASMISSIONE	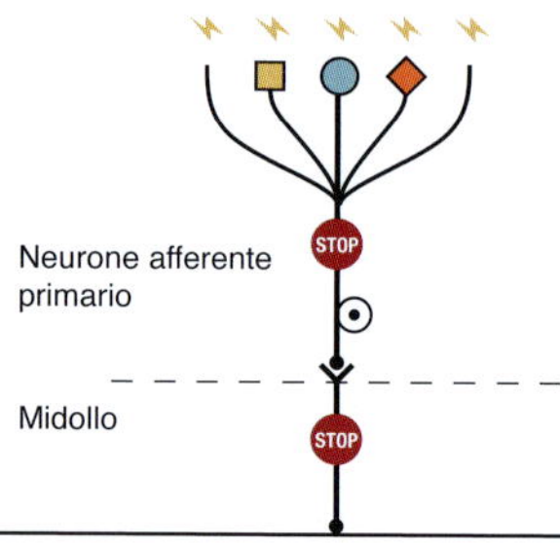	Anestetici locall	Topico Plessico Paravertebrale Subaracnoide Epidurale
MODULAZIONE	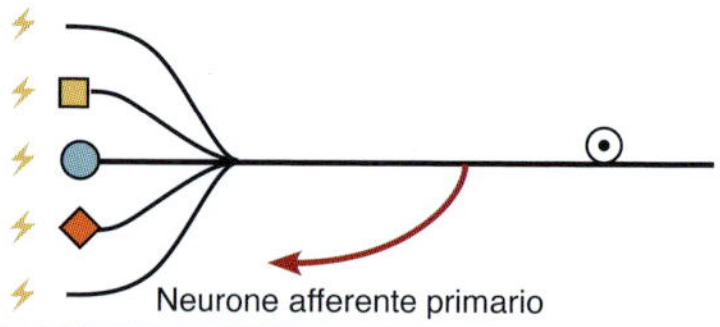	PERIFERICA	FANS Corticosteroidi Oppioidi Antistaminici
	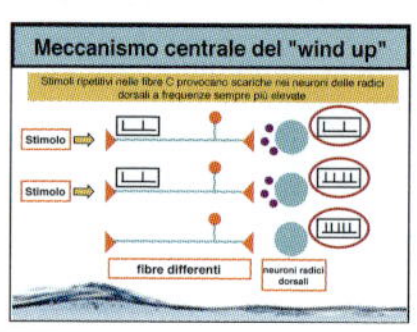 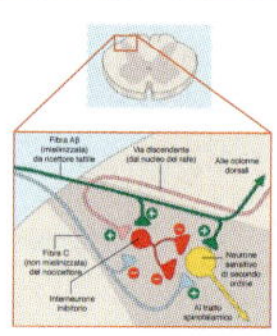	CENTRALE	Oppioidi α2- agonisti Adiuvanti

Figura 44.3 Fasi del dolore e relativo trattamento farmacologico.

In base al meccanismo fisiopatologico predominante, si distinguono invece:

- Il dolore neuropatico, dovuto ad una lesione o ad una malattia del sistema nervoso somatosensoriale periferico. Esso è spesso caratterizzato da disestesie e dolore urente, spontaneo o evocato.
- Il dolore nocicettivo, dovuto ad un danno a carico di un tessuto non neuronale; in base alla sede di insorgenza si definisce somatico superficiale (da cute e mucose, in genere epicritico, puntorio o urente, che diminuisce rapidamente con la sospensione dello stimolo), somatico profondo (da muscoli, legamenti, tendini, periostio, capsule articolari; epicritico/protopatico, a volte diffuso, occasionalmente irradiato e indistinto, martellante trafittivo o crampiforme), o viscerale (protopatico, diffuso, spesso crampiforme se dovuto al coinvolgimento di un organo cavo, o ottenebrante se dovuto al coinvolgimento di un organo parenchimatoso; generalmente irradiato, continuo o intermittente; gravato da importante e marcata componente neurovegetativa).
- Il dolore nociplastico, se in assenza di una chiara evidenza di danno tissutale o del sistema nervoso somatosensoriale.

Il dolore cronico si sviluppa nel 10-65% dei pazienti sottoposti ad intervento chirurgico, in particolare in presenza di fattori di rischio dovuti alle caratteristiche del paziente, all'intervento o alle cure post-operatorie. I principali sono elencati nella tabella sottostante (**Tabella 44.1**).

È quindi evidente l'importanza di un approccio multimodale nel trattamento del dolore post-operatorio partendo dalla programmazione di un intervento il meno invasivo possibile, fino alla pianificazione di un adeguato piano terapeutico e sostegno psicologico.

Tabella 44.1 Fattori di rischio per lo sviluppo di dolore cronico.

Paziente	Intervento		Variabili Post-Operatorie
Ansia	Tipo	Amputazioni (50-80%)	Non adeguato controllo del dolore acuto
Alterata percezione dolorifica		Cardiochirurgia (30-50%)	Re-intervento
Pregresse esperienze negative		Mastectomia (20-50%)	Chemioterapia
Insonnia		Colecistectomia (5-50%)	Radioterapia
Stress		Toracotomia (5-65%)	
Approccio psicologico all'intervento			
Assunzione di oppioidi/FANS cronica	Complicanze	Ischemie prolungate	
		Lesioni nervose	
	Posizionamento intra-operatorio		
	Trattamento intra-operatorio del dolore		

Approccio medico al dolore: tecniche e farmaci

Una corretta programmazione del trattamento del dolore postoperatorio deve tener conto delle caratteristiche del paziente (stato psicologico, comorbidità, status funzionale), del tipo di intervento e della tecnica chirurgica scelta (sede e natura della lesione condizionante l'intervento, caratteristiche del trauma intra-operatorio, presenza o meno di drenaggi/sondini), della previsione dell'intensità e della durata del dolore postoperatorio e della sua tendenza alla cronicizzazione. Oltre a questi fattori correlati al paziente e alla chirurgia è necessario ottimizzare le risorse esistenti, farmacologiche ed umane, a disposizione mediante l'adozione di strumenti di somministrazione, di «misura» e di «valutazione» del dolore e la formazione del personale coinvolto.

Un buon piano terapeutico deve integrare il classico trattamento farmacologico endovenoso a diverse tecniche, farmacologiche e non, per poter agire sulle diverse componenti e, quando possibile, ridurre l'uso di oppioidi e di conseguenza gli effetti collaterali ad esso associati.

Approccio non farmacologico: psicologico-ansiolitico

Come detto precedentemente uno dei fattori di rischio per lo sviluppo del dolore cronico è l'approccio psicologico che il paziente ha nei confronti dell'operazione e della convalescenza. Uno stato d'ansia preoperatorio riduce la soglia del dolore e pone il soggetto in un atteggiamento negativo. È ormai noto come diversi trattamenti non farmacologici possono aiutare a ridurre o addirittura evitare l'ansia pre-operatoria. Tra questi, le terapie cognitivo comportamentali, la mindfullness e la medicina narrativa sono tra le più utilizzate nella medicina perioperatoria. Diversi studi dimostrano, infatti, come l'applicazione preoperatoria di queste terapie non farmacologiche, comportamentali, possano ridurre l'ansia preoperatoria ridurre i livelli di cortisolo o ormoni dello stress nel postoperatorio, possano aiutare il paziente a sviluppare strategie di coping, riducano la percezione del dolore postoperatorio, migliorando il benessere soggettivo del paziente ed il suo recupero post operatorio.

Approccio farmacologico: analgesia sistemica

La terapia antalgica sistemica prevede la somministrazione di uno o più farmaci con diverso meccanismo d'azione in modo da agire contemporaneamente su più fasi e ridurre dosaggio ed incidenza di effetti collaterali dei singoli principi attivi, in particolare degli oppioidi.

Schematicamente le diverse classi di farmaci vanno ad agire sulle seguenti fasi:

- *trasduzione*: FANS e corticosteroidi;
- *modulazione*: paracetamolo, oppioidi, α2-agonisti, ketamina.
- *percezione*: oppioidi, α2-agonisti, ketamina.

FANS (NSAIDs) - antinfiammatori non steroidei.

I FANS sono farmaci antinfiammatori, analgesici e antipiretici che esplicano la loro azione inibendo le ciclossigenasi (COXs) più o meno selettivamente. Le COXs, infatti, promuovo la formazione delle prostaglandine (PG) che causano vasodilatazione ed aumento della permeabilità vascolare (fenomeni tipici della reazione infiammatoria), aumento della sensibilità dei recettori periferici del dolore a stimoli meccanici o chimici (bradichinina, istamina, TNF-α, sostanza P) e, a livello centrale, l'aumentata sintesi di PGE2 che innalza la soglia di termoregolazione con conseguente vasocostrizione cutanea, diminuita perdita di calore e febbre.
Esistono tre tipi di COX:

- le COX-1 sono costitutive in diversi tessuti (piastrine, reni, stomaco cellule muscolari delle pareti dei vasi sanguigni) e sono responsabili dell'omeostasi in tali tessuti;
- le COX-2 sono inducibili e sono responsabili della sintesi di prostaglandine e dell'iperalgesia centrale e periferica, del dolore, della flogosi e della febbre;
- le COX-3 si trovano costitutivamente nel SNC e sono coinvolte nella genesi della febbre e del dolore, verso queste COX ha una marcata selettività il paracetamolo.

I FANS, quindi, inibiscono la risposta infiammatoria locale mediante la riduzione della sintesi di prostanoidi e sono utili in caso di dolore moderato e moderato-severo se associati ad oppioidi. In particolare, si osserva:

1. *Effetto antinfiammatorio*: inibendo l'attività ciclossigenasica delle COX inibiscono la formazione di prostaglandine (PG) dall'acido arachidonico. Le PG causano vasodilatazione ed aumento della permeabilità vascolare, fenomeni tipici della reazione infiammatoria.
2. *Effetto analgesico:* le PG aumentano la sensibilità dei recettori periferici del dolore a stimoli meccanici o chimici (bradichinina, istamina, TNF-α, sostanza P).
3. *Effetto antipiretico*: in alcuni stati patologici si ha liberazione di citochine (es. IL-1) ed interferoni che inducono a livello ipotalamico un aumento della sintesi di PGE2 che, a sua volta, innalza la soglia di termoregolazione con conseguente vasocostrizione cutanea, diminuita perdita di calore e febbre. I FANS, inibendo a livello centrale la produzione di prostaglandine, contrastano tale fenomeno e riportano ad una normale termoregolazione.

I FANS vengono in genere categorizzati come "non selettivi" e "COX-2 selettivi". I primi sono gravati da importanti effetti collaterali dovuti all'inibizione di COX-1 (azione gastrolesiva, antiaggregante, alterazione della funzionalità renale; altre reazioni, anche se più rare, possono essere asma, effetti ematologici con leucopenia e agranulocitosi ed alterazione della funzionalità epatica), mentre i secondi (i **COXIBs**), inibendo selettivamente COX-2, sono meno soggetti allo sviluppo dei suddetti effetti collaterali. Tuttavia, anche i COXIB inibiscono la produzione di prostacicline antiaggreganti e vasoprotettive (PG2) determinando un aumentato rischio di eventi ischemici e tromboembolici. Andrebbero quindi evitati nei pazienti con cardiopatia ischemica e/o malattia cerebrovascolare conclamata, insufficienza cardiaca congestizia e nel postoperatorio dopo interventi di rivascolarizzazione miocardica.

Le vie di somministrazioni sono varie, anche se la più utilizzata nel periodo peri-operatorio è quella endovenosa. I FANS vengono metabolizzati a livello epatico ed eliminati a livello renale. Controindicazioni al loro utilizzo sono: storia di ulcera gastrica o intolleranza ai FANS, sanguinamento, diatesi emorragica o terapia anticoagulante, insufficienza renale o ridotta riserva funzionale renale e l'età avanzata.

Il **ketorolac/trometamina** è uno dei FANS più utilizzati, da solo o in associazione con oppioidi, somministrato intramuscolo o endovena alla dose di 15/30 mg, ripetibili fino ad un massimo di 90 mg nei soggetti con meno di 65 anni e 60 mg nei soggetti con più di 65 anni. Il suo uso è controindicato nei soggetti con meno di 16 anni ed in gravidanza. La durata d'azione è di 4-6 ore.

L'unico COXIBs disponibile per somministrazione endovenosa è il **paracoxib** da utilizzare alla dose di 40 mg, massimo 80 mg/die. La dose deve essere ridotta nei pazienti che pesano meno di 50 kg o defedati, mentre un suo adattamento non è necessario per pazienti con più di 65 anni. Deve essere utilizzato con cautela nei diabetici, ipertesi, dislipidemici e fumatori.

Sebbene non venga formalmente riconosciuto tra i FANS, il **paracetamolo** è un farmaco analgesico endovenoso che agisce inibendo la COX3. Il paracetamolo, infatti, è analgesico ed antipiretico ma, a differenza dei FANS, non mostra caratteristiche anti-infiammatorie. Inibendo selettivamente la COX-3, esplica la sua azione a livello del SNC riducendo la sintesi di PGE2 e non esercitando effetti a livello gastrico e renale. Nel periodo perioperatorio, viene in genere utilizzato alla dose di 15 mg/kg in 3 o 4 somministrazioni giornaliere in infusioni non inferiori ai 15 minuti. Durante la somministrazione, infatti, si deve tenere in considerazione l'induzione di ipotensione ortostatica, soprattutto nei pazienti potenzialmente vasoplegici (in terapia con blocchi centrali e/o in trattamento con oppioidi/anestetici generali). L'onset avviene in 30 minuti e la durata d'azione è di 4-6 ore. È controindicato nelle gravi epatopatie, mentre nelle epatopatie di grado lieve è possibile somministrarlo riducendo la posologia e aumentando il tempo tra le dosi. Ha un'azione sinergica con i FANS e con la morfina, ed è stato dimostrato che ne riduce il consumo giornaliero del 20-30%. Un sovradosaggio (>100 mg/kg/die) può portare a tossicità epatica, trattabile con l'n-acetil-cisteina (150 mg/kg in 60' seguito da 50 mg/kg ogni 4 h).

Oppioidi

Gli oppioidi vengono utilizzati per il trattamento del dolore acuto post-operatorio moderato-severo. La loro azione si esplica a più livelli grazie all'ampia distribuzione dei recettori degli oppioidi, in particolare dei recettori mu (μ), responsabili dell'azione analgesica. Altri recettori per i farmaci oppioidi, come i kappa (κ) e delta(δ), esplicano un'azione di modulazione dell'azione dei recettori μ ed hanno effetti analgesici agendo sulle vie spinali.

L'effetto analgesico degli oppioidi è dovuto alla riduzione degli impulsi nocicettivi a livello delle radici posteriori del midollo spinale, con blocco della produzione di mediatori algogeni rilasciati dai neuroni afferenti (azione inibitoria presinaptica). Inoltre, sono responsabili dell'iperpolarizzazione neuronale post-sinaptica, riduzione dell'attivazione della via spinotalamica (azione inibitoria sinaptica), modulazione della trasduzione GABAergica sovraspinale, aumento della produzione di noradrenalina e serotonina con attivazione delle vie discendenti inibitorie di modulazione del dolore.

Gli effetti collaterali, tuttavia, sono importanti e sono a carico di diversi apparati. A livello respiratorio e cardio-vascolare causano riduzione della frequenza respiratoria, riduzione della risposta del centro respiratorio midollare allo stimolo ipercapnico, vasoplegia, ipotensione ortostatica e bradicardia dose-dipendente. A livello gastro-intestinale e genito-urinario riducono e rallentano la motilità con conseguente nausea, ileo e ritenzione urinaria. Tutti questi effetti, insieme al prurito ed alla rigidità muscolare, possono essere di particolare importanza nel periodo postoperatorio. Tuttavia, l'analgesia sistemica post operatoria non può spesso prescindere dall'utilizzo di farmaci oppioidi. Tra questi i più utilizzati sono la morfina, l'ossicodone ed il tramadolo.

Caratteristiche comuni della somministrazione endovenosa di oppioidi sono la metabolizzazione epatica e l'escrezione renale, per questo particolare attenzione deve essere posta alla loro somministrazione in pazienti con disfunzione epatica e, soprattutto, insufficienza renale. La riduzione della riserva funzionale d'organo, infatti, predispone maggiormente questi pazienti agli effetti collaterali propri di questa categoria di farmaci, in particolare lo sviluppo di depressione respiratoria, ostruzione delle vie aeree superiori, disfunzione miocardica e vasoplegia.

Il tasso di metabolizzazione di questi farmaci è particolarmente importante nel periodo post operatorio. Il metabolismo epatico, infatti, può produrre metaboliti farmacologicamente attivi che, se da un lato possono essere sfruttati per l'analgesia post-operatoria, dall'altro sono responsabili degli effetti collaterali suddetti. Classico esempio è la metabolizzazione della morfina in morfina-3-glucuronide, morfina-6-glucuronide e morfina-3-6-glucoronide. È oggi noto come la cinetica di metabolizzazione ed eliminazione sia molto variabile tra i diversi individui, tanto da identificare metabolizzatori rapidi e metabolizzatori lenti.

Sebbene possano essere proposte diverse vie di somministrazione, la via endovenosa è sicuramente la più utilizzati nel contesto post-operatorio. Le forme di più frequente utilizzo sono l'infusione continua o attraverso dispositivi di Patient Controlled Analgesia (PCA). Questi ultimi permettono il titraggio dell'effetto analgesico direttamente da parte del paziente, evitando quindi un potenziale sovradosaggio di oppioidi.

Interessante notare come alcuni farmaci oppioidi, oltre all'azione mediata da recettori specifici, possono avere un effetto analgesico dipendente da altri mediatori, come ad esempio la serotonina. Il tramadolo, ad esempio, esplica il suo effetto analgesico non soltanto come agonista debole dei recettori oppioidi ma anche per azione diretta sui recettori serotoninergici. Per tale motivo, il tramadolo, molto efficace soprattutto in co-somministrazione con paracetamolo, risulta controindicato nei pazienti epilettici ed aumenta il rischio di sindrome serotoninergica in associazione ai farmaci inibitori del reuptake della serotonina.

Farmaci adiuvanti

Nella categoria dei farmaci adiuvanti vengono considerati i farmaci che, con effetti analgesici diretti, concorrono all'analgesia postoperatoria riducendo il consumo di oppioidi, l'iperalgesia e l'incidenza di dolore cronico post-operatorio. Tra questi i più frequentemente utilizzati nella pratica clinica sono la ketamina, il solfato di magnesio, i gabapentinoidi, gli $\alpha 2$-agonisti e la lidocaina.

La **ketamina** è uno dei farmaci maggiormente utilizzato a tale scopo. La sua somministrazione in dosi sub-anestetiche, infatti, migliora il controllo del dolore e riduce l'utilizzo di oppioidi, senza determinare importanti effetti avversi di tipo simpatico mimetico e/o neuropsichico. A prescindere dagli effetti analgesici diretti, in quanto antagonista dei recettori NMDA, la ketamina agisce riducendo il wind-up spinale e, di conseguenza, modulando la sensibilizzazione centrale e la stimolazione nocicettiva. Il **solfato di magnesio** ($MgSO_4$) ha lo stesso target d'azione, quindi riduce l'eccitazione neuronale, ritarda la progressione degli impulsi dolorifici e modula la trasmissione del dolore e si è dimostrato efficace nel ritardare la richiesta di antidolorifici.

Altri farmaci adiuvanti frequentemente utilizzati sono i **gabapentinoidi** (gabapentin e pregabalin). Il loro effetto è dovuto al legame con i canali del calcio voltaggio dipendente e conseguente diminuzione della liberazione di neurotrasmettitori come glutammato, noradrenalina, sostanza P, e amplificazione dell'attività del GABA.

La **clonidina** e la **dexmedetomidina**, entrambi $\alpha 2$-agonisti, inibendo la produzione di AMPc e l'entrata di calcio nelle terminazioni nervose, determinano iperpolarizzazione di membrana a livello del corno posteriore del midollo spinale e possiedono un'azione di potenziamento degli oppioidi, oltre ad un'azione analgesica intrinseca. La **lidocaina**, infine, generalmente utilizzata come anestetico locale, è considerata un adiuvante della terapia antalgica se somministrata a basse dosi in infusione continua durante e dopo l'intervento chirurgico. Diminuendo la permeabilità delle membrane neuronali agli ioni sodio, inibisce la depolarizzazione e la conseguente conduzione nervosa.

Approccio farmacologico: analgesia non sistemica

Nell'ottica di un approccio multimodale al dolore, l'analgesia sistemica sopra descritta viene integrata con approcci farmacologici "localizzati". Questi sono volti all'inibizione/modulazione della trasmissione dolorifica tramite la somministrazione di anestetici locali, con o senza aggiunta di adiuvanti e/o oppiodi, che vanno ad agire direttamente sulla fase di trasmissione del dolore. Le caratteristiche analgesiche/anestetiche seguono le regole della farmacocinetica/farmacodinamica propria degli anestetici locali. In particolare, la potenza intrinseca del farmaco utilizzato, la dose ed il volume sono parametri fondamentali nel determinare l'onset, l'entità e la durata del blocco nervoso antalgico.

Tali approcci possono essere applicati a diversi livelli della trasmissione, dalla cute al midollo spinale, e in diversi timing peri-operatori.

Infiltrazione locale

L'infiltrazione della cute peri-incisionale prima dello stimolo chirurgico permette l'inibizione della trasmissione dolorifica a livello distale. Il dolore, quindi, non viene trasmesso, percepito, processato e riconosciuto a livello cerebrale. Efficace nel ridurre l'uso di antidolorifici si è dimostrata essere anche l'infiltrazione della ferita al termine dell'intervento chirurgico.

Infiltrazione nervosa/plessica/radicolare

L'infiltrazione di anestetico locale può avvenire in qualsiasi punto anatomicamente aggredibile compreso tra la terminazione nervosa periferica ed il midollo spinale. In particolare, con metodica blind, o tramite guida con elettrostimolatori e/o ultrasuoni, è possibile modulare la trasmissione dello stimolo nervoso bloccando temporaneamente e reversibilmente la conduzione neuronale. Cumulativamente indicati come blocchi regionali periferici, questi possono essere blocchi tronculari (tipici della chirurgia odontostomatologica), neuronali, plessici e radicolari (tipici della chirurgia ortopedica). L'applicazione di tali blocchi antalgici è oggi di ampia diffusione, soprattutto nella chirurgia pediatrica. Lo sforzo nella gestione multimodale ed oppioid-sparing al dolore postoperatorio ha prodotto la diffusione di tali metodiche in molti contesti chirurgici. Il PECS block, ad esempio, agendo a livello pettorale, intercostale, a livello del serrato anteriore e gran dorsale, viene utilizzato con successo nella chirurgia della mammella, toracica e negli impianti di dispositivi a tale livello (es. pacemaker). Un altro esempio è il blocco della fascia del trasverso dell'addome (TAP), frequentemente utilizzato nella chirurgia addominale maggiore laparotomica, qualora risulti controindicato un approccio perimidollare. Negli ultimi anni le tecniche sono diventate sempre più raffinate grazie alla disponibilità dell'ecografia che permette una miglior identificazione dei plessi nervosi ed una minor incidenza di complicanze.

I blocchi possono essere eseguiti *single-shot*, in cui un'unica dose di anestetico viene somministrata nell'area di interesse prima o dopo l'intervento chirurgico, o tramite l'infusione di farmaci in un catetere perineurale precedentemente posizionato.

È importante ricordare che questa tecnica deve essere inserita in un approccio multimodale, in quanto efficace sul dolore somatico superficiale (di parete), ma non su quello viscerale.

Infiltrazione midollare/perimidollare

Le stesse caratteristiche analgesiche possono essere ottenute attraverso l'infiltrazione di anestetici locale (con o senza adiuvanti) a livello midollare/perimidollare. La scelta di utilizzare un approccio periferico piuttosto che un approccio centrale midollare risiede nelle caratteristiche somatotopiche del dolore. Mentre l'analgesia effettuata a livello del nervo periferico segue rigorosamente la distribuzione di innervazione del nervo stesso, l'analgesia plessica e quella radicolare seguono caratteristiche di distribuzione differenti. Caratteristicamente, l'anestesia midollare/perimidollare ha una distribuzione metamerica, comprendendo non soltanto la componente somatica epicritica del dolore, ma anche quella protopatica e viscerale dei medesimi metameri. A questa, a seconda della concentrazione e del volume di anestetico locale utilizzato, può associarsi un blocco simpatico e motorio di diversa intensità ed estensione metamerica.

L'analgesia subaracnoidea viene spesso utilizzata prima di interventi eseguiti in anestesia generale per bloccare la trasmissione dolorifica ai centri superiori durante l'intervento e garantire una buona copertura antidolorifica nelle prime ore post-operatorie. Raramente, tale forma di anestesia viene utilizzata quale approccio analgesico singolo nel postoperatorio. Svantaggio di questa tecnica è che, essendo *single shot*, non permette una copertura prolungata nel tempo. Per questo motivo viene spesso utilizzato un catetere posizionato nello spazio peridurale per l'infusione di anestetico locale a scopo antalgico nel periodo postoperatorio. L'analgesia peridurale è una tecnica utilizzabile sia per l'anestesia chirurgica intraoperatoria, che per l'analgesia postoperatoria. Il razionale di utilizzo di questa metodica è la somministrazione di anestetico locale a livello dello spazio peridurale con conseguente coinvolgimento delle radici nervose che, estroflesse dalla dura madre prendono contatto diretto con questa cavità virtuale contenente farmaco anestetico. L'analgesia peridurale viene utilizzata soprattutto negli interventi chirurgici particolarmente complessi, spesso laparotomici, ed associati ad un'elevata cruentazione dei tessuti e ad un dolore postoperatorio previsto particolarmente intenso, nei quali l'infusione di farmaci nello spazio peridurale permette un miglior controllo del dolore con risparmio di oppioidi, precoce mobilizzazione e riduzione del tempo di degenza.

Tra le tecniche analgesiche perimidollari potrebbero essere considerate anche i blocchi paravertebrali, in cui la somministrazione dell'anestetico locale avviene in vicinanza delle radici posteriori del midollo spinale, al di fuori del canale midollare.

Acute Pain Service (APS) e la sua importanza

Il monitoraggio e la gestione del dolore postoperatorio è responsabilità specifica del medico anestesista. Principale spia di processi patologici postoperatori, il dolore deve essere costantemente oggetto di misurazione, in maniera analoga agli altri parametri vitali, nelle prime ore postoperatorie. Trattandosi di un sintomo soggettivo ed estremamente personale, la valutazione del dolore postoperatorio risulta spesso particolarmente complessa; routinariamente questa si avvale di metodi di valutazione basati sulla percezione soggettiva del paziente (che riferisce il dolore quantificandolo tramite diverse scale di misurazione), e su parametri oggettivi (principalmente strumentali e comportamentali). Nella **Tabella 44.2** sottostante sono elencati le principali scale soggettive e i parametri oggettivi tenuti in considerazione.

Negli ultimi anni dalla letteratura è emerso come l'organizzazione di un servizio dedicato a tale scopo abbia migliorato il decorso post-operatorio con una più veloce ripresa e ridotto l'incidenza di complicanze post-operatorie e dolore cronico. Sin dagli anni '80, iniziarono a diffondersi i team APS (Acute Pain Service)

Tabella 44.2 Metodi di valutazione del dolore.

<table>
<tr><th>SOGGETTIVI</th><th colspan="2">OGGETTIVI</th></tr>
<tr><td>Scala verbale (nessun dolore, molto lieve, moderato, forte, molto forte)</td><td rowspan="7">Parametri fisiologici</td><td>Pressione arteriosa</td></tr>
<tr><td>Scala analogica visive (VAS)</td><td>Frequenza cardiaca</td></tr>
<tr><td>Scala numerica (NRS da 0 a 10)</td><td>Parametri respiratori</td></tr>
<tr><td>Scala cromatica</td><td>Indici ormonali (catecolamine)</td></tr>
<tr><td rowspan="4">Scala delle espressioni facciali (popolazione pediatrica)</td><td>EEG</td></tr>
<tr><td>Studio dei riflessi</td></tr>
<tr><td>RMN/PET/PES/QST</td></tr>
<tr><td colspan="2">Parametri comportamentali</td></tr>
</table>

e iniziarono ad essere pubblicate diverse linee guida e protocolli per il monitoraggio e gestione del dolore post-operatorio. Diventò quindi velocemente raccomandato avere un team dedicato nei principali centri ospedalieri.

È importante sottolineare come l'APS non deve assolvere al mero compito di valutazione del dolore ed eventualmente di modifica dello schema terapeutico, ma deve piuttosto gestire a 360° il dolore, sorvegliare i presidi utilizzati per gestirlo (pompe, elastomeri, cateteri peridurali/peri-neurali), valutare la presenza di eventuali effetti collaterali, segnalare possibili complicanze, collaborare con il restante personale per adattare al meglio la terapia in base alle esigenze che si vengono a creare.

L'utilizzo di schede dedicate e/o database informatizzati può essere utile a tale scopo per avere una visuale di insieme dell'andamento clinico del decorso post operatorio. Inoltre, l'analisi retrospettiva di tali dati può mettere in evidenza strategie più efficaci di altre e/o complicanze ed effetti collaterali a cui si deve prestare particolare attenzione.

Un servizio dedicato implica la necessità di più risorse sia economiche che umane, ma una valutazione a lungo termine mostra come un iniziale impiego più sostanzioso di risorse può evitare complicanze e cronicizzazione del dolore a lungo termine che implicano costi ben più elevati a lungo termine.

Letture consigliate

Loeser JD, Treede R-D: The Kyoto Protocol of IASP Basic Pain Terminology. Pain 2008; 137: 473–77.

Orr PM, Shank BC, Black AC: The Role of Pain Classification Systems in Pain Management. Crit Care Nurs Clin North Am, 2017; 29: 407–418.

Beverly A, Kaye AD, Ljungquisto et al: Essential Elements of Multimodal Analgesia in Enhanced Recovery After Surgery (ERAS) Guidelines. Anesthesiol Clin 2017; 35:e115–e143.

Tawfic Amir Q, Faris AS: Acute Pain Service: Past, Present and Future. Pain Manag 2015; 5:47–58.

ASPETTI FISIOPATOLOGICI DEL DOLORE CRONICO

Rocco Domenico Mediati

Il dolore cronico si può definire dal punto di vista fisiopatologico come quel "dolore che persiste dopo la guarigione della causa che l'ha provocato". Esso, costituisce di per sé una "malattia": Il Prof. G.P. Novelli, nel 1999 lo ha identificato in modo molto chiaro: «*Una volta che il dolore ha esaurito la propria funzione di orientamento diagnostico verso la più opportuna terapia causale, esso diventa soltanto inutile malattia e come tale deve essere curato*».

Se ci si sofferma a considerare qual è l'incidenza del dolore cronico nella popolazione si può comprendere quanto il problema sia diffuso, quanto sia importante l'impatto sulla qualità della vita e quanto imponente sia la spesa sociale che esso determina. Analisi di prevalenza condotte su un elevato numero di persone hanno evidenziato che circa il 20% della popolazione Europea soffre di dolore cronico di intensità tale da ridurre le capacità funzionali, determinare perdita del lavoro, impedire di svolgere le normali attività quotidiane.

Cenni di fisiopatologia del dolore

Nella pratica quotidiana è utile classificare il dolore cronico dal punto di vista patogenetico. Il dolore può essere nocicettivo *(origina dalla stimolazione di recettori periferici in strutture somatiche o viscerali)*, neuropatico *(origina come conseguenza di patologia del sistema somato-sensoriale)* o misto: individuare la componente principale che ha determinato il problema è fondamentale per impostare la corretta terapia.

Il sistema fisiologico che trasforma le stimolazioni algogene in sensazioni dolorose è un sistema molto complesso che comprende: un sistema di trasduzione e di recezione che trasforma gli stimoli potenzialmente algogeni in impulsi nervosi; un sistema di conduzione ascendente (periferico e spinale) che comprende meccanismi di modulazione spinale; un sistema di controllo discendente; un sistema interpretativo e cognitivo; vari meccanismi di reflessività.

La teoria del controllo sull'ingresso spinale (gate control) formulata nel 1965 da Melzack e Wall postulava l'esistenza di meccanismi capaci di ridurre l'ingresso degli stimoli nocicettivi sulla via spinale. Ciò ha condotto alla identificazione del sistema discendente di controllo endogeno del dolore che agendo a diversi livelli, si proietta sulla radice spinale posteriore inibendo gli stimoli nocicettivi con un meccanismo a feed-back. Questo schema si è ampliato e articolato negli anni grazie alle crescenti conoscenze in tema di fisiopatologia, in particolare un ruolo importante nel modulare la funzione di questo "cancello" sembrano averlo la flogosi e le cellule gliali.

Le cellule della microglia sembrano essere coinvolte in una serie di condizioni patologiche che favoriscono lo sviluppo del dolore neuropatico, come l'ischemia, l'infezione e il danno meccanico. In tali condizioni il rilascio di mediatori proinfiammatori porta ad un'attivazione delle cellule gliali, che a loro volta contribuiscono a mantenere una prolungata e intensa stimolazione dei neuroni del corno dorsale, producendo anormalità sensoriali. La flogosi e la conseguente iperattivazione delle cellule gliali contribuiscono a determinare "l'infiammazione neurogena" e la "sensibilizzazione periferica".

Un aspetto importante è quello della "sensibilizzazione centrale". Questo processo consiste in una serie di modificazioni funzionali e talvolta strutturali delle corna posteriori del midollo spinale determinate da stimolazioni algogene intense e prolungate (**Figura 45.1**).

L'input nocicettivo che giunge al corno posteriore del midollo spinale *determina* il rilascio di neurotrasmettitori eccitatori che si legano ai recettori dei neuroni delle corna dorsali, *determinando* l'attivazione delle vie ascendenti. In seguito a stimoli dolorosi intensi e reiterati, il glutammato (neurotrasmettitore importante nella trasmissione del dolore) si lega ai recettori NMDA che inducono la generazione di potenziali d'azione post-sinaptici prolungati. Il risultato finale di questa attivazione recettoriale è una serie di eventi a livello intracellulare, che *determinano* l'aumento dell'attività spontanea e della risposta a stimoli algogeni da parte dei neuroni centrali. L'eccitazione intensa e persistente dei neuroni centrali può portare a modificazioni strutturali degli stessi causando talvolta la morte cellulare.

La conseguenza è una riorganizzazione cellulare con nascita di nuove e anomale sinapsi (sprouting), abbassamento della soglia del dolore e grave alterazione della sensibilità periferica con il manifestarsi di fenomeni quali l'allodinia e l'iperalgesia.

La clinica

La valutazione clinica deve essere mirata soprattutto ad individuare le caratteristiche temporali e la localizzazione del dolore, il modo in cui è insorto, la causa, da quanto tempo esso è presente, le caratteristiche qualitative e che impatto ha sulla vita attuale del paziente. La caratteristiche temporali e qualitative sono fondamentali per stabilire la componente preminente (neuropatica o nocicettiva) nella situazione clinica che stiamo valutando.

Sono quindi importanti una accurata anamnesi e un buon esame obiettivo generale e neurologico.

Particolare attenzione va posta alla ricerca di segni obiettivi che indicano una sofferenza neurologica e che quindi permettono di ipotizzare una componente neuropatica nelle genesi del dolore: l'allodinia *(dolore provocato da stimoli non algogeni),* espressione di una riorganizzazione strutturale a livello del corno posteriore del midollo spinale; l'iperalgesia *(aumentata sensibilità agli stimoli algogeni),* espressione di fenomeni di sensibilizzazione del sistema nervoso, in particolare di quello periferico.

La rilevazione di una disestesia cutanea, di una iper o ipoestesia, di parestesie in territori di distribuzione di strutture nervose specifi-

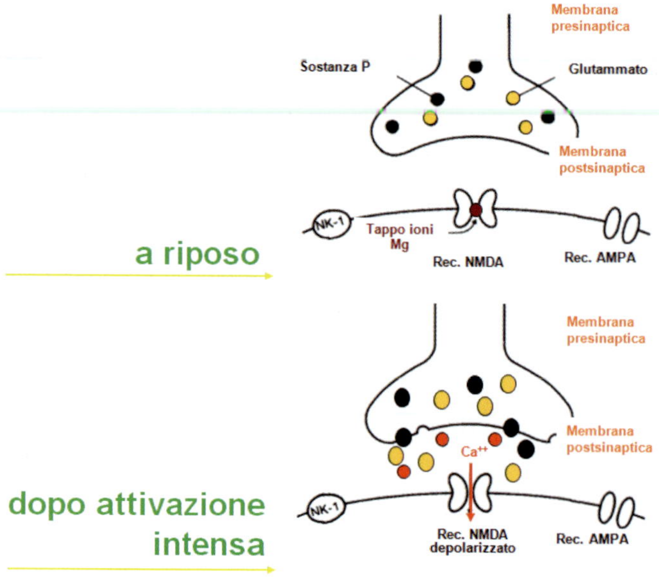

Figura 45.1 Meccanismi di sensibilizzazione centrale.
Quando un potenziale d'azione proveniente dalla periferia raggiunge il terminale presinaptico, determina liberazione di sostanza P e glutammato nello spazio sinaptico. La sostanza P si lega al recettore postsinaptico NK e il glutammato al recettore AMPA, determinando un certo grado di depolarizzazione, che in condizioni normali può riuscire o meno ad eccitare il neurone postsinaptico. Quando la frequenza di scarica del neurone periferico diventa molto elevata, si liberano grandi quantità di sostanza e P e glutammato. L'intensa depolarizzazione della membrana postsinaptica favorisce l'ingresso del Calcio attraverso l'attivazione del recettore NMDA.

che (ad es. radici posteriori o nervi periferici) è fondamentale per identificare la struttura da cui origina il dolore, inoltre distinguere tra la positività *(iperestesia)* o la negatività *(ipoestesia)* dei segni neurologici aiuta a capire se siamo di fronte ad una sofferenza acuta in fase infiammatoria di una struttura nervosa o se siamo nella condizione di dolore neuropatico vero e proprio con sofferenza e perdita di funzione dei neuroni.

Una sindrome caratterizzata da dolore nocicettivo che si incontra spesso negli Ambulatori di Terapia del Dolore è la Sindrome Miofasciale, un ampio gruppo di affezioni dolorose, caratterizzate da dolore muscolare, contrattura e limitazione funzionale a volte associati a disturbi neuro-vegetativi. In questa sindrome l'elemento peculiare è rappresentato dal *Trigger Point,* area di allodinia profonda presente nei muscoli interessati, la cui pressione provoca forte dolore locale e dolore irradiato ad un'area distante detta *area bersaglio (target).*

Nella definizione di dolore della International Association for the Study of Pain (IASP) è ben espresso il concetto che l'intensità del dolore non è sempre proporzionale alla quantità di tessuto danneggiato: un numero considerevole di variabili psicologiche è rilevante nell'influenzare la *"percezione del dolore",* determinando incremento o riduzione del dolore e modificando in modo significativo l'adattamento del paziente e le risposte al trattamento. Nella valutazione clinica del paziente che soffre di dolore cronico è necessario considerare questi aspetti.

Questa complessità si manifesta ancora di più nei pazienti affetti da malattia neoplastica, nei quali è presente quasi sempre un dolore che può essere definito "globale o "totale", nel senso di uno stato di sofferenza al quale concorrono, oltre al dolore nocicettivo, alterazioni di tipo psico-affettivo con componenti di tipo ansioso, depressivo e reattivo.

Nei casi che lo richiedano, sarà necessario l'esecuzione di una serie di esami di laboratorio e strumentali che portino a una diagnosi corretta, avendo ben presente che nell'ambito della "Terapia del Dolore" la diagnosi si basa quasi esclusivamente sulla clinica e che esami anche molto sofisticati spesso non sono in grado di rilevare le minime alterazioni funzionali o strutturali che sono alla base di sindromi dolorose molto gravi.

La misurazione del dolore

La misurazione dell'intensità del dolore e del suo eventuale impatto sulla qualità della vita del paziente permette, entro certi limiti, di renderlo visibile; questo è considerato il presupposto fondamentale per impostare un adeguato trattamento terapeutico.

È dimostrato che la documentazione sistematica della misurazione del dolore determina un miglioramento della qualità del trattamento antalgico. Il dolore è stato definito il "quinto segno vitale" che deve essere annotato al pari della frequenza cardiaca, pressione arteriosa, temperatura e frequenza degli atti respiratori. La quantificazione del dolore è finalizzata anche alla valutazione della validità dell'intervento terapeutico.

Per misurare il dolore acuto può essere sufficiente una metodo unidimensionale come la Numeric Rate Scale (NRS) o il Visual Analogue Score (VAS), mentre la misurazione dell'intensità del dolore cronico richiede un metodo multidimensionale che analizzi anche l'impatto che questo ha sulla qualità della vita del paziente, considerando importanti aspetti quali la qualità del sonno, la capacità di svolgere le normali attività quotidiane, l'eventuale impatto sull'umore. Un metodo tra i più utilizzati è il Brief Pain Inventory (BPI) (**Figura 45.2**).

Particolare attenzione va posta nel paziente anziano o con compromissione delle funzioni cognitive nei quali può esservi il rischio di sottovalutare e quindi trattare il dolore in modo insufficiente. Nel bambino sono necessarie metodiche di valutazione specifiche.

Bisogna tenere presente che la componente somatica contribuisce solo in parte a determinare la sensazione dolorosa, altri fattori di natura psicologica, affettiva, cognitiva sono coinvolti nella trasformazione dello stimolo biologico in percezione del dolore. L'interazione dei vari fattori determina l'intensità della sensazione dolorosa ed è anche responsabile dell'ampia variabilità interindividuale.

Una corretta e precoce terapia del dolore, anche nei casi di dolore acuto, oltre che migliorare la qualità della vita dei nostri pazienti, scopo principale del nostro lavoro, ha un significato ulteriore: quello di prevenire la sensibilizzazione del sistema nervoso e di evitare alterazioni neurologiche che possono tal-

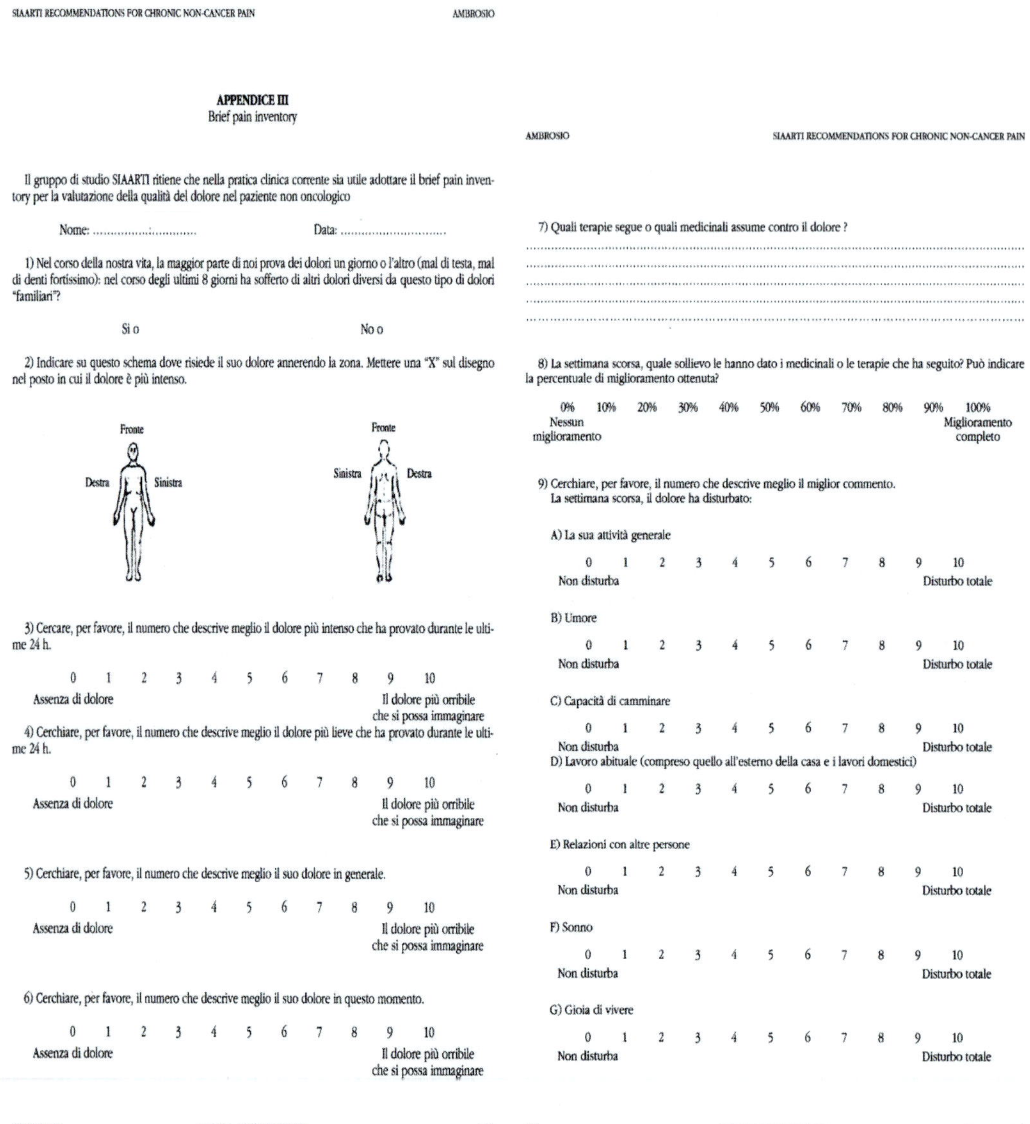

SIAARTI RECOMMENDATIONS FOR CHRONIC NON-CANCER PAIN AMBROSIO

APPENDICE III
Brief pain inventory

Il gruppo di studio SIAARTI ritiene che nella pratica clinica corrente sia utile adottare il brief pain inventory per la valutazione della qualità del dolore nel paziente non oncologico

Nome: .... Data: ....

1) Nel corso della nostra vita, la maggior parte di noi prova dei dolori un giorno o l'altro (mal di testa, mal di denti fortissimo): nel corso degli ultimi 8 giorni ha sofferto di altri dolori diversi da questo tipo di dolori "familiari"?

Si o No o

2) Indicare su questo schema dove risiede il suo dolore annerendo la zona. Mettere una "X" sul disegno nel posto in cui il dolore è più intenso.

3) Cercare, per favore, il numero che descrive meglio il dolore più intenso che ha provato durante le ultime 24 h.

0 1 2 3 4 5 6 7 8 9 10
Assenza di dolore — Il dolore più orribile che si possa immaginare

4) Cerchiare, per favore, il numero che descrive meglio il dolore più lieve che ha provato durante le ultime 24 h.

0 1 2 3 4 5 6 7 8 9 10
Assenza di dolore — Il dolore più orribile che si possa immaginare

5) Cerchiare, per favore, il numero che descrive meglio il suo dolore in generale.

0 1 2 3 4 5 6 7 8 9 10
Assenza di dolore — Il dolore più orribile che si possa immaginare

6) Cerchiare, per favore, il numero che descrive meglio il suo dolore in questo momento.

0 1 2 3 4 5 6 7 8 9 10
Assenza di dolore — Il dolore più orribile che si possa immaginare

Vol. 72, N. 11 MINERVA ANESTESIOLOGICA 879

AMBROSIO SIAARTI RECOMMENDATIONS FOR CHRONIC NON-CANCER PAIN

7) Quali terapie segue o quali medicinali assume contro il dolore ?

....
....
....
....
....

8) La settimana scorsa, quale sollievo le hanno dato i medicinali o le terapie che ha seguito? Può indicare la percentuale di miglioramento ottenuta?

0% 10% 20% 30% 40% 50% 60% 70% 80% 90% 100%
Nessun miglioramento — Miglioramento completo

9) Cerchiare, per favore, il numero che descrive meglio il miglior commento.
La settimana scorsa, il dolore ha disturbato:

A) La sua attività generale
0 1 2 3 4 5 6 7 8 9 10
Non disturba — Disturbo totale

B) Umore
0 1 2 3 4 5 6 7 8 9 10
Non disturba — Disturbo totale

C) Capacità di camminare
0 1 2 3 4 5 6 7 8 9 10
Non disturba — Disturbo totale

D) Lavoro abituale (compreso quello all'esterno della casa e i lavori domestici)
0 1 2 3 4 5 6 7 8 9 10
Non disturba — Disturbo totale

E) Relazioni con altre persone
0 1 2 3 4 5 6 7 8 9 10
Non disturba — Disturbo totale

F) Sonno
0 1 2 3 4 5 6 7 8 9 10
Non disturba — Disturbo totale

G) Gioia di vivere
0 1 2 3 4 5 6 7 8 9 10
Non disturba — Disturbo totale

880 MINERVA ANESTESIOLOGICA Novembre 2006

Figura 45.2 Brief Pain Inventory.

volta essere irreversibili, determinando effetti clinici non trascurabili come l'instaurarsi di sindromi dolorose croniche.

Letture consigliate

Ballantyne JC, Fishman SM, Rathmell JP: Bonica's Management of Pain. 2018; Publisher: Lippincott Williams & Wilkins (LWW).

Miljanich G, Rauck R, Saulino M: Spinal mechanisms of pain and analgesia. Pain Pract. 2013; 13:114-30.

Vellucci R: Heterogeneity of chronic pain. Clin Drug Investig. 2012; 32:3-10.

TERAPIA DEL DOLORE CRONICO

Giuliano De Carolis, Adriana Paolicchi

46

A - Farmaci in terapia del dolore

Esistono tre classi principali di farmaci analgesici utilizzati in terapia del dolore: gli analgesici non oppioidi (FANS e paracetamolo), che vengono comunemente considerati farmaci di primo livello nel trattamento del dolore; gli analgesici oppioidi, considerati farmaci di secondo livello e che possono, a loro volta, essere suddivisi a seconda della loro potenza di azione in oppioidi deboli (ad esempio la codeina) e oppioidi forti (come la morfina); infine abbiamo i farmaci adiuvanti degli analgesici, un'ampia classe di farmaci, che, pur non avendo attività analgesica, contribuiscono ad alleviare il dolore (ansiolitici, antidepressivi, antispastici, ecc).

Farmaci analgesici non oppioidi

Meccanismo d'azione dei FANS

Pur essendo diversi tra loro per struttura chimica, tutti i FANS condividono lo stesso meccanismo d'azione, costituito dall'inibizione di un gruppo di enzimi chiamati ciclossigenasi (COX) di tipo 1 e 2, presenti in moltissimi tessuti dell'organismo. Il blocco delle COX di tipo 2 (COX-2) impedisce la trasformazione dell'acido arachidonico in prostaglandine e prostacicline, sostanze naturalmente prodotte dall'organismo in caso di traumi o lesioni acute o croniche dei tessuti e da cui dipende l'avvio e il mantenimento del processo infiammatorio.

L'inibizione delle COX di tipo 1 (COX-1), invece, è meno vantaggiosa poiché questo enzima media la produzione di trombossani e prostaglandine protettive, che tutelano l'equilibrio della mucosa dello stomaco, dei reni e dell'aggregazione piastrinica.

Dall'inibizione delle COX-2, quindi, dipendono gli effetti terapeutici desiderati dei FANS nel controllo del dolore, mentre dal meccanismo di inibizione delle COX-1 dipendono i possibili effetti collaterali, che possono differire molto per tipologia e intensità in relazione al dosaggio utilizzato, alla sensibilità individuale della persona che li utilizza, al fatto che il FANS sia impiegato da solo o insieme ad altri farmaci/sostanze e che sia applicato localmente o assunto per bocca.

Effetti terapeutici dei FANS

Da un punto di vista qualitativo, praticamente tutti i FANS sono sostanzialmente simili tra loro sia sul fronte degli effetti terapeutici voluti sia su quello degli effetti collaterali, mentre in relazione ad alcune specificità molecolari e alla potenza possono cambiare l'entità dell'azione antinfiammatoria/analgesica e il rischio che si sviluppino alcuni effetti indesiderati.

I principali effetti terapeutici dei FANS sono essenzialmente tre:

- antinfiammatorio (riduzione di vasodilatazione, arrossamento, bruciore ed edema a livello di tessuti e articolazioni)
- analgesico (attenuazione del dolore, soprattutto quello di origine infiammatoria come traumi, osteoartrosi, nevralgie, dolori mestruali ecc.)
- antipiretico (riduzione della febbre).

Effetti collaterali

I FANS possono comportare alcuni effetti collaterali. I più comuni sono quelli a carico dell'apparato gastrointestinale e comprendono principalmente dolore e/o bruciore a livello dello stomaco o nausea.

Nelle persone più sensibili, negli anziani, nei soggetti predisposti o che già presentano disturbi gastroenterici e in chi è in terapia con farmaci anticoagulanti, l'assunzione di FANS può favorire lo sviluppo di ulcera gastrica o intestinale, con possibile sanguinamento. In genere gli effetti collaterali di una certa importanza non riguardano chi assume FANS a dosaggio medio-basso, in modo occasionale, ma soltanto chi ne fa un uso protratto e/o a dosaggi medio-alti per il trattamento di condizioni infiammatorie severe o croniche.

Altri possibili effetti indesiderati dei FANS comprendono:

- reazioni cutanee, come eritema e orticaria (su base allergica), in soggetti predisposti;
- compromissione di grado variabile della funzionalità renale e/o epatica (legata a tossicità specifica a carico di questi organi), soprattutto negli anziani, nei neonati e in chi presenta già disturbi a questi livelli.

Molti FANS assunti per via sistemica si associano a un leggero aumento del rischio di tipo cardiovascolare, variabile in funzione dello specifico principio attivo usato e del dosaggio. Questo inconveniente riguarda soprattutto chi deve assumere FANS per lunghi periodi di tempo, mentre può essere considerato trascurabile per trattamenti occasionali di pochi giorni (come dovrebbero sempre idealmente essere le terapie con FANS).

Controindicazioni

I principi attivi dei FANS attualmente disponibili sul mercato mondiale sono una cinquantina e vengono classificati in vari gruppi in base alla loro struttura chimica.

A seconda della specifica classe di appartenenza, i FANS possono presentare controindicazioni specifiche.

In generale non dovrebbero assumere FANS o a farlo con estrema cautela e soltanto sotto controllo medico:

- bambini con meno di 12 anni;
- donne in gravidanza;
- persone in terapia anticoagulante e/o affette da patologie cardiovascolari o disturbi della coagulazione di varia natura;
- anziani fragili affetti da più patologie contemporaneamente;
- persone con ipersensibilità gastrointestinale o disturbi quali gastrite, reflusso gastroesofageo, ulcera gastrica o duodenale, malattie infiammatorie croniche dell'intestino (malattia di Crohn, sindrome del colon irritabile ecc.);
- persone con storia di asma o allergie (in particolare all'acido acetilsalicilico).

Per limitare i disagi a carico dell'apparato gastrointestinale si può optare per una classe di antinfiammatori che inibisce selettivamente le COX-2, responsabili dell'infiammazione, ma non le COX-1, protettive della mucosa gastrica (anche per questi farmaci, però, è raccomandato un utilizzo cauto a causa dei possibili effetti negativi sul piano cardiovascolare).

Paracetamolo

Il paracetamolo può essere usato per alleviare il dolore da lieve a moderato e abbassare la febbre; dato il diverso meccanismo d'azione rispetto ai FANS, non ha effetti antinfiammatori. Alle dosi che possono alleviare il dolore, il paracetamolo non presenta effetti gastrolesivi, né aumenta la tendenza al sanguinamento e non interferisce con la funzione renale e con la pressione sanguigna. Per questa migliore tollerabilità viene indicato come farmaco di prima scelta in molte condizioni dolorose. Se usato a dosaggi elevati, può danneggiare il fegato. Le persone con affezioni epatiche o una storia di abuso di alcol dovrebbero limitarne l'uso.

Farmaci analgesici oppioidi

Gli oppioidi sono usati come analgesici nel dolore acuto e cronico. La loro azione è mediata da un'interazione con quattro recettori specifici. La biologia molecolare, la fisiologia della nocicezione e la genetica hanno permesso di perfezionare la comprensione delle interazioni tra oppioidi e sistema nervoso centrale e periferico e di precisare l'impatto del polimorfismo genetico. La farmacologia classica classifica i vari oppioidi secondo la natura della loro interazione con i recettori. Negli ultimi anni sono state sviluppate nuove vie di somministrazione, come la via transmucosa sublinguale e quella transdermica. L'azione comune a tutti gli oppioidi sul sistema nervoso centrale espone i pazienti a un effetto sedativo, un effetto di depressione respiratoria, un'azione psicoaffettiva e un'iperalgesia. Gli altri effetti secondari comprendono nausee, vomiti, stipsi, ritenzione urinaria, broncocostrizione e depressione della tosse. Antagonisti ad azione periferica offrono un'azione preventiva sugli effetti digestivi. L'uso molto più ampio degli oppioidi a lungo termine espone a un aumento dell'uso improprio.

Meccanismo d'azione

Oggi si conoscono quattro principali tipi di recettori per gli oppioidi, indicati come m (*mu*), *k*, d (*delta*) e s (*sigma*): di questi, i primi tre sono i più noti e importanti e vengono ulteriormente classificati nei sottotipi m1 e m2, k1, k2 e k3, d1 e d2. I farmaci oppioidi più comunemente usati nella pratica clinica si legano selettivamente ai recettori m: il loro sito d'azione principale, ma non unico, si trova nel midollo spinale. Il legame tra oppioide e recettore impedisce la trasmissione dell'impulso doloroso dal midollo spinale all'encefalo (talamo e corteccia cerebrale) realizzando così un'efficace analgesia. Alcuni farmaci oppioidi (morfina, metadone, fentanyl, ossicodone, idromorfone, buprenorfina) aumentano il loro effetto all'aumentare della dose: per essi quindi non esiste una dose massima, come per tutti gli altri farmaci, ma piuttosto una dose appropriata, da intendersi come la dose minima efficace in grado di controllare il dolore del paziente con minimi effetti collaterali.

Effetti collaterali

I recettori degli oppioidi possono provocare, in determinate condizioni, effetti non desiderati oltre all'analgesia. In particolare, i recettori m, per la loro distribuzione prevalente nel sistema nervoso centrale, possono dare depressione respiratoria, euforia, dipendenza, prurito, nausea, riduzione della motilità intestinale, ritenzione urinaria, bradicardia; i recettori k sono responsabili di miosi (contrazione della pupilla) e sedazione; i recettori d, presenti soprattutto nell'amigdala, sono invece probabilmente responsabili di alterazioni emotive connesse con l'affettività. In sintesi, quindi, gli effetti collaterali dei farmaci oppioidi si manifestano sempre, anche se con intensità molto diversa in ragione del tipo di oppioide e del tipo di soggetto.

Il più comune effetto collaterale è la stipsi che si manifesta così costantemente in chi assume oppioidi che è diventata buona prassi somministrare insieme al farmaco oppioide anche un lassativo, in dosi variabili.

Altro possibile effetto collaterale è la nausea, che raramente è molto intensa e in pochi casi si associa a vomito. Anche per questo effetto indesiderato la somministrazione preventiva di antiemetici riesce a impedirne l'insorgenza.

L'effetto sedativo può manifestarsi con sonnolenza durante le prime somministrazioni e, raramente, si può arrivare a uno stato di letargia.

Tali effetti collaterali in genere sono molto ben controllabili da farmaci specifici e, soprattutto, sono temporanei. La loro scomparsa dipende dal tipo di effetto, dal soggetto in cui si manifesta, dal tipo di farmaco oppioide somministrato ed è legata all'instaurarsi del fenomeno della tolleranza: bastano di norma pochi giorni per la scomparsa di nausea, vertigini, sedazione, mentre per la stipsi sono necessari molti mesi, e questa è la ragione per cui la somministrazione del lassativo va proseguita per molto tempo.

Un effetto collaterale molto temuto, perché legato a conseguenze gravi, è quello depressivo che ogni oppioide esercita sul centro del respiro a livello cerebrale. In alcuni casi, molto rari e tipicamente legati alla somministrazione di dosi molto elevate di un oppioide, il centro del respiro può infatti venire inibito, per cui il soggetto va incontro a insufficienza respiratoria che può avere come conseguenza anche la morte, se non si interviene prontamente con l'antidoto specifico.

Controindicazioni

Una controindicazione assoluta è l'ipersensibilità verso i farmaci oppioidi. In questo caso è bene iniziare la somministrazione dei farmaci a basse dosi, in modo da saggiare la sensibilità individuale. Eccetto l'utilizzo durante le cure palliative nelle fasi terminali della vita, gli oppioidi sono controindicati anche in presenza di depressione respiratoria, occlusione intestinale, asma bronchiale e broncopatia cronica. Non sono consigliati in gravidanza e durante l'allattamento, nei soggetti che assumono farmaci antidepressivi con un meccanismo d'azione che inibisce le monoaminossidasi e nei soggetti alcolisti. Per quanto riguarda invece le controindicazioni relative, queste sono rappresentate dalla presenza di malattie del fegato e del ritmo cardiaco, di traumi cranici o di stati in cui si sospetta un addome chirurgico.

Bisogna poi ricordare che gli oppioidi potenziano l'azione dell'alcol, degli antidepressivi e delle benzodiazepine.

Tipi di farmaci oppioidi

Abbiamo a disposizione un'ampia gamma di farmaci per la terapia del dolore, ognuno classificabile in base alla sua potenza analgesica, che di norma è comparata con quella della morfina.

Di seguito vengono riportati i farmaci oppioidi che sono commercializzati in Italia, classificati in ragione della loro potenza analgesica. Le più recenti indicazioni dell'OMS (Ginevra 1996) prescrivono per il dolore lieve-moderato codeina e tramadolo (da soli o in associazione con il paracetamolo), mentre per il dolore moderato-grave viene suggerita la somministrazione di morfina, metadone, ossicodone, idromorfone, fentanyl e brupenorfina.

Codeina (metil-morfina)

È un alcaloide dell'oppio con potenza pari a circa un decimo della morfina; gran parte dell'analgesia dunque è da attribuire alla formazione di morfina e congeneri. Sono presenti in commercio prodotti che contengono in compresse codeina e paracetamolo.

Tramadolo

È un farmaco sintetico dotato anche di un meccanismo d'azione suppletivo legato alla serotonina. Rispetto alla morfina, nella formulazione orale, la sua potenza è di circa un quinto. Sono presenti in commercio sia fiale sia formulazioni orali.

Morfina

Principale alcaloide naturale estratto dall'oppio, ricavato dal *Papaver somniferum*, dotato di potente attività sul recettore mu. La via di somministrazione preferibile è quella orale e conta su due possibili formulazioni: a rilascio breve o rapido (sciroppo, gocce o flaconcini monodose) e a rilascio lento o controllato (compresse o capsule).

Fentanyl

Oppioide semisintetico con potenza analgesica da 75 a 100 volte superiore alla morfina. È utilizzato per il controllo del dolore in formulazione transdermica. Il cerotto contiene nella sua matrice il farmaco e lo rilascia in maniera costante in ragione della sua superficie.

Ossicodone

Oppioide sintetico derivato dalla tebaina, di potenza analgesica circa doppia rispetto alla morfina. Esistono due formulazioni di ossicodone, a rilascio immediato e a rilascio controllato a vario dosaggio.

Idromorfone

Oppioide con proprietà simili alla morfina, ma 5 volte più potente. È disponibile in una speciale formulazione orale che rilascia il prodotto in 24 ore.

Buprenorfina

Derivato semisintetico della tebaina, con azione sui recettori d e m. È presente in commercio in due formulazioni: compresse sublinguali per il dolore acuto e formulazione transdermica per il dolore cronico; in quest'ultima la bruprenorfina è circa 70 volte più potente della morfina.

Metadone

Oppioide di sintesi con azione simile a quella della morfina ma proprietà differenti in quanto, rispetto alla morfina, penetra più rapidamente nel sistema nervoso centrale. La morfina e il metadone dimostrano approssimativamente la stessa potenza analgesica dopo singola somministrazione, mentre nel trattamento cronico, per ottenere uno stesso grado di analgesia, il metadone può essere somministrato a una dose più bassa e con un più lungo intervallo tra le dosi rispetto alla morfina. È presente in commercio in sciroppo.

Farmaci adiuvanti degli analgesici

Con il termine audiuvante degli analgesici ci si riferisce a una categoria eterogenea di farmaci usati in genere per trattare altre malattie, ma che si sono mostrati attivi nel controllare alcuni tipi di dolore. Tali farmaci appartengono a diverse classi, quali antidepressivi, anticonvulsivanti, miorilassanti, corticosteroidi. Essi sono particolarmente importanti per il trattamento del dolore neuropatico, che può risultare difficile da trattare.

- I corticosteroidi possono essere utili per il trattamento del dolore infiammatorio grave e nel dolore da compressione nervosa. Possono essere presi per via orale o essere iniettati nel sito dell'infiammazione. Possono indurre effetti secondari seri per cui si cerca di utilizzare sempre la dose efficace più bassa e per il periodo di tempo più breve possibile. Esempi tipici includono il prednisone e il desametasone.
- I miorilassanti possono far diminuire il dolore muscolare, ma spesso causano sonnolenza. Sono usati solitamente per un periodo limitato, per esempio nel caso di una lesione muscolare, oppure in alcune malattie che possono causare spasmi al muscolo.
- Gli anticonvulsivanti sono utili soprattutto nel dolore neurogeno, sul quale agiscono con meccanismo non ancora del tutto chiarito.

- Gli antidepressivi triciclici hanno mostrato un'azione analgesica intrinseca, probabilmente legata alla loro attività sulla serotonina e sulla noradrenalina, entrambe legate alla modulazione del dolore. Inoltre, sono in grado di potenziare l'azione antidolorifica degli oppioidi, ma vengono utilizzati anche per la loro azione sedativa e ipnotica (inducono il sonno), visto che i soggetti con dolore persistente possono diventare ansiosi o depressi o possono avere disturbi del sonno. Trattare l'ansia e la depressione può ridurre l'esigenza di analgesici. Gli antidepressivi triciclici sono prescritti soprattutto in caso di nevralgia post-erpetica, nelle lesioni parziali o totali del tessuto nervoso (dolore da deafferentazione), negli stati depressivi reattivi.

B - Terapie invasive in terapia del dolore

Tecniche a radiofrequenza

Normalmente il dolore viene percepito dal cervello perché vengono trasmessi degli impulsi detti "afferenti" attraverso fibre nervose sensitive. È possibile interagire con tale trasmissione, sia interrompendola attraverso una lesione controllata di un nervo sensitivo, sia modulandola ovvero interferendo in maniera reversibile. Le radiofrequenze (RF) sono onde elettromagnetiche ad alta frequenza erogate attraverso un ago con punta metallica o un elettrocatetere (che permette anche la somministrazione locale di farmaci), capaci di generare un campo elettrico vicino che può riscaldare i tessuti fino a 90 °C e causare quindi un danno focale alle strutture nervose bersaglio.

Durante le applicazioni a RF attorno alla punta dell'ago si genera un campo elettrico. Questo si forma nel tessuto circostante la punta attiva e come ogni materia attraversata da corrente elettri ca, anch'esso avrà una propria impedenza. Nelle nostre applicazioni, l'impedenza fisiologica dei tessuti attraversati da corrente elettrica appartiene a un range di valori che nella maggior parte dei casi sono compresi fra 250 e 800 Ohms. La radiofrequenza continua è stata progressivamente sostituita dalla pulsata (RFP), grazie alla sua maggiore sicurezza.

Quest'ultima infatti mantiene la temperatura della punta riscaldante tra 40 e 42 °C durante la procedura, permettendo la neuromodulazione delle radici dorsali senza causare lesioni nervose. La RFP sembra causare danni microscopici e intracellulari come edema mitocondriale e del citoscheletro, disorganizzazione dei microtubuli e microfilamenti, riarrangiamento della guaina mielinica, grazie allo sviluppo di un campo elettrico, piuttosto che all'innalzamento della temperatura in prossimità del ganglio della radice dorsale.

Neuromodulazione elettrica: stimolazione midollare

La teoria del "cancello" di Melzack e Wall postula che la percezione del dolore è influenzata, in corrispondenza delle corna dorsali del midollo spinale, dall'interazione tra fibre nervose nocicettive di piccolo calibro e fibre non nocicettive di grosso calibro: la stimolazione attiverebbe per via antidromica le fibre di grosso calibro che, "chiudendo" il cancello, bloccherebbero i segnali nocicettivi trasmessi dalle fibre di piccolo calibro.

La stimolazione midollare prevede l'utilizzo di un gruppo di contatti metallici stimolanti posizionati in corrispondenza dello spazio epidurale dorsale. La connessione dei contatti metallici con un generatore di impulsi genera un campo elettrico programmabile nella combinazione tra anodi e catodi.

Il campo elettrico stimola antidromicamente gli assoni di grosso calibro delle colonne dorsali del midollo spinale, determinando la "chiusura del cancello" con conseguente blocco della trasmissione nocicettiva: inoltre attiva il funicolo dorso-laterale e le strutture sopra-spinali che danno origine alle vie discendenti inibitorie.

Gli elettrodi stimolanti vengono impiantati sia sotto forma di cateteri cilindrici percutanei, sia sotto forma di piattine posizionate mediante intervento chirurgico (laminectomia o laminotomia). La sorgente degli stimoli, analoga per dimensioni a un *pacemaker* cardiaco, viene posizionata in un'apposita tasca sottocutanea e connessa agli elettrodi mediante tunnel sottocutaneo.

Il dolore neuropatico di origine periferica e gli stati di dolore ischemico rappresentano attualmente le indicazioni più frequenti per questo tipo di approccio terapeutico. Come già detto per altre tecniche invasive, la selezione del paziente è la chiave per un'efficacia ottimale.

Tra le sindromi più comunemente trattate in questo modo negli Stati Uniti sono il dolore radicolare cronico susseguente a chirurgia spinale fallita (*Failed Back Surgery Syndrome, FBSS*) e la sindrome dolorosa regionale complessa (Complex Regional Pain Syndrome, CRPS).

Un trial di stimolazione preventivo, di solito eseguito mediante elettrodi percutanei, è necessario al fine di identificare i pazienti che possono trarre giovamento da questo tipo di approccio. Obiettivi del trial di stimolazione sono la riduzione dell'intensità del dolore del 50 per cento, la tolleranza delle parestesie indotte e la globale soddisfazione da parte del paziente, nonché la riduzione del dosaggio di farmaci analgesici. Possibili e frequenti complicanze dell'impianto includono la dislocazione e/o rottura dell'elettrodo, l'infezione, la cefalea post-iniezione durale; più gravi e rare la lesione meccanica delle radici nervose e l'ematoma o ascesso spinale.

Vertebroplastica e Cifoplastica

La vertebroplastica consiste nell'iniezione di cemento osseo per via percutanea all'interno di una frattura da compressione vertebrale al fine di ridurre la frattura stessa e di recuperare lo spessore del corpo vertebrale, minimizzando così la cifosi sussistente.

La cifoplastica consiste nell'introduzione, sotto controllo fluoroscopico, di un catetere a palloncino nello spessore del corpo della vertebra fratturata. Dopo aver gonfiato il palloncino fino alla completa riduzione della frattura, lo stesso viene rimosso dal corpo vertebrale affinché le cavità ossee rimanenti vengano riempite mediante cemento. Vantaggi principali della cifoplastica rispetto alla vertebroplastica sono il rischio ridotto di stravaso extra-osseo di cemento.

Letture consigliate

Melzack R, Wall PD: Pain mechanisms: A new theory. Science 1965; 150: 71-79.

LA NEUROMODULAZIONE

47

Lara Tollapi, Adriana Paolicchi

Neuromodulazione

La neuromodulazione è un processo elettrofisiologico o chimico che interagisce con la normale attività di neurotrasmissione sensoriale del sistema nervoso centrale, consiste nella somministrazione di un principio attivo fisico o chimico, in grado di modificare in senso positivo e reversibile i meccanismi neurofisiopatologici, chimici ed elettromagnetici alla base della neurotrasmissione centripeta di uno o più stimoli potenzialmente algogeni, verso le strutture di integrazione talamo corticali.

Neuromodulazione farmacologica

La neuromodulazione farmacologica spinale o terapia intratecale (IDD: intrathecal drug delivery) consiste nella modulazione della trasmissione dell' impulso doloroso a livello spinale mediante somministrazione di farmaci nello spazio subaracnoideo.

Negli ultimi anni si è assistito ad un rapido sviluppo delle tecnologie nell'ambito del trattamento del dolore. I sistemi di somministrazione intratecale dei farmaci variano da semplici cateteri percutanei a pompe infusive totalmente impiantabili e programmabili. Questi ultimi sistemi hanno ottenuto popolarità nelle infusioni a lungo termine per il trattamento del dolore cronico, sia nei pazienti con dolore oncologico che nei pazienti con dolore non oncologico, ma anche per il trattamento della spasticità severa. Tali sistemi forniscono un ampio range di velocità e di modalità di somministrazione.

Al 1970 risale la prima pubblicazione in USA di utilizzo di morfina intratecale per il controllo del dolore in un paziente oncologico. I sistemi per infusione intratecale sono stati sviluppati negli anni 80. La prima applicazione di una pompa per infusione continua intratecale risale al 1984 (Pell e Kroin) per il trattamento della spasticità grave con baclofene.

I vantaggi della terapia intratecale sono determinati dal fatto che il farmaco oltrepassa la barriera ematoencefalica raggiungendo direttamente il liquido cefalorachidiano quindi pur somministrando una quantità assoluta di farmaco minore rispetto ad una somministrazione sistemica abbiamo un'alta concentrazione del farmaco nel liquor determinando un effetto analgesico maggiore e consistentemente più rapido. La minore concentrazione plasmatica di farmaco fa si che diminuiscano gli effetti collaterali sistemici e si riduca la probabilità di sviluppare malattie iatrogene. Inoltre, il diretto accesso allo spazio intratecale rende possibile l'impiego di farmaci che, per la loro intolleranza sistemica o per la loro scarsa capacità di passare la barriera emato-encefalica, non possono essere somministrati per altre vie.

Nel complesso la terapia intratecale è più sicura in termini di mortalità e morbidità.

Indicazioni

Le maggiori evidenze scientifiche in supporto della terapia intratecale riguardano il trattamento del dolore cronico oncologico, ma anche il dolore cronico non oncologico non responsivo a terapie convenzionali è un'indicazione alla terapia intratecale; nel dolore non oncologico ben localizzato la terapia intratecale viene presa in considerazione dopo il fallimento delle tecniche di neurostimolazione.

Allo scopo di fornire al clinico un supporto pratico per la somministrazione degli analgesici per via intratecale, un gruppo multidisciplinare di esperti mondiali, Polyanalgesic Consensus Conference (PACC), si è riunito nel 2000 e successivamente nel 2003, 2007, 2012 e 2016 al fine di proporre un algoritmo per la scelta dei farmaci e delle combinazioni di farmaci e stilare raccomandazioni condivise relativamente a dosi e concentrazioni dei farmaci da utilizzare per via intratecale. La PACC 2016, a fronte di un'esperienza con oltre 300.000 dispositivi, riporta che la terapia intratecale offre un trattamento efficace, sicuro ed accurato sia nel trattamento del dolore oncologico che non oncologico. Le principali indicazioni al trattamento intratecale sono le seguenti (PACC):

- dolore assiale di collo o schiena (non candidato a chirurgia) da fratture multiple, dolore discogenico, stenosi spinale, spondilosi di più livelli;
- failed back surgery syndrome (FBSS: "sindrome da fallimento della chirurgia della schiena");
- dolore addominale/pelvico viscerale o somatico;
- dolore radicolare o articolare;
- sindrome algodistrofica (CRPS: complex regional pain syndrome);
- nevralgia post-erpetica o sindromi post-toracotomia;
- dolore oncologico da invasione diretta o correlato a chemioterapia;
- efficacia analgesica del trattamento con oppioidi per via sistemica, complicata da intollerabili effetti collaterali.

Poiché il dolore cronico si associa spesso ad un disturbo dell'umore (sindrome ansioso-depressiva, disturbo post traumatico da stress, disturbi di personalità) è raccomandata la valutazione psicologica pre-impianto in tutti i pazienti con dolore cronico non oncologico. Oltre ad escludere sottostanti patologie psichiatriche la preparazione psicologica è fondamentale per gestire le aspettative del paziente.

Farmaci

La PACC ha sviluppato un algoritmo di selezione dei farmaci da somministrare per via intratecale sulla base dei risultati clinici ottenuti mediante una revisione della letteratura. In ogni linea di trattamento i farmaci sono disposti in modo gerarchico sulla base di prove di efficacia e di sicurezza. La PACC 2016 ha stilato due algoritmi per il trattamento del dolore oncologico, diffuso e localizzato, e altri due per il trattamento del dolore non oncologico. In tutti gli algoritmi la prima linea di trattamento prevede l'utilizzo di morfina o ziconotide, entrambi in monoterapia. Nelle successive linee di trattamento troviamo gli altri farmaci come idromorfone, bupivacaina, fentanyl, clonidina, sufentanil, in monoterapia o in associazione tra loro.

È importante sottolineare che i farmaci approvati dall'FDA e dall'EMA per il trattamento del dolore cronico per via intratecale sono morfina e ziconotide, per il trattamento della spasticità è il baclofen; tutti utilizzati in monoterapia. Gli altri farmaci elencati sopra ed i mix di farmaci rientrano nell'utilizzo off-label.

Per quanto riguarda il dosaggio dei farmaci in pazienti in terapia sistemica con oppioidi, tutti questi devono essere riparametrati in equianalgesia a morfina secondo una tabella (**Tabella 47.1**).

Successivamente si calcola una dose equivalente per via intratecale, considerando che la dose di morfina intratecale corrisponde ad 1/10 della dose epidurale, 1/100 della dose ev e 1/300 della dose orale.

Nei pazienti naives si possono seguire le raccomandazioni della PACC, in cui i range del dosaggio di partenza dei farmaci somministrati per via intratecale sono riportati in **Tabella 47.2**.

La PACC inoltre, raccomanda la concentrazione massima e la dose massima dei farmaci somministrati per via intratecale (**Tabella 47.3**).

Lo Ziconotide è stato approvato dall'FDA nel 2004 e dall'EMA nel 2005; è l'analogo sintetico di un omega-conopeptide presente in natura, si lega in maniera selettiva, reversibile e con elevata affinità ai canali del Calcio voltaggio dipendenti di tipo N dei neuroni afferenti primari nocicettivi delle corna posteriori del midollo spinale (lamine I e II di Redex) inibendo la trasmissione dell'impulso doloroso a livello spinale.

A differenza degli oppioidi, la somministrazione anche prolungata di ziconotide non risulta associata allo sviluppo di dipendenza o tolleranza, né a fenomeni di astinenza. La PACC ne raccomanda un basso dosaggio iniziale ed una titolazione lenta, per prevenire l'insorgenza di effetti collaterali; inoltre è raccomandato lo screening psicologico per escludere preesistenti patologie psichiatriche che ne controindicano l'utilizzo.

Dispositivi e tecnica d'impianto

La pompa antalgica è un piccolo serbatoio in titanio che conserva e spinge il farmaco attraverso un sottile catetere inserito nello spazio subaracnoideo. Attualmente sono sul mercato tre tipi

Tabella 47.1 Conversione degli oppioidi.

Idromorfone mg/die			4 mg		8 mg	12 mg	16 mg		20 mg	24 mg	28 mg		32 mg	36 mg	40 mg		44 mg	48 mg	52 mg	56 mg	60 mg	64 mg
Morfina os mg/die		15	20	30	40	60	80		100	120	140		160	180	200		220	240	260	280	300	320
Ossicodone mg/die	5		10		20	30	40		50	60	70		80	90	100		110	120	130	140	150	160
Fentanil mcg/ora						25				50				75				100			125	
Buprenorfina mcg/ora						35		52,5		70		87,5		105		122,5		140				
Tapentadolo mg/die	25	50		100		200				400												
Tramadolo SR mg/die			80		160	240	320		400													
Codeina (+Paracetamolo) mg/die			120		240																	

di pompa: a) meccanica a flusso costante che infonde la soluzione farmacologica ad un volume giornaliero costante; b) programmabile a flusso variabile, in cui attraverso un'unità di controllo esterna si può programmare l'erogazione della soluzione contenuta nell'infusore; c) ibrida, pompa programmabile che all'esaurimento della batteria non necessita di sostituzione poiché continua ad erogare in modalità di flusso costante.

Tutti qucsti dispositivi hanno una compatibi lità con risonanza magnetica "MRI conditional", quindi prima di sottoporre un paziente portatore di pompa antalgica al suddetto esame diagnostico è fondamentale prendere visione delle istruzioni d'uso del device ed attenersi alle indicazioni fornite dalla azienda produttrice.

La procedura di impianto si esegue in anestesia locale, in alcuni casi si ricorre alla sedazione per favorire la collaborazione del paziente. Il paziente viene posto in decubito laterale o prono ed il catetere spinale viene introdotto per via percutanea con accesso lombare mediante un ago di Thuoy; sotto guida ra-

Tabella 47.2

Farmaco	Dosaggio di partenza nel paziente naïve
Morfina	0,1-0,5 mg/die
Idromorfone	0,01-0,15 mg/die
Fentanyl	25-75 mcg/die
Sufentanil	10-20 mcg/die
Bupivacaina	0,01-4 mg/die
Clonidina	20-100 mcg/die
Ziconotide	0,5-1,2 mcg/die

Tabella 47.3

Farmaco	Concentrazione massima	Dose massima/die
Morfina	20 mg/mL	15 mg
Idromorfone	15 mg/mL	10 mg
Fentanyl	10 mg/mL	1000 mcg
Sufentanil	5 mg/mL	500 mcg
Bupivacaina	30 mg/mL	15-20 mg (aumentabile nel fine vita o in determinate condizioni cliniche)
Clonidina	1000 mcg/mL	600 mcg
Ziconotide	100 mcg/mL	19,2 mcg

dioscopica si colloca l'estremità distale del catetere a livello toracico, mentre l'estremità prossimale viene tunnellizzata nel sottocute e collegata alla pompa che viene impiantata in una tasca sottocutanea confezionata nella parete addominale anteriore.

Le controindicazioni all'impianto di pompa antalgica includono: coagulopatie, ostruzione del flusso del liquido cefalo-rachidiano, infezioni nel sito di inserzione, sepsi o severa immunodepressione, ipertensione endocranica e metastasi meningee nel sito di inserzione.

Le possibili complicanze post-operatorie includono: sanguinamento, infezione locale della tasca sottocutanea, meningite (rara), formazione di sieroma e perdita di liquor con cefalea da deliquorazione.

Le complicanze a lungo termine correlate ai sistemi impiantabili includono la deconnessione,

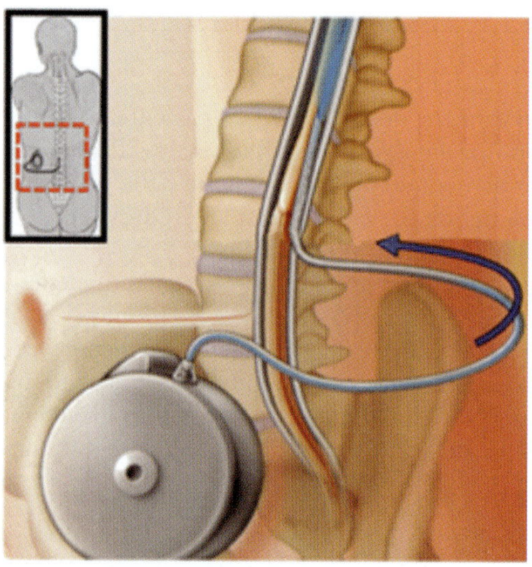

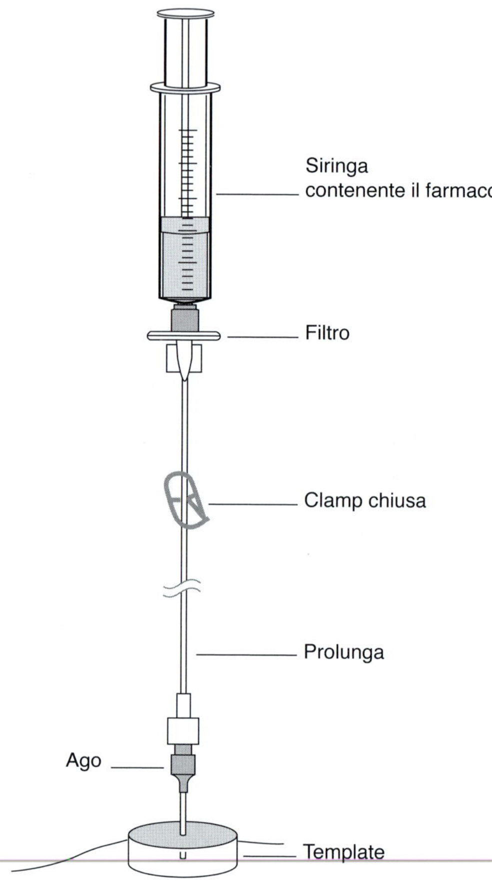

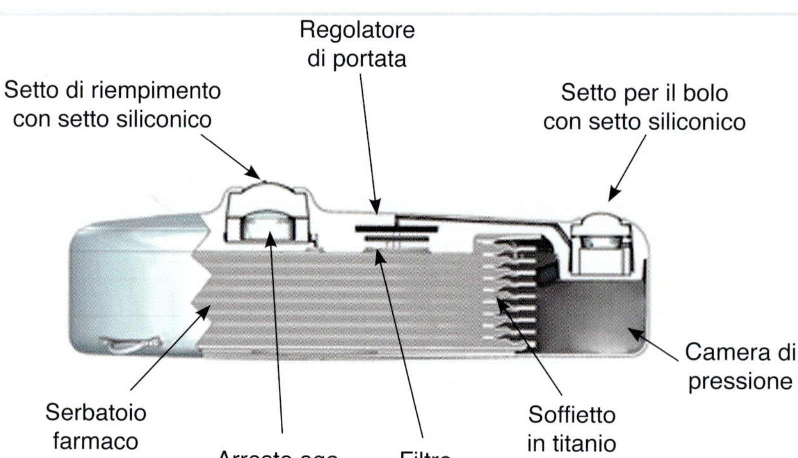

Figura 47.1

il dislocamento, l'ostruzione o la rottura del catetere, così come possibili guasti tecnici dell'infusore.

Il serbatoio della pompa deve essere rifornito periodicamente. La procedura di refill consiste nello svuotare, riempire e, in caso di infusori programmabili, riprogrammare il presidio. Svuotamento e rifornimento vengono effettuati con tecnica sterile mediante l'inserimento percutaneo di un ago di Huber che attraversa il setto siliconico autosigillante del serbatoio. Il profilo ottimale di somministrazione della terapia può essere determinato singolarmente per ciascun paziente. Gli intervalli di rifornimento variano, in genere da 4 a 12 settimane, a seconda delle dimensioni del serbatoio, della concentrazione e stabilità del farmaco e della dose necessaria.

Letture consigliate

Prager J, Deer T, Levy R, et al: Best practices for intrathecal drug delivery for pain. Neuromodulation 2014; 17:354-372.

Smith TJ, Staats PS, Deer T, et al: Randomized clinical trial of an implantable drug delivery system compared with comprehensive medical management for refractory cancer pain: impact on pain, drug-related toxicity, and survival. J Clin Oncol 2002; 20:4040-4049.

Deer TR, Smith H, et al: Consensus Guidelines for the Selection and Implantation of Patients With Noncancer Pain for Intrathecal Drug Delivery. Pain Physician 48 2010; 13:E175-E213.

Deer TR, Pope JE, Hayek SM, et al: 2017. The Polyanalgesic Consensus Conference (PACC): Recommendations on Intrathecal Drug Infusion Systems Best Practices and Guidelines. Neuromodulation 2017; 20: 96-132.

Prager JS, Jacobs M: Evaluation of patients for implantable pain modalities: medical and behavioral assessment. Clin J Pain 2001; 17:206-214.

Ivey SL, Scheffler R, Zassali J: Supply dynamics of the mental health workforce: implications for health policy. Milbank Q 1998; 76:25-58.

Deer T, Winkelmuller W, Erdine S, et al: Intrathecal therapy for cancer and nonmalignant pain: patient selection and patient management. Neuromodulation 1999; 2:55-66.

Wallace MS: Ziconotide: a new nonopioid intrathecal analgesic for the treatment of chronic pain. Expert Rev Neurother 2006; 6:1423-1428.

Pope JE, Deer TR: Intrathecal pharmacology update: novel dosing strategy for intrathecal monotherapy ziconotide on efficacy and sustainability. Neuromodulation 2015;18:414-420.

Deer TR, Pope JE, Hayek SM, et al: The Polyanalgesic Consensus Conference (PACC): Recommendations for Intrathecal Drug Delivery: Guidance for Improving Safety and Mitigating Risks. Neuromodulation 2017; 20: 155-176.

CURE PALLIATIVE

Rocco Domenico Mediati

48

Le cure palliative

Le malattie croniche ed oncologiche nelle fasi finali della vita vengono spesso gestite in un'ottica centrata prevalentemente sull'ospedale e caratterizzata da cure ad alto livello di invasività. È noto che circa il 35% dei pazienti che muoiono in ospedale viene sottoposto a procedure diagnostico-terapeutiche nelle ultime 48 ore di vita; di contro, la possibilità di un exitus imminente è registrata nella cartella clinica solo nel 44% circa dei casi. Questo determina spesso una scarsa considerazione della qualità della vita nella fase terminale delle malattie croniche e un ingente utilizzo di risorse sanitarie inappropriate e non finalizzate al miglior interesse del paziente.

I dati di letteratura indicano che, alla fine della vita, i desideri dei pazienti e delle loro famiglie vanno generalmente nella direzione della minor sofferenza possibile e dell'opportunità di stare vicino al congiunto; sarebbe quindi necessario implementare un'organizzazione e una dimensione comunicativa che tenga conto del vissuto del paziente e delle sue volontà.

Diverse leggi promulgate negli anni affermano la libertà di scelta dell'individuo e il diritto alla tutela della salute nel rispetto della dignità della persona e della qualità della vita, identificando tra gli strumenti: le Disposizioni Anticipate di Trattamento e la Pianificazione Condivisa delle Cure.

Da quanto detto risulta evidente la necessità di utilizzare in alcuni pazienti in fase avanzata di malattia un approccio diverso, un approccio "palliativo" mirato a "proteggere" il paziente e la sua famiglia dalla sofferenza.

La definizione delle Cure Palliative è data dalla legge 38/2010, esse vengono definite come *l'insieme degli interventi terapeutici, diagnostici e assistenziali, rivolti sia alla persona malata sia al suo nucleo familiare, finalizzati alla cura attiva e totale dei pazienti la cui malattia di base, caratterizzata da un'inarrestabile evoluzione e da una prognosi infausta, non risponde più a trattamenti specifici.*

Lo scopo delle Cure Palliative è il mantenimento di una buona qualità di vita del malato il più a lungo possibile, offrendo la possibilità di mantenere i contatti con il proprio mondo relazionale e il proprio contesto sociale. Riuscire in questo intento è uno degli scopi della medicina e la presa in carico globale del malato, con un approccio caratterizzato da continuità ed omogeneità assistenziale in tutte le fasi della malattia, costituisce il modo migliore per raggiungere tale scopo.

È necessario garantire il miglior trattamento eziologico e il precoce riconoscimento di eventuali altri bisogni (fisici, funzionali, psicologici, spirituali, sociali e riabilitativi) del malato. Questo modello assistenziale ha come ulteriore obiettivo il miglioramento dell'umanizzazione delle cure, realizzato anche attraverso una collaborazione profonda tra operatori di diverse discipline e con la partecipazione nelle scelte terapeutiche del malato e dei familiari.

Per attuare un sistema efficiente e in grado di rispondere ai diversi bisogni, le Cure Palliative devono far parte del bagaglio culturale di tutti i medici ed è necessaria una formazione specifica sull'argomento, diretta sia ai medici di medicina generale che a tutti gli specialisti.

Definire la fase avanzata di patologie evolutive e irreversibili non è semplice ma è necessario; possono essere molto utili i seguenti criteri:

- *criterio terapeutico*: assenza, esaurimento, non opportunità di trattamenti curativi specifici;

- *criterio sintomatico*: presenza di sintomi invalidanti che condizionano la riduzione di performance al di sotto del 50% della scala di Karnofsky;
- *criterio evolutivo temporale*: da determinarsi in fase di valutazione specifica del quadro evolutivo temporale della malattia.

È dimostrato che un adeguato utilizzo delle risorse disponibili sia nei reparti sia a domicilio del paziente sia presso strutture residenziali, riduce in modo significativo la durata dei ricoveri e il numero dei ricoveri non necessari.

Il percorso si articola in diversi settings: assistenza ambulatoriale, regime di ricovero, territorio (domicilio e Hospice). L'Hospice *(struttura residenziale di Cure Palliative)* opera nel rispetto di principi di unitarietà e continuità con l'assistenza domiciliare e costituisce un'alternativa alla casa quando questa non è, temporaneamente o definitivamente, idonea ad accogliere la persona malata.

La già citata legge 38/2010 prevede una rete di assistenza ai pazienti in fase terminale, che deve essere costituita da un insieme funzionale ed integrato di servizi distrettuali ed ospedalieri, sanitari e sociali, che si articolano in linee organizzative distinte ma anche concorrenti, e specifiche strutture dedicate.

Il modello simultaneous care (**Figura 48.1**)

Il piano Oncologico Nazionale già nelle edizioni precedenti considerava il modello delle "simultaneous care" il più accreditato per garantire il migliore risultato terapeutico sia in termini di aspettativa di vita, che di qualità della vita.

In ambito oncologico il passaggio dalle Cure Attive alle Cure Palliative costituisce un momento di forte criticità, sia per l'unità paziente-famiglia sia per gli operatori sanitari. Infatti in tale passaggio emergono bisogni che spesso trovano risposta in équipe diverse, con la conseguenza di aumentare il senso di abbandono da parte del malato.

L'Organizzazione Mondiale della Sanità, scrive: "L'approccio delle Cure Palliative è applicabile in una fase precoce della malattia, in connessione con altre terapie intese a prolungare la vita come la chemioterapia e la radioterapia, includendo anche quelle indagini volte a meglio comprendere e ad evitare complicazioni cliniche".

In uno studio pubblicato nel 2010 sul New England Journal of Medicine si dimostra come un modello definito "early palliative care" applicato a pazienti affetti da carcinoma polmonare porta ad un significativo miglioramento della qualità della vita e dell'umore, una riduzione dell'aggressività delle cure nella fase terminale con un allungamento della durata della vita.

In diversi centri oncologici viene attuato questo modello di cura, affiancare un medico palliativista agli specialisti che hanno in cura la persona, contribuisce a determinare scelte mirate al benessere del malato, migliora l'ottimizzazione delle risorse e facilita il passaggio, a volte necessario, dal "curare" il paziente al "prendersi cura" di lui.

La fine della vita in ospedale

Gli anestesisti si trovano quotidianamente a curare pazienti alla fine della vita; il rischio più grosso, come già detto, è quello di eccedere con l'utilizzo di terapie sproporzionate, spesso molto invasive e anche molto costose, non tenendo nella dovuta considerazione la possibilità che il paziente abbia comunque una prospettiva di vita molto limitata.

In alcune situazioni caratterizzate dall'evidente irreversibilità della malattia e da una elevata probabilità di rapida evoluzione verso la morte del paziente, è giusto pensare ad una "rimodulazione" della terapia, che miri a garantire la miglior qualità possibile della vita residua, più che la guarigione.

Un buon metodo per ottimizzare il non semplice approccio terapeutico a queste situazioni consiste nel creare un Piano Diagnostico Assistenziale Terapeutico (PDTA) atto ad indirizzare e armonizzare il percorso assistenziale del paziente alla fine della vita.

Nell'Azienda Ospedaliero-Universitaria Careggi, questo PDTA è stato realizzato creando un gruppo clinico multidisciplinare e multipro-

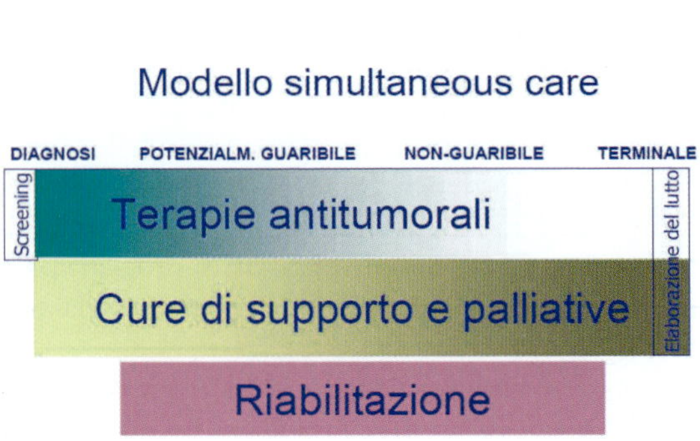

Figura 48.1 Simultaneous care - Piano Oncologico Nazionale.

fessionale, coordinato da medici afferenti al Dipartimento di "Anestesia e Rianimazione", che ha lo scopo di supportare i medici dei reparti nella gestione, nelle scelte e nella comunicazione con il paziente e la famiglia quando venga individuata una condizione clinica per la quale non è prevedibile, nonostante le migliori terapie possibili, un significativo tempo di sopravvivenza.

L'attività del gruppo si svolge presso il reparto in cui è ricoverato il paziente, ed è composto da esperti di cure palliative, oncologi, radioterapisti, psicologi, infermieri e fisioterapisti.

Tutte le azioni sono registrate sulla cartella clinica di reparto.

Dal punto di vista operativo il protocollo si articola in diverse fasi. Il personale medico che applica il PDTA individua i pazienti eleggibili al percorso in oggetto mediante l'utilizzo di un sistema di classificazione prognostica. Tale sistema è rappresentato dal "*Palliative Prognostic Score*" (PAP score) che valuta un insieme di fattori clinici, biochimici e sintomatologici identificando tre gruppi di pazienti con differenti aspettative di vita (**Figura 48.2**). Qualora il punteggio ottenuto sia > 5,5 punti (70% di possibilità di sopravvivenza inferiore a 30 giorni), i medici che hanno in cura il paziente attivano il gruppo di supporto secondo le modalità previste.

Il gruppo interviene in regime di consulenza presso il reparto. Al momento della prima valutazione è condizione indispensabile la presenza del medico di reparto che ha in carico il paziente al fine di un corretto inquadramento del caso e di una condivisione del percorso assistenziale.

La prima valutazione del paziente viene effettuata dal palliativista e può avere i seguenti esiti:

- viene eseguita una consulenza singola per sostegno decisionale all'équipe curante;
- il paziente non viene avviato ad un percorso specifico, ma il gruppo rimane disponibile in caso di evoluzione dello stato sintomatologico del paziente;
- viene impostato e gestito dal gruppo un piano terapeutico-assistenziale in stretta collaborazione con l'equipe curante.

Le principali funzioni del medico palliativista si articolano come di seguito:

a) valuta la storia e le condizioni cliniche del paziente e si confronta con l'équipe curante al fine di individuare il percorso assistenziale migliore;
b) informa il paziente e i suoi familiari, raccoglie le loro volontà e condivide con loro il percorso;
c) se necessario richiede la valutazione/intervento di altre figure professionali (oncologo-radioterapista, psicologo, infermiere, fisioterapista); nel caso il loro coinvolgimento preveda più interventi e si ponga obiettivi specifici (es. ciclo fisioterapico) dovrà essere predisposto un "PAI" (Piano Individuale di Assistenza) che verrà registrato nella cartella clinica informatizzata;
d) verifica che l'eventuale sintomatologia sia ben controllata e in caso contrario suggerisce modifiche/integrazioni terapeutiche;
e) gestisce il processo di continuità assistenziale rappresentando l'interfaccia con le Cure Pal-

PARAMETRI	Presenza	Punteggio
DISPNEA	NO SI	0 1
ANORESSIA	NO SI	0 1,5
K-PS	>-50 30-40 10-20	0 0 2,5
LEUCOCITI TOTALI (cellule per mm3) Normali Elevati Molto elevati	 4.800-8.500 8.501-11.000 >11.000	 0 0,5 1,5
PERCENTUALE DI LINFOCITI Normale Bassa Molto bassa	 20-40 12-19,9 0-11,9	 0 1 2,5
PREVISIONE CLINICA DI SOPRAVVIVENZA *(in settimane)*	>12 11-12 9-10 7-8 5-6 3-4 1-2	0 2 2,5 2,5 4,5 6 8,5
Totale PAP score		

Gruppi Rischio	Probabilità sopravvivenza a 30 giorni	Punteggio
A	>70%	0,0-5,5
B	30-70%	5,6-11,0
C	<30%	11,1-17,5

ATTIVITA' LAVORATIVA	ATTIVITA' QUOTIDIANE	CURA PERSONALE	SINTOMI/ SUPPORTO SANITARIO	PUNTEGGIO
COMPLETA	COMPLETA	COMPLETA	COMPLETA	100
DIFFICOLTA' LIEVE	LIEVE DIFFICOLTA' A CAMMINARE	COMPLETA	SEGNI/SINTOMI MINORI Calo ponderale < 5% Calo energie *	90
DIFFICOLTA' LIEVE - GRAVE	DIFFICOLTA' LIEVE - MODERATA (camminare/guidare)	LIEVE DIFFICOLTA'	ALCUNI SINTOMI Calo ponderale < 10% Calo moderato di energie**	80
INABILE	DIFFICOLTA' MODERATA (si muove prevalentemente in casa)	MODERATA DIFFICOLTA'	ALCUNI SEGNI E SINTOMI (calo grave di energie)	70
	GRAVE DIFFICOLTA' A CAMMINARE/ GUIDARE	DIFFICOLTA' MODERATA - GRAVE	SEGNI/SINTOMI MAGGIORI Grave calo ponderale >10%***	60
	ALZATO PER OLTRE IL 50% DELLA GIORNATA	GRAVE DIFFICOLTA'	SUPPORTO SANITARIO FREQUENTE Paziente ambulatoriale	50
	A LETTO PER OLTRE IL 50% DELLA GIORNATA	LIMITATA CURA DI SE'	ASSISTENZA SANITARIA STAORDINARIA **(frequenta e tipo di intervento**	40
	INABILE	INABILE	INDICATO RICOVERO OSPEDALIERO/ DOMICILIO SUPPORTO SANITARIO INTENSIVO	30
			GRAVE COMPROMISSIONE DI UNA O PIU' FUNZIONI VITALI **IRREVERSIBILE**	20
			RAPIDA PROGRESSIONE PROCESSI BIOLOGICI MORTALI	10
			DECEDUTO	0

ASSEGNARE IL LIVELLO COMPLESSIVO IN BASE AL CRITERIO MAGGIORITARIO TENENDO CONTO DELLA VALENZA MAGGIORE (PRIORITA') DI "ATTIVITA' QUOTIDIANE" E "CURA PERSONALE":

*** saltuari:non condizionanti supporti terapeutici continuativi**
**** saltuari o costanti: spesso supporto terapeutico**
***** costanti – invalidanti condizionananti: supporto terapeutico**

Figura 48.2 Palliative Prognostic Score (PAP score).

liative territoriali (domiciliari e/o l'Hospice). In particolare prende contatto con tali servizi e supervisiona l'esito del percorso intrapreso.

Il medico di reparto che dimette il paziente dovrà segnalare nella relazione di degenza le principali valutazioni, interventi dell'équipe di cure palliative e il tipo di percorso assistenziale condiviso.

Letture consigliate

Le cure di fine vita e l'anestesista-rianimatore: raccomandazioni SIAARTI per l'approccio alla persona morente. Redatto dal gruppo di studio di Bioetica della SIAARTI, www.siaarti.it.

Legge 219/2017 – Norme in materia di consenso informato e di disposizioni anticipate di trattamento.

Legge 38/2010 – Disposizioni per garantire l'accesso alle cure palliative e alla terapia del dolore.

Linee propositive per un diritto alla relazione di cura e delle decisioni di fine vita. Redatto dal Comitato Scientifico della Fondazione Cortile dei Gentili unitamente alle società scientifiche SIAARTI e SICP, www.siaarti.it.

Turriziani A, Zaninetta G: Il mondo delle cure palliative - manuale per giovani medici. Società Editrice Esculapio 2018.